Stefan Bleich
Dominik Dabbert
Stefan Kropp
Alexandra Neyazi
Johanna Seifert
Sermin Toto
Borwin Bandelow

Handbuch Psychopharmaka

Deutsche Bearbeitung der englischsprachigen Version von
Ric M. Procyshyn, Kalyna Z. Bezchlibnyk-Butler und J. Joel Jeffries

4., vollständig überarbeitete Auflage

hogrefe

Deutsche Übersetzung und Bearbeitung des Buches:
Clinical Handbook of Psychotropic Drugs by Ric M. Procyshyn, Kalyna Z. Bezchlibnyk-Butler and J. Joel Jeffries (Eds.), 23rd edition

Die 1., 2. und 3. Auflage des „Handbuch Psychopharmaka“ sind unter der Autorenschaft von Borwin Bandelow, Stefan Bleich und Stefan Kropp erschienen.

Bibliografische Information der Deutschen Nationalbibliothek
Die Deutsche Nationalbibliothek verzeichnet diese Publikation in der Deutschen Nationalbibliografie; detaillierte bibliografische Daten sind im Internet über http://dnb.dnb.de abrufbar.

Hogrefe Verlag GmbH & Co. KG
Merkelstraße 3
37085 Göttingen
Deutschland
Tel. +49 551 999 50 0
Fax +49 551 999 50 111
info@hogrefe.de
www.hogrefe.de

Satz: ARThür Grafik-Design & Kunst, Weimar
Druck: AZ Druck und Datentechnik, Kempten
Printed in Germany
Auf säurefreiem Papier gedruckt

4., vollständig überarbeitete Auflage 2022

(E-Book-ISBN [PDF] 978-3-8409-3019-5)
ISBN 978-3-8017-3019-2
https://doi.org/10.1026/03019-000

Anregungen und Änderungsvorschläge sind willkommen. Bitte schreiben Sie an:

Prof. Dr. med. Stefan Bleich
Medizinische Hochschule Hannover
Klinik für Psychiatrie, Sozialpsychiatrie & Psychotherapie
Carl-Neuberg-Str. 1
30625 Hannover
E-Mail: Bleich.Stefan@mh-hannover.de

Dr. med. Dominik Dabbert
Klinik für Psychiatrie und Psychotherapie im Klinikum Bremen-Ost
Züricher Str. 40
28325 Bremen
E-Mail: Dominik.Dabbert@klinikum-bremen-ost.de

Prof. Dr. med. Stefan Kropp
Vincera Klinik Spreewald GmbH
Privatklinik für Psychosomatische Medizin und Psychotherapie
Van der Valk Allee 2
15910 Bersteland
E-Mail: s.kropp@vincera-kliniken.de

PD Dr. med. Alexandra Neyazi
Medizinische Hochschule Hannover
Klinik für Psychiatrie, Sozialpsychiatrie & Psychotherapie
Carl-Neuberg-Str. 1
30625 Hannover
E-Mail: Neyazi.Alexandra@mh-hannover.de

Dr. med. Johanna Seifert
Medizinische Hochschule Hannover
Klinik für Psychiatrie, Sozialpsychiatrie & Psychotherapie
Carl-Neuberg-Str. 1
30625 Hannover
E-Mail: Seifert.Johanna@mh-hannover.de

Dr. med. Sermin Toto
Medizinische Hochschule Hannover
Klinik für Psychiatrie, Sozialpsychiatrie & Psychotherapie
Carl-Neuberg-Str. 1
30625 Hannover
E-Mail: Toto.Sermin@mh-hannover.de

Prof. Dr. med. Borwin Bandelow
Universitätsmedizin Göttingen
Klinik für Psychiatrie und Psychotherapie
Von-Siebold-Str. 5
37075 Göttingen
E-Mail: bbandel@gwdg.de

INHALT

EINFÜHRUNG

Das vorliegende Handbuch basiert auf dem kanadischen Buch „Clinical Handbook of Psychotropic Drugs“, herausgegeben von Ric M. Procyshyn, Kalyna Z. Bezchlibnyk-Butler und J. Joel Jeffries (23. Auflage 2019, © by Hogrefe Publishing). Es handelt sich jedoch nicht nur um eine reine Übersetzung dieses Buches. Da zwischen dem Psychopharmakamarkt in Kanada/USA und Deutschland, Österreich und der Schweiz nur teilweise Übereinstimmungen bestehen, wurden weite Teile des Buches neu erstellt und für die vorliegende Neubearbeitung vollständig überarbeitet.

Das Handbuch stellt kompakte und klare Informationen zu allen in Deutschland, Österreich und der Schweiz erhältlichen Psychopharmaka zur Verfügung. Die Einteilung der Psychopharmaka erfolgt nach dem jeweiligen Anwendungsbereich. Im Buch wird mit verschiedenen Icons (Indikationen, Dosierung, unerwünschte Arzneimittelwirkungen, Kontraindikationen, Hinweise für Patienten etc.) gearbeitet. Sie sollen Leserinnen und Lesern des Handbuches dabei helfen, noch schneller die für sie relevanten Informationen aufzufinden (weitere Hinweise zu den verwendeten Icons finden Sie auf der 2. Umschlagseite).

Zusätzlich zum Handbuch werden Patienteninformationen über häufig angewendete Psychopharmaka zur Verfügung gestellt. Diese können ergänzend zum ärztlichen Gespräch und zu den Gebrauchsinformationen der jeweiligen Medikamente eingesetzt und den Patientinnen und Patienten mit nach Hause gegeben werden. Die Patienteninformationen stehen zum Download zur Verfügung (siehe Seite 586).

Hinweise

Der Arzneimittelmarkt ist ständigen Veränderungen unterworfen. Die Angaben zu den Neben- und Wechselwirkungen der Arzneimittel gehen teilweise über die Angaben der Fachinformationen hinaus, da versucht wurde, den neuesten Erkenntnisstand über die jeweiligen Medikamente darzustellen.

Angaben zu den nicht zugelassenen Indikationen dienen zur Förderung kontrollierter Untersuchungen und zur Darstellung der Behandlungsmöglichkeiten in therapieresistenten Fällen. Die behandelnde Ärztin bzw. der behandelnde Arzt sollte beachten, dass es möglicherweise medizinrechtliche Probleme bei der Verordnung von Medikamenten in nicht zugelassenen Indikationen geben kann.

Die in diesem Buch aufgeführten Angaben zur Medikation wurden sorgfältig geprüft. Dennoch können die Autorinnen und Autoren sowie der Verlag keine Gewähr für die Richtigkeit der Angaben übernehmen. Der Leserin und dem Leser wird empfohlen, sich vor einer Medikation in eigener Verantwortung anhand des Beipackzettels, der Fachinformation oder anderer Herstellungsunterlagen kritisch zu informieren.

Hannover, Bremen, Bersteland,
Göttingen, März 2022

Stefan Bleich, Dominik Dabbert,
Stefan Kropp, Alexandra Neyazi,
Johanna Seifert, Sermin Toto und
Borwin Bandelow

Klasseneinteilung

Eine Klassifikation der Antidepressiva nach einem einheitlichen Prinzip ist nur zum Teil möglich. In der folgenden Einteilung werden daher diejenigen Antidepressiva in Gruppen zusammengefasst, bei denen sich Ähnlichkeiten der chemischen Struktur oder der pharmakologischen Wirkweise auch in Gemeinsamkeiten bezüglich der klinischen Wirkungen und unerwünschten Arzneimittelwirkungen widerspiegeln:

Pharmakologische Wirkstoffgruppe	**Beispielsubstanzen**	**Seite**
Zyklische Antidepressiva (*)		
Selektive Serotonin-Wiederaufnahmehemmer (selective serotonin reuptake inhibitors, SSRI)	Citalopram, Escitalopram, Fluoxetin, Fluvoxamin, Paroxetin, Sertralin	siehe Seite 7
Selektiver Dopamin- und Noradrenalin-Wiederaufnahmehemmer (norepinephrine dopamine reuptake inhibitor, NDRI)	Bupropion	siehe Seite 27
Selektive Serotonin-Noradrenalin-Wiederaufnahmehemmer (selective serotonin-norepinephrine reuptake inhibitors, SNRI)	Duloxetin, Milnacipran, Venlafaxin	siehe Seite 35
Selektiver Serotonin-2-Antagonist/Serotonin-Wiederaufnahmehemmer (serotonin-2 antagonist/serotonin reuptake inhibitor, SARI)	Trazodon	siehe Seite 45
Serotoninmodulator und -Stimulator (serotonin modulator and stimulator, SMS)	Vortioxetin	siehe Seite 52
Noradrenerges und spezifisch serotonerges Antidepressivum (noradrenergic/specific serotonergic agent, NaSSA)	Mirtazapin	siehe Seite 58
Trizyklische Antidepressiva (TZA)	Amitriptylin, Desipramin, Imipramin, Maprotilin, Nortriptylin	siehe Seite 66
Monoaminooxidase (MAO)-Hemmer		
Reversibler MAO-A-Hemmer (reversible inhibitor of monoamine oxidase-A, RIMA)	Moclobemid	siehe Seite 86
Irreversibler MAO-A/B-Hemmer (monoamine oxidase inhibitors, MAOIs)	Tranylcypromin	siehe Seite 91
Irreversibler MAO-B-Hemmer	Selegilin	siehe Seite 551
NMDA-Rezeptorantagonist	Esketamin	siehe Seite 101
$GABA_A$-Rezeptormodulator (**)	Brexanolon	

(*) Zyklische Antidepressiva werden aktuell nach ihrer Wirkung auf bestimmte Neurotransmitter im Gehirn eingeteilt, die das Wirkspektrum und die unerwünschten Wirkungen des Antidepressivums bestimmen (siehe Tabelle 11 auf Seite 106). (**) Der Wirkstoff wird nicht explizit in diesem Kapitel besprochen. Brexanolon als i.v.-Infusion wurde von der FDA für die Behandlung postpartaler Depression am 19. März 2019 zugelassen. Es ist bisher der einzige Wirkstoff, der speziell für diese Indikation zugelassen wurde. Ergebnisse aus drei multizentrischen Studien haben gezeigt, dass es eine rasche Symptomreduktion bei mittelschwerer bis schwerer postpartaler Depression bewirken kann.

Allgemeine Hinweise

- Antidepressiva gehen mit einem geringen Risiko (2–3 %) für Aggressionsbereitschaft und Suizidalität und damit verbundenen Verhaltensweisen bei Kindern, Jugendlichen und jungen Erwachsenen (bis zu 24 Jahre) einher. Das Suizidrisiko während der ersten Behandlungswochen sollte engmaschig überwacht werden
- Bei der Behandlung von depressiven Patienten mit einem hohen Suizidrisiko sollte bei der Auswahl eines Antidepressivums auf die potenzielle Gefahr der Überdosierung geachtet werden (d. h., es sollten eher Antidepressiva der 2. Generation bevorzugt werden anstelle von MAO-Hemmern und Trizyklika). Bei suizidalen Patienten sollten diese Medikamente nur in begrenzten Mengen verordnet werden
- Bestimmte Antidepressiva gehen mit einem erhöhten Risiko einer Antriebssteigerung (Unruhe und gesteigerte Psychomotorik) einher, ehe eine Wirkung auf die Kernsymptome der Depression eintritt
- Im Durchschnitt zeigen alle Antidepressiva eine ähnliche Wirksamkeit hinsichtlich der Symptomreduktion einer vorliegenden depressiven Störung. Es gibt jedoch randomisierte Doppelblindstudien, kontrollierte Studien und systematische Reviews, die dem widersprechen. Unter Berücksichtigung von Publikationsbiases ist die Wirkung von Antidepressiva als mittelgradig einzuschätzen. Die Effektgröße von einer Behandlung mit Antidepressiva liegt bei 0,31 im Vergleich zu Placebo[1]
- Ergebnisse aus der bedeutendsten Netzwerk-Metaanalyse mit systematischer Übersicht bei Erwachsenen mit einer Depression zeigten, dass es insgesamt nur geringfügige Unterschiede zwischen den 21 untersuchten antidepressiven Wirkstoffen gab; jedoch wurde unter der Behandlung mit Escitalopram, Sertralin, Paroxetin, Mirtazapin und Agomelatin eine relative hohe Response-Rate und niedrigere Drop-Out-Rate beobachtet.[2] Die Autoren dieser Arbeit geben jedoch an, dass bedeutende Limitationen dieser Ergebnisse bestehen, so dass diese ggf. bei der initialen Auswahl eines Wirkstoffes informativ sind, jedoch weniger aussagekräftig hinsichtlich der langfristigen Verträglichkeit oder Verbesserung der Funktionsfähigkeit sind. Zudem berücksichtigen diese Studien nicht individuelle, patientenbezogene Faktoren, die bei der Wahl des Wirkstoffes in der klinischen Praxis typischerweise in Betracht gezogen werden
- Bei der Rezidivprophylaxe mit einem Antidepressivum sollte die Dosis ebenso hoch sein wie während der Akutbehandlung. Die Weiterbehandlung mit allen Wirkstoffklassen von Antidepressiva führt zu einer relevanten Senkung des Risikos eines Rezidivs
- Verschiedene antidepressive Wirkstoffklassen können bei Patienten mit Teilresponse oder therapierefraktärer Depression kombiniert werden. Wirkstoffkombinationen sollten jedoch auf potenzielle Interaktionen (z. B. Serotoninsyndrom) überprüft werden
- Toleranz (Tachyphylaxis) wird von 10–20 % aller Patienten, die mit einem Antidepressivum behandelt werden, trotz ausreichender Therapieadhärenz berichtet. Mögliche Erklärungen hierfür sind Adaptionsvorgänge im ZNS, zunehmender Schweregrad der Erkrankung, Verlust der Placebowirkung, unerkanntes Rapid Cycling, falsche Diagnose, komorbider Substanzgebrauch, Angststörungen, ADHS oder Essstörungen [Abhilfe: Überprüfen der Compliance; Dosisanpassung; Wechsel auf ein anderes Antidepressivum (Seite 115) oder antidepressive Augmentationsverfahren (Seite 118)]

Therapeutische Wirkungen

Folgende Symptome einer Depression können durch eine antidepressive Behandlung gebessert werden:

- Stimmung, Appetit, Schlafstörungen, Antrieb, kognitive Leistungen und Gedächtnis, Schuldgefühle, Gefühle der Wertlosigkeit, Hilflosigkeit, Insuffizienzgefühle, Wahninhalte, Ambivalenz[3]

Selektive Serotonin-Wiederaufnahmehemmer (SSRI)

Verfügbare Substanzen

Wirkstoff	Handelsnamen Deutschland	Handelsnamen Österreich	Handelsnamen Schweiz
Citalopram	Cipramil®, CitaLich®, Citalodura®, Citalon®, Citalopram AbZ®, Citalopram-biomo®, Citalopram HEXAL®, Citalopram-neuraxpharm®, Citalopram-ratiopharm®, Citalopram STADA®, Citalopram AL®, Citalopram-CT®, u. a.	Seropram®, Cipramil®, Citalopram AbZ®, Citalopram Hexal®, Citalopram-neuraxpharm®, Citalopram-ratiopharm®, Citalopram Sandoz®, Citalopram STADA®, u. a.	Seropram®, Citalopram Axapharm®, Citalopram Helvepharm®, Citalopram Sandoz®, Citalopram Zentiva®
Escitalopram	Cipralex®, Escitalopram 1 A Pharma®, Escitalopram Glenmark®, Escitalopram Hexal®, Escitalopram Lundbeck®, Escitalopram-neuraxpharm®, Escitalopram-ratiopharm®, Escitalopram STADA®, u. a.	Cipralex®, Escitalopram 1 A Pharma®, Escitalopram Glenmark®, Escitalopram Hexal®, Escitalopram Lundbeck®. Escitalopram-neuraxpharm®, Escitalopram-ratiopharm®, u. a.	Cipralex®, Escitalopram Axapharm®, Escitalopram Helvepharm®, Escitalopram-Mepha®, Escitalopram-MephaTeva®, Escitalopram NOBEL®, Escitalopram Sandoz®, Escitalopram Spirig HC®, Escitax®
Fluoxetin	Fluctin®, Fluoxetin AbZ®, Fluoxetin AL®, Fluoxetin-biomo®, Fluoxetin-neuraxpharm®, Fluoxetin-ratiopharm®, Fluxet®, Fluoxetin STADA®, Fluoxetin beta®, Fluoxetin HEXAL®, u. a.	Fluctine®, Felicium®, Fluoxibene®, Fluoxetin Hexal®, Fluoxetin-neuraxpharm®, Fluoxetin-ratiopharm®, Fluoxetin STADA®, Mutan®, u. a.	Fluctine®, Fluoxetin Axapharm®, Fluoxetin Helvepharm®, Fluoxetin Mepha®, Fluoxetin Sandoz®, Fluoxetin Spirig HC®, u. a.
Fluvoxamin	Fevarin®, FluvoHEXAL®, Fluvoxamin-neuraxpharm® Fluvoxamin STADA®	Floxyfral®, Felixsan®, Fluvoxamin-neuraxpharm®	Floxyfral®
Paroxetin	Seroxat®, Paroxat®, Paroxetin beta®, Paroxetin-neuraxpharm®, Paroxetin-ratiopharm®, Paroxetin-1 A Pharma®, Paroxetin AbZ®, Paroxetin AL®, u. a.	Seroxat®, Paroxat®, Paroxetin-Stada®, Paroxetin-ratiopharm®, Paroxetinneuraxpharm®, Paroxetin Sandoz®, u. a.	Paroxetin Helvepharm®, Paroxetin Mepha®, Paroxetin Spirig HC®, Paroxetin Zentiva®, Paronex®, Deroxat®
Sertralin	Zoloft®, Sertra TAD®, Sertralin-1 A Pharma®, Sertralin AbZ®, Sertralin AL®, Sertralin beta®, sertralin-biomo®, Sertralin-CT®, Sertralin ratiopharm®, u. a.	Gladem®, Tresleen®, Sertralin CT®, Sertralin Heumann®, Sertralin Hexal®, Sertralin-neuraxpharm®, Sertralin-ratiopharm®, Zoloft®, u. a.	Sertralin Helvepharm®, Sertralin Mepha®, Sertralin Pfizer®, Sertralin Sandoz®, Sertralin Spirig HC®, Seralin Mepha®, Sertragen®, Zoloft®

Indikationen

Zugelassene Indikationen:

- Depression („Major Depressive Disorder (MDD)"; alle SSRI): als einzelne depressive Episode oder bei rezidivierend depressiver Störung
- Rezidivprophylaxe bei rezidivierender depressiver Störung (unipolare affektive Störung) – Sertralin, Venlafaxin (Citalopram, Duloxetin: keine explizite Zulassung zur Rezidivprophylaxe, aber für Fortführung der Gabe über Erhaltungstherapie hinaus)
- Bulimia nervosa (Fluoxetin) – ergänzend zu einer Psychotherapie
- Zwangsstörung (Escitalopram, Fluoxetin, Fluvoxamin, Paroxetin, Sertralin; Clomipramin)
- Panikstörung mit oder ohne Agoraphobie (Citalopram, Escitalopram, Paroxetin, Sertralin; Venlafaxin; Clomipramin)
- Generalisierte Angststörung (GAS; Escitalopram, Paroxetin)
- Soziale Angststörung (Escitalopram, Paroxetin, Sertralin; Venlafaxin; Moclobemid)
- Posttraumatische Belastungsstörung (Paroxetin, Sertralin; Duloxetin, Venlafaxin)

Weitere Indikationen:

- Dysthymie
- Atypische Depression
- Depressive Störung aufgrund eines anderen medizinischen Krankheitsfaktors (z. B. Post-Stroke-Depression, nach Myokardinfarkt)
- Sekundäre Depression im Rahmen anderer psychiatrischer Erkrankungen, z. B. Schizophrenie, Demenz
- Prävention einer Peginterferon-α_{2a}-assoziierten Depression bei Patienten mit Hepatitis-C-Infektion ohne vorherige psychiatrische Erkrankung
- Binge-eating Disorder: Doppelblindstudien zeigen eine Wirksamkeit von Fluvoxamin und Citalopram
- Demenz und emotional-instabile Persönlichkeitsstörung vom Borderline-Typ: Behandlung von selbstverletzendem Verhalten, Aggressivität, impulsivem Verhalten, und Verhaltensauffälligkeiten
- Raucherentwöhnung und Entzugsbehandlung von Drogen, inklusive Alkohol – unterschiedliches Ansprechen
- „Chronic fatigue syndrome": offene Studien haben eine 70 %-ige Wirksamkeit gezeigt; dies konnte in randomisierten kontrollierten Studien nicht repliziert werden
- Dysmorphophobie – wird als Medikation der ersten Wahl empfohlen, auch bei wahnhafter Komponente. Bei der Behandlung können relativ hohe Dosen notwendig sein. Der Wirkerfolg kann erst nach mindestens 12 Wochen beurteilt werden
- Postpartale Depression – ein Review von randomisierten Studien ergab keine Überlegenheit von SSRI im Vergleich zu anderen Behandlungsstrategien
- Tiefgreifende Entwicklungsstörungen (Autismus) bei Erwachsenen (Fluoxetin)[4] – wenig Evidenz hinsichtlich einer Wirksamkeit
- Schmerzstörungen (z. B. diabetische Neuropathie, Arthritis), Phantomschmerzen (Fluoxetin, Sertralin), Raynaud-Syndrom (Fluoxetin), Fibrositis und Fibromyalgie (Fluoxetin) – widersprüchliche Datenlage hinsichtlich der Wirksamkeit
- Colon irritable (Reizdarm)
- Prämenstruelle dysphorische Störung (PMDS; in den USA zugelassen: Fluoxetin, Paroxetin, Sertralin)
- Klimakterische Beschwerden (in den USA zugelassen: Paroxetin; CAVE: keine Kombination mit Tamoxifen!)
- Trichotillomanie, skin picking disorder (Exkoriationsstörung)
- Ejaculatio praecox
- Funktionelle Enuresis – widersprüchliche Datenlage hinsichtlich der Wirksamkeit; Fallberichte über Bettnässen bei Kindern, die mit SSRI behandelt wurden
- Negativ-Symptome der Schizophrenie (Fluoxetin)[5]
- Spätdyskinesien: Fallberichte hinweisend auf eine Wirksamkeit von Fluvoxamin als potenter Agonist am Sigma-1-Rezeptor[6]

- Juckreiz bei malignen Erkrankungen, Cholestase oder chronischer Niereninsuffizienz, der nicht auf konventionelle Therapien anspricht (Paroxetin, Sertralin)[7]
- Fallserien deuten auf eine Wirksamkeit von SSRI in der Besserung/Reduktion von devianten sexuellen Fantasien und Praktiken (Paraphilien) und Verminderung des sexuellen Verlangens hin. SSRI sollten initial niedrig dosiert werden und wirkungsabhängig bis zum Dosismaximum gesteigert werden

Allgemeine Hinweise

- In klinischen Studien wurde bei Kindern, Jugendlichen und jungen Erwachsenen (bis zu 24 Jahre) eine Zunahme von Suizidalität, Aggressionsbereitschaft und psychomotorischer Unruhe unter der Behandlung mit einem SSRI beobachtet. Dieser Effekt zeigte sich bei Personen im Alter von 24–65 Jahren nicht. SSRI wirkten präventiv hinsichtlich dieser Symptome bei Personen älter als 65 Jahre. Bei allen Patienten sollte auf eine Verschlechterung der depressiven Symptomatik und Suizidalität geachtet werden
- In der STAR*D-Studie erhielten Patienten mit einer depressiven Störung ohne psychotische Symptome 1–4 aufeinanderfolgende Akutbehandlungen, dabei stellte Citalopram die initiale Therapie dar. Ca. 30 % dieser Patienten remittierten nach 10 Wochen Behandlung (durchschnittliche Dosis = 42 mg), 50 % der Patienten zeigten eine Response[8]

Pharmakologie

- Die genauen Wirkmechanismen sind noch nicht vollständig geklärt; SSRI hemmen die Wiederaufnahme von Serotonin im synaptischen Spalt, wodurch es zu einer Konzentrationserhöhung des verfügbaren Serotonins kommt. Dies führt zu einer Down-Regulation von postsynaptischen Rezeptoren (z. B. 5-HT_{2A}). Einige SSRI beeinflussen zusätzlich andere Neurotransmitter – so hemmen beispielsweise Fluoxetin und Paroxetin auch die Wiederaufnahme von Noradrenalin, während andere SSRI, wie beispielsweise Sertralin, die Wiederaufnahme von Dopamin hemmen

Dosierung

- Siehe Seite 112, Tabelle 13. Antidepressiva: Dosierung und Pharmakokinetik
- SSRI haben eine flache Dosis-Wirkungs-Kurve, d. h. die meisten Patienten respondieren bereits auf die initiale Dosierung oder unter niedriger Dosierung (z. B. 5–10 mg Fluoxetin). Die Dosis sollte nicht erhöht werden, bevor ein Steady-State erreicht ist (4 Wochen für Fluoxetin und 1–2 Wochen für die anderen Wirkstoffe). Eine Studie aus dem Jahr 2016 widerspricht hingegen diesen Überlegungen – eine höhere Dosis ist demzufolge mit einer leicht erhöhten Wahrscheinlichkeit einer Response assoziiert bei gleichzeitig reduzierter Verträglichkeit[9]
- Bei Patienten mit erheblicher Leberinsuffizienz sollte die Dosis um 50 % reduziert werden, da Plasmaspiegel um das 3-fache erhöht sein können
- Bei niereninsuffizienten Patienten kann die Konzentration von Sertralin um 50 % erhöht sein; bei einer CrCl von 10–50 ml/min sollte nur 50 % und bei CrCl < 10 ml/min nur 25 % der Standarddosis von Paroxetin angewandt werden
- In der Behandlung von Zwangserkrankungen, Essstörungen und PTBS können höhere Dosierungen der SSRI notwendig sein (z. B. Fluoxetin 60 mg/Tag in der Behandlung einer Bulimie)
- Bei Patienten mit Panikstörung kann eine niedrigere Anfangsdosis bereits wirksam sein und sollte in Betracht gezogen werden, da Patienten eine höhere Sensibilität für stimulierende Wirkungen von Antidepressiva zeigen können
- Eine intermittierende Gabe (d. h. während der Lutealphase des Menstruationszyklus) zur Behandlung der prämenstruellen dysphorischen Störung kann wirksam sein

Pharmakokinetik

- Siehe Seite 112, Tabelle 13. Antidepressiva: Dosierung und Pharmakokinetik
- SSRI werden nach oraler Gabe relativ langsam, dafür aber vollständig resorbiert (die Zeit bis zum Erreichen der Spitzenplasmakonzentration beträgt 3–8 Stunden) und unterliegen einem geringen First-pass-Effekt

- Siehe Seite 112, Tabelle 13. Antidepressiva: Dosierung und Pharmakokinetik
- SSRI haben eine starke Plasmaproteinbindung (Fluoxetin, Paroxetin, Sertralin), so dass sie andere Wirkstoffe aus der Proteinbindung verdrängen und so deren Plasmaspiegel erhöhen können – dieser Effekt ist jedoch nur selten von klinischer Relevanz (siehe Seite 19, Tabelle 1. SSRI: Wechselwirkungen)
- SSRI werden hauptsächlich in der Leber metabolisiert – alle SSRI beeinflussen das Cytochrom-P450-System (bei Citalopram, Escitalopram in geringstem Ausmaß) und beeinflussen darüber die Verstoffwechselung anderer Wirkstoffe (siehe Seite 19, Tabelle 1. SSRI: Wechselwirkungen). Fluoxetin und Paroxetin können ihren eigenen Metabolismus hemmen. Die Clearance von allen SSRI ist bei Patienten mit Leberzirrhose verzögert
- Der maximale Plasmaspiegel von Sertralin ist bei gleichzeitiger Nahrungsaufnahme um etwa 30 % höher, da dadurch der First-pass-Effekt vermindert wird
- Fluoxetin und sein aktiver Metabolit Norfluoxetin haben unter den SSRI die längsten Halbwertszeiten (Fluoxetin bis zu 70 Stunden; Norfluoxetin bis zu 330 Stunden). Dies hat unter anderem für das Erreichen eines Steady-State Bedeutung. Die lange HWZ hat zusätzlich eine Relevanz hinsichtlich des Auftretens von Absetzphänomenen sowie eines fortbestehenden Interaktionspotenzials auch noch nach Absetzen des Wirkstoffes

Beginn und Dauer der Wirkung

- Die Wirkung von SSRI ist langanhaltend, daher können SSRI als einmal tägliche Gabe verabreicht werden. Die Gabe erfolgt vorzugsweise morgens. Paroxetin und Fluvoxamin zeigen die stärkste sedierende Wirkung und können ggf. auch zur Nacht bzw. abends verabreicht werden
- Ein therapeutischer Effekt tritt in der Regel nach 28 Tagen ein, wobei einige Patienten auch bereits früher eine Response zeigen. Bei den meisten Patienten mit depressiver Symptomatik reicht bereits die (niedrige) Regeldosis aus. Wird bei vermeintlich fehlendem therapeutischem Effekt zu schnell nach Therapiebeginn aufdosiert, so kann eine höhere Dosis als notwendig und darunter ein vermehrtes Auftreten von unerwünschten Arzneimittelwirkungen die Folge sein
- Bei einigen Patienten entwickeln sich nach mehrmonatiger Behandlung Toleranzphänomene

Unerwünschte Arzneimittelwirkungen (UAW)

- Das UAW-Profil der SSRI ist von der Stärke der Neurotransmitter-Wiederaufnahmehemmung und der Rezeptoraffinität abhängig (siehe Seite 106, Tabelle 11. Antidepressiva: Wirkung auf Neurotransmitter und Rezeptoren)
- Siehe Seite 108, Tabelle 12. Antidepressiva: Häufigkeit von unerwünschten Arzneimittelwirkungen (UAW) bei therapeutischer Dosierung
- UAW treten v. a. zu Beginn der Behandlung vermehrt auf – viele UAW bessern sich im Verlauf der Behandlung
- Absetzphänomene einer vorangegangenen Behandlung mit Antidepressiva könnten irrtümlich für UAW der neu begonnenen Medikation gehalten werden

ZNS-UAW

- Ursache: Histamin-H_1-Rezeptor- und α_1-Adrenozeptor-Blockade
- Kopfschmerzen; Verschlechterung von Migräne [Behandlung: Paracetamol bei Bedarf]
- Epileptische Anfälle, v. a. bei Patienten mit vorbestehender Epilepsie (Risiko 0,04–0,3 %); dosisabhängig[10]
- Zu Beginn einer Behandlung können sowohl sedierende als auch antriebssteigernde Wirkungen auftreten
- Aktivierung, Erregung, Impulskontrollstörung, Angst, Agitiertheit und Unruhe sind häufiger bei höheren Dosierungen (evtl. Besserung durch Lorazepam); Psychosen oder Panikattacken können auftreten; Einzelfallberichte über Antidepressiva-induzierte psychomotorische Unruhezustände, Aggressivität, Depersonalisationserleben, suizidale Impulse und Impulse für fremdaggressives Verhalten. VORSICHT bei Kindern und Jugendlichen (siehe Seite 16)

- Schlafstörungen: verminderter REM-Schlaf, verlängerte Zeit bis zum Einschlafen, verminderte Schlafeffizienz, vermehrtes Aufwachen; vermehrtes Träumen, Alpträume, Träume mit sexuellen Inhalten und Zwangsvorstellungen insbesondere unter Fluoxetin [kann auf Clonazepam ansprechen]; Fallberichte über Somnambulismus unter Paroxetin
- Benommenheit – insbesondere unter Fluvoxamin und Sertralin; der Hauptteil der Dosis sollte dann zur Nacht gegeben werden; Sedierung unter Fluoxetin könnte auf eine erhöhte Konzentration des aktiven Metaboliten Norfluoxetin zurückzuführen sein
- Auslösen einer Hypomanie bzw. Manie (bei 10–25 % der Patienten mit bipolarer Störung; seltener, wenn der Patient phasenprophylaktisch behandelt wird); Risiko bei Patienten mit komorbidem Substanzmissbrauch erhöht
- Bei Patienten mit einer Schizophrenie können sich psychotische Symptome verschlimmern
- Lethargie, Apathie, Asthenie – können dosisabhängig sein und sind reversibel; höheres Risiko unter SSRI als unter SNRI [evtl. Besserung durch Gabe des Hauptteils der Dosis zur Nacht; Amantadin (100–200 mg/Tag), Bupropion, Buspiron, Modafinil (100–400 mg/Tag) oder Psychostimulanz (z. B. Methylphenidat 5–20 mg zweimal täglich); ggf. Wechsel auf einen anderen Wirkstoff]
- Fallberichte über kognitive Störungen, verminderte Aufmerksamkeit und Störungen im Bereich des Kurzzeitgedächtnisses [ggf. Besserung durch Donepezil 2,5–10 mg/Tag]
- Fallberichte über optische Halluzinationen unter Fluoxetin, Fluvoxamin, Paroxetin und Sertralin
- Feinschlägiger Tremor [evtl. Besserung durch Dosisreduktion oder Propranolol]
- Akathisie [Abhilfe: Dosisreduktion, Propranolol oder Benzodiazepine]
- Dystonie, Dyskinesie, Parkinsonismus oder Tics, insbesondere bei älteren Patienten
- Vermehrte extrapyramidalmotorische Symptome bei Patienten mit Morbus Parkinson
- Extrapyramidale UAW können bei gleichzeitiger Antipsychotikagabe induziert oder verschlimmert werden (siehe Interaktionen auf Seite 19)
- Fallberichte über Spätdyskinesien als Folge einer chronischen Einnahme von Fluoxetin, Sertralin oder Paroxetin, v. a. bei älteren Patienten
- Tinnitus
- Myoklonien (z. B. periodische Bewegungen der Beine während des Schlafes); kann Spastizität erhöhen; Wiederauftreten von Restless-Legs-Syndrom
- Myoklonische Tics des Gesichts und der Schultern
- Dysphasie, Stottern
- Gleichgewichtsstörungen; insbesondere bei älteren Patienten
- Nächtliches Zähneknirschen (Bruxismus) – kann zu morgendlichen Kopfschmerzen oder Zahnschäden führen [eventuell Ansprechen auf Buspiron bis zu 50 mg/Tag]
- Parästhesien, evtl. durch Vitamin B_6-Mangel bedingt (Behandlung: Vitamin B_6 50–150 mg/Tag); „Stromschlag-artige“ Missempfindungen
- Gelenkschmerzen
- Zerebrovaskuläre Erkrankung und Fallberichte über Schlaganfälle (hohe Dosen von SSRI mit hoher Affinität können das Risiko für Blutungen oder Vasospasmen aufgrund der thrombozytenaggregationshemmenden Wirkung oder serotonergen Überstimulation erhöhen)

Anticholinerge UAW

- Fallberichte über Harnverhalt, Dranginkontinenz, Inkontinenz oder Zystitis
- Fallberichte über Glaukomanfälle unter Paroxetin bei Patienten mit Engwinkelglaukom (Paroxetin ist der SSRI mit der stärksten anticholinergen Wirkung)

Kardiovaskuläre UAW

- Citalopram und Escitalopram können dosisabhängig eine QTc-Verlängerung bedingen. Abhängig vom individuellen Ansprechen des Patienten kann die Dosis von Citalopram auf maximal 40 mg/Tag erhöht werden. Die empfohlene maximale Dosis von Citalopram für Patienten >65 Jahre, Patienten mit Lebererkrankungen oder bei Kombination mit CYP-2C19-Hemmern beträgt 20 mg/Tag. Ähnlich ist die Maximaldosis von Escitalopram je nach individuellem Ansprechen des Patienten 20 mg/Tag und sollte nicht 10 mg/Tag überschreiten bei Patienten >65 Jahre, Patienten mit Lebererkrankungen und bei Kombinationsbehandlung mit CYP-2C19-Hemmern. Die Anwendung von Citalopram und Escitalopram ist bei Patienten mit kongenitalem Long-QT-Syndrom kontraindiziert. Patienten mit Herzinsuffizienz, Bradyarrhythmien oder Neigung zu Hypokaliämien oder Hypomagnesiämien haben ein höheres Risiko, Torsade-de-pointes-Tachykardien zu entwickeln; dies kann auch durch gleichzeitige Gabe anderer Medikamente auftreten[11,12]
- Stellen Sie bei höheren Dosierungen sicher, dass in der Eigen- und der Familienanamnese keine Fälle von plötzlichem Herztod, QTc-Verlängerung oder strukturellen bzw. ischämischen Herzerkrankungen vorliegen; eine sorgfältige Risiko-Nutzen-Abwägung sollte der Behandlung vorausgehen. Vorsicht bei Kombination mit anderen QTc-verlängernden Substanzen. Vor jeder Dosiserhöhung sowie nach Erreichen des Steady-States sollte ein EKG erfolgen; – bei einer QTc-Zeit von >500 ms oder Veränderungen der QTc-Zeit um >60 ms sollte die Fortführung der Medikation in dieser Dosierung überdacht werden[13]
- Einzelfälle einer Sinusbradykardie unter Fluoxetin; Vorsicht bei Patienten mit Erkrankungen des Sinusknotens oder stark eingeschränkter linksventrikulärer Funktion; Fallberichte über QTc-Verlängerung unter Fluoxetin (zwei Mechanismen werden in Betracht gezogen: direkte Blockade der hERG-Kaliumkanäle und Unterbrechung der hERG-Proteinexpression auf der Zellmembran)[14]
- Tachykardie, Palpitationen, Hypertension, Vorhofflimmern (Einzelfälle)
- Bradykardie
- Schwindel
- Es kann zur Vasokonstriktion der Koronargefäße kommen; Vorsicht bei Patienten mit Angina pectoris/ischämischer Herzerkrankung
- Erhöhte LDL-Cholesterinwerte unter Paroxetin und Sertralin
- In einer Metaanalyse zur Anwendung von SSRI bei Patienten mit Depressionen und koronarer Herzerkrankung konnte gezeigt werden, dass SSRI die depressive Symptomatik reduzieren, ohne eine signifikante Wirkung auf die Mortalität auszüben oder das Risiko einer erneuten stationären Aufnahme zu erhöhen[15]

Hämatologische UAW

- Blutungsstörungen: Petechien, Purpura (1 %-iges Risiko unter Fluoxetin); Thrombozytopenie unter Fluoxetin; Hämatome, Nasenbluten und Nachblutungen nach einer Operation werden unter allen SSRI berichtet; das erhöhte Blutungsrisiko wird durch die Blockade der Serotoninaufnahme in die Thrombozyten bedingt; erhöhtes Risiko für gastrointestinale Blutungen durch vermehrte Sekretion von Magensäure; das Risiko ist bei älteren Patienten erhöht sowie bei Patienten mit gastrointestinalen Blutungen in der Vorgeschichte oder einer Komedikation mit NSAR, ASS, Antikoagulanzien oder Thrombozytenaggregationshemmern (siehe Interaktionen auf Seite 19); Risiko für gastrointestinale Blutungen kann durch Anwendung von Protonenpumpeninhibitoren (PPI) gesenkt werden[16]
- Eine eher schwache Datenlage deutet darauf hin, dass SSRI zu einem erhöhten Risiko für postoperative Blutungen und schlechteren OP-Ergebnisse führen können. Bei Bypass-Operationen der koronaren Herzgefäße sind SSRI mit einem erhöhten Blutungsrisiko assoziiert. Ähnliche Ergebnisse wurden bei orthopädischen Eingriffen beobachtet. Die perioperative Anwendung von SSRI ist mit einem erhöhten Blutungsrisiko assoziiert.[17] Anmerkung: Es gibt bislang keine hochwertigen prospektiven Studien, die das Risiko-Nutzen-Profil des Absetzens von SSRI und des Risikos für postoperative Blutungen untersuchen[18]
- Selten: pathologische Blutbildveränderungen wie Neutropenie und aplastische Anämie

Endokrine und metabolische UAW

- SIADH (Syndrom der inadäquaten ADH-Sekretion) mit Hyponatriämie (Symptome: Übelkeit, Müdigkeit, Kopfschmerzen, kognitive Störungen, Verwirrtheit, epileptische Anfälle), Risiko erhöht sich bei älteren Patienten (Inzidenz bis zu 32%) sowie bei weiblichen Patienten, Patienten mit niedrigem Körpergewicht, Rauchern sowie bei Patienten, die gleichzeitig Diuretika einnehmen
- Regelmäßige Kontrolle des Serumnatriums wird v.a. bei älteren Patienten empfohlen, bei Patienten mit Hyponatriämien in der Vorgeschichte und bei Patienten, die andere Wirkstoffe einnehmen, die das Risiko einer Hyponatriämie erhöhen wie Diuretika[19] oder an einer komorbiden Erkrankung leiden, die mit Hyponatriämien assoziiert ist (z.B. Herzinsuffizienz)
- Hyperprolaktinämie – erhöhtes Risiko bei Frauen (bis zu 22% der Frauen, die mit Fluoxetin behandelt werden); Galaktorrhoe tritt in Einzelfällen auf; Hypertrophie des Brustgewebes; Fallbericht einer Gynäkomastie bei einem Mann – unabhängig von der Dosis
- Fallberichte über erhöhte Blutzuckerspiegel bei Patienten, die mit Paroxetin und anderen Antidepressiva, die mit einer Gewichtszunahme einhergehen, behandelt werden. Vorläufige Daten weisen darauf hin, dass SSRI mit einer verminderten Sekretion von Insulin bei nicht diabetischen Patienten einhergehen und mit einem erhöhten Risiko einer Insulinabhängigkeit bei älteren Erwachsenen mit Typ-2-Diabetes assoziiert sind[20]
- Eine Metaanalyse zeigte, dass die Gewichtsabnahme, die zu Beginn der Behandlung mit den meisten SSRI beobachtet wird, bei langfristiger Behandlung nicht aufrechterhalten wird. Vielmehr wird eine Gewichtszunahme berichtet: Bis zu 18% der Patienten nehmen bei langfristiger Einnahme mehr als 7% Körpergewicht zu – vermehrtes Auftreten bei Frauen (häufiger unter der Behandlung mit Paroxetin)[21]

Gastrointestinale UAW

- Ursache: Serotoninwiederaufnahmehemmung (Aktivierung von 5-HT$_3$-Rezeptoren)
- Übelkeit, Erbrechen – lässt i.d.R. mit der Zeit nach durch eine zunehmende Desensibilisierung der 5-HT$_3$-Rezeptoren [Besserung bei Einnahme zu den Mahlzeiten; wenn dadurch keine Besserung eintritt, vorsichtige Behandlung mit Cyproheptadin 2mg oder mit Lactobacillus acidophilus (z.B. Joghurt)]
- Durchfall, Blähungen, Völlegefühl – diese vor allem anfangs auftretenden Symptome sind im Allgemeinen dosisabhängig und bessern sich meist im weiteren Verlauf der Behandlung
- Appetitlosigkeit und Gewichtsabnahme sind häufig im frühen Behandlungsverlauf; insbesondere bei zuvor übergewichtigen Patienten und Patienten mit „Carbohydrate Craving“
- Gewichtszunahme, häufiger unter Paroxetin[22]
- 2–4-fach erhöhtes Risiko für obere GI-Blutungen unter SSRI, vor allem bei Kombination mit NSAR (12-fach erhöhtes Risiko) oder ASS
- Fallberichte über Stomatitis unter Fluoxetin; Fallberichte über Glossodynie (Burning-mouth-Syndrom) unter Fluoxetin und Sertralin

Urogenitale UAW und sexuelle Störungen

- Ursache: vermehrte Transmission von Serotonin über 5-HT$_{2A}$-Rezeptoren, die zu einer reduzierten dopaminergen Transmission, Blockade von Acetylcholin und zu reduzierten Stickoxid-(NO)-Spiegeln führen – scheint dosisabhängig aufzutreten; erhöhtes Risiko bei älteren Patienten und Patienten mit Komedikation
- Alle 3 Phasen des sexuellen Zyklus können beeinträchtigt sein: reduziertes Interesse und Verlangen nach Geschlechtsverkehr; erektile Dysfunktion bei Männern und reduzierte Erregung bei Frauen; Schwierigkeiten beim Erreichen des Orgasmus bei beiden Geschlechtern; Dosisreduktion kann in einigen Fällen helfen
- Paroxetin hat ein höheres Risiko für sexuelle Dysfunktionen (bis zu 75%) als andere SSRI
- Randomisierte, Placebo-kontrollierte Doppelblindstudien zeigten, dass Phosphodiesterase-Hemmer wie Sildenafil in der Behandlung SSRI-assoziierter erektiler Dysfunktion und Orgasmusstörungen bei Männern wirksam sein können und bei unerwünschten sexuellen Wirkungen bei Frauen wie Anorgasmie. Die hierunter zu erwartenden UAW sind mit der Allgemeinbevölkerung vergleichbar

- Relativ häufig Verminderung der Libido, Impotenz, Ejakulationsstörungen [Abhilfe: Sildenafil (25–100 mg bei Bedarf), Amantadin (100–400 mg bei Bedarf), Bethanechol (dreimal 10 mg oder 10–50 mg bei Bedarf), Cyproheptadin (4–16 mg bei Bedarf- Sedierung und/oder Verlust der antidepressiven Wirkung wurde mit Cyproheptadin gelegentlich beobachtet), Neostigmin (7,5–15 mg bei Bedarf), Yohimbin (dreimal 5,4 mg oder 5,4–16,2 mg bei Bedarf – kann Angst/Unruhe verstärken), Buspiron (15–60 mg einmal täglich oder bei Bedarf), Bupropion (75–300 mg/Tag – widersprüchliche Ergebnisse) oder Aussetzen des SSRI 24 Stunden vor Geschlechtsverkehr – nicht wirksam bei Fluoxetin]
- Anorgasmie oder verzögerter Orgasmus [Abhilfe: Amantadin (100–400 mg bei Bedarf), Cyproheptadin (4–16 mg bei Bedarf- Sedierung und/oder Verlust der antidepressiven Wirkung wurde mit Cyproheptadin gelegentlich beobachtet), Buspiron (15–60 mg einmal täglich oder bei Bedarf), Buproprion (75–300 mg einmal täglich – widersprüchliche Ergebnisse), Mirtazapin (15–45 mg einmal täglich), Yohimbin (5,4–10,8 mg einmal täglich oder bei Bedarf- kann Angst/Unruhe verstärken), Methylphenidat (5–40 mg einmal täglich), Ginseng, Sildenafil (25–100 mg bei Bedarf)]
- Spontanorgasmus beim Gähnen
- Priapismus bzw. klitoraler Priapismus bei Citalopram, Fluoxetin, Sertalin und Paroxetin (Fallberichte)

Allergische UAW bzw. Hypersensitivitätsreaktionen

- Selten
- Hautausschlag (Inzidenz von bis zu 1 %), Urtikaria, Psoriasis, Ödeme, photoallergische/Photosensibilitätsreaktion (Kreuzsensitivität zwischen SSRI wird postuliert); seltene Fälle von Stevens-Johnson-Syndrom
- Serumkrankheit; toxische epidermale Nekrolyse (Fluvoxamin)
- Leberwerterhöhung, Bilirubinämie, Ikterus, Hepatitis
- Seltene Fallberichte über Hypersensitivitätspneumonitis

Sonstige UAW

- Haarausfall (Einzelfälle)
- Häufig: Rhinitis
- Exazerbation eines Raynaud-Syndroms (Einzelfälle)
- Einzelfälle von eosinophiler Pneumonie, idiopathischer pulmonaler Fibrose, granulomatöser Lungenerkrankung und diffuser alveolärer Schädigung
- Mehrere Fallberichte einer verminderten Schilddrüsenfunktion unter Sertralin
- Nykturie (bis zu 16 %)
- Osteoporose: Höhere Rate an Knochenschwund bei Patienten, die SSRI einnehmen; erhöhtes Risiko für Frakturen bei Frauen und älteren Erwachsenen[23,24]
- Es gibt zunehmend Hinweise auf ein erhöhtes, dosisabhängiges Risiko für Frakturen bei Patienten, die mit SSRI behandelt werden. Vor der Verordnung eines SSRI sollte das individuelle Risiko für Stürze und Frakturen bedacht werden
- Starkes Schwitzen wird am häufigsten unter dem SSRI Paroxetin beobachtet (Wirkung der Noradrenalin-Wiederaufnahmehemmung) [Abhilfe: tägliches Duschen, Talkum-Puder; in schweren Fällen: Versuch mit Terazosin 1–5 mg/Tag, Oxybutynin bis zu 5 mg zweimal täglich oder Clonidin 0,1 mg zweimal täglich, Guanfacin 2 mg zur Nacht, Umstellung des Antidepressivums]

Absetzphänomene

Plötzliches oder abruptes Absetzen einer höherdosierten Medikation kann zu einem Absetzsyndrom mit folgenden Symptomen führen:

- Somatische Symptome: Schwindel (Verstärkung durch Bewegung), Lethargie, Übelkeit, Erbrechen, Diarrhoe, Kopfschmerzen, Fieber, Schwitzen, Schüttelfrost, Unwohlsein, Koordinationsstörungen, Schlafstörungen, lebhaftes Träumen
- Neurologische Symptome: Myalgie, Parästhesien, „Stromschlag-artige“ Missempfindungen, Dyskinesien, Sehstörungen

- Psychische Symptome: Angst, Agitiertheit, Weinen, Reizbarkeit, Verwirrtheit, Konzentrations- und Gedächtnisstörungen, verlangsamtes Denken, Desorientiertheit, Aggressivität, Impulsivität, Hypomanie und Depersonalisation; Fallberichte über Manien nach dem Ausschleichen von Antidepressiva trotz suffizienter phasenprophylaktischer Komedikation
- Die meisten Symptome treten etwa 1–7 Tage nach Absetzen oder ausgeprägter Dosisreduktion eines Medikamentes mit kurzer Halbwertszeit auf; Symptome sind meist innerhalb von 3 Wochen rückläufig; scheinen in Zusammenhang mit einem raschen Abfall der Verfügbarkeit von 5-HT zu stehen. Bei Paroxetin können die Absetzphänomene auch in Zusammenhang mit der Autoinhibition der Verstoffwechselung stehen, so dass ein schneller Abfall des Plasmaspiegels durch ein zu schnelles Absetzen verursacht wird[25]
- Die Inzidenz (etwa 2–78 %) der aufgeführten Symptome hängt u. a. auch von der Halbwertzeit der jeweiligen Substanz ab, die Symptomatik tritt am häufigsten beim plötzlichen Absetzen von Paroxetin und seltener beim Absetzen von Fluoxetin auf

→ **SSRI sollten nach längerer Gabe langsam ausgeschlichen werden (um 25 % pro Woche reduzieren; auf Wiederauftreten der depressiven Symptomatik achten; Fluoxetin kann schneller ausdosiert werden aufgrund seiner langen Halbwertszeit)**

Behandlung

- Wiederbeginn der Medikation und langsameres Ausdosieren
- Ingwer kann die Symptome Übelkeit und Gleichgewichtsstörungen lindern; die zusätzliche Gabe von 10–20 mg Fluoxetin kann hilfreich sein, um Absetzphänomene zu behandeln; wenn die Umstellung erfolgreich ist, kann Fluoxetin meist nach einigen Wochen der Behandlung abgesetzt werden, ohne dass die Absetzsymptome wieder auftreten

⚠ Anwendungsbeschränkungen und Vorsichtsmaßnahmen

- Achten Sie auf eine Verschlechterung der depressiven Symptomatik sowie auf das Auftreten von Suizidalität, vor allem zu Beginn der Behandlung oder nach einer Dosiserhöhung oder -reduktion; siehe Kommentare unter „Behandlung von Kindern und Jugendlichen“ auf Seite 16
- Antidepressiva können die Verkehrstüchtigkeit und die Fähigkeit zum Bedienen von (gefährlichen) Maschinen beeinträchtigen
- SSRI können manische Reaktionen bei bis zu 20 % aller Patienten mit bipolar affektiver Störung induzieren – häufiger unter Fluoxetin; aufgrund des Potenzials für Rapid Cycling ist die Anwendung eines SSRI ohne zusätzliche Behandlung mit einer Phasenprophylaxe relativ kontraindiziert

→ **Die Kombination von SSRI mit anderen serotonergen Substanzen kann zu einem hypermetabolischen Serotoninsyndrom führen – Auftreten meist ca. 24 Stunden nach der Einnahme, Überdosierung oder Dosisanpassung, aber auch früherer Beginn nach wenigen Minuten/Stunden möglich. Symptome: Übelkeit, Diarrhoe, Schüttelfrost, Schwitzen, Schwindel, erhöhte Temperatur, Blutdruckanstieg, Palpitationen, gesteigerter Muskeltonus und Muskelfaszikulationen, Tremor, Myoklonien, Hyperreflexie, unsicherer Gang, Unruhe, Erregung, Orientierungsstörung, Verwirrtheit, Delir; kann zu Rhabdomyolyse, Koma und Tod führen (siehe Seite 19, Tabelle 1. SSRI: Wechselwirkungen). [Behandlung: Medikation sofort absetzen, supportive Maßnahmen; die Gabe von Cyproheptadin (4–16 mg/Tag) kann die Dauer des Serotoninsyndroms reduzieren]. Residualsymptome wie Muskelschmerzen können bis zu 8 Wochen[26] nach Absetzen eines SSRI mit langer Halbwertszeit anhalten**

- Fluoxetin, Fluvoxamin, Paroxetin beeinflussen das Cytochrom-P450-System und können dadurch den Abbau anderer Medikamente hemmen und deren Plasmakonzentration erhöhen; Sertralin beeinflusst dieses System erst bei einer höheren Dosierung (über 100 mg/Tag; siehe Interaktionen auf Seite 19)
- Die Kombination von SSRI mit anderen zyklischen Antidepressiva kann zur Erhöhung der Plasmaspiegel anderer Antidepressiva führen. Die Kombinationstherapie kann bei therapieresistenten Patienten indiziert sein; Vorsicht bei der Umstellung von Fluoxetin auf ein anderes Antidepressivum (siehe Interaktionen auf Seite 19). Vorsicht bei der Umstellung von einem SSRI zu einem anderen
- Die Behandlung mit Wirkstoffen, die den Serotonintransport hemmen, können mit einer erhöhten Blutungsneigung einhergehen, v. a. bei Kombination mit NSAR, ASS oder anderen Wirkstoffen, die die Koagulation beeinflussen

Überdosierung und Toxizität

- Insgesamt gesehen ist die Toxizität der SSRI gering, Symptome einer Überdosierung: Übelkeit, Erbrechen, Tremor, Myoklonus, Reizbarkeit (ein Todesfall trat unter einer Dosis von 6.000 mg Fluoxetin auf; Fallbericht eines epileptischen Anfalls bei einem Jugendlichen nach der Einnahme von 1.880 mg)
- Rasches Auftreten von epileptischen Anfällen mit QTc-Verlängerung bei einer Behandlung mit Citalopram; Citalopram und Escitalopram haben ein höheres (dosisabhängiges) Risiko für kardiotoxische Wirkungen als andere SSRI. Fallberichte über Herzstillstand und Torsade de pointes unter Citalopram, Toxizität bei Erwachsenen bereits bei einer Einnahme von 100–190 mg bekannt
- Fallberichte über akute Wesensveränderung, QTc-Verlängerung, Bradyarrhythmien, Synkope und epileptische Anfälle nach Überdosierung von Citalopram; insgesamt gab es 6 Todesfälle unter Citalopram (Dosis: 840–3.920 mg), wobei 5 Patienten gleichzeitig auch andere sedierende Medikamente oder Alkohol einnahmen. Todesfälle unter Überdosierung von Citalopram bei Kombination mit Moclobemid wurden berichtet
- Fallbericht eines Serotoninsyndroms nach der Einnahme einer Überdosierung von 8.000 mg Sertralin

Behandlung

- Symptomatisch und supportiv
- Überdosierung von Citalopram und Escitalopram – asymptomatische Patienten sollten eine kontinuierliche EKG-Überwachung und Überwachung der Vitalparameter für 6 Stunden erhalten; bei symptomatischen Patienten sollte dies bis zum Abklingen der Symptome fortgeführt werden

Kontraindikationen

- Überempfindlichkeit gegenüber dem Wirkstoff oder einem anderen Bestandteil der Präparatzusammensetzung
- Gleichzeitige Behandlung mit irreversiblen MAO-Hemmern oder Tryptophan (siehe Seite 19, Tabelle 1. SSRI: Wechselwirkungen)
- Angeborenes Long-QT-Syndrom, bekannte Verlängerung des QTc-Intervalls, gleichzeitige Behandlung mit anderen QTc-verlängernden Substanzen (Citalopram, Escitalopram)
- Alle SSRI müssen bei Auftreten einer akuten manischen Episode abgesetzt werden
- Akute Alkohol-, Schlafmittel-, Analgetika- und Psychopharmakaintoxikation

Behandlung von Kindern und Jugendlichen

- Detaillierte Angaben zur Behandlung von Kindern und Jugendlichen finden Sie im *Handbuch Psychopharmaka für das Kindes- und Jugendalter*[27]
- Unter den SSRI sind ausschließlich Fluoxetin, Fluvoxamin und Sertralin zur Behandlung von Kindern und Jugendlichen <18 Jahren zugelassen
- Fluoxetin ist für die Behandlung von Depressionen bei Kindern und Jugendlichen ab 8 Jahren nach mehreren Psychotherapiesitzungen ohne Behandlungserfolg indiziert
- Fluvoxamin und Sertralin sind für die Behandlung von Zwangsstörungen ab einem Alter von 8 bzw. 6 Jahren indiziert
- Die Wirksamkeit von Sertralin, Paroxetin und Citalopram bei Depressionen bei Kindern und Jugendlichen konnte in kontrollierten Studien nicht nachgewiesen werden; keine Daten bezüglich Fluvoxamin und Escitalopram
- VORSICHT: Im Vergleich zu Placebo wurden unter Antidepressiva bei Patienten <24 Jahren vermehrt suizidale Gedanken und Suizidversuche berichtet (NICHT jedoch vollendete Suizide)
- SSRI wurden in der Behandlung von Depressionen, Dysthymie, Panikstörung, sozialer Phobie, Angststörungen, Bulimie, Zwangsstörung, Autismus, Gilles-de-la-Tourette-Syndrom und der Aufmerksamkeitsdefizit-Hyperaktivitätsstörung (ADHS) eingesetzt. Nach vorläufigen Daten sind SSRI bei Kindern mit tiefgreifenden Entwicklungsstörungen und selektivem Mutismus wirksam
- Kinder neigen häufiger zu Verhaltensauffälligkeiten. Dabei können folgende UAW auftreten: Erregung, Unruhe (32–46 %), Antriebssteigerung, Hypomanie (bis 13 %), Schlafstörungen (bis 21 %), Reizbarkeit und soziale Enthemmung (bis 25 %)

Behandlung von älteren Patienten

- SSRI können (off-label) bei psychischen und Verhaltensauffälligkeiten bei Demenz Anwendung finden[28,29]
- Im Vergleich zu den trizyklischen Antidepressiva haben sie geringere ZNS-dämpfende, kaum anticholinerge und relativ geringe kardiovaskuläre UAW
- Zu Beginn sollte die Dosis der SSRI niedriger sein und dann langsamer gesteigert werden. Eine zu hohe Fluoxetindosis kann zum Delir führen
- Bei älteren Patienten kann sich ein Therapieerfolg erst nach längerer Behandlung einstellen; selbst nach 12 Wochen kann noch eine Besserung eintreten; widersprüchliche Datenlage hinsichtlich der Wirksamkeit
- Bei älteren Patienten steigt die Halbwertszeit von Paroxetin um bis zu 170 % an, mittlere Plasmaspiegel von Paroxetin bei älteren Patienten um das 4-fache erhöht; die Clearance von Sertralin ist vermindert; Plasmaspiegel von Citalopram und t½ sind erhöht; C_{max}, Bioverfügbarkeit und t½ von Escitalopram sind jeweils um 35 %, 50 % bzw. 50 % erhöht
- Die maximale Dosis von Citalopram und Escitalopram (20 mg/Tag bzw. 10 mg/Tag) sollte aufgrund eines erhöhten Risikos für QTc-Verlängerung eingehalten werden
- Achten Sie auf Arzneimittelinteraktionen
- Sowohl eine Besserung als auch eine Verschlechterung der kognitiven Funktionen bei älteren, depressiven Patienten wurde beobachtet
- Berichte von Gleichgewichtsstörungen und Stürzen; treten meistens zu Beginn der Behandlung auf, Risiko erhöht bei höherer Dosis[30]; SSRI erhöhen das Risiko für Frakturen durch Reduktion der Knochendichte[31] – eine 3,9 %-ige Reduktion der Knochendichte an der Hüfte sowie 5,9 %-ige Reduktion an der Lendenwirbelsäule konnte bei älteren Männern nachgewiesen werden
- Sowohl Gewichtszunahme als auch -abnahme können beobachtet werden; achten Sie besonders bei schwachen und gebrechlichen Patienten auf Gewichtsverlust
- Neurologische UAW werden bei älteren Patienten gehäuft beobachtet
- Fallberichte über extrapyramidale UAW (u. a. Dyskinesie, Parkinsonoid) – diese UAW sind unabhängig von der Dosis und können sowohl nach kurzer als auch nach längerer Einnahme auftreten[32]
- Regelmäßige Kontrollen von Elektrolyten (Natrium und Harnstoff); Hyponatriämie kann unter Behandlung mit allen SSRI auftreten (12 % der älteren Patienten, die mit Paroxetin behandelt werden), meist innerhalb der ersten 2 Behandlungswochen; Symptome können Verwirrtheit, Benommenheit, Müdigkeit, Delir, Halluzinationen, Harninkontinenz, Hypotonie und Erbrechen sein

Schwangerschaft

- Siehe auch Seite 585 für Informationen zur Anwendung von Psychopharmaka während der Schwangerschaft und Stillzeit
- Teratogenität: Die meisten Studien weisen darauf hin, dass SSRI als Substanzklasse keine ausgeprägte teratogene Wirkung haben
- Angeborene Herzfehler – widersprüchliche Datenlage hinsichtlich der Einnahme von SSRI während der Schwangerschaft; in Studien, die ein erhöhtes Risiko hierfür angeben, ist das absolute Risiko für Herzfehler insgesamt niedrig
- Berichte einer erhöhten Rate von Frühgeburten und schlechterer postnataler Adaptation, wenn SSRI im dritten Trimenon eingenommen werden.[33] Es besteht eine unzureichende Datenlage hinsichtlich der Einnahme von Antidepressiva durch die Mutter und dem Auftreten von Präeklampsie und Hypertonie während der Schwangerschaft.[34] Ein zusätzliches Risiko, das unabhängig von der depressiven Symptomatik und deren Schweregrad ist, ist nicht sicher nachgewiesen. Analysen von Präeklampsie bei depressiven schwangeren Frauen und mit (unbehandelter) Angststörung zeigen ähnliche Odds Ratios wie unter der mütterlichen Einnahme von SSRI
- Absetzsymptome beim Neugeborenen, die eine schlechte postnatale Adaptation und Entzugssymptomatik des Neugeborenen umfassen, sind die häufigsten UAW, von denen nach SSRI-Exposition in der Schwangerschaft berichtet wird. Auftreten bei ca. 30 % aller exponierten Säuglinge. Symptome sind am ausgeprägtesten 2–4 Tage nach der Geburt, Abklingen meist innerhalb weniger Wochen[35]

- Neugeborene nach SSRI-Exposition (v.a. Paroxetin) im dritten Trimenon (nach der 20. Schwangerschaftswoche) können Komplikationen nach der Geburt entwickeln: Nervosität, Unruhe, Zittern, Reizbarkeit, Tremor, Schwierigkeiten bei der Nahrungsaufnahme, Veränderungen im Muskeltonus, Atemnot, anhaltende pulmonale Hypertension, Schwankungen der Körpertemperatur, epileptische Anfälle (bei Fluoxetin stehen diese Symptome mit den Konzentrationen von (Nor)Fluoxetin im Zusammenhang)[36]
- Die FDA (Food and Drug Administration, USA) wertet die Datenlage wegen der widersprüchlichen Ergebnisse aus unterschiedlichen Studien als unzureichend ein, um eine (voreilige) Assoziation zwischen pulmonaler Hypertension und der Anwendung von SSRI in der Schwangerschaft anzugeben[37]
- Höhere Spiegel von Paroxetin beim Neugeborenen, wenn die Mutter gleichzeitig mit Clonazepam behandelt wurde
- Insgesamt sollte angemerkt werden, dass einige der UAW, die mit der Einnahme eines SSRI in Verbindung gebracht werden, ebenfalls durch den vermehrten Stress der Mutter bedingt sein können. Dies erschwert die Kausalitätsbewertung (krankheitsbedingt versus medikamenteninduziert)
- Risiko für Autismus-Spektrum-Störungen bei Kindern, deren Mütter während der Schwangerschaft mit SSRI behandelt wurden – mehrere Analysen legen ein erhöhtes Risiko nahe. Es sollte berücksichtigt werden, dass die psychische Erkrankung der Mutter ein ausgeprägter konfundierender Faktor ist[38,39], so dass die Bewertung, ob dies oder andere potenzielle Störfaktoren die Risikoerhöhung vollständig erklären, erschwert ist. Zugrundeliegende biologische Mechanismen zum Einfluss von SSRI auf solche Entwicklungsstörungen sind noch nicht ausreichend untersucht[40,41,42]
- Die Einnahme von SSRI durch die Mutter ist mit einem erhöhten postpartalen Blutungsrisiko assoziiert
- Postnatale Entzugssymptome beim Neugeborenen können sich in Zittern, Ruhelosigkeit oder Nervosität äußern (bei Fluoxetin-Gabe abhängig von Fluoxetin- und Norfluoxetinblutspiegeln; außerdem bei Paroxetin möglich)
- Die bisherige Datenlage ist, mit der möglichen Ausnahme von Paroxetin, nicht ausreichend, um die unterschiedlichen Risikoprofile der jeweiligen SSRI zu differenzieren. Pränatale Exposition mit Escitalopram und Fluvoxamin ist deutlich weniger untersucht als die Wirkung anderer SSRI

Stillzeit

- SSRI gehen in die Muttermilch über, die Wirkstoffkonzentration ist i.d.R. jedoch gering, so dass der Säugling nur wenig exponiert wird. Daher wird die Einnahme von SSRI während der Stillzeit als miteinander vereinbar angesehen. Bei Neubeginn einer Behandlung während der Stillzeit sollten jedoch Sertralin und Paroxetin bevorzugt werden, da die Datenlage auf besonders niedrige bzw. nicht nachweisbare Konzentrationen in der Muttermilch hinweist. Die Datenlage zu Fluoxetin ist ebenfalls umfangreich, jedoch ergaben sich unter Fluoxetin die höchsten SSRI-Konzentrationen in der Muttermilch. Zudem besteht durch die lange Halbwertszeit ein erhöhtes Akkumulationsrisiko beim Säugling, so dass die Verwendung von Fluoxetin weniger empfehlenswert ist
- Müttern, die bei Geburt des Kindes bereits stabil auf ein SSRI eingestellt sind, sollte nicht vom Stillen abgeraten werden. Es gibt keine Daten, die eine Umstellung auf einen anderen Wirkstoff bei stabiler psychiatrischer Erkrankung empfehlen

Hinweise für die Pflege

- Psychotherapie und Psychoedukation sind ebenso wichtige Behandlungsstrategien bei einer Depression
- Die Behandlung sollte überwacht werden, indem auf UAW geachtet und Veränderungen der Stimmung und des Antriebs beobachtet werden. Auch auf die Zunahme suizidaler Gedanken sollte, v.a. zu Beginn der Behandlung oder bei Auf- oder Abdosierung, geachtet werden
- Bei suizidgefährdeten Patienten ist darauf zu achten, dass eventuell die antriebssteigernde Wirkung eher eintritt als stimmungsaufhellende Effekte; eventuell geplante Suizidhandlungen können dann in die Tat umgesetzt werden
- Achten Sie auf vermehrte Hämatome, Nasenbluten oder Zeichen einer gastrointestinalen Blutung, v.a. bei Patienten, die gleichzeitig mit ASS, NSAR, Kortikosteroiden oder Antikoagulanzien behandelt werden

- Der übermäßige Genuss von Koffein bzw. koffeinhaltigen Nahrungsmitteln, Getränken oder Medikamenten kann zum Auftreten von vermehrten Angstgefühlen oder gesteigerter Unruhe führen und die diagnostische Einschätzung erschweren
- Sertralin sollte mit einer Mahlzeit eingenommen werden (Spitzenplasmaspiegel wird so erhöht); die Nahrungsaufnahme reduziert die Häufigkeit von Übelkeit bei allen SSRI
- Der Konsum von Grapefruit bzw. Grapefruitsaft kann zu einer Erhöhung des Plasmaspiegels von Sertralin und Fluvoxamin führen
- Die Behandlung mit einem SSRI sollte aufgrund des Risikos von Absetzphänomenen nicht abrupt beendet werden

Hinweise für Patienten

- Ausführliche Patienteninformationen: siehe Seite 586

Wechselwirkungen

- Klinisch relevante Interaktionen werden in Tabelle 1. SSRI: Wechselwirkungen aufgeführt
- Zusätzliche Informationen über die Kombinationsbehandlung finden Sie im Kapitel zum interagierenden Wirkstoff

Tabelle 1. SSRI: Wechselwirkungen

Medikamentenklasse	Beispiele	Wechselwirkungen (SSRI)
α_2-adrenerge Agonisten	Tizanidin	• Erhöhte Bioverfügbarkeit von Tizanidin (14–103-fache Erhöhung), erhöhtes C_{max} (5–32-fache Erhöhung) und Halbwertszeit (3-fache Erhöhung) unter Fluvoxamin durch Inhibition der Verstoffwechselung über CYP 1A2
Antiarrhythmika	Propafenon, Flecainid, Mexiletin	• Anstieg des Plasmaspiegels der Antiarrhythmika durch Abbauhemmung via CYP 2D6 (Fluoxetin und Paroxetin)
	Lidocain, Chinidin	• Anstieg des Plasmaspiegels der Antiarrhythmika durch Abbauhemmung via CYP 3A4 (Flouxetin, Flvoxamin, Sertralin, Paroxetin)
Antibiotika	Clarithromycin, Erythromycin	• Fallbericht eines Delirs mit Fluoxetin; Fallbericht eines Serotoninsyndroms mit Citalopram[43] • Anstieg des Citalopram-Plasmaspiegels (Abbauhemmung via CYP 3A4) ist möglich – dies kann zu einer QTc-Verlängerung führen unter Citalopram und Escitalopram; Fallbericht eines Serotoninsyndroms bei einem 12-Jährigen
	Linezolid	• Achten Sie auf verstärkte serotonerge Wirkungen wegen der geringen MAO-Inhibition durch Linezolid
Antidepressiva		
Trizyklische Antidepressiva	Amitriptylin, Desipramin, Imipramin	• Die Plasmaspiegel der trizyklischen Antidepressiva steigen bei Fluoxetin, Fluvoxamin und Paroxetin durch die Inhibition des oxidativen Metabolismus. Dieser Effekt kann auch bei höheren Dosierungen von Sertralin eintreten • Die gleichzeitige Gabe von Desipramin (CYP-2D6-Substrat) und Escitalopram sowie Citalopram kann zur Verdopplung der Desipramin-Plasmaspiegel führen
	Clomipramin	• Verstärkte serotonerge Wirkungen • Additive Wirkverstärkung bei therapieresistenten Patienten

Tabelle 1. SSRI: Wechselwirkungen (Fortsetzung)

Medikamentenklasse	Beispiele	Wechselwirkungen (SSRI)
NaSSA	Mirtazapin	• Eine Kombinationsbehandlung mit einer niedrigen Mirtazapindosis von (<30 mg/Tag) kann bei Schlafstörungen wirksam sein; es kann außerdem zu einer Augmentation der antidepressiven Wirkung kommen • Linderung von SSRI-induzierten sexuellen Dysfunktionen und Toleranzentwicklung • Verstärkte serotonerge Wirkungen sind möglich • Zunahme von Sedierung und Körpergewicht wurden bei Kombination beobachtet • Bis zu 4-fache Erhöhung des Mirtazapin-Plasmaspiegels bei Kombination mit Fluvoxamin wegen der Hemmung des Abbaus möglich
SARI	Trazodon	• Additive Verstärkung der antidepressiven Wirkung möglich • Anstieg der Plasmaspiegel von Trazodon mit erhöhter Gefahr von serotonergen UAW • Anstieg der mCPP-Metabolite von Trazodon unter Paroxetin (Abbauhemmung via CYP 2D6); erhöhtes anxiogenes Potenzial möglich
Irreversibler MAO-Hemmer	Tranylcypromin	• Bei Kombination mit irreversiblen MAO-Hemmern kann es zu einem Serotoninsyndrom (siehe Seite 15, 94), auch mit Todesfolge, kommen; MAO-Hemmer sind mindestens 2 Wochen vor der Behandlung mit dem SSRI abzusetzen; aufgrund der langen Halbwertzeit von Fluoxetin und seines aktiven Metaboliten sollte zwischen dem Ende einer Behandlung mit Fluoxetin und dem Beginn einer Behandlung mit einem MAO-Hemmer mindestens 5 Wochen liegen. Bei Gabe von Paroxetin können erhöhte Plasmaspiegel von Tranylcypromin (bis zu 15 %) auftreten
RIMA	Moclobemid	• Die Kombination mit Moclobemid kann zu additiv verstärkten antidepressiven Effekten bei therapieresistenten Patienten führen; wegen der möglichen serotonergen Wirkungen ist dabei jedoch Vorsicht geboten. Fallberichte eines Serontonin-Syndroms v. a. unter gleichzeitiger Behandlung mit (Es)Citalopram
SNRI	Duloxetin	• Erhöhte Plasmaspiegel von Duloxetin durch Abbauhemmung via CYP 1A2 durch Fluvoxamin; eine Studie gibt eine 77 %-ige Reduktion der Plasmaclearance von Duloxetin an; Kombinationsbehandlung sollte vermieden werden
	Venlafaxin	• Kombination mit SSRI, die CYP 2D6 inhibieren (Paroxetin, Fluoxetin), kann zu erhöhten Venlafaxinspiegeln führen in Verbindung mit Blutdruckerhöhung, verstärkten anticholinergen und serotonergen Wirkungen
NDRI	Bupropion	• Additive antidepressive Wirkung bei therapierefraktären Patienten. Bupropion kann SSRI-induzierte sexuelle Dysfunktion verbessern. Fallbericht von hypersexuellem Verhalten bei Kombination mit Fluoxetin • Fallberichte über Gleichgewichtsstörungen und Ataxie bei älteren Patienten bei Kombination mit Paroxetin • Fallberichte über Ängstlichkeit, Panik, Delir, Tremor, Myoklonus und epileptischem Anfall unter Fluoxetin wegen der Hemmung des Abbaus von Bupropion und/oder Fluoxetin (via CYP 3A4 und 2D6), Konkurrenz um die Plasmaproteinbindung und additive pharmakologische Wirkungen
Antiemetika (5-HT$_3$-Antagonist)	Granisetron, Ondansetron	• Fallberichte über Serotoninsyndrom bei Kombinationsbehandlung mit Paroxetin und Sertralin • Eine Fallstudie deutet darauf hin, dass SSRI zu einer verminderten antiemetischen Wirkung von 5-HT$_3$-Antagonisten führen können (Akkumulation von Serotonin durch SSRI, das die 5-HT$_3$-Blockade überwinden kann)
Antihistaminika	Diphenhydramin	• Erhöhte Plasmaspiegel von Fluoxetin und Paroxetin möglicherweise durch Hemmung von CYP 2D6 • Additive ZNS-Wirkungen

Tabelle 1. SSRI: Wechselwirkungen (Fortsetzung)

Medikamentenklasse	Beispiele	Wechselwirkungen (SSRI)
Antikoagulanzien	Apixaban, Dabigatran, Rivaroxaban	• Erhöhtes Blutungsrisiko (sekundäre Thrombozytenhemmung durch Serotoninmangel in den Thrombozyten)
	Warfarin	• Erhöhte Blutungsgefahr; verlängerte Prothrombinzeit oder INR-Response (sekundäre Thrombozytenhemmung durch Serotoninmangel in den Thrombozyten) • 65 %iger Plasmaspiegelanstieg von Warfarin unter Fluvoxamin durch Akkumulation von R-Warfarin durch Abbauhemmung via CYP 1A2 und 3A4 und verminderte Clearance des S-Isomers via CYP 2C9
Antikonvulsiva	Barbiturate	• Wegen verstärkter Enzyminduktion kann der SSRI-Plasmaspiegel reduziert werden; der Abbau von Barbituraten kann durch Fluoxetin gehemmt werden
	Carbamazepin, Phenobarbital, Phenytoin	• Reduzierter Plasmaspiegel der SSRI; die Halbwertzeit von Paroxetin reduziert sich um etwa 28 % • Anstieg des Plasmaspiegels von Carbamazepin oder Phenytoin durch Abbauhemmung (Fluoxetin, Fluvoxamin); erhöhter Phenytoinspiegel bei Sertralin und Paroxetin • Verstärkte Übelkeit bei Kombination von Fluvoxamin und Carbamazepin
	Topiramat	• Engwinkel-Glaukom bei weiblichen Patienten unter Kombinationsbehandlung (2 Fallberichte)
	Valproat	• Bei Kombination mit Fluoxetin kann der Valproatplasmaspiegel um bis zu 50 % ansteigen • Valproat kann den Plasmaspiegel von Fluoxetin erhöhen
Antimykotika	Fluconazol, Ketoconazol	• Verminderte C_{max} von Ketoconazol unter Citalopram (um 21 %) • Zwei Fallberichte lebensbedrohlicher Serotoninsyndrome unter Citalopram[44]
	Terbinafin	• Erhöhte Plasmaspiegel von Paroxetin (Bioverfügbarkeit 2,5-fach erhöht, C_{max} um 86 % erhöht, Halbwertszeit um 48 % erhöht) durch Abbauhemmung via CYP 2D6
Antiparkinsonmittel	Benzatropin	• Erhöhte Plasmaspiegel von Benzatropin unter Paroxetin; Fallbericht eines Delirs bei Kombinationsanwendung mit Paroxetin
	Procyclidin	• Erhöhung Plasmaspiegel von Procyclidin unter Paroxetin (um 40 %)
Antiplättchen-Therapie	Clopidogrel	• Erhöhtes Blutungsrisiko (um 54 %)
Antipsychotika	Im Allgemeinen	• Können extrapyramidale Symptome (EPS) und Akathisie verstärken, vor allem wenn das Antidepressivum zu Beginn der antipsychotischen Behandlung angesetzt wird • Können bei der Behandlung von Negativ-Symptomen der Schizophrenie wirksam sein • Erhöhter Plasmaspiegel des Antipsychotikums durch Abbauhemmung via CYP 1A2 (potent – Fluvoxamin), 2D6 (potent – Fluoxetin und Paroxetin) und/oder 3A4 (Fluvoxamin). Auf vermehrtes Auftreten von UAW (Sedierung, orthostatische Dysregulation, EPS) der Antipsychotika sollte zu Beginn der Behandlung geachtet werden sowie auf eine ausreichende Wirksamkeit bei Absetzen eines SSRI. Dosis des Antipsychotikums sollte je nach Bedarf angepasst werden. Alternativ kann die Anwendung eines SSRI mit schwachen oder gar keinen Auswirkungen auf die CYP-Enzyme (Citalopram, Escitalopram, Sertralin bei Dosierung ≤ 100 mg/Tag) oder ein SSRI, das nicht die zum Abbau des gewählten Antipsychotikums benötigten CYP-Enzyme beeinflusst, erwogen werden

Tabelle 1. SSRI: Wechselwirkungen (Fortsetzung)

Medikamentenklasse	Beispiele	Wechselwirkungen (SSRI)
Erste Generation	Chlorpromazin, Fluphenazin, Haloperidol, Perphenazin	• Haloperidolspiegel: Erhöhung um 20–35 % mit Fluoxetin; Erhöhung um 23–60 % mit Fluvoxamin; Erhöhung um 28 % mit Sertralin • Perphenazin-Spitzenspiegel um das 2- bis 13-fache erhöht mit Paroxetin • Fallbericht einer QTc-Verlängerung und Kollaps eines Patienten unter Chlorpromazin und Fluoxetin • Vermehrte EPMS und Akathisie
	Pimozid	• Pimozidspiegel: Erhöhung der Bioverfügbarkeit um 151 %, Spitzenspiegel um 62 % erhöht mit Paroxetin; 40 % höhere Bioverfügbarkeit und Spitzenspiegel unter Sertralin. Fallberichte über Bradykardie durch Einnahme von Pimozid und Fluoxetin • Pimozidspiegel steigen auch unter der Kombinationsbehandlung mit Citalopram, Escitalopram oder Fluvoxamin an, hierdurch wird das Risiko für QTc-Verlängerung erhöht – KOMBINATION VERMEIDEN
	Thioridazin	• 3-fache Erhöhung des Thioridazinspiegels unter Fluvoxamin • KOMBINATION VERMEIDEN mit Fluvoxamin, Fluoxetin, Sertralin oder Paroxetin mit Thioridazin aufgrund des Risikos von Reizleitungsstörungen
Zweite Generation	Asenapin	• Erhöhung von C_{max} von Asenapin (um 13 %) und Bioverfügbarkeit (um 29 %) durch Fluvoxamin. Asenapin (ein schwacher Hemmstoff von CYP 2D6) erhöht Exposition mit Paroxetin um ca. das 2-fache. Dosisreduktion des Paroxetins um 50 % bei Kombinationsbehandlung mit Asenapin
	Clozapin	• Clozapinspiegel: Erhöhung des Clozapinspiegels um 41–76 % und 38–45 % des Norclozapinspiegels unter Fluoxetin; Bericht eines Todesfalls; Fallbericht einer akuten Myokarditis nach Gabe von Clozapin bei bestehender Behandlung mit Fluoxetin und Lithium. Unter Fluvoxamin: 3–11-fache Erhöhung des Clozapinspiegels. Unter Paroxetin: keine Veränderung bis 41 %-ige Erhöhung des Clozapinspiegels und 45 %-ige Erhöhung des Norclozapinspiegels. Unter Sertralin: 41–76 %-ige Zunahme des Clozapinspiegels und 45 %-ige Zunahme des Norclozapinspiegels; Fallbericht einer tödlichen Arrhythmie, Kausalität nicht vollständig geklärt
	Olanzapin	• Olanzapinspiegel: 16 %-ige Zunahme des Spitzenspiegels mit Fluoxetin, jedoch nicht klinisch relevant. Mit Fluvoxamin 2,3–4-fache Erhöhung des Olanzapinspiegels; Anwendung eines SSRI mit einer geringeren Wirkung auf CYP 1A2 erwägen oder Anwendung einer geringeren Dosis des Olanzapins; achten Sie auf UAW (EPS, Hypersalivation)
	Paliperidon, Risperidon, Ziprasidon	• Fallberichte über dosisabhängige Manie unter Zugabe von Risperidon oder Ziprasidon bei bestehender Behandlung mit einem SSRI • Risperidonspiegel: Unter Fluoxetin 2,5–8-fache Erhöhung und Fallbericht von Spätdyskinesien. Unter Paroxetin 3–9-fache Erhöhung und Fallberichte über Serotoninsyndrom; Wahl eines anderen SSRI erwägen. Fallberichte über Serotoninsyndrom und/oder malignes neuroleptisches Syndrom (MNS) unter Fluvoxamin und Trazodon plus Sertralin • Fallbericht eines Serotoninsyndroms unter Ziprasidon und Citalopram • VORSICHT bei Paliperidon und Ziprasidon; mögliche additive QTc-Verlängerung und damit einhergehende lebensbedrohliche Arrhythmien. Zusätzliche Risikofaktoren hierfür: Anorexie, Bradykardie, Hypokaliämie und Hypomagnesiämie
Dritte Generation	Aripiprazol	• 44 %-ige Erhöhung des Aripiprazolspiegels durch Fluoxetin oder Paroxetin durch Abbauhemmung via CYP 2D6. Dosisreduktion des Aripiprazols um 50 %. Keine signifikanten pharmakokinetischen Veränderungen von Escitalopram, Fluoxetin, Paroxetin oder Sertralin. Fallbericht von MNS unter Fluoxetin 20 mg/Tag und Aripiprazol 30 mg/Tag. Fallbericht eines Harnverhalts unter Citalopram 10 mg/Tag und Aripiprazol 20 mg/Tag; ob diese UAW nur mit Citalopram im Zusammenhang steht, ist unklar. Fallberichte über schwere Akathisie, akute Dystonie und Myxödemkoma unter Sertralin 200 mg/Tag und jeweils Aripiprazol 10, 15 und 20 mg/Tag. Anwendung eines SSRI mit keiner oder schwächeren Wirkung auf CYP-Enzyme, wie (Es-)Citalopram

Tabelle 1. SSRI: Wechselwirkungen (Fortsetzung)

Medikamentenklasse	Beispiele	Wechselwirkungen (SSRI)
Antiretrovirale Wirkstoffe		
Nicht nukleosidische Reverse-Transkriptase Hemmer (NNRTI)	Efavirenz	• Verminderte Plasmaspiegel von Sertralin (um 39 % Erniedrigung der Bioverfügbarkeit) über Induktion von CYP 3A4; ein Fallbericht eines Serotoninsyndroms nach Beginn einer Behandlung mit Efavirenz unter Behandlung mit Fluoxetin
	Nevirapin	• Eine Studie deutet auf eine mögliche Verminderung des Fluoxetin-Plasmaspiegels unter Nevirapin hin, Fluvoxamin kann Plasmaspiegel von Nevirapin erhöhen
Proteasehemmer	Darunavir/Ritonavir	• Verminderte Plasmaspiegel von Paroxetin (um 39 % Erniedrigung der Bioverfügbarkeit) und Sertralin (um 49 % Erniedrigung der Bioverfügbarkeit)
	Fosamprenavir/Ritonavir	• Verminderte Plasmaspiegel von Paroxetin (um 54 % Erniedrigung der Bioverfügbarkeit)[45]
	Ritonavir	• Erhöhte Plasmaspiegel von Sertralin durch konkurrierenden Metabolismus; mäßig erhöhte Plasmaspiegel von Fluoxetin und Paroxetin; Serotoninsyndrom bei Kombination mit hohen Fluoxetin-Dosen (Fallberichte) • Kardiale und neurologische UAW bei Kombination mit Fluoxetin durch erhöhte Ritonavirspiegel (um 19 % Erhöhung der Bioverfügbarkeit)
Anxiolytika		
Benzodiazepine	Alprazolam, Diazepam, Bromazepam	• Erhöhte Plasmaspiegel der Benzodiazepine durch Abbauhemmung via CYP 3A4; Alprazolam (um 100 % mit Fluvoxamin und 46 % mit Fluoxetin), Bromazepam, Triazolam, Midazolam und Diazepam; bei Kombination mit Sertralin ist die Clearance von Diazepam um etwa 13 % vermindert • Verstärkte Sedierung möglich. Psychomotorische Störungen, Gedächtnisstörungen • Kombinationsbehandlung kann das Sturzrisiko bei älteren Patienten erhöhen
Buspiron		• Die anxiolytischen Wirkungen von Buspiron können antagonisiert werden • Der Buspiron-Plasmaspiegel kann bei Kombination mit Fluvoxamin ansteigen (3-fache Erhöhung der Bioverfügbarkeit) • Fallbericht: Serotoninsyndrom bei Kombination mit Fluoxetin
Betablocker	Propranolol, Metoprolol	• Additive Wirkungsverstärkung hinsichtlich Synkopen, Bradykardie • Erhöhtes Auftreten von UAW, Lethargie und Bradykardie mit Fluoxetin, Fluvoxamin und Paroxetin wegen eines reduzierten Abbaus der Betablocker via CYP 2D6 (bei Kombination mit Fluvoxamin 5-facher Anstieg der Plasmaspiegel von Propranolol) • Erhöhung des Plasmaspiegels von Metoprolol (CYP-2D6-Substrat) durch die gleichzeitige Gabe von Citalopram (um 100 %) und Escitalopram (um 50 %)
	Pindolol	• Bei Kombination mit Pindolol Anstieg der postsynaptischen Serotoninkonzentration, daher ist evtl. ein rascherer Wirkungseintritt möglich • Die Halbwertszeit von Pindolol steigt bei Kombination mit Fluoxetin um etwa 28 % an; Anstieg der Pindololspiegel unter Paroxetin (Abbauhemmung via CYP 2D6)
Cannabis/Marihuana		• Fallbericht einer Manie bei Kombination mit Fluoxetin, ggf. durch additive Serotonin-Wiederaufnahmehemmung der THC-Komponente von Cannabis; Vorsicht bei gleichzeitiger Anwendung durch Risiko für additive ZNS-Wirkungen
Ginkgo biloba		• Erhöhtes Risiko von Petechien und erhöhte Blutungsgefahr durch additive antikoagulative Eigenschaften möglich

Tabelle 1. SSRI: Wechselwirkungen (Fortsetzung)

Medikamentenklasse	Beispiele	Wechselwirkungen (SSRI)
Glykoside	Digoxin	• Verminderte Digoxinspiegel (um 18 %) unter Paroxetin
Grapefruitsaft		• Die Plasmaspiegel von Fluvoxamin und Sertralin können wegen eines verminderten Abbaus über CYP 3A4 ansteigen
H_2-Antagonist	Cimetidin	• Verminderter Abbau und erhöhte Plasmaspiegel von Sertralin (um 25 %), Paroxetin (um 50 %), Citalopram und Escitalopram
Halluzinogene	LSD	• Wiederauftreten oder Verschlechterung von Flashbacks unter Behandlung mit Fluoxetin, Sertralin und Paroxetin; widersprüchliche Datenlage hinsichtlich einer verstärkten oder schwächeren Reaktion auf LSD durch Einnahme von SSRI
Immunsuppressiva	Ciclosporin	• Verminderte Clearance von Ciclosporin unter Sertralin durch konkurrierenden Metabolismus (CYP 3A4)
Insulin		• Verstärkte Insulinempfindlichkeit (Gefahr der Hypoglykämie) ist beschrieben
Johanniskraut		• Verstärkte serotonerge Wirkungen – mehrere Fallberichte eines Serotoninsyndroms (siehe Seite 15, 564)
Kalziumantagonisten	Nifedipin, Verapamil	• Verstärkung der UAW (Kopfschmerzen, Flush-Syndrom, Ödeme) wegen gehemmter Clearance der Kalziumantagonisten via CYP 3A4 unter Fluoxetin, Fluvoxamin, Sertralin und Paroxetin
Kava kava		• Fallbericht einer ausgeprägten Lethargie unter Paroxetin
Koffein		• Bei Kombination mit Fluvoxamin höherer Koffeinspiegel durch Enzyminhibition (CYP 1A2). Die Halbwertszeit des Koffeins kann von 5 bis auf 31 Stunden ansteigen • Verstärkung von Nervosität und Schlafstörungen möglich
Kortikosteroide	Prednisolon	• Erhöhtes Risiko für GI-Blutung
Lakritze		• Verstärkte serotonerge Wirkungen über MAO-Hemmung durch Bestandteile der Lakritze möglich
Lithium		• Verstärkte serotonerge Wirkungen • Veränderungen der Lithium-Blutspiegel und der Lithium-Clearance möglich • Vorsicht bei Fluoxetin und Fluvoxamin; verstärkte Neurotoxizität und epileptische Anfälle möglich • Verstärkter Tremor und Übelkeit bei Kombination mit Sertralin und Paroxetin • Additive antidepressive Wirkungen bei therapieresistenten Patienten möglich
L-Tryptophan		• Kann zu zentraler und peripherer Toxizität führen, hypermetabolisches Syndrom möglich (siehe Serotoninsyndrom, Seite 15)
Malariamittel	Proguanil	• Die Umwandlung von Proguanil in seinen aktiven Metaboliten (Cycloguanil) wird durch CYP-2C19-Hemmung durch Fluvoxamin signifikant gehemmt bei Patienten mit normaler CYP-2C19-Aktivität
MAO-B-Hemmer	Selegilin	• Einzelberichte von Serotoninsyndrom liegen vor, Hypertension und Manie bei Kombination mit Fluoxetin
Melatonin		• Erhöhte Plasmaspiegel von Melatonin unter Fluvoxamin durch Abbauhemmung via CYP 1A2 oder 2C9 (bis zu 12-fache Erhöhung); Anstieg der endogenen Melatoninsekretion

Tabelle 1. SSRI: Wechselwirkungen (Fortsetzung)

Medikamentenklasse	Beispiele	Wechselwirkungen (SSRI)
Mutterkorn-Alkaloide (Antimigränemittel)	Dihydroergotamin	• Verstärkte serotonerge Wirkungen bei intravenöser Zufuhr – VERMEIDEN; orale, rektale und subkutane Gabe unter Beobachtung und entsprechender Vorsicht ist möglich
	Ergotamin	• Erhöhte Ergotamin-Plasmaspiegel durch Abbauhemmung via CYP 3A4 bei Kombination mit Fluoxetin und Fluvoxamin
Metoclopramid (MCP)		• Fallbericht über verstärkte extrapyramidale Wirkungen bei Kombination mit Sertralin, Fluoxetin, Fluvoxamin und Paroxetin durch additiven D_2-Rezeptorantagonismus durch MCP und Hemmung der Dopamintransmission durch SSRI; Fallberichte eines Serotoninsyndroms unter Sertralin und Fluoxetin ggf. durch Blockade von 5-HT_3-Rezeptoren durch MCP
Methylenblau		• Verstärkte serotonerge Wirkungen durch Hemmung von MAO-A und B durch Methylenblau. Risiko für Serotoninsyndrom (siehe Vorsichtsmaßnahmen auf Seite 15)[46]
NSAR		• Erhöhtes Risiko für Blutungen des oberen GI-Traktes unter Kombinationsbehandlung (12-fach erhöhtes Risiko); VORSICHT
Opioide	Codein, Oxycodon, Hydrocodon	• Verminderte analgetische Wirkung bei gleichzeitiger Gabe von Fluoxetin oder Paroxetin wegen eines verminderten Abbaus zu aktiven Verbindungen
	Dextromethorphan	• Fallberichte über optische Halluzinationen unter Fluoxetin; Fluoxetin und Paroxetin können eine Abbauhemmung über CYP 2D6 bewirken; erhöhtes Risiko für serotonerge Wirkungen
	Methadon	• Erhöhte Plasmaspiegel von Methadon (um 10–100 %) unter Fluvoxamin
	Morphin	• Widersprüchliche Datenlage zeigt unter Fluoxetin antagonisierende bzw. verstärkte Analgesie von Morphin
	Pentazocin	• Fallbericht exzitatorischer (serotonerger) Toxizität unter Fluoxetin und Pentazocin
	Tramadol[47]	• Erhöhtes Risiko für epileptische Anfälle und Serotoninsyndrom • Mögliche Reduktion der analgetischen Wirkung durch SSRI, die CYP 2D6 inhibieren (Fluoxetin, Paroxetin) durch verminderte Bildung des aktiven M1-Metaboliten
Parasympatholytika	Tolterodin	• Die orale Clearance von Tolterodin ist bis zu 93 % bei Kombination mit Fluoxetin vermindert (ein CYP-2D6-Hemmer) – Interaktion nicht klinisch signifikant, solange Patient nicht gleichzeitig auch einen CYP-3A4-Hemmer einnimmt
Phosphodiesterase-Typ-5-(PDE5)-Hemmer	Sildenafil	• Mögliche Verstärkung einer hypotensiven Wirkung durch Abbauhemmung von Sildenafil via CYP 3A4 durch Fluoxetin und Fluvoxamin
Proguanil		• Die Umwandlung von Proguanil in seinen aktiven Metaboliten (Cycloguanil) wird relevant gehemmt durch Fluvoxamin durch Hemmung von CYP 2C19 bei Patienten mit normaler CYP-2C19-Aktivität
Protonenpumpenhemmer	Omeprazol	• Erhöhte Citalopram-Plasmaspiegel (Abbauhemmung via CYP 2C19)
Psychostimulanzien	Amphetamin, Methylphenidat	• Verstärkte Wirkung bei der Behandlung von Depressionen, Dysthymie und Zwangserkrankungen bei Patienten mit komorbider ADHS zu erwarten; möglicherweise verbesserte Response bei Paraphilien (sexuellen Deviationen) und Paraphilie verwandten Störungen • Plasmakonzentration des Antidepressivums kann erhöht sein

Tabelle 1. SSRI: Wechselwirkungen (Fortsetzung)

Medikamentenklasse	Beispiele	Wechselwirkungen (SSRI)
Selektive Noradrenalin-Wiederaufnahmehemmer	Atomoxetin	• Erhöhte Plasmaspiegel und verlängerte Halbwertszeit von Atomoxetin durch Abbauhemmung via CYP 2D6 (Fluoxetin, Paroxetin)
Schilddrüsenhormone	Trijodthyronin (T_3)	• Verstärkung der antidepressiven Wirkungen möglich (Augmentationstherapie) • Erhöhte Thyreotropinspiegel und reduzierte freie Thyroxin-Konzentration unter Sertralin; eine neuere Studie ergibt hingegen, dass keine klinisch relevanten Veränderungen der Schilddrüsenfunktion unter der Behandlung mit Fluoxetin oder Sertralin zu erwarten sind
Statine	Lovastatin, Simvastatin Pravastatin	• Erhöhte Plasmaspiegel des Statins unter Fluoxetin, Fluvoxamin, Sertralin und Paroxetin durch Abbauhemmung via CYP 3A4 • Synergistische Wirkung auf Erhöhung des Blutzuckerspiegels (Paroxetin)[48]
Sulfonylharnstoffe/ Antidiabetika	Glibenclamid, Tolbutamid	• Verstärkte Neigung zur Hypoglykämie bei diabetischen Patienten wurden beschrieben • Der Plasmaspiegel von Tolbutamid kann wegen verminderter Clearance (bis zu 16 % bei Kombination mit Sertralin) ansteigen
Tabakrauch		• Vermehrter Abbau von Fluvoxamin (um 25 %) über CYP 1A2
Tamoxifen		• Hemmstoffe von CYP 2D6 (Paroxetin, Fluoxetin) reduzieren die Umwandlung von Tamoxifen in seinen aktiven Metaboliten (Endoxifen) und können somit die therapeutische Wirksamkeit reduzieren
Theophyllin		• Der Plasmaspiegel von Theophyllin kann bei Kombination mit Fluvoxamin durch Abbauhemmung via CYP 1A2 ansteigen
Triptane	Sumatriptan, Rizatriptan	• Verstärkte serotonerge Wirkungen und Serotoninsyndrom sind bei der Zugabe eines Triptans zu SSRI möglich (unklare Datenlage); bei Kombination mit SSRI ist wegen der Schwere des Serotoninsyndroms Vorsicht geboten[49]
Tuberkulostatika	Rifampicin	• Fallberichte über SSRI-Absetzsymptome und verminderte therapeutische Wirkung von Sertralin und Citalopram durch Induktion von CYP 3A4 durch Rifampicin
ZNS-depressive Arzneimittel	Alkohol, Antihistaminika Chloralhydrat	• Additive Verstärkung der ZNS-Dämpfung; insgesamt geringes Risiko • Die Fluvoxamin-Resorption wird durch Ethanol erhöht • Verstärkte Sedierung und UAW durch verminderten Abbau von Chloralhydrat (Fluoxetin)
Z-Substanzen	Zolpidem	• Bei Kombination mit Sertralin, Fluoxetin und Paroxetin kann es zu Halluzinationen und deliranter Symptomatik kommen (Fallberichte). Die Gabe von Sertralin beschleunigt den Eintritt der Wirksamkeit und erhöht die (Peak)-Plasmakonzentration von Zolpidem

Noradrenalin-Dopamin-Wiederaufnahmehemmer (NDRI)

Verfügbare Substanzen

Wirkstoff	Handelsnamen Deutschland	Handelsnamen Österreich	Handelsnamen Schweiz
Bupropion	Zyban®, Elontril®	Zyban®, Elontril®, Wellbutrin®	Zyban®, Wellbutrin®

Indikationen

Zugelassene Indikation:
- Depression (Präparate Elontril®, Wellbutrin®)
- Raucherentwöhnung nikotinabhängiger Patienten in Verbindung mit unterstützenden motivierenden Maßnahmen (Präparat Zyban®)

Weitere Indikationen:
- „seasonal affective disorder“ (engl.: saisonale affektive Störung; Zulassung in den USA)
- Berichte über Wirksamkeit bei Dysthymie und „chronic fatigue syndrome“
- Depressive Phase bei bipolarer Störung (Anwendung gemeinsam mit einer Phasenprophylaxe)
- Fallberichte zur Wirksamkeit bei sozialer Phobie
- Möglicherweise wirksam bei ADHS im Erwachsenen- und Kindesalter; vor allem bei Individuen mit ADHS ohne Komorbidität oder mit komorbider Depression, Tabakkonsum oder aktiver substanzbezogener Störung
- Kann sexuelle Dysfunktionen, die durch SSRI oder SNRI ausgelöst wurden (reduziertes sexuelles Verlangen, Anorgasmie, Erektionsstörungen), bessern (Retardpräparate scheinen diesbezüglich weniger wirksam zu sein als unretardierte Präparate)
- Nach randomisierten kontrollierten Studien bei neuropathischen Schmerzen wirksam
- Fallberichte zu Wirksamkeit bei Trichotillomanie
- Möglicherweise bei Abhängigkeitserkrankungen einsetzbar (z. B. Kokain-, Alkohol-,[50] Marihuanaabhängigkeit[51])
- Internetspielsucht[52]
- Gewichtsabnahme bei Patienten, die mit Naltrexon behandelt werden[53]

Allgemeine Hinweise

- Zeigt ein niedrigeres „Switch-Risiko“ von einer depressiven Episode in eine (Hypo-)Manie als andere Antidepressiva; eine aktuelle Metaanalyse hat jedoch ein ähnliches Risiko hierfür gezeigt[54]
- Kann zu einer Verbesserung des Antriebs und der Motivation bereits zu Beginn der Behandlung führen durch die noradrenerge und dopaminerge Wirkkomponente; Fallberichte über Verbesserung neurokognitiver Funktionen bei Patienten mit Depressionen
- Es sollte auf die Verschlechterung depressiver Symptome und Suizidalität geachtet werden
- Es sollte besonders auf Patienten geachtet werden, die Bupropion zur Raucherentwöhnung einnehmen, da bei diesen Patienten besonders schwerwiegende neuropsychiatrische UAW auftreten können
- Überlegenheit von Bupropion gegenüber Placebo nach 3 und 12 Monaten bei Raucherentwöhnung. Abstinenzrate nach 12 Monaten unter Bupropion im Vgl. zu Placebo: 19 % vs. 9 %
- Bupropion ist das Antidepressivum mit dem geringsten Einfluss auf sexuelle Funktionen
- Fallberichte über missbräuchliche Verwendung von Bupropion (orale, intranasale und intravenöse Darreichungsform)[55]

Pharmakologie

- Bupropion hemmt selektiv hauptsächlich die neuronale Wiederaufnahme von Noradrenalin und zu einem geringeren Teil auch von Dopamin in präsynaptische Neuronen
- Der Hauptmetabolit (Hydroxybupropion), dessen Serumkonzentration beim Menschen 10- bis 20-fach höher als die Serumkonzentration von Bupropion ist, blockiert nur die Wiederaufnahme von Noradrenalin

Dosierung

- Siehe Seite 112, Tabelle 13. Antidepressiva: Dosierung und Pharmakokinetik
- Depression: Beginn der Behandlung mit 150 mg/Tag. Dosis kann bei Patienten, die auf 150 mg nicht ausreichend ansprechen, auf 300 mg/Tag erhöht werden; in den USA bis 450 mg/Tag zugelassen
- Raucherentwöhnung: Beginn der Behandlung mit 150 mg/Tag für 6 Tage, dann steigern auf 150 mg zweimal täglich. Die Behandlung sollte eine Woche vor dem „Stichtag“ des Rauchstopps begonnen werden und über 7–9 Wochen fortgeführt werden
- Bei Nierenfunktionseinschränkung sollten die Dosis und Einnahmefrequenz reduziert werden; auf UAW (u. a. Schlafstörungen, Mundtrockenheit, epileptische Anfälle), die auf hochnormale Bupropionspiegel hinweisen könnten, sollte gezielt geachtet werden
- Bupropion sollte verteilt auf 2 Einzelgaben verabreicht werden, maximale Dosierung 150 mg pro Einzelgabe; als Retardtablette einmal tägliche Gabe
- Bei leichter bis mittlerer Leberfunktionsbeeinträchtigung (Child-Pugh-Stadium A oder B) mit 150 mg/Tag beginnen und gezielt auf UAW achten; bei schwerer Leberfunktionseinschränkung nur unter extremer Vorsicht einsetzen

Pharmakokinetik

- Bupropion wird nach oraler Einnahme rasch resorbiert und erreicht innerhalb von 2–5 Stunden seine Spitzenkonzentration, je nach Darreichungsform bzw. Wirkstofffreisetzung
- Hohe Plasmaproteinbindung (80–85 %)
- Abbau vorwiegend über die Leber mittels CYP 2B6 und geringfügig über andere Isoenzyme- 6 Metaboliten; 3 aktive Metaboliten
- Bupropion und Hydroxybupropion hemmen CYP-2D6-Isoenzyme
- Die mittlere Eliminationshalbwertszeit von Bupropion beträgt 11–14 Stunden, bei chronischer Gabe im Mittel 21 Stunden; bei älteren Patienten verlängerte Halbwertszeit und verringerte Clearance von Bupropion und seinen Metaboliten

Beginn und Dauer der Wirkung

- Wirkeintritt nach 28 Tagen Behandlung (bei einigen Patienten kann die Wirkung auch früher eintreten)

Unerwünschte Arzneimittelwirkungen (UAW)

Siehe Seite 108 für die Inzidenz von unerwünschten Arzneimittelwirkungen

ZNS-UAW

- Folge der Wirkungen von Bupropion auf Dopamin und Noradrenalin
- Schlafstörungen; lebhafte Träume und Alpträume; verminderte REM-Latenz und vermehrter REM-Schlaf
- Unruhe, Ängstlichkeit, Reizbarkeit, Dysphorie, Aggressivität, Feindseligkeit, Depersonalisation, verbunden mit Impulsen, sich selbst oder andere zu verletzen
- Der Switch in eine (Hypo-)Manie wird insgesamt als weniger wahrscheinlich eingeschätzt als unter anderen Antidepressiva
- Kann zu einer Exazerbation psychotischer Symptome führen

- Sehr hohe Dosen können ZNS-toxisch sein, u. a. mit Delir, Verwirrtheit, verminderter Konzentrationsfähigkeit, Halluzinationen, wahnhaften Verkennungen, EPS und epileptischen Anfällen
- Fallberichte über exazerbierte Symptomatik bei Zwangsstörungen
- Erhöhtes Risiko für epileptische Anfälle
- Fallberichte über Kurzzeitgedächtnisstörungen
- Gleichgewichtsstörungen, feinschlägiger Tremor, Myoklonus
- Fallberichte einer reversiblen Dyskinesie; kann Antipsychotika-induzierte Spätdyskinesien verschlechtern
- Kopfschmerzen, Athralgie (4 %), Neuralgie (5 %), Myalgie [Abhilfe: Analgetika bei Bedarf]
- Fallberichte über Tinnitus

Anticholinerge UAW

- Keine ausgeprägte Affinität zu Acetylcholinrezeptoren – UAW können selten auftreten
- Mydriasis
- Mundtrockenheit
- Obstipation

Kardiovaskuläre UAW

- Mittelgradige anhaltende Blutdruckerhöhungen möglich, v. a. bei Patienten mit vorbestehender Hypertonie und Patienten, die Nikotinersatzpräparate erhalten – Vorsicht bei Patienten mit KHK
- Orthostatische Hypotension, Schwindel (gelegentlich), v. a. bei zusätzlicher Gabe von Bupropion bei bestehender SSRI-Behandlung – Vorsicht bei älteren Patienten
- Palpitationen
- Fallbericht von TIA (transitorische ischämische Attacke)
- Seltene Fälle von Myokarditis, Myokardinfarkt und Herztod

Endokrinologische und metabolische UAW

- Unregelmäßiger Menstruationszyklus (bis zu 9 %)
- Fallberichte über Hypoglykämien, Hyperglykämien und SIADH

Sonstige UAW

- Urtikaria und juckende Hautausschläge; seltene Fälle von Erythema multiforme und Stevens-Johnson-Syndrom
- Anaphylaktoide Reaktionen mit Pruritus, Urtikaria, Angioödem und Dyspnoe (bis zu 0,3 %)
- Verzögerte Hypersensitivitätsreaktionen mit Arthralgie, Myalgie, Fieber und Hautausschlag. Die Symptome ähneln der Serum-Krankheit. Nach Markteinführung wurde über Hypersensitivitätsreaktionen bei gleichzeitigem Alkoholkonsum berichtet
- Erhöhte Miktionsfrequenz
- Übelkeit, Appetitlosigkeit und Gewichtsabnahme bei akuter oder chronischer Behandlung
- Selten fieberhafte Neutropenie
- Alopezie
- Fallbericht einer Rhabdomyolyse bei einem leberinsuffizienten Patienten
- Fallberichte eines Leberversagens
- Schwitzen (v. a. durch Hemmung der Noradrenalin-Wiederaufnahme)
- Selten: Stottern

Absetzphänomene

- Abruptes Absetzen kann zu einem Symptombild bestehend aus Schwindel, Lethargie, Übelkeit, Erbrechen, Diarrhoe, Kopfschmerzen, Fieber, Schwitzen, Schüttelfrost, allgemeines Unwohlsein, Koordinationsstörungen, Schlafstörungen, lebhaftes Träumen, Myalgie, Parästhesien, Dyskinesien, „Stromschlag-artige“ Missempfindungen, Ängstlichkeit, Sehstörungen, Reizbarkeit, Verwirrung, verlangsamtes Denken, Desorientierung, selten auch Aggressivität, Impulsivität, Hypomanie und Depersonalisation führen
- Fallbericht einer Manie 2 Wochen nach abruptem Absetzen von Bupropion bei einer Tagesdosierung von 300 mg/Tag (eingenommen über 5 Wochen zur Raucherentwöhnung)
- Selten: Akute Dystonie nach abruptem Absetzen
- Treten meistens innerhalb von 1–7 Tagen nach Absetzen oder abrupter Dosisreduktion von Bupropion auf, i. d. R. innerhalb von 3 Wochen rückläufig

Anwendungsbeschränkungen und Vorsichtsmaßnahmen

- Bei allen Patienten sollte inbesondere zu Beginn der Behandlung und nach einer Dosiserhöhung oder -erniedrigung auf die Verschlechterung der depressiven Symptomatik und Suizidalität geachtet werden
- Kann die Krampfschwelle senken; vorsichtige Anwendung bei Patienten mit organischer Hirnschädigung und bei Kombination mit anderen Wirkstoffen, die die Krampfschwelle herabsetzen (z. B. Antipsychotika, Antidepressiva, Antimalariamittel, Tramadol, Theophyllin, systemische Steroide, Chinolone, sedierende Antihistaminika); kontraindiziert bei Patienten mit epileptischen Anfällen (aktuell oder in der Vergangenheit). Die Gabe von 150 mg als Einzeldosis sollte nicht überschritten werden
- Weitere Kontraindikationen: aktuelle oder anamnestisch bekannte Anorexia oder Bulimia nervosa; Tumor des ZNS; Alkoholentzugsbehandlung oder Entzug einer anderen Substanz, die mit einem erhöhten Risiko für das Auftreten von epileptischen Anfällen einhergeht
- Vorsichtige Anwendung (d. h. niedrigere Dosierung, regelmäßige Untersuchungen) bei Patienten mit Leber- und/oder Nierenfunktionsstörungen (maximale Dosis 150 mg/Tag), kontraindiziert bei schwerer Leberzirrhose
- Zyban® (zur Raucherentwöhnung) sollte nicht mit anderen Bupropion-haltigen Präparaten kombiniert werden
- Vorsichtige Anwendung bei Patienten mit Engwinkel-Glaukom

Überdosierung

- Bei einer Überdosierung können häufig folgende Symptome beobachtet werden: Unruhe, Müdigkeit, epileptische Anfälle (ca. um 18 Stunden verzögertes Auftreten) und Sinustachykardie; selten Hypotension, Bradykardie, schwere Arrhythmien, Hyperreflexie und erhöhte Transaminasen
- Erhöhtes Risiko für QTc-Verlängerung nach einer Überdosierung[14,56]
- Selten: Todesfälle nach massiver Überdosierung, im Vorfeld traten unkontrollierbare epileptische Anfälle, Bradykardien, Herzversagen und Herzstillstand auf

Behandlung bei Überdosierung

- Gabe von Aktivkohle (einmalig), nur wenn der Patient innerhalb von einer Stunde nach Ingestion vorstellig wird
- Supportive Maßnahmen
- Überwachung von EKG, Vitalzeichen und EEG über 18 Stunden
- Benzodiazepine sind Therapie der ersten Wahl bei epileptischen Anfällen

Behandlung von Kindern und Jugendlichen

- Detaillierte Angaben zur Behandlung von Kindern und Jugendlichen finden Sie im *Handbuch Psychopharmaka für das Kindes- und Jugendalter*[27]
- Keine Zulassung bei der Behandlung von Kindern und Jugendlichen
- Kontrollierte Studien zeigen einen therapeutischen Nutzen bei Kindern mit ADHS, die ausschließlich an einer ADHS oder zusätzlich an einer komorbiden Depression leiden
- Exazerbation von Tics bei Patienten mit ADHS und Auslösen von Tics bei Patienten mit Tourette-Syndrom wurden beobachtet
- Hautausschläge bei bis zu 17 % mit Bupropion behandelten Jugendlichen

Behandlung von älteren Patienten

- Die Wirksamkeit von Bupropion ist bei älteren Patienten nicht eindeutig belegt
- Bupropion und seine Metaboliten akkumulieren bei älteren Patienten aufgrund der verringerten Clearance
- Beginn mit der niedrigsten empfohlenen Dosierung
- Orthostatische Hypotension oder Schwindel möglich; kann das Sturzrisiko erhöhen
- EPS sind bekannt; Wirkungen sind nicht dosisabhängig und können sowohl nach kurzer oder längerer Einnahmedauer auftreten[32]
- Vor der Verordnung auf Risikofaktoren bezüglich des Auftretens von epileptischen Anfällen achten

Schwangerschaft

- Siehe auch Seite 585 für Informationen zu Anwendung von Psychopharmaka während der Schwangerschaft und Stillzeit
- In Tierstudien konnte keine schädigende Wirkung auf den Feten nachgewiesen werden; keine teratogenen Effekte beim Menschen nach Einnahme von Bupropion im ersten Trimenon berichtet
- Im Nabelschnurblut konnte eine höhere Konzentration von Metaboliten als von Bupropion nachgewiesen werden – Auswirkung auf das Kind bisher unklar[57]
- Eine kleine prospektive phamakokinetische Studie resümierte, dass die Konzentration von Bupropion im Serum der Mutter zwar während der Schwangerschaft leicht reduziert ist, die Konzentration des pharmakologisch aktiven Metaboliten jedoch vergleichbar zu Nicht-Schwangeren ist[58]

Stillzeit

- Bupropion und seine Metaboliten gehen in die Muttermilch über; der Säugling kann mit bis zu 2,7 % der mütterlichen Dosis exponiert werden
- Fallberichte zu epileptischen Anfällen und Schlafstörungen beim gestillten Kind nach Exposition mit Bupropion über die Muttermilch
- Bei Säuglingen von Müttern, die mit Psychopharmaka behandelt werden, sollte täglich auf Veränderungen des Schlafes, der Nahrungsaufnahme und des Verhaltens als auch auf das Wachstum und die neurologische Entwicklung geachtet werden
- Falls eine stillende Patientin die Gabe eines Antidepressivums benötigt, sollten anderen Wirkstoffe bevorzugt werden; die mütterliche Einnahme von Bupropion ist keine zwingende Kontraindikation zum Stillen[59]

Hinweise für die Pflege

- Das Risiko für das Auftreten von epileptischen Anfällen ist erhöht, wenn die Einzelgabe 150 mg oder die Tagesdosis 300 mg überschreitet
- Kann zu einer Mahlzeit oder unabhängig davon verabreicht werden
- Bupropion löst sich rasch nach Kontakt mit Feuchtigkeit auf. Tabletten sollten daher bei geringer Luftfeuchtigkeit aufbewahrt werden
- Achten Sie v. a. zu Beginn der Behandlung und nach Dosissteigerung oder -reduktion auf UAW, Stimmung und Antrieb sowie auf die Verschlechterung depressiver Symptome bzw. Suizidalität
- Bei Schlafstörungen sollte darauf geachtet werden, dass der Patient die letzte Gabe von Bupropion nicht später als 15.00 Uhr erhält
- Stellen Sie sicher, dass der Patient nicht gleichzeitig mit anderen, ggf. Bupropion-haltigen, Raucherentwöhnungspräparaten behandelt wird

Hinweise für Patienten

- Ausführliche Patienteninformationen: siehe Seite 586

Wechselwirkungen

- Klinisch relevante Interaktionen werden in Tabelle 2. Bupropion: Wechselwirkungen aufgeführt
- Zusätzliche Informationen über die Kombinationsbehandlung finden Sie im Kapitel zum interagierenden Wirkstoff

Tabelle 2. Bupropion: Wechselwirkungen

Medikamentenklasse	Beispiel	Wechselwirkungen
Alkohol		• Nach Markteinführung Berichte von neuropsychiatrischen UAW/verminderter Alkoholtoleranz und Hypersensitivitätsreaktionen; Alkoholkonsum sollte während der Behandlung vermieden werden
Antiarrhythmika (Typ 1c)	Propafenon, Flecainid	• Erhöhung des Antiarrhythmika-Plasmaspiegels durch Hemmung des Abbaus via CYP 2D6
Antibiotika	Ciprofloxazin, Linezolid	• Senkung der Krampfschwelle möglich • Fallbericht von schwerer intraoperativer Hypertension bei Kombination mit Linezolid über MAO-Hemmung
Anticholinergika	Orphenadrin	• Veränderte Spiegel beider Wirkstoffe möglich durch Konkurrenz um den Metabolismus via CYP 2B6
Antidepressiva		
Trizyklische Antidepressiva	Imipramin, Desipramin, Nortriptylin	• Erhöhter Imipraminspiegel (um 57 %), erhöhter Nortriptylinspiegel (um 200 %) bei Kombinationsbehandlung; Spitzenspiegel und Halbwertszeit von Desipramin um das 2-fache erhöht durch verstärkten Abbau durch CYP 2D6 • Krampfschwelle kann erniedrigt sein
Irreversibler MAO-Hemmer	Tranylcypromin	• KOMBINATION VERMEIDEN – Dopaminabbau gehemmt • 14-tägige Latenzzeit zwischen der Gabe der Präparate einhalten
SSRI	Fluoxetin	• Fallbericht von Delir, Ängstlichkeit, Panikattacken und Myoklonus unter Fluoxetin durch Abbauhemmung von Bupropion und/oder Fluoxetin über CYP 2D6, Konkurrenz um Bindungsstelle an Plasmaproteinen, additive pharmakologische Wirkungen • Additive antidepressive Wirkung bei therapierefraktären Patienten; Bupropion kann SSRI-induzierte sexuelle Dysfunktion abschwächen
SNRI	Venlafaxin	• 3-facher Anstieg des Venlafaxinspiegels durch Hemmung des Abbaus über CYP 2D6 und Verminderung des Metabolitenspiegels • Potenzierung noradrenerger Effekte
SMS	Vortioxetin	• Signifikanter Anstieg des Vortioxetinspiegels möglich; Reduktion der Dosis um 50 % bei Kombinationsbehandlung empfohlen

Tabelle 2. Bupropion: Wechselwirkungen (Fortsetzung)

Medikamentenklasse	Beispiel	Wechselwirkungen
Antikonvulsiva	Carbamazepin, Phenobarbital, Phenytoin	• Senkung des Bupropion-Plasmaspiegels und Erhöhung des Hydroxybupropion durch Enzyminduktion möglich
	Valproat	• Erhöhung des Hydroxybupropion-Plasmaspiegels durch Enzyminhibition; Bupropionspiegel unbeeinträchtigt
Antimalariamittel	Chloroquin, Mefloquin	• Senkung der Krampfschwelle möglich
Antiparkinsonmittel	Amantidin, Levodopa	• Vorsichtige gemeinsame Anwendung: erhöhte Inzidenz von UAW (Aufregung, Unruhe und Tremor) durch erhöhte Verfügbarkeit von Dopamin • Fallberichte über Neurotoxizität bei älteren Patienten; Delir
Antipsychotika		
Erste Generation	Chlorpromazin, Thioridazin	• Senkung der Krampfschwelle möglich • Erhöhung des Plasmaspiegels von Thioridazin durch Abbauhemmung via CYP 2D6; erhöhtes Risiko für Thioridazin-assoziierte ventrikuläre Arrhythmien und plötzlichen Tod. KOMBINATION VERMEIDEN. 14-tägige Latenzzeit zwischen der Gabe der Präparate einhalten
Zweite Generation	Risperidon	• Hemmung von CYP 2D6, führt zu einem gehemmten Abbau von Risperidon und/oder Bupropion – Risiko für Delir
Antiretrovirale Wirkstoffe		
Nicht nukleosidische Reverse-Transkriptase-Hemmer (NNRTI)	Efavirenz, Nevirapin	• Verminderte Bioverfügbarkeit von Bupropion (um 55 %) durch Induktion von CYP 2B6 durch Efavirenz und Nevirapin; kann Dosiserhöhung notwendig machen, Tageshöchstdosis sollte nicht überschritten werden • Erhöhte Spiegel von Bupropion durch Abbauhemmung via CYP 2B6; Risiko für epileptische Anfälle
Proteasehemmer	Nelfinavir, Ritonavir	• Erhöhte Spiegel von Bupropion durch Abbauhemmung via CYP 2B6; Risiko für epileptische Anfälle
Benzodiazepine	Diazepam	• Bupropion kann die funktionellen Einschränkungen und Müdigkeit bedingt durch Diazepam antagonisieren; Bupropion ist kontraindiziert während des abrupten Absetzens von Benzodiazepinen durch eine additive Senkung der Krampfschwelle
Betablocker	Metoprolol	• Erhöhung des Metoprolol-Plasmaspiegels durch Hemmung des Abbaus via CYP 2D6
Clopidogrel		• Kann die CYP-2B6-katalysierte Hydroxylierung von Bupropion hemmen; Erhöhung des Bupropion-Plasmalspiegels und Reduktion des Hydroxybupropion-Plasmaspiegels. Kann Wirksamkeit von Bupropion beeinflussen und Risiko für epileptische Anfälle erhöhen
Gingko biloba		• Senkung der Krampfschwelle möglich
Hormone	Östrogen/Progesteron	• Verminderte Hydroxylierung von Bupropion via CYP 2B6; Interaktion mit oralen Kontrazeptiva ist meistens nicht von klinischer Bedeutung
Hypnotika/Sedativa	Zolpidem	• Fallberichte über optische Halluzinationen unter Kombinationsbehandlung
Johanniskraut		• Fallbericht von orofaszialen Dyskinesien durch additive Wirkung auf Serotonin-Wiederaufnahme

Tabelle 2. Bupropion: Wechselwirkungen (Fortsetzung)

Medikamentenklasse	Beispiel	Wechselwirkungen
Kortikosteroide (systemisch)		• Senkung der Krampfschwelle möglich
Methylenblau		• Durch die Methylenblau-induzierte MAO-Hemmung kann es zu einer hypertensiven Entgleisung kommen; die Anwendung von Methylenblau als intravenöse Gabe bei Kombination mit Bupropion ist kontraindiziert
Nikotinpräparate, transdermal		• Kombination kann die Raucherentwöhnung fördern • Kann zu Blutdruckanstieg führen
Opioide	Tramadol	• Senkung der Krampfschwelle möglich • Verminderte analgetische Wirkung des Opioids durch verminderte Umwandlung in den aktiven M1- Metaboliten möglich
Psychostimulanzien	Methylphenidat Pseudoephedrin	• Fallberichte über Grand-mal-Anfälle und Myokardinfarkt bei gemeinsamer Anwendung • Fallbericht einer maniformen Reaktion unter Pseudoephedrin • Senkung der Krampfschwelle möglich
Selektive Noradrenalin-Wiederaufnahmehemmer	Atomoxetin	• Erhöhte Plasmaspiegel und Halbwertszeit von Atomoxetin durch Abbauhemmung via CYP 2D6 • 5-fache Erhöhung der Atomoxetin-Konzentration möglich
Stickstofflost-Analoga	Cyclophosphamid, Ifosfamid	• Veränderte Spiegel beider Medikamente durch Konkurrenz um Abbau via CYP 2B6
Tamoxifen		• Kombination reduziert die Umwandlung von Tamoxifen in seinen aktiven Metaboliten (Endoxifen) und kann die therapeutische Wirksamkeit reduzieren
Theophyllin		• Senkung der Krampfschwelle möglich
Tuberkulostatika	Rifampicin	• Verminderte Bioverfügbarkeit von Bupropion (um 67 %) durch Induktion von CYP 2B6; verringerte Wirksamkeit von Bupropion möglich

Selektive Serotonin-Noradrenalin-Wiederaufnahmehemmer (SNRI)

Verfügbare Substanzen

Wirkstoff	Handelsnamen Deutschland	Handelsnamen Österreich	Handelsnamen Schweiz
Venlafaxin	Trevilor®	Efectin®	Efexor®, Venlax®
Duloxetin	Cymbalta®	Cymbalta®	Cymbalta®
Milnacipran	MILNAneuraX®	Ixel®	

Indikationen

Zugelassene Indikationen:

- Depression – alle SNRI
- Rezidivprophylaxe von Episoden einer Depression – Venlafaxin
- Generalisierte Angststörung – Venlafaxin und Duloxetin
- Panikstörung mit oder ohne Agoraphobie– Venlafaxin
- Soziale Angststörung – Venlafaxin
- Schmerzen bei diabetischer Polyneuropathie bei Erwachsenen – Duloxetin
- Nicht psychiatrische Indikation: Frauen mit mittelschwerer bis schwerer Belastungsinkontinenz – Duloxetin, Präparat Yentreve®

Weitere Indikationen:

- Möglicherweise wirksam bei therapieresistenten Depressionen, postpartaler Depression, Dysthymie und melancholischer („endogener") Depression (Venlafaxin)
- Zwangsstörung – höher dosiertes Venlafaxin
- PTBS – Venlafaxin, Duloxetin[60,61]
- Aufmerksamkeitsdefizit-Hyperaktivitätsstörung (ADHS) bei Kindern und Erwachsenen – möglicherweise Wirksamkeit von Venlafaxin und Duloxetin (schwache Datenlage für diese Indikation)[62]
- Besserung von Hitzewallungen bei Frauen in der Menopause – Doppelblindstudien konnten zeigen, dass Venlafaxin Hitzewallungen bei natürlicher oder operativ induzierter Menopause als auch bei Brustkrebs in der Vorgeschichte verbessert[63]; eine offene Studie zeigte Wirksamkeit von Duloxetin bei komorbider Depression[64]
- Prämenstruelle dysphorische Störung bei Frauen – kleine Studien zeigten therapeutischen Nutzen von Venlafaxin
- Migräne- und Spannungskopfschmerz – eingeschränkte Datenlage aus kleinen Studien für Venlafaxin
- Binge eating disorder – Duloxetin, vorläufige Daten[65]
- Schmerzen bei Fibromyalgie – Duloxetin, Milnacipran; in den USA sind beide Wirkstoffe zugelassen
- Chronische/neuropathische Schmerzen –Milnacipran
- Chronische muskuloskeletale Schmerzen des unteren Rückens und Schmerzen bei Osteoarthritis des Kniegelenks – Duloxetin[66]; in den USA für die Indikation chronische muskuloskeletale Schmerzen zugelassen
- Chronische Schmerzsyndrome – Venlafaxin
- „Chronic-Fatigue-Syndrom" – Duloxetin
- Narkolepsie – Venlafaxin

Allgemeine Hinweise

- SNRI können zu einer Zunahme von Suizidalität, Aggressionsbereitschaft und psychomotorischer Unruhe führen in klinischen Studien (Kinder und Jugendliche). Auf eine Verschlechterung der depressiven Symptomatik und Suizidalität sollte geachtet werden
- Eine Metaanalyse zeigte eine Überlegenheit von Venlafaxin im Vergleich zu SSRI hinsichtlich einer Remission und Response bei gleichzeitig höherer Abbruchrate aufgrund von UAW. Dieses Ergebnis konnte in anderen Metaanalysen nicht reproduziert werden[67]

Pharmakologie

- Starke Serotonin- und Noradrenalinwiederaufnahmehemmung; insgesamt nur schwache Dopaminwiederaufnahmehemmung (verstärkt bei hohen Dosen)
- Venlafaxin hemmt die Noradrenalinwiederaufnahme ab Dosierungen über 150 mg. Duloxetin hat dagegen gleich starke Affinität auf Transportproteine von Noradrenalin und Serotonin

Dosierung

- Siehe Seite 112, Tabelle 13. Antidepressiva: Dosierung und Pharmakokinetik
- *Duloxetin:* Bei depressiver Erkrankung Beginn mit 30–60 mg täglich; 30 mg täglich können die Verträglichkeit verbessern (z. B. geringere Inzidenz von Übelkeit) mit einer Zieldosis von 60 mg/Tag innerhalb 1–2 Wochen; Steigerung im Verlauf auf 120 mg möglich, es besteht jedoch kein Nachweis dafür, dass hierdurch ein zusätzlicher Nutzen entsteht. Sollte bei schwer nierenerkrankten Patienten NICHT verwendet werden, da die Bioverfügbarkeit um 100 % und die Metaboliten um das 9-fache ansteigen können; bei Patienten mit Lebererkrankung ist entsprechend mit einer 5-fach erhöhten Bioverfügbarkeit und 3-fach verlängerter Halbwertszeit zu rechnen
- *Venlafaxin:* Bei depressiver Erkrankung Beginn mit 37,5 mg–75 mg/Tag (Einmalgabe bei Retardpräparation, unretardierte Form auf 2 Tagesdosen verteilen); nach 1 Woche schrittweise Erhöhung der Tagesdosis maximal um 75 mg im Abstand von 2 Wochen (nicht geringer als alle 4 Tage) bis auf 225 mg/Tag. Einige Patienten benötigen bis zu 375 mg/Tag, wobei für höhere Dosierungen sehr eingeschränkte Evidenzen bei schwer depressiven Patienten vorliegen. Dosisreduktion um 50 % bei Patienten mit einer Lebererkrankung und um 25–50 % bei niereninsuffizienten Patienten. Bei Panikstörung Beginn mit 37,5 mg/Tag. Bei sozialer Angststörung besteht keine Evidenz für einen zusätzlichen Nutzen bei einer Dosierung >75 mg, zugelassen sind maximal 225 mg/d
- *Milnacipran:* 100 mg/Tag aufgeteilt in 2 Einzeldosen à 50 mg; Beginn mit 50 mg/Tag aufgeteilt in 2 Einzeldosen à 25 mg in der ersten Behandlungswoche kann die Verträglichkeit verbessern; Einnahme vorzugsweise zu den Mahlzeiten; die zweite Einnahme sollte nicht nach 15:00 Uhr erfolgen, um Einschlafstörungen zu vermeiden. 150 mg werden als Erhaltungsdosis ebenfalls gut vertragen, aber off-label-Bereich

Pharmakokinetik

- Siehe Seite 112, Tabelle 13. Antidepressiva: Dosierung und Pharmakokinetik
- *Venlafaxin:*
  - Wird rasch im GI-Trakt absorbiert; die Nahrungsaufnahme hat keinen Einfluss auf die Resorption; retardierte Form wird langsam absorbiert (15 ± 6 Stunden)
  - Spitzenplasmaspiegel (C_{max}) wird von der Muttersubstanz nach 1–3 Stunden und vom aktiven Metaboliten (O-Desmethylvenlafaxin, ODV) nach 2–6 Stunden erreicht
  - Retardpräparat: C_{max} wird von der Muttersubstanz durchschnittlich nach 6 Stunden und von ODV nach 8,8 Stunden erreicht
  - Eliminationshalbwertszeit bei oraler Einnahme: Muttersubstanz 3–7 Stunden und Metabolit: 9–13 Stunden; bei Retardpräparat Eliminationshalbwertszeit durchschnittlich 15 Stunden (abhängig von der Absorptionshalbwertszeit)

- Steady-State der Muttersubstanz und des Metaboliten wird nach ca. 3 Tagen erreicht; Verstoffwechselung der Muttersubstanz über CYP 2D6, Venlafaxin ist auch ein schwacher Inhibitor von CYP 2D6; Verstoffwechselung von ODV über CYP 3A3/4; potenzielles Risiko für Arzneimittelinteraktionen und Suszeptibilität für genetische Polymorphismen

- *Duloxetin:*
  - Kann zur Mahlzeit oder unabhängig von dieser eingenommen werden; Nahrung verzögert T_{max} um 6–10 Stunden
  - Bioverfügbarkeit um ca. 30 % reduziert bei Rauchern
  - Verstoffwechselung über CYP 1A2 und 2D6 und Duloxetin ist ein Inhibitor von CYP 2D6 – potenzielles Risiko für Arzneimittelinteraktionen und Suszeptibilität für genetische Polymorphismen
  - Durchschnittliche Eliminationshalbwertszeit steigt von im Mittel 12 Stunden auf 47,8 Stunden bei Patienten mit Leberfunktionsstörung
- *Milnacipran:*
  - Sollte vorzugsweise zu den Mahlzeiten eingenommen werden. Die gleichzeitige Nahrungsaufnahme hat keine Auswirkung auf die Bioverfügbarkeit
  - Nach oraler Gabe wird Milnacipran gut resorbiert. Die orale Bioverfügbarkeit beträgt ca. 85 %
  - T_{max} = 2 Stunden; Halbwertszeit = 5–8 Stunden
  - C_{max} = 100–150 ng/ml; die Plasmakonzentration steigt proportional zur Dosis bis zu 200 mg pro Gabe
  - Erreichen des Steady-States nach 2–3 Tagen
  - Verstoffwechselung ohne wesentliche Beteiligung des CYP-450-Systems. Milnacipran wird zu 90 % über die Niere ausgeschieden

Beginn und Dauer der Wirkung

- Die therapeutische Wirkung auf emotionale/psychische Symptome kann bis zu 28 Tage oder sogar länger dauern (bei einigen Patienten kann die Wirkung auch früher eintreten); körperliche Symptome können früher ansprechen (innerhalb 1–2 Wochen)

Unerwünschte Arzneimittelwirkungen (UAW)

- Die UAW sind im Allgemeinen dosisabhängig; siehe Seite 108, Tabelle 12. Antidepressiva: Häufigkeit von unerwünschten Arzneimittelwirkungen (UAW) bei therapeutischer Dosierung

ZNS-UAW

- Sowohl Sedierung als auch Schlafstörungen wurden beschrieben; Einschlafstörungen, Störungen im Schlafrhythmus mit Reduktion des REM-Schlafes, vermehrtes Aufwachen, reduzierte Schlafeffizienz, lebhafte Alpträume
- Kopfschmerzen (häufig)
- Agitiertheit, Nervosität, suizidale Impulse, Aggressionsbereitschaft
- Asthenie, Erschöpfung, Konzentrationsschwierigkeiten, Gedächtnisstörung – häufiger bei hochdosiertem Venlafaxin
- Auslösen einer (Hypo-)Manie, Risiko etwa 0,5 % unter Venlafaxin und 0,1 % unter Duloxetin in Placebo-kontrollierten Studien; Vorsicht bei bipolaren Patienten und komorbidem Substanzmissbrauch
- Bei 10–30 % der Patienten, die Venlafaxin erhalten und initial davon profitieren, kann es nach mehreren Monaten zu einer erneuten Verschlechterung der depressiven Symptomatik kommen – Dosiserhöhung oder Augmentationsstrategien können möglicherweise zu einer erneuten Besserung führen
- Epileptische Anfälle bei Venlafaxin selten (< 2 %); dosisabhängig
- Fallberichte über Restless-Legs-Syndrom, Periodic Limb Movement Disorder und Myoklonus unter Venlafaxin
- EPS unter Duloxetin

Anticholinerge UAW

- Mundtrockenheit (häufig)
- Harnretention; Fallberichte über erhöhte Miktionsfrequenz und Inkontinenz bei Frauen, die mit Venlafaxin behandelt werden sowie auch Harnverhalt und Blasenentleerungsstörungen unter Duloxetin; dosisabhängige UAW von Milnacipran, Fallberichte weisen auf erfolreiche Behandlung mit Tamsulosin hin
- Obstipation
- Mydriasis; Fallberichte über Erhöhung des Augeninnendruckes bei Glaukom-Patienten (Duloxetin und Milnacipran kontraindiziert bei Patientin mit unbehandeltem Engwinkelglaukom)

Kardiovaskuläre UAW

- Erhöhter Bludruck: Es kann zu einer länger anhaltenden mittelgradigen Erhöhung des Blutdrucks unter Venlafaxin kommen (meist innerhalb von 2 Monaten ab Dosisstabilisierung). Dies wurde bei ca. 3 % der Patienten mit Dosen <100 mg/Tag und bis zu ca. 13 % der Patienten mit Dosen >300 mg/Tag von schnell freisetzendem Venlafaxin und bei 3–4 % der Patienten, die mit einem Retardpräparat behandelt wurden, beobachtet. Auch Duloxetin kann zu einer Blutdruckerhöhung führen und, in seltenen Fällen, zu einer hypertensiven Krise
- Milnacipran: Wie für die Substanzklasse zu erwarten, zeigte sich bei einigen Fällen eine Erhöhung von Herzfrequenz und Blutdruck
- Tachykardie; Erhöhung der Herzfrequenz um etwa 4 Schläge/Minute – höheres Risiko bei älteren Patienten
- Orthostatische Dysregulation und Schwindel (häufig)
- QTc-Verlängerung: Unter Venlafaxin in therapeutischer Dosis ist die Wirkung auf die QTc-Zeit eher gering, kann aber bei Überdosierung und bei älteren Patienten klinisch relevant werden. Milnacipran scheint keinen klinisch relevanten Einfluss zu haben, die Datenlage ist aber eingeschränkt. Duloxetin hat keinen Einfluss auf das QTc-Intervall

Endokrinologische und metabolische UAW

- Keine Berichte über Gewichtszunahme
- Minimale Veränderungen der Blutzucker- und Cholesterinspiegel werden gelegentlich unter allen SNRI beobachtet
- Die Inzidenz von Hyponatriämien wird in einigen Studien als vergleichbar zum Risiko unter SSRI angegeben. Bei älteren Patienten und bei gleichzeitiger Anwendung eines Diuretikums ist das Risiko erhöht

Gastrointestinale UAW

- Übelkeit und Erbrechen treten häufig zu Beginn der Therapie auf mit Besserung nach 1–2 Wochen; seltener bei der retardierten Form von Venlafaxin, aber häufiger als unter SSRI und Duloxetin; Inzidenz von 22–43 % unter Duloxetin (häufigste UAW); Inzidenz von 17 % unter Milnacipran (häufigste UAW)
- Fallbericht einer Glossodynie (Zungenbrennen) bei einer weiblichen Patientin, die mit Venlafaxin behandelt wurde

Urogenitale UAW und sexuelle Störungen

- Zu den berichteten sexuellen Funktionsstörungen gehören: verminderte Libido, verzögerter Orgasmus bzw. verzögerte Ejakulation, Anorgasmie oder ausbleibende Ejakulation, erektile Dysfunktion (Behandlung: siehe Kapitel SSRI)
- Risikoerhöhung mit steigendem Alter, höherer Dosierung und Komedikation
- Größere Studien, die Venlafaxin und SSRI vergleichen, sind nicht verfügbar, jedoch gibt es eine kleinere Studie, die das Risiko für sexuelle Dysfunktion unter Venlafaxin zwischen dem Risiko für Moclobemid und den beiden SSRI Paroxetin und Sertralin einstufte
- Duloxetin scheint im Vergleich zu SSRI in einem geringeren Ausmaß sexuelle Dysfunktionen auszulösen
- Unter Milnacipran kann es dosisabhängig zu erektiler Dysfunktion, Ejakulationsstörungen und Hodenschmerzen kommen; Spontanberichte von sexueller Dysfunktion waren häufiger als unter Placebo

Andere UAW

- Schwitzen (bei mehr als 10 % der Patienten)
- Risiko für Frakturen: Vorsicht bei älteren Patienten und Patienten mit verminderter Knochendichte

- Hepatotoxizität – Duloxetin und Venlafaxin: Fälle von Hepatitis mit abdominellen Schmerzen, Hepatomegalie, Erhöhung der Serumtransaminasen um mehr als das 20-fache, mit oder ohne Ikterus, wurden berichtet. In einigen Fällen musste Duloxetin wegen einer Transaminasenerhöhung abgesetzt werden. Fallberichte über schwere Leberschädigung mit Cholestase unter Duloxetin in klinischen Studien. Fallberichte über erhöhte Leberenzyme, Hepatitis, Bilirubinämie und Ikterus unter Venlafaxin. Fallberichte einer lebensbedrohlichen hepatotoxischen Wirkung, die eine Lebertransplantation notwendig machte, für beide Wirkstoffe
- Nasenbluten, Hämatome und vermehrte Blutungen unter Venlafaxin[68]
- In Einzelfällen traten unter Venlafaxin auf: Brustschmerzen, Brustschwellungen, SIADH mit Hyponatriämie, Stevens-Johnson-Syndrom. Myoklone Zuckungen treten häufig auf
- Duloxetin: Auftreten schwerer Hautreaktionen (u.a. Erythema multiforme und Stevens-Johnson-Syndrom)

Absetzphänomene

- Abruptes Absetzen des Medikaments kann ein Absetzsyndrom bedingen mit folgenden Symptomen: Schwindel, Schwäche, Übelkeit, Erbrechen, Diarrhoe, Kopfschmerzen, Fieber, Schwitzen, Schüttelfrost, allgemeines Unwohlsein, Koordinationsstörungen, Schlafstörungen, lebhafte Träume, Myalgie, Parästhesien, Dyskinesien, „Stromschlag-artige“ Missempfindungen, Tinnitus, Sehstörungen, Ängstlichkeit, Reizbarkeit, Verwirrtheit, verlangsamtes Denken, Desorientierung; selten Aggressivität, Impulsivität, Hypomanie und Depersonalisation
- Treten meistens 1–7 Tage nach abruptem Absetzten oder drastischer Dosisreduktion auf; meist innerhalb von 3 Wochen rückläufig
- Fallberichte über Absetzphänomene zwischen einzelnen Dosen; Absetzphänomene auch unter Retardpräparaten bekannt; das Absetzen von Venlafaxin kann problematisch sein; Schwere der Symptomatik kann gelegentlich das Absetzen des Wirkstoffes, auch unter sehr langsamem Ausschleichen, verhindern
- Fallbericht von einer Manie nach Ausschleichen von Venlafaxin trotz adäquater phasenprophylaktischer Komedikation
- Obwohl für Milnacipran in Studien eine vergleichbare Rate an Absetzphänomenen zwischen aktiver Behandlung und Placebo berichtet wurde, sollte dennoch sukzessive abdosiert werden

→ SNRI nach längerer Gabe langsam über mehrere Wochen ausschleichen

Abhilfe:
- Wirkstoffe sollten langsam über 2 Wochen ausdosiert werden (manche bevorzugen einen längeren Zeitraum von 6 Wochen)
- Die Gabe einer einzelnen Dosis Fluoxetin (10–20 mg) gegen Ende des Ausschleichprozesses kann beim Verhindern von Absetzphänomenen hilfreich sein

Anwendungsbeschränkungen und Vorsichtsmaßnahmen

- Auf die Verschlechterung der depressiven Symptome und Suizidalität sollte bei allen Patienten geachtet werden, v.a. zu Beginn der Behandlung und nach Dosiserhöhung oder -reduktion
- Die Anwendung von Duloxetin sollte bei Patienten mit schwerer Niereninsuffizienz (CrCl<30 ml/min) VERMIEDEN werden
- Die Anwendung von Duloxetin sollte bei Patienten mit einer Lebererkrankung VERMIEDEN werden; KEINE Anwendung bei Patienten mit erhöhtem Alkoholkonsum, chronischer Lebererkrankung oder Leberinsuffizienz
- Die Anwendung von Milnacipran sollte bei Patienten mit terminaler Niereninsuffizienz VERMIEDEN werden
- Die Anwendung bei Patienten mit unkontrollierter Hypertonie wird nicht empfohlen, da SNRI zu einer mittelgradigen, aber anhaltenden Erhöhung des Blutdrucks führen können [regelmäßige Blutdruckmessung bei allen Patienten empfohlen]
- SNRI können manische Episoden bei Patienten mit bipolarer Störung auslösen

- Auftreten eines Serotoninsyndroms, v.a. bei Patienten, die andere serotonerge Wirkstoffe einnehmen
- Die Behandlung mit Wirkstoffen, die den Serotonintransport hemmen, können mit einem erhöhten Blutungsrisiko assoziiert sein, v.a. wenn diese mit NSAR, ASS oder anderen Wirkstoffen, die die Koagulation beeinflussen, kombiniert werden
- Andere Kontraindikationen:
  - Alle SNRI müssen bei Auftreten einer akuten manischen Episode abgesetzt werden
  - Akute Akohol-, Schlafmittel-, Analgetika- und Psychopharmakaintoxikation

Überdosierung

- Erhöhtes Risiko für letalen Ausgang bei Überdosierung (zweithöchstes Risiko nach TZA)
- Symptome bei Überdosierung: Erbrechen, übermäßige adrenerge Stimulation, Mydriasis, Tachykardie, Hypotension, Arrhythmie, Verlängerung der QTc-Zeit, verminderte Bewusstseinslage, epileptische Anfälle
- Rhabdomyolyse mit zeitlich verzögertem Auftreten möglich
- Tödliche Ausgänge bei akuter Überdosierung, v.a. bei Kombination mit anderen Substanzen, aber auch unter alleiniger Einnahme von Duloxetin bei einer Dosierung von 1.000 mg. Symptome einer Überdosierung (nur Duloxetin oder gemischt mit anderen Substanzen): Benommenheit, Serotoninsyndrom, epileptische Anfälle, Erbrechen und Tachykardie
- Epidemiologische Studien zeigten ein erhöhtes Suizidrisiko für Patienten, die mit Venlafaxin behandelt werden, als für Patienten, die mit einem SSRI behandelt werden
- Höheres Risiko für QTc-Verlängerung bei einer Überdosierung[56]
- Fallbericht von Kardiotoxizität und Serotoninsyndrom bei einer Frau nach Ingestion von 3 g Milnacipran[69]

Behandlung von Kindern und Jugendlichen

- Detaillierte Angaben zur Behandlung von Kindern und Jugendlichen finden Sie im *Handbuch Psychopharmaka für das Kindes- und Jugendalter*[27]
- VORSICHT: Keine Zulassung von SNRI bei Kindern und Jugendlichen; von der Anwendung von Venlafaxin bei pädiatrischen Patienten wird abgeraten (fehlende Wirksamkeit, Bedenken hinsichtlich einer Zunahme von feindseligem Verhalten und Suizidalität – Rate 2% vs. 1% unter Placebo)

Behandlung von älteren Patienten

- Bei gesunden älteren Patienten ist eine Dosisanpassung nicht unbedingt erforderlich; 14%-iger Anstieg der Metaboliten, 24%-ige Verlängerung der Eliminationshalbwertszeit unter Venlafaxin
- Kann die Herzfrequenz bei gebrechlichen älteren Patienten steigern, verursacht durch die noradrenerge Wirkung. Vermehrtes Auftreten von kardiovaskulären und zerebrovaskulären UAW wurde beobachtet
- Fallberichte über Hyponatriämien bei älteren Patienten
- Auf SIADH sollte vermehrt geachtet werden
- EPS unter Duloxetin; sind unabhängig von der Dosis und können nach kurzer oder längerfristiger Einnahme auftreten[32]

Schwangerschaft

- Siehe auch Seite 585 für Informationen zur Anwendung von Psychopharmaka während der Schwangerschaft und Stillzeit
- Duloxetin und Venlafaxin können das Risiko für postpartale Blutungen erhöhen; zudem erhöhtes Risiko für Hypertonie während der Schwangerschaft unter Venlafaxin

- Beim Menschen wurden bisher noch keine teratogenen UAW unter Venlafaxin beschrieben; möglicherweise treten vermehrt Spontanaborte auf; Anwendung von Duloxetin während der Schwangerschaft kann das Risiko eines Spontanaborts erhöhen (eine Studie gibt ein absolutes Risiko für 18 % an, eine andere Studie eine Risikoerhöhung um das 3-fache)[70]
- Bei Neugeborenen, deren Mütter im dritten Trimenon der Schwangerschaft Venlafaxin eingenommen haben, können vermehrt Komplikationen nach der Geburt auftreten wie Atemnot, Probleme in der Thermoregulation, Schwierigkeiten bei der Nahrungsaufnahme, Unruhe, Reizbarkeit, veränderter Muskeltonus und epileptische Anfälle
- Bei einem Säugling, der während der zweiten Hälfte der Schwangerschaft und die ersten 32 Tage des Stillens mit Duloxetin exponiert war, trat postpartal keine Entwicklungstoxizität oder andere toxische Wirkung auf[71]
- Bisher liegen keine hinreichenden gut kontrollierten Studien zu der Anwendung von Milnacipran bei Schwangeren vor

Stillzeit

- Die Gesamtdosis von Venlafaxin und seinem ODV-Metaboliten, das vom gestillten Säugling aufgenommen wird, kann bis zu 9,2 % der mütterlichen Dosis entsprechen
- Die Exposition des Säuglings mit Duloxetin durch die Muttermilch entspricht weniger als 1 % der gewichtsadaptierten mütterlichen Dosis; diese Erkenntnis könnte daraufhin deuten, dass eine mit Duloxetin behandelte Mutter weitestgehend bedenkenlos ihr Säugling stillen kann[70]
- Da geringe Mengen von Milnacipran in die Muttermilch übergehen, ist Stillen kontraindiziert

Hinweise für die Pflege

- Eine langsame Dosissteigerung zu Beginn der Behandlung kann Übelkeit verbessern
- Psychotherapie und Psychoedukation sind ebenso wichtige Behandlungsstrategien einer Depression
- Es sollte bei der Behandlung – auch bei Dosisänderungen – auf UAW, Veränderungen der Stimmung und des Antriebs und suizidale Gedanken geachtet werden
- Bei suizidgefährdeten Patienten ist darauf zu achten, dass eventuell die antriebssteigernde Wirkung eher eintritt als stimmungsaufhellende Effekte; evtl. geplante Suizidversuche können dann in die Tat umgesetzt werden
- Der exzessive Konsum von koffeinhaltigen Nahrungsmitteln, Substanzen oder Getränken kann zu einer gesteigerten Ängstlichkeit und Unruhe führen
- Weisen Sie die Patienten darauf hin, dass Retardpräparate nicht gekaut oder zerkleinert werden sollten, sondern im Ganzen geschluckt werden sollten
- Wird eine Dosis verpasst, so sollte diese nicht nachgeholt werden; die Gabe sollte weiterhin wie geplant (in geteilten Dosen) stattfinden
- Die Behandlung mit einem SNRI sollte nicht abrupt beendet werden aufgrund des Risikos von Absetzphänomenen

Hinweise für Patienten

- Ausführliche Patienteninformationen: siehe Seite 586

Wechselwirkungen

- Klinisch relevante Interaktionen werden in Tabelle 3. SNRI: Wechselwirkungen aufgeführt
- Zusätzliche Informationen über die Kombinationsbehandlung finden Sie im Kapitel zum interagierenden Wirkstoff

Tabelle 3. SNRI: Wechselwirkungen

Medikamentenklasse	Beispiele	Wechselwirkungen
Alkohol		• Erhöhtes Risiko für psychomotorische Störungen und Hepatotoxizität
α_2-Agonist	Clonidin	• Hemmung der antihypertensiven Wirkung des Clonidins
Analgetika	ASS	• Erhöhtes Risiko für obere gastrointestinale Blutungen bei Kombination
Antiarrhythmikum	Propafenon, Flecainid	• Anstieg des Venlafaxin- und Duloxetin-Plasmaspiegels durch Hemmung von CYP 2D6 • Duloxetin kann eine Erhöhung des Propafenonspiegels bedingen
	Chinidin	• Erhöhte Duloxetin-Plasmaspiegel durch Hemmung der Verstoffwechselung
Antibiotika	Ciprofloxacin	• Erhöhte Plasmaspiegel von Duloxetin durch Hemmung von CYP 1A2 (Kombination kontraindiziert!)
	Clarithromycin	• Erhöhte Plasmaspiegel von Milnacipran durch Hemmung von CYP 3A4 möglich
	Linezolid	• Aufgrund der schwachen MAO-hemmenden Wirkung von Linezolid ist das Risiko für serotonerge und noradrenerge UAW erhöht
Anticholinergika	Biperiden, Antipsychotika, etc.	• Verstärkung von anticholinergen UAW möglich
Antidepressiva		
Trizyklische Antidepressiva	Imipramin	• C_{max} und Bioverfügbarkeit unter Venlafaxin um 40 % erhöht
	Desipramin	• Clearance von Desipramin und seiner Metabolite ist um 20 % vermindert bei gleichzeitiger Anwendung von Venlafaxin; Erhöhung des Desipraminspiegels um das 3-fache bei Kombination mit Duloxetin • Erhöhte Plasmaspiegel von trizyklischen Antidepressiva, die über CYP 2D6 metabolisiert werden, bei Kombination mit Duloxetin möglich
	Trimipramin	• Fallbericht eines epileptischen Anfalls bei Kombination mit Venlafaxin aufgrund der Hemmung von CYP 2D6
NaSSA	Mirtazapin	• Fallbericht zu Serotoninsyndrom unter Kombination mit Venlafaxin
RIMA	Moclobemid	• Verstärkte Wirkungen von Noradrenalin und Serotonin; VORSICHT: Keine Daten zur Unbedenklichkeit bei Kombination
SSRI	Paroxetin, Fluoxetin	• Berichte über erhöhte Plasmaspiegel von Venlafaxin und Duloxetin unter gleichzeitiger Gabe von SSRI, die CYP 2D6 inhibieren, mit möglicher Erhöhung des Blutdrucks, anticholinergen und serotonergen Effekten
	Fluvoxamin	• 6-fach erhöhte Bioverfügbarkeit, 2,5-fache erhöhte C_{max} und 3-fach verlängerte HWZ von Duloxetin durch Hemmung von CYP 1A2; die Kombination ist kontraindiziert und sollte VERMIEDEN werden
SARI	Trazodon	• Fallbericht zu Serotoninsyndrom bei Kombination mit Venlafaxin
NDRI	Bupropion	• 3-facher Anstieg des Venlafaxin-Plasmaspiegels aufgrund der Hemmung von CYP 2D6 und Reduktion des OVD-Metaboilitenspiegels • Potenzierung der noradrenergen Effekte • Bupropion kann SNRI-induzierte sexuelle Funktionsstörungen mildern
Antihistaminika	Diphenhydramin	• Verminderte Verstoffwechselung von Venlafaxin über CYP 2D6

Tabelle 3. SNRI: Wechselwirkungen (Fortsetzung)

Medikamentenklasse	Beispiele	Wechselwirkungen
Antimykotika	Fluconazol, Itraconazol, Ketoconazol	• Starke CYP-3A4-Hemmer können die Milnaciprankonzentrationen signifikant ansteigen lassen
Antipsychotika	Im Allgemeinen	• Erhöhte Plasmaspiegel von Antipsychotika, die über CYP 2D6 metabolisiert werden, bei Gabe von Duloxetin möglich
Erste Generation	Haloperidol	• Anstieg des Plasmaspiegels und der Bioverfügbarkeit von Haloperidol bei Kombination mit Venlafaxin möglich; keine Änderung der Halbwertszeit
	Thioridazin	• Erhöhte Venlafaxinspiegel und verminderte Spiegel des ODV-Metaboliten • Erhöhte Spiegel von Thioridazin (auch anderer Phenothiazine) durch Hemmung von CYP 2D6 durch Duloxetin – die Kombination mit Duloxetin sollte VERMIEDEN werden; die Kombination mit anderen SNRI sollte aufgrund einer additiven QTc-verlängernden Wirkung vorsichtig erfolgen
Zweite Generation	Clozapin	• Erhöhte Spiegel von Clozapin und Venlafaxin durch kompetitive Hemmung von CYP 2D6 und/oder CYP 3A4. Eine Studie legt nahe, dass es bei Anwendung von Venlafaxin ≤150 mg/Tag zu keiner klinisch signifikanten Interaktion kommt • Fallbericht eines MNS/Serotoninsyndroms
	Risperidon	• Um 32 % erhöhte Bioverfügbarkeit von Risperidon und 20 % verminderte renale Clearance bei Kombination mit Venlafaxin
Dritte Generation	Aripiprazol	• Fallbericht eines Parkinsonoids unter Venlafaxin 225 mg/Tag und Aripiprazol 15 mg/Tag
Antikoagulanzien	Apoxaban, Dabigatran, Rivaroxaban, Warfarin	• Erhöhtes Blutungsrisiko durch verminderte Thrombozytenaggregration in Folge der sekundär verminderten Serotoninkonzentration in Thrombozyten
Antiretrovirale Wirkstoffe		
Nicht nukleosidische Reverse-Transkriptase Hemmer (NNRTI)	Delavirdin, Efavirenz	• Starke CYP-3A4-Hemmer (Delavirdin) können Milnacipranspiegel signifikant steigern • Mittelgradige CYP-3A4-Hemmer (Efavirenz) können Milnacipranspiegel erhöhen
Proteasehemmer	Indinavir	• Sowohl eine Erhöhung (um 13 %) als auch Erniedrigung (um 60 %) der Bioverfügbarkeit von Indinavir kann bei gleichzeitiger Behandlung mit Venlafaxin auftreten
	Ritonavir	• Ritonavir bewirkt eine mittelgradig erniedrigte Clearance von Venlafaxin
Betablocker	Propranolol	• Erhöhte Plasmaspiegel von Venlafaxin durch kompetitiven Abbau via CYP 2D6
Diuretika		• Erhöhtes Risiko für Hyponatriämien
H_2-Antagonist	Cimetidin	• Plasmaspiegel von Venlafaxin durch verminderte Clearance (um 43 %) erhöht; Spitzenspiegel um 60 % erhöht • Erhöhte Plasmaspiegel von Duloxetin durch Hemmung der Verstoffwechselung
Hypnotika/Sedativa	Zolpidem	• Fallbericht eines Delirs und Halluzinationen bei Kombination mit Venlafaxin
Johanniskraut		• Kann serotonerge Wirkung verstärken – erhöhtes Risiko eines Serotoninsyndroms

Tabelle 3. SNRI: Wechselwirkungen (Fortsetzung)

Medikamentenklasse	Beispiele	Wechselwirkungen
Kalziumkanal-Blocker	Nicardipin, Verapamil	• Starke CYP-3A4-Hemmer können die Milnaciprankonzentrationen signifikant ansteigen lassen • Mittelgradige CYP-3A4-Hemmer können die Milnacipranspiegel ansteigen lassen
Lakritze		• Verstärkte serotonerge Wirkungen möglich[72]
Lithium		• Fallbericht über Serotoninsyndrom unter Venlafaxin
L-Tryptophan		• Additive Wirkungen bei therapieresistenten Patienten unter Behandlung mit Duloxetin • Erhöhtes Risiko eines Serotoninsyndroms. Auf verstärkte serotonerge UAW achten
MAO-B-Hemmer	Selegilin	• Serotonerge Reaktionen (Einzelfälle) bei Kombination mit Venlafaxin
Methylenblau		• Verstärkte serotonerge Wirkungen durch Hemmung von MAO-A und -B durch Methylenblau. Erhöhtes Risiko eines Serotoninsyndroms[46]
Metoclopramid		• Fallbericht über extrapyramidale und serotonerge UAW bei Kombination mit Venlafaxin
NSAR		• Erhöhtes Risiko für Blutungen des oberen GI-Traktes bei Kombinationsanwendung – VORSICHT
Opioide	Meperidin Tramadol	• Erhöhtes Risiko eines Serotoninsyndroms • Erhöhtes Risiko eines Serotoninsyndroms sowie für epileptische Anfälle
Psychostimulanzien	Dextroamphetamin Methylphenidat	• Fallbericht über Serotoninsyndrom unter Venlafaxin • Potenzierte Wirkung in der Behandlung von Depressionen und ADHS
Thrombozyten-aggregationshemmer	Clopidogrel	• Erhöhtes Risiko für Blutungen des oberen GI-Traktes bei Kombinationsanwendung
Tolterodin		• Erhöhung von C_{max} und HWZ von Tolterodin; keine Wirkung auf aktive Metabolite
Triptane	Sumatriptan	• Unzureichende Datenlage, um das Risiko eines Serotoninsyndroms hinreichend abschätzen zu können bei der Kombination eines Triptans mit einem SNRI. Aufgrund der Schwere eines Serotoninsyndroms ist Vorsicht bei der gemeinsamen Anwendung geboten[49]

Serotonin-2-Antagonisten/Wiederaufnahmehemmer (SARI)

Verfügbare Substanzen

Wirkstoff	Handelsnamen Deutschland	Handelsnamen Österreich	Handelsnamen Schweiz
Trazodon	Thombran®, Trazodon HEXAL®, Trazodon-neuraxpharm®, Trazodon Glenmark®	Trittico®, Trazodon HEXAL®, Trazodon- neuraxpharm®, Trazodon Glenmark®	Trittico®, Trazodon Sandoz®

Indikationen

Zugelassene Indikationen:
- Depressive Erkrankungen („Major Depression“)

Weitere Indikationen:
- Bei sekundär auftretender Depression im Rahmen anderer psychiatrischer Erkrankungen (z.B. Schizophrenie, Demenz)
- Agoraphobie mit Panikstörung
- Dysthymie
- Soziale Phobie
- Posttraumatische Belastungsstörung (PTBS)
- Primäre und sekundäre Schlafstörungen
- Möglicherweise in der Behandlung der erektilen Impotenz wirksam
- Fibromyalgie nach open-label-Studien; auf Tachykardien achten[73,74]
- Diabetische Neuropathie[75]
- Antipsychotika-induzierte Akathisie[75]
- Bulimia nervosa[75]
- Benzodiazepinmissbrauch[75]
- Schizophrenie: Negativsymptomatik[5]
- Verhaltensauffälligkeiten bei Demenz

Allgemeine Hinweise

- Trazodon führt zu einer Vermehrung des slow-wave Schlafes (Phase 3–4)
- Es sollte auf die Verschlechterung der depressiven Symptomatik und das Auftreten von Suizidalität geachtet werden

Pharmakologie

- Der genaue Wirkmechanismus ist unbekannt; fördert das Gleichgewicht der Wirkung biogener Amine über diverse Mechanismen; Down-Regulation von β-adrenergen Rezeptoren
- Trazodon[76] ist ein potenter Antagonist am 5-HT_{2A}-Rezeptor; dosisabhängige Blockade des Serotonintransporters; zusätzliche Blockade von 5-HT_{2C}, α_1- und H_1-Rezeptoren

Dosierung

- Siehe Seite 113, Tabelle 13. Antidepressiva: Dosierung und Pharmakokinetik
- Beginn mit einer niedrigen Dosierung – Erhöhung der Dosis wöchentlich bis zu einer maximal tolerierten Dosis (abhängig von UAW); die Dosierung zeigt eine hohe interindividuelle Variabilität
- Eine Dosierung von 25–150 mg zur Nacht findet bei chronischen Schlafstörungen Anwendung
- Behandlung einer Depression: Beginn mit 100 mg/Tag, Erhaltungsdosis nach einer Woche 200–400 mg/Tag. Tagesdosen > 200 mg/Tag sollten in 2 oder 3 Einzeldosen aufgeteilt werden; maximale Dosierung entspricht meist 300 mg/Tag in mehreren Einzeldosen. Wenn eine schlafanstoßende Wirkung besonders gewünscht ist, kann ein größerer Teil der Tagesdosis oder die ganze Tagesdosis zur Nacht eingenommen werden
- Trazodon kann bis zu 400 mg/Tag aufdosiert werden; selten werden bis zu 600 mg/Tag verordnet bei stationären Patienten
- Die Einnahme von Trazodon sollte direkt nach dem Essen (leichte Mahlzeit oder Snack) mit ausreichend Flüssigkeit (z. B. 1 Glas Wasser) erfolgen

Pharmakokinetik

- Siehe auch Seite 113, Tabelle 13. Antidepressiva: Dosierung und Pharmakokinetik
- Rasche, vollständige Resorption; die gleichzeitige Nahrungsaufnahme führt zu einer signifikanten Verzögerung (von einer bis zu mehreren Stunden) und Verminderung der Wirkung der Spitzenplasmakonzentration
- Hohe Plasmaproteinbindung (85–95 %)
- Verstoffwechselung von Trazodon über CYP 3A4 zum aktiven Metaboliten meta-Chlorphenylpiperazin (mCPP); Eliminationshalbwertszeit liegt zwischen 4–9 Stunden bei Erwachsenen und durchschnittlich 11,6 Stunden bei älteren Patienten; Steady-State wird nach ca. 3 Tagen erreicht

Beginn und Dauer der Wirkung

- Die therapeutische Wirkung setzt meist nach 28 Tagen ein; einige Patienten können bereits früher eine Wirkung bemerken
- Die sedierende Wirkung tritt bereits wenige Stunden nach der oralen Einnahme auf – Verbesserung von Schlafstörungen innerhalb weniger Tage

Unerwünschte Arzneimittelwirkungen (UAW)

- Die pharmakologischen und unerwünschten Arzneimittelwirkungen von Trazodon sind abhängig von der Affinität und Wirkung an Neurotransmitterrezeptoren (siehe auch Seite 106, Tabelle 11. Antidepressiva: Wirkung auf Neurotransmitter und Rezeptoren)
- Siehe auch auf Seite 108 für die Inzidenz des Auftretens von UAW unter therapeutischer Dosierung. UAW können vermehrt zu Beginn der Behandlung auftreten. Bei vielen UAW tritt bei der weiteren Einnahme über die Zeit ein Gewöhnungseffekt ein

ZNS-UAW

- Resultieren aus der antagonistischen Wirkung an Histamin H_1-Rezeptoren und α_1-Adrenorezeptoren
- Treten häufig auf
- Schläfrigkeit (häufigste UAW, Auftreten bei 20–50 %) [Abhilfe: Großteil der Dosis sollte zur Nacht verabreicht werden]
- Schwächegefühl, Lethargie, Müdigkeit
- Paradoxerweise auch Auftreten von Erregung, Agitation und Unruhe möglich
- Verwirrtheit, Konzentrationsstörungen, Desorientiertheit
- Auslösen einer Hypomanie bzw. Manie, erhöhtes Risiko bei bipolaren Patienten mit einer komorbiden substanzbezogenen Störung
- Psychose, Panikattacken, Angst, Euphorie
- Feinschlägiger Tremor
- Akathisie (selten – Eisenmangel abklären)
- Epileptische Anfälle treten selten nach einer plötzlichen Erhöhung der Dosis oder plötzlichem Absetzen des Wirkstoffes ab; erhöhtes Risiko unter hohen Plasmaspiegeln

- Myoklonien; Muskelzuckungen der unteren Extremität, des Kiefers und der Arme; auch nächtliches Auftreten möglich – bei bis zu 9 % der Patienten treten schwere Symptome auf [Abhilfe: Clonazepam, Valproat, Carbamazepin können hilfreich sein]
- Dysphasie, Stottern
- Gleichgewichtsstörungen, Parkinsonismus, Dystonie
- Kopfschmerzen; Verschlechterung einer vorbekannten Migräne

Anticholinerge UAW

- Antagonistische Wirkung an muskarinergen Acetylcholinrezeptoren
- Trockene Augen, Verschwommensehen, Obstipation, Mundtrockenheit (Behandlung: siehe Kapitel Trizyklische Antidepressiva, Seite 70)

Kardiovaskuläre UAW

- Antagonistische Wirkung an α_1-Adrenorezeptoren, muskarinergen, 5-$HT_{2A/C}$- und H_1-Rezeptoren und Hemmung der schnellen Natriumkanäle
- Treten häufiger bei älteren Patienten auf
- Erhöhtes Risiko bei höheren Plasmaspiegeln
- Schwindel (10–30 %), orthostatische Hypotension, Synkope
- Trazodon kann zu einer Exazerbation von Ischämien führen; Arrhythmien (inkl. Torsade de pointes) können unter der Einnahme > 200 mg/Tag auftreten
- Fallberichte über verlängerte Erregungsleitung am Herzen unter Trazodon (Hemmung von hERG-Kaliumkanälen)[14]; kontraindiziert bei Patienten mit Blockbildung oder Z. n. Myokardinfarkt

Endokrinologische UAW

- Kann SIADH mit Hyponatriämie auslösen; erhöhtes Risiko im Alter
- Gewichtszunahme

Gastrointestinale UAW

- Bedingt durch die Hemmung der Wiederaufnahme von 5-HT und Antagonismus am M_1-Rezeptor
- Eigenartiger Geschmack im Mund, „schwarze Zunge", Glossitis
- Übelkeit
- Blutungen des oberen Gastrointestinaltraktes

Urogenitale und sexuelle Störungen

- Veränderte Aktivität von Dopamin (D_2), 5-HT_{2A}-Blockade, Hemmung der 5-HT-Wiederaufnahme, α_1-Blockade und M_1-Blockade
- Treten selten auf
- Hodenschwellung, schmerzhafte Ejakulation, retrograde Ejakulation, Zunahme der Libido, spontaner Orgasmus beim Gähnen
- Priapismus durch signifikante α_1-Blockade bei fehlender anticholinerger Wirkung

Überempfindlichkeitsreaktionen

- Treten selten auf
- Hautausschlag, Urtikaria, Juckreiz, Ödeme, Blutbildstörungen

Andere UAW

- Das Auftreten einer Palinopsie (Wahrnehmungstäuschung) wurde unter Behandlung mit Trazodon berichtet

Absetzphänomene

- Abruptes Absetzen kann zu Schwindel, Lethargie, Übelkeit, Erbrechen, Diarrhoe, Kopfschmerzen, Fieber, Schüttelfrost, allgemeines Krankheitsgefühl, Koordinationsstörungen, Schlafstörungen, lebhaftes Träumen, Myalgien, Parästhesien, Dyskinesien, „Stromschlag-artige" Empfindungen, Störungen der Augenmuskelkoordination, Angst, Reizbarkeit, Verwirrtheit, verlangsamtes Denken, Desorientiertheit führen; selten Aggressivität, Impulsivität, Hypomanie, Depersonalisation
- Treten meistens innerhalb der ersten 1–7 Tage nach Absetzen oder drastischer Dosisreduktion auf; meist innerhalb von 3 Wochen selbstlimitierend
- Paradoxe Stimmungsschwankungen nach plötzlichem Absetzen (inklusive Hypomanie und Manie)

→ **Trazodon sollte daher nach einer längeren Anwendung langsam ausdosiert werden!**

Abhilfe:
- Wiederansetzen des Wirkstoffes unter Verwendung einer niedrigeren Dosierung; anschließend langsames Ausschleichen über mehrere Tage

Anwendungsbeschränkungen und Vorsichtsmaßnahmen

- Trazodon ist ein Substrat von CYP 3A4. Die Verstoffwechselung kann durch Hemmstoffe von CYP 3A4 beeinträchtigt werden
- Vorsichtig bei Kombination mit Wirkstoffen mit QTc-verlängernder Wirkung
- Fallberichte über Priapismus unter Trazodon mit nachfolgender operativer Versorgungsnotwendigkeit in einem Drittel der Priapismus-Fälle
- Kann eine arrhythmogene Wirkung bei Patienten mit vorbestehenden Herzerkrankungen haben
- Kann eine Senkung der Krampfschwelle bedingen und sollte daher vorsichtig angewandt werden bei Patienten mit einer Epilepsie, organischen Hirnerkrankungen oder einer erhöhten Krampfneigung (z. B. Patienten mit Alkoholentzugssyndrom)
- Kann die Fähigkeit, gefährliche Tätigkeiten (z. B. Autofahren, Bedienen schwerer Maschinen) durchzuführen, beeinträchtigen; verstärkt die Wirkung von Alkohol
- Kann Manien bei Patienten mit einer bipolaren Störung auslösen, selten auch bei Patienten mit einer unipolaren Depression; aufgrund des Risikos für Rapid Cycling ist Trazodon in der Behandlung der bipolaren Störung relativ kontraindiziert
- Die Kombinationsbehandlung mit einem SSRI kann zu einer Erhöhung des Trazodonspiegels führen. Die Kombinationsbehandlung findet Anwendung in der Behandlung von Patienten mit einer therapieresistenten Depression. Auf das Auftreten eines Serotoninsyndroms sollte geachtet werden
- Eine medikamentöse Umstellung von Trazodon auf Fluoxetin und umgekehrt sollte vorsichtig erfolgen (siehe Interaktionen Seite 50)
- Die Behandlung mit Wirkstoffen, die den Serotonin-Transporter hemmen, können die Blutungsneigung erhöhen, insbesondere, wenn diese mit einem NSAR, ASS oder anderen Wirkstoffen, die die Gerinnung beeinflussen, kombiniert werden
- Kontraindikationen:
  - Akuter Myokardinfarkt
  - Karzinoid-Syndrom
  - Hereditäre Galaktoseintoleranz, Laktasemangel oder Glukose-Galaktose-Malabsorption

Überdosierung

- Symptome einer akuten Intoxikation: Benommenheit, Ataxie, Übelkeit, Erbrechen, tiefes Koma, Arrhythmien (inklusive Torsade de pointes) und AV-Block; keine Berichte von epileptischen Anfällen

Behandlung von Kindern und Jugendlichen

- Detaillierte Angaben zur Behandlung von Kindern und Jugendlichen finden Sie im *Handbuch Psychopharmaka für das Kindes- und Jugendalter*[27]
- Keine zugelassene Indikation für die Behandlung von Kindern und Jugendlichen
- Trazodon findet Anwendung in der Behandlung akuter und chronischer Schlafstörungen, Alpträume und Depression sowie in der Behandlung von aggressivem und agitiertem Verhalten von Kindern

Behandlung von älteren Patienten

- (Off-label) Behandlung von Verhaltensauffälligkeiten bei Demenz sowie von Insomnie[28, 29]
- Beginn der Behandlung mit einer niedrigeren Dosierung mit anschließend langsamer Aufdosierung als bei jüngeren Patienten. Die Wirkung kann bei älteren Patienten verzögert auftreten (bis zu 12 Wochen)
- Erhöhte Bioverfügbarkeit bei älteren Patienten; am höchsten bei älteren Frauen

- Auf übermäßige zentralnervöse und anticholinerge UAW sollte geachtet werden
- Vorsicht bei der Kombination mit anderen ZNS-gängigen und/oder anticholinerg wirksamen Substanzen; die additiven Wirkungen können zu Verwirrtheit, Desorientiertheit und Delir führen; ältere Patienten habe eine höhere Empfindlichkeit gegenüber anticholinergen UAW
- Vorsicht hinsichtlich kardiovaskulärer UAW: orthostatische Hypotension (kann zu einem Sturzereignis führen). Kann zu einer Wirkungsverstärkung antihypertensiver Medikamente führen
- Auftreten einer kognitiven Verschlechterung

Schwangerschaft

- Siehe auch Seite 585 für Informationen über die Verwendung von Psychopharmaka während der Schwangerschaft und Stillzeit
- Hochdosiertes Trazodon zeigte in tierexperimentellen Studien eine teratogene und toxische Wirkung auf den Fetus einiger Tierarten. Trazodon ist nicht mit einem erhöhten Risiko für Fehlbildungen beim Menschen assoziiert
- Sollte nach Möglichkeit nicht während des ersten Trimenons verabreicht werden

Stillzeit

- Trazodon geht in die Muttermilch über. Es sollte daher im Rahmen einer sorgfältigen Risiko-Nutzen-Abwägung unter Berücksichtigung der positiven Wirkung des Stillens für das Kind und des Behandlungseffekts durch Trazodon für die Mutter entschieden werden, ob das Kind weiterhin gestillt oder ob die Medikation mit Trazodon beendet werden soll

Hinweise für die Pflege

- Psychotherapie und Psychoedukation haben in der Behandlung der Depression ebenfalls einen hohen Stellenwert
- Achten Sie auf das Auftreten von UAW sowie auf Veränderungen der Stimmung und des Aktivitätsniveaus des behandelten Patienten. Achten Sie auf Suizidalität. Informieren Sie den behandelnden Arzt
- Die Behandlung mit Trazodon kann das Ausmaß einer vorliegenden Depression vermindern, aber auch zu einer Antriebssteigerung führen – dies kann suizidales Verhalten begünstigen
- Es kann bis zu 28 Tage dauern, ehe eine antidepressive Wirkung bemerkt wird
- Schläfrigkeit und Schwindel treten meist vorübergehend zu Beginn der Behandlung auf und nehmen im weiteren Verlauf spontan ab. Ein Patient, dem schwindelig ist, sollte geraten werden, erst die Beine vom Bett hängen zu lassen und dann langsam aus dem Liegen oder Sitzen aufzustehen
- Der Konsum von Grapefruitsaft sollte vermieden werden, da es zu einer Erhöhung des Wirkstoffspiegels führen kann
- Der übermäßige Genuss von Koffein bzw. koffeinhaltigen Nahrungsmitteln, Getränken oder Medikamenten kann zum Auftreten von vermehrten Angstgefühlen oder gesteigerter Unruhe führen und die diagnostische Einschätzung erschweren
- Eine Behandlung mit Trazodon sollte nicht abrupt beendet werden, da dies zum Auftreten von Absetzphänomenen führen kann
- Da Trazodon Müdigkeit verursachen kann, ist Vorsicht bei allen Tätigkeiten, die einen hohen Grad an Aufmerksamkeit bedürfen, geboten. Diesen Tätigkeiten soll nicht nachgegangen werden, bevor eine endgültige Bewertung der Wirkung möglich ist
- Die Einnahme von Trazodon sollte direkt nach dem Essen (leichte Mahlzeit oder Snack) mit ausreichend Flüssigkeit (z. B. 1 Glas Wasser) erfolgen, um das Auftreten von UAW zu minimieren

Hinweise für Patienten

- Ausführliche Patienteninformation: siehe Seite 586

Wechselwirkungen

- Klinisch relevante Interaktionen werden in Tabelle 4. SARI: Wechselwirkungen aufgeführt
- Zusätzliche Informationen über die Kombinationsbehandlung finden Sie im Kapitel zum interagierenden Wirkstoff

Tabelle 4. SARI: Wechselwirkungen

Medikamentenklasse	Beispiele	Wechselwirkungen
Alkohol		• Akuter Alkoholkonsum reduziert den First-Pass-Effekt des Antidepressivums und führt zu einem erhöhten Plasmaspiegel. Der chronische Alkoholkonsum bedingt eine Induktion der Enzyme und einen niedrigeren Wirkstoffspiegel
Antibiotika	Linezolid	• Es sollte auf verstärkte serotonerge Effekte geachtet werden aufgrund der schwachen MAO-Hemmung des Linezolids
	Makrolide (Clarithromycin, Erythromycin)	• Erhöhte Plasmaspiegel und verminderte Clearance von Trazodon aufgrund von potenter CYP-3A4-Hemmung durch Clarithromycin; ggf. muss die Dosierung von Trazodon bei gleichzeitiger Anwendung reduziert werden
Anticholinergika	Antihistaminika, Antiparkinsonmittel	• Vermehrte anticholinerge UAW; erhöhtes Risiko für Hyperthermie, Verwirrtheit, Harnverhalt, etc.
Antidepressiva		
SSRI	Fluoxetin, Fluvoxamin, Paroxetin, Sertralin	• Erhöhte Spiegel von SSRI durch Hemmung der oxidativen Metabolisierung; Messung der Plasmaspiegel und auf Anzeichen der Toxizität achten
SNRI	Venlafaxin	• Kombination kann das Risiko eines Serotoninsyndroms erhöhen
RIMA	Moclobemid	• Es sollte auf das Auftreten serotonerger Wirkungen geachtet werden
Irreversible MAO-Hemmer	Tranylcypromin	• Eine niedrige Trazodondosis (25–50 mg) kann zur Behandlung der MAO-Hemmer-induzierten Insomnie verabreicht werden • Es sollte auf das Auftreten serotonerger Wirkungen geachtet werden
Antikonvulsiva	Barbiturate, Carbamazepin, Phenytoin	• Verminderte Plasmaspiegel von Trazodon und des mCPP-Metaboliten (um 76 % bzw. 60 % unter Carbamazepin) aufgrund der Enzyminduktion von CYP 3A4
	Carbamaezpin, Phenytoin	• Erhöhte Plasmaspiegel von Carbamazepin und Phenytoin aufgrund einer kompetitiven Hemmung der Verstoffwechselung mit Trazodon über CYP 3A4
Antihypertensiva	Azetazolamid, Thiaziddiuretika	• Verstärkte hypotensive Wirkung
	Clonidin	• Additive hypotensive Wirkung und Sedierung
	Guanethidin, Methyldopa	• Verminderte antihypertensive Wirkung durch Hemmung der α-adrenergen Rezeptoren
Antikoagulanzien	Apixaban, Dabigatran, Rivaroxaban, Warfarin	• Erhöhtes Blutungsrisiko bedingt durch eine verminderte Thrombozytenaggregation aufgrund einer sekundär verminderten Konzentration von Serotonin in Thrombozyten
Antimykotika	Ketoconazol	• Erhöhte Plasmaspiegel des Trazodons durch Hemmung von CYP 3A4
Antipsychotika		
Erste Generation	Haloperidol, Chlorpromazin, Perphenazin	• Additive Wirkung (u. a. Sedierung, orthostatische Hypotension)
	Pimozid	• Erhöhte Pimozidspiegel und kardiale Arrhythmien bei Kombinationstherapie

Tabelle 4. SARI: Wechselwirkungen (Fortsetzung)

Medikamentenklasse	Beispiele	Wechselwirkungen
Zweite Generation	Clozapin, Olanzapin, Quetiapin, Risperidon	• Erhöhte Plasmaspiegel von Clozapin (Fallbericht) und Quetiapin (in vitro Daten), möglicherweise aufgrund der Hemmung der Verstoffwechselung über CYP 3A4 und vermehrtes Auftreten von UAW (Schwindel, Hypotension, etc.) • Fallbericht eines Serotoninsyndroms unter Trazodon, Sertralin und Risperidon
Antiretrovirale Wirkstoffe		
Nicht nukleosidische Reverse-Transkriptase-Hemmer (NNRTI)	Delavirdin	• Potenzielle Erhöhung des Trazodonspiegels durch Hemmung von CYP 3A4 – auf verstärkte UAW achten
Proteasehemmer	Indinavir, Ritonavir	• Erhöhte Spiegel von Trazodon durch verminderte Metabolisierung (unter gleichzeitiger Behandlung mit Ritonavir ist die Clearance von Trazodon um 52 % vermindert)
Anxiolytika	Buspiron	• Kombinationstherapie erhöht das Risiko eines Serotoninsyndroms
Colestyramin		• Verminderte Absorption des Antidepressivums bei gleichzeitiger Anwendung
Gingko biloba		• Fallbericht über Koma bei Kombination mit Trazodon (exzessive Stimulation der GABA-Rezeptoren wird postuliert)
Grapefruitsaft		• Verminderte Verstoffwechselung von Trazodon über CYP 3A4
Johanniskraut		• Verstärkung der serotonergen Wirkungen – Fallberichte über serotonerge Reaktionen
Kardiale Glykoside	Digoxin	• Erhöhte Digoxinspiegel, Gefahr der Toxizität
L-Tryptophan		• Additive antidepressive Wirkung; auf serotonerge Effekte achten
MAO-B-Hemmer	Selegilin	• Fallberichte über serotonerge Reaktionen
Methylenblau		• Verstärkte serotonerge Wirkung durch Hemmung von MAO-A und MAO-B durch Methylenblau. Risiko eines Serotoninsyndroms[46]
Opioide	Tramadol	• Erhöhtes Risiko für epileptische Anfälle und eines Serotoninsyndroms
Sulfonylharnstoffe	Tolbutamid	• Vermehrte Hypoglykämien
ZNS-depressive Wirkstoffe	Antihistaminika, Alkohol, Benzodiazepine, Hypnotika	• Verstärkte sedierende Wirkung, ZNS-Dämpfung

Serotonin-Modulator und -Stimulator (SMS)

Verfügbare Substanzen

Wirkstoff	Handelsnamen Deutschland	Handelsnamen Österreich	Handelsnamen Schweiz
Vortioxetin	Im Handel nicht mehr verfügbar seit August 2016, aber zugelassen, kann über die internationale Apotheke bezogen werden	Brintellix®	Brintellix®

Indikationen

Zugelassene Indikation:
- Depressive Episoden

Weitere Indikationen:
- Generalisierte Angststörung (GAS) – inkonsistente Datenlage; die Mehrzahl der Studien zeigt keine Überlegenheit gegenüber Placebo

Allgemeine Hinweise

- In Deutschland hat der GBA (Gemeinsame Bundesausschuss) keinen Zusatznutzen von Vortioxetin anerkannt, weshalb der Hersteller sich für einen Marktrückzug entschied. Vortioxetin ist in Deutschland über die internationale Apotheke erhältlich. Eine Kostenübernahme muss individuell mit der Krankenkasse geklärt werden
- Strukturelle Verwandtschaft mit Buspiron, Citalopram und Ondansetron, wobei jeweils einige Wirkmechanismen mit Vortioxetin übereinstimmen
- Die Wirksamkeit von Vortioxetin im Vergleich zu anderen Wirkstoffklassen wird inkonsistent berichtet
- Post-hoc-Analysen von Kurzzeitstudien, die die Sicherheit von Vortioxetin in der Behandlung von Altersdepressionen bei Personen ≥ 55 Jahren untersucht haben, worunter ein Großteil an weiteren stabilen körperlichen chronischen Erkrankungen litt, kamen zu dem Ergebnis, dass Vortioxetin keine nachteilige Wirkung hat[77]
- Die Selektionskriterien der Studienteilnahme in den bisher publizierten Studien zu Vortioxetin waren restriktiver als bei anderen Antidepressiva hinsichtlich Dauer und Schwere der depressiven Episode. Dies kann zu einer verbesserten Validität der Studienergebnisse auf Kosten der Verallgemeinerung im klinischen Alltag beitragen
- Positive Wirkungen auf die Kognition wurden initial als sekundäres Outcome bei älteren Patienten (≥ 55 Jahren) berichtet. Die Wirkung wurde in einer weiteren prospektiven Kurzzeitstudie im direkten Vergleich mit Duloxetin bei jüngeren Patienten bestätigt und als direkte Wirkung der Behandlung mit Vortioxetin gewertet und nicht lediglich als Epiphänomen nach gebesserter depressiver Symptomatik.[78] Die Verbesserung in der Funktionsfähigkeit, Ängstlichkeit und Lebensqualität von Personen mit generalisierter Angststörung erscheint ausgeprägter in Subpopulationen von arbeitenden oder studierenden Patienten[79]
- Wie auch unter den anderen Antidepressiva kann die Behandlung mit Vortioxetin mit einer klinischen Verschlechterung und Suizidalität einhergehen. Auch können Veränderungen des Verhaltens beobachtet werden

Pharmakologie

- Direkte Modulation der Aktivität der Serotonin-Rezeptoren und Hemmung des Serotonin (5-HT)-Transporters
- Basierend auf Daten aus PET-Untersuchungen betrug die Besetzung der 5-HT-Transporter im Raphekern ca. 50 % unter der Gabe von 5 mg/Tag, 65 % unter 10 mg/Tag und stieg auf über 80 % unter 20 mg/Tag
- Nicht klinische Daten deuten darauf hin, dass Vortioxetin das Serotonin-Transporterprotein (K_i = 1,6) hemmt und (mit nachlassender Affinität) als 5-HT_3-Antagonist (K_i = 3,7), 5-HT_{1A}-Rezeptoragonist (K_i = 15), 5-HT_7-Antagonist (K_i = 19), 5-HT_{1B}-Rezeptorpartialagonist (K_i = 33) und 5-HT_{1D}-Rezeptorantagonist (K_i = 54) wirkt. Ausschließlich basierend auf Tierversuchen mit Ratten – klinische Korrelation aktuell noch unklar –, führt dies zu einer Modulation von Serotonin, Noradrenalin, Dopamin, Acetylcholin, GABA, Glutamat und Histamin im medialen präfrontalen Kortex und ventralen Hippocampus
- Wird oft als multimodales Antidepressivum bezeichnet aufgrund der partial-agonistischen und antagonistischen Wirkungen; außerdem Hemmung der Serotoninwiederaufnahme
- 5-HT_{1A}-Agonismus führt zu einer schnellen Desensibilisierung von präsynaptischen 5-HT_{1A}-Autorezeptoren
- Die 5-HT_3-Affinität von Vortioxetin ist ausgeprägter als die von Mirtazapin (K_i = 7–8) und Olanzapin (K_i = 6). Allerdings hat Vortioxetin eine niedrige Affinität zu H_1-Rezeptoren, was die erhöhte Rate an Übelkeit trotz starker 5-HT_3-antagonistischer Wirkung erklären könnte
- Eine serotonerge Modulation der glutamatergen Neurotransmission über 5-HT_{1A}-, 5-HT_{1B}-, 5-HT_3- und 5-HT_7-Rezeptoren wird als potenzieller Wirkmechanismus für die verbesserte Depressions-assoziierte kognitive Dysfunktion angesehen

Dosierung

- Siehe Seite 113, Tabelle 13. Antidepressiva: Dosierung und Pharmakokinetik
- Beginn mit einer Dosierung von 10 mg einmal täglich unabhängig von der Nahrungsaufnahme; Steigerung auf 20 mg einmal täglich nach einer Woche, falls dies vertragen wird. Eine höhere Dosierung hat in US-amerikanischen Studien größere Behandlungserfolge gezeigt. Die Dosierung 5 mg einmal täglich sollte bei Patienten erwogen werden, die eine höhere Dosierung nicht vertragen. Die Erhaltungsdosis beträgt 5–20 mg einmal täglich. Bei langsamen Metabolisierern von CYP 2D6 sollte die maximale Tagesdosis von 10 mg nicht überschritten werden
- Die niedrigste wirksame Dosis von 5 mg Vortioxetin einmal täglich sollte bei Patienten ≥ 65 Jahren als Anfangsdosis eingesetzt werden. Vorsicht ist geboten, wenn Patienten ≥ 65 Jahren mit Dosen über 10 mg Vortioxetin einmal täglich behandelt werden (begrenzte Datenlage)
- Keine Dosisanpassung bei mild bis mittelgradig eingeschränkter Nierenfunktion
- Wird nicht bei Patienten mit einer Leberzirrhose Child-Pugh-Stadium C empfohlen, da Vortioxetin in der Behandlung von Patienten mit einer schweren Leberfunktionsstörung nicht untersucht wurde
- Vortioxetin kann abrupt abgesetzt werden. Allerdings wird empfohlen, dass eine Dosis von 15 mg/Tag oder 20 mg/Tag erst für eine Woche auf 10 mg täglich reduziert wird, ehe es vollständig abgesetzt wird

Pharmakokinetik

- Siehe Seite 113, Tabelle 13. Antidepressiva: Dosierung und Pharmakokinetik
- Zeigt lineare pharmakokinetische Eigenschaften (bis zu 60 mg nach multipler Einnahme); Bioverfügbarkeit (75 %) wird durch Nahrungseinnahme NICHT beeinflusst
- Die Spitzenkonzentration von Vortioxetin wird nach 7–11 Stunden (T_{max}) erreicht. Wird im ganzen Körper verteilt und ist zu 98 % proteingebunden
- Eliminationshalbwertszeit beträgt 57–66 Stunden. Wird über die Leber metabolisiert, primär durch Oxidierung (CYP 2D6 ist das für die Metabolisierung hauptverantwortliche Enzym) und anschließender Glukuronidierung. Der Hauptmetabolit entfaltet keine klinische Wirksamkeit, und ein weiterer Metabolit, der jedoch nur über eine begrenzte Fähigkeit verfügt, die Blut-Hirn-Schranke zu passieren, kann das Serotonintransportprotein hemmen

- Vortioxetin und seine Metaboliten verursachen keine klinisch relevante Induktion oder Inhibition des CYP-450-Systems. Zudem ist Vortioxetin kein gutes Substrat des P-Glykoproteins, worauf es ebenfalls keine hemmende Wirkung hat
- Der Steady-State wird nach ca. 14 Tagen erreicht
- Ausscheidung über den Urin (59 %) und Stuhl (26 %). Eine minimale Menge des Vortioxetins verbleibt unverändert im Urin

Unerwünschte Arzneimittelwirkungen (UAW)

- Siehe auch Seite 109, Tabelle 12. Antidepressiva: Häufigkeit von unerwünschten Arzneimittelwirkungen (UAW) bei therapeutischer Dosierung

ZNS UAW

- Erschöpfung, Sedierung oder Benommenheit möglich, aber nicht häufig
- In Kurzzeitstudien konnte gezeigt werden, dass epileptische Anfälle mit einer Wahrscheinlichkeit von unter 0,1 % bei mit Vortioxetin behandelten Patienten auftreten, die noch nie einen epileptischen Anfall hatten
- Kopfschmerzen treten häufig während der Erhaltungstherapie auf
- Eine randomisierte kontrollierte Studie, die von der Industrie gefördert wurde, hat gezeigt, dass die Einnahme von 10 mg Vortioxetin pro Tag über einen Zeitraum von 15 Tagen keine relevante Auswirkung auf die kognitive oder psychomotorische Leistungsfähigkeit in Zusammenhang mit Autofahren hatte
- Obgleich eine Manie bzw. Hypomanie bei weniger als 0,1 % der mit Vortioxetin behandelten Patienten in präklinischen Studien beobachtet wurde, ist dennoch Vorsicht geboten bei der Anwendung von Vortioxetin in der Behandlung von Patienten mit einer positiven Familien- oder Eigenanamnese für bipolare Störungen, manische oder hypomanische Symptome

Kardiovaskuläre UAW

- Keine signifikanten Wirkungen auf Blutdruck, Puls und EKG-Parameter unter Dosen bis zu 40 mg/Tag (Daten aus präklinischen Studien)

Endokrinologische und metabolische UAW

- Keine signifikante Wirkung auf das Körpergewicht ausgehend vom Gewicht vor Therapiebeginn (5,8 % der Patienten in einer Langzeitstudie berichteten über eine Gewichtszunahme von 1 kg)

Gastrointestinale UAW

- Übelkeit ist die häufigste UAW (20,9–30,2 %); in der Regel dosisabhängig (scheint bei 15 mg ein Plateau zu erreichen) und in der Regel selbstlimitierend nach 10–16 Tagen
- Häufiges Auftreten von Durchfall, ebenso Mundtrockenheit, Obstipation, Erbrechen, abdominelle Beschwerden, Dyspepsie, Blähungen
- In weniger als 1 % der längerfristig mit Vortioxetin behandelten Patienten zeigte sich eine Erhöhung der Leberwerte. Leberwerterhöhungen waren in der Regel mild, asymptomatisch und selbstlimitierend auch unter Weiterbehandlung. Kein Auftreten eines akuten Leberversagens mit Ikterus, wobei diesbezüglich nur eingeschränkte Erfahrungen vorliegen

Urogenitale und sexuelle UAW

- Registerstudien zeigten eine niedrige Inzidenz von Orgasmusstörungen bei Männern und Frauen, die mit einer niedrigeren Dosis Vortioxetin (5–10 mg/Tag) behandelt werden; dieser potenzielle Vorteil war bei 20 mg/Tag nicht mehr nachweisbar
- Wenn in den präklinischen Studien die Arizona Sexual Experience Scale (ASEX) verwendet wurde, um eine sexuelle Dysfunktion bei Patienten ohne bereits bestehende sexuelle Dysfunktion vor Therapiebeginn zu beurteilen, zeigte sich eine erhöhte Inzidenz sexueller Dysfunktion unter der Behandlung mit Vortioxetin: zwischen 22 und 34 % bei Frauen und 16 bis 29 % bei Männern
- Eine randomisierte doppelblinde Studie (Vortioxetin vs. Escitalopram) zeigte, dass Vortioxetin ein geringeres Risiko für sexuelle UAW im Vergleich zu SSRI aufweist[80]

Überempfindlichkeitsreaktionen	• Selten treten Hautauschläge und Urtikaria auf • Seltene Postmarketing-Berichte über Angioödem und allergische Dermatitis
Andere UAW	• Allgemeiner Juckreiz, Hyperhidrosis, Nasopharyngitis und Arthralgie treten jeweils relativ häufig auf

Absetzphänomene

- In klinischen Studien wurde gezeigt, dass das abrupte Absetzen von 10 mg, 15 mg und 20 mg/Tag Vortioxetin zu keinen signifikanten Absetzphänomenen führte. Dies ist wahrscheinlich auf die lange Halbwertszeit des Vortioxetins zurückzuführen
- Aufgrund der hohen interindividuellen Varianz und Sensibilität können einige Patienten dennoch Absetzphänomene erleiden. Diese treten meist innerhalb der ersten Wochen nach Absetzen des Wirkstoffes oder drastischer Dosisreduktion auf und klingen in der Regel innerhalb einer Woche ab

→ **Daher sollte dieser Wirkstoff nach einer längeren Anwendung langsam ausdosiert werden**

Abhilfe:
- Wiederansetzen des Wirkstoffes unter Verwendung einer niedrigeren Dosierung; anschließend langsames Ausschleichen

Anwendungsbeschränkungen und Vorsichtsmaßnahmen

- Starke Hemmstoffe von CYP 2D6 können zu erhöhten Vortioxetinspiegeln führen. Die Dosis von Vortioxetin sollte bei der gleichzeitigen Anwendung eines solchen Wirkstoffes (z.B. Bupropion) um 50 % reduziert werden
- Obwohl CYP 3A4 kein Hauptweg der Verstoffwechselung darstellt, wird empfohlen, dass bei der gleichzeitigen Anwendung eines CYP-3A4-Induktors wie Carbamazepin, Phenytoin oder Rifampicin über einen Zeitraum von mehr als 14 Tagen die Dosis von Vortioxetin erhöht wird. Die maximale Dosis sollte nicht das Dreifache der Ausgangsdosis überschreiten
- Die Anwendung von Vortioxetin ist kontraindiziert bei Patienten, die mit MAO-Hemmern behandelt werden bzw. innerhalb der letzten 14 Tage MAO-Hemmer eingenommen haben. Die Verwendung von MAO-Hemmern ist innerhalb der ersten 21 Tage nach Beendigung einer Behandlung mit Vortioxetin ebenfalls kontraindiziert
- Wie auch andere serotonerge Antidepressiva kann Vortioxetin ein Serotoninsyndrom auslösen, sowohl in Monotherapie als auch bei Kombination mit anderen serotonergen Wirkstoffen. Dann sollte die Medikation umgehend beendet und supportive Maßnahmen eingeleitet werden. Sollte die gleichzeitige Anwendung von Vortioxetin mit anderen serotonergen Wirkstoffen klinisch gerechtfertigt sein, so sollte der Patient explizit auf das potenziell erhöhte Risiko für ein Serotoninsyndrom aufmerksam gemacht werden, insbesondere zu Beginn der Behandlung als auch bei Dosissteigerung. Die gleichzeitige Behandlung mit irreversiblen, nicht selektiven MAO-Hemmern (Tranylcypromin), reversiblen MAO-A-Hemmern (Moclobemid) und Linezolid sowie die intravenöse Anwendung von Methylenblau werden als spezifische Kontraindikationen aufgeführt
- Wie auch bei anderen Antidepressiva sollte die Behandlung mit Vortioxetin mit einer niedrigen Dosierung unter langsamer Aufdosierung bei Patienten mit epileptischen Anfällen oder einer instabilen Epilepsie erfolgen
- Die Behandlung mit Wirkstoffen, die den Serotonin-Transporter hemmen, können die Blutungsneigung erhöhen, insbesondere, wenn diese mit einem NSAR, ASS oder anderen Wirkstoffen, die die Gerinnung beeinflussen, kombiniert werden
- Andere Kontraindikationen:
  - Vortioxetin muss bei Auftreten einer akuten manischen Episode abgesetzt werden
  - Akute Akohol-, Schlafmittel-, Analgetika- und Psychopharmakaintoxikation

Überdosierung

- Die Einnahme von Vortioxetin im Dosisbereich 40–75 mg führte zu einem verstärkten Auftreten der folgenden UAW: Übelkeit, lageabhängiger Schwindel, Diarrhoe, abdominelle Beschwerden, allgemeiner Juckreiz, Benommenheit und Erröten. Die Behandlung umfasst die Therapie der klinischen Symptome und das Monitoring der entsprechenden Vitalparameter

Behandlung von älteren Patienten

- Die niedrigste wirksame Dosis von 5 mg Vortioxetin einmal täglich sollte bei Patienten ≥ 65 Jahren als Anfangsdosis verwendet werden. Vorsicht ist geboten, wenn Patienten ≥ 65 Jahren mit Dosen über 10 mg Vortioxetin einmal täglich behandelt werden (nur begrenzte Datenlage)
- Ältere Patienten, vor allem diejenigen, die mit Diuretika behandelt werden, haben ein erhöhtes Risiko, eine Hyponatriämie zu entwickeln

Schwangerschaft

- Siehe auch Seite 585 für Informationen über die Verwendung von Psychopharmaka während der Schwangerschaft und Stillzeit
- In tierexperimentellen Studien wurde Reproduktionstoxizität beobachtet. Nicht teratogene Wirkungen auf das Neugeborene in Folge der serotonergen Exposition im späten Verlauf des dritten Trimenons: Atemnot, Zyanose, Apnoe, epileptische Anfälle, instabile Körpertemperatur, Schwierigkeiten bei der Nahrungsaufnahme, Erbrechen, Hypoglykämie, Hypo- oder Hypertonie, Hyperreflexie, Unruhe, Reizbarkeit, durchgehendes Schreien und Tremor. Meist treten diese Komplikationen sofort oder innerhalb von 24 Stunden nach der Geburt auf. Die Symptome sind ggf. auf die Toxizität der serotonergen Antidepressiva zurückzuführen, wobei für Vortioxetin diesbezüglich keine spezifischen Daten vorliegen
- Aus epidemiologischen Daten geht hervor, dass die Anwendung von SSRI, insbesondere in der späten Schwangerschaft, mit einem erhöhten Risiko einer persistierenden pulmonalen Hypertension des Neugeborenen einhergehen kann. Dieses Risiko wurde bisher nicht explizit unter der Anwendung von Vortioxetin beschrieben, erscheint jedoch aufgrund der übereinstimmenden Wirkmechanismen (Erhöhung der Serotoninkonzentration) übertragbar

Stillzeit

- Bislang gibt es keine Evidenz bezogen auf Menschen. In zur Verfügung stehenden Daten am Tier konnte eine Exkretion von Vortioxetin und seiner Metabolite in der Muttermilch nachgewiesen werden. Es wird vermutet, dass Vortioxetin in die Muttermilch übergeht. Ein Risiko für das gestillte Kind kann nicht ausgeschlossen werden. Es sollte im Rahmen einer sorgfältigen Risiko-Nutzen-Abwägung unter Berücksichtigung der positiven Wirkung des Stillens für das Kind und des Behandlungseffekts durch Vortioxetin für die Mutter entschieden werden, ob das Kind weiterhin gestillt oder ob die Medikation mit Vortioxetin beendet werden soll

Hinweise für die Pflege

- Psychotherapie und Psychoedukation haben in der Behandlung der Depression ebenfalls einen hohen Stellenwert
- Achten Sie auf das Auftreten von UAW, Veränderungen der Stimmung und des Aktivitätsniveaus sowie auf Suizidalität. Informieren Sie ggf. den behandelnden Arzt
- Die Behandlung mit Vortioxetin kann die Schwere einer vorliegenden Depression vermindern, aber auch zu einer Antriebssteigerung führen; dies kann suizidales Verhalten begünstigen
- Es dauert bis zu 28 Tage, ehe eine antidepressive Wirkung bemerkt wird
- Ein Großteil der UAW tritt meist vorübergehend zum Beginn der Behandlung auf und nimmt im weiteren Verlauf der ersten Wochen spontan ab. Patienten, die zu Schwindel neigen, sollte geraten werden, die Beine vom Bett hängen zu lassen und dann vorsichtig aufzustehen
- Der übermäßige Genuss von Koffein bzw. koffeinhaltigen Nahrungsmitteln, Getränken oder Medikamenten kann zum Auftreten von vermehrten Angstgefühlen oder gesteigerter Unruhe führen und die diagnostische Einschätzung erschweren
- Eine Behandlung mit Vortioxetin sollte nicht abrupt beendet werden, da dies zum Auftreten von Absetzphänomenen führen kann

Hinweise für Patienten

- Ausführliche Patienteninformation: siehe Seite 586

Wechselwirkungen

- Klinisch relevante Interaktionen werden in Tabelle 5. SMS: Wechselwirkungen aufgeführt
- Zusätzliche Informationen über die Kombinationsbehandlung finden Sie im Kapitel zum interagierenden Wirkstoff

Tabelle 5. SMS: Wechselwirkungen

Medikamentenklasse	Beispiele	Wechselwirkungen
Analgetika	ASS, NSAR	• Erhöhtes Blutungsrisiko
Antibiotika	Linezolid	• Es sollte auf verstärkte serotonerge Effekte und ein erhöhtes Risiko für ein Serotoninsyndrom geachtet werden aufgrund der schwachen MAO-Hemmung des Linezolids
Antidepressiva		
SSRI	Fluoxetin, Paroxetin	• Kann zu einer signifikanten Erhöhung des Vortioxetinspiegels führen. Eine Dosisreduktion um 50 % wird bei der Kombinationsbehandlung mit diesen starken CYP-2D6-hemmenden Wirkstoffen empfohlen
NDRI	Buproprion	• Kann zu einer relevanten Erhöhung des Vortioxetinspiegels führen. Dosisreduktion um 50 % wird bei Kombination empfohlen
Antikoagulanzien	Apixaban, Dabigatran, Rivaroxaban, Warfarin	• Erhöhtes Blutungsrisiko bedingt durch eine verminderte Thrombozytenaggregation aufgrund einer sekundär verminderten Konzentration von Serotonin in Thrombozyten
Antimykotika	Fluconazol, Ketoconazol	• Mittelstarke bis starke Hemmung von CYP 2C9/2C19/3A4 kann zu einer mittelgradigen Erhöhung von Bioverfügbarkeit und C_{max} von Vortioxetin führen (15–46 %). Eine Anpassung der Dosis wird nicht empfohlen, ein Monitoring erscheint jedoch sinnvoll
Induktoren von CYP 450	Carbamazepin, Phenytoin, Rifampicin	• Kann zu einem niedrigeren Spiegel des Vortioxetins führen durch Induktion von CYP 3A4 • Rifampicin als der CYP-Induktor verminderte die Exposition von Vortioxetin um 72 %
Hemmstoffe von CYP 450	Proteasehemmer, Chinidin	• Starke Hemmstoffe von CYP 2D6 können eine signifikante Erhöhung des Vortioxetinspiegels bedingen. Eine Dosisreduktion des Vortioxetins um 50 % wird bei Kombinationsbehandlung empfohlen
Desmopressin		• Erhöhtes Risiko für Hyponatriämien bei Kombination mit Vortioxetin, insbesondere bei älteren Patienten
Diuretika	HCT	• Erhöhtes Risiko für Hyponatriämien bei Kombination mit Vortioxetin, insbesondere bei älteren Patienten
Methylenblau		• Verstärkte serotonerge Wirkung durch Hemmung von MAO-A und MAO-B durch Methylenblau. Risiko eines Serotoninsyndroms[46]
Opioide	Meperidin	• Erhöhtes Risiko eines Serotoninsyndroms

Noradrenerge und spezifische serotonerge Antidepressiva (NaSSA)

Verfügbare Substanzen

Wirkstoff	Handelsnamen Deutschland	Handelsnamen Österreich	Handelsnamen Schweiz
Mirtazapin	Remergil®, Mirtazelon®, MirtaLich®, Mirta TAD®, Mirtazapin-1 A Pharma®, Mirtazapin AbZ®, Mirtazapin AL®, Mirtazapin beta®, Mirtazapin-ratiopharm®, Mirtazapin STADA®, u.a.	Remeron®, Mirtazapin-1 A Pharma®, Mirtazapin AbZ®, Mirtazapin AL®, Mirtazapin beta®, Mirtazapin-ratiopharm®, Mirtazapin STADA®, u.a.	Remeron®, Mirtazapin Helvepharm®, Mirtazapin Mepha Lactab®, Mirtazapin Sandoz®, Mirtazapin Streuli®, Mirtazapin Zentiva®, Mirtazapin Hexal®, u.a.
Mianserin	Mianserin Holsten®, Mianserin-CT®, Mianserin-neuraxpharm®, Mianserin ratiopharm®	Tolvon®, Mianserin Holsten®, Mianserin-CT®, Mianserin-neuraxpharm®, Mianserin ratiopharm®, Mianserin-TEVA®	Tolvon®, Mianserin Mepha Lactab®, Mianserin Holsten®

Indikationen

Zugelassene Indikation:

- Depressive Erkrankungen (Episoden einer „Depression")

Weitere Indikationen:

- Mirtazapin kann SSRI-induzierte sexuelle Störungen lindern, möglicherweise auch bei antidepressivem Toleranzphänomen wirksam
- Panikstörung, generalisierte Angststörung, soziale Angsstörung, somatoforme Störungen, Zwangserkrankung[81], posttraumatische Belastungsstörung (PTBS), Dysthymie und prämenstruelle dysphorische Störung – vorläufige Daten hinsichtlich der Wirksamkeit[82]
- Nach Daten aus offenen Studien wirksam bei Aggressivität, selbstverletzendem Verhalten, Reizbarkeit, Hyperaktivität, Angst, Depression und Schlafstörungen im Rahmen von tiefgreifenden Entwicklungsstörungen (Autismus)
- Möglicherweise wirksam bei Negativsymptomatik von Schizophrenien und bei Depression mit psychotischen Symptomen
- Akathisie – doppelt verblindete Studie zeigte eine Verbesserung nach der Gabe von 15 mg Mirtazapin
- Chronische Schmerzen (z. B. Spannungskopfschmerz, Fibromyalgie[83]); Wirkung ist ähnlich der Wirkung von Duloxetin und Pregabalin bei Patienten mit Fibromyalgie ohne komorbide Depression (Nachweis in Placebo-kontrollierten Studien)[84]
- Alkoholentzug – wird von einigen Patienten als hilfreich empfunden; kann dabei helfen, Abstinenz aufrecht zu erhalten
- Substanzmissbrauch: Methamphetamin – zusätzliche Gabe von Mirtazapin während suchttherapeutischer Behandlung führte zu einem reduzierten Konsum von Methamphetamin und ging mit einer Reduktion von riskanten sexuellen Verhaltensweisen einher trotz nur niedriger bis mittelgradiger Adhärenz
- Übelkeit/Erbrechen inklusive des zyklischen Erbrechenssyndroms; längere Halbwertszeit und kostengünstiger im Vergleich zu herkömmlichen 5-HT_3-Antagonisten; Studienlage jedoch aktuell noch unzureichend
- EKT-induzierte Kopfschmerzen und Übelkeit – eine Fallserie legt eine positive Wirkung nahe[85]
- Appetitstimulation
- Funktionelle Dyspepsie – Evidenz aus Kurzzeitstudien weisen darauf hin, dass eines der Symptome einer funktionellen Dyspepsie (frühes Sättigungsgefühl) am besten auf Mirtazapin anspricht[86]

- Schlafstörungen – sowohl Schlaflatenz als auch Schlafqualität können verbessert sein. Eine fördernde Wirkung auf den slow-wave-Schlaf kann ebenfalls zur Verbesserung der Schlafqualität beitragen
- Pruritus im Rahmen maligner Erkrankungen, der bisher unzureichend auf Standardbehandlung angesprochen hat[7]

Allgemeine Hinweise

- Verbesserung von Einschlafstörungen und Verlängerung der Schlafzeit durch die Blockade von H_1- und 5-$HT_{2A/C}$-Rezeptoren – kann vorteilhaft in der Behandlung einer Depression mit vorwiegender Ängstlichkeit/Unruhe und Schlafstörung sein
- Wirkt in niedriger Dosierung leicht anxiolytisch
- Ein Cochrane-Review hat gezeigt, dass Mirtazapin nach 2-wöchiger Behandlung und am Ende der Akuttherapie eine höhere Wirksamkeit hatte als SSRI und Venlafaxin. Mirtazapin zeigte ein höheres Risiko einer Gewichtszunahme oder Appetitsteigerung und Benommenheit als SSRI, hatte aber ein geringeres Risiko für Übelkeit/Erbrechen und sexuelle Dysfunktion[87]
- Bei allen Patienten sollte auf eine Verschlechterung von depressiven Symptomen sowie das Auftreten suizidaler Gedanken geachtet werden

Pharmakologie

- Mirtazapin ist ein zentral wirksamer präsynaptischer α_2-Antagonist, dadurch kommt es zu einer indirekten Verstärkung der Noradrenalin- und Serotonin-Neurotransmission. Außerdem blockiert Mirtazapin die 5-HT_{2A}-, 5-HT_{2C}-, 5-HT_3-, und H_1-Rezeptoren und ist ein mittelgradiger peripherer α_1-adrenerger and muskarinerger Antagonist. Es hemmt nicht die Wiederaufnahme von Noradrenalin und Serotonin
- Die Histamin-H_1-antagonistische Wirkung von Mirtazapin ist für die sedativen Eigenschaften verantwortlich
- Mianserin blockiert präsynaptische α_2-Autorezeptoren. Damit fällt deren hemmende Wirkung auf die Noradrenalinausschüttung weg; die Noradrenalinkonzentration im synaptischen Spalt wird erhöht. Die anticholinerge Wirkung ist gering
- Nur schwach ausgeprägte Serotonin- und Noradrenalinwiederaufnahmehemmung
- Die Histamin-H_1- und α_1-antagonistische Wirkung von Mianserin ist wahrscheinlich für die sedierenden Eigenschaften verantwortlich
- Mianserin antagonisiert nicht die Wirkung von Sympathomimetika und Antihypertonika, die auf adrenerge Rezeptoren oder α_2-Rezeptoren (z. B. Clonidin) wirken

Dosierung

Mirtazapin:

- Siehe Seite 113, Tabelle 13. Antidepressiva: Dosierung und Pharmakokinetik
- Verfügbar als Tabletten und Schmelztabletten
- Beginn mit 15 mg/Tag für mindestens 7 Tage, ehe eine weitere Erhöhung der Dosierung erwogen wird, da Mirtazapin eine Halbwertszeit von 20–40 Stunden aufweist. Im Allgemeinen muss die Dosis dann erhöht werden, um eine optimale Wirkung zu erhalten. Die wirksame Tagesdosis liegt in der Regel zwischen 15 und 45 mg (als Einmaldosis vor dem Schlafengehen oder ggf. als zweimal tägliche Gabe mit der Hauptdosis abends)
- Falls Mirtazapin primär für seine schlaffördernde Wirkung genutzt wird, sollte eine niedrigere Dosis gewählt werden (7,5–15 mg)
- Die Einnahme sollte idealerweise vor dem Schlafengehen erfolgen

Mianserin:

- Beginn mit dreimal 10 mg oder 30 mg in einer abendlichen Einmaldosis; Erhaltungsdosis bei Erwachsenen 30–90 mg
- Die gesamte Tagesdosis kann in drei Einzeldosen aufgeteilt werden oder als Einmalgabe am Abend verabreicht werden (max. 60 mg)
- Bei älteren Patienten sollte eine langsam einschleichende Erhöhung der Dosis erfolgen

Pharmakokinetik

Mirtazapin:

- Bioverfügbarkeit beträgt ca. 50 % aufgrund der Absorption in der Darmwand und hepatischem First-Pass-Effekt; gleichzeitige Nahrungsaufnahme führt zu einer dezenten Reduktion der Absorptionsrate
- Die Schmerztabletten lösen sich innerhalb von 30 Sekunden im Mund auf – können auch mit oder ohne Wasser oder gekaut geschluckt werden
- Die Spitzenplasmakonzentration wird nach 2 Stunden erreicht
- Die Plasmaproteinbindung beträgt 85 %
- Frauen und ältere Patienten haben höhere Plasmaspiegel als Männer und jüngere Patienten
- Wird über CYP 1A2, 2D6 und 3A4 metabolisiert; Desmethyl-Metabolit zeigt ebenfalls eine klinische Wirksamkeit
- Halbwertszeit beträgt 20–40 Stunden – bei Frauen ist die Halbwertszeit deutlich länger als bei Männern
- Hepatische Clearance ist um 40 % vermindert bei Patienten mit Leberzirrhose
- Renale Clearance ist um 30–50 % reduziert bei Patienten mit Niereninsuffizienz

Mianserin:

- Maximale Plasmaspiegel 3 Stunden nach der Einnahme, Steady-State-Bedingungen werden nach ca. 14 Tagen erreicht
- Bioverfügbarkeit 30 %
- Plasmaeiweißbindung etwa 95 %
- Eliminationshalbwertszeit: 21–61 Stunden
- Metabolisierung: aromatische Hydroxylierung, N-Oxidation, N-Demethylierung
- 4–7 % Prozent sind im Urin als unveränderte Substanz nachweisbar

Beginn und Dauer der Wirkung

- Eine therapeutische Wirkung wird meist nach 28 Tagen beobachtet (bei einigen Patienten kann die Wirkung auch früher eintreten, insbesondere hinsichtlich der Wirkung auf Schlaf und Appetit)
- Metaanalysen von doppelt verblindeten Studien bei Patienten mit Depression zeigen eine früher eintretende antidepressive Wirkung unter Mirtazapin als unter SSRI; bis zum Studienende zeigte sich eine ähnliche Response-Rate[81]

Unerwünschte Arzneimittelwirkungen (UAW)

- Siehe auch Seite 109, Tabelle 12. Antidepressiva: Häufigkeit von unerwünschten Arzneimittelwirkungen (UAW) bei therapeutischer Dosierung
- Am häufigsten werden Benommenheit, Hyperphagie und Gewichtszunahme berichtet[82]

ZNS UAW

- Erschöpfung, Sedierung (über 30 %), daher sollte die Einnahme als Einmaldosis vor dem Schlafengehen erfolgen; bei Dosen > 15 mg wurde weniger Sedierung beobachtet, vermutlich wegen des verstärkten Effekts auf α_2-Rezeptoren und einer vermehrten Freisetzung von Noradrenalin
- Kann zu einer Minderung der Fahrtüchtigkeit und der psychomotorischen Leistungsfähigkeit während der Phase der akuten Behandlung führen; eine prospektive randomisierte Studie hat unter Verwendung eines Simulators dahingegen eine deutliche Verbesserung der Leistungsfähigkeit und ein geringeres Risiko für Verkehrsunfälle festgestellt[82]
- Insomnie, Unruhe, Aggressionsbereitschaft, Depersonalisation, Unruhe und Nervosität werden gelegentlich angegeben – geht teilweise auch mit der Neigung zu Selbstverletzung oder Framdaggressivität einher
- Führt zu einer Vermehrung des slow-wave Schlafes und reduziert Schlafphase 1. Verkürzt die Zeit bis zum Einschlafen, verbessert die Schlafeffizienz und vermehrt die Gesamtdauer des Schlafes; lebhaftes Träumen wird berichtet; Fallbericht von REM-Schlaf-assoziierten Verhaltensstörungen mit Halluzinationen und Verwirrtheit; Fallbericht eines Somnambulismus nach Dosissteigerung

- Fallbericht von Panikattacke während Dosiseskalation
- Selten Delir, Halluzinationen, Psychose
- Epileptische Anfälle (sehr selten – 0,04 %)

Anticholinerge UAW

- Mundtrockenheit häufig; Durst, Obstipation (Behandlung: siehe Kapitel Trizyklische Antidepressiva, Seite 70)
- Sehstörungen (verschwommenes Sehen) und Harnretention (selten)

Kardiovaskuläre UAW

- Hypotonie, Hypertension, Schwindel, Tachykardie und Palpitationen (selten)
- Ödeme (1–2 %)
- Risiko für QTc-Verlängerung und Torsade de pointes

Endokrinologische und metabolische UAW

- Craving nach Kohlenhydraten, Appetitsteigerung, erhöhte Konzentration von Leptin und Gewichtszunahme (mehr als 4 kg) werden von 16 % der Patienten angegeben (auf starke antihistaminerge Wirkungen zurückzuführen); treten hauptsächlich innerhalb der ersten 4 Wochen der Behandlung auf und können dosisabhängig sein – kann bei Patienten mit einer ausgeprägten Anorexie vorteilhaft sein. Gewichtszunahme tritt langsamer bei älteren Patienten über 80 Jahre auf im Vergleich zu jüngeren Patienten
- Geringeres Risiko einer Hyponatriämie als unter SSRI[88,89]
- Erhöht den Cholesterinspiegel auf 20 % oberhalb des oberen Referenzbereiches – wird bei 15 % der Patienten beobachtet; erhöht Triglyzeridspiegel (7 %)

Gastrointestinale UAW

- Übelkeit, Erbrechen, Magen-Darm-Beschwerden und Diarrhoe (Einzelfälle)
- Bitterer Geschmack (Einzelfälle)
- Appetitverminderung und Gewichtsabnahme werden gelegentlich berichtet

Andere UAW

- Gelegentliches Auftreten sexueller Funktionsstörungen; Risiko nimmt mit zunehmendem Alter, Dosierung und Polymedikation zu
- Ejakulation während erotischer Träume bei älteren Patienten (Fallberichte)
- Inzidenz sexueller Funktionsstörungen in einer naturalistischen Studie waren 60 % unter Citalopram, 54,5 % unter Venlafaxin, 54,2 % unter Paroxetin, 46,2 % unter Fluoxetin und 18,2 % unter Mirtazapin[82]
- Vermehrtes Schwitzen
- Hitzewallungen, Tremor (Einzelfälle)
- Bei ca. 2 % der Patienten kann eine vorübergehende Erhöhung von Leberenzymen (GPT) auftreten; Fälle von Hepatitis
- Neutropenie (Risiko von 1,5 %) und Agranulozytose (selten, 0,1 %); Blutbildkontrollen durchführen, wenn der Patient Infektionszeichen entwickelt
- Wegen der Gefahr möglicher Granulozytopenien werden bei Verwendung von Mianserin wöchentliche Blutbildkontrollen in den ersten Behandlungsmonaten empfohlen. Patienten sollte über die Gefahren einer Agranulozytose und Knochenmarksdepression aufgeklärt werden
- Gelenkschmerzen oder Verschlimmerung einer Arthritis (Fallberichte)
- Myalgien und Grippe-ähnliche Symptome bei 2–5 % der Patienten
- Fallbericht über Palinopsie (Wahrnehmungsstörung)
- Pankreatitis und Gallenblasenstörung (Fallberichte)
- Fallberichte einer Rhabdomyolyse unter der Einnahme von Mirtazapin in Monotherapie und bei Kombination mit Risperidon sowie nach Überdosierung
- Fallberichte venöser Thromboembolien einschließlich tiefer Beinvenenthrombose

Absetzphänomene

- Abruptes Absetzen kann zu einem Absetzsyndrom mit folgenden Symptomen führen: Schwindel, Lethargie, Übelkeit, Erbrechen, Diarrhoe, Kopfschmerzen, Fieber, Schwitzen, Schüttelfrost, allgemeines Krankheitsgefühl, Koordinationsstörungen, Insomnie, lebhaftes Träumen, Myalgien, Parästhesien, Dyskinesien, „Stromschlag-artige" Empfindungen, Sehstörungen, Angst, Reizbarkeit, Verwirrtheit, verlangsamtes Denken, Desorientiertheit; selten Aggressivität, Impulsivität, Hypomanie und Depersonalisation
- Treten meist innerhalb von 1–7 Tagen nach Absetzen oder drastischer Dosisreduktion auf und sind in der Regel innerhalb von 3 Wochen selbstlimitierend,
- Fallbericht von Hypomanie, Akathisie und Panikattacke
- Mianserin: Ein plötzliches Absetzen der Behandlung mit Mianserin kann zu Absetzsymptomen wie Schwindel, Unruhe, Angst, Übelkeit und Kopfschmerzen führen

→ **Daher sollte dieser Wirkstoff nach einer längeren Anwendung langsam ausdosiert werden**

Abhilfe:

- Wiederansetzen des Wirkstoffes unter Verwendung einer niedrigeren Dosierung; anschließend langsames Ausschleichen

Anwendungsbeschränkungen und Vorsichtsmaßnahmen

- Bei allen Patienten sollte auf eine Verschlechterung depressiver Symptome und das Auftreten suizidaler Gedanken geachtet werden, insbesondere zu Beginn der Behandlung und nach einer Dosiserhöhung (siehe auch Behandlung von Kindern und Jugendlichen)
- Fallberichte über QTc-Verlängerung und Torsade de pointes; vorsichtige Anwendung bei Patienten mit Risikofaktoren wie kardiovaskulären Vorerkrankungen, positiver Familienanamnese für QTc-Verlängerung und gleichzeitiger Einnahme weiterer QTc-verlängernder Medikation
- Vorsichtige Anwendung bei Patienten mit Leber- oder Niereninsuffizienz
- Kontrolle des Blutbildes, falls der Patient Zeichen einer Infektion entwickelt – bei einem Abfall der Leukozytenzahl muss die Therapie beendet werden
- Vorsicht bei Patienten mit bipolarer affektiver Störung, da manische Reaktionen ausgelöst werden können, selten auch bei unipolarer Depression
- Die Behandlung mit Wirkstoffen, die den Serotonin-Transporter hemmen, können die Blutungsneigung erhöhen, insbesondere wenn diese mit einem NSAR, ASS oder anderen Wirkstoffen, die die Gerinnung beeinflussen, kombiniert werden
- Die gleichzeitige Anwendung von NaSSA mit Hemmern der Monoaminoxidase (MAO) ist kontraindiziert

Überdosierung

- Niedriges Risiko einer Toxizität nach alleiniger Einnahme; ZNS-Dämpfung mit Desorientiertheit und prolongierte Sedierung mit Tachykardie und milder Hyper- oder Hypotension
- Auftreten einer QTc-Verlängerung und Torsade de pointes (Fallberichte)
- Berichte von Todesfällen nach Markteinführung; keine Todesfälle in präklinischen Studien außer bei gemischter Überdosierung

Behandlung von Kindern und Jugendlichen

- Detaillierte Angaben zur Behandlung von Kindern und Jugendlichen finden Sie im *Handbuch Psychopharmaka für das Kindes- und Jugendalter*[27]
- Mianserin und Mirtazapin sind für die Altersgruppe <18 Jahren nicht zugelassen; eingeschränkte Datenlage bezüglich jeglicher Indikation für Mirtazapin bei pädiatrischen Patienten
- Vorsicht: Selbstverletzendes Verhalten und potenziell suizidale Handlungen können vermehrt bei Patienten unter 18 Jahren, die mit bestimmten serotonergen Antidepressiva behandelt werden, auftreten
- Mianserin (keine Erfahrungen)

Behandlung von älteren Patienten

- Die Clearance von Mirtazapin kann bei älteren männlichen Patienten um bis zu 40 % und bei älteren weiblichen Patienten um bis zu 10 % reduziert sein
- Dosierung: bei älteren Patienten Beginn mit 7,5mg und Steigerung auf 15mg nach 1–2 Wochen in Abhängigkeit von Therapieerfolg und UAW. Wegen der stark sedierenden Komponente, anticholinerger UAW und Hypotension ist eine weitere Dosissteigerung unter Umständen nicht möglich
- Kann verwendet werden, um einer Gewichtsabnahme bei demenzerkrankten Patienten entgegenzuwirken oder Gewicht zu stabilisieren[90]
- Fallberichte über Hyponatriämien bei älteren Patienten[91]

Mianserin:

- Einschleichende, langsame und stufenweise Aufdosierung empfohlen
- Bei älteren Patienten ist oft eine niedrigere Dosis ausreichend

Schwangerschaft

- Siehe auch Seite 585 für Informationen über die Verwendung von Psychopharmaka während der Schwangerschaft und Stillzeit
- Limitierte Datenlage gibt vorerst keine Hinweise auf gravierende teratogene Wirkung bei Menschen
- Es gibt Hinweise auf ein erhöhtes Risiko für Spontanaborte, Frühgeburt und niedriges Geburtsgewicht, allerdings wurde in diesen Studien nicht für Symptome einer Depression, die einen bekannten Risikofaktor darstellen, korrigiert
- Keine Langzeitdaten hinsichtlich eines neonatalen Abstinenzsyndroms[92]

Mianserin:

- In tierexperimentellen Studien zeigte Mianserin keine teratogene Wirkung; ausreichende Erfahrungen über die Anwendung bei Menschen liegen nicht vor; eine Behandlung während der Schwangerschaft wird daher nicht empfohlen

Stillzeit

- Mirtazapin und seine Metabolite sind in geringer Konzentration in der Muttermilch vorhanden (d.h. nicht nachweisbar niedrig bis 2,86 % der maternalen gewichtsadjustierten Dosis)
- Sehr begrenzte Evidenzlage hinsichtlich des Outcomes – keine offensichtlichen nachteiligen Kurzzeiteffekte bei insgesamt kleiner Datenlage (weniger als 50 Fallberichte), daher ist das genaue Risiko unbekannt
- Sollte eine stillende Mutter ein Antidepressivum benötigen, so sollten andere Antidepressiva bevorzugt angewandt werden. Die mütterliche Einnahme von Mirtazapin stellt jedoch keinen Grund zum Abstillen dar[59]
- Mianserin geht in geringen Mengen in die Muttermilch über, daher sollte während einer Behandlung nicht gestillt werden

Hinweise für die Pflege

- Psychotherapie und Psychoedukation haben in der Behandlung der Depression ebenfalls einen hohen Stellenwert
- Achten Sie auf das Auftreten von UAW sowie auf Veränderungen der Stimmung und des Aktivitätsniveaus des behandelten Patienten. Achten Sie auf Suizidalität
- Zeichen und Symptome einer Infektion (u.a. Halsschmerzen, Fieber, wunde Stellen im Mund, erhöhte Temperatur) sollten umgehend dem behandelnden Arzt mitgeteilt werden
- Da Mirtazapin sedierend wirkt, sollte der Patient davor gewarnt werden, Aktivitäten nachzugehen, die ein hohes Maß an Konzentration erfordern
- Eine Behandlung mit einem NaSSA sollte nicht abrupt beendet werden, da dies zum Auftreten von Absetzphänomenen führen kann

Hinweise für Patienten

- Sollten sich Symptome einer Infektion (z. B. Halsschmerzen, Fieber, Mundentzündung, etc.) einstellen, muss unverzüglich der behandelnde Arzt aufgesucht werden
- Ausführliche Patienteninformation: siehe Seite 586

Wechselwirkungen

- Klinisch relevante Interaktionen werden in Tabelle 6. NaSSA: Wechselwirkungen aufgeführt
- Zusätzliche Informationen über die Kombinationsbehandlung finden Sie im Kapitel zum interagierenden Wirkstoff

Tabelle 6. NaSSA: Wechselwirkungen

Medikamentenklasse	Beispiele	Wechselwirkungen
Antibiotika	Linezolid	• Es sollte auf verstärkte serotonerge und noradrenerge Effekte geachtet werden aufgrund der schwachen MAO-Hemmung des Linezolids
Antidepressiva		
SSRI	Fluoxetin, Sertralin	• Die Kombination kann zur Besserung einer Schlafstörung führen oder die antidepressive Wirkung verstärken • Kann SSRI-induzierte sexuelle Dysfunktion oder SSRI-Toleranzphänomen bessern
	Fluvoxamin	• Verstärktes Auftreten serotonerger UAW; Fallberichte über 3–4-fach erhöhte Konzentrationen von Mirtazapin • Verstärkte Sedierung und Gewichtszunahme wurden bei Kombinationen berichtet
SNRI	Venlafaxin	• Fallbericht über Serotoninsyndrom; 3–4-fach erhöhter Plasmaspiegel von Mirtazapin möglich
Irreversible MAO-Hemmer	Tranylcypromin	• Mögliche serotonerge Reaktionen, evtl. Serotoninsyndrom. KOMBINATION IST ZU VERMEIDEN
Irreversible MAO-B-Hemmer	Rasagelin, Selegilin	• Mögliche serotonerge Reaktion
Antiemetika (5-HT$_3$-Antagonist)	Dolasetron, Granisetron, Ondansetron	• Fallberichte eines Serotoninsyndroms
Antikonvulsiva	Carbamazepin, Phenytoin	• Verminderter Mirtazapin-Plasmaspiegel (etwa um 60 % durch Carbamazepin und 46 % durch Phenytoin) durch vermehrten Abbau via CYP 3A4 • Verminderter Mianserinspiegel durch vermehrten Abbau über CYP 3A4
Antikoagulatien	Warfarin	• Kann zu einer INR-Erhöhung führen; engmaschiges Monitoring
Antimykotika	Ketoconazol	• Erhöhte Mirtazapinspiegel (um ca. 40 %), Erhöhung des Mianserinspiegels durch Hemmung von CYP 3A4
Antihypertensiva	Clonidin, Guanfacin	• Antihypertensive Wirkung kann durch Mirtazapin und Mianserin antagonisiert werden – Überwachung des Blutdruckes wird empfohlen

Tabelle 6. NaSSA: Wechselwirkungen (Fortsetzung)

Medikamentenklasse	Beispiele	Wechselwirkungen
Antipsychotika	Olanzapin	• Fallbericht über Status epilepticus unter Mirtazapin und Olanzapin; Fallbericht eines Serotoninsyndroms unter Mirtazapin, Tramadol und Olanzapin • Potenziell additive metabolische Effekte (erhöhtes Cholesterin, Appetitsteigerung) und sedierende Wirkungen
H_2-Antagonisten	Cimetidin	• Erhöhte Mirtazapinspiegel (um 61 %); ggf. Dosisanpassung des Mirtazapins
Methylenblau		• Verstärkte serotonerge Wirkung durch Hemmung von MAO-A und MAO-B durch Methylenblau. Risiko eines Serotoninsyndroms[46]
Opioide	Tramadol	• Fallbericht von Lethargie, Hypotension und Hypoxie bei einem älteren Patienten • Erhöhtes Risiko eines Serotoninsyndroms und für epileptische Anfälle
Psychostimulanzien	Dextroamphetamin, Methylphenidat	• Erhöhtes Risiko für Unruhe und Manie, v. a. bei Patienten mit bipolar affektiver Störung
Thrombozytenaggregationshemmer	Clopidogrel	• Erhöhtes Risiko für Blutungen
ZNS-depressive Wirkstoffe	Alkohol, Benzodiazepine, Opioidanalgetika	• Eingeschränkte kognitive und psychomotorische Leistungsfähigkeit • Additive ZNS-dämpfende Wirkung

Trizyklische Antidepressiva (TZA)

Verfügbare Substanzen

Wirkstoff	Handelsnamen Deutschland	Handelsnamen Österreich	Handelsnamen Schweiz
Amitriptylin	Saroten®, Amitriptylin-beta®, Amineurin®, Amitriptylin-neuraxpharm®, Amitriptylin-Sandoz Syneudon®, Amitriptylin-CT®	Saroten®, Tryptizol®, Limbitrol®[2], Pantrop®	Saroten®, Tryptizol®, Limbitrol®[2]
Amitriptylinoxid	Equilibrin®, Amioxid-neuraxpharm®	–	–
Clomipramin	Anafranil®, Clomipramin-neuraxpharm®, Clomipramin-ratiopharm®, Clomipramin Sandoz®, Clomipramin-CT®, u.a.	Anafranil®	Anafranil®, Clomicalm®
Doxepin	Aponal®, Doneurin®, Doxepin-Holsten®, Doxepin AL®, Doxepin beta®, Doxepin-biomo®, Doxepin-ratiopharm®, Doxepin neuraxpharm®, Mareen®, Doxepin Sandoz®, Doxe TAD®, u.a.	–	–
Imipramin	Imipramin-neuraxpharm®, Tofranil®	Tofranil®	Tofranil®
Maprotilin[1]	Ludiomil®, Maprotilin-Holsten®, Maprotilin Ct®, Maprotilin-neuraxpharm®, Maprotilin-ratiopharm®	Ludiomil®, Maprotilin-hydrochlorid®	Ludiomil®
Melitracen	–	Dixeran®	–
Nortriptylin	Nortrilen®	Nortrilen®	Nortrilen®
Opipramol	Insidon®	Insidon®	Insidon®
Trimipramin	Stangyl®, Herphonal®, Trimineurin®, Trimipramin-neuraxpharm®, Trimipramin ratiopharm®, u.a.	–	Surmontil®

[1] Obwohl Maprotilin zu den tetrazyklischen Substanzen gerechnet wird, wird es wegen seiner weitgehenden Ähnlichkeiten mit der Gruppe der trizyklischen Antidepressiva hier aufgeführt;
[2] Kombinationspräparat. Wirkstoffe: Amitriptylinhydrochlorid und Chlordiazepoxid

Indikationen

Zugelassene Indikationen:

- Depression („major depression")
- Prophylaxe bei rezidivierender Depression (unipolare affektive Störung)
- Behandlung sekundärer Depression bei anderen neurologischen und psychiatrischen Erkrankungen (z. B. Schizophrenie, Demenz)

- Depressive Phase bei bipolaren affektiven Störungen
- Panikstörung mit oder ohne Agoraphobie (Clomipramin)
- Zwangserkrankungen (Clomipramin)
- Behandlung der Enuresis (Bettnässen) und des Pavor nocturnus im Rahmen eines therapeutischen Gesamtkonzepts bei Kindern und Jugendlichen (Imipramin)
- Entzugserscheinungen (leichte) bei Alkohol-, Arzneimittel- oder Drogenabhängigkeit (Doxepin)
- Angst, Unruhe, Schlafstörungen im Rahmen von Entzugserscheinungen und Depression (Doxepin)
- Kataplexien, Schlaflähmungen, hypnagoge Halluzinationen bei Narkolepsie (Clomipramin)

Weitere Indikationen:
- Schlafstörungen (Trimipramin oder Doxepin niedrigdosiert)
- Nach vorläufigen Daten in der Behandlung der Dysthymie wirksam (Imipramin)
- Generalisierte Angststörung (Imipramin)
- Post-Schlaganfall-Depression (Nortriptylin)
- PTBS: Berichte über Wirkung auf Intrusionen
- Aufmerksamkeitsstörungen beim Aufmerksamkeitsdefizit-Hyperaktivitätssyndrom (ADHS), die auf Psychostimulanzien nicht angesprochen haben (Nortriptylin)
- Prämenstruelles Syndrom mit depressiver Verstimmung (Clomipramin, Nortriptylin)
- Vorzeitige Ejakulation (Clomipramin)
- Clozapin-induzierte Sialorrhoe (Amitriptylin)
- Behandlung von Schmerzzuständen (z. B. Migränekopfschmerz, diabetische Polyneuropathie, Post-Zoster-Neuralgie, Reizdarmsyndrom, chronische orofasziale Schmerzen); möglicherweise bei Schlafstörungen im Rahmen von Schmerzerkrankungen hilfreich (z. B. Amitriptylin)
- Hilfreich bei der Raucherentwöhnung, Nortriptylin (25–75 mg) scheint so wirksam wie Bupropion zu sein, wird als Zweitlinientherapie vorgeschlagen
- Drogenentzugssyndrome: Für die Milderung der Entzugssymptomatik beim Opioidentzug (Doxepin) sind häufig höhere Dosierungen als bei antidepressiver Therapie notwendig (z. B. Doxepin bis zu 300 mg/Tag)
- Chronische idiopathische Urtikaria (Doxepin)
- Dranginkontinenz (Imipramin, Doxepin)
- Berichte zur Wirksamkeit bei herausforderndem Verhalten bei Demenz
- Nach Fallberichten bei Autismus mit Ritualhandlungen und Aggression (Clomipramin) wirksam

Allgemeine Hinweise

- Antidepressiva sind mit einem geringen (2–3 %) Risiko für Aggressionen/Feindseligkeit und Suizidgedanken und damit verbundene Verhaltensweisen bei Kindern, Jugendlichen und jungen Erwachsenen (im Alter bis zu 24 Jahren) verbunden. Das Suizidrisiko sollte in den ersten Wochen der antidepressiven Therapie eingeschätzt und engmaschig überwacht werden
- Bei Patienten mit Depression und hohem Suizidrisiko sollte bei der Auswahl der Behandlung die Sicherheit bei Überdosierung berücksichtigt werden (d. h. eher neuere Antidepressiva und nicht TZA oder MAO-Hemmer einsetzen), auf die Verordnungsmenge sollte geachtet werden
- Vor der Anwendung sollte eine gründliche kardiologische Untersuchung erfolgen: bekannte/vorhandene Herzerkrankungen (z. B. angeborenes oder erworbenes verlängertes QT-Syndrom), Herzerkrankungen in der Familienanamnese (plötzlicher Tod, Herzrhythmusstörungen, Erregungsleitungsstörungen); Basis-EKG

- Das Vorhandensein von Halluzinationen oder Wahnvorstellungen ist ein negativer Prädiktor für das Ansprechen auf TZA
- Männer sprechen möglicherweise besser auf TZA und weniger gut auf SSRI an als Frauen
- Studien deuten auf verbesserte Ergebnisse bei Panikstörungen durch die Kombination von Imipramin und Psychotherapie hin

Pharmakologie

- Der genaue Wirkmechanismus ist noch nicht befriedigend aufgeklärt. Als ein relativ gesicherter antidepressiver Wirkmechanismus gilt die Hemmung der Wiederaufnahme von Serotonin und/oder Noradrenalin aus dem synaptischen Spalt und die dadurch bewirkte Erhöhung der verfügbaren Konzentration der Monoamine. Trizyklische Antidepressiva binden außerdem in unterschiedlichem Maße an serotonerge ($5\text{-}HT_{1A}$-, $5\text{-}HT_{2A}$-, $5\text{-}HT_{2C}$-, $5\text{-}HT_3$-), adrenerge (α_1-, α_2-), cholinerge (muskarinische) und histaminerge (H_1-, H_2-) Rezeptoren und blockieren sie kompetitiv. Tertiäre Amine (Amitriptylin, Clomipramin, Doxepin, Imipramin) haben eine höhere Affinität zu Serotoninrezeptoren, sekundäre Amine (Nortriptylin) zu Noradrenalinrezeptoren. Es wird vermutet, dass auch direkte agonistische oder antagonistische Wirkungen an den Serotonin- oder Noradrenalinrezeptoren zu einer Verstärkung der Neurotransmission in diesen Systemen führen können
- Trimipramin gehört chemisch zwar zu der Gruppe der TZA, bildet aber in dieser Gruppe eine Ausnahme, da die Substanz nicht die Wiederaufnahme von Noradrenalin oder Serotonin hemmt. Der Wirkmechanismus ist unbekannt. Die Rezeptorblockade und das Nebenwirkungsprofil entsprechen den TZA
- Die Wirksamkeit bei Enuresis beruht möglicherweise auf dem anticholinergen Effekt oder auf einer ZNS-Stimulation, die zu einem früheren Erwachen durch Harndrang führt
- Analgetische Effekte werden wahrscheinlich durch die Blockade von Natriumkanälen vermittelt
- Die histaminerge Wirkung von niedrig-dosiertem Doxepin ermöglicht den Einsatz als Sedativum und bei Urtikaria (Affinität zum H_1-Rezeptor ist höher als bei Diphenhydramin)

Dosierung

- Siehe Seite 113, Tabelle 13. Antidepressiva: Dosierung und Pharmakokinetik
- Die Variabilität der notwendigen Dosierung ist groß und sollte individuell angepasst werden
- Die Überwachung des Plasmaspiegels unterstützt die Dosisanpassung (höchste Evidenz für Nortriptylin)
- Zu Beginn sollte das jeweilige Medikament in einer niedrigen Dosierung verabreicht werden; dann sollte je nach klinischer Symptomatik die Dosierung etwa alle 3–5 Tage bis zur angestrebten Dosis gesteigert werden (abhängig von den Nebenwirkungen)
- TZA zeigen eine klare Dosis-Wirkungs-Beziehung
- Wenn der Steady-State erreicht ist, kann das Medikament als Einzeldosis zur Nacht gegeben werden, dies erleichtert die Compliance, unterstützt den Schlaf und reduziert die Sedierung am Tag. Bei eventuell auftretenden Alpträumen oder Schlaflosigkeit werden allerdings geteilte Dosierungen oder eine morgendliche Gabe empfohlen
- Jugendliche und geriatrische Patienten benötigen im Allgemeinen niedrigere Dosen
- Die Prophylaxe ist dann am effektivsten, wenn die therapeutische Dosierung beibehalten wird
- Lebererkrankungen: VORSICHT, ggf. niedrige Dosierung erforderlich
- Nierenerkrankungen: VORSICHT, ggf. niedrigere Dosierung erforderlich

Pharmakokinetik

- Siehe auch Seite 113, Tabelle 13. Antidepressiva: Dosierung und Pharmakokinetik
- Die Medikamente werden vollständig im Gastrointestinaltrakt absorbiert
- Im Rahmen des First-pass-Effekts wird z. T. ein hoher Anteil der Antidepressiva abgebaut
- Hohe Lipophilie; die Substanzen konzentrieren sich insbesondere im myokardialen und zerebralen Gewebe

- Hohe Plasmaeiweißbindung
- Die Metabolisierung erfolgt vorwiegend in der Leber, bei langsamen Metabolisierern (z.B. CYP 2D6) kann die Plasmakonzentration um das Achtfache ansteigen, was zu unerwünschten Wirkungen wie z.B. kardialer Toxizität führt
- Die meisten TZA haben eine lineare Pharmakokinetik, d.h. dass Veränderungen in der Dosierung auch zu proportionalen Veränderungen in der Plasmakonzentration führen
- Die Pharmakokinetik kann zwischen Männern und Frauen variieren; Daten deuten darauf hin, dass die Plasmaspiegel von TZA bei Patientinnen vor der Menstruation abnehmen können
- Primärer Eliminationsweg ist die Urinausscheidung
- Eliminationshalbwertszeit: siehe Seite 113; Steady-State wird in etwa nach 5 Halbwertszeiten oder 5 Tagen erreicht
- Die gleichzeitige Einnahme von TZA mit ballaststoffreichen Nahrungsmitteln oder Abführmitteln (z.B. Kleie, Flohsamen) kann zu einer verminderten Aufnahme des Antidepressivums führen

Beginn und Dauer der Wirkung

- Trizyklika sind lang wirkend; sie können in einer Einmaldosis zur Nacht gegeben werden
- Durch Retardpräparate kann die Nebenwirkungsrate vermindert werden
- Die Wirkung tritt im Allgemeinen nach 7–28 Tagen ein, analgetische Effekte können erst nach 3 Wochen eintreten
- Sedierende Wirkungen werden schon innerhalb von wenigen Stunden nach oraler Applikation beobachtet; Schlafstörungen bessern sich nach wenigen Tagen
- Bei einigen Patienten kann der Behandlungserfolg nach einigen Monaten nachlassen; der jeweilige Plasmaspiegel der Wirksubstanz sollte dann überprüft werden und ggf. die Dosis angepasst werden, Überprüfung der Compliance, ggf. Augmentation

Unerwünschte Arzneimittelwirkungen (UAW)

- Das Nebenwirkungsprofil der trizyklischen Antidepressiva ist von der Affinität zu den verschiedenen Neurotransmitterrezeptoren abhängig (siehe Seite 106, Tabelle 11. Antidepressiva: Wirkungen auf Neurotransmitter und Rezeptoren und Seite 109, Tabelle 12. Antidepressiva: Häufigkeit von unerwünschten Arzneimittelwirkungen (UAW) bei therapeutischer Dosierung)
- Einige Nebenwirkungen treten vor allem zu Beginn der Behandlung auf, Patienten adaptieren im Verlauf möglicherweise, z.B. bei anticholinergen Effekten, Hypotension, Sedation etc. [Bei entsprechender Problematik niedrige Startdosis und langsame Steigerung]

ZNS-UAW

- Ursache: Blockade der Histamin-H_1-Rezeptoren und α_1-Adrenozeptoren

a) Psychische UAW
- Müdigkeit (häufigste Nebenwirkung); Abhilfe: Gabe der gesamten Dosis zur Nacht
- Schwächegefühl, Antriebsarmut, Fatigue
- Paradoxe Reaktionen wurden beobachtet (Erregung, Alpträume, Agitiertheit, Ruhe- und Schlafstörungen)
- Sekundäre Amine (Nortriptylin) reduzieren die Schlafqualität und sind mit Einschlafstörungen assoziiert; tertiäre Amine verbessern die Schlafkontinuität; reduzierter REM-Schlaf (außer bei Trimipramin), lebhafte Träume können auftreten
- Gedächtnis-, Konzentrations- und Orientierungsstörungen sowie Halluzinationen können insbesondere bei älteren Patienten auftreten
- Manie- oder Hypomanieauslösung (Risiko erhöht bei Patienten mit bipolarer Störung; seltener bei Patienten unter Phasenprophylaxe) und Erhöhung der Phasenfrequenz (bei bis zu 67 % der Patienten)
- Angst, Euphorie, Panikattacken und Gereiztheit können auftreten

b) Neurologische UAW

- Feinschlägiger Tremor, dosisabhängig, besonders bei jungen und älteren Patienten
- Akathisie (selten – laborchemisch sollte ein Eisenmangel ausgeschlossen werden); kann insbesondere auch als Absetzphänomen nach abrupter Beendigung der Medikation auftreten (Imipramin)
- Tinnitus; insbesondere bei serotonerg wirkenden Substanzen
- Parästhesien (Häufigkeit etwa 4 %)
- Myoklonien (insbesondere bei stark serotonerg wirkenden Substanzen), Muskelzuckungen im Bereich der unteren Extremitäten, des Kiefers und der Arme; nächtliche Myoklonien: in stärkerer Ausprägung bei etwa 9 % der Patienten [Behandlung: In schweren Fällen kann ein Behandlungsversuch mit Clonazepam, Valproat oder Carbamazepin sinnvoll sein]
- Sprachstörungen, Stottern
- Gangstörungen, Parkinsonismus, Dystonien, insbesondere bei älteren Patienten und höherer Dosierung
- Sehr selten tardive Dyskinesien
- Krampfanfälle (siehe Vorsichtsmaßnahmen Seite 72); können insbesondere bei plötzlicher Dosiserhöhung oder beim plötzlichen Absetzen auftreten; das Risiko ist von der Dosierung und der Blutkonzentration abhängig

Anticholinerge UAW

- Ursache: Antagonismus am muskarinischen Acetylcholin-Rezeptor
- Anticholinerge Nebenwirkungen sind die häufigsten Nebenwirkungen und treten besonders bei älteren Patienten auf
- Mundtrockenheit; kann bei manchen Patienten zu Infektionen prädisponieren [Behandlung: zuckerfreies Kaugummi und Bonbons, Pilocarpin-Tabletten 10–15 mg/Tag, Bethanechol, Mineralwasser trinken]
- Karies (Speichelfluss reduziert); Patienten auf die tägliche Zahnpflege hinweisen
- Sehstörungen: verschwommenes Sehen; erhöhter Augeninnendruck
- Verminderung des Tränenflusses und trockene Augen; dies kann insbesondere bei älteren Patienten oder bei Kontaktlinsenträgern relevant sein [Behandlung: Versuch mit künstlichen Tränen; Kontaktlinsenträger sollten ihre Speziallösungen anwenden]
- TZA können Hiatushernien auslösen und verschlimmern und sollten bei Entwicklung eines gastroosöphagealen Reflux abgesetzt werden
- Obstipation (besonders bei Kindern, die wegen einer Enuresis behandelt werden) [Behandlung: Flüssigkeitszufuhr, Pflaumenkompott, Feigen, Joghurt, Sauerkraut, Laxanzien]
- Ileus
- Harnretention, verzögerte Miktion [Behandlung: Bethanechol 10–30 mg dreimal/Tag]
- Verwirrtheit, Orientierungsstörung, Delir, Wahnvorstellungen, Halluzinationen, Myoklonien; insbesondere bei älteren Patienten und bei höheren Dosierungen
- Hyperthermie, insbesondere bei Kombination mit weiteren anticholinergen Substanzen oder Medikamenten, die die Thermoregulation beeinflussen

Kardiovaskuläre UAW

- Ursache: Blockade der α_1-, muskarinischen Acetylcholin-, 5-HT_2- und H_1-Rezeptoren, Hemmung der schnellen Natriumkanäle
- Treten besonders bei älteren Patienten auf
- Das Risiko erhöht sich mit ansteigenden Plasmaspiegeln
- Tachykardie (besonders auch bei jüngeren Patienten)
- Orthostatische Hypotonie ist häufig, insbesondere bei weiteren Risikofaktoren wie vorbekannte posturale Hypotension, Einnahme von Antihypertensiva [Behandlung: Kochsalz, Koffein, Fludrocortison (0,1–0,2 mg/Tag), Midodrin (2,5–10 mg dreimal/Tag), Stützstrümpfe]
- Hypertensive Krisen können im Rahmen von Operationen auftreten, falls möglich, sollte die Medikation mehrere Tage vor dem Eingriff pausiert werden

- Verlängerte Erregungsleitung durch Verzögerung des Natriumeinstroms in die Kardiomyozyten, Verlangsamung der kardialen Depolarisation und Verlängerung des QTc-Intervalls[14]; siehe Vorsichtsmaßnahmen, Seite 72; Risikofaktoren für ventrikuläre Arrhythmien können z. B. sein: Kombination mit anderen Antidepressiva, zugrundeliegender Schenkelblock, vorbestehende Erregungsleitungsstörungen, höhere Dosierung der TZA, Hypokaliämie, Ausgangs-QTc-Intervall von ≥ 450 ms; TZA sollten bei Risikopatienten (z. B. AV-Block oder Z. n. frischem Myokardinfarkt) nicht engesetzt werden
- QTc-Zeit-Verlängerung; Nortriptylin soll in therapeutischen Dosen das QTc-Intervall nicht beeinflussen[93]
- Synkopen, Thrombosen, Thrombophlebitis, Schlaganfall, Herzversagen wurden in Einzelfällen beobachtet

Endokrine und Metabolische UAW

- Hyper- und Hypoglykämien wurden beobachtet
- Gewichtszunahme: etwa bis zu 30 % der Patienten bei regelmäßiger und längerfristiger Einnahme; die durchschnittliche Gewichtszunahme liegt bei etwa 7 kg (lineare Zunahme) und ist häufig mit Verlangen nach Süßigkeiten (carbohydrate craving) assoziiert [Behandlung: adäquate Ernährungs-, Diätberatung, sportliche Betätigung; evtl. muss die Dosis reduziert werden oder ein anderes Antidepressivum, z. B. aus der Klasse der SSRI, gegeben werden]
- Menstruationsstörungen, Zyklusstörungen, Amenorrhoe, Galaktorrhoe bei Frauen, Gynäkomastie bei Männern
- Auslösung eines SIADH mit Hyponatriämie möglich; Zunahme des Risikos im höheren Alter

Gastrointestinale UAW

- Ursache: Serotoninwiederaufnahmehemmung, Acetylcholinrezeptor-Blockade
- Übelkeit, Erbrechen, Diarrhoe, Gewichtsabnahme, abdominelle Krämpfe
- Erhöhung der Pankreasenzyme
- Obstipation, paralytischer Ileus (siehe auch anticholinerge Wirkungen, Seite 70, 110)
- Geschmacksstörungen, Glossitis, „schwarze Zunge“

Urologische und sexuelle UAW

- Ursache: Serotoninwiederaufnahmehemmung und Blockade von 5-HT_2-, D_2-, α_r- und M_1-Rezeptoren
- Verminderung der Libido, Impotenz [Behandlung: Amantadin (100–400 mg b. Bd.), Bethanechol (10 mg/Tag oder 10–15 mg b. Bd.), Neostigmin (7,5–15,g b. Bd.), Cyproheptadin (4–16 mg b. Bd.), Yohimbin (5,4–16,2 mg b. Bd.)]
- Anorgasmie oder Orgasmusverzögerung bei bis zu 90 % der mit Clomipramin behandelten Patienten[94] [Behandlung: Amantadin (100–400 mg b. Bd.), Cyproheptadin (4–16 mg b. Bd.), Yohimbin (5,4–10,8 mg/Tag oder b. Bd.), Ginkgo biloba (180–900 mg)]
- Hodenschwellung, schmerzhafte Ejakulation, retrograde Ejakulation, gesteigerte Libido, Priapismus, spontaner Orgasmus beim Gähnen (Clomipramin)

Allergische UAW

- Selten
- Arzneimittelfieber, Petechien, Hautausschlag, Urtikaria, Juckreiz, Ödeme
- Photosensibilisierung, vermehrte Hautpigmentation in 13 Fällen bei Medikation mit Imipramin beschrieben[95]
- Sehr selten Agranulozytose, Eosinophilie, Leukopenie, Purpura und Thrombozytopenie

Andere UAW

- Leberwerterhöhung (asymptomatisch)
- Ikterus, Hepatitis; reversibel nach Beendigung der TZA Medikation; Leberwerte überprüfen und bei Anstieg Medikation absetzen
- starkes Schwitzen; [Behandlung: tägliches Duschen, Talkum-Puder; in schweren Fällen: Drysollösung, Versuch mit Terazosin 1–10 mg/Tag, Oxybutynin bis zu zweimal 5 mg/Tag oder Clonidin (zweimal 0,1 mg/Tag), Umsetzen des Antidepressivums]
- In Einzelfällen Alopezie

Absetzphänomene

→ **Wegen möglicher Absetzphänomene sollten die trizyklischen Antidepressiva nach längerem Gebrauch langsam ausgeschlichen werden**

- Am häufigsten bei Clomipramin; vermutlich als Folge einer cholinergen und adrenergen Überstimulation (Rebound)
- Abruptes Absetzen höherer Dosen kann gelegentlich ein grippeähnliches Bild hervorrufen; Symptome: Fieber, vermehrtes Schwitzen, Unwohlsein, Schnupfen, Muskelschmerzen, Kopfschmerzen, Schwindelanfälle, Übelkeit, Erbrechen. Ängste, Agitiertheit, Hypomanie, Manie, Schlafstörungen, Akathisie und Dyskinesien wurden ebenfalls berichtet
- In der Regel treten diese Symptome 24–48 Stunden nach plötzlichem Abbruch der Therapie oder bei rascher Reduzierung einer Hochdosistherapie auf
- Paradoxe Änderungen der Stimmung wurden beobachtet (z. B. Manie oder Hypomanie)

Behandlung

- Erneute Gabe der Medikation in leicht reduzierter Dosierung; langsam ausschleichen, auch über mehrere Tage (z. B. Reduktion in 25 mg Schritten alle 3–5 Tage)
- Alternativ können spezifische Symptome behandelt werden:
  - Cholinerger Rebound (Übelkeit, Erbrechen, Schwitzen): Ingwer, Benztropin 0,5–4 mg b. Bd., Atropin 1–4 mg drei- bis viermal täglich
  - Angst, Unruhe, Agitiertheit, Schlafstörungen: Benzodiazepine (z. B. Lorazepam 0,5–2 mg b. Bd.)
  - Neurologische Symptome: Akathisie (Propranolol 10–20 mg zwei- bis viermal täglich); Dyskinesien (Clonazepam 0,5–2 mg b. Bd.); Dystonie (Benztropin 0,5–4 mg b. Bd.)

Anwendungsbeschränkungen und Vorsichtsmaßnahmen

- TZA haben eine geringe therapeutische Breite (letale Dosis ca. 3-fache maximale therapeutische Dosis), eine Überwachung ist insbesondere während der Einleitung der Therapie und bei Dosissteigerungen wichtig, es sollten begrenzten Medikationsmengen verschrieben werden
- Kontraindikationen:
  - Überempfindlichkeit gegen einen Bestandteil des Arzneimittels
  - Akute Alkohol-, Schlafmittel-, Schmerzmittel- und Psychopharmakaintoxikation
  - Akutes Delir
  - Unbehandeltes Engwinkelglaukom
  - Akuter Harnverhalt
  - Prostatahypertrophie mit Restharnbildung
  - Paralytischer Ileus
  - Frischer Myokardinfarkt
  - AV-Block II. und III. Grades
  - Innerhalb von 14 Tagen nach Absetzen eines MAO-Hemmers
- Senkung der Krampfschwelle möglich, Vorsicht bei Patienten mit Krampfanfällen in der Anamnese, organischen Hirnerkrankungen, Prädisposition für Krampfanfälle (z. B. Alkoholentzug), Essstörungen
- Vorsicht bei Patienten mit kardiovaskulären Erkrankungen aufgrund der mit TZA verbundenen kardialen UAW, insbesondere bei Essstörung, Untergewicht, Mangelernährung oder höherem Alter
- Anticholinerge UAW sind bei entsprechenden Vorerkrankungen (z. B. erhöhter Augeninnendruck, Engwinkelglaukom, Prostatahypertrophie, Harnverhalt) besonders zu beachten; die reduzierte Darmmotilität kann zum paralytischen Ileus führen
- Vorsicht bei Patienten mit respiratorischer Insuffizienz, da TZA zu einer vermehrten bronchialen Sekretion führen können

- Vorsicht bei der Behandlung von bipolaren affektiven Störungen; bei bis zu 50 % der Patienten kann eine Manie oder Hypomanie ausgelöst werden, die Phasenfrequenz kann erhöht werden (relative Kontraindikation, vorheriges Screening empfohlen)
- Das Reaktionsvermögen kann beeinträchtigt sein; daher sollten das Führen von Fahrzeugen, die Bedienung von Maschinen oder sonstige gefahrvolle Tätigkeiten zumindest während der ersten Tage der Behandlung unterbleiben. Die Entscheidung in jedem Einzelfall trifft der behandelnde Arzt unter Berücksichtigung der individuellen Reaktionsbereitschaft und der jeweiligen Dosierung; potenziert die Wirkung von Alkohol
- Die Kombination von trizyklischen Antidepressiva mit SSRI kann zu erhöhten Plasmaspiegeln der trizyklischen Antidepressiva führen. Diese Kombinationen können bei therapieresistenten Fällen sinnvoll sein. Vorsicht bei der Kombination von serotonergen (trizyklischen) Antidepressiva mit SSRI (Serotoninsyndrom möglich)
- Vor der Behandlung Blutbild kontrollieren (einschließlich des Differenzialblutbildes). Bei pathologischen Blutwerten darf eine Behandlung nur unter engmaschigen Kontrollen durchgeführt werden

Überdosierung und Toxizität

- Die Symptome bei Überdosierung entsprechen den beschriebenen Nebenwirkungen in stärkerer Ausprägung: anticholinerge Nebenwirkungen, zentralnervöse Übererregbarkeit, später zentralnervöse Dämpfung, Myoklonien, Halluzinationen, Atemdepression und Krampfanfälle (kann zeitnah nach Überdosierung auftreten)
- Die zentrale Übererregbarkeit kann sich durch Agitiertheit, Verwirrung, Delir, Reizbarkeit, Halluzinationen und Hyperthermie äußern
- Risiko für Krampfanfälle insbesondere bei Kindern erhöht
- Die anschließende zentrale Dämpfung kann sich mit Koma, Bewusstseinsstörung, Zyanose, Benommenheit, Hypotonie, Hypothermie und Atemdepression präsentieren
- Lebensbedrohliche Herzrhythmusstörungen möglich; Monitorüberwachung indiziert. Bei Überdosierung kann es zu einer Verbreiterung des QRS-Komplexes kommen. Die Breite des QRS-Komplexes spiegelt den Schweregrad der Überdosierung wieder; ein QRS-Komplex über/gleich 0,12 Sekunden kann vitale Gefährdung bedeuten (Normalwert: 0,08–0,11 Sekunden)
- Störungen des Säure-Basen-Haushaltes

Behandlung bei Intoxikation

- Stationäre Überwachung, Monitoring, supportive und symptomatische Therapie
- Aktivkohle zur Verminderung der Resorption und der Blutspiegel (25–100 g, wenn die Intoxikation vor weniger als einer Stunde erfolgte)
- Forcierte Diurese und Dialyse sind aufgrund der hohen Plasmaeiweißbindung kaum erfolgreich
- Nur bei Koma, Arrhythmien oder Krampfanfällen nach strenger Indikationsstellung Gabe von Physostigmin (Anticholium®) 1 mg i. m. unter Monitorkontrolle
- Bei zerebralen Krampfanfällen Benzodiazepingabe, Therapie der ersten Wahl ist Diazepam intravenös, VORSICHT vor zentralnervöser Dämpfung und Atemdepression
- Nicht mit Radix ipecacuanhae behandeln, dadurch evtl. rasche Verschlechterung der neurologischen Symptome oder zerebrale Krampfanfälle

Behandlung von Kindern und Jugendlichen

- Detaillierte Angaben zur Behandlung von Kindern und Jugendlichen finden Sie im *Handbuch Psychopharmaka für das Kindes- und Jugendalter*[27]
- Trizyklische Antidepressiva werden in der Behandlung von Enuresis, Insomnie, Parasomnie, Aufmerksamkeitsdefizit-Hyperaktivitätsstörung (ADHS), Depression, Zwangserkrankungen, Panikstörung, Schulphobie, anderen Angststörungen, Bulimie und Tourette-Syndrom (Clomipramin) eingesetzt
- Vor Behandlungsbeginn sollte ein EKG durchgeführt werden. Bei Erreichen der therapeutischen Dosis und bei jeder Dosisänderung wird erneut ein EKG sowie die Bestimmung der Plasmapiegel durchgeführt, alle paar Monate ebenfalls

- Nach Empfehlung der FDA (Food and Drug Administration, USA) werden folgende EKG-Veränderungen bei Kindern, die mit trizyklischen Antidepressiva behandelt werden, als bedenklich eingestuft: (a) PR-Intervall >200 ms, (b) QRS-Intervall >30 % der Normbreite oder >120 ms, (c) Blutdruck systolisch >140 mmHg oder diastolisch >90 mmHg, (d) Herzfrequenz in Ruhe >130 Schläge/Minute
- Eine abrupte Steigerung der Dosis kann zu zerebralen Krampfanfällen führen
- Plasmaspiegel können bei Kindern und Jugendlichen im Vergleich zu Erwachsenen bei gleicher Dosierung um bis zu 42 % erhöht sein
- Zunächst niedrige Dosis (10–25 mg); dann alle 4–5 Tage um 10–25 mg steigern bis zu einer Maximaldosierung von 3–5 mg/kg Körpergewicht

Behandlung von älteren Patienten

- Die Wirksamkeit und Sicherzeit von TZA wurde bei älteren Patienten nicht systematisch untersucht
- Ein Monitoring hinsichtlich zentralnervöser und anticholinerger UAW ist bei älteren Patienten besonders wichtig, falls eine Therapie mit TZA erfolgen muss, sollte diesbezüglich das günstigste UAW-Profil ausgewählt werden (Nortriptylin)
- Die Kombination mit anderen ZNS-dämpfenden oder anticholinergen Arzneimitteln kann zu Verwirrtheitszuständen, Orientierungsstörung und Delir führen; ältere Patienten sind anticholinergen Effekten gegenüber empfindlicher
- Kognitive Leistungsstörungen möglich (z. B. Wortfindungsstörungen oder reduzierte Gesichtserkennung)
- Wegen der kardiovaskulären Nebenwirkungen VORSICHT bei älteren Patienten; orthostatische Regulationsstörungen und Hypotonien können zum Sturz führen, Vorsicht bei Tachykardie und Erregungsleitungsstörungen
- Die initiale Dosis sollte bei älteren Patienten niedriger sein als bei jüngeren; außerdem kann die Wirkung bei älteren Patienten später eintreten (bis zu 12 Wochen)

Schwangerschaft

- Siehe Seite 585 für detaillierte Informationen zur Anwendung von Psychopharmaka während der Schwangerschaft und Stillzeit
- Strenge Indikationsstellung
- TZA sollten im ersten Trimester der Schwangerschaft möglichst vermieden werden
- Clomipramin, Nortriptylin und möglicherweise weitere TZA passieren die Plazenta
- Fetale Missbildungen und Entwicklungsverzögerungen wurden bei Kindern von Müttern berichtet, die während der Schwangerschaft TZA erhalten haben
- ZNS-Effekte, Harnverhalt und Entzugssymptome bei den Neugeborenen sind ebenfalls berichtet worden
- Im dritten Trimester der Schwangerschaft kann eine Dosiserhöhung notwendig sein, um den therapeutischen Plasmaspiegel zu erhalten

Stillzeit

- Die American Academy of Pediatrics stuft Antidepressiva als Medikamente ein, „deren Auswirkungen auf gestillte Säuglinge nicht bekannt sind, die aber bedenklich sein können"
- TZA gehen in die Muttermilch über, der Säugling nimmt Schätzungen zufolge etwa 4 % der mütterlichen Dosis auf
- Die Halbwertszeit beim Neugeborenen ist um das 3- bis 4-fache erhöht
- Die Plasmaspiegel der Doxepin-Metaboliten sind bei Müttern und Säuglingen nahezu gleich; ein Fallbericht beschreibt eine Atemdepression beim Säugling; Doxepin ist in der Stillzeit kontraindiziert[96]
- Die Medikation sollte entweder abgesetzt oder das Neugeborene mit der Flasche ernährt werden

Hinweise für die Pflege

- Bei suizidgefährdeten Patienten ist darauf zu achten, dass evtl. die antriebssteigernde Wirkung eher eintritt als stimmungsaufhellende Effekte; evtl. geplante Suizidversuche können dann in die Tat umgesetzt werden

- Veränderungen der Stimmung und der Aktivität (auch z.B. manische Episoden, Suizidalität) sowie mögliche Nebenwirkungen sollten genau beobachtet und besprochen werden
- Vorsorglich ist der Patient darauf hinzuweisen, dass die Wirkung verspätet einsetzen kann (in der Regel nach 7–28 Tagen)
- Stützende Gespräche mit dem Patienten und eine Psychoedukation sind ein wesentlicher Bestandteil der Depressionsbehandlung
- Antidepressiva können zu Sedierung führen; der Patient sollte keine Aktivitäten ausführen, die Wachsamkeit oder eine schnelle Reaktionsfähigkeit erfordern, bis das Ansprechen auf die Medikation beurteilt werden konnte
- Der Patient sollte darüber aufgeklärt werden, dass Schläfrigkeit und Schwindelgefühl in der Regel nach den ersten Wochen abklingen; bei Schwindelgefühlen sollte der Patient langsam aus dem Liegen oder Sitzen aufstehen und vor dem Aufstehen die Beine über der Bettkante hängen lassen
- Übermäßiger Genuss von Koffein, koffeinhaltigen Nahrungsmitteln oder Medikamenten kann in Kombination mit Antidepressiva zu Angstgefühlen und Erregung führen und die klinische Beurteilung erschweren/verzerren
- Künstliche Tränen können bei Patienten, die über trockene Augen klagen, hilfreich sein und Kontaktlinsenträgern empfohlen werden
- Bei Mundtrockenheit soll der Patient Mineralwasser trinken, evtl. Kaugummi kauen (zuckerfrei)
- Auf eine eventuelle Verstopfung achten; stärkere Flüssigkeitsaufnahme und ballaststoffreiche Kost können hilfreich sein; die Einnahme von ballaststoffreichen Nahrungsmitteln oder von Abführmitteln sollte nicht zeitgleich mit der Medikation erfolgen, da dies die Absorption beeinträchtigen und die Medikamentenspiegel erniedrigen kann
- Auf einen eventuellen Harnverhalt achten, ggf. verordnet der behandelnde Arzt Bethanechol oral oder subkutan
- Vorsorglich ist der Patient darauf hinzuweisen, dass bei plötzlichem Absetzen der Medikation die Gefahr von Absetzsymptomen besteht

Hinweise für Patienten

- Ausführliche Patienteninformationen: siehe Seite 586

Wechselwirkungen

- Klinisch relevante Interaktionen werden in Tabelle 7. Trizyklische Antidepressiva: Wechselwirkungen aufgeführt
- Zusätzliche Informationen über die Kombinationsbehandlung finden Sie im Kapitel zum interagierenden Wirkstoff

Tabelle 7. Trizyklische Antidepressiva: Wechselwirkungen

Medikamentenklasse	Beispiele	Wechselwirkungen
ACE-Hemmer	Enalapril	• In der Kombination mit Enalapril kommt es zu einem erhöhten Clomipramin-Plasmaspiegel durch verminderten Abbau
Alkohol		• Akuter Alkoholkonsum reduziert den First-Pass-Metabolismus der TZA und erhöht so deren Plasmaspiegel; chronischer Alkoholkonsum führt zur Enzyminduktion und erniedrigt so deren Plasmaspiegel durch beschleunigten Abbau • Additive Sedierung, zentralnervöse Dämpfung
Anästhetika	Enfluran	• Bei Kombination mit Amitriptylin besteht die Gefahr zerebraler Krampfanfälle

Tabelle 7. Trizyklische Antidepressiva: Wechselwirkungen (Fortsetzung)

Medikamentenklasse	Beispiele	Wechselwirkungen
Antiarrhythmika	Procainamid, Propafenon, Chinidin	• Verlängerung der Überleitungszeiten. Erhöhung der Plasmaspiegel durch Inhibition von CYP 2D6
Antibiotika	Azithromycin, Clarithromycin, Erythromycin	• Additive QTc-Zeit-Verlängerung, Arrhythmie
	Ciprofloxacin, Ofloxacin	• Verminderte Clearance durch Inhibition von CYP 1A2, erhöhtes Risiko für Nebenwirkungen
	Linezolid	• Verstärkte serotonerge oder noradrenerge Wirkung durch die schwache MAO-Hemmung durch Linezolid möglich
Anticholinerge Mittel	Antiparkinsonmittel, Antihistaminika, Antipsychotika	• Verstärkung der anticholinergen Wirkungen; erhöhtes Risiko von Hyperthermie, Verwirrtheit, Harnretention, u.a.
Antidepressiva		
SSRI	Fluoxetin, Fluvoxamin, Paroxetin, Sertralin (weniger wahrscheinlich unter Citalopram oder Escitalopram)	• Bei Kombination mit SSRI steigen die Plasmaspiegel der TZA durch Verdrängung aus der Proteineiweißbindung und Hemmung des oxidativen Metabolismus an. Additiv erhöhtes Risiko für QTc-Zeit-Verlängerungen
NDRI	Bupropion	• Erhöhte Plasmaspiegel von TZA, z.B. Imipramin (57 %) oder Nortriptylin (200 %). Bei bestehender Behandlung mit TZA und Beginn einer Behandlung mit Bupropion ist die Dosis von TZA zu reduzieren
SNRI	Venlafaxin	• Fälle mit Serotoninsyndrom unter der Kombination beschrieben, erhöhte Rate von anticholinergen UAW, Bewegungsstörungen, Krampfanfälle
Irreversibler MAO-Hemmer	Tranylcypromin	• VORSICHT: irreversible MAO-Hemmer nicht gleichzeitig mit trizyklischen Antidepressiva verabreichen; Gefahr des Serotoninsyndroms. Wurde vorher ein irreversibler MAO-Hemmer verabreicht, so ist ein Sicherheitsabstand von mindestens 10–14 Tagen einzuhalten. Bei Kombinationsbehandlung (positive Fallberichte bei therapieresistenter Depression) TZA und MAO-Hemmer simultan beginnen, nicht TZA zur bestehenden Therapie hinzugeben, sondern diese vorher für 14 Tage absetzen; unter der Kombination wurden Todesfälle berichtet
Antihistaminika	Diphenhydramin	• Erhöhung der TZA Plasmaspiegel durch Hemmung von CYP 2D6 möglich (z.B. Amitriptylin, Clomipramin, Imipramin), additive ZNS Effekte und anticholinerge Effekte
Antihypertensiva	Clonidin, Methyl-Dopa, Guanethidin, Reserpin, Acetazolamid	• Die antihypertensiven Wirkungen (z.B. von Clonidin) sind wegen Hemmung von α-adrenergen-Rezeptoren abgeschwächt, verstärkte Hypotension möglich. Bei abruptem Absetzen von Clonidin kann es zu hypertensiven Krisen kommen
	Thiazid-Diuretika	• Erhöhtes Risiko von QTc-Zeit-Verlängerungen und Arrhythmien unter TZA aufgrund möglicher Hypokaliämie bei Thiazid-Diuretika
	Labetalol	• Plasmaspiegelanstieg möglich (Imipramin bis zu 54 %)

Tabelle 7. Trizyklische Antidepressiva: Wechselwirkungen (Fortsetzung)

Medikamentenklasse	Beispiele	Wechselwirkungen
Antikoagulanzien	Apixaban, Dabigatran, Rivaroxaban, Warfarin	• Erhöhtes Blutungsrisiko aufgrund verminderter Thrombozytenaggregation als Folge einer möglichen Reduktion von Serotonin in Thrombozyten
Antikonvulsiva	Carbamazepin, Barbiturate, Phenytoin	• Erniedrigte Plasmaspiegel der TZA durch Enzyminduktion, insbesondere bei Kombination von Barbituraten mit TZA
	Valproat/Valproinsäure	• Erhöhung der Plasmaspiegel der trizyklischen Antidepressiva
	Phenobarbital	• Erhöhter Plasmaspiegel von Phenobarbital in Kombination mit Clomipramin
Antimykotika	Ketoconazol, Fluconazol, Itraconazol, Miconazol	• Kombination mit Antimykotika führt zum Plasmaspiegelanstieg der Antidepressiva durch Hemmung des Abbaus (Amitriptylin: 89 %; Nortriptylin: 70 %; Imipramin: 20 %)
	Terbinafin	• Prolongierte Erhöhung der Plasmaspiegel von Amitriptylin und dem Metaboliten Nortriptylin aufgrund einer Hemmung von CYP 2D6
Antipsychotika		
Erste Generation	Chlorpromazin, Fluphenazin, Haloperidol, Perphenazin, Pimozid, Thioridazin	• Haloperidol und Phenothiazine können den Plasmaspiegel von TZA erhöhen. TZA können den Plasmaspiegel von Chlorpromazin erhöhen. Klinische Bedeutung unbekannt • KEINE KOMBINATION von Pimozid oder Thioridazin mit TZA; Kombination mit Phenothiazinen oder Zuclopenthixol NICHT empfohlen. VORSICHT bei allen anderen Antipsychotika der ersten Generation. Mögliche additive Verlängerung der QTc-Zeit und damit verbundene lebensbedrohliche Herzrhythmusstörungen • Additive Sedierung, Hypotonie und anticholinerge Wirkungen
Zweite Generation	Clozapin	• Additive Verlängerung der QTc-Zeit mit erhöhtem Risiko für lebensbedrohliche Herzrhytmusstörungen, additive Sedierung, Hypotonie und anticholinerge Wirkungen, Senkung der Krampfschwelle • Fallbericht über Serotoninsyndrom bei Medikation mit Clomipramin nach Absetzen von Clozapin
Antiretrovirale Wirkstoffe		
Kombinationspräparat	Stribild (Elvitegravir + Cobicistat + Emtricitabin + Tenofovir)	• Erhöhter Plasmaspiegel von Desipramin (AUC um 65 %, C_{max} um 24 %) durch CYP-2D6-Hemmung
Proteasehemmer	Ritonavir	• Dosisabhängiger Anstieg der Plasmaspiegel des TZA aufgrund eines verminderten Metabolismus (AUC von Desipramin um 145 % und Spitzenplasmaspiegel um 22 % erhöht mit Ritonavir 500 mg 2-mal täglich, nicht bei 100 mg beobachtet)
Anxiolytika	Alprazolam	• Erhöhte Plasmaspiegel von Desipramin und Imipramin (um 20 % bzw. 31 %)
	Buspiron	• Die gleichzeitige Anwendung von serotonergen Wirkstoffen (Clomipramin, Amitriptylin) erhöht das Risiko eines Serotoninsyndroms
	Triazolam	• Bericht über Hypothermie bei Kombination mit Desipramin (keines der beiden Arzneimittel verursacht diesen Effekt allein); Triazolam potenziert die Appetithemmende Wirkung von Desipramin
Cannabis/Marihuana		• Kardiale Nebenwirkungen und Komplikationen bei jüngeren Patienten (Fallberichte), z. B. Tachykardie, außerdem Verwirrtheitszustände, Stimmungslabilität und delirante Zustände bei Kombination mit Nortriptylin und Desipramin

Tabelle 7. Trizyklische Antidepressiva: Wechselwirkungen (Fortsetzung)

Medikamentenklasse	Beispiele	Wechselwirkungen
Cholestyramin		• Verminderung der Resorption der Antidepressiva in Kombination mit Cholestyramin
Cimetidin		• Ansteigen des Plasmaspiegels der Antidepressiva. Anstieg des Desipraminspiegels bei sog. „schnellen Metabolisierern"
Grapefruitsaft		• Verminderte Umwandlung von Clomipramin in seine Metabolite durch die CYP-3A4-Hemmung von Grapefruitsaft, Anstieg des Plasmaspiegels von Clomipramin möglich
Insulin		• Herabgesetzte Insulinsensitivität in Kombination mit Amitriptylin (Hyperglykämie)
Johanniskraut		• Erniedrigte Plasmaspiegel von Amitriptylin, additive serotonerge Effekte
Kalziumantagonisten	Nifedipin	• Der Effekt der Kalziumantagonisten (Blutdrucksenkung) kann antagonisiert werden
	Diltiazem, Verapamil	• Plasmaspiegelanstieg von Imipramin möglich durch Diltiazem (30 %) und Verapamil (15 %). Anstieg des Plasmaspiegels von Trimipramin
Lithium		• Möglicherweise erhöhte Neurotoxizität
L-Tryptophan		• Erhöhtes Risiko für Serotoninsyndrom, Anzeichen sollten entsprechend überwacht werden
MAO-B-Hemmer	Selegilin	• Serotonerge Reaktion möglich
Muskelrelaxans	Baclofen	• Vor einer potenzierten Wirkung von Baclofen durch TZA, die zu ausgeprägter muskulärer Hypotonie führen kann, wird gewarnt. Ein Fallbericht beschreibt nach Einnahme von Baclofen und Nortriptylin/Imipramin die Unfähigkeit eines Patienten zu laufen (nach Absetzen der TZA reversibel)
Nachtkerzenöl		• Senkung der Krampfschwelle möglich
Opioide	Methadon	• Anstieg des Plasmaspiegels von Desipramin (bis zu 108 %)
	Morphin	• Verstärkte analgetische Wirkungen
	Codein	• Deutliche Hemmung der Umwandlung von Codein in Morphin mit Amitriptylin, Clomipramin, Desipramin, Imipramin und Nortriptylin
	Tramadol	• Erhöhtes Risiko für Krampfanfälle und Serotoninsyndrom
Orale Kontrazeptiva	Östrogene/Progesteron	• Anstieg der Plasmaspiegel von Antidepressiva durch Abbauhemmung • Bei Kombination mit Amitriptylin verminderte Clearance der Kontrazeptiva durch Abbauhemmung möglich
Oxybutynin		• Additive anticholinerge Effekte; erhöhter Metabolismus von Clomipramin (möglicherweise durch Induktion von CYP 3A4)
Protonenpumpenhemmer	Omeprazol	• Anstieg der Plasmaspiegel von Antidepressiva durch Abbauhemmung
Psychostimulanzien	Methylphenidat	• Der Plasmaspiegel des TZA kann erhöht sein, additive antidepressive Wirkungen sind möglich; bei Kindern kann eine Kombination zu erhöhten kardiovaskulären Nebenwirkungen führen (klinisches Monitoring); Fallberichte über neurotoxische Nebenwirkungen in Kombination mit Imipramin, klinisches Monitoring wird empfohlen; Senkung der Krampfschwelle; Tachykardie und Erhöhung des diastolischen Drucks (um 20–30 %); erhöhtes Risiko für Herzrhythmusstörungen

Tabelle 7. Trizyklische Antidepressiva: Wechselwirkungen (Fortsetzung)

Medikamentenklasse	Beispiele	Wechselwirkungen
Serotoninagonist, Migränetherapeutikum	Sumatriptan, Zolmitriptan	• Bei Kombination mit stark serotonerg wirkenden Antidepressiva (z. B. Clomipramin) Gefahr einer serotonergen Reaktion bzw. eines Serotoninsyndroms
Sulfonylharnstoff-derivate	Tolbutamid	• Erhöhte Hypoglykämiegefahr
Sympathomimetika	Adrenalin, Noradrenalin	• Anstieg des Blutdruckes um das 2- bis 8-fache möglich; der Nutzen kann die Risiken bei Anaphylaxie überwiegen • Vermeiden Sie die gleichzeitige Anwendung von parenteralem Adrenalin, Noradrenalin, Phenylephrin oder anderen direkt wirkenden sympathomimetischen Aminen wegen des erhöhten Risikos von Bluthochdruck, Herzrhythmusstörungen und weiteren kardiovaskulären Komplikationen
Tamoxifen		• Absinken des Plasmaspiegels von Doxepin um ca. 25 % möglich wegen CYP-3A4-Induktion
Tuberkulostatikum	Rifampicin	• Durch Enzyminduktion und vermehrten Abbau der Antidepressiva sinkt der Plasmaspiegel entsprechend ab
ZNS-depressive Mittel	Hypnotika, Antihistaminika, Benzodiazepine, Alkohol	• Verstärkte Sedierung, Atemdepression, Reaktionszeitverlängerung
Zolpidem		• Fallbericht über visuelle Halluzinationen bei Kombination mit Desipramin • In einer Studie trat bei 5 von 8 Patienten unter einer Kombination mit Imipramin eine anterograde Amnesie auf

Andere Antidepressiva

Verfügbare Substanzen

- Agomelatin
- Tianeptin

In der Gruppe „Andere Antidepressiva“ werden einige Arzneimittel zusammengefasst, die sich aufgrund ihres speziellen Wirkmechanismus den anderen Gruppen nicht zuordnen lassen

Agomelatin

Verfügbare Substanzen

Wirkstoff	Handelsnamen Deutschland	Handelsnamen Österreich	Handelsnamen Schweiz
Agomelatin	Valdoxan®	Valdoxan®	Valdoxan®

Indikationen

Zugelassene Indikationen:

- Depression („major depression“)

Allgemeine Hinweise

- Agomelatin beeinträchtigt bei gesunden Probanden nicht das Gedächtnis oder die Aufmerksamkeit am Tag
- Bei depressiven Patienten erhöht Agomelatin 25 mg den Slow Wave Sleep, ohne den REM (Rapid Eye Movement)-Schlafanteil oder die REM-Latenz zu verändern
- Bereits ab der ersten Behandlungswoche zeigt sich eine signifikante Verbesserung im Hinblick auf das Einschlafen und die Schlafqualität, wobei nach Beurteilung durch die Patienten keine Tagesmüdigkeit auftritt

Pharmakologie

- Agomelatin ist ein Melatonin (MT_1- und MT_2-) Rezeptoragonist und 5-HT_{2C}-Antagonist
- Bindungsstudien zeigen, dass Agomelatin keinen Effekt auf die Monoaminaufnahme und keine Affinität zu α- und β-adrenergen, histaminergen, cholinergen, dopaminergen und Benzodiazepin-Rezeptoren hat
- Agomelatin resynchronisiert zirkadiane Rhythmen in Tiermodellen mit Störung des zirkadianen Rhythmus
- Agomelatin erhöht die Freisetzung von Noradrenalin und Dopamin speziell im frontalen Kortex und hat keinen Einfluss auf den extrazellulären Serotoninspiegel

Dosierung

- Die empfohlene therapeutische Dosis beträgt einmal täglich 25 mg, die einmal täglich beim Zubettgehen einzunehmen ist. Bei unzureichender Wirkung kann die Dosis auf einmal täglich 50 mg beim Zubettgehen erhöht werden
- Die Einnahme kann unabhängig von den Mahlzeiten erfolgen

Pharmakokinetik

- Agomelatin wird hauptsächlich durch CYP 1A2 (90 %) und durch CYP 2C9/2C19 (10 %) metabolisiert
- Rasche und gute Resorption (≥ 80 %) bei geringer Bioverfügbarkeit und hoher interindividueller Variabilität. Höhere Bioverfügbarkeit bei Frauen, wird durch orale Kontrazeptiva und Rauchen verringert. Bioverfügbarkeit und Resorptionsrate nicht durch Nahrungsaufnahme veränderbar
- Maximale Plasmakonzentration nach 1–2 Stunden, rasche Elimination (mittlere Plasmahalbwertszeit 1–2 Stunden)
- Ausscheidung in Form von Metaboliten vorwiegend über den Urin
- Keine wesentlichen Änderungen der pharmakokinetischen Parameter bei Niereninsuffizienz (Cave: nur begrenzt klinische Daten vorliegend bei schwerer oder mäßiger Niereninsuffizienz!)

Beginn und Dauer der Wirkung

- Die Wirkung tritt im Allgemeinen nach 7–28 Tagen ein

Unerwünschte Arzneimittelwirkungen (UAW)

- Nebenwirkungen in der Regel leicht bis mäßig; Auftreten in den ersten beiden Behandlungswochen
- Übelkeit und Schwindel häufig, aber meist nur vorübergehend

ZNS-UAW

- Häufig: Kopfschmerzen, Schwindel, Schläfrigkeit, Schlaflosigkeit, Migräne
- Selten: Parästhesien
- Gelegentlich: Verschwommenes Sehen
- Angst, Agitiertheit, Alpträume, Halluzinationen, Manie können auftreten
- Häufigkeit nicht bekannt: Suizidgedanken oder suizidales Verhalten

Endokrine und Metabolische UAW

- Gewichtszunahme oder Gewichtsabnahme

Gastrointestinale UAW

- Häufig: Übelkeit, Obstipation, Diarrhoe, Oberbauchschmerzen

Allergische UAW

- Gelegentlich Ekzem, Urtikaria, selten Gesichtsödem oder Angioödem

Andere UAW

- Häufig: Erhöhte GOT- und/oder GPT-Werte (siehe Abschnitt „Vorsichtsmaßnahmen“)
- Selten: Hepatitis, Leberinsuffizienz

Absetzphänomene

- Keine: Bei einem Absetzen der Behandlung ist kein Ausschleichen der Dosis erforderlich

Kontraindikationen	• Überempfindlichkeit gegen den Wirkstoff oder gegen einen anderen Bestandteil des Arzneimittels • Eingeschränkte Leberfunktion (Leberzirrhose oder aktive Lebererkrankung), Leberwerterhöhung um das 3-fache der Norm • Gleichzeitige Anwendung von starken CYP-1A2-Inhibitoren (Fluvoxamin, Ciprofloxacin)
Anwendungsbeschränkungen und Vorsichtsmaßnahmen	• Bei allen Patienten sollten Leberfunktionstests durchgeführt werden: Zu Beginn der Behandlung und danach regelmäßig nach 3, 6 (Ende der akuten Phase), 12 und 24 Wochen (Ende der Erhaltungsphase) sowie danach, wenn es klinisch indiziert ist oder die Dosierung verändert wird • Jugendliche und Kinder unter 18 Jahren, da Unbedenklichkeit und Wirksamkeit nicht belegt sind • Behandlung depressiver Episoden bei älteren Patienten mit Demenz, da Unbedenklichkeit und Wirksamkeit nicht belegt sind • Manie oder Hypomanie in Vorgeschichte; bei Manie Präparat absetzen • Allgemein erhöhtes Risiko für suizidales Verhalten unter Antidepressiva; engmaschige Überwachung der Patienten bei Behandlungsbeginn und Dosisanpassung • Vorsicht bei gleichzeitiger Anwendung von Agomelatin mit mäßigen CYP-1A2-Inhibitoren (z. B. Propranolol, Grepafloxacin, Enoxacin), da dies zu einer erhöhten Agomelatin-Exposition führen könnte • Zwar keine wesentliche Veränderung der pharmakokinetischen Parameter von Patienten mit schwerer Niereninsuffizienz, jedoch fehlende Datenlage zur Anwendung bei Patienten mit mäßiger oder schwerer Niereninsuffizienz, deshalb ist hier Vorsicht geboten • Patienten mit beträchtlichem Alkoholkonsum oder Patienten, die mit Arzneimitteln behandelt werden, die zu einer Leberschädigung führen können
Überdosierung	• Siehe Seite 114, Tabelle 13. Antidepressiva: Dosierung und Pharmakokinetik • Nur begrenzte Erfahrungen bei Überdosierung, während klinischer Entwicklung vereinzelt Berichte (Benommenheit und Schmerzen im Epigastrium) • Kein spezifisches Antidot • Im Fall eine Überdosierung: Behandlung symptomatisch und unter laufender Überwachung (weitere Überwachung in spezialisierter Einrichtung empfohlen)
Behandlung von Kindern und Jugendlichen	• Die Anwendung von Agomelatin bei Kindern und Jugendlichen unter 18 Jahren kann aufgrund fehlender Daten nicht empfohlen werden
Behandlung von älteren Patienten	• Die Wirksamkeit bei älteren Patienten (≥65 Jahre) wurde nicht eindeutig belegt. Über die Anwendung von Agomelatin bei älteren Patienten (≥65 Jahre) mit Episoden einer Major Depression stehen nur begrenzt klinische Daten zur Verfügung. Daher ist Vorsicht bei der Anwendung von Agomelatin bei diesen Patienten geboten
Schwangerschaft	• Für Agomelatin liegen keine klinischen Daten über exponierte Schwangere vor • Tierexperimentelle Studien lassen nicht auf direkte oder indirekte schädliche Auswirkungen auf Schwangerschaft, embryonale/fetale Entwicklung, Geburt oder postnatale Entwicklung schließen • Bei der Anwendung in der Schwangerschaft ist Vorsicht geboten

Stillzeit

- Es ist nicht bekannt, ob Agomelatin in die Muttermilch beim Menschen übergeht
- Agomelatin und seine Metaboliten gehen in die Milch laktierender Ratten über
- Mögliche Wirkungen von Agomelatin auf das gestillte Kind wurden nicht festgestellt
- Wenn eine Behandlung mit Agomelatin als notwendig angesehen wird, sollte abgestillt werden

Wechselwirkungen

- Fluvoxamin, ein starker CYP-1A2- und moderater CYP-2C9-Inhibitor, hemmt deutlich den Metabolismus von Agomelatin, was zu einem 60-fachen (12- bis 412-fachen) Anstieg der Agomelatin-Exposition führen kann, die gleichzeitige Anwendung mit starken CYP-1A2-Inhibitoren (z. B. Fluvoxamin, Ciprofloxacin) ist kontraindiziert
- Die Kombination von Agomelatin mit Östrogenen (mäßige CYP-1A2-Inhibitoren) führt zu einer mehrfach erhöhten Agomelatin-Exposition
- Die gleichzeitige Anwendung von Agomelatin und mäßigen CYP-1A2-Inhibitoren (z. B. Propranolol, Grepafloxacin, Enoxacin) sollte mit Vorsicht erfolgen, bis mehr Daten zur Verfügung stehen

Tianeptin

Verfügbare Substanzen

Wirkstoff	Handelsnamen Deutschland	Handelsnamen Österreich	Handelsnamen Schweiz
Tianeptin	Tianeurax®	Stablon®	Tianeurax®

Indikationen

Zugelassene Indikationen:
- Depression („major depression“)

Allgemeine Hinweise

- Insbesondere bei somatischer Symptomatik mit Störung des Gastrointestinaltrakts oder bei zusätzlicher Phobie wirksam
- Keine Wirkung auf den Schlaf oder die Wachheit
- Keine Auswirkungen auf das cholinerge System

Pharmakologie

- Tianeptin ist ein trizyklisches Antidepressivum, entfaltet seine Wirkung jedoch über glutamaterge NMDA- und AMPA-Rezeptoren
- Partiell-agonistische Wirkung auf µ-Opioid-Rezeptoren (es ist unklar, ob diese Wirkung therapeutisch relevant ist)
- Erhöhte elektrische Aktivität der Pyramidenzellen im Hippocampus und Beschleunigung der Aktivitätsrückgewinnung nach funktionaler Inhibition (Tierversuche)
- Tianeptin verstärkt die Wiederaufnahme von Serotonin (5-HT) in die Neuronen (atypisch für Antidepressiva)
- Steigert den Dopamin-Stoffwechsel, verringert die Freisetzung von Acetylcholin

Dosierung

- Siehe Seite 114, Tabelle 13. Antidepressiva: Dosierung und Pharmakokinetik
- Die empfohlene therapeutische Dosis beträgt dreimal täglich 12,5 mg vor den Mahlzeiten
- Dosisreduktion auf zweimal täglich bei Alter >70 Lebensjahre und Niereninsuffizienz

Pharmakokinetik

- Rasche und fast vollständige Resorption mit Bioverfügbarkeit von 99 %, kein First-Pass-Effekt; Plasmaproteinbindung 95–96 %
- Maximale Plasmakonzentration nach 1–2 Stunden
- Metabolisierung über β-Oxidation und N-Demethylierung; aktiver Metabolit ist Pentansäurederivat (MC5)
- Ausscheidung in Form von Metaboliten vorwiegend über den Urin
- Längere Eliminationshalbwertszeit bei älteren Patienten und Patienten mit Niereninsuffizienz; Dosisanpassung notwendig

Beginn und Dauer der Wirkung

- Die Wirkung tritt im Allgemeinen nach 7–14 Tagen ein

Unerwünschte Arzneimittelwirkungen (UAW)

- Häufig: Schläfrigkeit, Schlaflosigkeit, Schwindel, Kopfschmerzen, Tremor
- Gelegentlich: Arzneimittelmissbrauch und Abhängigkeit, besonders bei Patienten unter 50 Jahren mit früherem Alkohol- oder Drogenmissbrauch

ZNS-UAW

- Alpträume, Verwirrung, Halluzinationen
- Häufigkeit nicht bekannt: Suizidgedanken oder suizidales Verhalten
- Häufigkeit nicht bekannt: Extrapyramidale Störungen

Kardiovaskuläre UAW

- Tachykardie, Extrasystolen, präkordiale Schmerzen

Endokrine und Metabolische UAW

- Anorexie
- Hyponatriämie

Gastrointestinale UAW

- Häufig: Gastralgie, abdominale Schmerzen, Mundtrockenheit, Übelkeit, Erbrechen, Darmträgheit, Dyspepsie, Diarrhoe, Blähungen, Sodbrennen

Allergische UAW

- Selten Ausschlag, Pruritus, Urtikaria

Andere UAW

- Anstieg der Leberenzyme, Verschlimmerung einer Hepatitis

Absetzphänomene

- Tianeptin sollte über 7–14 Tage ausgeschlichen werden

Kontraindikationen

- Überempfindlichkeit gegen den Wirkstoff oder gegen einen anderen Bestandteil des Arzneimittels
- Gleichzeitige Anwendung von irreversiblen MAO-Hemmern
- Bei Umstellung von MAO-Hemmern auf Tianeptin sollte eine Karenzzeit von 14 Tagen eingehalten werden. Für die Umstellung von Tianeptin auf einen MAO-Hemmer ist ein Absetzen von Tianeptin 24 Stunden vorher ausreichend

Anwendungsbeschränkungen und Vorsichtsmaßnahmen

- Allgemein erhöhtes Risiko für suizidales Verhalten unter Antidepressiva; engmaschige Überwachung der Patienten bei Behandlungsbeginn und Dosisanpassung
- Bei Patienten mit erhöhtem Suchtpotenzial sollte eine mögliche eigenständige Steigerung der Medikation oder eine missbräuchliche Anwendung überwacht werden
- Keine Einnahme mit Alkohol
- Bei Notfallmaßnahmen sollte anschließend eine genaue Beobachtung des Patienten erfolgen
- Bei geplanter Allgemeinanästhesie sollte Tianeptin für 24–48 Stunden pausiert werden
- Beeinträchtigung der Fahrtüchtigkeit möglich

Überdosierung

- Nur begrenzte Erfahrungen bei Überdosierung, Vigilanzstörung bis zum Koma
- Kein spezifisches Antidot
- Im Fall eine Überdosierung: Behandlung symptomatisch und unter laufender Überwachung (weitere Überwachung in spezialisierter Einrichtung empfohlen)

Behandlung von Kindern und Jugendlichen

- Kontraindiziert bei Kindern und Jugendlichen unter 15 Jahren, sollte im Alter von 15–18 Jahren nicht eingesetzt werden

Schwangerschaft

- Es liegen keine klinischen Daten über exponierte Schwangere vor; es sollte keine Behandlung in der Schwangerschaft erfolgen

Stillzeit

- Tianeptin geht in die Muttermilch über
- Wenn eine Behandlung als notwendig angesehen wird, sollte abgestillt werden

Wechselwirkungen

- Keine gleichzeitige Anwendung mit MAO-Hemmern, Risiko für Blutdruckkrisen, Hyperthermie, Krampfanfälle, Tod

Monoaminooxidasehemmer

Klasseneinteilung

- Selektiver, reversibler Monoaminooxidase-A-Hemmer (RIMA)
- Nicht selektiver, irreversibler Monoaminooxidase-Hemmer (MAOH)

Selektiver, reversibler MAO-A-Hemmer (RIMA)

Verfügbare Substanzen

Wirkstoffe	Handelsnamen Deutschland	Handelsnamen Österreich	Handelsnamen Schweiz
Moclobemid	Aurorix®, Moclobemid-Stada®, Moclobemid AL®, Moclobemid-ratiopharm®, Moclobemid AZU®, Moclobemid Sandoz®, Moclobemid HEXAL®, u.a.	Aurorix®, Aurobemid®, Moclobemid-Dr. Heinz®, Moclobemid-Torrex®	Aurorix®, Moclo-A®

Indikationen

Zugelassene Indikationen:
- Depression
- Soziale Phobie

Weitere Indikationen:
- Möglicherweise positive Wirkung bei saisonaler affektiver Störung, Dysthymie und Chronic Fatigue-Syndrom
- Möglicherweise wirksam bei Zwangserkrankungen
- Möglicherweise Besserung von impulsivem/aggressivem Verhalten und affektiver Instabilität bei Borderline-Persönlichkeitsstörung

Allgemeine Hinweise

- Bei Patienten mit Depression und hohem Suizidrisiko sollte bei der Auswahl der Behandlung die Sicherheit bei Überdosierung berücksichtigt werden (d.h. es sollten eher neuere Antidepressiva als TZA und MAO-Hemmer verwendet werden). Die verschriebenen Mengen sollten mit einer sicheren Patientenversorgung vereinbar sein
- Verbessert den REM-Schlaf

Pharmakologie

- Die Aktivität des Enzyms MAO-A wird selektiv inhibiert, so dass der Abbau der Neurotransmitter Serotonin, Noradrenalin und Dopamin gehemmt wird
- Eine andauernde Dosierung über 400 mg/Tag führt allerdings zu einer Abnahme der Selektivität, so dass es zu einer 20–30 %igen Hemmung von MAO-B-Enzymen in Thrombozyten kommt
- Die Hemmung dieser Enzyme ist reversibel (innerhalb von 24 Stunden)
- Die Kombination mit trizyklischen Antidepressiva oder Lithium (Augmentation) kann möglicherweise die antidepressiven Wirkungen verstärken

Dosierung

- Die Initialdosis beträgt 300 mg/Tag (aufgeteilt in 2 Gaben jeweils nach den Mahlzeiten); nächste Dosissteigerung nach einer Woche; die Bioverfügbarkeit nimmt im Laufe der ersten Woche zu. Die übliche Dosierung liegt zwischen 300–600 mg/Tag. Bei einigen Patienten kann ein Behandlungserfolg schon bei 150 mg/Tag eintreten; meist werden jedoch Dosierungen von über 450 mg/Tag benötigt
- Moclobemid sollte nach den Mahlzeiten eingenommen werden, um Tyramin-induzierte Nebenwirkungen (z. B. Kopfschmerzen) zu minimieren
- Nach vorläufigen Daten kann die Gesamtdosierung auch als tägliche Einmaldosis verabreicht werden; die Wirksamkeit dieser Verabreichung soll nicht geringer sein als eine getrennte Einnahme
- Bei älteren Patienten ist keine Anpassung der Dosis erforderlich
- Bei Nierenfunktionsstörung sollte die Anwendung vorsichtig erfolgen, keine Dosisanpassung notwendig
- Bei schweren Leberfunktionsstörungen sollte aufgrund der verringerten Clearance die Tagesdosis reduziert werden (um ein Drittel bis zur Hälfte)

Pharmakokinetik

- Siehe auch Seite 114, Tabelle 13. Antidepressiva: Dosierung und Pharmakokinetik
- Schnelle Resorption im Gastrointestinaltrakt, hoher First-Pass-Effekt; die Resorption steigt von 50 % bei der ersten Dosis auf ca. 90 % nach zwei Wochen
- Moclobemid ist relativ lipophil, allerdings bei niedrigem pH-Wert sehr gut wasserlöslich
- Geringe Plasmaeiweißbindung (50 %)
- Die maximalen Plasmaspiegel werden nach 0,7 (nüchtern) bzw. 1,1 Stunden (mit Nahrung) erreicht
- Die Plasmaspiegel steigen proportional zur Dosis; das Ausmaß der MAO-A-Hemmung korreliert mit der Plasmakonzentration
- Moclobemid wird extensiv über Oxidation metabolisiert, partiell über CYP 2C19 und 2D6
- Die Clearance nimmt mit steigender Dosis aufgrund einer Autoinhibition oder metabolisch induzierten Hemmung ab
- Die Eliminationshalbwertszeit beträgt 1–3 Stunden; 4,6 Stunden bei älteren Menschen

Beginn und Dauer der Wirkung

- Die antidepressive Wirkung tritt üblicherweise innerhalb von 28 Tagen auf

Unerwünschte Arzneimittelwirkungen (UAW)

- Siehe auch Seite 111, Tabelle 12. Antidepressiva: Häufigkeit von unerwünschten Arzneimittelwirkungen (UAW) bei therapeutischer Dosierung

ZNS-UAW

- Am häufigsten: Schlaflosigkeit, Sedierung, Agitiertheit, Reizbarkeit, Ängste, Kopfschmerzen, Benommenheit
- Dosisabhängige Effekte sind beispielsweise Unruhe, Ängstlichkeit, Agitiertheit, Aggression
- Tremor
- Hypomanieauslösung insbesondere bei Patienten mit bipolarer affektiver Störung möglich

Anticholinerge UAW

- Mundtrockenheit; verschwommenes Sehen

Kardiovaskuläre UAW

- Tachykardie, Hypotension

Endokrine und Metabolische UAW

- Galaktorrhoe bei Frauen (Fallberichte)
- Gewichtszu- oder -abnahme

Gastrointestinale UAW

- Verstopfung, Übelkeit, Erbrechen, Durchfall, Bauchschmerzen

Urologische und sexuelle UAW

- Niedrige Rate an sexuellen Funktionsstörungen; 24 % im Vergleich zu 62 % bei SSRI[94]

Absetzphänomene

- Ein Fallbericht beschreibt ein Moclobemid-Absetzsyndrom mit grippeähnlichen Symptomen (Muskelkrämpfe, Schüttelfrost, Nackenschmerzen, Kopfschmerzen, Übelkeit, Hitzewallungen ohne Fieber)[97]

Anwendungsbeschränkungen und Vorsichtsmaßnahmen

- Patienten, die mehr als 600 mg Moclobemid täglich einnehmen, sollten die Einnahme tyraminreicher Nahrungsmittel beschränken
- Patienten mit Bluthochdruck sollten die Einnahme größerer Mengen tyraminreicher Nahrungsmittel meiden
- Bei Patienten mit Thyreotoxikose oder Phäochromozytom (Kontraindikation) können hypertensive Krisen auftreten
- Vorsicht bei Kombination mit serotonergen Substanzen: Das Auftreten eines Serotoninsyndroms mit schweren ZNS-Störungen, erhöhtem Muskeltonus, Myoklonus, Diaphorese und Hyperthermie ist möglich (siehe Wechselwirkungen Seite 89)
- Bei Patienten mit schweren Leberfunktionsstörungen ist die Dosis entsprechend zu reduzieren (um ein Drittel bis zur Hälfte)
- Kontraindiziert bei Patienten mit akuten Verwirrtheitszuständen

Überdosierung und Toxizität

- Die Symptome einer Intoxikation entsprechen den UAW in stärkerer Ausprägung: Schläfrigkeit, Desorientiertheit, Stupor, Hypotension, Tachykardie, Hyperreflexie, Grimassieren, Schwitzen, Erregung, Aggressivität, Halluzinationen; Serotoninsyndrome sind ebenfalls beschrieben, Krampfanfälle
- Todesfälle wurden bei Überdosierung in Kombination mit Citalopram oder Clomipramin beschrieben

Behandlung bei Überdosierung/Intoxikation

- Magenspülung, Erbrechen, Gabe von Aktivkohle
- Überwachung der Vitalfunktionen und supportive Behandlung

Behandlung von Kindern und Jugendlichen

- Detaillierte Angaben zur Behandlung von Kindern und Jugendlichen finden Sie im *Handbuch Psychopharmaka für das Kindes- und Jugendalter*[27]
- Weitreichende Erfahrungen liegen nicht vor

Behandlung von älteren Patienten

- Alter und Nierenfunktion spielen für die Dosierung von Moclobemid keine Rolle
- Bei älteren und depressiven Patienten soll es zu einer Besserung der kognitiven Funktion kommen

Schwangerschaft

- Siehe Seite 585 für ausführliche Informationen zur Psychopharmakotherapie während der Schwangerschaft und Stillzeit
- Ausreichende Erfahrungen über die Anwendung beim Menschen liegen nicht vor
- Tierversuche ergaben keine Hinweise auf embryotoxische oder teratogene Wirkungen

Stillzeit

- Moclobemid geht in geringen Mengen in die Muttermilch über (etwa 1 % der mütterlichen Dosis)

Hinweise für die Pflege	
	• Anzeichen für suizidale Gedanken oder Handlungsabsichten sollten beobachtet und rückgemeldet werden • Der Blutdruck sollte regelmäßig kontrolliert werden • Der Patient ist vorsorglich darauf hinzuweisen, dass auch rezeptfreie Medikamente oder pflanzliche Wirkstoffe mit der Medikation interagieren können und die Einnahme nie ohne Rücksprache mit dem Arzt erfolgen sollte • Es ist nicht unbedingt erforderlich, eine spezielle Diät bei gleichzeitiger Einnahme von Moclobemid einzuhalten; trotzdem sollte auf die Einnahme sehr großer Mengen tyraminreicher Nahrungsmittel vezichtet werden, da Kopfschmerzen auftreten können • Der Patient sollte angewiesen werden, Zeichen einer hypertensiven Krise (Kopfschmerzen, Nackensteifigkeit, Palpitationen, etc.) zu erkennen • Moclobemid sollte nach den Mahlzeiten eingenommen werden, um Nebenwirkungen zu minimieren. Nach Einnahme der Medikation keine großen Mahlzeiten einnehmen • Bei Schlafstörungen Moclobemid nicht nach 17.00 Uhr ausgeben
Hinweise für Patienten	• Ausführliche Patienteninformationen: siehe Seite 586
Hinweise zu Nahrungsmitteln	• Es sind keine spezifischen Vorsichtsmaßnahmen notwendig. Ein ausgeprägter Konsum tyraminreicher Nahrungsmittel sollte vermieden werden, um das Risiko einer Hypertonie zu reduzieren
Wechselwirkungen	• Klinisch relevante Interaktionen werden in Tabelle 8. RIMA: Wechselwirkungen aufgeführt • Zusätzliche Informationen über die Kombinationsbehandlung finden Sie im Kapitel zum interagierenden Wirkstoff

Tabelle 8. RIMA: Wechselwirkungen

Medikamentenklasse	Beispiele	Wechselwirkungen
Anästhetika	Allgemein	• RIMA zwei Tage vorher absetzen
Antibiotika	Linezolid	• Die UAW von Linezolid werden verstärkt; nach Herstellerangaben ist die Kombination kontraindiziert
Anticholinergika	Antiparkinsonmittel	• Verstärkung anticholinerger Effekte
Antidepressiva		• RIMA verstärken möglicherweise die UAW anderer Antidepressiva. Die Verabreichung mit serotonerg wirksamen Medikamenten ist generell zu vermeiden
SSRI	Fluoxetin, Fluvoxamin, Citalopram, Escitalopram	• Vorsicht bei der Kombination wegen serotonerger Nebenwirkungen • Schlafstörungen können vermehrt auftreten, vermehrt Kopfschmerzen in Kombination mit Fluvoxamin. Fluoxetin und Fluvoxamin können den Abbau von Moclobemid hemmen (Dosisanpassung)

Tabelle 8. RIMA: Wechselwirkungen (Fortsetzung)

Medikamentenklasse	Beispiele	Wechselwirkungen
NDRI	Bupropion	• Erhöhtes Potenzial für Neurotoxizität und Hypertension, deshalb ist die Kombination beider Präparate kontraindiziert. Zwischen dem Ende einer Behandlung mit reversiblen MAO-Hemmern und dem Beginn der Behandlung mit Bupropion müssen mindestens 24 Stunden vergehen
SNRI	Venlafaxin	• Potenzierung der Wirkung von Serotonin und Noradrenalin; über die Kombination liegen keine gesicherten Erkenntnisse vor; die Kombination sollte vermieden werden
TZA	Nortriptylin	• Potenzierung von Gewichtszunahme, Hypotonie, anticholinerger Wirkungen, mögliches Serotoninsyndrom; die Kombination sollte vermieden werden
	Clomipramin	• Verstärkung serotonerger Wirkungen (Kombination vermeiden)
Irreversible MAOH	Tranylcypromin	• Kontraindiziert
Antipsychotika	Allgemein	• Moclobemid kann die Dopaminblockade verstärken; Antipsychotika können serotonerge Wirkungen verstärken, was zu einem Serotoninsyndrom führen kann • Additive Hypotonie, insbesondere bei niederpotenten Antipsychotika der ersten Generation (Chlorpromazin)
Anxiolytika	Buspiron	• Serotonerge Wirkungen möglich • Buspiron kann die UAW von RIMA verstärken (z. B. erhöhter Blutdruck); die Kombination sollte vermieden werden • RIMA können die Wirkung von Buspiron über die Hemmung des Serotoninstoffwechsels verstärken; serotonerge UAW können auftreten
Cimetidin		• Verminderter Abbau von Moclobemid; Plasmaspiegel kann sich verdoppeln
Johanniskraut		• Verstärkte serotonerge Wirkungen, Serotoninsyndrom möglich, die Kombination sollte vermieden werden
L-Tryptophan		• Vorsicht: Serotoninsyndrom möglich, die Kombination sollte vermieden werden
MAO-B-Hemmer	Selegilin	• Kontraindiziert, da beide MAO-Enzyme (A + B) in dieser Kombination gehemmt werden
Methylenblau		• Verstärkte serotonerge Wirkungen durch Hemmung von MAO-A und B durch Methylenblau; Risiko für Serotoninsyndrom[46]
Opioide und verwandte Medikamente	Pentazocin, Pethidin, Dextrometorphan	• Verstärkte serotonerge Wirkungen, Schwindel, Zittern, Übelkeit und Erbrechen; Risiko für Serotoninsyndrom, Todesfall unter der Kombination mit Pethidin bekannt; bei div. Herstellern als Kontraindikation aufgeführt
	Tramadol	• Kann neuroexzitatorische Effekte verstärken, wodurch das Risiko von Krampfanfällen und Serotoninsyndrom erhöht wird; bei div. Herstellern als Kontraindikation aufgeführt
Psychostimulanzien	Amphetamin, Methylphenidat	• Bluthochdruck und Gefahr hypertensiver Krisen, KOMBINATION VERMEIDEN
Selektive Norepinephrin-Wiederaufnahmehemmer	Atomoxetin	• Die neurotoxischen Effekte von Atomoxetin werden in der Kombination verstärkt, die Kombination sollte vermieden werden

Tabelle 8. RIMA: Wechselwirkungen (Fortsetzung)

Medikamentenklasse	Beispiele	Wechselwirkungen
Sympathomimetika		
Indirekte	Ephedrin, L-Dopa, etc.	• Bluthochdruck; Gefahr der hypertensiven Krisen bei längerfristiger Gabe oder bei hohen Dosierungen, die Kombination sollte vermieden werden
Direkte	Adrenalin, Salbutamol, etc.	• Bluthochdruck; Gefahr der hypertensiven Krisen bei längerfristiger Gabe oder bei hohen Dosierungen, die Kombination sollte vermieden werden
Triptane	Sumatriptan, Zolmitriptan	• Serotonin-Wirkung kann verstärkt werden; die Kombination mit Triptanen ist kontraindiziert
	Rizatriptan	• Verminderter Abbau von Rizatriptan; AUC und Plasmaspiegel können um 119 % bzw. um 41 % ansteigen, AUC-Anstieg des Metaboliten bis zu 400 % möglich

Nicht selektiver, irreversibler Monoaminooxidasehemmer (MAOH)

Verfügbare Substanz

Wirkstoff	Handelsnamen Deutschland	Handelsnamen Österreich	Handelsnamen Schweiz
Tranylcypromin	Jatrosom®	–	–

Indikationen

Zugelassene Indikationen:
- Depression („major depression"); bei Non-Response auf andere Antidepressiva
- „Atypische" Depression (Patienten mit somatischen Ängsten, Hypochondrie, vermehrtem Schlafbedürfnis etc.)

Weitere Indikationen:
- Depressive Episode bei Bipolarer Störung mit atypischer Symptomatik
- Panikstörung, soziale Phobie, auch zur Prophylaxe der Panikstörung
- Kann bei Zwangsstörung, Borderline-Persönlichkeitsstörung, Dysthymie, posttraumatischer Belastungsstörung und Negativsymptomatik im Rahmen einer Schizophrenie wirksam sein
- Möglicherweise antiherpetische Wirkung

Allgemeine Hinweise

- Bei Patienten mit Depression und hohem Suizidrisiko sollte bei der Auswahl der Behandlung die Sicherheit bei Überdosierung berücksichtigt werden (d.h. es sollten eher neuere Antidepressiva als TZA oder MAO-Hemmer verwendet werden). Die verschriebenen Mengen sollten mit einer sicheren Patientenversorgung vereinbar sein

- Die Fähigkeit des Patienten, sich an diätetische und medikamentöse Einschränkungen zu halten, sollte vor der Verordnung überprüft werden
- Bei älteren, geschwächten Patienten und solchen mit Bluthochdruck, kardiovaskulären oder zerebrovaskulären Erkrankungen sollten MAOH wegen des erhöhten Risikos einer hypertensiven Krise oder Hyperthermie mit Vorsicht angewendet werden
- Blutdruck und Herzfrequenz sind zu überwachen
- Prämenopausale Frauen sprechen möglicherweise besser auf MAOH als auf TZA an

Pharmakologie

- Irreversible Hemmung der Aktivität von MAO-A- und MAO-B-Enzymen, die für die Metabolisierung der Neurotransmitter Serotonin, Noradrenalin und Dopamin zuständig sind; Down-Regulation von β-Adrenozeptoren
- Die Hemmung der Enzyme ist „irreversibel", in dem Sinne, dass die Enzymhemmung über 10 Tage andauern kann, obwohl die Halbwertszeit von Tranylcypromin nur ca. 3 Stunden beträgt

Dosierung

- Siehe Seite 114, Tabelle 13. Antidepressiva: Dosierung und Pharmakokinetik
- Zweimal tägliche Gabe (morgens und mittags). Eine abendliche Gabe des Medikaments ist wegen möglicher Schlafstörungen zu vermeiden; gelegentlich bewirkt Tranylcypromin allerdings auch eine Sedierung
- Die MAO-Hemmung ist von der Dosis abhängig
- Das therapeutische Ansprechen erfolgt verzögert, die Dosissteigerung sollte langsam erfolgen (alle 1–2 Wochen)
- Bei geschwächten, kachektischen und älteren Patienten sollte eine besonders langsame Dosissteigerung erfolgen
- Tranylcypromin sollte bei Patienten mit schwerer Leberfunktionsstörung nicht eingesetzt werden
- Vorsicht: Bei Nierenfunktionsstörungen muss die Dosis reduziert werden, bei schwerer Funktionsstörung sollte Tranylcypromin nicht eingesetzt werden

Pharmakokinetik

- Siehe Seite 114, Tabelle 13. Antidepressiva: Dosierung und Pharmakokinetik
- Tranylcypromin wird rasch im Gastrointestinaltrakt absorbiert, in der Leber metabolisiert und fast vollständig über den Urin ausgeschieden
- Die maximale Plasmakonzentration von Tranylcypromin wird nach etwa 1–2 Stunden erreicht; dies korreliert mit einem Blutdruckanstieg im Liegen, einem orthostatischen Abfall des systolischen Blutdruckes und einem Pulsfrequenzanstieg; Blutdruckerhöhung korreliert mit der verabreichten Dosis
- Tranylcypromin kann nach langfristiger Einnahme seinen eigenen Metabolismus behindern; dies kann zu einer nicht linearen Pharmakokinetik und zur Akkumulation der Substanz führen

Beginn und Dauer der Wirkung

- Eine Antriebssteigerung kann schon nach wenigen Tagen beobachtet werden; Toleranz in Hinblick auf anxiolytische Wirkungen wurde beobachtet
- Eintritt der maximalen MAO-Hemmung und Wirkung nach etwa 2 Wochen
- Die MAO-Hemmung hält etwa 10 Tage nach Absetzen der Medikation an

Unerwünschte Arzneimittelwirkungen (UAW)	• Siehe Seite 111, Tabelle 12. Antidepressiva: Häufigkeit von unerwünschten Arzneimittelwirkungen (UAW) bei therapeutischer Dosierung
ZNS-UAW	• Am häufigsten und oft früh im Behandlungsverlauf treten Schwindel, Schläfrigkeit, Müdigkeit, Kopfschmerzen (ohne erhöhten Blutdruck), Hyperreflexie und Schlafstörungen auf [Abhilfe: langsame Dosistitration, geteilte Dosierung, Dosierung zur Schlafenszeit] • Akinesie, Verwirrung, Desorientierung, Euphorie, Gedächtnisverlust und Nystagmus können ebenfalls auftreten • Zu den stimulierenden Effekten gehören Unruhe, Angst, Übererregbarkeit, manische Symptome, Psychose und Unruhe (insb. bei höheren Dosen) • Manie- und Hypomanieauslösung: besonders bei Patienten mit bipolaren affektiven Störungen (Risiko etwa 35 %); geringeres Risiko bei bestehender Phasenprophylaxe; bei unipolaren affektiven Störungen beträgt das Risiko etwa 4 % • Erhöhte Einschlaflatenz und reduzierte Schlafeffizienz; der REM-Schlaf ist vermindert und kann zu Beginn der Therapie eliminiert sein, Rebound-REM von bis zu 250 % über dem Ausgangswert bei Medikamentenentzug berichtet • Parästhesien, „elektrische Schläge"-Empfindungen und Karpaltunnel-Syndrome (Taubheit) wurden beobachtet; möglicherweise sind diese Nebenwirkungen auf einen Vitamin-B_6-Mangel zurückzuführen [Behandlung: Pyridoxin 50–150 mg/Tag] • Myoklonische Bewegungen (insbesondere während des Schlafes, 10–15 %), Muskelkrämpfe, Verspannungen, Tremor und Zuckungen sowie dosisabhängige Akathisie [Behandlung: Cyproheptadin kann bei Krämpfen oder Zuckungen hilfreich sein; Clonazepam oder Valproat bei nächtlichen Myoklonien]
Anticholinerge UAW	• Obstipation tritt häufig auf [Behandlung: erhöhte Flüssigkeitszufuhr, fäkale Weichmacher, volumenbildende Abführmittel] • Mundtrockenheit • Harnverhalt
Kardiovaskuläre UAW	• Schwindel, Schwäche, orthostatische Hypotonie (kann sowohl früh als auch später im Behandlungsverlauf autreten); in der Regel vorübergehend, bei Symptomperistenz muss die Medikation mgl. abgesetzt werden [Behandlung: langsame Dosistitration, geteilte Dosierung, erhöhte Flüssigkeitszufuhr, Fludrocortison 0,1–0,2 mg/täglich] • Bei Patienten mit Bluthochdruck können eine Blutdruckerhöhung oder hypertensive Krisen auftreten (gelegentlich) • Ödeme der unteren Extremitäten [Behandlung: Kochsalzrestriktion; Stützstrümpfe; Amilorid 5–10 mg zweimal täglich, Überwachung hinsichtlich mgl. Hypotension]
Hämatologische UAW	• Normozytäre, normochrome Anämie, Agranulozytose und Neutropenie • Thrombozytopenie (Fallberichte)
Endokrinologische und metabolische UAW	• Hyponatriämie und SIADH wurden beobachtet • Gesteigerter Appetit und Gewichtszunahme • Hypoglykämie
Gastrointestinale UAW	• Am häufigsten sind Anorexie, Übelkeit und Erbrechen
Urogenitale und sexuelle Störungen	• Häufiger Harndrang, Inkontinenz und Harnverhalt • Verminderte Libido, Impotenz, Anorgasmie und Ejakulationsstörungen [Behandlung: siehe SSRI auf Seiten 13–14] • Verminderung der Spermienzahl • Priapismus (selten)

Andere UAW

- Häufig Leberwerterhöhung; Lebertoxizität (Einzelfälle)
- Haarausfall (Einzelfälle)

Hypertensive Krisen

- Hypertensive Krisen können bei Einnahme tyraminhaltiger Nahrungsmittel (siehe Liste im Abschnitt Hinweise zu Nahrungsmitteln auf Seite 96), bei Überdosierung oder bei Kombination mit serotonergen Medikamenten auftreten
- Unabhängig von der Dosierung
- Weitere Risikofaktoren: ältere, geschwächte Patienten, vorbekannte arterielle Hyptetonie, kardiovaskuläre oder zerebrovaskuläre Erkrankung

Anzeichen und Symptome

- Okzipital betonter Kopfschmerz, Nackensteifigkeit, Übelkeit, Erbrechen, Schwitzen (manchmal mit Fieber, manchmal mit Kältegefühl und feuchtkalter Haut), Mydriasis und Photophobie, plötzliches Nasenbluten, Tachykardie, Bradykardie, Engegefühl in der Brust
- Kopfschmerzen sind meistens das erste Symptom
- Patienten sollten über die Notwendigkeit einer sofortigen Beendigung der Einnahme bei Auftreten der oben genannten Symptome aufgeklärt werden

Behandlung

- Medikament absetzen
- Überwachung der Vitalfunktionen, EKG; ggf. intensivmedizinische Behandlung
- Captopril 25 mg sublingual; gelegentlich tritt eine sehr rasche Blutdrucksenkung ein (Monitoring empfohlen)
- Alternativ kann Phentolamin parenteral gegeben werden
- Die Patienten sollten möglichst nicht liegen, sondern stehen oder laufen; dadurch kann eine Blutdrucksenkung bewirkt werden

Absetzphänomene

- Treten gelegentlich 1–4 Tage nach abruptem Absetzen der Medikation auf
- Symptomatik: Muskelschwäche, Unruhe, lebhafte Alpträume, Kopfschmerzen, Herzrasen, Übelkeit, Schwitzen, Verwirrtheit und myoklonische Zuckungen wurden beobachtet; akute organische Psychosen mit Halluzinationen möglich
- REM-Rebound möglich (bis zu 250 % über dem Ausgangswert)
- Auf das Einhalten der speziellen Diät (siehe Liste im Abschnitt Hinweise zu Nahrungsmitteln auf Seite 96) für mindestens 10–14 Tage nach Absetzen der Medikation ist zu achten

Anwendungsbeschränkungen und Vorsichtsmaßnahmen

- Bei depressiven Patienten ist die Möglichkeit eines Suizidversuches wegen des gesteigerten Antriebes noch vor Einsetzen der antidepressiven Wirkung zu beachten, eine erhöhte Wachsamkeit hinsichtlich suizidaler Gedanken ist auch bei Dosisänderung erforderlich (Vorsichtsmaßnahmen treffen)
- Sollte nicht bei Patienten mit zerebrovaskulären Erkrankungen, kardiovaskulären Erkrankungen oder Hypertonie in der Anamnese verabreicht werden
- Sollte nur mit Vorsicht bei Patienten mit Hyperthyreose, Morbus Parkinson, eingeschränkter Nierenfunktion oder Krampfanfällen in der Anamnese eingesetzt werden
- Tranylcypromin muss 10–14 Tage vor Beginn von inkompatiblen Medikamenten wie TZA abgesetzt werden; bei gleichzeitiger Einnahme von bestimmten Nahrungsmitteln und Medikamenten können hypertensive Krisen ausgelöst werden
- Tranylcypromin sollte mindestens 7–14 Tage vor Allgemeinnarkosen oder einer Elektrokonvulsionstherapie abgesetzt werden
- Vorsicht bei der Kombination mit anderen serotonergen Medikamenten, Fälle von Serotoninsyndromen wurden berichtet

Kontraindikationen

- Schwere Erkrankungen des Herzkreislaufsystems, unter anderem extreme Formen des Bluthochdrucks, Phäochromozytom und Blutdruckkrisen
- Durchblutungsstörungen der Hirngefäße, Aneurysmen
- Schwere Leberschäden
- Akute Vergiftung mit Alkohol, Schlafmitteln, Psychopharmaka und Analgetika
- Akute Delirien
- Maligne Hyperthermie (auch in der Vorgeschichte)
- Schwere Nierenschäden
- Manie
- Porphyrie

Überdosierung und Toxizität

- Die Symptome einer Überdosierung/Intoxikation entsprechen den oben aufgeführten Nebenwirkungen in verstärktem Ausmaß
- In schweren Fällen massive Schwindelanfälle oder Schock aufgrund von kardialen Erregungsleitungsstörungen
- Bei Überdosierung kann es zu lebensbedrohlichen Zuständen kommen. Nach einem symptomfreien Intervall von bis zu 6 Stunden treten Symptome von Erregung – Koma – Tod in Erscheinung. Nach einer Überdosierung sollte der Patient für mindestens 48 Stunden intensivmedizinisch überwacht werden
- Maligne Hyperthermie möglich

Behandlung von Kindern und Jugendlichen

- Detaillierte Angaben zur Behandlung von Kindern und Jugendlichen finden Sie im *Handbuch Psychopharmaka für das Kindes- und Jugendalter*[27]
- Kinder und Jugendliche dürfen nicht mit MAOH behandelt werden

Behandlung von älteren Patienten

- Bei älteren Patienten sollen irreversible MAO-Hemmer besonders effektiv sein, da die Monoaminooxidase-Aktivität im Gehirn mit steigendem Alter zunimmt
- Die Empfindlichkeit hinsichtlich der UAW von Tranylcypromin ist im Alter ebenfalls erhöht und mit einer erhöhten Mortalität assoziiert
- Um einer orthostatischen Dysregulation vorzubeugen, sollte die Gesamtdosierung auf 2 Gaben verteilt werden (z. B. morgens und mittags) [Behandlung: Stützstrümpfe, Kochsalzgabe, Fludrocortison]

Schwangerschaft

- Siehe Seite 585 für ausführliche Informationen zur Psychopharmakotherapie während der Schwangerschaft und Stillzeit
- Aufgrund fehlender Daten zur Behandlung in der Schwangerschaft kann das Risiko nicht adäquat eingeschätzt werden; die Behandlung ist kontraindiziert; eine erhöhte Inzidenz von Missbildungen bei Einsatz von Tranylcypromin im ersten Schwangerschaftsdrittel wurde beschrieben

Stillzeit

- Es liegen nur begrenzte Daten vor, das Molekulargewicht von Tranylcypromin ist niedrig genug, um einen Übergang in die Muttermilch zu erwarten
- Bei zwingender Indikation von Tranylcypromin sollte abgestillt werden

Hinweise für die Pflege

- Patienten sollten die Einnahme der Medikation ihren behandelnden Ärzten und Zahnärzten mitteilen
- Die Patienten sollten unbedingt auf die Einhaltung einer bestimmten Diät achten; tyraminreiche Nahrung ist zu vermeiden; für jeden Patienten sollte ein Diätplan erstellt werden (siehe Liste im Abschnitt Hinweise zu Nahrungsmitteln auf Seite 96)
- Patienten sollen keine Selbstmedikation, auch nicht mit pflanzlichen Präparaten, durchführen; Einnahme weitere Medikamente nur nach Absprache mit dem behandelnden Arzt
- Bei Kopfschmerzen, Nackensteifigkeit, Herzklopfen oder anderen untypischen oder ungewöhnlichen Symptomen sollte der Patient das medizinische Personal informieren; Messung von Puls und Blutdruck, bei Erhöhung den Arzt informieren
- Häufig kann eine orthostatische Hypotonie auftreten, besonders bei älteren Patienten und zu Beginn der Behandlung; die Patienten sollten angewiesen werden, langsam aufzustehen
- Um Schlafstörungen zu vermeiden, sollte die letzte Dosis nicht nach 15.00 Uhr gegeben werden

Hinweise für Patienten

- Ausführliche Patienteninformationen: siehe Seite 586

Hinweise zu Nahrungsmitteln

- Bei der Medikation mit Tranylcypromin kann es aufgrund der zahlreichen Nahrungsmittel- und Arzneimittel-Wechselwirkungen zu hypertensiven Krisen kommen
- Die erforderlichen Einschränkungen hinsichtlich der Nahrungsmittel und Medikamente müssen für mindestens 10 Tage nach Absetzen des irreversiblen MAO-Hemmers beibehalten werden

→ **Es sollten nur frische Nahrungsmittel gegessen werden, die sachgemäß gelagert wurden und möglichst gleich nach Zubereitung verzehrt werden. Gekühlte Produkte zeigen nach einigen Tagen einen Anstieg des Tyramingehaltes. Niemals Nahrungsmittel mit abgelaufenem Verfallsdatum verzehren. In Restaurants auf Saucen, Bratensaft oder Suppen verzichten**

Folgende Nahrungsmittel vermeiden (hoher Tyramingehalt):
- Alle reifen oder älteren Käsesorten (z. B. Brie, Camembert, Cheddar, Blauschimmelkäse)
- Fava- bzw. Saubohnen (enthalten Dopamin)
- Hefe, Hefeextrakt
- Getrockneter Salzfisch, Bacalhau, geräucherter Fisch
- Brühwürfel, Tütensuppen (insbesondere Miso)
- Sauerkraut
- Räucherfleisch, Pökelfleisch, abgehangenes Wildfleisch, Leber
- Wurst (z. B. Dauerwurst, Salami, Mortadella, Pastrami)
- Sojasauce oder Sojawürze, Tofu
- Bier (auch alkoholfreies Bier)
- Unsachgemäß gelagertes oder verdorbenes Fleisch, Geflügel oder Fisch

Folgende Nahrungsmittel können eventuell zu Nebenwirkungen führen (mittlerer Tyramingehalt), moderater Konsum:
- Kaviar, Schnecken, Dosenfisch, Krabbenpaste
- Geräucherter Fisch, Kaviar, Schnecken, Fischkonserven, Krabbenpaste
- Joghurt

- Schokolade
- Alkoholhaltige Getränke wie Rotwein, Sherry, Champagner
- Käse wie Parmesan, Münster, Emmentaler, Gruyère, Mozzarella, Feta
- Peperoni
- Überreife Früchte: Avocados, Bananen, Himbeeren, Pflaumen, Tomaten, eingelegte Feigen oder Rosinen, Orangenfruchtfleisch
- Fleischextrakte
- Spinat, Auberginen
- Asiatische Nahrungsmittel

Folgende Nahrungsmittel sind frisch unbedenklich:
- Hüttenkäse, Streichkäse, Schmelzkäse, Frischkäse, Ricotta, Havarti, Brie ohne Rinde, Gorgonzola
- Frisches Fleisch, frische Innereien (z.B. Leber), frisches oder verarbeitetes Fleisch, Geflügel, Fisch
- Hochprozentiger Alkohol (in geringen Mengen)
- Sojamilch, Salatdressing
- Saure Sahne
- Worcestershire-Sauce
- Hefefreies Brot

Rezeptfreie Präparate, die NICHT bzw. nur nachvorheriger Befragung des Arztes eingenommen werden sollten:
- Erkältungsmittel, abschwellende Mittel (einschließlich Nasensprays und -tropfen), die meisten Antihistaminika und Hustenmittel
- Opioidhaltige Schmerzmittel (z.B. Produkte, die Codein enthalten)
- Alle Stimulanzien einschließlich Aufputschmittel
- Alle Appetitzügler
- Vorsicht bei Antiasthmatika
- Vorsicht bei Schlaf- und Beruhigungsmitteln
- Hefe, Nahrungsergänzungsmittel

Wechselwirkungen

- Klinisch relevante Interaktionen werden in Tabelle 9. Irreversibler MAO-Hemmer: Wechselwirkungen aufgeführt
- Zusätzliche Informationen über die Kombinationsbehandlung finden Sie im Kapitel zum interagierenden Wirkstoff

Tabelle 9. Irreversibler MAO-Hemmer: Wechselwirkungen

Medikamentenklasse	Beispiele	Wechselwirkungen
Anästhetika	Allgemein	• Verstärkung der ZNS-dämpfenden Wirkung und Hypotonie. Tranylcypromin 10–14 Tage vor geplanter Anästhesie absetzen
Antibiotika	Linezolid	• Verstärkte serotonerge oder noradrenerge Wirkung durch die schwache MAO-Hemmung durch Linezolid möglich
Anticholinergika	Antihistaminika, Antiparkinsonmittel	• Schwere Wechselwirkungen wurden berichtet, inklusive der Verlängerung und Verstärkung anticholinerger Wirkungen; Verstärkung atropinähnlicher Wirkungen

Tabelle 9. Irreversibler MAO-Hemmer: Wechselwirkungen (Fortsetzung)

Medikamentenklasse	Beispiele	Wechselwirkungen
Antidepressiva		
SSRI	Citalopram, Fluoxetin, Fluvoxamin, Paroxetin, Sertralin	• Gefahr eines Serotoninsyndroms, Todesfälle wurden berichtet (Kombination VERMEIDEN, kontraindiziert) • Therapiebeginn mit Tranylcypromin 5 Wochen nach Beendigung einer Therapie mit Fluoxetin und 2 Wochen nach SSRI
NDRI	Bupropion	• Erhöhtes Potenzial für Nebenwirkungen (Kombination VERMEIDEN, kontraindiziert)
SNRI	Venlafaxin	• Der Abbau von Serotonin und Norepinephrin ist gehemmt (Kombination VERMEIDEN, kontraindiziert)
SARI	Trazodon	• Wird niedrigdosiert (25–50 mg) bei Antidepressiva-induzierten Schlafstörungen eingesetzt, serotonerge UAW sollten überwacht werden
NaSSA	Mirtazapin	• Serotonerge UAW sind möglich, die Kombination sollte vermieden werden
Trizyklische Antidepressiva	Amitriptylin, Desipramin	• Irreversible MAO-Hemmer und trizyklische Antidepressiva sollten nicht kombiniert werden. Wenn überhaupt, dann sollte mit trizyklischen Antidepressiva die Behandlung begonnen werden und erst danach ein irreversibler MAO-Hemmer eingesetzt werden. Patienten, die bereits einen irreversiblen MAO-Hemmer einnehmen, sollte erst etwa 10–14 Tage nach Absetzen des MAO-Hemmers ein anderes Antidepressivum verabreicht werden. Potenzierung von Gewichtszunahme, Hypotonie und anticholinerger Wirkungen möglich • Die Kombination kann additive antidepressive Wirkung haben. Serotoninsyndrome (siehe Seite 15, 94) und Todesfälle wurden berichtet
	Clomipramin	• Serotoninsyndrom und Todesfälle sind berichtet worden, die Kombination sollte VERMIEDEN werden
Antihypertensiva	ACE-Hemmer, Alphablocker, Betablocker, Guanethidin	• Verstärkung der blutdrucksenkenden Wirkung sowie hypertensive Krisen aufgrund der reaktiven Katecholaminfreisetzung, Kombination VERMEIDEN
Antikonvulsiva	Carbamazepin	• Laut Fachinformation div. Hersteller von Carbamazepin kontraindizierte Kombination. Gleichzeitige Einnahme könne zu Krampfereignissen oder Hyperpyrexie führen
Antipsychotika	Allgemein	• Additive Hypotension und anticholinerge UAW
Zweite Generation	Ziprasidon	• Serotoninsyndrom (Fallberichte)[98]
Anxiolytika	Buspiron	• Starke Blutdruckerhöhung möglich, vor Beginn einer Therapie mit Buspiron 10-tägige Karenz nach Tranylcypromin (Kombination VERMEIDEN, kontraindiziert)
Atropin		• Verlängerung der Wirkungen und Nebenwirkungen von Atropin
Bromocriptin		• Verstärkte serotonerge Wirkungen und Nebenwirkungen
Disulfiram		• Nicht vorhersehbare Wechselwirkungen, Delir (Kombination VERMEIDEN)
Diuretika		• MAOH sollten aufgrund der Möglichkeit einer ausgeprägten Hypotension nicht mit weiteren Substanzen, die eine Hypotonie verursachen, kombiniert werden

Tabelle 9. Irreversibler MAO-Hemmer: Wechselwirkungen (Fortsetzung)

Medikamentenklasse	Beispiele	Wechselwirkungen
Ginseng		• Fallbericht über Verwirrtheit und optische Halluzinationen; kann außerdem Kopfschmerzen, Zittern und Hypomanie induzieren
Insulin		• Hypoglykämie, verursacht durch Stimulation der Insulinsekretion und Hemmung der Glukoneogenese
Johanniskraut		• Verstärkte serotonerge Wirkungen und Nebenwirkungen[72]
Lakritz		• Verstärkte serotonerge Wirkungen und Nebenwirkungen möglich[72]
L-Dopa		• Verstärkte Speicherung und Ausschüttung von Dopamin und/oder Noradrenalin. Kopfschmerzen, Übererregbarkeit, Hypertension. Die Gabe von Carbidopa/L-Dopa in Kombination wird empfohlen, um eine periphere Decarboxylierung zu verhindern
L-Tryptophan		• Serotoninsyndrome (siehe Seite 15, 94) mit Hyperreflexie, Tremor, myoklonischen Zuckungen und okulären Oszillationen wurden berichtet (Kombination vermeiden)
Lithium		• Verstärkte serotonerge Wirkungen
MAO-B-Hemmer	Selegilin	• Verstärkte serotonerge Wirkungen
Methylenblau		• Verstärkte serotonerge Wirkungen durch Hemmung von MAO-A und B durch Methylenblau (siehe Anwendungsbeschränkungen und Vorsichtsmaßnahmen); Risiko für Serotoninsyndrom[46]
Nikotin		• Bei niedrigen Dosierungen von Tranylcypromin wurde eine Hemmung des Nikotinabbaus durch eine kompetitive Inhibition von CYP 2A6 beobachtet
Opioide und verwandte Medikamente	Dextrometorphan	• Bizarres Verhalten und psychotische Symptome wurden beobachet. Serotoninsyndrom (Fallberichte), Kombination VERMEIDEN; kontraindiziert
	Dextrometorphan, Pethidin, Diphenoxylat, Tramadol	• Erregung, vermehrtes Schwitzen und Blutdruckabfall wurden beobachtet; außerdem kann es zu Enzephalopathie, Krampfanfällen, Koma, Ateminsuffizienz und möglicherweise zu einem Serotoninsyndrom kommen. Insbesondere Pethidin sollte nicht mit MAOH kombiniert werden
	Tramadol	• Erhöhtes Risiko für Krampfanfälle und Serotoninsyndrom
Reserpin		• Erregungszustände und hypertensive Krisen aufgrund zentraler und peripherer Katecholaminausschüttung
Stimulanzien	MDA, MDMA („Ecstasy“)	• Serotoninsyndrome (siehe Seite 15, 94) und hypertensive Krisen (Fallberichte)
Sulfonylharnstoffe	Tolbutamid	• Verstärkte Neigung zu Hypoglykämie
Sympathomimetika		
Indirekte	Amphetamin, Dopamin, Ephedrin, Methylphenidat, Pseudoephedrin, Tyramin	• Hypertensive Krisen durch Noradrenalinausschüttung (Kombination VERMEIDEN, kontraindiziert)

Tabelle 9. Irreversibler MAO-Hemmer: Wechselwirkungen (Fortsetzung)

Medikamentenklasse	Beispiele	Wechselwirkungen
Direkte	Adrenalin, Noradrenalin, Salbutamol	• Keine Wechselwirkung
	Phenylephrin	• Blutdruckerhöhung möglich
Tetrabenazin		• Erregungszustände und hypertensive Krisen aufgrund zentraler und peripherer Katecholaminausschüttung
Triptane	Sumatriptan, Rizatriptan, Zolmitriptan	• Wegen der Gefahr eines Serotoninsyndroms (siehe Seite 15, 94) ist diese Kombination zu VERMEIDEN bzw. kontraindiziert; erst 14 Tage nach Absetzen des MAOH verabreichen
ZNS-depressive Mittel	Barbiturate, Sedativa, Alkohol	• Verstärkung der ZNS-dämpfenden Wirkung

NMDA-Rezeptor-Antagonist

Verfügbare Substanzen

Wirkstoff	Handelsnamen Deutschland	Handelsnamen Österreich	Handelsnamen Schweiz
Esketamin	Spravato®	Spravato®	Spravato®

Indikationen

Zugelassene Indikationen:

- therapieresistente mittelgradige/schwere Depression in Kombination mit einem oralen Antidepressivum (SSRI/SNRI)
- akute Kurzzeitbehandlung bei psychiatrischen Notfallsituationen (nach ärztlichem Ermessen) in Kombination mit einer oralen antidepressiven Therapie bei mittelgradiger/schwerer depressiver Episode

Allgemeine Hinweise

- Muss unter direkter medizinisches Aufsicht verabreicht werden. Eine Behandlungssitzung umfasst die nasale Administration von Esketamin-Nasenspray durch den Patienten sowie eine Nachbeobachtung für mindestens 90 Minuten
- Aufgrund des Risikos schwerwiegender unerwünschter Wirkungen wie Sedierung und Dissoziation sowie des Potenzials für Missbrauch und Fehlgebrauch des Medikaments ist eine erhöhte Wachsamkeit erforderlich; es liegen entsprechende Leitfäden für die Behandlung mit Esketamin vor
- Alle Patienten sollten hinsichtlich einer möglichen Zunahme der depressiven Symptomatik sowie etwaiger Suizidgedanken überwacht werden

Pharmakologie

- Esketamin, das S-Enantiomer des racemischen Ketamins, ist ein nicht selektiver, nicht kompetitiver Antagonist des N-Methyl-D-Aspartat (NMDA)-Rezeptors, eines ionotropen Glutamatrezeptors
- Der Mechanismus, durch den Esketamin seine antidepressive Wirkung entfaltet, ist unbekannt
- Der wichtigste zirkulierende Metabolit von Esketamin (Noresketamin) ist am selben Rezeptor mit niedrigerer Affinität aktiv

Dosierung

- Siehe Seite 114, Tabelle 13. Antidepressiva: Dosierung und Pharmakokinetik
- Dosisanpassungen sollten auf der Grundlage von Wirksamkeit und Verträglichkeit vorgenommen werden
- Der Nachweis des therapeutischen Nutzens sollte am Ende der Induktionsphase bewertet werden, um die Notwendigkeit einer weiteren Behandlung zu überprüfen
- Induktionsphase (Wochen 1–4: zweimal pro Woche verabreichen): Tag 1: Anfangsdosis 56 mg; nachfolgende Dosen: 56 mg oder 84 mg
- Erhaltungsphase (Wochen 5–8: Verabreichung einmal wöchentlich 56 mg oder 84 mg)
- Erhaltungsphase (ab Woche 9: Verabreichung alle 2 Wochen oder einmal wöchentlich 56 mg oder 84 mg). Individuelle Frequenz und Dosierung, geringste Dosierung zur Aufrechterhaltung der Remission/des Ansprechens wählen
- Esketamin ist nur zur nasalen Anwendung bestimmt. Das Nasenspraygerät gibt insgesamt 28 mg Esketamin ab. Um einen Verlust des Medikaments zu vermeiden, darf das Nasenspray vor der Anwendung nicht entlüftet werden. Verwenden Sie 2 Hübe (für eine Dosis von 56 mg) oder 3 (für eine Dosis von 84 mg), mit einer 5-minütigen Pause zwischen der Verwendung der einzelnen Hübe
- Wenn ein Patient Behandlungssitzungen versäumt und eine Verschlechterung der Depression auftritt, sollte erwogen werden, zum vorherigen Dosierungsschema des Patienten zurückzukehren

Pharmakokinetik

- Die mittlere absolute Bioverfügbarkeit beträgt ca. 48 % nach Verabreichung des Nasensprays
- Die Zeit bis zum Erreichen der maximalen Esketamin-Plasmakonzentration beträgt 20–40 Minuten nach dem letzten Nasenspray einer Behandlungssitzung
- C_{max} (Inter-Subjekt-Variabilität) reicht von 27 % bis 66 %; C_{max} (Intra-Subjekt-Variabilität) liegt bei ca. 15 %
- AUC (Inter-Subjekt-Variabilität) reicht von 18 % bis 45 %; AUC (Intra-Subjekt-Variabilität) liegt bei ca. 10 %
- Das mittlere Steady-State-Verteilungsvolumen beträgt 709 Liter
- Die Proteinbindung beträgt ca. 43–45 %
- Das Gehirn-Plasma-Verhältnis von Noresketamin ist vier- bis sechsmal niedriger als das von Esketamin
- Die Halbwertszeit liegt zwischen 7 und 12 Stunden
- AUC und Halbwertszeit sind bei Patienten mit moderater Leberfunktionsstörung höher
- Die Clearance beträgt ca. 89 Liter/Stunde nach intravenöser Verabreichung
- Wird primär über CYP 2B6 und CYP 3A4 und in geringerem Maße über CYP 2C9 und CYP 2C19 zu Noresketamin metabolisiert
- Noresketamin wird über CYP-abhängige Wege metabolisiert, nachfolgende Metaboliten werden glukuronidiert

Beginn und Dauer der Wirkung

- In einer 4-wöchigen Studie, in der Esketamin (plus orales Antidepressivum) mit intranasalem Placebo (plus orales Antidepressivum) verglichen wurde, wurde der größte Unterschied zwischen der Esketamin-Behandlung und Placebo nach 24 Stunden beobachtet
- Bei Patienten in stabiler Remission, die die Behandlung mit Esketamin (plus orales Antidepressivum) fortsetzten, war die Zeit bis zum Wiederauftreten der depressiven Symptome statistisch signifikant länger als bei Patienten, die intranasales Placebo (plus orales Antidepressivum) erhielten

Unerwünschte Arzneimittelwirkungen (UAW)

- Siehe Seite 106, 111, Tabelle 12. Antidepressiva: Häufigkeit von unerwünschten Arzneimittelwirkungen (UAW) bei therapeutischer Dosierung
- Dissoziation, Benommenheit, Übelkeit, Sedierung, Schwindel, Hypoästhesie, Angstzustände, Lethargie, Blutdruckanstieg, Erbrechen und Trunkenheitsgefühl sind die am häufigsten berichteten UAW (Inzidenz ≥ 5 % und mindestens doppelt so hoch wie bei Placebo plus oralem Antidepressivum)

ZNS-UAW

- Sedierung bei 49–61 % der Patienten
- Dissoziationen oder Veränderungen der Wahrnehmung (einschließlich Verzerrung von Zeit/Raum und Illusionen), Derealisation und Depersonalisation bei 61–75 % der Patienten
- Angstzustände bei 13 % der Patienten, die mit Esketamin (plus oralem Antidepressivum) behandelt wurden, vs. 6 % bei Placebo (plus oralem Antidepressivum)
- Schwindel bei 29 %, Lethargie bei 11 % und Trunkenheitsgefühl bei 5 % der Patienten, die mit Esketamin (plus oralem Antidepressivum) behandelt wurden vs. 8 %, 5 % bzw. 0,5 % bei Placebo (plus oralem Antidepressivum)
- Hypästhesie bei 18 % der Patienten, die mit Esketamin (plus oralem Antidepressivum) behandelt wurden vs. 2 % mit Placebo (plus oralem Antidepressivum)
- Zwei placebokontrollierte Studien ergaben 6 und 18 Stunden nach der Dosis vergleichbare Fahrleistungen bei Patienten, die mit Esketamin (84 mg) und Placebo behandelt wurden (mit Ausnahme von zwei mit Esketamin behandelten Patienten, die den Fahrtest 8 Stunden nach der Dosis aufgrund von esketaminbedingten UAW abbrachen)
- Kann die kognitive Leistung kurzfristig beeinträchtigen (keine Auswirkung auf die kognitive Leistung in einer einjährigen offenen Sicherheitsstudie, keine längere Nachbeobachtung darüber hinaus)

Anticholinerge UAW	• Keine signifikanten UAW bekannt
Kardiovaskuläre UAW	• Anstieg des systolischen Blutdrucks um 40 mmHg und/oder des diastolischen Blutdrucks um 25 mmHg bei 8–17 % der mit Esketamin behandelten Patienten vs. 1–3 % der mit Placebo behandelten Patienten in den ersten 1,5 Stunden während der ersten 4 Behandlungswochen
Endokrine und metabolische UAW	• Keine signifikanten UAW bekannt
Gastrointestinale UAW	• Übelkeit bei 28 % der Patienten, die mit Esketamin (plus oralem Antidepressivum) behandelt wurden vs. 9 % mit Placebo (plus oralem Antidepressivum) • Erbrechen bei 9 % der Patienten, die mit Esketamin (plus oralem Antidepressivum) behandelt wurden vs. 2 % bei Patienten, die mit Placebo (plus oralem Antidepressivum) behandelt wurden
Andere UAW	• Schwindel bei 23 % der Patienten, die mit Esketamin (plus oralem Antidepressivum) behandelt wurden vs. 3 % mit Placebo (plus oralem Antidepressivum) • Höhere Rate an Symptomen des unteren Harntrakts (Pollakisurie, Dysurie, Miktionsdrang, Nykturie und Zystitis) bei mit Esketamin behandelten Patienten im Vergleich zu Placebo

Absetzphänomene

- Bis zu 4 Wochen nach Absetzen von Esketamin wurde kein Absetzsyndrom festgestellt
- Es wurde über Entzugserscheinungen nach dem Absetzen von häufig (mehr als wöchentlich) eingenommenen hohen Dosen von Ketamin über längere Zeiträume hinweg berichtet. Solche Entzugserscheinungen sind wahrscheinlich, wenn Esketamin in ähnlicher Weise missbraucht wurde. Zu den Symptomen können Heißhunger, Müdigkeit, Appetitlosigkeit und Angstzustände gehören

→ **Esketamin sollte daher nach einer längeren Anwendung langsam ausdosiert werden!**

Kontraindikationen

- Kontraindiziert bei Patienten mit: aneurysmatischen Gefäßerkrankungen oder arteriovenösen Malformationen, intrazerebralen Blutungen in der Vorgeschichte, einem kürzlichen kardiovaskulären Ereignis einschl. Herzinfarkt (innerhalb der letzten 6 Wochen) oder Überempfindlichkeit gegen Esketamin, Ketamin oder einen der Hilfsstoffe

Anwendungsbeschränkungen und Vorsichtsmaßnahmen

- Vor Beginn jeder Sitzung sollte eine Blutdruckkontrolle erfolgen. Wenn der Ausgangsdruck erhöht ist (z. B. >140 mmHg systolisch, >90 mmHg diastolisch), sind die Risiken eines kurzfristigen Blutdruckanstiegs und der Nutzen von Esketamin abzuwägen. Verabreichen Sie kein Esketamin, wenn ein Anstieg des Blutdrucks oder des intrakraniellen Drucks ein ernsthaftes Risiko darstellt. Nach der Dosierung sollte der Blutdruck für ca. 40 Minuten (entspricht C_{max}) und anschließend je nach Klinik gemessen werden
- Überwachung bezüglich Sedierung bei gleichzeitiger Behandlung mit Esketamin und ZNS-dämpfenden Substanzen
- Aufgrund des Risikos von Sedierung und Dissoziation muss der Patient nach jeder Behandlung mindestens 90 Minuten lang überwacht werden, gefolgt von einer abschließenden klinischen Beurteilung, ob der Patient klinisch stabil und bereit ist, die Behandlungsumgebung zu verlassen
- Vor der Verschreibung von Esketamin muss bei jedem Patienten das Risiko eines Missbrauchs eingeschätzt werden, und während der Therapie muss auf die Entwicklung von Abhängigkeitsentwicklung, missbräuchlichem Verhalten oder anderweitigem Drogenkonsum geachtet werden
- Alle Patienten sollten hinsichtlich einer möglichen Zunahme der depressiven Symptomatik sowie etwaiger Suizidgedanken überwacht werden, insbesondere während der ersten Monate der medikamentösen Therapie und bei Dosierungsänderungen

Behandlung von Kindern und Jugendlichen

- Esketamin ist nicht für die Anwendung bei Kindern zugelassen
- Die Sicherheit und Wirksamkeit von Esketamin bei Kindern wurde nicht nachgewiesen

Behandlung von älteren Patienten

- Die mittlere C_{max} und AUC von Esketamin ist bei älteren Patienten höher
- Die Wirksamkeit wurde in einer 4-wöchigen randomisierten kontrollierten Studie untersucht, in der Esketamin (plus ein orales Antidepressivum) mit intranasalem Placebo (plus ein orales Antidepressivum) bei Patienten im Alter von 65 Jahren und älter verglichen wurde. Esketamin wurde mit 28 mg zweimal wöchentlich begonnen und auf 56 mg oder 84 mg titriert, die zweimal wöchentlich verabreicht wurden. Am Ende der 4 Wochen gab es keinen statistisch signifikanten Unterschied zwischen den Gruppen hinsichtlich des primären Wirksamkeitsendpunkts (Veränderung vom MADRS Ausgangswert bis Woche 4)

Schwangerschaft

- Siehe Seite 585 für detaillierte Informationen zur Psychopharmakotherapie während der Schwangerschaft und Stillzeit
- Nicht empfohlen während der Schwangerschaft
- Embryofetale Toxizität; kann den Fötus schädigen
- Es liegen keine ausreichenden Daten vor, um Rückschlüsse auf das Risiko von schweren Geburtsfehlern, Fehlgeburten oder unerwünschten mütterlichen oder fetalen Ergebnissen zu ziehen
- Wenn eine Frau während der Behandlung mit Esketamin schwanger wird, sollte die Behandlung abgebrochen und die Patientin über das mögliche Risiko für den Fötus beraten werden

Stillzeit

- Esketamin geht in die Muttermilch über
- Potenzielles Risiko für Neurotoxizität bei gestillten Säuglingen

Hinweise für die Pflege

- Esketamin ist nur zur intranasalen Anwendung bestimmt
- Weisen Sie Patienten vor der Verabreichung von Esketamin an, sich bis zum nächsten Tag nach einem erholsamen Schlaf nicht an potenziell gefährlichen Aktivitäten wie dem Führen eines Kraftfahrzeugs oder dem Bedienen von Maschinen zu beteiligen
- Weisen Sie schwangere Frauen auf das mögliche Risiko einer Schädigung des Fötus hin
- Um den Verlust der Medikation zu vermeiden, darf das Nasenspray vor der Anwendung nicht entlüftet werden
- Wenn mehr als ein Nasenspray verwendet wird, müssen 5-minütige Ruhepausen zwischen den Anwendungen erfolgen
- In den ersten 40 Minuten nach Verwendung des Nasensprays muss eine Blutdruckkontrolle erfolgen
- Während der Esketamin-Behandlung sollte auf Symptome der Harnwege und der Blase geachtet werden
- Psychotherapie und Psychoedukation sind für die Behandlung von Depressionen ebenfalls sehr wichtig
- Während der Therapie sollte auf unerwünschte Wirkungen und Veränderungen der Stimmung und des Aktivitätsniveaus geachtet werden, einschließlich der Zunahme oder dem Auftreten von suizidalen Gedanken

Hinweise für Patienten

- Ausführliche Patienteninformationen: siehe Seite 586

Wechselwirkungen

- Klinisch relevante Interaktionen werden in Tabelle 10. NMDAR-Antagonist: Wechselwirkungen aufgeführt
- Zusätzliche Informationen über die Kombinationsbehandlung finden Sie im Kapitel zum interagierenden Wirkstoff

Tabelle 10. NMDAR-Antagonist: Wechselwirkungen

Medikamentenklasse	Beispiele	Wechselwirkungen
Antidepressiva		
Irreversible MAOH	Tranylcypromin	Verstärkte Blutdruckerhöhung möglich
Psychostimulanzien	Amphetamin, Methylphenidat, Modafinil	Verstärkte Blutdruckerhöhung möglich
ZNS-depressive Mittel	Alkohol, Benzodiazepine, Opioide	Verstärkte Sedierung möglich

Pharmakologische Effekte von Antidepressiva

Tabelle 11. Antidepressiva: Wirkung auf Neurotransmitter und Rezeptoren*

	SSRI						NDRI	SNRI			SARI
	Citalopram	**Escitalopram**	**Fluoxetin**	**Fluvoxamin**	**Paroxetin**	**Sertralin**	**Bupropion**	**Duloxetin**	**Milnacipran**	**Venlafaxin**(**)	**Trazodon**
NA-Wiederaufnahme	+	+	++	++	+++	++	+	++++	+++	+	–
5-HT-Wiederaufnahme	++++	++++	++++	++++	+++++	+++++	–	++++	+++	+++	++
DA-Wiederaufnahme	–	–	+	–	++	+++	++	++	–	+	–
5-HT$_{1A}$-Blockade	–	?	–	–	–	–	–	+	–	–	+++(***)
5-HT$_{2A}$-Blockade	+	?	++	–	–	+	–	++	–	–	+++
ACh-Blockade	+	+	++	–	++	+	–	+	–	–	–
H$_1$-Blockade	++	+	+	–	–	–	+	+	–	–	++
α$_1$-Blockade	+	+	+	+	+	++	+	+	–	–	+++
α$_2$-Blockade	–	?	+	+	+	+	–	+	–	–	++
D$_2$-Blockade	–	?	–	–	–	–	–	–	–	–	+
Selektivität	NA<5-HT	NA<5-HT	NA<5-HT	NA<5-HT	NA<5-HT	NA<5-HT	NA>5-HT	NA<5-HT	NA>5-HT	NA<5-HT	NA<5-HT

	SMS	NaSSA	TZA							NMDAR-Antagonist
	Vortioxetin	**Mirtazapin**	**Amitriptylin**	**Clomipramin**	**Doxepin**	**Imipramin**	**Nortriptylin**	**Trimipramin**	**Maprotilin**	**Esketamin**
NA-Wiederaufnahme	++	+	+++	+++	+++	+++	++++	++	++++	–
5-HT-Wiederaufnahme	++++	–	+++	++++	++	+++	++	+	+	–
DA-Wiederaufnahme	+	–	+	+	+	+	+	+	+	–
5-HT$_{1A}$-Blockade	+++(****)	+++	++	+	++	+	++	+	–	–
5-HT$_{2A}$-Blockade	–	+++	+++	+++	+++	+++	+++	+++	++	–
ACh-Blockade	–	++	+++	+++	+++	+++	++	+++	++	–
H$_1$-Blockade	–	++++	++++	+++	+++++	+++	+++	+++++	++++	–
α$_1$-Blockade	–	++	+++	+++	+++	+++	+++	+++	+++	–

Tabelle 11. Antidepressiva: Wirkung auf Neurotransmitter und Rezeptoren (Fortsetzung)

	SMS	NaSSA	TZA							NMDAR-Antagonist
	Vortioxetin	Mirtazapin	Amitriptylin	Clomipramin	Doxepin	Imipramin	Nortriptylin	Trimipramin	Maprotilin	Esketamin
α_2-Blockade	–	+++	++	+	+	+	+	+	+	–
D_2-Blockade	–	+	+	++	+	+	+	++	++	–
Selektivität	NA<5-HT	NA = 5-HT	NA>5-HT	NA<5-HT	NA>5-HT	NA>5-HT	NA>5-HT	NA>5-HT	NA>5-HT	–

* Das Verhältnis der K_i-Werte (intrinsische Dissoziationskonstante) zwischen den verschiedenen Neurotransmittern und Rezeptoren bestimmt das pharmakologische Profil der Arzneimittel
Schlüssel: K_i (nM) > 10.000 = –; 1000–10.000 = +; 100–1.000 = ++; 10–100 = +++; 1–10 = ++++; 0,1–1 = +++++; ? = nicht bekannt; **Desvenlafaxin hat ein vergleichbares Profil; ***Vilazodon ist ein partieller Agonist am $5\text{-}HT_1$ Rezeptor; **** Vortioxetin ist ein Agonist am $5\text{-}HT_1$ Rezeptor

Pharmakologische Effekte von Antidepressiva auf Neurotransmitter und Rezeptoren

NA-Wiederaufnahmehemmung

- Antidepressive Wirkung
- UAW: Zittern, Tachykardie, Bluthochdruck, Schwitzen, Schlaflosigkeit, Erektions- und Ejakulationsstörungen
- Potenzierung von pressorischen Effekten von Noradrenalin
- Wechselwirkung mit Guanethidin (Blockade der antihypertensiven Wirkung)

5-HT-Wiederaufnahmehemmung

- Antidepressive und anxiolytische Wirkung, Wirkung auf Panikstörung und Zwangsstörung
- Kann je nach Dosis Angstzustände verstärken oder vermindern
- UAW: Dyspepsie, Übelkeit, Kopfschmerzen, Nervosität, Akathisie, extrapyramidale Effekte, Anorexie, sexuelle UAW
- Potenzierung von Arzneimitteln mit serotonergen Eigenschaften (z. B. L-Tryptophan); Vorsicht hinsichtlich eines Serotoninsyndroms

DA-Wiederaufnahmehemmung

- Antidepressive Wirkung, Wirkung auf Parkinsonsymptome; kann Motivation und Kognition verbessern und einen Prolaktinanstieg abmildern
- UAW: Psychomotorische Aktivierung, Aggravation von Psychosen

$5\text{-}HT_{1A}$-Agonismus

- Antidepressive, anxiolytische und antiaggressive Wirkung

$5\text{-}HT_{2A}$-Blockade

- Anxiolytische, antidepressive und antipsychotische Wirkung, Effekt auf Migräne, verbesserter Schlaf
- UAW: Hypotension, Ejakulationstörungen, Sedierung

$5\text{-}HT_{2C}$-Blockade

- Anxiolytische und antidepressive Wirkung; prokognitive Effekte wurden postuliert
- UAW: verstärkter Appetit, Gewichtszunahme

ACh-Blockade

- Zweitstärkste Wirkung der TZA
- UAW: Mundtrockenheit, verschwommenes Sehen, Verstopfung, Harnverhalt, Sinustachykardie, QRS-Veränderungen, Gedächtnisstörungen, Sedierung, Verstärkung eines Engwinkelglaukoms/Glaukomanfall
- Potenzierung der Wirkung von Medikamenten mit anticholinergen Wirkungen

H_1-Blockade

- UAW: Sedierung, posturale Hypotonie, Gewichtszunahme
- Potenzierung von Wirkungen anderer ZNS-Medikamente

α_1-Blockade

- UAW: posturale Hypotonie, Schwindel, Reflextachykardie, Sedierung
- Potenzierung von Antihypertensiva, die über die α_1-Blockade wirken (z.B. Prazosin, Doxazosin, Labetalol)

α_2-Blockade

- ZNS-Erregung; möglicher Rückgang der depressiven Symptome
- UAW: Sexuelle Dysfunktion, Priapismus
- Antagonismus von Antihypertensiva, die als α_2-Agonisten wirken (z.B. Clonidin)

D_2-Blockade

- Antipsychotische Wirkung
- UAW: Extrapyramidale Störungen (z.B. Tremor, Rigidität), endokrine Veränderungen, sexuelle Dysfunktion (bei Männern)

Tabelle 12. Antidepressiva: Häufigkeit von unerwünschten Arzneimittelwirkungen (UAW) bei therapeutischer Dosierung

Unerwünschte Wirkung	SSRI						NDRI	SNRI			SARI
	Citalopram	Escitalopram	Fluoxetin	Fluvoxamin	Paroxetin	Sertralin	Bupropion	Duloxetin	Milnacipran	Venlafaxin	Trazodon
ZNS-UAW											
Schläfrigkeit, Sedierung	>10%	>2%	>10%	>10%	>10%	>10%	>2%	>10%	–	>10%	>30%
Schlaflosigkeit	>10%	>10%	>10%[a]	>10%	>10%	>10%	>10%	>10%	>5%	>10%[a]	>2%
Erregung, Hypomanie*	>2%	<2%	>2%	>10%	>2%	>10%	>10%[b]	>2%	–	>10%[b]	–[b]
Desorientierung/Verwirrung	<2%	<2%	>10%	> 2%	<2%	<2%	>2%	–	–	>2%	<2%
Kopfschmerzen	>10%	<2%	>10%	>10%	>10%	>10%	>10%	>10%	>10%	>10%	>2%
Asthenie, Fatigue	>10%	>2%	>10%	>10%	>10%	>2%	>2%	>10%	–	>10%	>10%
Anticholinerge UAW											
Mundtrockenheit	>10%	>10%	>10%	>10%	>10%	>10%	>10%	>10%	>5%	>10%	>10%
Verschwommenes Sehen	>2%	<2%	>2%	>2%	>2%	>2%	>10%	>2%	<2%	>2%	>2%[c]
Obstipation	>2%	>2%	>2%	>10%	>10%	>2%	>10%	>10%	<10%	>10%	>2%
Schwitzen	>10%	>2%	>2%	>10%	>10%	>2%	>10%	>10%	<10%	>10%	–
Verzögerte Miktion/Harnverhalt**	>2%	–	>2%	>2%	>2%	<2%	>2%	<2%	>2%[d]	<2%	<2%
Extrapyramidale UAW											
Allgemein	>2%	<2%	<2%	>2%[e]	>2%	>2%	<2%	<2%	<2%	>2%	>2%[e]
Tremor	>2%	<2%	>10%	>10%	>10%	>10%	>10%	>2%	<2%	>2%	>2%

Tabelle 12. Antidepressiva: Häufigkeit von unerwünschten Arzneimittelwirkungen (UAW) bei therapeutischer Dosierung (Fortsetzung)

Unerwünschte Wirkung	SSRI						NDRI	SNRI			SARI
	Citalopram	Escitalopram	Fluoxetin	Fluvoxamin	Paroxetin	Sertralin	Bupropion	Duloxetin	Milnacipran	Venlafaxin	Trazodon
Kardiovaskuläre UAW											
Orthostatische Hypotension	>2%	>2%	>10%	>2%	>10%	>10%	>2%[f]	>10%[f]	>10%	>10%[f]	>10%[g]
Tachykardie, Palpitationen	>2%[h]	>2%[h]	<2%[h]	<2%[h]	>2%[h]	>2%[h]	>2%	>2%	>2%	>2%[i]	>2%
EKG-Veränderungen***	<2%	<2%	<2%	<2%	<2%	<2%	<2%	–	<2%	<2%[i]	>2%
Kardiale Arryhtmien	<2%	<2%	<2%[k]	<2%	<2%	<2%	<2%	–	<2%	<2%	>2%[l]
Gastrointestinale Störungen	>10%	>10%	>10%	>30%	>10%	>30%	>10%	>10%	>20%	>30%	>10%
Dermatitis, Hautausschlag	<2%	>2%	>2%	>2%	<2%	>2%	>2%	>2%	<2%	>2%	<2%
Gewichtszunahme (>6kg)#	>2%	<2%	>2%[m]	>2%[m]	>10%[m]	≥2%[m]	<2%[m]	>2%	–	>2%[m]	>2%
Sexuelle Störungen	>30%	>10%	>30%[n]	>30%	>30%[n]	>30%[n]	<2%[n][o]	>30%	<10%	>30%[n]	<2%[n]
Krampfanfälle##	<2%	<2%	<2%	<2%	<2%	<2%	<2%[p]	<2%	<1%	<2%	<2%

– Keine Berichte in der gesichteten Literatur, * Häufiger bei bipolaren Patienten, ** Vor allem bei älteren Patienten, *** EKG-Anomalien meist ohne kardiale Schädigung, # Bei dauerhafter Behandlung, ## Bei nicht epileptischen Patienten; Risiko erhöht bei erhöhten Plasmaspiegeln, (a) Besonders bei abendlicher Gabe, (b) Weniger wahrscheinlich eine Manie auszulösen, (c) Senkung des Augeninnendrucks, (d) Dosisabhängig, (e) Tardive Dyskinesie berichtet (selten), (f) Bluthochdruck berichtet; kann bei Patienten mit bekanntem Bluthochdruck häufiger sein, (g) Weniger häufig, wenn Arzneimittel nach den Mahlzeiten verabreicht werden, (h) Verminderte Herzfrequenz berichtet, (i) Erhöhtes Risiko bei höheren Dosen, (k) Verlangsamung des Sinusknotens und atriale Dysrhythmie, (l) Patienten mit vorbestehender Herzerkrankung haben eine 10%ige Inzidenz von vorzeitigen ventrikulären Kontraktionen, (m) Anfangs wurde über Gewichtsverlust berichtet, (n) Priapismus berichtet, (o) Verbesserte sexuelle Funktion, (p) Höhere Inzidenz, wenn Dosen über 450 mg/Tag Bupropion verwendet werden oder bei Patienten mit Bulimie

Tabelle 12. Antidepressiva: Häufigkeit von unerwünschten Arzneimittelwirkungen (UAW) bei therapeutischer Dosierung (Fortsetzung)

Unerwünschte Wirkung	SMS	NaSSA	TZA						
	Vortioxetin	Mirtazapin	Amitriptylin	Clomipramin	Doxepin	Imipramin	Nortriptylin	Trimipramin	Maprotilin
ZNS-UAW									
Schläfrigkeit, Sedierung	<2%	>30%[q]	>30%	>2%	>30%	>10%	>2%	>30%	>10%
Schlaflosigkeit	–	>2%	>2%	>10%	>2%	>10%	<2%	>2%[r]	<2%
Erregung, Hypomanie*	<0.1%	>2%	<2%	<2%	<2%	>10%	>2%	<2%	>2%
Desorientierung/Verwirrung	–	>2%	>10%	>2%	<2%	>2%	>10%	>10%	>2%
Kopfschmerzen	>5%	>2%	>2%	>2%	<2%	>10%	<2%	>2%	<2%
Asthenie, Fatigue	>2%	>10%	>10%	>2%	>2%	>10%	>10%	>2%	>2%

Tabelle 12. Antidepressiva: Häufigkeit von unerwünschten Arzneimittelwirkungen (UAW) bei therapeutischer Dosierung (Fortsetzung)

Unerwünschte Wirkung	SMS	NaSSA	TZA						
	Vortioxetin	**Mirtazapin**	**Amitriptylin**	**Clomipramin**	**Doxepin**	**Imipramin**	**Nortriptylin**	**Trimipramin**	**Maprotilin**
Anticholinerge UAW									
Mundtrockenheit	>5%	>30%	>30%	>30%	>30%	>30%	>10%	>10%	>30%
Verschwommenes Sehen	–	>10%	>10%	>10%	>10%	>10%	>2%	>2%	>10%
Obstipation	>5%	>10%	>10%	>10%	>10%	>10%	>10%	>10%	>10%
Schwitzen	>5%	>2%	>10%	>10%	>2%	>10%	<2%	>2%	>2%
Verzögerte Miktion/Harnverhalt**	<2%	>2%	>2%	>2%	<2%	>10%	<2%	<2%	
Extrapyramidale UAW									
Allgemein	–	>2%	>2%[e]	<2%[e]	>2%[e]	<2%	–	<2%	>2%
Tremor	–	>2%	>10%	>10%	>2%	>10%	>10%	>10%	>10%
Kardiovaskuläre UAW									
Orthostatische Hypotension	<10%	>2%	>10%	>10%	>10%	>30%	>2%	>10%	>2%
Tachykardie, Palpitationen	–	>2%	>10%	>10%	>2%	>10%	>2%	>2%	>2%
EKG-Veränderungen***	–	<2%	>10%[s]	>10%[s]	>2%[s]	>10%[s]	>2%[s]	>10%[s]	<2%[s]
Kardiale Arryhtmien	–	<2%	>2%	>2%	>2%	>2%	>2%	>2%	<2%
Gastrointestinale Beschwerden	>30%	>2%	>2%	>10%	<2%	>10%	<2%	<2%	>2%
Dermatitis, Hautausschlag	>2%	<2%	>2%	>2%	<2%	>2%	<2%	<2%	>10%
Gewichtszunahme (>6kg)	–	>30%	>30%	>10%	>10%	>10%	>2%	>10%	>10%
Sexuelle Störungen	>20%	>2%	>2%	>30%	>2%	>30%	<2%	<2%	<2%
Krampfanfälle##	–	<2%	<2%	<2%[t]	<2%	<2%	<2%	<2%	<2%[t]

– Keine Berichte in der gesichteten Literatur, * Häufiger bei bipolaren Patienten, ** Vor allem bei älteren Patienten, *** EKG-Anomalien meist ohne kardiale Schädigung, ## Bei nicht epileptischen Patienten; Risiko erhöht bei erhöhten Plasmaspiegeln, (e) Tardive Dyskinesie berichtet (selten), (q) Sedierung bei höheren Dosen (über 15 mg) weniger ausgeprägt, (r) Keine Wirkung auf den REM-Schlaf, (s) Erregungsleitungsstörungen: Verlängertes PR-, QRS- oder QTc-Intervall, (t) Höhere Inzidenz bei Dosen über 250 mg/Tag Clomipramin oder 225 mg/Tag Maprotilin

Tabelle 12. Antidepressiva: Häufigkeit von unerwünschten Arzneimittelwirkungen (UAW) (Fortsetzung)

Unerwünschte Wirkung	MAO-Hemmer		NMDA-Rezeptorantagonist
	Moclobemid	**Tranylcypromin**	**Esketamin**
ZNS-UAW			
Schläfrigkeit, Sedierung	>2%	>10%	>10%
Schlaflosigkeit	>10%[a]	>10%[a]	>2%
Erregung, Hypomanie*	>10%	>10%	>2%
Desorientierung/Verwirrung	>2%	>2%	>10%
Kopfschmerzen	>10%	>10%	>10%
Asthenie, Fatigue	<2%	<2%	>2%
Anticholinerge UAW			
Mundtrockenheit	>10%	>10%	>2%
Verschwommenes Sehen	>10%	>2%	–
Obstipation	>2%	>2%	>2%
Schwitzen	>2%	>2%	<2%
Verzögerte Miktion/Harnverhalt**	<2%	>2%	>2%
Extrapyramidale UAW			
Allgemein	<2%	<2%	–
Tremor	>2%	>2%	>2%
Kardiovaskuläre UAW			
Orthostatische Hypotension	>10%	>10%	–[f]
Tachykardie	>2%	>10%[h]	>2%
EKG-Veränderungen***	>2%	<2%[u]	–
Kardiale Rhytmusstörungen	>2%	<2%	–
Gastrointestinale Beschwerden	>10%	>2%	>10%
Dermatitis, Hautausschlag	>2%	>2%	–
Gewichtszunahme (>6kg)#	<2%	>2%	–
Sexuelle Störungen	>2%	>2%[n]	–
Krampfanfälle##	<2%	–[x]	–

– Keine Berichte in der gesichteten Literatur, * Häufiger bei bipolaren Patienten, ** Vor allem bei älteren Patienten, *** EKG-Anomalien meist ohne kardiale Schädigung, ## Bei nicht epileptischen Patienten; Risiko erhöht bei erhöhten Plasmaspiegeln, (a) Besonders bei abendlicher Gabe, (f) Bluthochdruck berichtet, (h) Verminderte Herzfrequenz berichtet, (n) Priapismus berichtet, (u) verkürztes QTc-Intervall, (x) möglicherweise antikonvulsiver Effekt

Tabelle 13. Antidepressiva: Dosierung und Pharmakokinetik

Substanz (Handelsname z. B.)	Therapeut. Dosisbereich	Vergleichsdosis	Empfohlene Plasmaspiegel (nmol/l)	Bioverfügbarkeit (%)	Proteinbindung (%)	Max. Plasmakonz. nach/Std.	Halbwertszeit (Std.)	Metabol. Enzyme (CYP 450; andere)*	Enzyminhibition (CYP 450; andere)**
SSRI									
Citalopram (Cipramil®)	10–40	10		80	80	4	23–45[b]	2D6[c][m], 2C19[m], 3A4[m]	2D6[w], 2C9[w], 2C19[w]
Escitalopram (Cipralex®)	10–20	5		80	56	4–5 (Metabolit = 14)	27–32[b] [d]	2D6[m], 3A4[m], 2C19[m]	2D6[w], 2C9[w], 2C19[w]
Fluoxetin (Fluctin®)	10–80[e]	10		72–85	94	6–8 (unretardiert)	24–144 (Ausgangssubstanz)[b] 200–330 (Metabolit)	1A2[w], 2B6[w], **2D6**[c] [p], 3A4[w], **2C9**[p], **2C19**[p], 2E1	1A2[m], 2B6[w], **2D6**[p], 3A4[c] [w], 2C9[w], 2C19[m]; P-gp
Fluvoxamin (Fevarin®)	50–300[e]	35		60	77–80	1.5–8	9–28[b]	1A2[w], 2D6	**1A2**[p], 2B6[w], 2D6[m], 3A4[w], 2C9[m], **2C19**[p]; P-gp
Paroxetin (Seroxat®)	10–60[e]	10		>90	95	5.2 (unretardiert)	3–65[b] [d]	**2D6**[p]; P-gp	1A2[w], **2B6**[p], **2D6**[p], 3A4[w], 2C9[w], 2C19[m]; P-gp
Sertralin (Zoloft®)	50–200[e]	25		70	98	6	22–36 (Ausgangssubstanz)[b] [d] 62–104 (Metabolit)	2B6, 2D6, **3A4**[p], 2C9, 2C19[m]; UGT2B7	1A2[w], 2B6[m], 2D6[w], 3A4[w], 2C9[w], **2C19**[p]; P-gp
NDRI									
Bupropion (Elontril®)	150–300[f]	100[f]	75–350[a]	>90	80–85	1.6 (unret.) 3 (retardiert) 6 (Metabolit)	20–27 (Metaboliten)	1A2[w], **2B6**[p], 2D6[c], 3A4[w], 2C9[w], 2E1[m]	2D6[w]
SNRI									
Venlafaxin (Trevilor®, Efexor®)	75–375	40		13	27	2 (unret.)	3–7 (Ausgangssubstanz)[b] [d] 9–13 (Metabolit)	**2D6**[p], 3A4[c] [w], 2C9, 2C19	2D6[w], 3A4[w]
Venlafaxin retard (Trevilor retard®)						5,5 (retardiert)	9–12 (Absorptionshalbwertszeit)		
Duloxetin (Cymbalta®)	60–120	?		70	>95	6	8–19[b] [d]	1A2, 2D6	2D6[m]
Milnacipran (Milnaneurax®)	20–100	?	n/z	92	22	6–8	12	2C8, 2C19, **3A4**	

Tabelle 13. Antidepressiva: Dosierung und Pharmakokinetik (Fortsetzung)

Substanz (Handelsname z. B.)	Therapeut. Dosisbereich	Vergleichsdosis	Empfohlene Plasmaspiegel (nmol/l)	Bioverfügbarkeit (%)	Proteinbindung (%)	Max. Plasmakonz. nach/Std.	Halbwertszeit (Std.)	Metabol. Enzyme (CYP 450; andere)*	Enzyminhibition (CYP 450; andere)**
SARI									
Trazodon (Thombran®, Trittico®)	150–600	100		70–90	93	2	4–9	2D6[c], **3A4**[p]	2D6[w]; Induktor von P-gp
SMS									
Vortioxetin (Brintellix®)	5–20	?	n/z	75	98	7–11	57	2A6, 2B6, 2C8, 2C9, 2C19, **2D6**, 3A4/5	–
NaSSA									
Mirtazapin (Remergil®, Remeron®)	15–45	12.5		50	85	2	20–40[b] [d]	**1A2**[p], **2D6**[c] [p], **3A4**[p], 2C9	–
TZA									
Amitriptylin (Saroten®, Tryptizol®)	75–300	30	250–825[a] [g]	43–48	92–96	2–8	10–46[b]	1A2[w], 2B6[w], 2D6[m], **3A4**[p], 2C9[w], **2C19**[p] 1A2[w], 2D6, 3A4[w], 2C9[w], 2C19[w]; P-gp	1A2, 2D6[m], 3A4, 2C9[w], 2C19[m], 2E1; P-gp; UGT
Clomipramin (Anafranil®)	75–300	30	300–1000	98	98	2–6	17–37[b]	1A2, **2D6**[p]	2D6[m]; UGT
Doxepin (Aponal®, Sinequan®, Sinquan®)	75–300	35	500–950[a]	89	89	2–6	8–36[b]	1A2[w], 2B6[w], **2D6**[p], 3A4[m], 2C9[w], 2C19[m]; UGT1A3; UGT1A4	–
Imipramin (Tofranil®)	75–300	35	500–800[a]	89	89	2–6	4–34[b]	**2D6**[p], 3A4[m], 2C9[w], 2C19[m]; UGT1A4	1A2, 2D6[m], 2C19[m], 2E1; P-gp; UGT1A3
Nortriptylin (Nortrilen®)	40–200	25	150–500[g]	89–92	89–92	2–6	13–88[b]	1A2, 2D6[m], 3A4[m], 2C19; P-gp	2D6, 2C19[w], 2E1
Trimipramin (Stangyl®, Surmontil®)	75–300	50	500–800	95	95	2–6	7–30[b]	2D6, 2C9, 2C19	2D6; P-gp

Tabelle 13. Antidepressiva: Dosierung und Pharmakokinetik (Fortsetzung)

Substanz (Handelsname z. B.)	Therapeut. Dosisbereich	Vergleichsdosis	Empfohlene Plasmaspiegel (nmol/l)	Bioverfügbarkeit (%)	Proteinbindung (%)	Max. Plasmakonz. nach/Std.	Halbwertszeit (Std.)	Metabol. Enzyme (CYP 450; andere)*	Enzyminhibition (CYP 450; andere)**
Tetrazyklikum									
Maprotilin (Ludiomil®)	100–225	30	200–950[a]	66–100	88	9–16	27–58[b]	1A2, **2D6**[p]	2D6; P-gp
Andere Antidepressiva									
Agomelatin (Valdoxan®)	25–50	n/z		<5	95	1–2	1–2	**CYP 1A2**, CYP 2C9/2c19	–
Tianeptin (Tianeurax®)	25–37,5	n/z		99	95–96	1–2	2,5–3 (Ausgangssubstanz) 7–8 (aktiver Metabolit)	–	–
RIMA									
Moclobemid (Aurorix®)	300–600	150	–	50–90 (nach zwei Wochen)	50	?	1–3[b]	**2C19** [p]	1A2[m], 2D6[m], 2C9, 2C19[m]
irreversibler MAOH									
Tranylcypromin (Jatrosom N®)	20–60	10	–	?	?	?	2.4[b]	–	1A2[w], **2A6**[p], 2D6[w], 2C9[w], 2C19[w], 3A4[w], 2E1[m]
NMDA-Rezept.-Antagonist									
Esketamin (Spravato®)	56–84	n/z	n/z	48	43–45	0,33–0,66	7–12	2B6, 2C9, 2C19, 3A4	–

* CYP-450-Isoenzyme, die am Arzneimittelmetabolismus beteiligt sind, ** CYP-450-Isoenzyme, die durch das Medikament gehemmt werden; die Größenordnung kann von der Medikamentendosis und der Plasmakonzentration sowie vom Genotyp und der basalen metabolischen Kapazität des jeweiligen Patienten beeinflusst werden, (a) Umfasst die Summe des Arzneimittels und seiner Metaboliten, (b) Erhöht bei Lebererkrankungen – Dosisanpassung erwägen, (c) Spezifisch für den Metaboliten, (d) Erhöht bei mäßiger bis schwerer Nierenfunktionsstörung – Dosisanpassung erwägen, (e) SSRI haben eine flache Dosis-Wirkungs-Kurve. Bei Depression sprechen die meisten Patienten auf die erste (niedrige) Dosis an. Höhere Dosen werden bei der Behandlung von Zwangsstörungen eingesetzt, (f) Verabreichung in geteilten Dosen (maximal 150 mg pro Dosis), (g) Etablierte Bereiche für die Wirksamkeit bei Major Depressive Disorder, (m) Mäßige Aktivität, (p) Starke Aktivität, (w) Schwache Aktivität, P-gp = P-Glykoprotein [ein Transporter von hydrophoben Substanzen in oder aus bestimmten Körperorganen (z. B. blockiert die Absorption im Darm)]; UGT = Uridindiphosphat-Glucuronosyltransferase [beteiligt an Phase-II-Reaktionen (Konjugation)], n/z : nicht zutreffend

Umstellung von Antidepressiva

Vorgehen bei mangelnder Wirksamkeit eines Antidepressivums (Non-Response)	• Bei Nichtansprechen auf eine antidepressive Medikation sollten die Diagnose und die Compliance des Patienten überprüft werden • Es sollte sichergestellt sein, dass die Dosis im therapeutischen Bereich liegt (Blutspiegelkontrollen durchführen) und die Dauer der Antidepressivatherapie ausreichend war (mindestens 4–6 Wochen; bei älteren Patienten ist ein Wirkungseintritt nach bis zu 12 Wochen möglich) • Die systematische Erfassung des Ansprechens auf eine Behandlung mithilfe testpsychometrischer Untersuchungen zur Symptomschwere, unerwünschten Arzneimittelwirkungen und der Compliance hilft bei der klinischen Entscheidungsfindung[99]
Faktoren, die ein Ansprechen auf eine antidepressive Therapie erschweren	• Komorbide medizinische oder psychiatrische Erkrankungen, z. B. Hypothyreose, Zwangsstörung • Persönlichkeitsstörungen sind mit einer reduzierten Response assoziiert; allerdings können im Rahmen der Depression die Kriterien für eine Persönlichkeitsstörung erfüllt werden und nach Abklingen der depressiven Symptomatik nicht mehr klinisch relevant sein • Drogenmissbrauch und Abhängigkeitserkrankungen können das Management erschweren (z. B. Kokain)[100] • Psychosoziale Faktoren können das Ansprechen beeinflussen • Niedrige Folsäurespiegel werden mit ausbleibender Remission, ausbleibender Response und Rückfällen in Verbindung gebracht • Diverse Medikamente können bei gleichzeitiger Verschreibung die Wirksamkeit der Antidepressiva herabsetzen (z. B. Kalziumkanalblocker) • Metabolische Induktoren (z. B. Carbamazepin) oder Inhibitoren (z. B. Erythromycin) können die Plasmaspiegel von Antidepressiva beeinflussen
Umstellung von Antidepressiva	• Die Umstellung von einem SSRI zu einem anderen SSRI kann zu einem Behandlungserfolg führen, da die verschiedenen SSRI chemisch unterschiedlich sind • Bei etwa 20–25 % der Patienten, die auf eine Therapie mit einem SSRI nicht angesprochen haben, kommt es bei einem Wechsel auf eine andere Klasse von Antidepressiva oder einem anderen SSRI zur Remission (STAR*D-Studien)[8] • Der Nutzen eines Wechsels innerhalb der Gruppe der TZA ist nicht nachgewiesen • Eine Studie fand signifikant höhere Ansprechraten beim Wechsel von Imipramin auf Sertralin als umgekehrt und eine bessere Verträglichkeit[101] • Vorsicht bei dem Wechsel auf oder von irreversiblen MAOH (siehe Umstellung von Antidepressiva auf Seite 116–117)
Vorteile einer Umstellung	• Minimiert die Polypharmazie • Verringertes Risiko von Arzneimittelinteraktionen • Zweiter Wirkstoff kann besser verträglich sein • Verbesserte Compliance • Geringere Kosten
Nachteile einer Umstellung	• Verlust der partiellen Wirksamkeit des ersten Wirkstoffs • Erforderliche Zeit zum Absetzen des ersten Wirkstoffs oder die Notwendigkeit einer Karenzzeit (Rückfallrisiko) • Verzögertes Einsetzen der Wirkung

Tabelle 14. Umstellung von Antidepressiva

Umstellung von	Umstellung auf	Methode[a]
SSRI (nicht Fluoxetin)	→ SSRI (inklusive Fluoxetin)	Direkte Umstellung, **ODER** Ausschleichen, Absetzen, Umstellen
	→ NDRI, Clomipramin	Ausschleichen, Absetzen, Umstellen
	→ SNRI	Ausschleichen, Absetzen, Umstellen, **ODER** überlappende Umstellung
	→ SARI, SMS, NaSSA, TZA (nicht Clomipramin)	Überlappende Umstellung
	→ RIMA, Irreversibler MAOH	Ausschleichen Absetzen, Karenzzeit (1 Woche), Umstellen
Fluoxetin	→ SSRI, NDRI, SMS, TZA (nicht Clomipramin)	Ausschleichen, Absetzen, Karenzzeit (4–7 Tage), Umstellen
	→ SNRI	Ausschleichen, Absetzen, Umstellen
	→ SARI	Überlappende Umstellung
	→ NaSSA	Ausschleichen, Absetzen, Karenzzeit (4–7 Tage), Umstellen **ODER** Überlappende Umstellung
	→ Clomipramin	Ausschleichen, Absetzen, Karenzzeit (2 Wochen), Umstellen
	→ RIMA	Ausschleichen, Absetzen, Karenzzeit (5 Wochen), Umstellen
	→ Irreversibler MAOH	Ausschleichen, Absetzen, Karenzzeit (5–6 Wochen), Umstellen
NDRI	→ SSRI (inklusive Fluoxetin), SNRI, SARI, SMS, NaSSA, TZA (inklusive Clomipramin)	Ausschleichen, Absetzen, Umstellen
	→ RIMA, irreversibler MAOH	Ausschleichen, Absetzen, Karenzzeit (1 Woche), Umstellen
SNRI	→ SSRI (nicht Fluoxetin), SARI, SMS, NaSSA, TZA (nicht Clomipramin)	Überlappende Umstellung
	→ Fluoxetin	Ausschleichen, Absetzen, Umstellen, **ODER** überlappende Umstellung
	→ NDRI, SNRI, Clomipramin	Ausschleichen, Absetzen, Umstellen
	→ RIMA, irreversibler MAOH	Ausschleichen, Absetzen, Karenzzeit (1 Woche), Umstellen
SARI	→ SSRI (inklusive Fluoxetin), NDRI, SNRI, SMS, NaSSA, TZA (inklusive Clomipramin)	Überlappende Umstellung
	→ RIMA, irreversibler MAOH	Ausschleichen, Absetzen, Karenzzeit (1 Woche), Umstellen
SMS	→ SSRI (nicht Fluoxetin)	Ausschleichen, Absetzen, Umstellen, **ODER** überlappende Umstellung
	→ Fluoxetin, NDRI, Clomipramin	Ausschleichen, Absetzen, Umstellen
	→ SNRI, SARI, NaSSA, TZA (nicht Clomipramin)	Überlappende Umstellung
	→ RIMA, irreversibler MAOH	Ausschleichen, Absetzen, Karenzzeit (3 Wochen), Umstellen

Tabelle 14. Umstellung von Antidepressiva (Fortsetzung)

Umstellung von	Umstellung auf	Methode[a]
NaSSA	→ SSRI (inklusive Fluoxetin), SNRI, TZA (inklusive Clomipramin)	Ausschleichen, Absetzen, Umstellen, **ODER** überlappende Umstellung
	→ NDRI	Ausschleichen, Absetzen, Umstellen
	→ SARI, SMS	Überlappende Umstellung
	→ RIMA, irreversibler MAOH	Ausschleichen, Absetzen, Karenzzeit (1 Woche), Umstellen
	→ irreversibler MAOH	Ausschleichen, Absetzen, Karenzzeit (2 Wochen), Umstellen
TZA	→ SSRI (inklusive Fluoxetin), NDRI, SNRI, SARI, SMS, NaSSA, TZA (inklusive Clomipramin)	Überlappende Umstellung
	→ NaSSA	Ausschleichen, Absetzen, Umstellen, **ODER** überlappende Umstellung
	→ RIMA	Ausschleichen, Absetzen, Karenzzeit (1 Woche), Umstellen
	→ irreversibler MAOH	Ausschleichen, Absetzen, Karenzzeit (2 Wochen), Umstellen
Clomipramin[b]	→ SSRI (NICHT Fluoxetin), SNRI, SMS	Ausschleichen, Absetzen, Umstellen
	→ Fluoxetin	Ausschleichen, Absetzen, Karenzzeit (2–3 Wochen), Umstellen
	→ NDRI, SARI, NaSSA, TZA	Überlappende Umstellung
	→ RIMA	Ausschleichen, Absetzen, Karenzzeit (1 Woche), Umstellen
	→ irreversibler MAOH	Ausschleichen, Absetzen, Karenzzeit (3 Wochen), Umstellen
RIMA	→ SSRI (inklusive Fluoxetin), NDRI, SNRI, SARI, SMS, NaSSA, TZA (inklusive Clomipramin), Tianeptin, irreversibler MAOH	Ausschleichen, Absetzen, Karenzzeit (1 Tag), Umstellen
Irreversibler MAO-Hemmer (Tranylcypromin)[c]	→ SSRI (inklusive Fluoxetin), NDRI, SNRI, SARI, SMS, NaSSA, TZA (inklusive Clomipramin oder Imipramin), Tianeptin, irreversibler MAOH	Ausschleichen, Absetzen, Karenzzeit (2 Wochen), Umstellen
	→ Clomipramin oder Imipramin	Ausschleichen, Absetzen, Karenzzeit (3 Wochen), Umstellen

(a) Methode:
Direkte Umstellung: Absetzen des ersten Antidepressivums und Beginn des neuen Antidepressivums am folgenden Tag. Empfohlen, wenn die Therapiedauer des ersten Antidepressivums weniger als 6 Wochen beträgt (Wechselwirkungen weniger wahrscheinlich) und/oder bei Wechsel zu einem Antidepressivum mit ähnlicher Wirkweise (reduziert Absetzsymptome)
Ausschleichen, Absetzen, Umstellen: Das erste Antidepressivum allmählich ausschleichen und das neue Antidepressivum sofort nach Absetzen beginnen. Empfohlen, wenn die Therapiedauer des ersten Antidepressivums mehr als 6 Wochen beträgt
Ausschleichen, Absetzen, Karenzzeit, Umstellen: Allmähliches Absetzen des ersten Antidepressivums und Beginn des neuen Antidepressivums nach einer Karenzzeit (Auswaschzeit)
Überlappende Umstellung: Allmähliches Absetzen des ersten Antidepressivums und langsame gleichzeitige Einführung und Erhöhung der Dosis des neuen Antidepressivums
Das Ausschleichen und die überlappende Umstellung dauert in der Regel 1–2 Wochen oder länger und sollte durch die Überwachung der Verträglichkeit bei dem einzelnen Patienten beurteilt und angepasst werden
(b) Clomipramin sollte nicht zusammen mit SSRI, Venlafaxin oder Duloxetin verabreicht werden (außerunter besonderen Umständen), eine überlappende Umstellung sollte nicht erfolgen
(c) Tranylcypromin sollte aufgrund des Risikos einer hypertensiven Krise und eines Serotoninsyndroms erst eingesetzt werden, wenn sich keine Response auf andere Antidepressiva zeigte. Die Karenzzeit muss eingehalten und der Patient individuell überwacht werden

Antidepressive Augmentationsverfahren

Definition

- Unter Augmentation versteht man die Kombination eines Antidepressivums mit anderen Psychopharmaka nach Nichtansprechen (Non-Response) der Monotherapie

Augmentationsverfahren

- Bei Antidepressiva-Nonrespondern besteht für eine Augmentation mit Antipsychotika der zweiten Generation die beste Evidenz, die Wirksamkeit wurde in mindestens 15 randomisierten kontrollierten Doppelblindstudien nachgewiesen[101]

Vorteile einer Augmentation

- Schnelle Response möglich
- Mit den meisten Kombinationen werden Ansprechraten von mehr als 50 % erreicht
- Kein Absetzen des ersten Medikaments oder Karenzzeit erforderlich
- Vermeidet das Risiko von Absetzsymptomen des ersten Medikaments

Nachteile einer Augmentation

- Erhöhtes Risiko für unerwünschte Arzneimittelwirkungen
- Erhöhtes Risiko für Arzneimittelwechselwirkungen
- Erhöhte Kosten
- Verminderte Compliance durch die erhöhte Anzahl der eingenommenen Tabletten

Antidepressiva-Kombinationen

- Antidepressiva-Kombinationen, die verschiedene Neurotransmittersysteme beeinflussen, können unter Umständen zu einer verbesserten bzw. additiv verstärkten antidepressiven Wirkung führen. Achten Sie auf pharmakodynamische und pharmakokinetische Wechselwirkungen!
- In der CO-MED-Studie zeigte sich bei schwer depressiven Patienten kein Vorteil einer Kombinationstherapie im Vergleich zur SSRI-Monotherapie[102]

MAO-Hemmer + TZA

→ **Beachte: Keine Kombination von irreversiblem MAO-Hemmer mit SSRI, SNRI, NDRI, SARI, NaSSA, Vortioxetin, Tianeptin oder RIMA**

- Eine Kombinationstherapie sollte gleichzeitig begonnen werden. Ein MAO-Hemmer kann zum trizyklischen Antidepressivum hinzugegeben werden; Vorsicht bei Kombination mit serotonerg wirkenden Substanzen (siehe Wechselwirkungen auf Seite 15, 112)
- Ein Therapieerfolg kann sich evtl. erst nach ca. etwa 6 Wochen zeigen
- Sechs offene Fallstudien berichten von einer Response bei 54–100 % der Patienten unter dieser Kombination

SSRI + TZA

- Eine Kombination von einem SSRI mit einem noradrenergen trizyklischen Antidepressivum (z. B. Nortriptylin) bewirkt möglicherweise eine stärkere Down-Regulation der β-Adrenozeptoren und kann so zu einem rascheren und besseren Therapieerfolg führen
- Therapieerfolg bei Kombination von SSRI mit noradrenergem TZA (z. B. Nortriptylin) bei bis zu 50 % der Patienten
- Plasmaspiegelkontrollen durchführen und geringe TZA-Dosierungen verwenden, um toxische Wirkungen zu vermeiden (siehe Wechselwirkungen auf Seite 75, 113)

RIMA + TZA

- Bis zu 57 % der Patienten mit therapieresistenter Depression können auf die Kombination ansprechen (offene Studien)
- Auf mögliche serotonerge UAW achten

RIMA + SSRI

- Bis zu 67 % der Patienten mit therapieresistenter Depression können auf die Kombination ansprechen
- Auf mögliche serotonerge UAW achten

NDRI + SSRI	• Bei 30 % der Patienten, die auf eine Therapie mit einem SSRI nicht angesprochen haben, kam es unter der Kombination von Citalopram und Bupropion zu einer Remission (STAR*D-Studien)[8]
NDRI + SNRI	• In offenen Studien und Fallserien wurde bei bis zu 85 % der Patienten mit partiellem Ansprechen ein klinisch signifikanter Nutzen der Kombination berichtet; unerwünschte Arzneimittelwirkungen (z. B. Tremor, Panikattacken, erhöhtes Anfallsrisiko) können die Dosis limitieren (siehe Seite 32, 112) • Bupropion kann die Schlafeffizienz, die allgemeine Energie, die Müdigkeit und die exekutiven Funktionen verbessern sowie SNRI- oder SSRI-induzierte sexuelle Dysfunktion abmildern
NaSSA + SSRI	• Therapieerfolg bis zu 64 % bei therapieresistenten Patienten nach zusätzlicher Gabe von Mirtazapin (15–30 mg) zu einem SSRI in einer offenen Studie • Möglicherweise stärkere Gewichtszunahme und Sedierung • Die Kombinationsbehandlung von Paroxetin und Mirtazapin führte zu einem signifikant schnelleren Ansprechen und erhöhten Response- und Remissionsraten als jedes der beiden Medikamente allein[103] • Die Kombination kann Schlaflosigkeit lindern und eine aktivierende Wirkung haben; Gewichtszunahme und Sedierung wurden ebenfalls berichtet
SARI + SSRI	• Niedrig dosiertes Trazodon (25–50 mg) zur Linderung von Schlaflosigkeit • Auf serotonerge Effekte achten; die Kombination kann Angst und Reizbarkeit erhöhen
SNRI + TZA	• 64 % der Patienten zeigten eine vollständige Remission
Antikonvulsiva (z. B. Carbamazepin)	• Augmentation bei Patienten mit therapierefraktärer Depression oder Zwangsstörung (Fallberichte) • Plasmaspiegelkontrolle bei Kombination mit trizyklischen Antidepressiva (verstärkter Abbau in Kombination mit Carbamazepin); bei SSRI Carbamazepinspiegel überwachen • Es besteht keine signifikante Korrelation zwischen (antikonvulsivem) Plasmaspiegel von Carbamazepin und klinischer Besserung • Augmentation bei Patienten mit therapierefraktärer Depression oder Zwangsstörung (Fallberichte) • Lamotrigin: zwei kleine doppelblinde, randomisierte, placebokontrollierte Studien konnten keine Überlegenheit gegenüber Placebo bei Antidepressiva-Nonrespondern mit Depression feststellen
Antipsychotika der zweiten Generation	• Die Blockade von 5-HT_{2C} erhöht die Noradrenalin-, Dopamin- und Acetylcholinspiegel im präfrontalen Kortex; die Blockade von 5-HT_{2A}- und 5-HT_{2C}-Rezeptoren kann die Wirksamkeit und das UAW-Profil von SSRI verbessern und den Schlaf fördern; Berichte zur Verbesserung der Kognition bei Depression • Niedrige Dosen von Risperidon (0,5–2 mg/Tag), Olanzapin (2,5–10 mg/Tag), Quetiapin oder Ziprasidon können SSRI bei Patienten mit Depression oder Zwangsstörung augmentieren; Verminderung von Angstzuständen, Reizbarkeit und Schlaflosigkeit, Verbesserung der Kognition und der Remissionsraten berichtet • Fluoxetin/Olanzapin-Kombination (Symbyax®) in den USA zur Behandlung von bipolaren Depressionen und therapieresistenten Depressionen (die auf zwei antidepressive Therapieversuche nicht ansprachen) zugelassen • Eine Metaanalyse von 10 Studien mit Olanzapin, Quetiapin und Risperidon zeigte, dass diese wirksamer sind als die Augmentation mit Placebo, mit gepoolten Remissionsraten von 47 % vs. 22 %, aber 3-fach höheren Abbruchraten aufgrund von unerwünschten Ereignissen[101]. Nach der Metaanalyse zeigten zwei weitere Studien eine überlegene Wirksamkeit für die Augmentation mit Quetiapin • Berücksichtigen Sie additive unerwünschte Arzneimittelwirkungen bei der Medikamentenkombination, einschließlich zentralnervöser UAW und extrapyramidalmotorischer Störungen

Antipsychotika der dritten Generation

- Eine Augmentation mit Aripiprazol (2 mg/Tag) zeigte bei Patienten mit inadäquater Response nur eine marginale Wirksamkeit mit einem nicht signifikanten (gepoolte, gewichtete Analyse) Unterschied zu Placebo von 5,6 %[104]
- Zwei randomisierte klinische Studien zeigten eine Wirksamkeit der Augmentation mit Aripiprazol (10 mg) bei Patienten mit inadäquater Response auf das Erstlinien-Antidepressivum (Zulassung in den USA für diese Indikation)
- 3 Studien zeigten etwas höhere Remissionsraten bei der Augmentation mit Aripiprazol
- Zwei randomisierte klinische Studien zeigten einen Nutzen für eine Augmentation mit Brexpiprazol bei Patienten mit inadäquater Response (Zulassung in den USA für diese Indikation)
- Die empfohlene Anfangsdosis für Brexpiprazol als Augmentationsbehandlung ist 0,5 mg oder 1 mg einmal täglich. Titrieren Sie auf 1 mg einmal täglich, dann bis zur Zieldosis von 2 mg einmal täglich. Dosissteigerungen sollten in wöchentlichen Abständen erfolgen, basierend auf dem klinischen Ansprechen des Patienten und der Verträglichkeit. Die maximale empfohlene Tagesdosis beträgt 3 mg

Buspiron

- Mögliche Therapieerfolge innerhalb der ersten 2–4 Wochen
- Bei 30 % der Patienten, die auf eine Therapie mit einem SSRI nicht angesprochen haben, kam es unter der Kombination von Citalopram und Buspiron zu einer Remission (STAR*D-Studie)[8]
- 43–100 % der depressiven Patienten sprachen in offenen Studien auf die Kombination an – die Daten widersprechen allerdings vorhandenen Doppelblindstudien
- Linderung von persistierender Angst und SSRI-induzierten sexuellen Störungen möglich
- Auf mögliche UAW wegen verstärkter serotonerger Wirkungen ist zu achten
- Übliche Dosierung von Buspiron: 15–60 mg/Tag

Elektrokonvulsionstherapie

- Siehe Seite 128
- Die Akutbehandlung kann in Kombination mit Antidepressiva durchgeführt werden
- Eine Erhaltungstherapie mit einem Antidepressivum oder Lithium kann erforderlich sein

Folat

- Höhere Folatwerte prädizieren eine bessere Response bei Patienten die eine Therapie mit SSRI (Vorhersage hier besser) oder TZA erhalten[104]
- Die Augmentation von 20 mg Fluoxetin mit 500 µg Folat führte bei Frauen zu einer um 55 % höheren Wahrscheinlichkeit, einen HAM-D-Wert von weniger als 9 zu erreichen; keine Signifikanz bei Männern

Lithium

- Eine Metaanalyse kontrollierter Studien deutet darauf hin, dass die Lithium-Augmentation konventioneller Antidepressiva bei behandlungsresistenten Depressionen wirksam ist; bis zu 60 % der Patienten können auf die Kombination ansprechen (niedrigere Ansprechraten wurden bei SSRI berichtet); ein Ansprechen kann innerhalb von 48 Stunden, in der Regel aber innerhalb von 3 Wochen erfolgen. Kann bei älteren Menschen weniger wirksam sein
- Unklar ist, ob es bei der Augmentation eine Korrelation zwischen Lithiumspiegel und klinischer Verbesserung gibt; jedoch wird ein Plasmaspiegel über 0,4 mmol/l für die Wirksamkeit vorgeschlagen; übliche Dosis: 600–900 mg/Tag
- Therapieerfolg ist wahrscheinlicher bei Patienten mit vermuteter bipolarer Störung oder bei Patienten, die 1. Grades mit bipolar Erkrankten in der Familie verwandt sind, oder mit hypomanischen Phasen in der Anamnese (Bipolar-II-Störung)
- Zu den Nachteilen der Lithium-Augmentation gehören das Risiko von Kardiotoxizität, Nephrotoxizität, Thyreotoxizität und Gewichtszunahme sowie die Notwendigkeit der Überwachung des Blutspiegels

Modafinil

- Siehe Seite 382, 537
- Placebo-kontrollierte und offene Studien deuten darauf hin, dass Modafinil die Tagesschläfrigkeit und Müdigkeit bei Patienten mit Depression verringern und das Ansprechen und die Lebensqualität von Patienten, die mit SSRI behandelt werden, verbessern kann

- Modafinil induziert CYP 3A4 und kann den Plasmaspiegel von Medikamenten, die durch dieses Isoenzym metabolisiert werden (z. B. Citalopram), senken. In-vitro-Studien deuten darauf hin, dass Modafinil auch CYP 2C19 und 2C9 hemmt und den Plasmaspiegel von Medikamenten, die durch dieses Isoenzym metabolisiert werden, erhöhen kann (z. B. Fluoxetin, Moclobemid)

Omega-3-Fettsäuren

- Randomisierte, doppelblinde, placebokontrollierte Studien zeigen einen Nutzen der Augmentation mit Omega-3-Fettsäuren (EPA und DHA) bei Patienten mit therapieresistenter Depression (siehe Seite 121, 556)
- Relativ gute Verträglichkeit und Akzeptanz bei den Patienten
- Widersprüchliche Ergebnisse bei der Dosierung – eine Studie berichtete, dass 2 g/Tag Ethyl-EPA als Zusatztherapie Placebo überlegen war, eine zweite, dass 1 g, aber nicht 2 g oder 4 g Placebo überlegen waren, und eine dritte Studie, dass 660 mg/Tag EPA-DHA-Mix Placebo überlegen war

Pindolol

- Blockiert β-Adrenorezeptoren und Serotonin (5-HT$_{1A}$ und 5-HT$_{1B/1D}$) Autorezeptoren und erhöht die Serotoninkonzentration an postsynaptischen Stellen (siehe Seite 121, 530)
- Die Datenlage ist widersprüchlich, die neuesten Daten sprechen nicht für den Einsatz von Pindolol. Einige kontrollierte Studien zeigen gemischte Ergebnisse in Bezug auf eine schnellere antidepressive Response
- Blutdruck und Puls überwachen; Vorsicht bei Patienten mit Asthma oder Überleitungsstörungen im EKG. Die unerwünschten Arzneimittelwirkungen in dieser Kombination sind unter anderem Somnolenz, Übelkeit, posturale Hypotension, Schwitzen und Mundtrockenheit[101]

Psychostimulanzien

- Methylphenidat (10–40 mg) oder D-Amphetamin (5–30 mg) wurden als Augmentationsstrategie mit TZA, SSRI, SNRI oder irreversiblen MAO-Hemmern eingesetzt
- Ein rascher Therapieerfolg zeigte sich bei bis zu 78 % der Patienten, ohne Nachweis von Toleranzphänomenen (offene Studien)
- Verbessert residuelle Symptome wie Müdigkeit, Fatigue und exekutive Dysfunktionen bei Depression
- Auf übermäßige Antriebssteigerung und Blutdruckanstieg ist zu achten
- Vorsicht bei ängstlichen und agitierten Patienten; Verwirrtheit, Angstsymptomatik und paranoide Symptome wurden beobachtet

Repetitive transkranielle Magnetstimulation

- Siehe Seite 145
- Eine doppelblinde Studie zeigte eine Überlegenheit der Kombinationsbehandlung mit niedrig-frequenter rTMS für 10 Sitzungen im Vergleich zur antidepressiven Monotherapie bei partiellen Respondern

Schilddrüsenhormone

- Dosierung: L-Thyroxin (synthetische Version von T$_4$) 0,15–0,5 mg/Tag; Liothyronin (synthetische Version von T$_3$) 0,025–0,05 mg/Tag; bei Nichtansprechen die Augmentation mit Schilddrüsenhormonen nach 3 Wochen beenden; T$_3$ scheint wirksamer zu sein als T$_4$ (insbesondere bei Frauen, siehe Seite 121, 530)
- Widersprüchliche Daten zur Wirksamkeit, möglicherweise in der Kombination mit TZA effektiver als mit SSRI

Testosteron

- Bei hypogonadalen Männern mit therapierefraktärer Depression wurde eine Wirksamkeit der Augmentation berichtet. Zu den unerwünschten Arzneimittelwirkungen gehören das Risiko einer Erythrozytose und Reizbarkeit

Tryptophan

- Übliche Dosierung: Tryptophan 1,5–12 g/Tag
- Unter Beachtung der verstärkten serotonergen Wirkungen ist eine Kombination mit trizyklischen Antidepressiva, SSRI oder MAO-Hemmern möglich und wurde als wirksam beschrieben

Weiterführende Literatur

Literatur

1. Turner EH, Matthews AM, Linardatos E, et al. Selective publication of antidepressant effectiveness and its influence on apparent efficacy. N Engl J Med. 2008;358(3):252–260. doi:10.1056/NEJMsa065779
2. Cipriani A, Furukawa TA, Salanti G, et al. Comparative efficacy and acceptability of 21 antidepressant drugs for the acute treatment of adults with major depressive disorder: A systematic review and network meta-analysis. Lancet. 2018;391(10128):1357–1366. doi:10.1016/S0140-6736(17)32802-7
3. Fournier JC, DeRubeis RJ, Hollon SD, et al. Differential change in specific depressive symptoms during antidepressant medication or cognitive therapy. Behav Res Ther. 2013;51(7):392–398. doi:10.1016/j.brat.2013.03.010
4. Hollander E, Soorya L, Chaplin W, et al. A double-blind placebo-controlled trial of fluoxetine for repetitive behaviors and global severity in adult autism spectrum disorders. Am J Psychiatry 2012;169(3):292–299. doi:10.1176/appi.ajp.2011.10050764
5. Singh, SP, Singh V, Kar N, et al. Efficacy of antidepressants in treating the negative symptoms of chronic schizophrenia: Meta-analysis. Br J Psychiatry. 2010;197(3):174–179. doi:10.1192/bjp.bp.109.067710
6. Albayrak Y, Hashimoto, K. Beneficial effects of the sigma-1 agonist fluvoxamine for tardive dyskinesia in patients with postpsychotic depressive disorder of schizophrenia: Report of 5 cases. Prim Care Companion CNS Disord. 2012;14(6):PCC.12br01401. doi:10.4088/PCC.12br01401
7. Kouwenhoven TA, van de Kerkhof PCM, Kamsteeg M. Use of oral antidepressants in patients with chronic pruritus: A systematic review. J Am Acad Dermatol. 2017; 77(6):1068–1073. doi:10.1016/j.jaad.2017.08.025
8. Rush, AJ, Warden, D, Wisniewski, SR, et al. STAR*D. CNS Drugs 2009;23:627–647. https://doi.org/10.2165/00023210-200923080-00001
9. Jakubovski E, Varigonda AL, Freemantle N, et al. Systematic review and meta-analysis: Dose-response relationship of selective serotonin reuptake inhibitors in major depressive disorder. Am J Psychiatry. 2016;173(2):174–183. doi:10.1176/appi.ajp.2015.15030331
10. Wu CS, Liu HY, Tsai HJ, et al. Seizure risk associated with antidepressant treatment among patients with depressive disorders: A population-based case-crossover study. J Clin Psychiatry. 2017;78(9):e1226–e1232. doi:10.4088/JCP.16m11377
11. FDA Drug Safety Communication: Revised recommendations for Celexa (citalopram hydrobromide) related to a potential risk of abnormal heart rhythms with high doses. 2012; March 28. Retrieved from http://www.fda.gov/Drugs/DrugSafety/ucm297391.htm
12. Health Canada. Antidepressant Cipralex (escitalopram): Updated information regarding dose-related heart risk. [Information Update 2012–63]. 2012; May 7. Retrieved from http://www.hc-sc.gc.ca/ahc-asc/media/advisories-avis/_2012/2012_63-eng.php
13. Sheeler RD, Ackerman MJ, Richelson E, et al. Considerations on safety concerns about citalopram prescribing. Mayo Clin Proc. 2012;87(11):1042–1045. doi:10.1016/j.mayocp.2012.07.009
14. Zemrak WR, Kenna GA. Association of antipsychotic and antidepressant drugs with Q-T interval prolongation. Am J Health Syst Pharm. 2008;65(11):1029–1038. doi:10.2146/ajhp070279
15. Pizzi C, Rutjes AW, Costa GM, et al. Meta-analysis of selective serotonin reuptake inhibitors in patients with depression and coronary heart disease. Am J Cardiol. 2011;107(7):972–979. doi:10.1016/j.amjcard.2010.11.017
16. Laporte S, Chapelle C, Caillet P, et al. Bleeding risk under selective serotonin reuptake inhibitor (SSRI) antidepressants: A meta-analysis of observational studies. Pharmacol Res. 2017;118:19–32. doi:10.1016/j.phrs.2016.08.017
17. Auerbach AD, Vittinghoff E, Maselli J, et al. Perioperative use of serotonin reuptake inhibitors and risks for adverse outcomes of surgery. JAMA Intern Med. 2013;173(12):1075–1081. doi:10.1001/jamainternmed.2013.714
18. Roose SP, Rutherford BR. Selective serotonin reuptake inhibitors and operative bleeding risk: A review of the literature. J Clin Psychopharmacol. 2016;36(6):704–709. doi:10.1097/JCP.0000000000000575
19. Reid S, Barbui C. Long term treatment of depression with selective serotonin reuptake inhibitors and newer antidepressants. BMJ 2010;340(7749):752–756. doi:10.1136/bmj.c1468
20. Noordam R, Aarts N, Peeters RP, et al. Selective serotonin reuptake inhibitors decrease pancreatic insulin secretion in older adults and increase the risk of insulin dependence in type 2 diabetes patients. J Clin Psychiatry. 2016;77(9):e1124–e1129. doi:10.4088/JCP.15m10048
21. Serretti A, Mandelli L. Antidepressants and body weight: A comprehensive review and meta-analysis. J Clin Psychiatry. 2010;71(10):1259–1272. doi:10.4088/JCP.09r05346blu
22. Fava M, Judge R, Hoog SL, et al. Fluoxetine versus sertraline and paroxetine in major depressive disorder: Changes in weight with long-term treatment. J Clin Psychiatry. 2000;61(11):863–867

23. SSRIs and osteoporosis. Med Lett Drugs Ther. 2007;49(1274):95–96
24. Tsapakis EM, Gamie Z, Tran GT, et al. The adverse skeletal effects of selective serotonin reuptake inhibitors. Eur Psychiatry. 2012;27(3):156–169. doi:10.1016/j.eurpsy.2010.10.006
25. DeVane CL. Pharmacokinetics, drug interactions, and tolerability of paroxetine and paroxetine CR. Psychopharmacol Bull. 2003;37(Suppl 1):29–41
26. Inott TJ. The dark side of SSRIs: selective serotonin reuptake inhibitors. Nursing. 2009;39(8):31–3. doi:10.1097/01.NURSE.0000358571.71489.c3
27. Bandelow B, Heise CA, Banaschewski T, Rothenberger A. Handbuch Psychopharmaka für das Kindes- und Jugendalter, Göttingen: Hogrefe, 2006
28. Seitz DP, Adunuri N, Gill SS, et al. Antidepressants for agitation and psychosis in dementia. Cochrane Database Syst Rev. 2011;2:CD008191. doi:10.1002/14651858.CD008191.pub2
29. Henry G, Williamson D, Tampi RR. Efficacy and tolerability of antidepressants in the treatment of behavioral and psychological symptoms of dementia, a literature review of evidence. Am J Alzheimers Dis Other Demen. 2011;26(3):169–183. doi:10.1177/1533317511402051
30. Sterke CS, Ziere G, van Beeck EF, et al. Dose-response relationship between selective serotonin re-uptake inhibitors and injurious falls: A study in nursing home residents with dementia. Br J Clin Pharmacol. 2012;73(5):812–820. doi:10.1111/j.1365-2125.2011.04124.x
31. de Jong MR, Van der Elst M, Harthot KA. Drug-related falls in older patients: Implicated drugs, consequences, and possible prevention strategies. Ther Adv Drug Saf. 2013;4(4):147–154. doi:10.1177/2042098613486829
32. Madhusoodanan S, Alexeenko L, Sanders R, et al. Extrapyramidal symptoms associated with antidepressants – a review of the literature and an analysis of spontaneous reports. Ann Clin Psychiatry. 2010;22(3):148–156
33. Eke AC, Saccone G, Berghella V. Selective serotonin reuptake inhibitor (SSRI) use during pregnancy and risk of preterm birth: A systematic review and meta-analysis. BJOG. 2016;123(12):1900–1907. doi:10.1111/1471-0528.14144
34. Uguz F. Is there any association between use of antidepressants and preeclampsia or gestational hypertension?: A systematic review of current studies. J Clin Psychopharmacol. 2017;37(1):72–77. doi:10.1097/JCP.0000000000000618
35. Glover ME, Clinton SM. Of rodents and humans: A comparative review of the neurobehavioral effects of early life SSRI exposure in preclinical and clinical research. Int J Dev Neurosci. 2016;51:50–72. doi:10.1016/j.ijdevneu.2016.04.008
36. Koren G, Nordeng H. SSRIs and persistent pulmonary hypertension of the newborn. BMJ. 2011;343:d7642. doi:10.1136/bmj.d7642
37. FDA Drug Safety Communication: Selective serotonin reuptake inhibitor (SSRI) antidepressant use during pregnancy and reports of a rare heart and lung condition in newborn babies. 2011; December 14. Retrieved from http://www.fda.gov/drugs/drugsafety/ucm283375.htm
38. Kaplan YC, Keskin-Arslan E, Acar S, et al. Maternal SSRI discontinuation, use, psychiatric disorder and the risk of autism in children: A meta-analysis of cohort studies. Br J Clin Pharmacol. 2017;83(12):2798–2806. doi:10.1111/bcp.13382
39. Kobayashi T, Matsuyama T, Takeuchi M, et al. Autism spectrum disorder and prenatal exposure to selective serotonin reuptake inhibitors: A systematic review and meta-analysis. Reprod Toxicol. 2016;65:170–178. doi:10.1016/j.reprotox.2016.07.016
40. Kaplan YC, Keskin-Arslan E, Acar S, et al. Prenatal selective serotonin reuptake inhibotor use and the risk of autism spectrum disorder in children: A systematic review and meta-analysis. Reprod Toxicol. 2016;66:31–43. doi:10.1016/j.reprotox.2016.09.013
41. Healy D, Le Noury J, Mangin D. Links between serotonin reuptake inhibiton during pregancy and neurodevelopmental delay/spectrum disorders: A systematic review of epidemiological and physiological evidence. Int J Risk Saf Med. 2016;28(3):125–141. doi:10.3233/JRS-160726
42. Brown HK, Hussain-Shamsy N, Lunsky Y, et al. The association between antenatal exposure to selective serotonin reuptake inhibitors and autism: A systematic review and metal-analysis. J Clin Psychiatry. 2017;78(1):e48–e58. doi:10.4088/JCP.15r10194
43. Drug interactions between Biaxin and Celexa. Retrieved from http://www.drugs.com/drug-interactions/biaxin-with-celexa-685-337-679-335.html
44. Levin TT, Cortes-Ladino A, Weiss M, et al. Life-threatening serotonin toxicity due to a citalopram-fluconazole drug interaction: Case reports and discussion. Gen Hosp Psychiatry. 2008;30(4):372–377. doi:10.1016/j.genhosppsych.2008.03.008
45. van der Lee MJ, Blenke AAM, Rongen GA, et al. Interaction study of the combined use of paroxetine and fosamprenavir-ritonavir in healthy subjects. Antimicrob Agents Chemother. 2007;51(11):4098–4104. doi:10.1128/AAC.01243-06
46. Ramsay RR, Dunford C, Gillman PK. Methylene blue and serotonin toxicity: inhibition of monoamine oxidase A (MAO A) confirms a theoretical prediction. Br J Pharmacol. 2007;152(6):946–951. doi:10.1038/sj.bjp.0707430
47. Wedge, MK. The truth behind tramadol and antidepressants: An interaction of concern? Can Pharm J. 2009;142(2):71–73
48. Tatonetti NP, Denny JC, Murphy SN, et al. Detecting drug interactions from adverse-event reports: Interaction between paroxetine and pravastatin increases blood glucose levels. Clin Pharmacol Ther. 2011;90(1):133–142. doi:10.1038/clpt.2011.83

49. Evans RW, Tepper SJ, Shapiro RE, et al. The FDA alert on serotonin syndrome with use of triptans combined with selective serotonin reuptake inhibitors or selective serotonin-norepinephrine reuptake inhibitors: American Headache Society position paper. Headache. 2010;50(6):1089–1099. doi:10.1111/j.1526–4610.2010.01691.x
50. Karam-Hage M, Strobbe S, Robinson JD, et al. Bupropion-SR for smoking cessation in early recovery from alcohol dependence: A placebo-controlled, double-blind pilot study. Am J Drug Alcohol Abuse. 2011;37(6):487–490. doi:10.3109/00952990.2011.598591
51. Penetar, DM, Looby, AR, Ryan ET, et. al., Bupropion reduces some of the symptoms of marijuana withdrawal in chronic marijuana users: A pilot study. Subst Abuse. 2012; 6:63–71. doi:10.4137/SART.S9706
52. Song J, Park JH, Han DH, et al. Comparative study of the effects of bupropion and escitalopram on internet gaming disorder. Psych Clin Neurosci 2016;70:527–535
53. Ryan DH, Bray GA. Pharmacologic treatment options for obesity: What is old is new again. Curr Hypertens Rep. 2013;15(3):182–189. doi:10.1007/s11906-013-0343-6
54. Li DJ, Tseng PT, Chen YW, et al. Significant treatment effect of bupropion in patients with bipolar disorder but similar phase-shifting rate as other antidepressants: A meta-analysis following the PRISMA guidelines. Medicine (Baltimore). 2016;95(13):e3165. doi:10.1097/MD.0000000000003165
55. Baribeau D, Araki KF. Intravenous bupropion: A previously undocumented method of abuse of a commonly prescribed antidepressant agent. J Addict Med. 2013;7(3):216–217. doi:10.1097/ADM.0b013e3182824863
56. Jasiak NM, Bostwick JR. Risk of QT/QTc prolongation among newer non-SSRI antdepressants. Ann Pharmacother. 2014;48(12):1620–1628. doi:10.1177/1060028014550645
57. Fokina VM, West H, Oncken C, et al. Bupropion therapy during pregnancy: The drug and its major metabolites in umbilical cord plasma and amniotic fluid. Am J Obstet Gynecol. 2016;215(4):497.e1–497.e7. doi:10.1016/j.ajog.2016.05.016
58. Fokina VM, Xu M, Rytting E, et al. Pharmacokinetics of bupropion and its pharmacologically active metabolites in pregnancy. Drug Metab Dispos. 2016;44(11):1832–1838. doi:10.1124/dmd.116.071530
59. Kronenfeld N, Berlin M, Shaniv D, et al. Use of psychotropic medications in breastfeeding women. Birth Defects Res. 2017;109(12):957–997. doi:10.1002/bdr2.1077
60. Watts BV, Schnurr PP, Mayo L, et al. Meta-analysis of the efficacy of treatments for posttraumatic stress disorder. J Clin Psychiatry. 2013;74(6):e541–e550. doi:10.4088/JCP.12r08225
61. Katzman MA, Bleau P, Blier P, et al. Canadian clinical practice guidelines for the management of anxiety, posttraumatic stress and obsessive-compulsive disorders. BMC Psychiatry. 2014;14(Suppl. 1):S1. doi:10.1186/1471-244X-14-S1-S1
62. Use of serotonin norepinephrine reuptake inhibitors in the treatment of attention-deficit hyperactivity disorder in pediatrics. Ann Pharmacother. 2014;48(1):86–92. doi:10.1177/1060028013506561
63. Efficacy and safety of desvenlafaxine treatment for hot flashes associated with menopause: A meta-analysis of randomized controlled trials. Gynecol Obstet Invest. 2013;75(4):255–262. doi:10.1159/000348564
64. Hall E, Frey BN, Soares CN. Non-hormonal treatment strategies for vasomotor symptoms: A critical review. Drugs. 2011:71(3):287–304. doi:10.2165/11585360-000000000-00000
65. Guerdjikova AI, McElroy SL, Winstanley EL, et al. Duloxetine in the treatment of binge eating disorder with depressive disorders: A placebo-controlled trial. Int J Eat Disord. 2012;45(2):281–289. doi:10.1002/eat.20946
66. Citrome L, Weiss-Citrome A. A systematic review of duloxetine for osteoarthritic pain: What is the number needed to treat, number needed to harm, and likelihood to be helped or harmed? Postgrad Med. 2012;124(1):83–93. doi:10.3810/pgm.2012.01.2521
67. de Silva VA, Hanwella R. Efficacy and tolerability of venlafaxine versus specific serotonin reuptake inhibitors in treatment of major depressive disorder: A meta-analysis of published studies. Int Clin Psychopharmacol. 2012;27(1):8–16. doi:10.1097/YIC.0b013e32834ce13f
68. Carpenter JE, Fombi J, Udoka O, et al. Venlafaxine-induced bruising: A case report. Prim Care Companion CNS Disord. 2016;18(3):PCC.15l01886. doi:10.4088/PCC.15l01886
69. Levine M, Truitt CA, O'Connor AD. Cardiotoxicity and serotonin syndrome complicating a milnacipran overdose. J Med Toxicol. 2011;7(4):312–316. doi:10.1007/s13181-011-0167-1
70. Andrade C. The safety of duloxetine during pregnancy and lactation. J Clin Psychiatry 2014;75(12)e1423-e1427. doi:10.4088/JCP14f09631
71. Briggs GG, Ambrose PJ, Ilett KF, et al. Use of duloxetine in pregnancy and lactation. Ann Pharmacother. 2009;43(11):1898–1902. doi:10.1345/aph.1M317
72. Tsai HH, Lin HW, Simon Pickard A, et al. Evaluation of documented drug interactions and contraindications associated with herbs and dietary supplements. A systematic literature review. Int J Clin Pract. 2012;66(11):1056–1078. doi:10.1111/j.1742-1241.2012.03008.x

73. Calandre EP, Morillas-Arques P, Molina-Barea R, et al. Trazodone plus pregabalin combination in the treatment of fibromyalgia: A two-phase, 24-week, open-label uncontrolled study. BMC Musculoskelet Disord. 2011;12:95. doi:10.1186/1471-2474-12-95
74. Morillas-Arques P, Rodriguez-Lopez CM, Molina-Barea R, et al. Trazodone for the treatment of fibromyalgia: An open-label, 12-week study. BMC Musculoskelet Disord. 2010;11:204. doi:10.1186/1471-2474-11-204
75. Bossini L, Casolaro I, Koukouna D, et al. Off-label uses of trazodone: A review. Expert Opin Pharmacother. 2012:13(12);1707–1717. doi:10.1517/14656566.2012.69 9523
76. Stahl S. Mechanism of action of trazodone: A multifunctional drug. CNS Spectr. 2009;14(10):536–546
77. Nomikos GG, Tomori D, Zhong W, et al. Efficacy, safety, and tolerability of vortioxetine for the treatment of major depressive disorder in patients aged 55 years or older. CNS Spectr. 2017;22(4):348–362. doi:10.1017/S1092852916000626
78. Frampton JE. Vortioxetine: A review in cognitive dysfunction in depression. Drugs. 2016;76(17):1675–1682. doi:10.1007/s40265-016-0655-3
79. Christensen MC, Loft H, Florea I, et al. Efficacy of vortioxetine in working patients with generalized anxiety disorder. CNS Spectr. 2017;1–9. doi:10.1017/S1092852917000761
80. Jacobsen PL, Mahableshwarkar AR, Chen Y, et al. Effect of vortioxetine vs. escitalopram on sexual functioning in adults with well-treated major depressive disorder experiencing SSRI-induced sexual dysfunction. J Sex Med. 2015;12(10):2036–2048. doi:10.1111/jsm.12980
81. Croom KF, Perry CM, Plosker GL. Mirtazapine: A review of its use in depression and other psychiatric disorders. CNS Drugs. 2009;23(5):427–452. doi:10.2165/00023 210-200923050-00006
82. Benjamin S, Doraiswamy PM. Review of the use of mirtazapine in the treatment of depression. Expert Opin Pharmacother. 2011;12(10):1623–1632. doi:10.1517/14656566.2011.585459
83. Yeephu S, Suthisisang C, Suttiruksa S, et al. Efficacy and safety of mirtazapine in fibromyalgia syndrome patients: A randomized placebo-controlled pilot study. Ann Pharmacother. 2013;47(7–8):921–932. doi:10.1345/aph.1R725
84. Miki K, Murakami M, Oka H, et al. Efficacy of mirtazapine for the treatment of fibromyalgia without concomitant depression: A randomized, double-blind, placebo-controlled phase IIa study in Japan. Pain. 2016;157(9):2089–2096. doi:10.1097/j.pain.0000000000000622
85. Li TC, Shiah IS, Sun CJ, et al. Mirtazapine relieves post-electroconvulsive therapy headaches and nausea: A case series and review of the literature. J ECT. 2011;27(2):165–167. doi:10.1097/YCT.0b013e3181e63346
86. Tack J, Ly HG, Carbone F, et al. Efficacy of mirtazapine in patients with functional dyspepsia and weight loss. Clin Gastroenterol Hepatol. 2016;14(3):385–392. doi:10.1016/j.cgh.2015.09.043
87. Watanabe N, Omori IM, Nakagawa A, et al. Mirtazapine versus other antidepressive agents for depression. Cochrane Database Syst Rev. 2011;12:CD006528. doi:10.1002/14651858.CD006528.pub2
88. Jung YE, Jun TY, Kim KS, et al. Hyponatremia associated with selective serotonin reuptake inhibitors, mirtazapine, and venlafaxine in Korean patients with major depressive disorder. Int J Clin Pharmacol Ther. 2011;49(7):437–443. doi:10.5414/CP201500
89. Mogi T, Yoshino A, Ikemoto G, et al. Mirtazapine as an alternative for selective-serotonin-reuptake-inhibitor-induced syndrome of inappropriate secretion of antidiuretic hormone. Psychiatry Clin Neurosci. 2012;66(1):80. doi:10.1111/j.1440-1819.2011.02297.x
90. Segers K, Surgquin M. Can mirtazapine counteract the weight loss associated with Alzheimer disease? A retrospective open-label study. Alzheimer Dis Assoc Disord. 2014;28(3):291–293. doi:10.1097/WAD.0b013e3182614f52
91. Viramontes TS, Truong H, Linnebur SA. Antidepressant-induced hyponatremia in older adults. Consult Pharm. 2016;31(3):139–150. doi:10.4140/TCP.n.2016.139
92. Smit M, Dolman KM, Honig A. Mirtazapine in pregnancy and lactation – A systematic review. Eur Neuropsychopharmacol. 2016;26(1):126–135. doi:10.1016/j.euroneuro.2015.06.014
93. Jeon SH, Jaekal J, Lee SH, et al. Effects of nortriptyline on QT prolongation: A safety pharmacology study. Hum Exp Toxicol. 2011;30(10):1649–1656. doi:10.1177/0960327110396528
94. Schweitzer I, Maguire K, Ng C. Sexual side-effects of contemporary antidepressants: A review. Aust N Z J Psychiatry. 2009;43(9):795–808. doi:10.1080/00048670903107575
95. D'Agostino ML, Risser J, Robinson-Bostom L. Imipramine-induced hyperpigmentation: A case report and review of the literature. J Cutan Pathol. 2009;36(7):799–803. doi:10.1111/j.1600-0560.2008.01121.x
96. ACOG Committee on Practice Bulletins – Obstetrics. ACOG Practice Bulletin: Clinical management guidelines for obstetrician-gynecologists number 92, April 2008 (replaces practice bulletin number 87, November 2007). Use of psychiatric medications during pregnancy and lactation. Obstet Gynecol 2008;111(4):1001–1020. doi:10.1097/AOG.0b013e31816fd910

97. Curtin F, Berney P, Kaufmann C. Moclobemide discontinuation syndrome predominantly presenting with influenza-like symptoms. J Psychopharmacol. 2002; 16(3):271–272. doi:10.1177/026988110201600314
98. Rim CL, Gitlin MJ. Ziprasidone, monoamine oxidase inhibitors, and the serotonin syndrome. J Clin Psychopharmacol. 2010;30(4):470–471. doi:10.1097/JCP.0b013e3181e63033
99. Beaulieu S, Saury S, Sareen J, et al. The Canadian Network for Mood and Anxiety Treatments (CANMAT) task force recommendations for the management of patients with mood disorders and comorbid substance use disorders. Ann Clin Psychiatry. 2012;24(1):38–55
100. Papakostas, GI. Managing partial response or nonresponse: Switching, augmentation, and combination strategies for major depressive disorder. J Clin Psychiatry. 2009;70(Suppl. 6):16–25
101. Friedman ES, Davis LL, Zisook S et al. Baseline depression severity as a predictor of single and combination antidepressant treatment outcome: Results from the CO-MED trial. Eur Neuropsychopharmacol. 2012;22(3):183–199. doi:10.1016/j.euroneuro.2011.07.010
102. Blier P, Gobbi G, Turcotte JE, et al. Mirtazapine and paroxetine in major depression: A comparison of monotherapy versus their combination from treatment initiation. Eur Neuropsychopharmacol. 2009;19(7):457–465. doi:10.1016/j.euroneuro.2009.01.015
103. Fava M, Mischoulon D, Iosifescu D, et al. A double-blind, placebo-controlled study of aripiprazole adjunctive to antidepressant therapy among depressed outpatients with inadequate response to prior antidepressant therapy (ADAPT-A Study). Psychother Psychosom. 2012;81(2):87–97. doi:10.1159/000332050
104. Fava M. Mischoulon D. Folate in depression: Efficacy, safety, differences in formulations, and clinical issues. J Clin Psychiatry. 2009;70(Suppl. 5):12–17. doi:10.4088/JCP.8157su1c.03

Zusätzlich empfohlene Literatur

- American Psychiatric Association. Practice guideline for the treatment of patients with obsessive-compulsive disorder. Arlington, VA: American Psychiatric Association, 2007. Retrieved from http://www.psychiatryonline.com/pracGuide/pracGuideTopic_10.aspx
- American Psychiatric Association. Practice guideline for the treatment of patients with panic disorder (2nd ed). Arlington, VA: American Psychiatric Association, 2009. Retrieved from http://www.psychiatryonline.com/pracGuide/pracGuideTopic_9.aspx
- Canuso CM, Singh JB, Fedgchin M, et al. Efficacy and safety of intranasal esketamine for the rapid reduction of symptoms of depression and suicidality in patients at imminent risk for suicide: Results of a double-blind, randomized, placebo-controlled study. Am J Psychiatry. 2018;175(7):620–630. doi:10.1176/appi.ajp.2018.17060720
- Citrome L. Levomilnacipran for major depressive disorder: A systematic review of the efficacy and safety profile for this newly approved antidepressant – what is the number needed to treat, number needed to harm and likelihood to be helped or harmed? Int J Clin Pract. 2013;67(11):1089–1104. doi:10.1111/ijcp.12298
- Citrome L. Vortioxetine for major depressive disorder: A systematic review of the efficacy and safety profile for this newly approved antidepressant – what is the number needed to treat, number needed to harm and likelihood to be helped or harmed? Int J Clin Pract. 2014;68(1):60–82. doi:10.1111/ijcp.12350
- Cohen LJ, Sclar DA, Culpepper L, et al. A fresh look at monoamine oxidase inhibitors for depression. J Clin Psychiatry. 2012;73(Suppl. 1):1–45. doi:10.4088/JCP.11096su1c.07
- Connolly KR, Thase ME. If at first you don't succeed: A review of the evidence for antidepressant augmentation, combination and switching strategies. Drugs. 2011;71(1):43–64. doi:10.2165/11587620-000000000-00000
- Coupland C, Hill T, Morriss R, et al. Antidepressant use and risk of suicide and attempted suicide or self harm in people aged 20 to 64: Cohort study using a primary care database. BMJ. 2015;350:h517. doi:10.1136/bmj.h517
- Daly EJ, Singh JB, Fedgchin M, et al. Efficacy and safety of intranasal esketamine adjunctive to oral antidepressant therapy in treatment-resistant depression: A randomized clinical trial. JAMA Psychiatry. 2018;75(2):139–148. doi:10.1001/jamapsychiatry.2017.3739
- Davidson JR. Major depressive disorder treatment guidelines in America and Europe. J Clin Psychiatry. 2010;71(Suppl. E1):e04. doi:10.4088/JCP.9058se1c.04gry
- Hair P, Cameron F, Garnock-Jones KP. Levomilnacipran extended release: First global approval. Drugs. 2013;73(14):1639–1645. doi:10.1007/s40265-013-0116-1
- Jonkman K, Duma A, Olofsen E, et al. Pharmacokinetics and bioavailability of inhaled esketamine in healthy volunteers. Anesthesiology. 2017;127(4):675–683. doi:10.1097/ALN.0000000000001798
- Katona CL, Katona CP. New generation multi-modal antidepressants: Focus on vortioxetine for major depressive disorder. Neuropsychiatr Dis Treat. 2014;10:349–354. doi:10.2147/NDT.S39544
- Kennedy SH, Lam RW, McIntyre RS, et al. Canadian Network for Mood and Anxiety Treatments (CANMAT) 2016 clinical guidelines for the management of adults with major depressive disorder: Section 3. Pharmacological treatments. Can J Psychiatry. 2016;61(9):540–560. doi:10.1177/0706743716659417

- Mago R, Forero G, Greenberg WM, et al. Safety and tolerability of levomilnacipran ER in major depressive disorder: Results from an open-label, 48week extension study. Clin Drug Investig. 2013;33(10):761–771. doi:10.1007/s40261-013-0126-5 Erratum in: Clin Drug Investig. 2013 Nov;33(11):861. doi:10.1007/s40261-013-0133-6
- Mago R, Mahajan R, Thase ME. Levomilnacipran: A newly approved drug for treatment of major depressive disorder. Expert Rev Clin Pharmacol. 2014;7(2):137–145. doi:10.1586/17512433.2014.889563
- Malm H. Prenatal exposure to selective serotonin reuptake inhibitors and infant outcome. Ther Drug Monit. 2012;34(6):607–614. doi:10.1097/FTD.0b013e31826d07ea
- Molero P, Ramos-Quiroga JA, Martin-Santos R, et al. Antidepressant efficacy and tolerability of ketamine and esketamine: A critical review. CNS Drugs. 2018;32(5):411–420. doi:10.1007/s40263-018-0519-3
- National Institute for Health and Care Excellence. Depression: The treatment and management of depression in adults [Clinical Guideline 90]. London: NICE; 2010. Retrieved from http://guidance.nice.org.uk/CG90/Guidance
- Nulman I, Koren G, Rovet J, et al. Neurodevelopment of children following prenatal exposure to venlafaxine, selective serotonin reuptake inhibitors, or untreated maternal depression. Am J Psychiatry. 2012;169(11):1165–1174. doi:10.1176/appi.ajp.2012.11111721
- Qaseem A, Snow V, Denberg TD, et al. Using second generation antidepressants to treat depressive disorders: A clinical practice guideline from the American College of Physicians. Ann Intern Med. 2008;149(10):725–733. doi:10.7326/0003-4819-149-10-200811180-00007
- Ray S, Stowe Z. The use of antidepressant medication in pregnancy. Best Pract Res Clin Obstet Gynaecol. 2014;28(1):71–83. doi:10.1016/j.bpobgyn.2013.09.005
- Rickels K, Athanasiou M, Robinson DS, et al. Evidence for efficacy and tolerability of vilazodone in the treatment of major depressive disorder: A randomized, double-blind, placebo-controlled trial. J Clin Psychiatry. 2009;70(3): 326–333. doi:10.4088/JCP.08m04637
- Shiovitz T, Greenberg WM, Chen C, et al. A randomized, double-blind, placebo-controlled trial of the efficacy and safety of levomilnacipran ER 40–120 mg/day for prevention of relapse in patients with major depressive disorder. Innov Clin Neurosci. 2014;11(1–2):10–22. Retrieved from http://www.ncbi.nlm.nih.gov/pmc/articles/PMC3960779/
- Strawbridge R, Carter B, Marwood L, Bandelow B et al. Augmentation therapies for treatment-resistant depression: systematic review and meta-analysis. Br J Psychiatry 2019;214(1):42–51. doi:10.1192/bjp.2018.233
- van de Loo AJAE, Bervoets AC, Mooren L, et al. The effects of intranasal esketamine (84 mg) and oral mirtazapine (30 mg) on on-road driving performance: A double-blind, placebo-controlled study. Psychopharmacology (Berl). 2017;234(21):3175–3183. doi:10.1007/s00213-017-4706-6

ELEKTROKONVULSIONSTHERAPIE (EKT)

Definition

- Nicht invasive konvulsive Neurostimulationsbehandlung, deren therapeutischer Mechanismus durch einen tonisch-klonischen generalisierten Anfall vermittelt wird. Zur Induktion des Krampfanfalls erfolgt die Applikation eines kurzen elektrischen Impulses unter Narkose (Anmerkung: Die Magnetische Krampftherapie (MKT) ist eine experimentelle nicht invasive konvulsive Therapie, die als alternatives Mittel zur Anfallsinduktion mittels elektromagnetischer Induktion untersucht wird)
- Diese Methode sollte nicht mit den folgenden Methoden verwechselt werden: kranielle Elektrostimulation oder Elektroschlaftherapie (Applikation subkonvulsiver elektrischer Reize), bestimmte, heute nicht mehr verwendete Formen der Verhaltenstherapie, bei denen elektrische Impulse zur Konditionierung eingesetzt wurden (Aversivtherapie), transkranielle Gleichstromstimulation (tDCS), repetitive transkranielle Magnetstimulation (rTMS)

Indikationen

- Therapie der ersten Wahl bei schwerer depressiver Episode mit hohem Suizidrisiko (eine Reduktion der Suizidalität erfolgt nach 6–8 Behandlungen) oder vitaler Bedrohung wie Nahrungsverweigerung, Dehydratation, depressiver Stupor, Katatonie oder wahnhafter Symptomatik. Therapie der zweiten Wahl bei pharmakoresistenter (keine adäquate Response auf zwei *lege-artis*-Medikationsversuche) Depression[1,2,3]
- Prophylaxe oder Abschwächung rezidivierender Depressionen (sog. „Erhaltungs-EKT") nach erfolgreicher EKT-Serie, und wenn eine antidepressive Prophylaxe nicht ausreichend wirksam war[4]
- Rückfallprophylaxe von depressiven Episoden: Erhaltungs-EKT für bis zu 6 Monate nach Ansprechen auf eine EKT-Serie, wenn vorherige Antidepressiva einen schnellen Rückfall nicht verhindert haben, liefert hier bessere Ergebnisse als Antidepressiva allein; die EKT ist gleichwertig mit der wirksamsten Pharmakotherapie (Nortriptylin oder Venlafaxin plus Lithium) bei der Verhinderung eines frühen Rückfalls[5,6]
- Atypische Depression (in einer randomisierten Studie zeigten Patienten mit atypischer Depression eine 2,6-fach bessere Remissionsrate als Patienten mit anderen Subtypen der Depression)[7]
- Bipolare Störung: Einsatz bei manischen Phasen zusätzlich zu Phasenprophylaktika und Antipsychotika bei schwerer verworrener Manie, Nichtansprechen auf die Medikation und Rapid Cycling
- Bipolare Störung: Einsatz bei gemischten und depressiven Phasen, insbesondere bei psychotischer Symptomatik
- Bipolare Störung: als phasenprophylaktische Behandlung, falls eine medikamentöse Behandlung nicht ausreichend wirksam war
- Postpartale Psychose: Therapie der Wahl für einige Patienten; Therapie der zweiten Wahl bei Non-Response auf Antidepressiva und/oder Antipsychotika[8]
- Schizophrenie: insbesondere bei gleichzeitiger katatoner und/oder affektiver Symptomatik; zusätzlich zu einer adäquaten Dosierung von Antipsychotika bei fehlendem Ansprechen hinsichtlich der Positivsymptomatik; bei Pharmakoresistenz (nach fehlgeschlagenem Clozapin-Versuch)[9]
- Schizoaffektive Störung, erste psychotische Episode: bei Non-Response auf einen oder mehrere adäquate Medikamentenversuche
- Katatonie: Dramatische und rapide Verbesserung durch EKT unabhängig von der Grunderkrankung.[10] Sollte eingesetzt werden, wenn die Behandlung mit Benzodiazapinen fehlschlägt oder (z. B. bei perniziöser Katatonie) als Erstlinientherapie. Wenn sich die Katatonie gebessert hat, kann die EKT zur Weiterbehandlung der zugrunde liegenden psychiatrischen Störung fortgesetzt werden
- Für die folgenden Indikationen existieren Berichte über erfolgreiche Behandlungsversuche: Morbus Parkinson („On-off"-Phänomen), malignes neuroleptisches Syndrom, Status epilepticus, Spätdyskinesien und affektive/psychotische Störungen in Verbindung mit geistiger Behinderung
- Zwangsstörung : Eine Wirksamkeit bei therapieresistenten Patienten wurde berichtet; allerdings gibt es keine randomisierten Studien[11]

- PTBS: Eine offene Studie legt nahe, dass die EKT die Kernsymptome der behandlungsrefraktären PTBS unabhängig von der Verbesserung der Depression positiv beeinflusst.[12] Die Studienergebnisse bedürfen der Replikation und Validierung, bevor die EKT bei PTBS eingesetzt werden kann. Positive Ergebnisse wurden bei Patienten mit komorbider Depression und PTBS berichtet[13]
- Somatoforme Störungen: Einzelne Fallberichte beschreiben einen Einsatz und möglichen Nutzen der EKT bei therapierefraktären Patienten[14,15]

Allgemeine Hinweise

- Bei sehr schweren Erkrankungsformen sollte die Indikation zur Durchführung einer EKT nicht zu lange hinausgezögert werden; die EKT ist keine Behandlung im Sinne einer „ultima ratio"; sie kann die Therapie der ersten Wahl bei sehr schweren Depressionen oder Manien, aktiver Suizidalität, psychotischen Depressionen bei älteren Erwachsenen (95 % Wirksamkeitsraten)[16] oder katatonen Zuständen sein[10]; die Wirksamkeit kann bei chronifizierten Krankheitsbildern verringert sein
- Eine hochdosierte, rechtsseitige unilaterale EKT wird als gleichwertig zu der Wirksamkeit einer moderat dosierten bilateralen EKT angesehen. Die rechtunilaterale Stimulation wird mit einer geringeren Rate an kognitiven Nebenwirkungen in Verbindung gebracht – allerdings berichten Übersichtsarbeiten von einer verringerten Wirksamkeit im Vergleich zur bilateralen Stimulation (hier auch mit niedrigeren Dosierungen) und von nur geringen Unterschieden hinsichtlich kognitiver Leistungen 6 Monate nach der EKT[2,17]
- Die gleichzeitige Behandlung mit einem Antidepressivum kann die Wirksamkeit der EKT erhöhen, je nach Präparat jedoch auch Auswirkungen auf die kognitiven Leistungen haben[18]
- Die gleichzeitige Behandlung mit einem Antipsychotikum kann zu einer schnelleren und ausgeprägteren Symptomverbesserung führen, jedoch auch mit einer erhöhten Rate an Gedächtnisstörungen einhergehen – die Evidenz ist begrenzt[10,19]
- Vor Beginn der Behandlung notwendige Maßnahmen: Beurteilung und Dokumentation der Einwilligungsfähigkeit des Patienten in die Behandlung, die Beantwortung der Fragen des Patienten oder der Angehörigen zur EKT, die Einholung einer unterschriebenen und bezeugten Einwilligungserklärung (eine gültige Einwilligung erfordert die vollständige Aufklärung des Patienten über die Art des Verfahrens, alle wesentlichen Risiken und den erwarteten Nutzen der EKT und der alternativen verfügbaren Behandlungen sowie die Prognose, wenn keine Behandlung durchgeführt wird); sowie – falls der Patient nicht einwilligungsfähig ist – die Einholung der schriftlichen Einwilligung des gesetzlichen Betreuers (und in diesem Fall ggf. die Genehmigung des Betreuungsgerichtes)

Therapeutische Wirkungen

- Die EKT ist nach wie vor die effektivste Behandlung der Depression mit einer Gesamtansprechrate von 80 % und einer Remissionsrate von 60 %. Bei schweren und psychotischen Depressionen zeigen sich die besten Behandlungserfolge[16,20]
- Die vegetativen Symptome der Depression, wie Schlafstörungen oder Antriebsarmut sowie katatone Symptome können sich bereits zu Beginn der Elektrokonvulsionstherapie bessern. Später kommt es zu einer Besserung der affektiven Symptome (z. B. depressive Verstimmung und Anhedonie); danach auch zu einer Besserung der kognitiven Symptome bei Auflösung der affektiven Symptome (z. B. vermindertes Selbstwertgefühl, Hilf- und Hoffnungslosigkeit, Suizidideen und Wahnvorstellungen)
- Besserung manischer Symptome wie Agitiertheit, Euphorie, psychomotorische Unruhe und Denkstörungen
- Bei Psychosen spricht die Positivsymptomatik (z. B. Halluzinationen und Wahnvorstellungen) besser an als negative Symptome, wie z. B. Anhedonie

Wirkmechanismus

- Der exakte Wirkmechanismus ist nicht bekannt. Die Auslösung von kontrollierten generalisierten epileptischen Anfällen ist mit einer Reihe von neurophysiologischen Veränderungen verbunden. Die Vielfalt der neurophysiologischen Auswirkungen der EKT erklärt möglicherweise die Wirksamkeit des Verfahrens bei diversen neuropsychiatrischen Erkrankungen
- Beeinflusst werden fast alle Neurotransmitter, die in der Pathogenese psychischer Erkrankungen eine Rolle spielen (Noradrenalin, Serotonin, Acetylcholin, Dopamin, GABA); Dopamin könnte besonders relevant sein[21]; bildgebende Studien haben Veränderungen des Hirnvolumens nach Ansprechen auf EKT gezeigt[22]

- Zu den neurophysiologischen Effekten gehören eine erhöhte Permeabilität der Blut-Hirn-Schranke, eine Verminderung des regionalen zerebralen Blutflusses und der neurometabolischen Aktivität; „antikonvulsive" Effekte (inhibitorische Neurotransmitter werden reflektorisch erhöht) sind ein weiterer möglicher Wirkmechanismus der EKT
- Weiterhin wurden auch Veränderungen im Bereich neuroendokriner Substanzen beschrieben (CRF, ACTH, TRH, Prolaktin, Vasopressin, Metenkephaline, β-Endorphine), außerdem Veränderungen neurotropher Faktoren (BDNF)
- Unterdrückung von REM-Schlaf-Anomalien[21]
- Der COMT-val158met-Polymorphismus (höhere Aktivität des Gens) ist mit einem besseren Ansprechen auf die EKT assoziiert[23]

Dosierung

- Bei der EKT wird die Dosis in Millicoulomb (mC) gemessen (absolutes Maß für die abgegebenen Elektronen). Die Dosis steht im Zusammenhang mit dem Ausmaß und der Intensität des elektrischen Feldes, das im Gehirn erzeugt wird
- Andere Variablen, die die Verteilung und Intensität des erzeugten elektrischen Feldes beeinflussen, sind die Elektrodenplatzierung und der Widerstand
- Eine Mindestdauer des Anfalls von 15 Sekunden wird als therapeutisch notwendig erachtet, eine kürzere Dauer gilt als „abgebrochener" Anfall und ist eine Indikation zur erneuten Stimulation. Anfälle knapp über der Krampfschwelle können prolongiert sein und gehen nicht mit einer erhöhten Wirksamkeit einher. Augmentierende Mittel (z. B. Koffein) werden selten verwendet
- Die minimale Stimulus-Energie/Ladung, die notwendig ist, um einen Krampfanfall auszulösen, ist der „Schwellenstimulus"; ein Vielfaches dieses Schwellenwertes wird für eine wirksame Behandlung empfohlen (die genaueste Schätzung des Schwellenwertes erfolgt durch die Titrationstechnik); der Schwellenwert kann bei Patienten verändert sein, die regelmäßig Alkohol konsumieren oder Medikamente einnehmen, die die Krampfschwelle erhöhen (z. B. Benzodiazepine, Antikonvulsiva)
- Bei der bilateralen Stimulation sollte die 1,5-fache Stromstärke bzw. -spannung des Schwellenwertes verwendet werden. Bei Nichtansprechen auf diese Stimulationsform kann die 2,5-fache Dosis bilateral angewendet werden („high-energy"). Die bilaterale hat sich als wirksamer erwiesen als die unilaterale Stimulation. Es besteht kein substanzieller Unterschied im Gesamtergebnis oder bei kognitiven Nebenwirkungen zwischen bitemporaler und bifrontaler Elektrodenplatzierung[17]
- Bei unilateraler Anwendung sollte die Stromstärke bzw. -spannung deutlich größer gewählt werden als der Schwellenwert (4–6-fach), die Anwendung ist dann bei vielen Patienten ebenso effektiv wie bei der bilateralen Stimulation. Bei Non-Response nach 6–8 Behandlungen wird der Übergang zur bilateralen Stimulation empfohlen
- Die „ultrabrief stimulus pulse width" zeigt bei guten Ergebnissen weniger neurokognitive Nebenwirkungen und wurde nur bei unilateraler Stimulation systematisch untersucht, generell sind für niedrigere Stromstärken jedoch auch mehr Behandlungen notwendig. Nach neueren Erkenntnissen ist heute die Methode „LA-RT" vorzuziehen, bei der eine Elektrode links anterior, die andere rechts temporal angebracht wird[24,25]
- Geschlecht, Lebensalter und Elektrodenplazierung beeinflussen die Krampfschwelle: Männer haben eine höhere Krampfschwelle als Frauen; die Krampfschwelle steigt mit höherem Lebensalter und ist bei bilateraler größer als bei unilateraler Anwendung
- Die bifrontale Elektrodenplatzierung kann bei ausgewählten Indikationen (z. B. Psychosen) von Vorteil sein[26]

Beginn und Dauer der Wirkung

- Ein EKT-Serie bei Depression umfasst 10–12 Behandlungen; der therapeutische Effekt kann in einigen Fällen nach 1–3 Behandlungen sichtbar sein. Eine EKT-Serie bei Patienten mit Schizophrenie ist tendenziell länger (15–20 Behandlungen). Bei fehlendem Ansprechen nach 12–15 Behandlungen ist ein Therapieerfolg der EKT-Serie unwahrscheinlich

- Bei etwa 30–70 % der Patienten wird nach Absetzen der EKT eine erneute Verschlechterung der Symptomatik innerhalb des ersten Jahres beobachtet, wobei dies z. T. vom Grad der vorherigen Non-Response auf Antidepressiva abhängig ist. Eine prophylaktische Behandlung mit Antidepressiva ist in fast allen Fällen indiziert. Bei ineffektiver Antidepressivaprophylaxe ist eine „Erhaltungs-EKT-Behandlung" über bis zu 6 Monate indiziert (einmal wöchentlich für 4–8 Wochen, dann alle 2 Wochen, dann alle 4 Wochen)[27]; eine Kombinationstherapie aus Lithium und Antidepressiva ist wahrscheinlich die wirksamste medikamentöse Rezidivprophylaxe nach EKT

Durchführung

- Anfangs sollten die Behandlungen dreimal wöchentlich (jeden zweiten Tag) durchgeführt werden; später kann – wenn es das klinische Bild zulässt – die Behandlungsfrequenz auf zweimal wöchentlich reduziert werden (dies führt zu einem verminderten Auftreten kognitiver Nebenwirkungen)
- Die EKT-Behandlung muss immer unter allgemeiner Anästhesie mit partieller muskulärer Blockade durchgeführt werden
- Es wird eine leichte „Schlafanästhesie" mit Methohexital (Brevimytal® Natrium;) oder Thiopental-Natrium (Trapanal®) durchgeführt; alternativ wird häufig Propofol (Disoprivan®) eingesetzt (verkürzte Anfallsdauer, Erhöhung der Krampfschwelle und höhere Kosten; sinnvoll bei Patienten mit Delirium nach EKT, prolongierten Anfällen, starker Übelkeit und verzögerter Erholung nach Behandlung, ggf. Kombination mit einem Opioid (z.b. Remifentanyl)).[28,29] Wenn trotz höherer Ladung unter der Narkose keine Krampfanfälle ausgelöst werden können, kann auch Etomidat oder Ketamin eingesetzt werden[30]
- Die neuromuskuläre Blockade wird mit Succinylcholin (Suxamethonium) oder einem kurzwirksamen nicht depolarisierenden Muskelrelaxans erzielt. Muskelschmerzen nach der EKT-Behandlung können auf eine unzureichende Relaxation oder Faszikulationen zurückgeführt werden; die letzteren können durch die Beigabe eines nicht depolarisierenden Relaxans abgeschwächt werden, was wiederum eine höhere Succinylcholindosis erfordert; Rocuronium ist bei Cholinesterasemangel, Post-Polio-Syndrom sowie längerer Immobilisation z. B. durch Katatonie indiziert
- Im Falle eines ausgeprägten Speichelflusses und/oder ausgeprägter Bradykardie kann eine Vormedikation mit Atropin oder Glycopyrrolat hilfreich sein. Eine Nachbehandlung einer Bradykardie kann mit Atropin erfolgen. Atropin wurde ebenfalls zur Reduktion parasympathischer Effekte subkonvulsiver Stimulationen (z. B. bei Re-Stimulation) eingesetzt
- Körperliche Erkrankungen, die die Anästhesie erschweren könnten, sollten adäquat vorbehandelt werden (z. B. durch Antihypertensiva, H_2-Blocker, Antidiabetika)
- Unter besonderen Umständen ist möglicherweise ein internistisches Konsil erforderlich
- Wenn möglich, sollten alle Psychopharmaka mit antikonvulsiven Eigenschaften mindestens eine Nacht vor der Behandlung abgesetzt (z. B. Benzodiazepine, Carbamazepin, Valproat, u. a.), alternativ reduziert werden, da bei dieser Medikation die Anfallsdauer verkürzt und die notwendige Stimulationsdosis erhöht ist.[31] Benzodiazepine sollten auf Präparate mit kürzerer Halbwertszeit wie Lorazepam umgestellt werden. Bei hohen Dosierungen und Abhängigkeit ist eine Vorbehandlung mit Flumazenil möglich
- Ein Absetzen oder alternativ eine Dosisreduktion von Lithium sollte aufgrund der erhöhten Lithiumtoxizität und wegen des erhöhten Risikos eines Delirs nach EKT erwogen werden
- Andere Psychopharmaka, mit Ausnahme der irreversiblen MAO-Hemmer, können weiter verabreicht werden, wenn es das klinische Bild erfordert
- Eine ambulante Behandlung kann durchgeführt werden, wenn keine medizinischen Kontraindikationen hierfür vorliegen und eine ausreichende Compliance für die Vor- und Nachbehandlung durch den Patienten besteht

Nebenwirkungen

- Gedächtnisverluste unterschiedlicher Ausprägung treten bis zu einem gewissen Grad bei den meisten EKT-Behandlungen auf[32]
  - Amnesie für die Zeit der EKT-Durchführung, vage Erinnerung an den Zeitpunkt der EKT
  - Retrograde episodische Amnesie für einige Ereignisse bis zu mehreren Monaten nach der Behandlung möglich; kann permament sein; selten längere Perioden retrograder Amnesie

  - Eine partielle anterograde Amnesie kann 3–6 Monate nach der EKT-Behandlung auftreten
  - In seltenen Fällen wurde über eine anhaltende anterograde Gedächtnisstörung berichtet, dabei ist es unklar, ob es sich um eine EKT-Folge oder eine Folge der zu behandelnden Krankheit handelte
  - Eine Reihe von pharmakologischen Wirkstoffen (z. B. Liothyronin, Cholinesterase-Hemmer, Thiamin), Verhaltensstrategien (kognitive Remediation) und Behandlungsparametern (z. B. ultrakurze Reizimpulsbreite, rechtsseitige oder fokalere Elektrodenplatzierung) können einige der kognitiven Nebenwirkungen abschwächen[33,34,35]
- Mortalität: Bei 2 von 100.000 Behandlungen tödliche Zwischenfälle. Ein höheres Risiko besteht bei vorbestehenden kardiovaskulären Erkrankungen. Neuere Daten zeigten keine Todesfälle bei einer Untersuchung über 10 Jahre und 80.000 Behandlungen[36]
- Delirien sind selten und in der Regel von kurzer Dauer
  - Vorwiegend bei älteren Patienten, wenn in einer Sitzung mehrfach stimuliert wurde, oder bei prolongiertem Anfall
  - Aufgrund gleichzeitiger Medikamententoxizität (z. B. Lithiumcarbonat, Clozapin – siehe Medikamenteninteraktionen auf Seite 135–136)
  - Kann bei zu schnellem Absetzen von einigen Antidepressiva vor der EKT auftreten
  - Für nachfolgende Behandlungen sollte eine Anästhesie mit Propofol in Betracht gezogen werden
- Tachykardie und ein teils deutlicher Blutdruckanstieg können mehrere Minuten nach dem Krampfanfall anhalten; bei entsprechend gefährdeten Patienten sollte ggf. eine prophylaktische Gabe eines Antihypertensivums (z. B. Clonidin oder Urapidil) oder eines Betablockers erfolgen
- Bradykardie (bis zur Asystolie) oder Hypotonie können ausgeprägt sein, insbesondere bei subkonvulsiven Stimuli
  - Erhöhtes Risiko bei Patienten, die Betablocker einnehmen
  - Abschwächung durch den nachfolgenden Krampfanfall, Atropin und Medikamente mit anticholinerger Wirkung
- Sehr selten: prolongierte Krampfanfälle oder Status epilepticus, der Anfall sollte im EEG bis zu seinem Ende überwacht werden; Krampfanfälle, die länger als 3 Minuten andauern, sollten unterbrochen werden (mit der zur Anästhesieeinleitung verwendeten Substanz oder mit einem intravenösen Benzodiazepin wie Diazepam)
- Begrenzte Evidenz für eine Auslösung von Krampfanfällen während der EKT durch Etomidat, wobei Patienten mit Epilepsie oder kortikalen Läsionen in der Anamnese das höchste Risiko haben[37]
- Spontane Krampfanfälle
  - Neuere Erkenntnisse deuten darauf hin, dass Patienten unter 40 Jahren, die eine EKT erhalten, ein leicht erhöhtes Risiko haben, nach der EKT spontane Krampfanfälle zu entwickeln, während Patienten über 60 Jahre ein verringertes Risiko haben[38]
- Kopf- und Muskelschmerzen sind häufig, aber in der Regel nicht schwerwiegend
  - Isometrische Übungen vor der Behandlung können Muskelschmerzen entgegenwirken
  - Eine Vorbehandlung mit ca. 3 mg Rocuroniumbromid ist bei starken Muskelschmerzen indiziert
- Kiefergelenksschmerzen; können durch bifrontale Elektrodenplatzierung reduziert werden (im Vergleich zur bitemporalen Platzierung)
  - Allen Patienten sollte während der Stimulation und dem Anfall ein Beißkeil eingesetzt werden, um Kiefergelenkschmerzen zu minimieren und Zahnverletzungen zu vermeiden. Der Beißkeil sollte auch bei Patienten verwendet werden, die keine Zähne mehr haben und bei denen die Prothese vor der EKT herausgenommen wurde
- Vorübergehende Menstruationsstörung; möglicherweise aufgrund von erhöhtem Prolaktin (vorübergehend)
- Transiente postiktale Lähmung (Todd'sche Parese)

Vorsichtsmaßnahmen

- Vor Durchführung einer EKT sollten durch ein anästhesiologisches und ggf. internistisches Konsil alle in Frage kommenden Erkrankungen, die zu einem erhöhten Narkoserisiko führen könnten, ausgeschlossen werden. Insbesondere internistische Erkrankungen, wie vorbestehende kardiovaskuläre Störungen, ein eventueller gastroösophagaler Reflux, verlegte Atemwege und andere Umstände, die die Prozedur erschweren könnten (z.B. Narkose-Nebenwirkungen in der Eigen- oder Familienanamnese) müssen ausgeschlossen bzw. zuvor adäquat behandelt werden
- Überwachung durch EKG, Pulsoximetrie und Blutdruckmessung vor/während/nach der Behandlung sowie EEG während der Behandlung
- Patienten mit einem insulinpflichtigen Diabetes mellitus können nach der EKT evtl. einen reduzierten Insulinbedarf haben, da die EKT den Glukosespiegel für mehrere Stunden erniedrigen kann (dies kann eventuell mit verminderter Nahrungsaufnahme vor der Behandlung zusammenhängen)
- Vorsicht bei Patienten mit bipolaren affektiven Störungen: 10–30 % der Patienten können nach Durchführung einer EKT eine hypomane oder manische Episode entwickeln; die phasenprophylaktische Behandlung sollte falls möglich fortgesetzt werden
- Die Elektrodenplatzierung bei Patienten mit metallischen Gesichts-/Schädelimplantaten oder intrakraniellen Objekten sollte modifiziert werden[39]
- Die EKT kann bei bestehender Therapie mit Clozapin bei therapierefraktärer Schizophrenie angewendet werden[9], ist in der Kombination jedoch mit prolongierten und spontanen tardiven Anfällen assoziiert

Kontraindikationen

Merke: Bei allen Kontraindikationen müssen Risiko und Nutzen einer EKT sorgfältig gegeneinander abgewogen werden:

- Z.n. Myokardinfarkt in den letzten Wochen, die empfohlene Wartezeit beträgt 12 Wochen
- Erhöhter intrakranieller Druck
- Intrazerebrale Raumforderung mit Begleitödem
- Kürzliche intrazerebrale Blutung/instabiles Aneurysma, kürzlicher ischämischer Schlaganfall; die empfohlene Wartezeit bei solchen Ereignissen beträgt ca. 12 Wochen
- Schwere koronare Herzerkrankung (KHK)
- Schwere arterielle Hypertonie
- Vorerkrankungen mit erhöhtem Anästhesierisiko (ab Grad 3 bis 4 der ASA [American Society of Anaesthesiologists]-Klassifikation)
- Schlechter Zahnstatus mit losen Zähnen (Gefahr der Aspiration)
- Drohende Netzhautablösung
- Rheumatoide Arthritis (bei Mitbeteiligung des Processus odontoideus)
- Vorsicht: Bei Patienten, die mit einem irreversiblen MAO-Hemmer behandelt werden, sollte aufgrund des Risikos einer Wechselwirkung mit Narkotika sowie möglichen kardialen und vaskulären Nebenwirkungen keine EKT-Behandlung durchgeführt werden (obwohl die meisten unerwünschten Effekte auf die Interaktion mit Pethidin zurückgeführt werden konnten), aufgrund der schweren Verminderung des Herzzeitvolumens und einer Hypotonie kann es zu einer Reanimationspflicht kommen. Irreversible MAO-Hemmer sollten 14 Tage vor Durchführung einer Narkose bzw. EKT-Behandlung abgesetzt werden. Sollte dies aufgrund der Akuität der Symptomatik nicht möglich sein oder wäre einer Unterbindung der Therapie mit einem MAO-Hemmer ungünstig, sollte ein Anästhesist konsultiert werden
- Selektive, reversible MAO-Hemmer (Moclobemid) müssen dagegen nicht abgesetzt werden, da die Gefahr kardiovaskulärer Nebenwirkungen (z.B. hypertensive Krisen) als wesentlich geringer einzuschätzen ist
- Vorsicht bei gleichzeitiger Behandlung mit Medikamenten (siehe Seite 135, Tabelle 15. EKT: Wechselwirkungen)

Labor, Untersuchungen und Monitoring

- Eine ausführliche neuropsychologische Testung kann erforderlich sein, wenn es Hinweise auf signifikante kognitive Störungen gibt; eine erneute Beurteilung ist bei unerwünschten Ereignissen notwendig. Andernfalls sind Screening-Instrumente wie das Montreal Cognitive Assessment oder die Mini Mental Status Examination vor und im Verlauf der EKT-Serie ausreichend
- Vollständige körperliche Untersuchung
- Kranielle Bildgebung (MRT) und EEG (< 4 Wochen)
- Routinelabor einschließlich kleinem Blutbild, Leukozyten; Differenzialblutbild bei allen Patienten über 60 Jahren oder bei klinischer Indikation
- Elektrolyte und Nierenretentionswerte bei Patienten mit Lithium- oder Diuretikatherapie sowie bei Diabetes-Patienten und klinischer Indikation
- EKG bei allen Patienten über 45 Jahren, bei Patienten mit Hypertonus oder kardiovaskulärer Vorerkrankung sowie klinischer Indikation
- Röntgenaufnahmen der Wirbelsäule bei Patienten mit einer Kompressionsfraktur oder anamnestischen Wirbelsäulenverletzungen oder Schmerzen im Bereich der Wirbelsäule; HWS-Röntgen bei allen Patienten mit rheumatoider Arthritis
- Untersuchung auf Sichelzellanämie bei Patienten afrikanischer Abstammung
- Nüchternblutzucker am Tag jeder Behandlung bei Patienten mit Diabetes mellitus oder unter antidiabetischer Medikation
- Prothrombinzeit und partielle Thromboplastinzeit für alle Patienten, die Antikoagulanzien einnehmen
- Serum-Lithium vor und in regelmäßigen Abständen während der EKT-Serie

Behandlung von Kindern und Jugendlichen

- Die Indikation zur EKT bei Kindern und Jugendlichen sollte immer von einem Facharzt für Kinder- und Jugendpsychiatrie und einem Spezialisten für Stimulationsverfahren gestellt werden
- Die EKT kann bei schweren Formen von Psychosen, Katatonie oder affektiven Störungen mit hohem Suizidrisiko eingesetzt werden, wenn Medikamente unwirksam sind
- Die EKT-Behandlung gleicht dem Verfahren bei Erwachsenen. Die Anästhesie muss an das Körpergewicht angepasst werden. Es gibt nur wenige Daten zu anderen Elektrodenplatzierungen als der bitemporalen. Die notwendige Stromstärke bzw. -spannung ist deutlich niedriger, da die Krampfschwelle bei Kindern und Jugendlichen niedriger ist

Behandlung von älteren Patienten

- Bei älteren Patienten gibt es keine speziellen Risiken, Vorteile oder auch Kontraindikationen bezüglich einer EKT-Durchführung
- Demenzielle Erkrankungen sind keine Kontraindikation, die EKT kann bei gleichzeitiger diagnostischer Indikation durchgeführt werden
- Die Evidenz aus randomisierten kontrollierten Studien ist spärlich; es gibt Hinweise darauf, dass das Ansprechen auf die EKT mindestens gleichwertig zu dem von jüngeren depressiven Patienten und die Behandlung sicher und effektiv ist[40]
- Eine prolongierte Erholungszeit nach der ersten und dritten EKT kann möglicherweise ein schlechtes Outcome vorhersagen[41]

Schwangerschaft

- Die EKT kann in allen Trimestern eingesetzt werden, wenn eine schwere psychiatrische Erkrankung dies erfordert. Es sollten eine interdisziplinäre Behandlung und zumindest eine konsiliarische gynäkologische Beratung erfolgen
- Das potenzielle Risiko von unerwünschten Wirkungen (für Mutter und Kind) sollte gegen den Nutzen der Behandlung abgewogen werden
- Die Behandlung sollte von einem hochqualifizierten spezialisierten Team erfolgen
- Eine Überwachung des Feten ist indiziert
- Vorsicht: Das Risiko eines gastro-ösophagealen Refluxes ist erhöht (Aspirationsgefahr), eine aufrechte Lagerung wird insbesondere im letzten Trimester empfohlen[42]

Hinweise für die Pflege

- Der Patient muss mindestens 8 Stunden vor der Behandlung nüchtern bleiben (gilt besonders für feste Nahrung); eine ständige Überwachung kann erforderlich sein
- Zahnprothesen müssen vor der Behandlung herausgenommen werden
- Ständiges Überwachen der Vitalfunktionen, bis der Patient wach und orientiert ist. Die Patienten sollten über die bestehende Fahruntüchtigkeit und die fehlende Eignung zur Bedienung gefährlicher Maschinen aufgeklärt werden. Ambulante Patienten sollten nach Hause begleitet werden
- Die Bedarfsbehandlung mit Benzodiazepinen am Abend und Morgen vor der Behandlung vermeiden
- Lithium und Antikonvulsiva sollten, wenn möglich, am Abend vor der EKT pausiert werden

Hinweise für Patienten

- Ausführliche Patienteninformation: siehe Seite 586

Wechselwirkungen

- Klinisch relevante Interaktionen werden in Tabelle 15. EKT: Wechselwirkungen aufgeführt
- Zusätzliche Informationen über die Kombinationsbehandlung finden Sie im Kapitel zum interagierenden Wirkstoff

Tabelle 15. EKT: Wechselwirkungen

Medikamentenklasse	Beispiele	Wechselwirkungen
Anästhetika	Propofol	• Verkürzte Krampfdauer, Erhöhung der Krampfschwelle
	Thiopental	• Verlängerte Erholungszeit nach EKT im Vergleich zu Propofol
Antidepressiva		
SSRI	Fluoxetin	• Potenzielles Risiko für Serotoninsyndrom, sonst als sicher eingestuft
NDRI	Bupropion	• Zwei Fallberichte zu manischen Episoden bei Patienten mit rezidivierender depressiver Störung, limitierte Evidenz
SARI	Trazodon	• Senkung der Krampfschwelle und verlängerte Krampfanfälle wurden beobachtet, unklare klinische Relevanz. Wenige Fallberichte beschreiben kardiovaskuläre Komplikationen, auch bei Patienten ohne entsprechende Vorerkrankungen und eher bei höherer Dosierung (>300 mg täglich)
TZA	Nortriptylin	• Senkung der Krampfschwelle, erhöhtes Risiko für Arrhythmien, insbesondere bei älteren Patienten und kardiovaskulärer Vorerkrankung • Hypertensive Krisen bei Kombination mit Sympathikomimetika
Irreversibler MAO-Hemmer	Tranylcypromin	• Kombination vermeiden (Kontraindikation); Interaktion mit Anästhetika möglich; im Falle einer Wiederbelebungsmaßnahme könnte die Wirkung kardiovaskulärer Notfallmedikamente herabgesetzt werden

Tabelle 15. EKT: Wechselwirkungen (Fortsetzung)

Medikamentenklasse	Beispiele	Wechselwirkungen
Antihypertensiva	Betablocker, z.B. Propranolol	• Evtl. Verstärkung von Nebenwirkungen wie Bradykardie und Blutdruckabfall. Verwirrtheitszustände möglich
Antikonvulsiva	Carbamazepin, Valproinsäure	• Erhöhung der Krampfschwelle möglich; bei subkonvulsiver Stimulierung sind Nebenwirkungen möglich; der antikonvulsive Effekt kann eventuell durch erhöhte Stromstärke ausgeglichen werden
	Gabapentin, Lamotrigin, Topiramat	• Möglicherweise geringere Auswirkung auf die Krampfschwelle und -dauer
Antipsychotika	Clozapin	• Erhöhte Krampfdauer bei 16,6 % der Patienten. Berichte über spontane (tardive) Krampfanfälle nach EKT liegen vor. Delir auch nach Absetzen von Clozapin möglich. Es gibt jedoch zahlreiche Berichte über unkomplizierte Verläufe einer gleichzeitigen Behandlung. Stärkere Tachykardien möglich
	Risperidon	• Minimal erhöhtes Risiko für Krampfanfälle im Vergleich zu anderen Antipsychotika, EEG-Auffälligkeiten können auftreten
Benzodiazepine	Lorazepam, Diazepam	• Erhöhung der Krampfschwelle, dadurch evtl. verkürzte Krampfdauer oder Nebenwirkungen nach subkonvulsiver Stimulation
Hypnotika/Sedativa	Zopiclon	• Verkürzung der Krampfdauer
Koffein		• Verlängerte Krampfdauer. Berichte über Blutdruckerhöhung, Tachykardie und Herzrhythmusstörungen liegen vor
Lithium		• Achtung: Die Toxizität von Lithium kann erhöht werden, möglicherweise wegen der erhöhten Permeabilität der Blut-Hirn-Schranke, verlängert die Krampfdauer und Wirkung von Succinylcholin, erniedrigt die Krampfschwelle möglicherweise. Verminderung der Lithiumdosis oder Absetzen, Überwachung. Die Kombination von Lithium und EKT ist nicht kontraindiziert, sofern der Lithiumspiegel im therapeutischen Bereich liegt. Falls möglich, abendliche Gabe vor EKT pausieren • In der Kombination mit Duloxetin wurden ventrikuläre Tachykardien beobachtet
L-Tryptophan		• Die Anfallsdauer kann sich erhöhen
Theophyllin		• Verlängerte Anfallsdauer; Status epilepticus. Keine Kontraindikation, sofern der Theophyllinspiegel im therapeutischen Bereich liegt

Weiterführende Literatur

Literatur

1. Fink M, Kellner CH, McDall WV. The role of ECT in suicide prevention. J ECT. 2014;30(1):5–9. doi:10.1097/YCT.0b013e3182a6ad0d
2. Fink M. What was learned: Studies by the consortium for research in ECT (CORE) 1997–2011. Acta Psychiatr Scand. 2014;129(6):417–426. doi:10.1111/acps.12251
3. Folkerts H, Remschmidt H, Saß H, Sauer H, Schäfer M, Sewing KF (2003) Bekanntmachungen: Stellungnahme zur Elektrokrampftherapie (EKT) als psychiatrische Behandlungsmaßnahme. Dtsch Ärztebl 100:A-504
4. Rabheru K. Maintenance electroconvulsive therapy (M-ECT) after acute response: Examining the evidence for who, what, when, and how? J ECT 2012;28(1):39–47. doi:10.1097/YCT.0b013e3182455758
5. Kellner CH, Knapp RG, Petrides G, et al. Continuation electroconvulsive therapy vs pharmacotherapy for relapse prevention in major depression: A multisite study from the Consortium for Research in Electroconvulsive Therapy (CORE). Arch Gen Pschiatry. 2006;63(12):1337–1344. doi:10.1001/archpsyc.63.12.1337

6. Prudic J, Haskett RF, McCall WV, et al. Pharmacological strategies in the prevention of relapse after electroconvulsive therapy. J ECT. 2013;29(1):3–12. doi:10.1097/YCT.0b013e31826ea8c4
7. Husain MM, McClintock SM, Rush AJ, et al. The efficacy of acute electroconvulsive therapy in atypical depression. J Clin Psychiatry. 2008;69(3):406–411
8. Focht A, Kellner CH. Electroconvulsive therapy (ECT) in the treatment of postpartum psychosis. J ECT. 2012;28(1):31–33. doi:10.1097/YCT.0b013e3182315aa8
9. Petrides G, Malur C, Braga RJ, et al. Electroconvulsive therapy augmentation in clozapine-resistant schizophrenia: A prospective, randomized study. Am J Psychiatry. 2015;172(1):52–58. doi:10.1176/appi.ajp.2014.13060787
10. Sienaert P. What we have learned about electroconvulsive therapy and its relevance for the practising psychiatrist. Can J Psychiatry. 2011;56(1):5–12. doi:10.1177/070674371105600103
11. Fontenelle LF, Coutinho ES, Lins-Martins NM, et al. Electroconvulsive therapy for obsessive-compulsive disorder: A systematic review. J Clin Psychiatry. 2015;76(7):949–957. doi:10.4088/JCP.14r09129
12. Margoob MA, Ali Z, Andrade C. Efficacy of ECT in chronic, severe, antidepressant- and CBT-refractory PTSD: An open, prospective study. Brain Stimul. 2010;3(1):28–35. doi:10.1016/j.brs.2009.04.005
13. Ahmadi N, Moss L, Simon E, et al. Efficacy and long-term clinical outcome of comorbid posttraumatic stress disorder and major depressive disorder after electroconvulsive therapy. Depress Anxiety. 2016;33(7):640–647. doi:10.1002/da.22451
14. Leong K, Tham JC, Scamvougeras A, et al. Electroconvulsive therapy treatment in patients with somatic symptom and related disorders. Neuropsychiatr Dis Treat. 2015;11:2565–2572. doi:10.2147/NDT.S90969
15. McGirr A, Davis L, Vila-Rodriguez F. Idiopathic burning mouth syndrome: A common treatment-refractory somatoform condition responsive to ECT. Psychiatry Res. 2014;216(1):158–159. doi:10.1016/j.psychres.2014.01.048
16. Petrides G, Fink M, Husain MM, et al. ECT remission rates in psychotic versus nonpsychotic depressed patients: A report from CORE. J ECT. 2001;17(4):244–253. doi:10.1097/00124509-200112000-00003
17. Kellner CH, Tobias kg, Wiegand J. Electrode placement in electroconvulsive therapy (ECT): A review of the literature. J ECT 2010;26(3):175–180. doi:10.1097/YCT.0b013e3181e48154
18. Sackeim HA, Dillingham EM, Prudic J, et al. Effect of concomitant pharmacotherapy on electroconvulsive therapy outcomes: Short-term efficacy and adverse effects. Arch Gen Psychiatry. 2009;66(7):729–737. doi:10.1001/archgenpsychiatry.2009.75
19. Tharyan P, Adams CE. Electroconvulsive therapy for schizophrenia. Cochrane Database Syst Rev. 2005;(2):CD000076. doi:10.1002/14651858.CD000076.pub2
20. Rasmussen kg. Electroconvulsive therapy and melancholia: Review of the literature and suggestions for further study. J ECT. 2011;27(4):315–322. doi:10.1097/YCT.0b013e31820a9482
21. McCall WV, Andrade C, Sienaert P. Searching for the mechanism(s) of ECT's therapeutic effect. J ECT. 2014;30(2):87–89. doi:10.1097/YCT.0000000000000121
22. Ota M, Noda, T, Sato, N, et al. Effect of electroconvulsive therapy on gray matter volume in major depressive disorder. J Affect Disord. 2015;186:186–191. doi:10.1016/j.jad.2015.06.051
23. Anttila S, Huuhka K, Huuhka M, et al. Catechol-O-methyltransferase (COMT) polymorphisms predict treatment response in electroconvulsive therapy. Pharmacogenomics J. 2008(2):113–116. doi:10.1038/sj.tpj.6500468
24. Sackeim HA, Prudic J, Nobler MS, et al. Effects of pulse width and electrode placement on the efficacy and cognitive effects of electroconvulsive therapy. Brain Stimulat. 2008;1(2):78–83. doi:10.1016/j.brs.2008.03.001
25. Tor PC, Bautovich A, Wang MJ, et al. A systematic review and meta-analysis of brief versus ultrabrief right unilateral electroconvulsive therapy for depression. J. Clin Psychiatry. 2015;76(9):e1092–e1098. doi:10.4088/JCP.14r09145
26. Phutane VH, Thirthalli J, Muralidharan K, et al. Double-blind randomized controlled study showing symptomatic and cognitive superiority of bifrontal over bitemporal electrode placement during electroconvulsive therapy for schizophrenia. Brain Stimul. 2013;6(2):210–217. doi:10.1016/j.brs.2012.04.002
27. McClintock SM, Choi J, Deng ZD, et al. Multifactorial determinants of the neurocognitive effects of electroconvulsive therapy. J ECT. 2014;30(2):165–176. doi:10.1097/YCT.0000000000000137
28. Vaidya PV, Anderson EL, Bobb A, et al. A within-subject comparison of propofol and methohexital anesthesia for electroconvulsive therapy. J ECT 2012;28(1):14–19. doi:10.1097/YCT.0b013e31823a4220
29. Lihua P, Su M, Ke W, et al. Different regimens of intravenous sedatives or hypnotics for electroconvulsive therapy (ECT) in adult patients with depression. Cochrane Database Syst Rev. 2014;4:CD009763. doi:10.1002/14651858.CD009763.pub2
30. Chen ST. Remifentanil: A review of its use in electroconvulsive therapy. J ECT 2011;27(4):323–327. doi:10.1097/YCT.0b013e31821072d2

31. Martínez-Amorós E, Gálvez Ortiz V, Porter Moli M, et al. Propofol and thiopental as anesthetic agents in electroconvulsive therapy: A retrospective study in major depression. Rev Psiquiatr Salud Ment. 2014;7(1):42–47. doi:10.1016/j.rpsm.2013.01.002
32. Ingram A, Saling MM, Schweitzer I. Cognitive side effects of brief pulse electroconvulsive therapy: A review. J ECT 2008;24(1):3–9. doi:10.1097/YCT.0b013e31815ef24a
33. Merk W, Kucia K. Combined use of ECT and psychotropic drugs. Psychiatr Pol. 2015;49(6):1241–1253. doi:10.12740/PP/37462
34. Pigot M, Andrade C, Loo C. Pharmacological attenuation of electroconvulsive therapy-induced cognitive deficits: Theoretical background and clinical findings. J ECT 2008;24(1):57–67. doi:10.1097/YCT.0b013e3181616c14
35. Prudic J. Strategies to minimize cognitive side effects with ECT: Aspects of ECT technique. J ECT 2008;24(1):46–51. doi:10.1097/YCT.0b013e31815ef238
36. Watts B V, Groft A, Bagian JP, et al. An examination of mortality and other adverse events related to electroconvulsive therapy using a national adverse event report system. J ECT. 2011;27(2):105–108. doi:10.1097/YCT.0b013e3181f6d17f
37. Bruylandt R, Van den Abbeele D, Jacobs T, et al. Etomidate-induced convulsions during electroconvulsive therapy: Two case reports. J ECT. 2016;32(1):73–74. doi:10.1097/YCT.0000000000000265
38. Bøg FK, Jørgensen MB, Andersen ZJ, et al. Electroconvulsive therapy and subsequent epilepsy in patients with affective disorders: A register-based Danish cohort study. Brain Stimul. 2018;11(2):411–415. doi:10.1016/j.brs.2017.11.017
39. Vila-Rodriguez F, McGirr A, Tham J, et al. Electroconvulsive therapy in patients with deep brain stimulators. J ECT. 2014;30(3):e16–e18. doi:10.1097/YCT.0000000000000074
40. Dombrovski AY, Mulsant BH. The evidence for electroconvulsive therapy (ECT) in the treatment of severe late-life depression. ECT: The preferred treatment for severe depression in late life. Int Psychogeriatr. 2007;19(1):10–14, 24–35. doi:10.1017/S1041610206224384
41. Magne Bjølseth T, Engedal K, Saltyte Benth J, et al. Speed of recovery from disorientation may predict the treatment outcome of electroconvulsive therapy (ECT) in elderly patients with major depression. J Affect Disord. 2016;190:178–186. doi:10.1016/j.jad.2015.10.013
42. Leiknes KA, Cooke MJ, Jarosch-von Schweder L, et al. Electroconvulsive therapy during pregnancy: A systematic review of case studies. Arch Womens Ment Health. 2015;18(1):1–39. doi:10.1007/s00737-013-0389-0

Zusätzlich empfohlene Literatur

- Amanullah S, Delva N, McRae H, et al. Electroconvulsive therapy in patients with skull defects or metallic implants: A review of the literature and case report. Prim Care Companion CNS Disord. 2012;14(2):[no pagination]. doi:10.4088/PCC.11r01228
- Fink M. Electroconvulsive therapy: A guide for professionals and their patients (2nd ed.) New York, NY: Oxford University Press, 2009
- Kennedy SH, Milev R, Giacobbe P, et al. Canadian Network for Mood and Anxiety Treatments (CANMAT) clinical guidelines for the management of major depressive disorder in adults. IV. Neurostimulation therapies. J Affect Disord. 2009;117(Suppl. 1):S44–53. doi:10.1016/j.jad.2009.06.043
- Matheson SL, Green MJ, Loo C, et al. Quality assessment and comparison of evidence for electroconvulsive therapy and repetitive transcranial magnetic stimulation for schizophrenia: A systematic meta-review. Schizophr Res. 2010;118(1–3):201–210. doi:10.1016/j.schres.2010.01.002
- Peterchev AV, Rosa MA, Deng ZD et al. Electroconvulsive therapy stimulus parameters: Rethinking dosage. J ECT. 2010;26(3):159–174. doi:10.1097/YCT.0b013e3181e48165
- Semkovska M, McLoughlin DM. Objective cognitive performance associated with electroconvulsive therapy for depression: A systematic review and meta-analysis. Biol Psychiatry. 2010;68(6):568–577. doi:10.1016/j.biopsych.2010.06.009
- Trevino K, McClintock SM, Husain MM. A review of continuation electroconvulsive therapy: application, safety, and efficacy. J ECT. 2010;26(3):186–195. doi:10.1097/YCT.0b013e3181efa1b2
- Versiani J, Cheniaux E, Landeira-Fernandez J. Efficacy and safety of electroconvulsive therapy in the treatment of bipolar disorder: A systematic review. J ECT 2011;27(2): 153–164. doi:10.1097/YCT.0b013e3181e6332e
- Wilkins KM, Ostroff R, Tampi RR. Efficacy of electroconvulsive therapy in the treatment of nondepressed psychiatric illness in elderly patients: A review of the literature. J Geriatr Psychiatry Neurol. 2008;21(1):3–11. doi:10.1177/0891988707311027

Definition

- Regelmäßige Bestrahlung mit sichtbarem Licht, aus dem der ultraviolette Anteil herausgefiltert wurde. Mit Standardlichttherapiegeräten werden mindestens 5.000 Lux/Stunde (Einheiten der Bestrahlung pro Zeit) pro Tag angewendet

Indikationen

- Saisonale affektive Störung (SAS); bei SAS sollte nach der S3-Leitlinie unipolare Depression eine Lichttherapie erwogen werden[1,2]
- Störungen des zirkadianen Rhythmus (z. B. durch Jetlag oder Schichtarbeit)
- Schlafstörungen: In einer systematischen Übersichtsarbeit und Metaanalyse wurde die Wirksamkeit der Lichttherapie bei der Behandlung von Schlafproblemen im Allgemeinen und speziell bei Störungen des zirkadianen Schlafrhythmus, der Insomnie sowie von Schlafstörungen bei Morbus Alzheimer/Demenz belegt[3]
- Antepartale oder postpartale Depression: Einige wenige Studien lieferten gemischte Ergebnisse zur Wirksamkeit[4]
- Nicht saisonale Depression: Randomisierte, doppelblinde, Placebo-kontrollierte Studien zeigen, dass die Lichttherapie, sowohl als Mono- als auch als Augmentationstherapie, bei der Behandlung von Erwachsenen mit nicht saisonaler unipolarer und bipolarer Depression wirksam und gut verträglich ist; die Kombinationsbehandlung zeigt die konsistentesten Effekte.[5] Die Lichttherapie war bei medikamentenresistenter Depression wirksamer als Placebo (Scheinbehandlung)[6]
- Bipolare Depression: Doppelblindstudien belegen die Wirksamkeit als Augmentationstherapie.[7,8] Ansprechen innerhalb von 48 Stunden bei Kombination mit Schlafentzug und konsekutiver Schlafphasenverschiebung; Patienten, die mit hellem Weißlicht behandelt wurden, hatten eine signifikant höhere Remissionsrate.[9] Vorsicht ist geboten hinsichtlich des Risikos für einen möglichen Phasenwechsel
- Morbus Parkinson: Mehrere Studien haben einen positiven Effekt von Lichttherapie auf den Schlaf und die Stimmung gezeigt; vermutlich Verringerung der Tagesmüdigkeit[10]; variable Effekte auf die Motorik wurden berichtet[11]
- ADHS: Vorläufige Daten deuten darauf hin, dass morgendliche Lichttherapie in Kombination mit Melatonin am Nachmittag/Abend wirksam bei Schlafstörungen (verzögertes Schlafphasensyndrom) bei Jugendlichen und Erwachsenen ist. Eine Pilotstudie bei Erwachsenen zeigte, dass Lichttherapie den Beginn der Melatoninausschüttung bei gedämpften Licht und die mittlere Schlafzeit signifikant vorverlegte, was mit verringerten ADHS-Ratingskala-Scores und hyperaktiv-impulsiven Sub-Scores korrelierte; die Gesamtschlafzeit, die Schlafeffizienz, das Aufwachen nach dem Einschlafen oder das prozentuale Aufwachen während des Schlafintervalls verbesserten sich nicht[12]
- Borderline-Persönlichkeitsstörung: Offene Studien deuten auf eine Verbesserung des Schlafs und der Tagesaufmerksamkeit bei morgendlicher Lichttherapie allein oder in Kombination mit einem Antidepressivum hin[13]
- Demenz: Erste Daten deuten auf eine mögliche Rolle der Lichttherapie bei der Behandlung von Schlafstörungen bei leichter bis mittelschwerer Alzheimer-Demenz hin[14]
- Essstörungen: Ein Review (Fallstudien, offene und Doppelblindstudien) liefert Hinweise, dass eine Lichttherapie sowohl das gestörte Essverhalten als auch die Stimmung akut verbessern kann, obwohl der Zeitpunkt des Ansprechens auf die Symptome und die Dauer der Behandlungseffekte unbekannt bleiben[15]
- Fibromyalgie: Eine Pilotstudie zeigte, dass eine morgendliche Lichttherapie die Funktion und Schmerzempfindlichkeit bei 10 Patientinnen mit Fibromyalgie verbesserte[16]

Allgemeine Hinweise

- Das verwendete Gerät muss in der Lage sein, eventuell schädliche ultraviolette Strahlen herauszufiltern
- Die Wellenlänge des sichtbaren Lichts scheint nicht von entscheidender Bedeutung zu sein, wobei die konstistentesten Befunde für eine Wellenlänge von 480 nm (blaues Licht) vorliegen[17]
- Die Response steht in einem nicht linearen Zusammenhang zur Dauer der Bestrahlung, da die Mehrheit der Phasenverschiebungen zu Beginn eintritt[18]
- Bei „Lichtvisoren" (Kappen mit eingebauter Lichtquelle) ist der Abstand zwischen der Lichtquelle und den Augen sowie die Lichtproduktion geringer als bei Standard-Lichtboxen, die 2.500–10.000 Lux haben. Die Helligkeit scheint bei den Lichtvisoren weniger relevant zu sein als bei Standard-Lichttherapiegeräten
- Bei SAS sind atypische depressive Symptome wie Hypersomnie und Kohlenhydrate-Craving die besten Prädiktoren für eine Response auf Lichttherapie[19]
- Die Effizienz der Lichttherapie ist vom Zeitpunkt der Behandlung in Bezug auf den zirkadianen Zyklus abhängig- siehe Dosierung[20]
- Standardantidepressiva können die Wirkung der Lichttherapie verbessern

Therapeutische Wirkungen

- Der therapeutische Effekt des Lichts wird durch die Augen und die Retina, nicht durch die Haut vermittelt. Dennoch ist ein direkter Blick in die Lichtquelle zur therapeutischen Wirkung nicht notwendig
- Die spezifischen Wirkmechanismen der Lichttherapie sind noch nicht bekannt. Obwohl Licht ein potenter Melatoninsuppressor ist, scheint dies nicht der wesentliche Mechanismus zu sein. Eine Modulation serotonerger und autonomer Regelkreisläufe wird ebenfalls als Wirkmechanismus diskutiert[17]
- Licht induziert über den suprachiasmatischen Nucleus (SCN) des sympathischen Nervensystems die Genexpression in der Nebenniere. Diese Genexpression ist mit dem Anstieg der Kortikosteroidspiegel im Plasma und im Gehirn verbunden, ohne dass die Hypothalamus-Hypophysen-Nebennierenrinden-Achse aktiviert wird. Die Aktivierung des SCN ist eng mit der zirkadianen Uhr verbunden. Die Kortikosteroid-Antwort korreliert dosisabhängig mit der Lichtintensität[17] [21]
- Die Fähigkeit des Lichts, Phasen des zirkadianen Rhythmus vorzuverlegen, ist möglicherweise bei manchen Patienten relevant, scheint aber nicht für die gesamte Wirksamkeit bei SAS verantwortlich zu sein[22]
- Die Lichtexposition am späten Abend kann zu einer Phasenverschiebung führen, Melatonin supprimieren und die Aufmerksamkeit/Wachheit steigern; eine kurze Bestrahlung ist hier möglicherweise effizienter[18]
- Die Wirkung tritt in der Regel innerhalb von mehreren Tagen ein und geht bei Unterbrechung der Behandlung ebenfalls meist innerhalb von wenigen Tagen verloren

Dosierung

- Die Standard-„Dosis" beträgt 5.000 Lux/Stunde/Tag. Bei der am häufigsten angewendeten Methode werden Patienten für 30 Minuten pro Tag mit einer 10.000-Lux-Lichteinheit bestrahlt
- Eine Studie legt nahe, dass 60 Minuten intermittierendes Licht (20 ms Lichtblitze) effektiver sein könnten, um Veränderungen des zirkadianen Rhythmus hervorzurufen, als eine kontinuierliche Lichtexposition[23]
- Vorgeschlagene Richtlinien für den Zeitpunkt der Lichttherapie bei zirkadianen Rhythmus-Schlafstörungen[20]:
  - Vorverlagertes Schlafphasensyndrom (frühe Schlaf-Wach-Zeiten): Lichttherapie vor dem Schlafengehen und gedämpftes Licht nach dem Aufwachen
  - Verzögertes Schlafphasensyndrom (späte Schlaf-Wach-Zeiten, Einschlafstörung): Lichttherapie am Morgen nach dem Aufwachen und gedämpftes Licht vor dem Schlafengehen

- Schichtarbeitersyndrom (Schlaflosigkeit während des Tagesschlafs, Schläfrigkeit/Müdigkeit im Wachzustand): Lichttherapie am Abend/Nacht, gedämpftes Licht nach der Arbeit und striktes Einhalten der regelmäßigen Schlaf-Wach-Zeiten
  - Jetlag (ostwärts; Einschlafstörung, Tagesschläfrigkeit/Müdigkeit): Lichttherapie am Morgen nach dem Aufstehen (Heimatzeit) und gedämpftes Licht vor dem Schlafengehen
  - Jetlag (westwärts; morgendliches Früherwachen, Tagesschläfrigkeit/Müdigkeit): Lichttherapie vor dem Schlafengehen (Heimatzeit) und gedämpftes Licht nach dem Aufstehen
  - Nicht-24-Stunden-Schlaf-Wach-Störung (kein Muster der Schlaf-Wach-Zeiten): Lichttherapie am Morgen nach dem Aufstehen, falls nachts eine Schlafepisode vorhanden war
- Nicht saisonale Depression: Augmentation mit Lichttherapie zur Mittagszeit (z. B. zwischen 12.00 und 14.30 Uhr) ist am wirksamsten
- Saisonale Depression: Mehrere randomisierte Studien zeigen eine Überlegenheit der Lichttherapie früh am Morgen im Vergleich zum späten Morgen oder Abend[19]

Nebenwirkungen

- Augenschäden konnten nach 6-jähriger Lichttherapie nicht festgestellt werden. Nichtsdestotrotz muss die übertriebene Anwendung kritisch gesehen werden, da sie möglicherweise eine verringerte Lichtsensitivität verursachen kann[24]
- Übelkeit, Kopfschmerzen und Nervosität können auftreten
- Einzelfallberichte beschreiben das Auftreten von Suizidgedanken/Suizidversuchen in den ersten Tagen der Behandlung
- Augenirritationen (Jucken, Stechen, verschwommenes Sehen) treten meistens nur zu Beginn der Behandlung auf. Der Patient sollte sich weiter von der Lichtquelle wegsetzen oder die Bestrahlung nur langsam steigern
- Hautirritationen (selten)
- Eine Hypomanie kann auftreten, besonders wenn die Lichttherapie bei Patienten mit bipolarer Störung übertrieben häufig angewendet wird
- Bei Patienten mit Alzheimer-Demenz wurden paranoide Verkennungen berichtet. Nach einem Fallbericht wurde bei einer 38-jährigen Frau eine psychotische Episode ausgelöst
- Menstruationsstörungen (selten)

Vorsichtsmaßnahmen

- Erhöhtes Risiko bei Patienten mit Retinaerkrankungen, ggf. vor Beginn der Behandlung ophthalmologische Konsultation

Kontraindikationen

- Patienten mit Glaukom, Katarakt, Netzhautablösungen oder Retinopathie
- Die Lichttherapie ist bei Patienten kontraindiziert, die Medikamente einnehmen, die zu einer Photosensibilität führen können

Behandlung von Kindern und Jugendlichen

- Erste Daten zeigen eine Wirksamkeit der Lichttherapie als Monotherapie und Augmentationsbehandlung bei Jugendlichen mit nicht saisonaler Depression
- Anwendung erfolgt bei Jugendlichen mit verzögertem Schlafphasensyndrom in Kombination mit einer Verhaltenstherapie
- Eine randomisierte kontrollierte Studie zeigte eine Wirksamkeit bei Jugendlichen mit verzögertem Schlafphasensyndrom bei Kombination von Lichttherapie mit Melatonin nach 3 Monaten[25]

Behandlung von älteren Patienten

- Morgendliche Lichttherapie zeigte positive Ergebnisse bei älteren Patienten mit Schlafstörungen und nicht saisonalen affektiven Störungen
- Längere Schlafzeiten wurden berichtet, wenn die Lichttherapie im Rahmen eines komplexen Deliriummanagements eingesetzt wurde[26]
- Demenz: Obwohl mehrere Studien berichten, dass eine maßgeschneiderte Lichttherapie Schlaf, Depression und Unruhe bei Patienten mit Alzheimer-Krankheit und verwandter Demenz verbessert, fand ein aktualisiertes Cochrane-Review keine entsprechenden Effekte. Eine verringerte Entwicklung von Einschränkungen bei den Aktivitäten des täglichen Lebens (ADL) wurde in einer Studie zu drei von fünf Zeitpunkten berichtet[27]

Schwangerschaft

- Offene Studien, Fallberichte und randomisierte Studien zeigen eine gute Verträglichkeit während der Schwangerschaft, es wurden keine unerwünschten Wirkungen auf den Fetus beobachtet

Hinweise für Patienten

- Detaillierte Patienteninformationen zur Lichttherapie: siehe Seite 586
- Bevor eine Lichttherapie begonnen wird, sollten die Patienten mit ihrem Arzt besprechen, ob sie andere Medikamente einnehmen, die mit der Lichttherapie Wechselwirkungen haben könnten (dies gilt auch für rezeptfreie Medikamente und pflanzliche Präparate wie Johanniskraut)
- Es ist nicht notwendig, direkt in die Lichtquelle zu sehen

Wechselwirkungen

- Klinisch relevante Interaktionen werden in Tabelle 16. Lichttherapie: Wechselwirkungen aufgeführt
- Zusätzliche Informationen über die Kombinationsbehandlung finden Sie im Kapitel zum interagierenden Wirkstoff

Tabelle 16. Lichttherapie: Wechselwirkungen

Medikament	Beispiele	Wechselwirkungen
Aknemittel	Benzoylperoxid, Retinoide (isotretinoin)	• Lichtsensibilitätsreaktion
Antibiotika	Doxycyclin, Tetracyclin	• Lichtsensibilitätsreaktion
Antidepressiva		
SSRI/SNRI	Citalopram, Escitalopram, Fluoxetin, Paroxetin, Sertralin, Venlafaxin	• Können die Wirkung der Lichttherapie verstärken
Irreversibler MAO-Hemmer	Tranylcypromin	• Wird selten bei saisonaler Depression verwendet; kann die Wirkung Lichttherapie verstärken. Bitte die Vorsichtsmaßnahmen bei der Verwendung von Tranylcypromin beachten
Antidiabetikum	Chlorpropamid	• Lichtsensibilitätsreaktion

Tabelle 16. Lichttherapie: Wechselwirkungen (Fortsetzung)

Medikament	Beispiele	Wechselwirkungen
Antipsychotika	Chlorpromazin	• Lichtsensibilitätsreaktion
Diuretika	Hydrochlorothiazid	• Lichtsensibilitätsreaktion
Johanniskraut		• Lichtsensibilitätsreaktion
L-Tryptophan		• Kann die Wirkung der Lichttherapie verstärken

Weiterführende Literatur

Literatur

1. Nussbaumer B, Kaminski-Hartenthaler A, Forneris CA,et al. Light therapy for preventing seasonal affective disorder. Cochrane Database Syst Rev. 2015;11:CD011269. doi:10.1002/14651858.CD011269.pub2
2. DGPPN, BÄK, KBV, AWMF (Hrsg.) für die Leitliniengruppe Unipolare Depression*. S3-Leitlinie/Nationale VersorgungsLeitlinie Unipolare Depression – Langfassung, 2. Auflage. Version 5. 2015. DOI: 10.6101/AZQ/000364. www.depression.versorgungsleitlinien.de
3. van Maanen A, Meijer AM, van der Heijden KB, et al. The effects of light therapy on sleep problems: A systematic review and meta-analysis. Sleep Med Rev. 2015;29:52–62. doi:10.1016/j.smrv.2015.08.009
4. Crowley SK, Youngstedt SD. Efficacy of light therapy for perinatal depression: A review. J Physiol Anthropol. 2012;31:15. doi:10.1186/1880-6805-31-15
5. Lam RW, Levitt RJ, Levitan RD, et al. Efficacy of bright light treatment, fluoxetine, and the combination in patients with nonseasonal major depressive disorder: A randomized clinical trial. JAMA Psychiatry. 2016;73(1):56–63. doi:10.1001/jamapsychiatry.2015.2235
6. Chojnacka M, Antosik-Wójcińska AZ, Dominiak M, et al. A sham-controlled randomized trial of adjunctive light therapy for non-seasonal depression. J Affect Disord. 2016;203:1–8. doi:10.1016/j.jad.2016.05.062
7. Yorguner Kupeli N, Bulut NS, Carkaxhiu Bulut G, et al. Efficacy of bright light therapy in bipolar depression. Psychiatry Res. 2018;260:432–438. doi:10.1016/j.psychres.2017.12.020
8. Zhou TH, Dang WM, Ma YT, et al. Clinical efficacy, onset time and safety of bright light therapy in acute bipolar depression as an adjunctive therapy: A randomized controlled trial. J Affect Disord. 2018;227:90–96. doi:10.1016/j.jad.2017.09.038
9. Sit DK, McGowan J, Wiltrout C, et al. Adjunctive bright light therapy for bipolar depression: A randomized double-blind placebo-controlled trial. Am J Psychiatry. 2018;175(2):131–139. doi:10.1176/appi.ajp.2017.16101200
10. Videnovic A, Klerman EB, Wang W, et al. Timed light therapy for sleep and daytime sleepiness associated with Parkinson disease: A randomized clinical trial. JAMA Neurol. 2017;74(4):411–418. doi:10.1001/jamaneurol.2016.5192
11. Willis GL, Moore C, Armstrong SM. A historical justification for and retrospective analysis of the systematic application of light therapy in Parkinson's disease. Rev Neurosci. 2012;23(2):199–226. doi:10.1515/revneuro-2011-0072
12. Fargason RE, Fobian AD, Hablitz LM,et al. Correcting delayed circadian phase with bright light therapy predicts improvement in ADHD symptoms: A pilot study. J Psychiatr Res. 2017;91:105–110. doi:10.1016/j.jpsychires.2017.03.004
13. Bromundt V, Wirz-Justice A, Kyburz S, et al. Circadian sleep-wake cycles, well-being, and light therapy in borderline personality disorder. J Pers Disord. 2013;27(5):680–696. doi:10.1002/14651858.CD003946.pub3
14. Sekiguchi H, Iritani S, Fujita K. Bright light therapy for sleep disturbance in dementia is most effective for mild to moderate Alzheimer's type dementia: A case series. Psychogeriatrics. 2017;17(5):275–281. doi:10.1111/psyg.12233
15. Beauchamp MT, Lundgren JD. A systematic review of bright light therapy for eating disorders. Prim Care Companion CNS Disord. 2016;18(5). doi:10.4088/PCC.16r02008
16. Burgess HJ, Park M, Ong JC,et al. Morning versus evening bright light treatment at home to improve function and pain sensitivity for women with fibromyalgia: A pilot study. Pain Med. 2017;18(1):116–123. doi:10.1093/pm/pnw160

17. Oldham MA, Ciraulo DA. Bright light therapy for depression: A review of its effects on chronobiology and the autonomic nervous system. Chronobiol Int. 2014;31(3):305–319. doi:10.3109/07420528.2013.833935
18. Chang AM, Santhi N, St Hilaire M, et al. Human responses to bright light of different durations. J Physiol. 2012;590:3103–3112. doi:10.1113/jphysiol.2011.226555
19. Avery D. Seasonal affective disorder: Treatment. Retrieved from https://www.uptodate.com/contents/seasonal-affective-disorder-treatment
20. Gooley JJ. Treatment of circadian rhythm sleep disorders with light. Ann Acad Med Singapore. 2008;37(8):669–676. Retrieved from http://www.annals.edu.sg/pdf/37VolNo8Aug2008/V37N8p669.pdf
21. Ishida A, Mutoh T, Ueyama T, et al. Light activates the adrenal gland: Timing of gene expression and glucocorticoid release. Cell Metab. 2005;2(5):297–307. doi:10.1016/j.cmet.2005.09.009
22. Mendlewicz J. Disruption of the circadian timing systems: Molecular mechanisms in mood disorders. CNS Drugs. 2009;23(Suppl. 2):15–26. doi:10.2165/11318630-000000000-00000
23. Najjar RP, Zeitzer JM. Temporal integration of light flashes by the human circadian system. J Clin Invest. 2016;126(3):938–947. doi:10.1172/JCI82306
24. Gagné AM, Gagné P, Hébert M. Impact of light therapy on rod and cone functions in healthy subjects. Psychiatry Res. 2007;151(3):259–263. doi:10.1016/j.psychres.2006.09.004
25. Saxvig IW, Wilhelmsen-Langeland A, Pallesen S, et al. A randomized controlled trial with bright light and melatonin for delayed sleep phase disorder: Effects on subjective and objective sleep. Chronobiol Int. 2014;31(1):72–86. doi:10.1002/14651858.CD003946.pub3
26. Chong MS, Tan KT, Tay L, et al. Bright light therapy as part of a multicomponent management program improves sleep and functional outcomes in delirious older hospitalized adults. Clin Interv Aging. 2013;8:565–572. doi:10.2147/CIA.S44926
27. Forbes D, Blake CM, Thiessen EJ,et al. Light therapy for improving cognition, activities of daily living, sleep, challenging behaviour, and psychiatric disturbances in dementia. Cochrane Database Syst Rev. 2014;2:CD003946. doi:10.1002/14651858.CD003946.pub4

Zusätzlich empfohlende Literatur

- Al-Karawi D, Jubair L. Bright light therapy for nonseasonal depression: Meta-analysis of clinical trials. J Affect Disord. 2016;198:64–71. doi:10.1016/j.jad.2016.03.016
- Botanov Y, Ilardi SS. The acute side effects of bright light therapy: A placebo-controlled investigation. PLoS One. 2013;8(9):e75893. doi:10.1371/journal.pone.0075893
- Gradisar M, Dohnt H, Gardner G, et al. A randomized controlled trial of cognitive-behavior therapy plus bright light therapy for adolescent delayed sleep phase disorder. Sleep. 2011;34(12):1671–1680. doi:10.5665/sleep.1432
- Hanford N, Figueiro M. Light therapy and Alzheimer's disease and related dementia: Past, present, and future. J Alzheimers Dis. 2013;33(4):913–922. doi:10.3233/JAD-2012-121645
- Kooij JJ, Bijlenga D. The circadian rhythm in adult attention-deficit/hyperactivity disorder: Current state of affairs. Expert Rev Neurother. 2013;13(10):1107–1116. doi:10.1586/14737175.2013.836301
- Münch M, Bromundt V. Light and chronobiology: Implications for health and disease. Dialogues Clin Neurosci. 2012;14(4):448–453. Retrieved from http://www.dialogues-cns.com/publication/light-and-chronobiology-implications-for-health-and-disease/
- Penders TM, Stanciu CN, Schoemann AM, et al. Bright light therapy as augmentation of pharmacotherapy for treatment of depression: A systematic review and meta-analysis. Prim Care Companion CNS Disord. 2016;18(5). doi:10.4088/PCC.15r01906
- Rutten S, Vriend C, van den Heuvel OA, et al. Bright light therapy in Parkinson's disease: An overview of the background and evidence. Parkinsons Dis. 2012;2012:767105. doi:10.1155/2012/767105
- Schwartz RS, Olds J. The psychiatry of light. Harv Rev Psychiatry. 2015;23(3):188–194. doi:10.1097/HRP.0000000000000078
- van Maanen A, Meijer AM, van der Heijden KB, et al. The effects of light therapy on sleep problems: A systematic review and meta-analysis. Sleep Med Rev. 2016;29:52–62. doi:10.1016/j.smrv.2015.08.009
- Wirz-Justice A, Bader A, Frisch U, et al. A randomized, double-blind, placebo-controlled study of light therapy for antepartum depression. J Clin Psychiatry. 2011;72(7):986–993. doi:10.4088/JCP.10m06188blu

REPETITIVE TRANSKRANIELLE MAGNETSTIMULATION (rTMS)

Definition

- Die repetitive transkranielle Magnetstimulation (rTMS) ist ein nicht invasives Verfahren, das starke Magnetfelder einsetzt, um die kortikale neuronale Aktivität zu verändern. Die rTMS ist in den meisten Industrieländern zur Behandlung von Depressionen zugelassen, darunter in den USA, Kanada, Großbritannien, Deutschland und anderen europäischen Ländern, Australien, Mexiko und Israel. Viele doppelblinde, kontrollierte (Scheinstimulation)-Studien und mehrere Metaanalysen bestätigen die antidepressive Wirksamkeit der rTMS. Unsicherheiten bestehen in Bezug auf die optimalen Behandlungsparameter wie Stimulationsort, Pulsfrequenz und Anzahl der Behandlungen und werden weiter erforscht. Daher wird diese Technologie noch als in der Entwicklung befindlich angesehen
- Eine pharmakoökonomische Analyse legt nahe, dass rTMS bei pharmakoresistenter Depression (fehlende Response auf zwei Antidepressiva) kosteneffektiver ist und zu einer stärkeren Verbesserung der qualitätsbereinigten Lebensjahre (QALY) führt als ein weiterer antidepressiver Medikationsversuch[1]

Indikationen

- Pharmakoresistente Depression: Eine links hochfrequente, rechts niederfrequente oder bilaterale (links hochfrequente + rechts niederfrequente) rTMS über dem dorsolateralen präfrontalen Kortex wird zur Behandlung eingesetzt. Kontrollierte Studien und Metaanalysen zeigen, dass rTMS das Ansprechen auf Antidepressiva beschleunigen kann[2]
- Erhaltungstherapie nach Remission der Depression[3]
- Schizophrenie: Eine links niederfrequente temporoparietale rTMS in Kombination mit Antipsychotika reduziert auditorische Halluzinationen[4]; Effekte auf andere Positivsymptome sind nicht nachgewiesen. Inkonsistente Ergebnisse zur Wirksamkeit bei Negativsymptomen der Schizophrenie[5]
- Manie: Eine offene Studie berichtet über antimanische Effekte nach hochfrequenter rTMS des rechten präfrontalen Kortex (kontrollierte Studien zeigen widersprüchliche Ergebnisse[6]). Fallberichte deuten darauf hin, dass rTMS eine leichte Hypomanie bei bipolaren Patienten auslösen kann
- Zwangsstörung: Neuere Studien legen nahe, dass niederfrequente rTMS über dem supplementär-motorischen Kortex einige Symptome lindern kann[7]
- PTBS: Fallberichte und Doppelblindstudien deuten auf ein positives Ansprechen sowohl auf hoch- als auch auf niederfrequente rTMS hin und eine randomisierte kontrollierte Studie legt nahe, dass die Vorbehandlung mit rTMS die kognitive Verarbeitungstherapie bei PTBS erleichtern kann[8]
- Autismus-Spektrum-Störungen: In einer kontrollierten Studie (gegen Scheinbehandlung) mit 28 Probanden mit hochfunktionalem Autismus oder Asperger-Syndrom wurden die Beeinträchtigung der „sozialen Beziehungen“ und die sozial bedingten Ängste durch bilaterale rTMS signifikant reduziert
- Neurologische Erkrankungen: Patienten mit Migräne und Depression können durch rTMS ggf. eine Symptomverbesserung von beiden Erkrankungen erfahren. Post-Schlaganfall Depressionen können gut auf rTMS ansprechen[9]. Erste Daten zeigen eine Wirksamkeit von rTMS auf depressive Symptome und möglicherweise eine Verlangsamung der Krankheitsprogression bei Patienten mit Morbus Parkinson. Erste Evidenz besteht für eine Verbesserung der Sprachfunktionen bei Patienten mit Aphasie und eine Verbesserung von postkonkussiven Symptomen nach leichtem Schädelhirntrauma durch rechtshemisphärische rTMS[10]

Allgemeine Hinweise

- Das Ansprechen auf die rTMS kann von der individuellen Pathophysiologie des Patienten, von der Stimulusfrequenz und -intensität, der Spulenlage und der behandelten Gehirnregion abhängen
- Nicht invasive ambulante Behandlungstechnik, die keine Anästhesie oder Sedierung erfordert
- Arbeitsintensive Prozedur, da die Behandlung für jeweils 30–45 Minuten an 5 Tagen/Woche angewendet wird und ein Behandlungszyklus 10–30 Sitzungen umfasst
- Die neuronale Depolarisation und andere Veränderungen der Gehirnaktivität können durch EEG und Positronenemissionstomographie (PET) dargestellt werden
- Die meisten Metaanalysen der rTMS bei affektiven Störungen zeigen moderate, statistisch signifikante antidepressive Wirkungen nach 2 Wochen täglicher Behandlung mit hochfrequenter Stimulation des linken dorsolateralen präfrontalen Kortex; randomisierte kontrollierte Studien deuten darauf hin, dass längere Behandlungskurse mit höherer Stimulusintensität und einer größeren Anzahl von Impulsen/Tag wirksamer sein könnten als 2 Wochen tägliche rTMS
- Die Abnahme der depressiven Symptome kann sich nach Beendigung der rTMS-Behandlung fortsetzen

Therapeutische Wirkungen

- Bei der Behandlung von Depressionen wurden in kontrollierten Studien (gegen Scheinstimulation) Ansprechraten von 18–58 % und Remissionsraten von 10–40 % berichtet
- Eine Studie legt nahe, dass rTMS die Persönlichkeitsdimension des Neurotizismus positiv beeinflussen kann
- Die kognitive Leistungsfähigkeit kann sich bei depressiven Patienten verbessern[11]
- Migräne-Kopfschmerzen: mögliche Wirksamkeit
- rTMS kann für einige Patienten mit Depression eine Alternative zur EKT sein. Obwohl erste offene Studien darauf hindeuteten, dass EKT und rTMS gleichwertig sind, zeigen größere offene Studien, Metaanalysen und klinische Erfahrungen eine verminderte Wirksamkeit der rTMS im Vergleich zur EKT, insbesondere bei Depressionen mit psychotischer Symptomatik[12]
- Die klinische Wirkung hielt nach den vorliegenden Studien mindestens ebenso lang an wie nach einer EKT
- Erhaltungstherapie: Eine offene Studie deutet darauf hin, dass eine einmal wöchentliche (oder größere Abstände) Erhaltungs-rTMS am linken präfrontalen Kortex einen Rückfall bei Patienten verhindern kann, welche zuvor nach einer rTMS oder EKT-Serie remittierten
- Nach einer kombinierten EKT- und rTMS-Behandlung wurden robuste antidepressive Wirkungen gesehen, wobei die kognitiven Nebenwirkungen geringer waren als bei alleiniger EKT
- Ein Vergleich von rTMS und Fluoxetin (20 mg/Tag) zeigte eine ähnliche Response bei Patienten mit Morbus Parkinson und komorbider Depression. Dabei wurden außerdem Besserungen der Motorik und Kognition beobachtet
- Die Magnetische Krampftherapie (MKT), bei der sehr energiereiche rTMS eingesetzt wird, um einen Anfall zu induzieren, wurde in offenen Studien zur Behandlung schwerer Depressionen eingesetzt. In einer Studie sprachen 5 von 13 Patienten auf die MKT an. Es wurde kein Hinweis auf eine Beeinträchtigung der Orientierung, des Gedächtnisses oder anderer Elemente der Kognition beobachtet[13]
- In einer Metaanalyse von 36 randomisiert kontrollierten Studien war die Effektgröße bzgl. der antidepressiven Wirksamkeit bei rTMS-Behandlungskursen von 4 Wochen größer als bei kürzeren und am größten, wenn die Anzahl der abgegebenen magnetischen Impulse 1200–1500 betrug, verglichen mit höheren oder niedrigeren Impulszahlen[14]
- „Beschleunigte" rTMS mit 2–3 Sitzungen pro Tag kann zu einer etwas schnelleren Genesung im Vergleich zu standardmäßigen einmal täglichen rTMS-Sitzungen führen[14]
- rTMS hat möglicherweise einen antisuizidalen Effekt, der unabhängig von der antidepressiven Wirkung ist[15,16]
- Vorläufige Studien deuten darauf hin, dass das EEG vor der Behandlung zur Vorhersage des Ansprechens auf rTMS verwendet werden kann[17]

Wirkmechanismus

- Der therapeutische Wirkmechanismus der rTMS ist unbekannt
- Das Magnetfeld durchdringt den Schädel und dringt in das Hirngewebe ein, wo durch das Prinzip der Faradayschen Induktion ein sekundärer elektrischer Strom in den unter der Spule liegenden kortikalen Neuronen erzeugt wird. Diese Neuronen zeigen entweder eine erhöhte oder verringerte Erregbarkeit, je nachdem, ob die Magnetimpulse mit hoher oder niedriger Frequenz abgegeben werden. Änderungen der Erregbarkeit können durch einen direkten Effekt der rTMS auf inhibitorische kortikale Interneurone vermittelt werden. Veränderungen der neuronalen Aktivität in nicht direkt stimulierten Gebieten können durch transsynaptische Mechanismen auftreten. Die Prozedur ist nur leicht unangenehm, es ist keine Anästhesie erforderlich
- Studien zeigen, dass rTMS α-adrenerge Rezeptoren herunterregulieren und die Dopamin- und Serotoninspiegel im Striatum, im frontalen Kortex und im Hippocampus erhöhen kann; bei Patienten, die auf hochfrequente rTMS ansprechen, wurde ein erhöhter Stoffwechsel und Blutfluss im präfrontalen Kortex festgestellt. Glutamatspiegel können in Hirnregionen unterhalb der Spule ansteigen[18]
- Niedrig- und hochfrequente rTMS rufen möglicherweise gegensätzliche neurophysiologische Effekte hervor. Hochfrequente Pulse (>1 Puls/Sekunde) können die kortikale Erregbarkeit erhöhen, während niedrigfrequente Pulse (<1 Puls/Sekunde) die kortikale Erregbarkeit reduzieren können. Diese Wirkungen wurden mit Prozessen wie „Kindling“ und „Quenching“ aus dem Tiermodell in Verbindung gebracht
- Die Wirkung der rTMS scheint von der behandelten Gehirnhälfte abzuhängen, d.h. dass eine Depression entweder auf eine hochfrequente rTMS über dem linken oder auf eine niedrigfrequente über dem rechten dorso-lateralen präfrontalen Kortex (DLPFC) ansprechen kann; eine Studie zeigte jedoch eine antidepressive Wirksamkeit einer bilateralen niedrigfrequenten rTMS.[19] Eine hochfrequente rTMS über dem rechten DLPFC kann eine Manie abschwächen, während dieselbe Frequenz über dem linken DLPFC sie verschlimmern kann. In einigen Studien wurde berichtet, dass PTBS-Symptome stärker auf die rechte hochfrequente rTMS ansprechen

Dosierung

- Die Dosis wird durch die Einstellung der Stimulusintensität bestimmt (in der Regel ist eine Einstellung erforderlich, die 90–120 % der Intensität entspricht, die notwendig ist, um ein Muskelzucken bei der Aktivierung des Motorkortex auszulösen). Außerdem wird die Dosis von der Gesamtzahl der in einer einzelnen Behandlungssitzung angewendeten Pulse bestimmt (120–3000 Pulse). Zur Behandlung von Depressionen wird die rTMS in der Regel täglich über 20–30 Tage angewendet. Die Zeitspanne für eine Einzelbehandlung ist von der Pulsfrequenz [1–20 Hz] abhängig und beträgt üblicherweise ca. 30 Minuten, kürzere Protokolle wurden ebenfalls angewendet
- Bei der Theta-Burst-Stimulation (TBS) wird eine sehr hochfrequente Stimulation über einen Zeitraum von nur 3 Minuten verabreicht, entweder kontinuierlich oder intermittierend. TBS würde die Dauer einer rTMS-Behandlung signifikant verkürzen und damit die Anzahl der Behandlungen erhöhen, die von einem einzelnen Anwender an einem Tag durchgeführt werden können.[20] Eine randomisierte kontrollierte Studie mit TBS (entweder intermittierend, kontinuierlich oder beides; Vergleich zu Scheinbehandlung) berichtete über eine signifikante antidepressive Wirkung, mit größerer Wirksamkeit, wenn intermittierende oder bilaterale Protokolle verwendet wurden.[21] Obwohl eine kleine randomisierte kontrollierte Studie keinen Unterschied zwischen kontinuierlicher TBS und Schein-TBS zeigte[22], belegte eine viel größere, dass intermittierende TBS, die über 3 Minuten durchgeführt wird, genauso wirksam ist wie 10 Hz Standard rTMS, die über 37,5 Minuten verabreicht wird[23]
- Ein 8,5-minütiges Protokoll mit niederfrequenter rTMS erwies sich in einer großen multizentrischen kontrollierten Studie als wirksames Antidepressivum[24]

Durchführung

- Eine kunststoffisolierte Drahtspule wird über den Kopf gehalten und von einem elektrischen Strom durchflossen, um ein transientes magnetisches Feld von bis zu 2 Tesla aufzubauen. Die Prozedur ist in der Regel schmerzlos; eine Anästhesie ist nicht erforderlich. Der Patient ist dabei wach; eine Erholungsphase nach der Behandlung ist nicht erforderlich
- Die psychischen Wirkungen (z. B. auf die Stimmungslage) sind von der Pulsfrequenz und der behandelten Gehirnregion abhängig. Die affektive Stimmungslage scheint am deutlichsten beeinflusst zu werden, wenn die rTMS über dem dorso-lateralen präfrontalen Kortex (DLPFC) angewendet wird. Die Ergebnisse von Pilotstudien lassen darauf schließen, dass der antidepressive Effekt stärker ist, wenn die Spule lateraler über dem DLPFC platziert wird
- Studien haben gezeigt, dass die Standardtechnik zur Positionierung der Spulen mit dem motorischen Kortex als Referenzort recht ungenau ist und zu signifikanten Unterschieden in den stimulierten Hirnarealen von Tag zu Tag und von einem Experten zum anderen führt. Neuronavigationssysteme, die dies verbessern könnten, sind jedoch teuer, technisch kompliziert und erfordern ein MRT vor Behandlung. Eine Spandex-Schwimmkappe, die mit kranialen knöchernen Orientierungspunkten (Nasion, Inion und äußere Ohrmuschel) markiert ist, kann verwendet werden, um die Behandlungsstelle während der ersten Sitzung aufzuzeichnen und somit eine konsistente Platzierung der Spule bei zukünftigen Sitzungen zu gewährleisten
- Eine Metaanalyse der bilateralen vs. unilateralen rTMS zeigt keinen Vorteil der bilateralen Behandlung[25]

Nebenwirkungen

- Die Behandlung wird in der Regel gut vertragen. Nur wenige Patienten berichten über Schmerzen an der Stimulationsstelle
- Unbehagen auf der Kopfhaut aufgrund der Muskelkontraktionen
- Kopfschmerzen, meist bei motorischer oder prämotorischer Stimulation, wurden in rTMS-Studien häufig berichtet[26]; der Spannungskopfschmerz kann über die Behandlung hinaus anhalten (Analgetika sind wirksam). Kopfschmerzen sind im Verlauf der rTMS seltener und die meisten Patienten haben nach den ersten 3–4 Behandlungen keine Beschwerden mehr
- In einigen Fällen wurde Übelkeit und Tremor nach rTMS berichtet, dies ist jedoch ungewöhnlich
- Vorübergehender Anstieg der Hörschwelle (Ohrstöpsel während der Behandlung können dies abmildern/verhindern)
- Berichte über leichte Nackenschmerzen, Augenschmerzen, Zahnschmerzen, wahrscheinlich aufgrund der Stimulation von Hirnnerven, und Muskelzuckungen[26]
- Krampfanfälle bei der Anwendung von hochfrequenter rTMS oder bei Patienten, die gleichzeitig Anfallssenkende Medikamente einnehmen (Fallberichte). Andere kontrollierte Studien (gegen Scheinstimulation) berichten eine verringerte Anfallsfrequenz bei Epileptikern, die mit niederfrequenter rTMS behandelt wurden
- In Einzelfällen wurde ein Umschlag in eine Manie bei Patienten mit einer Bipolar-I- oder Bipolar-II-Störung berichtet, die mit hochfrequenter rTMS über dem linken DLPFC behandelt wurden. In einem Fall wurde dies bei hochfrequenter Behandlung über dem rechten DLPFC beobachtet
- In einem Einzelfall wurden bei einem Patienten nach 3 Sitzungen psychotische Symptome festgestellt
- Sehr selten vorübergehende Dysphasie während der Stimulation (falls die Spulenlage sich in der Nähe des Broca Areals im inferioren frontalen Kortex befindet)
- Minimale Beeinträchtigungen des Kurzzeitgedächtnisses wurden beobachtet; in manchen Studien kam es dagegen zu einer Besserung der kognitiven Leistungen

Kontraindikationen

- Metallimplantate im Kopf, Herzschrittmacher, Krampfanfälle in der Anamnese oder bei Verwandten 1. Grades. Medikamente, welche die Krampfschwelle reduzieren (z. B. Bupropion), könnten theoretisch das Risiko für rTMS-induzierte Krampfanfälle erhöhen

Behandlung von Kindern und Jugendlichen	• rTMS wurde bei Kindern und Jugendlichen mit verschiedenen Diagnosen (ADHS mit oder ohne Tourette-Syndrom; Depression) angewendet • Ein Review zu nicht invasiven Hirnstimulationstechniken, einschließlich rTMS bei über 500 Kindern und Jugendlichen, schlussfolgerte, dass die Behandlung sicher ist[27] • Eine Studie berichtete über eine Response bei 5 von 7 Jugendlichen mit Depression, die mit einer rTMS über dem linken DLPFC behandelt wurden • Eine offene Studie an 8 pharmakoresistenten Jugendlichen zeigte eine Verbesserung der Depression nach 6–8 Wochen linksseitiger hochfrequenter rTMS • Es wurde keine wesentlichen kognitiven Nebenwirkungen oder Krampfanfälle berichtet
Behandlung von älteren Patienten	• Eine Metaanalyse von Studien zur rTMS bei älteren Menschen mit Depression zeigte widersprüchliche Ergebnisse; die Autoren stellten jedoch fest, dass die veröffentlichten Daten eine Wirksamkeit für diese Behandlung nahelegen. Das schlechte Ansprechen hängt möglicherweise mit Impulsen mit niedriger Intensität, der Anzahl der Stimulationen, der Anzahl der Sitzungen sowie mit patientenbezogenen Faktoren zusammen[28] • rTMS gilt als sicher und führt nicht zu signifikanten kognitiven Defiziten, auch nicht bei Patienten mit klinischen Hinweisen auf eine zerebrovaskuläre Erkrankung.[28] Bei einigen älteren Patienten mit kognitiver Beeinträchtigung, welche eine rTMS erhielten, wurde eine Verbesserung der kognitiven Funktion festgestellt[15] • Eine über dem rechten DLPFC angewendete rTMS führte zu einer Besserung motorischer Fähigkeiten bei Parkinson-Patienten • Vorläufige Daten zeigten eine Response bei vaskulärer Depression mit spätem Beginn
Schwangerschaft	• Zwei Fallberichten zufolge konnte die rTMS im zweiten und dritten Trimester erfolgreich ohne Nebenwirkungen für Mütter und Säuglinge eingesetzt werden (Ein Säugling wurde 22 Monate lang beobachtet[19]) • Eine Fallkontrollstudie mit Säuglingen von depressiven Müttern, die entweder während der Schwangerschaft nicht/mit rTMS behandelt wurden, zeigte keine Anomalien der kognitiven Funktionen oder der motorischen Entwicklung. Die rTMS-behandelten Mütter berichteten subjektiv von einer Sprachentwicklungsverzögerung der Säuglinge, dies war jedoch vergleichbar zu Kindern von Müttern, die während der Schwangerschaft mit SSRI behandelt wurden[29]
Hinweise für Patienten	• Detaillierte Patienteninformationen: siehe Seite 586
Wechselwirkungen	• Klinisch relevante Interaktionen werden in Tabelle 17. rTMS: Wechselwirkungen aufgeführt • Zusätzliche Informationen über die Kombinationsbehandlung finden Sie im Kapitel zum interagierenden Wirkstoff

Tabelle 17. rTMS: Wechselwirkungen

Substanz	Beispiel	Wirkungen
Antidepressiva	Bupropion, trizyklische Antidepressiva	• Medikamente, die die Krampfschwelle senken, können das Risiko eines Krampfanfalls während hochfrequenter rTMS erhöhen • Die rTMS wurde erfolgreich in Kombination mit verschiedenen Antidepressiva (SSRI, MAO-Hemmer, Amitriptylin) angewendet
Antikonvulsiva	Valproat, Clonazepam	• Können theoretisch die rTMS-Wirkung abschwächen; Untersuchungen liegen nicht vor
	Gabapentin	• Nach einem Fallbericht konnte die antidepressive Wirkung der rTMS verlängert werden
Antipsychotika	Haloperidol, Clozapin	• Medikamente, die die Krampfschwelle senken, können das Risiko eines Krampfanfalls während einer hochfrequenten rTMS erhöhen • Nach einem Fallbericht kam es zu einem Krampfanfall während hochfrequenter rTMS nach der Einnahme von Amitriptylin und Haloperidol. In anderen Studien wurde eine niedrigfrequente rTMS mit verschiedenen Antipsychotika kombiniert, ohne dass Nebenwirkungen auftraten

Weitere Neurostimulationsverfahren

Transkranielle Gleichstromstimulation (tDCS)

Definition

- Nicht invasive Hirnstimulation, bei der ein schwacher elektrischer Strom mittels Oberflächenelektroden appliziert wird

Übersicht

- Die anodale tDCS über dem linken dorsolateralen präfrontalen Kortex ist wahrscheinlich bei der Behandlung depressiver Episoden wirksam (Level B-Empfehlung)[30]
- Studien berichten unter anderem über eine Wirksamkeit bei Fibromyalgie, Abhängigkeitserkankungen/Craving, chronischen Schmerzen, Negativsymptomatik und akustische Halluzinationen bei Schizophrenie; insgesamt heterogene Datenlage aufgrund unterschiedlicher Protokolle
- Postuliert wird eine Vermittlung der therapeutischen Wirkungen durch die Modulation der Erregbarkeit kortikaler Neuronen; weitere Studien wiesen Veränderungen der synpatischen Plastizität in stimulierten Arealen nach[31,32]
- Die Stimulation erfolgt als anodale (exzitatorisch) oder kathodale (inhibitorisch) tDCS über dem zu stimulierenden Hirnareal mit 1–2 Milliampere für 20–30 Minuten; ein Behandlungszyklus umfasst 10–15 Sitzungen innerhalb von 2–3 Wochen; eine andauernde Wirkung wird Berichten zufolge nach 5–10 Behandlungen erzielt
- Gute Verträglichkeit, leichte Nebenwirkungen wie leichte Müdigkeit, Kribbeln, Kopfschmerzen, Übelkeit, Hautrötungen

Transkranielle Wechselstromstimulation (tACS)

Definition

- Nicht invasive Hirnstimulation, bei welcher mittels Oberflächenelektroden ein sinusoidaler Wechselstromfluss appliziert wird

Übersicht

- Neueres Stimulationsverfahren, das sich in der Entwicklung befindet
- Vermutet wird eine Modulation neuronaler Oszillationen durch den sinusoidalen Wechselstrom; die Frequenz der Stimulation ist frei wählbar und wird üblicherweise in die vier Hauptfrequenzbereiche (Alpha, Beta, Theta, Gamma) unterteilt
- Schizophrenie: Erste Studien zeigen eine Wirkung von frontaler Alpha tACS auf persistierende Wahnsymptome und akustische Halluzinationen; weitere Studien berichten über eine Wirksamkeit bei Negativsymptomatik[33]

- Depression: Eine randomisierte, kontrollierte Studie zeigte zwei Wochen nach einer tACS-Serie mit 5 Sitzungen höhere Responseraten bei bifrontaler Alpha tACS (10 Hz) im Vergleich zu Gamma tACS (40Hz) und Scheinstimulation[34,35]
- Anders als bei der tDCS dauert eine Behandlungssitzung zwischen 10–20 Minuten

Vagusnervstimulation (VNS)

Definition

- Minimalinvasive Neurostimulation des linken Vagusnerves mittels eines implantierten Stimulators

Übersicht

- Die VNS ist als Zusatztherapie bei pharmakoresistenter Depressionen zugelassen; der Einsatz erfolgt überwiegend in spezialisierten Zentren und bei schwer betroffenen Patienten
- Bei der VNS wird durch einen subkutanten Stimulator im Brustbereich über eine Elektrode der linke Vagusnerv, meistens alle 5 Minuten für 30 Sekunden, stimuliert
- Aktuelle Studien untersuchen die Wirksamkeit einer nicht invasiven transkutanen VNS über eine Ohrelektrode
- Die Wirkung wird möglicherweise durch die vagale Stimulation des Nucleus tractus solitarius im Hirnstamm, welcher in die Raphekerne (zerebrale Hauptquelle Serotonin) und den Locus coeruleus (zerebrale Hauptquelle Noradrenalin) projiziert, vermittelt[36]
- Die Wirkung tritt zeitlich verzögert nach 9–15 Monaten auf; nach einem Jahr VNS respondieren ca. 30 % der Patienten, die Responseraten steigen im Langzeitverlauf
- Eine große, beobachtende, offene Langzeitstudie mit 795 Patienten, welche auf 4 oder mehr Depressionsbehandlungen (auch EKT) nicht ansprachen, zeigte über 5 Jahre Responseraten von 67,6 % bei VNS im Vergleich zur Standardtherapie (40,9 %) sowie eine Remissionsrate von 43,3 % vs. 25,7 %; Patienten mit vorheriger erfolgreicher EKT-Behandlung sprachen eher auf VNS an[37]
- Neben Operations- und Narkosebezogenen Komplikationen (ca. 2 % Infektionsrate) treten bei ca. 20 % der Patienten unerwünschte Wirkungen wie Veränderungen der Stimme, Heiserkeit, Husten, Schluckbeschwerden oder Dyspnoe auf; die Nebenwirkungen nehmen im Verlauf ab und treten in der Regel nur bei Stimulation auf (diese kann durch Auflegen eines Magneten unterbrochen werden)[38]
- Vorsicht bei Patienten mit Schlafapnoe; eine VNS sollte hier nur in Kombination mit CPAP erfolgen

Tiefenhirnstimulation (THS)

Definition

- Invasive Tiefenhirnstimulation, bei der elektrische Impulse eines Generators über bilateral implantierte Elektroden appliziert werden

Übersicht

- Die THS ist bei der Behandlung des Morbus Parkinson ein etabliertes Verfahren, in der Psychiatrie erfolgt der Einsatz experimentell, zumeist im Rahmen von Studien an hochspezialisierten Zentren; die Datenlage ist limitiert
- Die Implantation der bilateralen Elektroden erfolgt durch eine stereotaktische neurochirurgische Operation; die Stimulation kann durch Einstellung des Generators im Verlauf moduliert werden
- Depression: Drei Pilotstudien mit 28 Patienten berichten eine Wirksamkeit der Stimulation des superolateralen Strangs des medialen Vorderhirnbündels; 50 % zeigten eine deutliche und anhaltende Response (über 4 Jahre)[39]
- Zwangserkrankung: Fallserien und Studien zur THS in unterschiedlichen Zielregionen (u. a. Nucleus accumbens, Nucleus subthalamicus) zeigten bei insgesamt 116 Patienten eine mittlere Responserate von 60 %; es besteht eine Zulassung der THS zur Therapie von Zwangsstörungen (vorgesehener Stimulationsort: anteriorer Schenkel der Capsula interna)[40]
- Positive Ergebnisse zeigten sich ebenfalls für die Behandlung des Tourettesyndroms; Behandlung des Cravings bei Abhängigkeitserkrankungen

Weiterführende Literatur

Literatur

1. Nguyen KH, Gordon LG. Cost-effectiveness of repetitive transcranial magnetic stimulation versus antidepressant therapy for treatment-resistant depression. Value Health. 2015;18(5):597–604. doi:10.1016/j.jval.2015.04.004
2. O'Reardon JP, Solvason H, Janicak PG, et al. Efficacy and safety of transcranial magnetic stimulation in the acute treatment of major depression: A multisite randomized controlled trial. Biol Psychiatry. 2007;62(11):1208–1216. doi:10.1016/j.biopsych.2007.01.018
3. Haesebaert F, Moirand R, Schott-Pethelaz AM, et al. Usefulness of repetitive transcranial magnetic stimulation as a maintenance treatment in patients with major depression. World J Biol Psychiatry. 2018;19(1):74–78. doi:10.1080/15622975.2016.1255353
4. Matheson SL, Green MJ, Loo C, et al. Quality assessment and comparison of evidence for electroconvulsive therapy and repetitive transcranial magnetic stimulation for schizophrenia: A systematic meta-review. Schizophr Res. 2010;118(1–3):201–210. doi:10.1016/j.schres.2010.01.002
5. Dlabac-de Lange JJ, Knegtering R, Aleman A. Repetitive transcranial magnetic stimulation for negative symptoms of schizophrenia: Review and meta-analysis. J Clin Psychiatry. 2010:71(4):411–418. doi:10.4088/JCP.08r04808yel
6. Praharaj SK, Ram D, Arora M. Efficacy of high frequency (rapid) suprathreshold repetitive transcranial magnetic stimulation of right prefrontal cortex in bipolar mania: A randomized sham controlled study. J Affect Disord. 2009;117(3):146–150. doi:10.1016/j.jad.2008.12.020
7. Saba G, Moukheiber A, Pelissolo A. Transcranial cortical stimulation in the treatment of obsessive-compulsive disorders: Efficacy studies. Curr Psychiatry Rep. 2015;17(5):36. doi:10.1007/s11920-015-0571-3
8. Kozel FA, Motes MA, Didehbani N, et al. Repetitive TMS to augment cognitive processing therapy in combat veterans of recent conflicts with PTSD: A randomized clinical trial. J Affect Disord. 2018;229:506–514. doi:10.1016/j.jad.2017.12.046
9. Shen X, Liu M, Cheng Y, et al. Repetitive transcranial magnetic stimulation for the treatment of post-stroke depression: A systematic review and meta-analysis of randomized controlled clinical trials. J Affect Disord. 2017;211:65–74. doi:10.1016/j.jad.2016.12.058
10. Koski L, Kolivakis T, Yu C, et al. Noninvasive brain stimulation for persistent postconcussion symptoms in mild traumatic brain injury. J Neurotrauma. 2015; 32(1):38–44. doi:10.1089/neu.2014.3449
11. Serafini G, Pompili M, Belvederi Murri M, et al. The effects of repetitive transcranial magnetic stimulation on cognitive performance in treatment-resistant depression. A systematic review. Neuropsychobiology. 2015;71(3):125–139. doi:10.1159/000381351
12. Berlim MT, Van den Eynde F, Daskalakis ZJ. Efficacy and acceptability of high frequency repetitive transcranial magnetic stimulation (rTMS) versus electroconvulsive therapy (ECT) for major depression: A systematic review and meta-analysis of randomized trials. Depress Anxiety. 2013;30(7):614–623. doi:10.1002/da.22060
13. Teng S, Guo Z, Peng H, et al. High-frequency repetitive transcranial magnetic stimulation over the left DLPFC for major depression: Session-dependent efficacy: A meta-analysis. Eur Psychiatry. 2017;41:75–84. doi:10.1016/j.eurpsy.2016.11.002

14. Fitzgerald PB, Hoy KE, Elliot D, et al. Accelerated repetitive transcranial magnetic stimulation in the treatment of depression. Neuropsychopharmacology. 2018;43(7):1565–1572. doi:10.1038/s41386-018-0009-9
15. Cheng CPW, Wong CSM, Lee KK, et al. Effects of repetitive transcranial magnetic stimulation on improvement of cognition in elderly patients with cognitive impairment: A systematic review and meta-analysis. Int J Geriatr Psychiatry. 2018;33(1):e1–e13. doi:10.1002/gps.4726
16. Weissman CR, Blumberger DM, Brown PE, et al. Bilateral repetitive transcranial magnetic stimulation decreases suicidal ideation in depression. J Clin Psychiatry. 2018;79(3). doi:10.4088/JCP.17m11692
17. Khodayari-Rostamabad A, Teilly JP, Hasey GM, et al. Using pre-treatment electroencephalography data to predict response to transcranial magnetic stimulation therapy for major depression. Conf Proc IEEE Eng Med Biol Soc. 2011;2011:6418–6421. doi:10.1109/IEMBS. 2011.6091584
18. Yang XR, Kirton A, Wilkes TC, et al., Glutamate alterations associated with transcranial magnetic stimulation in youth depression: A case series. J ECT. 2014;30(3):242–247. doi:10.1097/YCT.0000000000000094
19. Fitzgerald PB, Hoy K, Gunewardene R, et al. A randomized trial of unilateral and bilateral prefrontal cortex transcranial magnetic stimulation in treatment-resistant major depression. Psychol Med. 2011;41(6):1187–1196. doi:10.1017/S0033291710001923
20. Bakker N, Shahab S, Giacobbe P, et al. rTMS of the dorsomedial prefrontal cortex for major depression: Safety, tolerability, effectiveness, and outcome predictors for 10 Hz versus intermittent theta-burst stimulation. Brain Stimul. 2015;8(2):208–215. doi:10.1016/j.brs.2014.11.002
21. Li CT, Chen MH, Juan CH, et al. Efficacy of prefrontal theta-burst stimulation in refractory depression: A randomized sham-controlled study. Brain. 2014;137(Pt 7):2088–2098. doi:10.1093/brain/awu109
22. Chistyakov AV, Kreinin B, Marmor S, et al. Preliminary assessment of the therapeutic efficacy of continuous theta-burst magnetic stimulation (cTBS) in major depression: A double-blind sham-controlled study. J Affect Disord. 2015;170:225–229. doi:10.1016/j.jad.2014.08.035
23. Blumberger DM, Vila-Rodriguez F, Thorpe KE, et al. Effectiveness of theta-burst versus high-frequency repetitive transcranial magnetic stimulation in patients with depression (THREE-D): A randomized non-inferiority trial. Lancet. 2018;391(10131):1683–1692. doi:10.1016/S0140-6736(18)30295-2
24. Brunelin J, Jalenques I, Trojak B, et al. The efficacy and safety of low frequency repetitive transcranial magnetic stimulation for treatment-resistant depression: The results from a large multicenter French RCT. Brain Stimul. 2014;7(6):855–863. doi:10.1016/j.brs.2014.07.040
25. Chen JJ, Liu Z, Zhu D, et al. Bilateral vs. unilateral repetitive transcranial magnetic stimulation in treating major depression: A meta-analysis of randomized controlled trials. Psychiatry Res. 2014;219(1):51–57. doi:10.1016/j.psychres.2014.05.010
26. Dodick FW, Schembri CT, Helmuth M, et al. Transcranial magnetic stimulation for migraine: A safety review. Headache. 2010;50(7):1153–1163. doi:10.1111/j.1526-4610.2010.01697.x
27. Krishnan C, Santos L, Peterson MD, et al. Safety of noninvasive brain stimulation in children and adolescents. Brain Stimul. 2015;8(1):76–87. doi:10.1016/j.brs.2014.10.012
28. Jalenques I, Legrand G, Vaille-Perret E, et al. [Therapeutic efficacy and safety of repetitive transcranial magnetic stimulation in depressions of the elderly: A review.] [Article in French] Encephale. 2010;36(Suppl. 2):D105–118
29. Eryilmaz G, Sayar GH, Özten E, et al. Follow-up study of children whose mothers were treated with transcranial magnetic stimulation during pregnancy: Preliminary results. Neuromodulation. 2015;18(4):255–260. doi:10.1111/ner.12231
30. Lefaucheur JP, Antal A, Ayache SS et al. Evidence-based guidelines on the therapeutic use of transcranial direct current stimulation (tDCS). Clinical Neurophysiology, 2017;128 (1), 56–92
31. Frase L, Mertens L, Krahl A et al. Transcranial direct current stimulation induces long-term potentiation-like plasticity in the human visual cortex. Transl Psychiatry. 2021 Jan 4;11(1):17
32. Polanía R, Nitsche MA, Ruff CC. Studying and modifying brain function with non-invasive brain stimulation. Nature Neuroscience, 21, 174–187. DOI:10.1038/s41593-017-0054-4
33. Haller N, Hasan A, Padberg F, et al. Transcranial electrical brain stimulation methods for treatment of negative symptoms in schizophrenia. Nervenarzt. 2021 Jan 25
34. Alexander ML, Alagapan S, Lugo CE, et al. Double-blind, randomized pilot clinical trial targeting alpha oscillations with transcranial alternating current stimulation (tACS) for the treatment of major depressive disorder (MDD. Transl Psychiatry. 2019; 9: 106
35. Elyamany O, Leicht G, Herrmann CS, et al., Transcranial alternating current stimulation (tACS): from basic mechanisms towards first applications in psychiatry. Eur Arch Psychiatry Clin Neurosci. 2021; 271(1): 135–156
36. Dorr AE, Debonnel G. Effect of vagus nerve stimulation on serotonergic and noradrenergic transmission. J Pharmacol Exp Ther 2006; 318: 890–898

37. Aaronson ST, Sears P, Ruvuna F et al. A 5-Year observational study of patients with treatment-resistant depression treated with vagus nerve stimulation or treatment as usual: comparison of response, remission, and suicidality. Am J Psychiatry 2017; 174: 640–648
38. Morris GL , Mueller WM. Long-term treatment with vagus nerve stimulation in patients with refractory epilepsy. The Vagus Nerve Stimulation Study Group E01-E05. Neurology 1999; 53: 1731–1735
39. Bewernick BH, Kayser S, Gippert SM, et al. Deep brain stimulation to the medial forebrain bundle for depression- long-term outcomes and a novel data analysis strategy. Brain Stimul. 2017 May-Jun;10(3):664-671
40. Alonso P, Cuadras D, Gabriëls L, et al. Deep Brain Stimulation for Obsessive-Compulsive Disorder: A Meta-Analysis of Treatment Outcome and Predictors of Response. PLoS One. 2015 Jul 24;10(7):e0133591

Zusätzlich empfohlende Literatur

- Berlim MT, McGirr A, Beaulieu MM, et al. Are neuroticism and extraversion associated with the antidepressant effects of repetitive transcranial magnetic stimulation (rTMS)? An exploratory 4week trial. Neurosci Lett. 2013;534:306–310. doi:10.1016/j.neulet.2012.12.029
- Connolly KR, Helmer A, Cristancho MA, et al. Effectiveness of transcranial magnetic stimulation in clinical practice post-FDA approval in the United States: Results observed with the first 100 consecutive cases of depression at an academic medical center. J Clin Psychiatry. 2012;73(4):e567–573. doi:10.4088/JCP.11m07413
- Cristancho MA, Helmer A, Connolly R, et al. Transcranial magnetic stimulation maintenance as a substitute for maintenance electroconvulsive therapy: A case series. J ECT. 2013;29(2):106–108. doi:10.1097/YCT.0b013e31827a70ba
- D'Agati D, Bloch Y, Levkovitz Y, et al. rTMS for adolescents: Safety and efficacy considerations. Psychiatry Res. 2010;177(3):280–285. doi:10.1016/j.psychres.2010.03.004
- Enticott PG, Fitzgibbon BM, Kennedy HA, et al. A double-blind, randomized trial of deep repetitive transcranial magnetic stimulation (rTMS) for autism spectrum disorder. Brain Stimul. 2014;7(2):206–211. doi:10.1016/j.brs.2013.10.004
- Galletta EE, Rao PR, Barrett AM. Transcranial magnetic stimulation (TMS): Potential progress for language improvement in aphasia. Top Stroke Rehabil. 2011;18(2):87–91. doi:10.1310/tsr1802-87
- Gaynes BN, Lloyd SW, Lux L, et al. Repetitive transcranial magnetic stimulation for treatment-resistant depression: A systematic review and meta-analysis. J Clin Psychiatry. 2014;75(5):477–489. doi:10.4088/JCP.13r08815
- Janicak PG, O'Reardon JP, Sampson SM, et al. Transcranial magnetic stimulation in the treatment of major depressive disorder: A comprehensive summary of safety experience from acute exposure, extended exposure, and during reintroduction treatment. J Clin Psychiatry 2008; 69(2):222–232
- Leggett LE, Soril LJ, Coward S, et al. Repetitive transcranial magnetic stimulation for treatment-resistant depression in adult and youth populations: A systematic literature review and meta-analysis. Prim Care Companion CNS Disord. 2015;17(6). doi:10.4088/PCC.15r01807
- Mayer G, Aviram S, Walter G, et al. (2012). Long-term follow-up of adolescents with resistant depression treated with repetitive transcranial magnetic stimulation. J ECT;28(2):84–86. doi:10.1097/YCT.0b013e318238f01a
- Milev RV, Giacobbe P, Kennedy SH, et al. Canadian Network for Mood and Anxiety Treatments (CANMAT) 2016 clinical guidelines for the management of adults with major depressive disorder: Section 4. Neurostimulation treatments. Can J Psychiatry. 2016;61(9):561–575. doi:10.1177/0706743716660033
- Nauczyciel C, Hellier P, Morandi X, et al. Assessment of standard coil positioning in transcranial magnetic stimulation in depression. Psychiatry Res. 2011;186(2–3):232–238. doi:10.1016/j.psychres.2010.06.012
- Slotema CW, Blom JD, Hoek HW, et al.: Should we expand the toolbox of psychiatric treatment methods to include repetitive transcranial magnetic stimulation (rTMS)? A meta-analysis of the efficacy of rTMS in psychiatric disorders. J Clin Psychiatry. 2010;71(7):873–884. doi:10.4088/JCP.08m04872gre
- Wall CA, Croarkin PA, Sim LA, et al. Adjunctive use of repetitive transcranial magnetic stimulation in depressed adolescents: A prospective, open pilot study. J Clin Psychiatry. 2011;72(9):1263–1269. doi:10.4088/JCP.11m07003

ANTIPSYCHOTIKA

Klasseneinteilung

Klassen	Substanz	Seite
Antipsychotika der 1. Generation (FGA)		siehe Seite 177
Benzamid	Sulpirid	
Butyrophenone	Benperidol, Bromperidol, Droperidol, Haloperidol, Melperon, Pipamperon, Triperidol	
Diphenylbutylpiperidine	Fluspirilen, Penfluridol, Pimozid	
Phenothiazine	Chlorpromazin, Fluphenazin, Levomepromazin, Perazin, Periciazin, Perphenazin, Pipothiazin, Promazin, Promethazin, Prothipendyl, Trifluoperazin	
Thioxanthene	Chlorprothixen, Flupentixol, Zuclopenthixol	
Antipsychotika der 2. Generation (SGA)		siehe Seite 192
Benzamid	Amisulprid	
Benzisothiazol	Lurasidon	
Benzisothiazolylpiperazin	Ziprasidon	
Benzisoxazol-Derivat	Risperidon, Paliperidon	
Dibenzodiazepin	Clozapin	
Dibenzothiazepin	Quetiapin	
Phenylindol	Sertindol	
Thienobenzodiazepin	Asenapin	
Pyrollidin	Olanzapin	
Antipsychotika der 3. Generation (TGA)		siehe Seite 231
Dihydrocarbostyril	Aripiprazol, Cariprazin	

Allgemeine Hinweise

- Pharmakologische Eigenschaften der Antipsychotika
  - Antipsychotische Wirkung
  - Auch bei hohen Dosen tritt kein Bewusstseinsverlust oder Anästhesie ein (außer bei massiven Überdosierungen)
  - Keine Auslösung physischer oder psychischer Abhängigkeit

- Antipsychotika bessern schizophrene Symptome wie Denkstörungen, Halluzinationen, Wahnideen, Affektstörungen, Autismus, Beeinflussungs- und Beziehungswahn[1]
- Bei manischen Patienten bessern Antipsychotika euphorische oder gereizte Stimmung, Erregung, Antriebssteigerung, gesteigerte Sexualität, sexuelle Aktivität, Ideenflucht, Rededrang, Kaufdrang, Selbstüberschätzung und Größenideen[2]
- Es wird vermutet, dass Antipsychotika der 1. Generation bei bipolar-affektiven Störungen die Auslösung depressiver Episoden fördern bzw. die krankheitsfreien Intervalle verkürzen[3]
- Negativsymptome (z. B. Anhedonie, Motivationsmangel, Sprachverarmung, kognitive Störungen, Affektverflachung), sprechen möglicherweise besser auf Antipsychotika der 2. oder 3. Generation an[4,5,6,7]
- Die Non-Compliance bei oraler antipsychotischer Behandlung wird auf 15–35 % bei stationären und auf bis zu 65 % bei ambulanten Patienten geschätzt. Bei Depot-Antipsychotika geht man von einer Non-Compliance zwischen 10 % und 15 % bei 2 Jahren und ca. 40 % bei 7 Jahren Behandlung aus. Non-Compliance erhöht das Rückfallrisiko[8,9]
- Trotz der Kategorisierung in Antipsychotika der 1., 2. oder 3. Generation sind die einzelnen Klassen sehr heterogen hinsichtlich ihrer Pharmakologie, unerwünschter Wirkungen als auch hinsichtlich der Kosten.[10,11] Diese Unterschiede sind bedeutsam für individuelle Therapieentscheidungen.[12,13] Neuere, unabhängige Studien legen den Schluss nahe, dass einige Substanzen der 1. Generation als Präparate der 1. Wahl anzusehen sind.[14,15,16] Die neue Leitlinie „Schizophrenie" der DGPPN reflektiert diese neue Einschätzung, der den Patientennutzen mehr in den Vordergrund stellt als in der Vergangenheit. Die Antipsychotika der 1. Generation, hier besonders die hochpotenten Substanzen, sind mit einer höheren Rate an EPS und tardiven Dyskinesien assoziiert. Substanzen der zweiten Generation dagegen haben höherer Raten an unerwünschten metabolischen Effekten, besonders Clozapin und Olanzapin[17,18,19,20,21]

Pharmakologie

- Antipsychotika blockieren in unterschiedlichem Ausmaß verschiedene Neurotransmittersysteme des Gehirns (siehe Seite 244 ff., Tabelle 23. Antipsychotika: Wirkungen auf Neurotransmitter und Rezeptoren). Wesentlich für die antipsychotische Wirkung scheint die Blockade der Dopamin-D_2-Rezeptoren zu sein[22]
- Der Dopaminantagonismus in den sogenannten *mesolimbischen/mesokortikalen* Bahnen (A_{10}), die vom Mesencephalon (Area tegmentalis ventralis) zum Nucleus accumbens, zum Corpus amygdaloideum, zum präfrontalen Kortex und anderen Strukturen des limbischen Systems führen, wird mit der antipsychotischen Wirkung der Antipsychotika in Verbindung gebracht. Die Blockade der *nigrostriatalen* Dopaminbahnen (A_9; von der Substantia nigra zum dorsalen Striatum) wird dagegen für die typischen Nebenwirkungen der Antipsychotika, die extrapyramidalen Störungen (EPS), verantwortlich gemacht. Weitere, durch Prolaktinerhöhungen bedingte Nebenwirkungen entstehen durch Blockade des *tuberoinfundibulären* Systems[23]
- Antipsychotika blockieren außerdem noch Serotonin-, α-Adreno-, Histamin- und muskarinerge Acetylcholin-Rezeptoren sowie in geringerem Ausmaß noch andere Rezeptorsysteme. Die Affinität der Antipsychotika zu den α-Adreno-, Histamin- und Acetylcholin-Rezeptoren ist für unerwünschte Wirkungen verantwortlich und nicht für die antipsychotische Wirkung notwendig. So gibt es einerseits Antipsychotika mit einem relativ „reinen" Profil, bei denen die Dopaminrezeptoraffinität im Vordergrund steht, wie z. B. Haloperidol. Diese Antipsychotika haben eine starke antipsychotische Wirkung, rufen jedoch ausgeprägte EPS hervor. Zum anderen gibt es Antipsychotika, die neben dem Dopaminsystem noch die anderen Systeme relativ stark beeinflussen. Bei diesen Mitteln ist die antipsychotische Wirkung schwächer, während anticholinerge oder sedierende Nebenwirkungen relativ stark sind (z. B. Chlorpromazin)[24,12]

- Die „Potenz“ eines Antipsychotikums wird durch seine Affinität zum Dopamin-D_2-Rezeptor bestimmt (siehe Seite 250, Tabelle 25. Antipsychotika: Dosierung, antipsychotische Potenz). Unter hoher antipsychotischer Potenz versteht man, dass eine relativ geringe Menge (in mg) eines Antipsychotikums genügt, um eine starke antipsychotische Wirkung zu erzielen (also eine starke Wirkung gegen paranoide Vorstellungen, akustische Halluzinationen, usw.). Die Potenz eines Antipsychotikums wird in „Chlorpromazin-Äquivalenten“ angegeben. Zumindest für die meisten typischen Antipsychotika kann gesagt werden, dass Substanzen, die vorwiegend den D_2-Rezeptor blockieren, hochpotent sind. *Hochpotente Antipsychotika* haben verglichen mit ihrer antipsychotischen Wirkung relativ wenig sedierende Wirkungen. Sie verursachen häufig extrapyramidale Nebenwirkungen (EPS). Bei *niedrigpotenten Antipsychotika* steht dagegen die sedierende Komponente im Vordergrund; die antipsychotische Wirkung ist gering; EPS werden nur in geringem Maße hervorgerufen. Dafür sind allerdings vegetative Begleitwirkungen (z. B. Hypotonie) häufiger. Diese Arzneimittel werden meist dann eingesetzt, wenn lediglich eine sedierende oder schlafanstoßende Wirkung erwünscht ist. Die vegetativen und sedierenden Begleitwirkungen der niedrigpotenten Antipsychotika werden durch ihre vergleichsweise stärkere Affinität zu den α_1-, H_1- und M_1-Rezeptoren hervorgerufen
- In den deutschsprachigen Ländern sind zahlreiche typische Antipsychotika verfügbar, die sich in ihrer Wirkung innerhalb der drei „Potenzgruppen“ zum Teil kaum unterscheiden. Es existieren keine Studien, die zeigen, dass zwischen den verschiedenen Antipsychotika Wirksamkeitsunterschiede bestehen, wenn geeignete Äquivalenzdosen benutzt werden.[25] Auch kann nicht gesagt werden, dass das Verhältnis von Wirkung zu Nebenwirkung bei dem einen oder anderen Neuroleptikum der 1. Generation deutlich besser ist als bei einem anderen Präparat
- Antipsychotika der 2. und 3. Generation zeichnen sich dadurch aus, dass sie bei vergleichbarer antipsychotischer Wirkung weniger EPS verursachen. Auch andere Vorteile, wie die Wirkung bei schizophrener Negativsymptomatik oder bei therapieresistenten Psychosen, werden den Antipsychotika der 2. und 3. Generation zugeschrieben.[26] Es ist bisher nicht klar, welche Rezeptoraffinitäten für diese Eigenschaften der Antipsychotika der 2. und 3. Generation verantwortlich sind. Die atypischen Substanzen haben im Vergleich zu den meisten typischen Antipsychotika eine höhere Affinität zu den 5-HT_2-Rezeptoren, aber auch zu den Dopamin-D_3- oder -D_4-Rezeptoren
- Antipsychotika der 2. und 3. Generation blockieren außerdem mesolimbische A_{10}-Dopamin-Neuronen stärker als die für die EPS verantwortlichen nigrostriatalen A_9-Bahnen, während Antipsychotika der 1. Generation A_{10} und A_9 gleichermaßen blockieren. Möglicherweise werden daher durch die Antipsychotika der 2. und 3. Generation weniger EPS ausgelöst

Dosierung

- Dosierung der einzelnen Antipsychotika: siehe Seite 250, Tabelle 25. Antipsychotika: Dosierung, antipsychotische Potenz
- Die Dosis eines Antipsychotikums ist von Fall zu Fall unterschiedlich und hängt von der individuellen Ansprechbarkeit und der Schwere des Krankheitsbildes ab
- Bei den nicht psychotischen Erkrankungen oder als Erhaltungstherapie bzw. zur Rezidivprophylaxe werden meist deutlich niedrige Dosen verordnet
- Bei psychotischen Erkrankungen werden oft höhere Dosen verabreicht; die interindividuelle Variabilität ist hier besonders hoch. Häufig werden bei Psychosen Dosen von z. B. 4–6 mg Risperidon oder 15–20 mg Olanzapin oder 400–600 mg Amisulprid oder 2–20 mg Haloperidol pro Tag (oder eine äquivalente Dosis eines anderen Antipsychotikums) verordnet
- Generell sollte die Dosis so niedrig wie möglich gewählt und nur entsprechend den klinischen Anforderungen erhöht werden
- Hochpotente Antipsychotika haben eine große therapeutische Breite; bei Haloperidol können bei akuten Psychosen z. B. Dosierungen von 2–20 mg/Tag eingesetzt werden, die früher üblichen Dosierungen über 100 mg konnten in Einzelfällen noch zu weiteren Besserungen der psychotischen Symptome führen, diese Dosierungen sollten aber die Ausnahme bleiben und werden nicht mehr empfohlen
- In der Regel gilt, dass Patienten mit bereits lange bestehender Erkrankung höhere Dosen benötigen
- Jüngere und erstmals erkrankte Patienten werden in der Regel mit relativ niedrigen Dosen behandelt

- Da manchmal nach einer 2- bis 3-wöchigen Behandlung eine weitere Besserung eintritt, sollte nach einer ausreichenden Behandlungsdauer eine vorsichtige Dosisreduktion angestrebt werden, um die individuell niedrigstmögliche Erhaltungsdosis zu finden
- Bei älteren Patienten oder Patienten mit Leber- oder Nierenschädigung werden niedrigere Dosen verwendet

Plasmaspiegelbestimmung

- Der Nutzen von Plasmaspiegelmessungen ist bisher umstritten; während es bei einigen Antipsychotika kurvenlineare Dosis-Wirkungs-Beziehungen zu geben scheint, sind andere möglicherweise nur innerhalb eines engen, von Patient zu Patient verschiedenen, Plasmaspiegelbereiches wirksam („therapeutisches Fenster", z.B. bei Haloperidol). Plasmaspiegelkontrollen werden bei befürchteten Medikamenteninteraktionen oder zur Compliance-Kontrolle sinnvoll eingesetzt. Der wichtigste Maßstab zur Bewertung der Wirksamkeit bleibt die klinische Einschätzung
- Der Schwellenwert für den Wirkungseintritt von Clozapin wird von einigen Autoren auf 350 ng/ml bzw. 1.050 nmol/l; von anderen auf 250 ng/ml bzw. 750 nmol/l geschätzt)

Pharmakokinetik

Orale Gabe

- Die höchsten Plasmaspiegel einer oralen Dosis werden zwischen 1–4 Stunden nach der Gabe erreicht
- Starke Bindung an Plasmaproteine
- Die meisten Phenothiazine und Thioxanthene haben aktive Metaboliten
- Extensive Metabolisierung in der Leber; einige Stoffe inhibieren das Cytochrom-P-450-System (siehe Seite 167 ff., Tabelle 19. Antipsychotika: Allgemeine Wechselwirkungen und Seite 259, Tabelle 28. Übersicht über Antipsychotika der 2. und 3. Generation nach Zulassung, Applikationsarten und Cytochrom-Interaktionen)
- Wegen der langen Halbwertszeit ist meist eine einmal tägliche Gabe ausreichend. Clozapin-Dosen über 300 mg sollten aufgrund des dann erhöhten Anfallsrisikos auf mehrere Tagesdosen verteilt werden. Quetiapin (Ausnahme: Quetiapin Prolong) und Ziprasidon sollten wegen der kurzen Halbwertszeit zweimal täglich gegeben werden (die D_2-Rezeptorblockade kann bis zu 12 Stunden anhalten)
- Unterschiede in der Plasmakonzentration zwischen Männern und Frauen fanden sich bei Clozapin (40–50 % erhöht bei Frauen) und bei Olanzapin (30 % erhöht bei Frauen)
- Nach dem Absetzen wird Clozapin rasch aus dem Plasma und aus dem Gehirn eliminiert – dies kann zu einem raschen Wiederauftreten der Krankheitssymptome führen
- Die Eliminationshalbwertszeit von Penfluridol liegt bei 5,5 Tagen, so dass eine einmal-wöchentliche orale Gabe möglich ist. Die Langzeitwirkung ist auf substanzeigene Eigenschaften zurückzuführen

i.m.-Gabe

- Im Allgemeinen werden maximale Plasmaspiegel schneller als bei oraler Gabe erreicht
- Die Bioverfügbarkeit ist im Allgemeinen größer als bei der oralen Gabe (meist doppelt so hoch), hierauf sollte bei der Dosierung geachtet werden

i.m.-Depot-Injektionen

- Siehe Seite 253, Tabelle 27. Depot-Antipsychotika: Übersicht
- Die Bioverfügbarkeit ist größer als bei oraler Gabe (meist doppelt so hoch), hierauf sollte bei der Dosierung geachtet werden

Fluspirilen i.m.-Depot-Injektionen

- Fluspirilen hat eine Halbwertszeit von ca. 7 Tagen. Die lange Halbwertszeit wird nicht wie bei anderen Depotpräparaten durch Dekanoat- oder Önanthatveresterung, sondern durch die besondere Galenik erreicht

Zuclopenthixol Acuphase

- Schneller Wirkungseintritt der Depot-Injektion (Siehe Seite 253, Tabelle 27. Depot-Antipsychotika: Übersicht)
- Höchster Plasmaspiegel: 24–36 Stunden; Halbwertszeit: 36 Stunden (Mittelwert). Die Bioverfügbarkeit ist höher als bei oraler Gabe

Unerwünschte Arzneimittelwirkungen (UAW)

- Siehe unter Antipsychotika der 2. (Seite 198), Antipsychotika der 3. Generation (Seite 235) oder unter Antipsychotika der 1. Generation (Seite 174)

Kontrolluntersuchungen

Laboruntersuchungen

- Routinekontrollen: siehe Seite 161, Tabelle 18. Antipsychotika: Routineuntersuchungen
- Bei Fieber, Rigor und verstärktem Schwitzen: Blutbildkontrolle und CK-Bestimmung (zum Ausschluss eines malignen neuroleptischen Syndroms)
- Bei Juckreiz und Ikterus: Leberfunktionstests
- Bei epileptischen Anfällen, Polidipsie: Elektrolytkontrollen
- Bei Galaktorrhoe oder Amenorrhoe: Bestimmung des Prolaktinspiegels

→ **Kontrollen bei Clozapin (bezüglich der genauen Durchführung der Kontrolluntersuchungen gilt die jeweils aktuelle Fachinformation):**
- Vor Behandlungsbeginn sind Differenzialblutbild und Thrombozytenzahl zu kontrollieren. Die Kontrolle darf nicht länger als 10 Tage zurückliegen. Nur bei Leukozytenzahlen >3.500/mm^3 darf die Behandlung begonnen werden
- Zunächst sind wöchentliche Leukozytenkontrollen durchzuführen. Es empfiehlt sich, nicht nur die Leukozytenzahlen, sondern das gesamte Differenzialblutbild zu bestimmen. Ab der 18. Woche sind die Kontrollen monatlich vorgeschrieben. Danach sind nach Statistiken seltener Agranulozytosen aufgetreten. Das heißt nicht, dass die Gefahr von Agranulozytosen dann gebannt ist: auch bis zur 30. Behandlungswoche oder später können noch Agranulozytosen auftreten. Auch Jahre nach Ersteinstellung auf Clozapin sind Agranulozytosen beschrieben worden
- Bevor sich eine Agranulozytose entwickelt, kann es zu einem raschen Anstieg der Leukozytenzahlen kommen. Ein Anstieg der Leukozytenzahlen von 15 % oder mehr gegenüber früheren Messungen erhöht das Risiko, innerhalb der nächsten 75 Tage eine Agranulozytose zu erleiden, um das Dreifache und sollte daher entsprechend als mögliches Warnzeichen behandelt werden
- Auch nach dem Absetzen von Clozapin müssen 4 Wochen lang weitere Leukozytenzählungen durchgeführt werden. Wenn eine Behandlung aus nicht hämatologischen Gründen über 4 Wochen lang unterbrochen wurde, müssen erneut die nächsten 18 Wochen lang wöchentliche Kontrollen erfolgen. Wird die Behandlung mehr als 3 Tage, aber weniger als 4 Wochen unterbrochen, brauchen die einmal wöchentlichen Kontrollen nur 6 Wochen lang durchgeführt werden
- Bei einer Leukozytenzahl <3.000/mm^3 bzw. einer Granulozytenzahl <1.500/mm^3 muss Clozapin sofort abgesetzt werden. Bei einer Leukozytenzahl <3.500/mm^3 bzw. einer Granulozytenzahl <2.000/mm^3 müssen zweimal wöchentlich Differenzialblutbildkontrollen durchgeführt werden
- Vor Beginn der Behandlung sollten außerdem folgende Untersuchungen erfolgen: GOT, GPT, GGT, Kreatinin

Weitere Kontrolluntersuchungen

- Blutdruck und Puls während der Einstellungsphase auf Clozapin, Risperidon und Chlorpromazin
- EKG: Kontrollen sind vor und während der Therapie mit Sertindol sowie bei Dosisveränderungen vorgeschrieben (während der Erhaltungstherapie alle drei Monate). Andere Antipsychotika: Bei Störungen der Herzfunktion und vor und während der Behandlung mit Clozapin, bei Patienten mit stabilen Herzerkrankungen, die auf Ziprasidon eingestellt werden sollen
- Clozapin: Bei Temperaturanstiegen sollte ein EKG durchgeführt werden, da es unter Clozapin zu einer toxisch-allergischen Myokarditis kommen kann
- EEG: Bei Auftreten von epileptischen Anfällen oder Myoklonien und vor der Behandlung mit Clozapin. Clozapin: bei Auftreten von epilepsietypischen Mustern eventuell prophylaktische Gabe von Valproat

Tabelle 18. Antipsychotika: Routineuntersuchungen

	vorher	Monate						monatlich	viertel-jährlich	halb-jährlich
		1	2	3	4	5	6			
Diff.-Blutbild; trizyklische Antipsychotika (Phenothiazine, Thioxanthene, Zotepin)	•	••	••	••	•	•	•		•	
Clozapin	•	••••	••••	••••	••••	••	•	•		
andere Antipsychotika	•	•		•			•		•	
RR/Puls	•	•		•			•		•	
Harnstoff, Kreatinin	•	•		•			•			•
GOT, GPT, GGT; trizyklische Antipsychotika	•	•	•	•			•		•	
andere Antipsychotika	•	•		•			•			•
EKG; trizyklische Antipsychotika	•	•		•			•		•	A
Clozapin, Ziprasidon	•	••		•			•		•	
andere Antipsychotika	•	•								
EEG: Clozapin	•			•			•			•
Körpergewicht, BMI	•	•	•	•		•	•		•	
Blutzucker, Blutfette	•	•		•			•			•

Anzahl • = Anzahl der Kontrollen im Zeitraum. A = zusätzliche Kontrolle bei allen Patienten über 60 Jahre (modifiziert nach O. Benkert, H. Hippius: Kompendium der Psychiatrischen Pharmakotherapie, Berlin: Springer, 2021[27])

Behandlung von Kindern und Jugendlichen

- Antipsychotika sollten nur bei Kindern mit schwersten psychischen Störungen verabreicht werden oder wenn alle bisherigen Maßnahmen nicht gewirkt haben. Indikationen: Autismus, Tourette-Syndrom, Schizophrenie, Impulskontrollstörungen, psychomotorische Erregung, Aggressivität, Stereotypien
- Risperidon ist für die Behandlung von Verhaltensstörungen in Form von Impulskontrollstörungen mit selbst- oder fremdaggressivem oder behandlungsbedürftigem Verhalten bei Intelligenzminderung oder Intelligenz im unteren Normbereich bei Kindern >5 Jahren zugelassen
- Beginn immer mit niedrigen Dosen, danach langsame Dosissteigerung
- Die Dosierung sollte maßvoll erfolgen; die Therapiedauer muss begrenzt sein
- Auf Spätdyskinesien achten, da eine hohe Inzidenz dieser Nebenwirkung bei Kindern beobachtet wurde (bis zu 51 %). Bei hohen Dosen kann es zu einer Verschlechterung der initialen Symptomatik, Lernstörungen, Apathie, Reizbarkeit, Tics oder Halluzinationen kommen
- Kinder und Jugendliche können häufiger als Erwachsene EPS entwickeln
- Bei Jugendlichen besteht unter Clozapin ein 60 %iges Risiko für EEG-Veränderungen (dosisabhängig)
- Clozapin ist bei kindlicher Schizophrenie wirksam; allerdings besteht ein erhöhtes Risiko für Nebenwirkungen wie Schwindel, Durchfall, Blutbildveränderungen und Krampfanfälle

Behandlung von älteren Patienten

- Altersbedingte pharmakokinetische und pharmakodynamische Veränderungen können (u.a. durch ein vermindertes kardiales Auswurfvolumen, verminderten renalen und hepatischen Blutfluss, reduzierte GFR, geringere Muskelmasse und veränderten hepatischen Metabolismus (bes. bezüglich CYP 3A4) zu einer erhöhten Empfindlichkeit bezüglich der Wirkungen und Nebenwirkungen von Antipsychotika führen
- Die höhere Inzidenz von verschiedenen Komorbiditäten in dieser Altersgruppe führt oft zu Polypharmazie, wodurch das Risiko für unerwünschte Arzneimittelwirkungen, Wechselwirkungen und eine verminderte Einnahmezuverlässigkeit erhöht wird
- Kognitive und sensorische Einschränkungen können zu verminderter Behandlungsadhärenz beitragen
- Generell sollte bei älteren Patienten deutlich vorsichtiger eindosiert und auch gesteigert werden (Beginn mit ¼ oder ½ Dosis, wenn möglich aufgeteilt auf mehrere Gaben[28]
- Die häufigsten Nebenwirkungen antipsychotischer Medikamente bei älteren Menschen sind neurologische Störungen, orthostatische Dysregulation, Sedierung und anticholinerge Wirkungen

Neurologische Wirkungen

- Ältere Menschen sind empfindlicher für extrapyramide Nebenwirkungen (vor allem für Akathisie und Pseudoparkinsonismus). Diese können langanhaltend sein und Probleme beim Bewegen, Essen und Schlafen verursachen sowie zu Stürzen beitragen. Diese Wirkungen sind typischerweise dosisabhängig und häufiger bei hochpotenten Antipsychotika der 1. Generation. Vorsicht bei der zusätzlichen Gabe von Anticholinergika oder Benzodiazepinen, da diese zur Verstärkung von Nebenwirkungen führen können (u.a. Obstipation, kognitive Einschränkungen, Stürze, Delir)
- Bei der Wahl des Antipsychotikums auf komorbide Erkrankungen achten (z.B. Morbus Parkinson, Lewy-Body-Demenz)
- Das Risiko für Dyskinesien erhöht sich mit längerdauernder Anwendung der Antipsychotika und ist insgesamt höher mit Antipsychotika der 1. Generation

Orthostatische Dysregulation

- Da die meisten Antipsychotika eine orthostatische Dysregulation verursachen können, ist in der Einstellungsphase besondere Vorsicht geboten, vor allem bei gleichzeitiger Verwendung anderer blutdrucksenkender Mittel. Stürze mit Schenkelhalsfrakturen sind möglich. Hypotonie kann etwas häufiger unter Asenapin, Clozapin, Quetiapin und Risperidon auftreten

Sedierung

- Die Sedierung hält bei älteren Menschen länger an und kann auch zu verlängerten Arousal-Zeiten während des Tages führen. Sie kann zu Verwirrtheit, Desorientierung, Delir und Stürzen führen. Ist typischerweise dosisabhängig. Tritt häufiger unter niedrigpotenten Antipsychotika der 1. Generation sowie unter Asenapin, Clozapin, Olanzapin und Quetiapin auf. Besondere Vorsicht bei Kombination mit anderen ZNS-dämpfenden Pharmaka. Bei Tagesmüdigkeit Verlegung der Gabe in den Abend

Aktivierung

- Bei übermäßiger Aktivierung oder auftretender Unruhe sollte geprüft werden, ob eine medikamenteninduzierte Akathisie vorliegt
- Sollten Patienten Schlafprobleme entwickeln, sollte geprüft werden, ob die Dosis früher in den Tag verlegt werden kann
- Beginn mit niedriger Dosis, langsame Dosissteigerung. Die Eliminationshalbwertszeit ist bei älteren Patienten oft verlängert. Auf ZNS-Dämpfung und anticholinerge Wirkungen achten; solche Symptome treten unter Haloperidol, Risperidon, Melperon und Pipamperon seltener auf

Anticholinerge Wirkungen

- Ältere Menschen sind hinsichtlich anticholinerger Wirkungen wesentlich empfindlicher. Symptome: Tachykardie, Verstopfung, Mundtrockenheit, trockene Augen, Verschwommensehen, Miktionsstörungen, Konzentrations- und Gedächtnisstörungen, Delir, Verschlechterung einer Demenzerkrankung). Am häufigsten bei niedrigpotenten Antipsychotika der 1. Generation, Clozapin und Olanzapin

Kognitive Wirkungen

- Daten hierzu sind widersprüchlich, da oft unklar ist, ob eine kognitive Verschlechterung Folge der Demenzerkrankung oder aber der zur Behandlung von Verhaltensstörungen eingesetzten Antipsychotika ist

Einsatz bei Demenz

- Oft entwickeln Patienten mit einer Demenz neuropsychiatrische Symptome wie Unruhe, Aggressivität und psychotisches Erleben (z. B. Illusionen und Halluzinationen). Viele dieser Symptome sind problematisch, auch wenn ihnen nur nicht pharmakologisch begegnet wird: Eine Verschreibung von Antipsychotika kann notwendig werden. Antipsychotika der 2. Generation werden in dieser Patientengruppe bevorzugt eingesetzt, vor allem wegen der besseren Verträglichkeit (weniger EPS und andere Bewegungsstörungen)
- In einer Reihe klinischer Studien zur Behandlung von Unruhe oder Psychosen bei Demenz zeigten sich allenfalls geringgradige positive Wirkungen; in einigen Fällen standen diesen positiven Wirkungen allerdings auch Nebenwirkungen gegenüber
- Die Gesundheitsbehörden der USA, Kanadas und Europas wiesen in Warnhinweisen auf das geringe, aber signifikant erhöhte Risiko für eine gesteigerte Mortalität bei älteren Patienten hin, die Antipsychotika der 2. Generation oder Aripiprazol erhielten. Die Warnungen basierten primär auf den Ergebnissen einer Metaanalyse von 15 kleineren Studien, die verschiedene Antipsychotika der 2. Generation und Aripiprazol gegenüber Placebo bei älteren Patienten mit Demenz verglichen hatten. Das erhöhte Risiko erreichte erst statistische Signifikanz, als die Einzelergebnisse der individuellen Studien in der Metaanalyse gepoolt wurden, wahrscheinlich wegen der geringen Auftretenswahrscheinlichkeit und der geringen Untersuchungsgröße in den individuellen Studien. Allerdings zeigte sich das erhöhte Risiko relativ früh, da die meisten Studien mit Antipsychotika der 2. Generation über 10–12 Wochen durchgeführt wurden. Die number-needed-to-harm (NNH) wurde mit 100 bzw. 1 Tod auf 100 Patienten, die mit Antipsychotika der 2. Generation über 10–12 Wochen behandelt wurden, angegeben. Die Todesfälle traten primär kardial bedingt oder durch Pneumonien auf
- Weitere Studien ergaben ein ähnliches Risiko auch für die Antipsychotika der 1. Generation. Entsprechend erfolgten durch die zuständigen Behörden vergleichbare Warnungen auch für die konventionellen Antipsychotika bzw. Antipsychotika der 1. Generation genauso wie auch die Hinweise bezüglich Paliperidon
- Gegenwärtig ist es noch unklar, ob dieses Risiko über die frühe Behandlungszeit hinausreicht. Umgekehrt ist auch noch unklar, ob Vorteile einer langfristigen Behandlung mit Antipsychotika in dieser Patientengruppe die Nachteile aufwiegen
- Es sollte in jedem Einzelfall das persönliche Risikoprofil geprüft und es sollten mögliche Vorteile und Nachteile bei der Verschreibung dieser Medikamentengruppen bei Patienten mit Demenz gegeneinander abgewogen werden. Es wurde vielfach vorgeschlagen, den Einsatz dieser Substanzen auf Situationen zu beschränken, in denen durch Agressivität oder Halluzinationen eine schwerwiegende Fremdgefährdung auftritt oder wenn die Symptomatik für die Umwelt untragbar wird
- Strategien für den Einsatz von Antipsychotika bei Patienten mit Demenz sind: langsames Eindosieren, der Einsatz der geringsten wirksamen Dosis, das Vermeiden anticholinerger Substanzen sowie der Verzicht auf den Einsatz in den Indikationen Schlaflosigkeit, Depression, Unruhe ohne Fremdgefährdung oder auch Angst
- Vorsicht bei der Kombination mit anderen ZNS-dämpfenden oder anticholinergen Medikamenten; additive Wirkungen können zu Obstipation, Verwirrtheit, Desorientierung oder zu Delir führen
- Kardiovaskuläre Nebenwirkungen können bei Chlorpromazin, Clozapin und Risperidon ausgeprägt sein
- Fallberichte über transitorische ischämische Attacken und Myokardinfarkte bei älteren Menschen mit Demenz (Risperidon)
- Größeres Agranulozytoserisiko bei Clozapin
- Verstärkte Gewichtszunahme unter Clozapin oder Olanzapin; dadurch erhöhtes Risiko für KHK und zerebrovaskuläre Schädigungen

Schwangerschaft (allgemein)

- Teratogene Wirkungen der Antipsychotika sind bisher nicht zweifelsfrei nachgewiesen worden, wobei Risperidon, Haloperidol und Quetiapin die Plazenta passieren, Olanzapin in geringerem Maße
- Im ersten Drittel der Schwangerschaft Antipsychotika möglichst vermeiden. Bei hochpotenten Antipsychotika (z.B. Haloperidol) scheint ein geringeres Risiko zu bestehen, ebenso für Olanzapin
- Amisulprid wird in der Schwangerschaft nicht empfohlen; Erfahrungen liegen nicht vor
- Die Anwendung mittlerer bis hoher Dosierungen im letzten Drittel der Schwangerschaft kann extrapyramidale Störungen oder Temperaturregulationsstörungen nach der Geburt des Neugeborenen verursachen
- Vorsicht bei Clozapin: Die Konzentration von Clozapin im fetalen Plasma kann die des mütterlichen Blutes übersteigen

Stillzeit (allgemein)

- Antipsychotika gehen teilweise in die Muttermilch über (Konzentration 0,2–11 %). Die klinische Bedeutung ist unklar
- Während des Stillens sollte eine Dosisreduktion, eine alternative Therapie oder ein Abstillen erwogen werden
- Clozapin: während der Stillzeit nicht empfohlen
- Amisulprid: während der Stillzeit nicht empfohlen

Rechtliche Hinweise

- Besprechen Sie mit Ihren Patienten offen Nutzen und Risiken der Antipsychotikatherapie und dokumentieren Sie die Aufklärung. Eine nicht behandelte Psychose kann zu einer schweren Gefährdung des Patienten oder anderer Menschen führen
- Informationsbroschüren, Angehörigengruppen und Psychoedukation können die Therapie unterstützen
- Klären Sie die Patienten immer wieder über ihre Erkrankung und die medikamentöse Behandlung auf, da wichtige Tatsachen im Rahmen der Krankheitsverleugnung vergessen werden
- Kein Antipsychotikum kann perfekte Sicherheit bieten. Clozapin, Quetiapin, Risperidon, Ziprasidon und Olanzapin scheinen ein geringeres Risiko für die Spätdyskinesieauslösung oder sogar einen antidyskinetischen Effekt zu haben. Dokumentieren Sie zu Beginn der Behandlung bereits bestehende Bewegungsstörungen und führen Sie in regelmäßigen Abständen (z.B. alle 6–12 Monate) eine Überprüfung durch (z.B. mit Skalen wie der AIMS/Abnormal Involuntary Movement Scale)

Hinweise für die Pflege

- Eine sorgfältige Beobachtung des Patienten ist wichtig. Die Erhebung von Patientendaten und Dokumentation des Patientenverhaltens vor und während der Medikamentengabe sind erforderliche pflegerische Maßnahmen
- Durch geeignete pflegerische Betreuung der Patienten kann die Häufigkeit von Nebenwirkungen reduziert werden. Die Patienten sollten gut über mögliche Nebenwirkungen informiert sein; gleichzeitig sollte ihnen ein positives Gefühl vermittelt werden, dass das Antipsychotikum die Symptome zu lindern vermag. Ängste des Patienten vor der Medikation sollten offen angesprochen und diskutiert werden
- Krankenpflegepersonal kann bei der Erhebung des psychischen Befundes und der Vitaldaten (Gewicht, Bauchumfang, Blutdruck, Herzfrequenz, Temperatur, Beurteilung auf EPS) als auch bei der Dokumentation komorbider Störungen, Medikamente und bezüglich der Einnahmezuverlässigkeit verantwortlich eingesetzt werden
- Übermäßiger Gebrauch von Koffein (koffeinhaltige Getränke, Kaffee, Tee, Schokolade) kann Angst und Unruhe verstärken und dem gewünschten Effekt der Antipsychotika entgegenwirken
- Unerwünschte Wirkungen sind häufig für mangelnde Einnahmezuverlässigkeit der Patienten verantwortlich

Sehr früh auftretende Nebenwirkungen, die häufiger innerhalb der ersten drei Monate der Behandlung auftreten:

- Anticholinerge Wirkungen: Mundtrockenheit, trockene Augen, Verschwommensehen, Obstipation, Harnverhalt, Verwirrtheit und Delir
  - Hier können häufige kleine Schlucke Wasser, das Kauen von zuckerfreiem Kaugummi oder auch künstliche Speichelprodukte die Mundtrockenheit bessern. Künstliche Tränen können bei trockenen Augen hilfreich sein. Verschwommensehen ist typischerweise vorübergehend; meistens ist nur die Nahsicht beeinflusst, in schweren Fällen können Pilocarpin-Augentropfen eingesetzt werden
  - Anticholinergika reduzieren die Peristaltik und vermindern die intestinale Sekretion; dies führt zur Verstopfung; vermehrte Flüssigkeits- und Ballaststoffaufnahme als auch der Genuss von Früchten sind günstig; häufige Bewegung kann günstig sein; falls notwendig, können auch Laxantien oder Lactose bei chronischer Verstopfung eingesetzt werden
  - Überwachen Sie die Ein- und Ausfuhr der Patienten; Harnverhalt kann insbesondere bei älteren Menschen oder bei Männern mit benigner Prostatahypertrophie auftreten
- Extrapyramidale Nebenwirkungen
  - Früh auftretende extrapyramidale Nebenwirkungen (EPS) (besonders akute Dystonie, Akathisie und Pseudoparkinsonismus) oder akute Dystonie treten typischerweise innerhalb der ersten Tage der Behandlung auf, Akathisie und Pseudoparkinsonismus meist innerhalb der ersten sechs Wochen der Behandlung. Diese unerwünschten Wirkungen sind häufiger unter Antipsychotika der 1. Generation, wobei sie auch bei der Gabe von Antipsychotika der 2. Generation (besonders unter Risperidon) sowie Antipsychotika der 3. Generation (besonders Aripiprazol) auftreten können. Anticholinerge Substanzen wie zum Beispiel Benztropin können eingesetzt werden, um diese Nebenwirkung zu verhindern oder auch um diese unerwünschte Wirkung zu behandeln
  - Die prophylaktische Gabe von Anticholinergika, um EPS zu verhindern, wird kontrovers diskutiert, da diese Medikamente anticholinerge Wirkungen verstärken können, insbesondere kann dies zur Entwicklung eines Delirs führen. Junge männliche Patienten, die hochpotente Antipsychotika der 1. Generation erhalten, sowie Patienten mit einer Vorgeschichte von EPS können ein höheres Risiko für die Entwicklung für EPS haben, hier kann eine Prophylaxe erwogen werden. Sollten anticholinerge Substanzen verordnet werden, um EPS zu behandeln, sollte in regelmäßigen Abständen die Weiterverordnung kritisch überprüft werden
  - In manchen Fällen ist bei extrapyramidalen Störungen (EPS) die Gabe eines Antiparkinsonmittels (z. B. Biperiden/Akineton®) notwendig. Antiparkinsonmittel sollten allerdings nicht unbedenklich verschrieben werden, da sie zu anticholinergen Delirien oder zur Suchtentwicklung führen können. Bei manchen Patienten (jüngere Männer, Patienten mit höherer Empfindlichkeit für EPS oder bei Behandlung mit typischen Antipsychotika) kann allerdings die prophylaktische Gabe eines Antiparkinsonmittels indiziert sein
  - Setzen Sie das Medikament ab und informieren Sie die Ärztin/den Arzt, wenn der Patient eine akute Dystonie, schwere anhaltende extrapyramidale Nebenwirkungen (länger als einige Stunden) oder Symptome einer Gelbsucht oder Blutbildungsstörung (besonders Fieber, Halsschmerzen, Infektionen oder Schwäche) entwickelt
  - Bedenken Sie, dass eine Akathisie als Angststörung oder psychotische Agitation verkannt werden kann, so dass möglicherweise dadurch eine falsche Behandlung erfolgt
- Haltungsbedingte Hypotonie, Reflextachykardie und Unwohlsein
  - Um die Gefahr von Stürzen durch orthostatische Hypotension zu reduzieren, sollten Patienten nach dem Erwachen einige Minuten auf der Bettkante sitzen und langsam aufstehen
  - Orthostatische Hypotension kann eine Folge einer Überdosierung von Antihypertensiva sein
- Benommenheit, Sedierung
  - Vorsicht: Patienten sollen Aktivitäten, die eine hohe Aufmerksamkeit verlangen, erst dann beginnen, wenn die Medikamentenwirkungen sicher einzuschätzen sind
  - Gegebenenfalls die Verschiebung der Gabe auf abends oder zur Nacht erwägen

- Aktivierung
  - Tritt unter einem Medikament übermäßige Aktivierung, Unruhe oder Schlafstörungen auf, prüfen Sie, ob eine medikamenteninduzierte Akathisie vorliegt, eine Gabe früher am Tag kann hilfreich sein
- Gewichtszunahme
  - Eine Gewichtszunahme kann insbesondere bei Antipsychotika der 2. Generation auftreten. Eine angemessene Ernährung, körperliche Bewegung und das Vermeiden kalorienhaltiger Süßgetränke sind angezeigt; überwachen Sie Gewicht, Bauchumfang sowie den BMI während der Behandlung

Im Verlauf auftretende unerwünschte Wirkungen:

- Dyslipidämie, Glucoseintoleranz, Typ-II-Diabetes, Gewichtszunahme
  - Zu Beginn und im Verlauf werden regelmäßige Gewichtsüberprüfungen, Bauchumfangs-Messungen, Blutdruckwerte, Nüchternglukose und Lipid-Profile empfohlen
- Menstruationsunregelmäßigkeiten, sexuelle Dysfunktionen
  - Amenorrhoe, sexuelle Dysfunktionen sowie Anorgasmien werden berichtet
- Tardive Bewegungsstörungen
  - Das Risiko einer tardiven Bewegungsstörung erhöht sich mit der Dauer und der absoluten Dosis der Behandlung
  - Setzen Sie die geringste wirksame Dosis ein, um das Risiko zu minimieren
  - Es gibt keine ausreichend wirksame Behandlung; erwägen Sie immer wieder, die Antipsychotika abzusetzen, wo dies möglich erscheint

Andere schwerwiegende unerwünschte Wirkungen (die nicht von der Behandlungsdauer abhängig sind):

- Agranulozytose, Leukopenie, Neutropenie
  - Patienten mit Neutropenie sollten auf Fieber oder andere Zeichen einer Infektion überwacht und entsprechend behandelt werden
- Diabetische Ketoazidose
  - Auch möglich bei Patienten ohne Vorgeschichte einer Hyperglykämie, die mit Antipsychotika behandelt wurden
  - Symptome: Hypotonie, Tachykardie, ein fruchtig riechender Atem, Lethargie, Kurzatmigkeit, Übelkeit, Erbrechen, Bauchschmerzen, Polyurie, Polydipsie
- Malignes neuroleptisches Syndrom (MNS)[29]
  - Patienten sollten eine Austrocknung und Aussetzung gegenüber extremer Hitze und Feuchtigkeit vermeiden, da Antipsychotika die Fähigkeit des Körpers zur Temperaturregulation einschränken
  - Symptome eines MNS: autonome Instabilität, Fieberentwicklung, psychische Veränderungen, Rigor, erhöhte Kreatininkinase, Leukozytose, ggf. Nierenversagen
  - Antipsychotika sollten sofort abgesetzt und supportive Maßnahmen eingeführt werden
- Anfälle (typischerweise dosisabhängig)
  - Setzen Sie Antipsychotika mit Vorsicht bei Patienten mit Krampfleiden ein, insbesondere, wenn diese schwer therapeutisch einstellbar sind
- QTc-Verlängerung/Arhythmien
  - Überwachen Sie Patienten mit Symptomen, die für eine QTc-Verlängerung sprechen können (Schwindel, verwaschene Sprache, Agitation, Übelkeit und Erbrechen)

Hinweise für Patienten

- Ausführliche Patienteninformationen zu Antipsychotika sowie Clozapin: siehe Seite 586
- Antipsychotika können zu Sonnenallergie führen. Benutzen Sie Sonnencreme und tragen Sie schützende Kleidung. Tragen Sie bei starkem Sonnenlicht eine Sonnenbrille
- Vermeiden Sie extreme Hitze bzw. hohe Luftfeuchtigkeit, da die Fähigkeit des Körpers, die Körpertemperatur zu regeln, durch Antipsychotika beeinträchtigt werden kann
- Vorsicht beim Autofahren oder Bedienen gefährlicher Maschinen, bis die Wirkung des Antipsychotikums sicher eingeschätzt werden kann. Schwindel und Übelkeit zu Beginn der Behandlung gehen in der Regel nach einigen Wochen zurück. Vorsicht ist bei der zusätzlichen Einnahme von Antidepressiva oder Alkohol geboten
- Mundtrockenheit kann durch das regelmäßige Trinken kleiner Wassermengen, das Lutschen von Bonbons oder das Kauen von Kaugummi gebessert werden. Patienten sollten regelmäßig den Mund ausspülen und die Zähne putzen. Vermeiden Sie stark kalorien- oder koffeinhaltige Getränke (z. B. Cola-haltige Getränke); übermäßiger Kaffee-, Tee- oder Colakonsum kann Angst und Unruhe hervorrufen und die Wirkungen der Antipsychotika aufheben oder vermindern
- Nehmen Sie Ihre Medikamente zusammen mit dem Essen oder mit Wasser, Milch oder Orangensaft ein. Vermeiden Sie Apfel- oder Grapefruitsaft, da es zu Wechselwirkungen mit dem Medikament kommen kann
- Teilen Sie Ihrem behandelnden Arzt sofort mit, wenn es zu Muskelsteifheit, Krämpfen, Antriebsmangel, Schwäche, Fieber, Halsentzündung, grippeähnlichen Symptomen oder zu Zeichen einer Infektion kommt
- Stehen Sie aus der liegenden oder sitzenden Position langsam auf, um Schwindelanfälle zu vermeiden

Wechselwirkungen

- Klinisch relevante Interaktionen werden in Tabelle 19. Antipsychotika: Allgemeine Wechselwirkungen aufgeführt
- Zusätzliche Informationen über die Kombinationsbehandlung finden Sie im Kapitel zum interagierenden Wirkstoff

Tabelle 19. Antipsychotika: Allgemeine Wechselwirkungen

Medikamentenklasse	Beispiele	Wechselwirkung
Adsorbenzien	Antazida, Aktivkohle, Cholestyramin, Kaolin-Pektin	• Orale Resorption bei gleichzeitiger Einnahme signifikant vermindert, Gabe mindestens 1 Stunde vor oder 2 Stunden nach Antipsychotika-Gabe empfohlen
Anästhetika	Enfluran	• Additiv verstärkter Blutdruckabfall mit Chlorpromazin
Antiarrhythmika	Chinidin, Procainamid, Amiadoron, Disopyramid	• Additiv verringerte Herzleistung und verlängerte kardiale Überleitung mit Chlorpromazin und Pimozid
	Chinidin	• Erhöhte Plasmaspiegel von Clozapin, Risperidon und Haloperidol durch CYP-2D6-Hemmung
Antibiotika	Ciprofloxazin	• Erhöhte Clozapin- und Olanzapinspiegel durch Verminderung des Abbaus durch CYP 1A2
	Clarithromycin	• Verminderte Clearance von Pimozid um 80 %, Überwachung möglicher gestörter kardialer Überleitung
	Erythromycin	• Plasmaspiegel von Clozapin und Quetiapin in Kombination durch Abbauhemmung im CYP-3A4-System erhöht

Tabelle 19. Antipsychotika: Allgemeine Wechselwirkungen (Fortsetzung)

Medikamentenklasse	Beispiele	Wechselwirkung
Anticholinergika	Antiparkinsonmittel, Antidepressiva	• Atropinähnliche Wirkungen verstärkt, Mundtrockenheit, Verschwommensehen, Obstipation, können zu Hemmung der Schweißsekretion und zum paralytischen Ileus führen. Hohe Dosierungen können ein toxisches Delir auslösen
	Antihistaminika	• Unterschiedliche Wirkungen auf den Metabolismus, Plasmaspiegeländerungen und Wirksamkeitsänderungen der Antipsychotika möglich
Antidepressiva		
Trizyklische/andere	Amitriptylin, Trimipramin, Trazodon	• Additive Sedierung, Blutdruckabfall und anticholinerge Wirkungen • Gegenseitige Erhöhung der Serumspiegel
SSRI	Citalopram, Fluoxetin, Paroxetin, Fluvoxamin, Sertralin	• Erhöhter Plasmaspiegel von Quetiapin durch Abbauhemmung im CYP-3A4-System • Erhöhte Plasmaspiegel der Antipsychotika (bis zu 100 % Anstieg bei Haloperidol, 2- bis 7-facher Anstieg mit Fluoxetin und Clozapin); erhöhte EPS- und Akathisie-Rate[30]
Irreversibler MAOH	Tranylcypromin	• Additiv verstärkte blutdrucksenkende Wirkung
Antihistaminika	Terfenadin, Astemizol	• Potenzierung einer QT-Verlängerung, kann zu Torsade de pointes führen. Vorsicht mit Pimozid, Sertindol und Ziprasidon
Antihypertensiva	Methyldopa, Enalapril, Clonidin, Guanethidin	• Additive blutdrucksenkende Wirkung; Aufhebung der blutdrucksenkenden Wirkung mit Chlorpromazin und Haloperidol durch Blockade der Guanethidin-Aufnahme in postsynaptische Neuronen
Antikoagulanzien	Warfarin	• Verkürzte PTT bei Kombination mit Haloperidol
Antikonvulsiva	Carbamazepin	• Erhöhte Plasmaspiegel in Kombination mit Haloperidol. Erhöhte Clearance und verminderte Antipsychotika-Plasmaspiegel (bis zu 100 % mit Haloperidol, 63 % mit Clozapin, 44 % mit Olanzapin; ebenso bei Risperidon, Zuclopenthixol und Flupentixol möglich); aufgrund der Gefahr einer Blutbildveränderung Kombination mit Clozapin VERMEIDEN
	Phenytoin	• Vermeiden Sie die Kombination mit Clozapin wegen des erhöhten Agranulozytose-Risikos. Verminderte Antipsychotika-Plasmaspiegel durch Enzyminduktion, besonders bei Haloperidol, Phenothiazinen, Clozapin und Quetiapin (bis zu 5-fach)
	Valproat	• Verstärkte Neurotoxizität, Sedierung sowie weitere Nebenwirkungen durch die verminderte Clearance von Valproat (um 14 % vermindert) • Sowohl erhöhte als erniedrigte Clozapinspiegel wurden beobachtet. Veränderungen des Clozapin/Norclozapin-Verhältnisses möglich. In Einzelfällen hepatische Enzephalopathien • Die Kombination mit Olanzapin führte z. T. zu verstärkter Gewichtszunahme
Antimykotika	Ketoconazol	• Erhöhte Clozapin- und Quetiapinspiegel (5- bis 8-fach) durch Inhibition des Abbaus durch CYP 3A4. Überwachen Sie die kardiale Überleitung bei Kombination mit Clozapin. Kombination mit Quetiapin kontraindiziert. Erhöhte Spiegel von Ziprasidon (< 40 %)

Tabelle 19. Antipsychotika: Allgemeine Wechselwirkungen (Fortsetzung)

Medikamentenklasse	Beispiele	Wechselwirkung
Anxiolytika		
Benzodiazepine	Alprazolam	• Um bis zu 19 % erhöhte Haloperidol-Plasmaspiegel möglich
	Diazepam	• Verstärkte Sedierung und orthostatische Hypotonie mit Clozapin
	Clonazepam, Lorazepam	• Schwindel (bis zum Kollaps) und Sedierung bei Kombination mit Clozapin. Delir und Ateminsuffizienz in Einzelfällen – dies ist eher in der frühen Behandlungsphase bei zusätzlicher Gabe von Clozapin zu einer bestehenden Benzodiazepin-Medikation möglich. KOMBINATION VERMEIDEN
Buspiron		• Synergistische Wirkung mit den Antipsychotika, Sedierung agitierter Patienten • Kann zur Verstärkung extrapyramidaler Nebenwirkungen führen
Betablocker		
	Propranolol	• Erhöhte Haloperidol- und Metaboliten-Plasmaspiegel (um 26 % bzw. 83 %) • Erhöhte Plasmaspiegel von Chlorpromazin und Propranolol
	Pindolol	• Erhöhte Plasmaspiegel von Pindolol werden beschrieben
Cimetidin		• Reduzierter Abbau von Clozapin und Olanzapin, dies führt zu erhöhten Plasmaspiegeln und Nebenwirkungen
Disulfiram		• Verminderter Perphenazin-Plasmaspiegel • Reduzierter Abbau von Clozapin, erhöhter Plasmaspiegel
Donezepil		• Exazerbation von EPS
Grapefruitsaft		• Blutspiegel von Quetiapin, Clozapin und Pimozid können durch CYP-3A4-Inhibition ansteigen
Kalziumantagonisten	Diltiazem, Verapamil	• Erhöhte Plasmaspiegel von Quetiapin durch 3A4-Inhibition • Additiv verstärkter Kalziumantagonismus bei Kombination mit Pimozid; kardiale Überleitungsstörungen möglich
Koffein	Kaffee, Tee, Cola	• Erhöhte Clozapin-Plasmaspiegel durch Hemmung des Abbaus durch CYP 3A4
Lithium		• Erhöhte Neurotoxizität bei therapeutischen Dosierungen; kann EPS verstärken, erhöhte Plasmaspiegel von Haloperidol; mögliches erhöhtes Risiko von Agranulozytosen und Anfällen mit Clozapin
Metoclopramid		• EPS-Risiko erhöht
Antipsychotika-Kombinationen	Clozapin, Risperidon	• Erhöhter Clozapinspiegel bei Kombination mit Risperidon durch Abbauhemmung im CYP-2D6-System
	Quetiapin	• Erhöhte Quetiapin-Clearance (um 65 %)
Omeprazol		• Fallberichte über Blutspiegelerhöhung von Clozapin
Proteasehemmer	Ritonavir, Indinavir	• Reduzierter Abbau und erhöhte Plasmaspiegel von Clozapin, Risperidon und Pimozid; Überwachung der kardialen Überleitung empfohlen

Tabelle 19. Antipsychotika: Allgemeine Wechselwirkungen (Fortsetzung)

Medikamentenklasse	Beispiele	Wechselwirkung
Rauchen		• Verminderte Antipsychotika-Plasmaspiegel durch Induktion des Abbaus (Clozapin, Chlorpromazin, Haloperidol, Fluphenazin, Olanzapin, Thiothixen)
Stimulanzien	Amphetamine, Methylphenidat	• Antipsychotika können Zeichen der Neurotoxizität „verschleiern". Einzelfallberichte über Verschlechterung von tardiven Bewegungsstörungen und Verlängerung oder Exazerbation einer durch Absetzen induzierten Dykinesie
Sympathomimetika	Adrenalin	• Paradoxer Blutdruckabfall durch antipsychotikainduzierte Blockade der α-Adrenozeptoren • Bei Hypotonie Noradrenalin oder Angiotensinamid geben
Tuberkulostatika	Isoniazid	• Erhöhte Haloperidolspiegel durch Abbauhemmung
	Rifampin, Rifampicin	• Um bis zu 600 % verminderte Clozapinspiegel und verminderte Haloperidolspiegel durch Enzyminduktion
ZNS-depressive Substanzen	Antidepressiva, Hypnotika, Antihistaminika, Alkohol	• Additiv verstärkte ZNS-Dämpfung • Alkohol kann EPS verstärken • Verstärkte Olanzapin-Resorption • Additiv verstärkte ZNS-Dämpfung und orthostatische Hypotonie

Antipsychotika der 1. Generation (FGA, Typische Antipsychotika)

Verfügbare Substanzen

Substanzen	Handelsnamen Deutschland	Handelsnamen Österreich	Handelsnamen Schweiz
Butyrophenone			
Benperidol	Benperidol-neuraxpharm®, Glianimon®	–	–
Bromperidol	Impromen®	–	–
Droperidol	Droperidol Carinopharma®, Droperidol Hikma®, Droperidol PANPHARMA, PONVeridol®, Xomolix®	Dehydrobenzperidol®, Droperidol Carino®, PONVeridol®, Xomolix®, Droperidol Panpharma®, Droperidol Kalceks®	Droperidol Sintetica®
Haloperidol	Haldol®, Haldol decanoas®, Haldol-Janssen®, Haloper-CT®, Haloperidol-neuraxpharm®, Haloperidol-ratiopharm®	Haldol®	Haldol®
Melperon	Melneurin®, Melperon-1A-Pharma®, MelperonAbZ®, Melperon Aristo®, Melperon Sandoz®, Melperon-CT®, Melperon-neuraxpham®, Melperon-ratiopharm®, Melperon Stada®, Melperon AL®, Melperon-RPh®	Buronil®	–
Pipamperon (Floropipamid)	Dipiperon®, Pipamperon®, Pipamperon Hexal®, Pipamperon neuraxpharm®	–	Dipiperon®
Diphenylbutyl-piperidine			
Fluspirilen	Imap®, Fluspi®	–	–
Penfluridol	–	–	–
Pimozid	Orap®, Orap® forte	Orap®, Orap® forte	–
Phenothiazine			
Chlorpromazin		–	–
Fluphenazin	Fluphenazin-neuraxpharm®		Dapotum®
Levomepromazin	Levomepromazin-neuraxpharm®, Neurocil®, Levium®	Nozinan®	Nozinan®
Perazin	Perazin-neuraxpharm®	–	–
Perphenazin	Perphenazin-neuraxpharm®	Decentan®	
Promazin	–	–	Prazine®

Substanzen	Handelsnamen Deutschland	Handelsnamen Österreich	Handelsnamen Schweiz
Phenothiazine			
Promethazin	Closin®, Atosil®, Promethazin-neuraxpharm®, Prothazin®, Promethazin-liquidum®, Proneurin®	–	
Prothipendyl	Dominal®, Dominal forte®	Dominal®, Dominal® forte	–
Thioxanthene			
Chlorprothixen	Chlorprothixen Holsten®, Chlorprothixen-neuraxpharm®	Truxal®	Truxal®
Flupentixol	Fluanxol®, Flupentixol-neuraxpharm®	Fluanxol®, Deanxit®	Deanxit, Fluanxol®
Zuclopenthixol	Ciatyl-Z®, Clopixol®	Cisordinol®	Clopixol®, Clopixol Acutard®
Dibenzothiazepine			
Clothiapin	–	–	Entumin®
Dibenzothiepine			
Zotepin		–	–
Benzamide			
Sulpirid	Sulpirid 1A Pharma®, Sulpirid Hexal®, Sulpirid Sandoz®, Dogmatil®, Meresa®, Meresa® forte, Sulpirid AL®, Sulpirid-RPh®, Sulpirid STADA®, Sulpirid-CT®, Sulpivert®, Vertigo-neogama®, Vertigo-Meresa®, Sulpirid-ratiopharm®, Sulpirid-neuraxpharm®	Sulpirid Grindeks®, Meresasul®, Dogmatil®, Meresa®	Dogmatil®

Charakteristika der verschiedenen Antipsychotikaklassen

Butyrophenone

- Zu der Gruppe der Butyrophenone gehören die am stärksten antipsychotisch wirkenden Antipsychotika (Benperidol, Bromperidol, Haloperidol, Triperidol), die allerdings auch häufig EPS verursachen. Eine wichtige Stellung nimmt nach wie vor Haloperidol ein, dass das wohl weltweit am häufigsten verwendete Neuroleptikum ist und am besten untersucht wurde. Haloperidol hat ein relativ reines D_2-Rezeptor-Bindungsprofil. Besonders bei hochpsychotischen Patienten, die hohe Dosen benötigen, werden die hochpotenten Butyrophenone vielfach eingesetzt. Die hochpotenten Antipsychotika sedieren relativ weniger als andere Antipsychotikaklassen
- Die niedrigpotenten Antipsychotika dieser Gruppe (Melperon und Pipamperon) haben stärkere sedierende Eigenschaften. Da sie weniger anticholinerge Wirkungen haben als andere niedrigpotente Antipsychotika, werden sie auch in der Geriatrie/Gerontopsychiatrie eingesetzt

Diphenylbutylpiperidine

- Die hochpotenten Antipsychotika Fluspirilen, Penfluridol und Pimozid haben ähnliche Eigenschaften wie die Butyrophenone. Fluspirilen wird einmal wöchentlich als Injektion verabreicht und wird neben der Schizophreniebehandlung auch in niedriger Dosierung in der Behandlung von Angst- und Unruhezuständen eingesetzt (wird vielfach kritisch gesehen). Penfluridol wird einmal wöchentlich oral gegeben

Phenothiazine

- Die Gruppe der Phenothiazine wird unterteilt in Substanzen mit aliphatischer Seitenkette, Piperidylseitenkette und Piperazinylseitenkette. In dieser Gruppe gibt es hoch-, mittel- und niedrigpotente Substanzen (siehe Seite 250, Tabelle 25. Antipsychotika: Dosierung, antipsychotische Potenz). Die hoch- und mittelpotenten Phenothiazine werden in der Behandlung akuter Psychosen eingesetzt, die niedrigpotenten vorwiegend zur Sedierung. Phenothiazine sind trizyklische Substanzen und können deshalb gelegentlich Leberenzymanstiege und selten Blutbildveränderungen hervorrufen

Thioxanthene

- Die Gruppe der Thioxanthene enthält die mittelpotenten Antipsychotika Flupentixol und Zuclopentixol sowie das niedrigpotente Chlorprothixen. Die Thioxanthene haben ähnliche Eigenschaften wie die Phenothiazine. Wegen ihrer sedierenden Eigenschaften werden sie in der Geriatrie und bei der Behandlung aggressiver Patienten eingesetzt

Dibenzothiazepine und Dibenzothiepine

- Die mittelpotenten Antipsychotika Clothiapin und Zotepin haben ähnliche Eigenschaften wie die Phenothiazine

Benzamide

- Sulpirid ist ein niedrigpotentes Neuroleptikum, das wegen geringerer Durchlässigkeit durch die Bluthirnschranke erst in hohen Dosen antipsychotisch wirksam ist. Das tuberoinfundibuläre System hat eine stärker durchlässige Bluthirnschranke, daher kann es unter Sulpirid häufiger zu Prolaktinerhöhung kommen. Sulpirid wird häufig zur Sedierung und bei Angst- und Unruhezuständen eingesetzt

Indikationen

Zugelassene Indikationen (vgl. jeweils aktuelle Fachinformation):

- Behandlung akuter und chronischer Psychosen (Schizophrenie, schizoaffektive Störungen, manische Phasen bei affektiven Störungen, wahnhafte Störung, u.a.)
- Wahnhafte Depression und schizoaffektive Störungen (keine Zulassung)
- Rückfallprophylaxe bei Schizophrenie
- Rückfallprophylaxe bei affektiven Störungen
- Angst- und Unruhezustände (wenn andere Behandlungsmöglichkeiten versagt haben)
- Agitiertes, aggressives Verhalten bei Demenz (Risperidon), selbstschädigendes Verhalten
- Gilles-de-la-Tourette-Syndrom (Haloperidol, Pimozid)
- Bewegungsstörungen
- Stottern
- Antiemetische Wirkung
- Agitation bei Depression
- Psychosen bei Porphyrie
- Kombinationsbehandlung bei Anästhesie (Droperidol)
- Therapierefraktärer Schluckauf
- Juckreiz, besonders bei Neurodermitis und Ekzemen

Weitere Indikationen:

- Impulsivität
- Kombinationsbehandlung bei therapierefraktären Zwangserkrankungen und verwandten Krankheitsbildern (Pimozid). Nach Fallberichten ist Haloperidol bei Trichotillomanie wirksam
- Niedrig dosiertes Flupentixol wurde bei der Behandlung von Depressionen (0,5–4,5 mg/Tag), Borderline-Störung und Kokain-Entzug eingesetzt
- Kurzfristige Behandlung von Schlafstörungen (Melperon, Pipamperon, Chlorprothixen, u.a.)

Art der Anwendung

Schnellwirksame Injektionen

- Achten Sie auf orthostatischen Blutdruckabfall, besonders bei parenteraler Gabe mittel- und niedrigpotenter Antipsychotika. Der Patient sollte 30 Minuten nach der Injektion liegen oder sitzen; Blutdruckkontrolle vor und nach der Injektion empfohlen
- Geben Sie i.m.-Spritzen in den oberen äußeren Gesäßmuskel oder in den M. deltoideus (bei letzterem sorgt die bessere Blutzirkulation für eine schnellere Absorption). Wechseln Sie den Applikationsort regelmäßig. Massieren Sie die Applikationsstelle nach der Gabe, um die Bildung eines sterilen Abszesses zu vermeiden (wenn die Fachinformation dies vorsieht)
- Die Kleidung des Patienten und des Behandlers nicht mit dem Medikament in Kontakt bringen, um eine Kontaktdermatitis zu vermeiden
- Lassen Sie das Medikament nicht länger als 15 Minuten stehen, da das Spritzenmaterial sonst das Medikament absorbieren kann
- Haloperidol darf nicht i.v. injiziert werden

Depot-Antipsychotika

- Verwenden Sie eine Nadel mit mindestens 21 G. Applizieren Sie das Depot tief; wechseln Sie die Applikationsstelle regelmäßig; notieren Sie die Injektionsstelle in den Akten
- Fluphenazin ist für eine subkutane Gabe geeignet
- Lassen Sie das Medikament nicht länger als 15 Minuten in der Spritze stehen
- Die Injektionsstelle *nicht* massieren
- Bei großen Depotmengen (vor allem Haloperidol; >3 ml) Medikament auf 2 Injektionen verteilen (links und rechts)

Orale Gabe

- Idealerweise werden Antipsychotika zu den Mahlzeiten oder vor Einnahme eines Getränkes wie Milch, Wasser oder Orangensaft eingenommen (kein Apfel- oder Grapefruitsaft, da die Medikamentenwirkung beeinflusst werden kann)
- Vermeiden Sie Lichteinwirkung auf das Medikament
- Verwerfen Sie deutlich in der Färbung veränderte Medikamente (eine leichte Gelbfärbung beeinträchtigt jedoch nicht die Wirkung)
- Mischen Sie flüssige Medikamente kurz vor Gebrauch mit Milch, Orangensaft oder halbflüssigen Nahrungsmitteln, da einige Antipsychotika einen bitteren Geschmack haben
- Chlorpromazin hat eine lokal anästhesierende Wirkung und sollte zur Vermeidung von Verschlucken mit anderen Flüssigkeiten gemischt werden
- Geben Sie keine oralen Antipsychotika innerhalb von 2 Stunden nach Einnahme von Antazida und Antidiarrhoika, da hierdurch die Absorption der Antipsychotika vermindert werden kann
- Sollte ein Patient keine Tabletten schlucken können, verwenden Sie flüssige Zubereitungen

Unerwünschte Arzneimittelwirkungen (UAW)

- Siehe Seite 247, Tabelle 24. Antipsychotika: Häufigkeit unerwünschter Arnzeimittelwirkungen (UAW) unter therapeutischer Dosierung
- Viele UAW sind vorübergehend und oft medikamentös behandelbar. Zuerst sollte allerdings eine Änderung der Medikation oder Dosisreduktion versucht werden
- Hochpotente Substanzen verursachen typischerweise mehr D_2 bezogene unerwünschte Arzneimittelwirkungen (EPS und Hyperprolaktinämie), niedrigpotente Substanzen verursachen mehr α_1, H_1 und M_1 bezogene unerwünschte Arzneimittelwirkungen (lagerungsabhängige Hypotonie, Sedierung, anticholinerge Effekte) die mittelpotenten Substanzen liegen diesbezüglich im Mittelfeld
- Einige unerwünschte Wirkungen sind durch die Nutzung einfacher Strategien vermeidbar (langsame Auftitration, Aufteilung der Dosis in mehrere kleine Gaben)
- Viele unerwünschte Wirkungen sind nur vorübergehend und bedürfen in der Regel keiner weiteren Maßnahmen außer der Beruhigung des Patienten und der Prüfung, ob sich diese tatsächlich schnell lösen lassen

ZNS-UAW

a) Kognitive Störungen

- Häufig kommt es zur Sedierung, insbesondere innerhalb der ersten 2 Wochen der Therapie (insbesondere bei Phenothiazinen mit aliphatischer Seitenkette). Behandlung: Hauptdosis zur Nacht verordnen
- Verwirrtheit, Konzentrationsstörung, Desorientierung (besonders häufig bei hohen Dosen oder bei älteren Patienten)
- Aufmerksamkeit und Informationsverarbeitung können durch Antipsychotika verbessert werden; Antipsychotika scheinen das Gedächtnis oder psychomotorische Fähigkeiten nicht negativ zu beeinflussen, außer bei starken anticholinergen Wirkungen (z. B. Chlorpromazin)
- Depressionsauslösung und rascher Zykluswechsel bei bipolaren affektiven Psychosen möglich (mit oder ohne Lithiumprophylaxe)

b) Neurologische Wirkungen

- Ursache: Antagonismus am Dopamin-D_2-Rezeptor (extrapyramidale Reaktionen treten bei einer D_2-Bindung über 75 % häufiger auf)
- Erniedrigte Krampfschwelle; besondere Vorsicht bei Patienten mit Epilepsie in der Anamnese. Höheres Risiko bei rascher Dosissteigerung oder sekundär durch Hyponatriämie beim Syndrom der inadäquaten ADH-Sekretion (SIADH)
- Extrapyramidale Störungen (EPS; siehe Seite 266, Tabelle 30. Unerwünschte extrapyramidale Wirkungen von Antipsychotika) besonders bei hochpotenten Antipsychotika: Dystonien, Dyskinesien, „Pisa-Syndrom“, Akathisie, Pseudoparkinsonismus, perioraler Tremor, „Rabbit-Syndrom“, Akinese. Ein niedriger Kalziumspiegel kann zu extrapyramidalen Nebenwirkungen prädisponieren, niedrige Eisenspiegel zu Akathisie
- Verlust des Schluckreflexes (besonders bei männlichen Patienten)
- Dysphagie (Schluckstörung); besonders bei männlichen Patienten; Speichelfluss – siehe auch gastrointestinale Nebenwirkungen
- Urininkontinenz; Behandlung: Desmopressin (Minirin®) 10 %ig, Oxybutynin (Oridase®) 5–15 mg
- Malignes neuroleptisches Syndrom (MNS): seltenes Syndrom, das mit einer autonomen Dysfunktion (Tachykardie und Hypertension), Hyperthermie, Bewusstseinsveränderungen, und Muskelsteifigkeit mit einer Erhöhung der Kreatininkinase und einer Myoglobinurie einhergeht. Kann mit jeder Antipsychotika-Klasse unabhängig von der Dosis und der Zeit einhergehen (obwohl dies typischerweise in der Frühphase der Behandlung auftritt). Risikofaktoren können Dehydration, niedriges Alter, männliches Geschlecht, hirnorganische Störungen, Erschöpfung, Agitation und schnelle oder auch parenterale Antipsychotika-Gabe beinhalten
- Spätdyskinesien: Risiko: 38 % nach 5 Jahren, 56 % nach 10 Jahren. Spontanremission: 14–24 % nach 5 Jahren. Spätdyskinesien treten meist nach sehr langer Behandlung auf, selten schon nach 3–6 Monaten. Sie persistieren oft nach Therapieende und treten häufiger in der Altersgruppe über 40 Jahre auf. Frauen sind doppelt so häufig wie Männer betroffen. Oft treten die Symptome erst nach dem Absetzen des Antipsychotikums oder nach einer Dosisreduktion auf. Die Symptome bessern sich durch eine Antiparkinsonmedikation meist nicht, sondern können sogar noch verschlechtert werden. Die Symptome verschwinden beim Schlaf und können bei intensiver Anstrengung willentlich unterdrückt werden. Bei Stress können sie sich verstärken. Patienten mit bipolar affektiven Störungen und nicht insulinpflichtigem Diabetes haben ein höheres Risiko. Risiko bei dementen Patienten: 25–30 % pro Jahr
- Bucco-lingual-faziale Hyperkinesie: Schmatzen und Lecken der Lippen, Saug- oder Kaubewegungen, Rollen und Vorstrecken der Zunge, Blinzeln, groteske Grimassen, spastische Gesichtsverzerrungen
- Choreoathetose der Extremitäten: klonisches Hin- und Herbewegen der Finger, Knöchel, Zehen, Extremitäten, des Rumpfes, Halses und Beckens
- Tardive Dystonie; Retroflektion des Halses, der Hände; Dysarthrie; Haltungsanomalien
- Tardiver Ballismus
- Tardives Gilles-de-la-Tourette-Syndrom
- Tardive Akathisie (nach einigen Autoren nicht von Früh-Akathisie zu unterscheiden)
- Tardives Erbrechen (besonders bei Rauchern)

Anticholinerge UAW

- Ursache: Blockade an muskarinischen Acetylcholin-Rezeptoren
- Häufig; additive Verstärkung durch andere anticholinerge Medikamente, häufigeres Auftreten bei niedrigpotenten Antipsychotika der 1. Generation
- Mundtrockenheit (Behandlung: Zuckerfreies Kaugummi oder Bonbons); Candida-Infektionen können gefördert werden
- Verschwommenes Sehen, trockene Augen (Behandlung: künstliche Tränen, Pilocarpin 0,5 %-Augentropfen)
- Obstipation (Behandlung: viel Flüssigkeit, Laxanzien, ballaststoffreiche Kost, regelmäßige körperliche Bewegung)
- Harnverhalt; Behandlung: Bethanechol (Myocholine-Glenwood®) bis zu viermal 25–50 mg/Tag
- Höhere Dosen oder Kombination mit anderen anticholinergen Medikamenten können zu einem anticholinergen Syndrom mit zentralen und peripheren Symptomen wie Desorientierung, Verwirrtheit, Gedächtnisverlust, Fieber, Tachykardie bis zum Delir führen

Kardiovaskuläre UAW

- Für Thioridazin bestehen überzeugende Daten hinsichtlich der QTc-Verlängerung, genauso wie die für die Verursachung von Torsade de pointes und dem plötzlichen Herztod. Dies scheint zumindest in höheren Dosen auch für Pimozid zuzutreffen. Berichte für Torsade de pointes gibt es ebenso für Chlorpromazin, Droperidol und Haloperidol
- Ursache: Antagonismus am α_1-adrenergen und muskarinischen Rezeptor
- Orthostatische Hypotonie am häufigsten bei parenteraler Anwendung. KEIN ADRENALIN oder Epinephrin geben, da es zu einer weiteren Blutdrucksenkung führen kann, stattdessen Noradrenalin oder Angiotensinamid. Ältere Patienten sind besonders empfänglich für diese unerwünschte Wirkung und synkopale Episoden können zu Stürzen und Frakturen führen
- Tachykardie, Schwindel, Kollaps oder unspezifische EKG-Veränderungen (insbesondere bei Pimozid). In seltenen Fällen QT-Verlängerung oder Torsade de pointes[31]
- Plötzliche Todesfälle bei antipsychotikabehandelten Patienten, die durch Autopsie nicht geklärt werden können, sind sehr selten. Als mögliche Ursachen wurden ein gestörter Schluckreflex, pharyngeale Spasmen, ein Herzstillstand durch Arrhythmie (z. B. durch Torsade de pointes), eine maligne Hypotonie oder epileptische Krampfanfälle diskutiert
- Todesfälle/Demenz: Antipsychotika der 1. Generation sind mit einer erhöhten Mortalität bei älteren Patienten verbunden (die aufgrund einer Demenz und einer damit verbundenen Psychose behandelt werden)
- Venöse Thrombosen: niedrig potente Substanzen können ein Risikofaktor für venöse Thrombosen in prädisponierenden Patienten sein, es gibt Fallberichte tiefer Beinvenenthrombosen bei Patienten die Chlorpromazin erhielten, typischerweise innerhalb der ersten drei Monate nach Behandlungsbeginn
- Kardiovaskuläre Erkrankungen haben die führende Rolle in der Mortalität bei Patienten mit Schizophrenie. Hier gibt es eine ganze Reihe korrespondierende Faktoren in dieser Population: Rauchen, ein nicht sehr gesundheitsbewusster Lebensstil, Armut, schlechte Ernährung, reduzierter Zugang zum Gesundheitswesen und eine Reihe metabolischer Einschränkungen, inklusive der Gewichtszunahme

Gastrointestinale UAW

- Gewichtszunahme; besonders zu Beginn der Behandlung, häufiger bei niedrigpotenten Substanzen (z. B. 3–5 kg im Durchschnitt bei Chlorpromazin); Behandlung: Diät, Bewegung, gegebenenfalls Umsetzen der Medikation
- Gewichtsabnahme, gastrointestinale Beschwerden, Dysphagie, Verstopfung, gelegentlich Durchfälle
- Geschmacksstörung, Glossitis, Mundtrockenheit
- Verlust des Schluckreflexes (bei Männern häufiger)
- Hypersalivation, Schluckstörungen, Würgen, Erbrechen (insbesondere nach langjähriger Behandlung bei Rauchern)
- Pankreatitis, seltene Berichte über Pankreatitis mit Haloperidol

Sexuelle Dysfunktionen

- Ursache: Dopamin (D_2)-, ACh- und α_1-Blockade
- 25–60 % der Patienten mit Antipsychotika der 1. Generation berichten über sexuelle Funktionsstörungen. Folgende Behandlungsoptionen bestehen: (1) Dosisreduktion, (2) ein bis drei Monate abwarten, um zu prüfen, ob sich gegebenenfalls eine Toleranz entwickelt, (3) Wechsel des Antipsychotikum, oder (4) Hinzufügung einer Medikation, um das Problem zu behandeln (siehe nachfolgende kurze Hinweise zu spezifischen Typen einer Dysfunktion, die Evidenz für diese Maßnahmen beruht meist auf offenen Studien und Fallberichten)
- Libidoverlust (Behandlung: Neostigmin oder Cyproheptadin 30 Minuten vor dem Geschlechtsverkehr)
- Erektile Dysfunktion, Impotenz (Behandlung: Bethanechol, Yohimbin)
- Ejakulationsstörung, retrograde Ejakulation, Anorgasmie (Behandlung: Bethanechol, Neostigmin, Cyproheptadin, Amantadin)
- Priapismus (insbesondere bei Chlorpromazin, Fluphenazin, Perphenazin, Thioridazin)

Endokrine UAW

- ADH-Dysfunktion: Unregelmäßigkeiten in der Funktion des antidiuretischen Hormon führen zu Polydipsie, intermittierender Hyponatriämie und psychoseähnlichen Syndromen. Die Prävalenz wird bei Patienten mit einer Schizophrenie auf 6–20 % geschätzt. Die Folgen variieren zwischen leichten kognitiven Defiziten bis zu Krampfanfällen, Koma und Tod. Das Risiko erhöht sich mit steigenden Lebensjahren, bei Rauchern und alkoholabhängigen Patienten. Wichtig ist das Monitoring des Natriumsspiegels bei dauerbehandelten Patienten, um das Risiko für Krampfanfälle abschätzen zu können
- Dyslipidämie: Das Risiko, an metabolischen Folgeerkrankungen, verursacht durch Antipsychotika der 1. Generation zu erkranken, ist weniger gut untersucht, aber allgemein sind diese Substanzen mit geringeren metabolischen Risiken vergesellschaftet (Gewichtszunahme, Glukosedysregulation, Fettstoffwechselstörung), im Vergleich zu vielen Antipsychotika der 2. Generation. Allgemein sinkt das Risiko von den niedrigpotenten Antipsychotika der 1. Generation über die mittelpotenten Antipsychotika der 1. Generation bis hin zu den hochpotenten Antipsychotika der 1. Generation hinsichtlich metabolischer Risiken. Behandlungsoptionen: Lebensstilveränderungen genauso wie Änderung der Ernährungsgewohnheiten; der Wechsel zu einem anderen Antipsychotikum, das mit einem geringeren Potenzial für die Entwicklung einer Fettstoffwechsel-Dysregulation verbunden ist; Zusatz von Cholesterin-senkender Medikation (Statine, Fibrate, Fischöl, etc.)
- Glukosetoleranzstörung, Insulinresistenz, Typ-II-Diabetes, Hypo- oder Hyperglykämie, diabetische Ketoazidose, Glykosurie und erhöhter bzw. verlängerter Glukose-Toleranztest (3 % der Patienten bei Depotmedikation). Schizophrenie ist ein Risikofaktor für die Entwicklung eines Typ-II-Diabetes. Bestimmte Antipsychotika sind auch mit erhöhten Risiko für eine Glukosetoleranzstörung/Diabetes assoziiert worden. Obgleich das Risiko innerhalb der Gruppe der Antipsychotika der 2. Generation (besonders für Clozapin und Olanzapin) beschrieben wurde, gibt es auch eine Reihe von Berichten in der Literatur über Fälle von Glukosurie, Glukoseintoleranz, Hyperglykämie und Diabetes mellitus, die neu in Assoziation mit der Gabe von Antipsychotika der 1. Generation aufgetreten sind. Innerhalb der Gruppe der Antipsychotika der 1. Generation scheint das Risiko bei den niedrigpotenten Substanzen oder Phenothiazinen insgesamt höher zu sein. Behandlungsoptionen: Änderungen des Lebensstils oder der Ernährungsgewohnheiten; der Wechsel auf ein anderes Antipsychotikum, das mit einem niedrigeren Potenzial der Glukose-Dysregulation assoziiert wird; oder die Zugabe hypoglykämisch wirksamen Substanz
- Hyperprolaktinämie:
  - Prolaktinspiegel können bis auf das Zehnfache des Ausgangswertes steigen. Entwicklung in den ersten Wochen der Medikamenteneinstellung, typischerweise Verbleib auf hohem Niveau, solange die entsprechende Behandlung durchgeführt wird
  - Klinische Folgen des erhöhten Prolaktinspiegels: kurzfristige Risiken wie eine Galaktorrhoe, Gynäkomastie, Menstruation-Unregelmäßigkeiten, sexuelle Dysfunktionen sowie langfristige Risiken wie Osteoporose (als eine Folge der verminderten Knochendichte in Folge des chronischen Hypogonadismus), Hypophysentumoren und Brustkrebs (Daten widersprüchlich)

  - Wirkung bei Frauen: Brustvergrößerung und Milchfluss (tritt häufiger bei Frauen auf, die schon zuvor schwanger gewesen sind, Amenorrhoe (Risiko Unfruchtbarkeit), Menstruationsunregelmäßigkeiten, Veränderung der Libido, Hirsutismus (aufgrund des höchst erhöhten Testosteronspiegels). Verringerung der Knochendichte ist möglicherweise stärker bei Frauen als bei Männern und kann innerhalb verschiedener ethnischer Gruppen variieren; das Ausmaß der Knochendichteverringerung kann mit der Dauer der Hyperprolaktinämie korrelieren. Es wird empfohlen Frauen, die eine Hyperprolaktinämie oder Amenorrhoe über zwölf Monate dokumentiert haben, eine Knochendichtemessung anzubieten
  - Wirkung auf Männer: Gynäkomastie, selten Galaktorrhoe, verminderte Libido, sowie erektile Dysfunktionen und gegebenenfalls Ejakulationsstörungen
  - Behandlungsoptionen: Sollte das Absetzen eines Antipsychotikums generell keine Option sein, ist die bevorzugte Möglichkeit der Wechsel zu einem anderen Antipsychotikum mit einem reduzierten Risiko für eine Hyperprolaktinämie, wobei das Risiko eines Rückfalls unter dem Wechsel abgewogen werden muss. Andere Möglichkeiten bestehen in der Reduktion der Dosis oder aber die Zugabe einer Medikation, um die Hyperprolaktinämie zu behandeln. Hier kann ein Dopaminagonist wie Bromocriptin, oder Cabergolin erwogen werden, wobei allerdings das Risiko besteht, dass die zugrunde liegende Erkrankung exazerbiert. Der Einsatz von partialen D_2-Agonisten wie Aripiprazol (5 mg pro Tag) sind ebenso eine Möglichkeit, eine Antipsychotika-assoziierte Hyperprolaktinämie zu behandeln
- Metabolisches Syndrom: Wenig ist bekannt über das relative Risiko von Antipsychotika der 1. Generation im Hinblick auf die Verursachung und den Beitrag zum metabolischen Syndrom, da die primäre Aufmerksamkeit bezüglich dieses Themas immer hinsichtlich der Antipsychotika der 2. Generation fokussiert wurde. Seitdem Gewichtszunahme, Fettstoffwechselstörung und Blutzuckerregulationsstörungen auch unter Antipsychotika der 1. Generation dokumentiert und beobachtet worden sind (allerdings typischerweise in einer sehr viel niedrigeren Rate im Vergleich zu den Antipsychotika 2. Generation) erscheint es auch möglich, das metabolische Syndrome insbesondere unter der Gabe von niedrigpotenten Antipsychotika der 1. Generation auftreten können
- Gewichtszunahme:
  - In bis zu 40 % der Patienten, die Antipsychotika der 1. Generation erhalten, tritt Gewichtszunahme auf. Typischerweise tritt dies vorwiegend während des Behandlungsbeginns auf (meist innerhalb der ersten sechs Monate), das Risiko erscheint größer mit niedrigpotenten Antipsychotika
  - Der Mechanismus durch den Antipsychotika eine Gewichtszunahme beeinflussen können, ist unbekannt (kann als Ergebnis multipler Faktoren unter Einschluss von 5-HT_{1B5}, 5-HT_{2C}, α_1- und H_1-Blockade, Prolaktinämie, gonadale und adrenale Steroidimbalance, erhöhtem Leptinspiegel sein; kann mit verursacht sein durch Sedierung und körperliche Inaktivität, Kohlenhydrat-Heißhunger, sowie die exzessive Aufnahme von hochkalorischen Getränken, die eingenommen werden, um dem pharmakologisch verursachten Durst und der Mundtrockenheit zu begegnen
  - Die Gewichtszunahme kann zumindest zu einer Reihe von ernsten Erkrankungen beitragen: dies beinhaltet neben der Fettstoffwechselstörung die Glukosedysregulation und den Typ-II-Diabetes, Bluthochdruck, Herzkranzgefäß-Verengungen, Schlaganfälle, Osteoarthritis, Schlafapnoe sowie ein verändertes Selbstbild

Augenveränderungen

- Linsenpigmentation
  - Nach Langzeitbehandlung (insbesondere bei Chlorpromazin)
  - Zeigt sich klinisch als Blendung, Lichthöfe um Lichtquellen oder ein dunstig wirkendes Gesichtsfeld
  - Granuläre Ablagerungen im Auge
  - Der Visus ist in der Regel nicht beeinträchtigt; die Nebenwirkung ist nach Absetzen reversibel
  - Häufiger bei Patienten mit Antipsychotika-induzierter Hautpigmentation oder Photosensibilität

- Retinitis pigmentosa
  - Vor allem bei längerer Anwendung von niedrig-potenten Antipsychotika Thioridazin oder Chlorpromazin (erfordert jährliche Routineuntersuchungen)
  - Sehschärfeminderung, gelegentlich nach Absetzen reversibel
  - Dosis von 800 mg Thioridazin soll nicht überschritten werden, Risiko steigt darüber deutlich an
  - Visusverlust möglich
  - bei der Dauertherapie mit Chlorpromazin kann es zu Pigmentierung des Endotheliums und der Descemet-Membran der Kornea kommen, dies könnte zu einer Schiefer-bläulichen Färbung der Konjunktiven, der Skleren und der Augenlider führen und ist möglicherweise nicht reversibel, auch wenn ein Substanzwechsel durchgeführt wird

Blutbildungsstörungen

- Blutbildungsstörungen der Erythropoese, Granulopoese und Thrombozytopoese wurden unter den meisten Antipsychotika berichtet. Die Entwicklung von Bildungsstörungen und Vorstufen davon bei Patienten, die mit Antipsychotika behandelt werden (auch die, die nicht Clozapin betreffen), sollten genau medizinisch abgeklärt werden
- Aplastische Anämie wird vorwiegend unter Chlorpromazin und unter Trifluoperazin berichtet, allerdings auch unter Fluphenazin, Flupentixol, Haloperidol, Fluphenazin und Thioridazin
- Eosinophilie ist typischerweise klinisch nicht relevant, außer in schweren Fällen. Berichtet unter Chlorpromazin und Trifluoperazin
- Leukopenie (Leukozytenzahl auf < 4.000/µl) und Neutropenie/Agranulozytose können in milde, moderate oder schwere Fälle unterteilt werden
  - Eine milde Neutropenie kann vorübergehend (Erreichen des Ausgangszustandes ohne Medikationsänderung oder Dosisänderung) oder progressiv sein (weiter fallende Werte, führt zu Agranulozytose)
  - Die berichtete Inzidenz schwerer Neutropenien lagen in einer Studie bei 0,02 % bei Phenothiazinen und bei 0,003 % bei Butyrophenonen
- Thrombozytopenien werden unter einer Reihe von Antipsychotika der ersten Generation wie zum Beispiel Chlorpromazin, Prochlorperazin und Thioridazin berichtet. In den meisten Fällen führte das Absetzen der Medikation zu einer Normalisierung der Zellzahl

Leberfunktionsstörungen

- Cholestatischer Ikterus (nach Absetzen reversibel)
  - Häufigkeit: < 0,1 % der Patienten innerhalb der ersten 4 Wochen der Behandlung; kann bei den meisten Antipsychotika auftreten
  - Bei 0,1–0,5 % der Patienten berichtet, die Chlorpromazin erhalten
- Transiente asymptomatische Transaminasenerhöhungen (mit 2–3-fach über die Norm erhöhte GPT) bei Haloperidol (bis zu 16 %), Agranulozytose
  - Kann bei den meisten Antipsychotika bei < 0,1 % der Patienten innerhalb der ersten zwölf Wochen der Behandlung auftreten
  - Häufigkeit bei Chlorpromazin < 1 %
  - Symptome: gelbliche Haut, dunkler Urin, Juckreiz

Überempfindlichkeitsreaktionen

- Treten meist innerhalb der ersten Monate der Behandlung auf (ein Auftreten nach Absetzen der Medikamente ist jedoch ebenfalls möglich)
- Photosensibilität und Reaktionen mit sonnenbrandähnlichen erythematösen Veränderungen, evtl. mit Blasenbildung, tritt meistens in Kombination mit niedrigpotenten Phenothiazinen auf. Patienten sollten angewiesen sein, sich nicht intensivem Sonnenlicht auszusetzen und einen adäquaten Sonnenschutz/Sonnencreme zu tragen
- Loxapin als inhalatives Medikament wurde mit Bronchospasmen in Verbindung gebracht, die zu Lungenfunktionsstörungen und Lungenversagen führen können. Das Medikament ist bei Patienten mit Asthma, COPD oder anderen Lungenerkrankungen, die zu Bronchospasmen führen können, kontraindiziert, genau wie bei Patienten die sensitiv auf Loxapin oder Amoxapin reagieren können
- Hypersensitivitätsreaktionen an der Injektionsstelle (besonders unter Haloperidol Decanoat 100 mg/ml); Indurationen berichtet unter höheren Dosierungen

- Fälle von systemischem Lupus erythematodes wurden unter Chlorpromazin berichtet
- Hautreaktionen, Ausschlag, Hautpigmentstörungen
  - Die Mortalität bei Agranulozytose ist hoch, wenn nicht das Neuroleptikum abgesetzt und sofort eine symptomatische Therapie begonnen wird
  - Symptome: Kratzen im Hals, Fieber, Schwäche und Mundsoor
- Selten: Asthma, Larynx-, angioneurotische oder periphere Ödeme, anaphylaktische Reaktionen
- Malignes neuroleptisches Syndrom (MNS)
  - Symptome: Fieber bis 42 Grad, Rigor, Tremor, Akinese, Dyskinesien, Muskelkrämpfe, autonome Dysfunktion mit Tachykardiespitzen, labilem Blutdruck, Blässe und Speichelfluss, CK-Erhöhung sowie Stupor oder Koma (obligatorisch sind nur Fieber und Rigor)
  - Kann bei jedem Neuroleptikum auftreten, bei jeder Dosierung und zu jeder Zeit (etwas häufiger bei rascher Aufdosierung und im Sommer). Risikofaktoren sind organische Psychosyndrome, affektive Störungen, Dehydration, Erschöpfungszustände und Agitation, rasche oder parenterale Antipsychotikagabe
  - Das Krankheitsbild ist lebensbedrohlich (Mortalität 11–38 %), besonders, wenn das Neuroleptikum nicht sofort abgesetzt und eine symptomatische Therapie begonnen wird. Der Tod kann durch Kreislaufversagen, respiratorische Insuffizienz und Nierenversagen eintreten
  - Verlegung auf Intensivstation, Behandlung mit Dantrolen-Infusionen (3–10 mg/kg/Tag) in Kombination mit Bromocriptin (7,5–60 mg/Tag oral) oder Amantadin (200–400 mg/Tag) (es ist nicht gesichert, dass diese Medikamente den Verlauf des MNS beeinflussen können), symptomatische intensivmedizinische Behandlung, Behandlung der Hyperthermie durch Kühlen
- Hypersensitivitätsreaktionen an der Injektionsstelle (besonders bei Haloperidol-Decanoat 100 mg/ml)

Temperaturregulation

- Durch eine Störung des hypothalamischen Temperaturregulationszentrums kann es zu Hyper- oder Hypothermie kommen (besonders bei extremen Temperaturen)
- Tardives hypothalamisches Syndrom (Kältegefühl, Polydipsie)

Absetzphänomene

- Abruptes Absetzen eines Antipsychotikum erfolgt primär dann, wenn plötzliche/schwere erwünschte Arzneimittelwirkungen auftreten (zum Beispiel Leberversagen mit Chlorpromazin) oder wenn Patienten non-adhärent werden und ihre Medikation sofort absetzen
- Das sofortige Absetzen (in einigen Fällen auch große Dosisreduktionen) eines Antipsychotikum können mit einer Reihe von Absetz- oder Entzugsphänomen vergesellschaftet sein (siehe unten). Der fortgesetzte Antagonismus an dopaminergen, muskarinischen, histaminergen und adrenergen Rezeptoren durch das Antipsychotikum führt zu einer kompensatorischen Auf-Regulation, die dann eine rebound-ähnliche Reaktion hervorruft, wenn der Antagonist abgesetzt wurde und der daraufhin supersensitive Rezeptor exponiert wird. Folgende Effekte treten dann pharmakologisch auf:
  - Absetzsyndrom: Absetzen einer höheren Dosis kann zu Gastritis, Übelkeit, Erbrechen, Schwindel, Tremor, Hitzewallungen, Kälteschauer, Schwitzen, Tachykardie, Kopfschmerzen und Schlafstörung führen. Diese Symptome beginnen üblicherweise 2–3 Tage nach dem plötzlichen Absetzen der Behandlung und können bis zu 14 Tage anhalten. Viele dieser Symptome scheinen Folge des cholinergen rebound-Effektes zu sein. Dies tritt meist 24–48 Stunden nach Absetzen oder aber nach stärkerer Dosisreduktion auf. Vorgehen: während leichte Fälle meistens nur eine Information und Beruhigung erforderlich machen, kann es sein, dass Patienten mit schweren Entzugssymptomen das Antipsychotikum erneut erhalten sollen, um es dann langsam zu reduzieren und dann abzusetzen
  - Psychose: Exazerbation oder Wiederauftreten psychotische Symptomatik häufiger bei Clozapin oder Quetiapin als bei Antipsychotika der 1. Generation. Tritt meistens innerhalb der ersten 2–3 Wochen nach Absetzen oder sogar früher auf. Vorgehen: Wiederansetzen des Antipsychotikums

- Neurologische Reboundphänomene: Akathisie, Dystonie und Parkinsonismus innerhalb der ersten Tage, Absetzdyskinesie innerhalb der ersten vier Wochen. Spätdyskinesien können auftreten bzw. demaskiert werden. In Einzelfällen traten nach abruptem Absetzen „Hypersensitivitätspsychosen“ (akuter Rückfall) auf
- Das abrupte Absetzen langwirkender Antipsychotika oder Depot-Antipsychotika ist in der Regel unproblematisch, da die Plasmakonzentration der Wirkstoffe nur sehr langsam abnimmt
- Behandler sollten das mögliche Potenzial der Absetz-Effekte kennen, die eine vorangegangene Medikation gegebenenfalls auslösen kann, wenn sie einen Medikationswechsel planen, da es ansonsten zur Fehlinterpretation von Absatzphänomenen kommt, die der neu angesetzten Substanz zugeschrieben werden, die dann gegebenenfalls wiederum abgesetzt werden würde
- Jeder Medikationswechsel sollte nach langem Einsatz immer nur sehr langsam und vorsichtig erfolgen, um entsprechende Effekte und unerwünschte Wirkung für die Patienten zu minimieren

Kontraindikationen und Anwendungseinschränkungen

- Bekannte Überempfindlichkeit gegen das Neuroleptikum
- QT-Verlängerung (Pimozid)

Bei den folgenden Erkrankungen sollten die Antipsychotika mit Vorsicht angewendet werden:
- Anamnestisch bekanntes malignes neuroleptisches Syndrom
- Intoxikationsbedingte Psychosen und Bewusstseinstrübungen
- Akute Alkohol-, Opioid-, Hypnotika- oder Psychopharmaka-Intoxikation
- Leukopenie und andere Erkrankungen des hämatopoetischen Systems (besonders trizyklische Antipsychotika)
- Prolaktinabhängige Tumoren, z. B. Mammatumoren
- Schwere Lebererkrankungen. Klinische Beobachtung und Kontrolle der Transaminasen in regelmäßigen Abständen empfohlen
- Schwere Nierenerkrankungen
- Schwere Hypotonie bzw. orthostatische Dysregulation
- Phäochromozytom
- Hirnorganische Veränderungen
- Stammhirnerkrankungen (z. B. M. Parkinson)
- Epileptische Krampfanfälle in der Anamnese
- Chronische Atemwegserkrankungen, Asthma
- Depressive Syndrome
- (Nur für Antipsychotika mit mittlerer bis ausgeprägter anticholinerger Wirkung): Glaukom, Harnverhaltung, Prostatahypertrophie, Pylorusstenose, paralytischer Ileus, hirnorganische Vorschädigung
- (Nur für Antipsychotika mit kardiovaskulären Begleitwirkungen): kardiovaskuläre Vorschädigung. EKG-Überwachung bei QTc-Intervall > 420 ms; Dosisreduktion oder Absetzen bei QTc-Intervall > 0,50 Sekunden. Erhöhtes Risiko bei Hypokaliämie oder Hypomagnesiämie
- Schwangerschaft und Stillzeit

Vorsichtsmaßnahmen

- Blutdruckabfälle sind häufiger bei parenteraler Gabe, besonders bei hohen Dosierungen; der Patient sollte sich daher bei i. m.-Injektion rasch wirksamer Substanzen in sitzender Position befinden und diese Position mindestens eine halbe Stunde beibehalten
- Blutdruckkontrollen vor und nach jeder i. m.-Injektion
- Langsame i. m.-Injektion; schnellere Absorption im M. deltoideus wegen besserer Blutperfusion möglich

- Vorsichtiger Einsatz bei älteren Menschen, beim Vorhandensein von kardiovaskulären Erkrankungen, chronisch-respiratorischer Erkrankung, Hypoglykämie oder Anfallserkrankungen
- Antipsychotika sollten nur sehr vorsichtig oder gar nicht bei Patienten mit Engwinkelglaukom, benigner Prostatahypertrophie, verminderter gastrointestinale Motalität, Harnverhalt, Prolaktin-abhängigen Tumoren oder M. Parkinson eingesetzt werden
- Vor dem Einsatz von Thioridazin oder Pimozid soll eine Ruhe-EKG durchgeführt, zudem sollen die Elektrolyte bestimmt und regelmäßig überwacht werden. Setzen Sie diese Medikamente auf keinen Fall bei Patienten mit einem QTc-Intervall >450ms oder bei relevanten Risikofaktoren für eine QTc-Verlängerung oder für die Entwicklung von Torsade de pointes ein
- Überwachen Sie QTc-Intervalle, die 420ms überschreiten und setzen Sie die Medikation bei 500 ms spätestens ab; überschreiten Sie die Tagesdosis von 800 mg Thioridazin oder 20 mg Pimozid keinesfalls
- Zigarettenrauchen induziert den Abbau und vermindert die Plasmaspiegel der meisten Antipsychotika
- Kreuzallergie zwischen Chlorpromazin und Clozapin möglich

Überdosierung und Toxizität

- In der Mehrzahl der Fälle ist eine Überdosis nur mit einer niedrigen Mortalität und Morbiditätsrate verbunden, da Antipsychotika der 1. Generation eine hohe therapeutische Breite haben
- Symptome bestehen in einer Verstärkung der bekannten Nebenwirkungen: anticholinerge Nebenwirkungen, extrapyramidale Störungen; zunächst ZNS-Stimulation, später ZNS-Depression
- Orthostatische Dysregulation mit Komplikationen (Schock, Koma, Herzinsuffizienz, Herzinfarkt und Arrhythmien)
- Anfälle treten häufig erst relativ spät auf
- Symptomatische Therapie so früh wie möglich beginnen

Schwangerschaft

- Allgemein:
  - Wägen Sie bei jeder individuellen Patientin das Risiko einer Nichtbehandlung oder nicht ausreichenden Behandlung (z.B. Rezidiv der Erkrankung, Selbstverletzungen, geringe Selbstfürsorge vor der Geburt, unzureichende Ernährung, der notwendigen Gabe zusätzlicher Medikamente, der erhöhten Alkoholaufnahme, Tabakkonsum, Defizite in der Mutter-Kind Interaktion) gegenüber dem Risiko der Weiterbehandlung oder Neueinstellung auf ein Antipsychotikum ab
  - Schwangerschaftsbedingte Veränderungen (erhöhtes Körpergewicht, Körperfett, veränderter Medikamentenmetabolismus, erhöhte Eliminationsrate) können höhere Medikamentendosen für eine Erhaltungstherapie erforderlich machen. Die postpartale Reduktion der Medikamentendosis wird erforderlich sein, da sich der hepatische Metabolismus und das Flüssigkeitsvolumen wieder dem Ausgangswert im mütterlichen Organismus nähern. Achten Sie bei Antipsychotika der 1. Generation auf unerwünschte Arzneimittelwirkungen und reduzieren Sie gegebenenfalls die Dosis entsprechend[32]
  - Aktuell verfügbare Daten legen nahe, dass die meisten Antipsychotika der 1. Generation das Risiko für teratogene Effekte im menschlichen Organismus nicht erhöhen. Allerdings sind entsprechende Daten für einige der Antipsychotika der 1. Generation äußerst begrenzt
  - Einige Daten legen den Schluss nahe, dass die Exposition mit Antipsychotika der 1. Generation in utero das Geburtsgewicht erniedrigen, das Risiko für Wachstumsverzögerungen während der Schwangerschaft steigern und das Risiko für eine verfrühte Geburt leicht erhöhen kann. Allerdings sind die Daten hierzu widersprüchlich. Es bestehen Unterschiede in verschiedenen Studien, u.a. hinsichtlich der Studienpopulation, der Komedikation und der psychiatrischen Diagnosen). Zudem sind Studien, die die Verabreichung von Medikamenten während der Schwangerschaft untersuchen, mit methodologischen Problemen behaftet

- Berücksichtigen Sie mögliche Einflüsse auf den Geburtsverlauf (z. B. Blutdruckabfall bei der Mutter unter Chlorpromazin) sowie Entzugseffekte beim Neugeborenen, wenn die Medikation während des dritten Trimester verwendet wurde. Es existieren Fallberichte zu toxischen Wirkungen beim Fetus und Neugeborenen (malignes Neuroleptika-Syndrom, Dyskinesien, EPS (insbesondere gesteigerter Muskeltonus und gestiegerte Muskeleigenreflexemit mehrmonatiger Dauer), neonatale Gelbsucht, sowie postnatale Obstipation. Mögliche Symptome der Neugeborenen: Fütterungsschwierigkeiten, Hypertonie, Hypotonie, Atemstörungen und Agitation. Durch die atropinähnliche Wirkung der Phenothiazine können ein Mekonium-Ileus, eine verlängerte Mekonium-Passage, abdominelle Blähungen, Tachykardien und Fütterungsstörungen bei Neugeborenen auftreten
- Der Einsatz von lang wirksamen Depot-Antipsychotika (mit Wirkung über den Geburtstermin hinaus) kann alle Entzugssymptome des Neugeborenen verlängern
- Sollte ein Antipsychotikum während der Schwangerschaft eingesetzt werden müssen, prüfen Sie anhand entsprechender Datenbanken (z. B. www.embryotox.de) das spezifische Risiko für die entsprechende Substanz
- Vermeiden Sie möglichst Antipsychotika der 1. Generation, zu denen wenig oder gar keine Daten zur Verträglichkeit in der Schwangerschaft vorliegen (z. B. Flupentixol, Loxapin, Pimozid und Zuclopenthixol). Antipsychotika der 1. Generation mit einem besser erforschten Sicherheitsprofil sind: Chlorpromazin, Fluphenazin, Haloperidol, Perphenazin und Thioridazin
- Hochpotente Antipsychotika der 1. Generation (besonders Haloperidol) besitzen wahrscheinlich den besten therapeutischen Effekt mit dem geringsten anticholinergen und sedativen Effekt, allerdings bestehen keine verfügbaren vergleichbaren Untersuchungen zu anderen Antipsychotika der 1. Generation in der Schwangerschaft

• Chlorpromazin wurde initial gegen Übelkeit und Erbrechen während der Schwangerschaft eingesetzt. Die diesbezüglichen Daten weisen darauf hin, das Chlorpromazin in niedrigen Dosierungen sicher während der Schwangerschaft anwendbar ist. Einschränkend muss gesagt werden, dass Dosen von 500 mg Chlorpromazin am Tag oder mehr nahe dem Geburtstermin eine erhöhte Rate respiratorische Insuffizienzen im Neugeborenen verursachen kann, und dass in diesem Fall auch ein Zusammenhang zwischen Lethargie und EPS bei Neugeborenen besteht
• Flupentixol: sehr begrenzte Daten zum Einsatz in der Schwangerschaft. Keine Daten aus Tierversuchen
• Fluphenazin: sehr begrenzte Daten. Diese zeigen allerdings ein Risiko für die Gabe im dritten Trimester. Fallberichte zu Entzugserscheinungen (besonders EPS, Irritabilität), die sich bis zu sechs Wochen nach der Geburt bei einer Exposition in utero auf die Injektion von lang wirksamen Präparaten ergaben
• Haloperidol: begrenzte Daten zum Menschen. Daten aus Tierversuchen zeigen ein leicht erhöhtes Risiko. Obwohl die Raten für Malformationen beim Menschen nicht erhöht erscheinen, gibt es Einzelfälle von Extremitäten-Defekten nach dem ersten Trimester (dieses ist auch die Zeit für das höchste Risiko für Malformationen) nach der Exposition gegenüber Haloperidol. Sollte Haloperidol während der Schwangerschaft unumgänglich sein, könnten Ultraschallkontrollen mit einer spezifischen Beachtung der Extremitätenentwicklung bei Ungeborenen diskutiert werden, die im ersten Trimester exponiert waren. Es liegen zwei Berichte zu tardiven Dyskinesien bei Neugeborenen vor. Fallbericht eines MNS nach Exposition im dritten Trimester gegenüber Haloperidol und Risperidon
• Loxapin: Der Hersteller berichtet über drei Schwangerschaften, die mit Loxapin exponiert waren; eines der Kinder wurde mit einer Achondroplasie, ein weiteres Kind wurde mit mehrfachen, nicht näher spezifizierten Malformationen geboren und ein drittes Kind litt unter Tremor im Lebensalter von 15 Wochen
• Perphenazin: begrenzte Daten für den Humanbereich. Berichte aus einer retrospektiven Studie über sporadische Fälle von fetalen Malformationen und metabolischen Komplikationen bei der Mutter
• Pimozid: sehr begrenzte Daten zum Menschen (nicht mehr als fünf Fallberichte). Tierstudien deuten ein geringes Risiko an
• Thioridazin: begrenzte Daten vom Menschen. Keine relevanten Tierstudien
• Zuclopenthixol: weniger als zehn Fallberichte. Keine Teratogenität im Tierversuch

Stillzeit

- Wägen Sie in jedem individuellen Fall die Vorteile, die das Stillen für den Säugling mit sich bringt, gegenüber den Risiken ab, die die Medikamentenexposition über die Muttermilch sowie mögliche Effekte auf die Milchproduktion selbst durch das Antipsychotikum mit sich bringen könnte
- Antipsychotika gehen wie die allermeisten Medikamente in die Muttermilch über, allerdings sind die nachgewiesenen Antipsychotika-Mengen in der Muttermilch relativ gelingt gering. Zwischen 0,1 und 11 % der Antipsychotikaspiegel konnten in der Muttermilch nachgewiesen werden. Über Langzeiteffekte auf das neugeborene Kind ist dazu nichts bekannt
- Sollten Antipsychotika während des Stillens genutzt werden, ist es wichtig, die niedrigste effektive Dosis zu wählen und die Entwicklung des Neugeborenen gut überwachen
- Insgesamt stehen nur sehr begrenzte Daten zum Thema zur Verfügung. Einzelberichte oder auch kleinere Sammlungen von Fallberichten fanden keine kurzfristigen unerwünschten Arzneimittelwirkungen beim Stillen von Neugeborenen, deren Mütter Flupentixol, Perphenazin oder Zuclopenthixol eingenommen hatten. Es existiert ein Fallbericht zu Schwindel und Lethargie unter Chlorpromazin. Außerdem wurde über kognitive psychomotorische Entwicklungsverzögerungen in der Altersgruppe der 12–18 Monate alten Kinder berichtet, deren Mütter mit höheren Dosen von Haloperidol (20–40 mg/pro Tag) und Chlorpromazin (200–600 mg/pro Tag) behandelt wurden. Über Langzeiteffekte auf die mentale Entwicklung gibt es keine aussagekräftigen Daten. In einem 5-Jahres-follow-up von sieben gestillten Neugeborenen, deren Mütter mit Chlorpromazin behandelt worden waren, fanden sich keine Entwicklungsverzögerungen oder Defizite
- Phenothiazine, die Neugeborenen oder Kindern zu Sedierung bei Husten oder Grippesymptomen gegeben worden waren, wurden sowohl mit Apnoen als auch dem plötzlichen Kindstod (SIDS) in Verbindung gebracht. Allerdings ist die Exposition durch Phenothiazine über die Muttermilch signifikant niedriger
- In der Risikokategorie L3 nach Hale (Verschreibung nur dann, wenn der potenzielle Vorteil der Anwendung das mögliche Risiko für das Kind deutlich überwiegt) sind die folgenden Antipsychotika gelistet: Chlorpromazin, Fluphenazin, Haloperidol, Perphenazin und Zuclopenthixol; in der Risikokategorie nach Hale L4 (keine verfügbaren Information) sind Loxapin, Pimozid, Thioridazin und Thiothixen gelistet
- In einem Review wurden Chlorpromazin, Haloperidol und Zuclopenthixol als mögliche Substanzen zur Behandlung stillender Mütter unter medizinische Überwachung kategorisiert, während Fluphenazin, Flupentixol, Perphenazin, Pimozid, Trifluoperazin und Thiothixen gegenwärtig für stillende Mütter nicht empfohlen werden kann
- Weitere aktuelle Informationen erhalten Sie z. B. über die Website www.embryotox.de

Hinweise für die Pflege

Orale Gabe

- Während der Einnahme von Pimozid sollte die Einnahme von Grapefruitsaft vermieden werden
- Orale Lösungen sollten erst direkt vor der Einnahme mit Säften etc. verdünnt werden, um den Geschmack zu verbessern. Nicht alle Getränke sind dafür geeignet. Verdünnen Sie Fluphenazin- und Perphenazin-Lösung mit Wasser, Limonade, Milch, Aprikosensaft, Orangensaft oder Tomatensaft. Haloperidol kann mit Wasser oder mit einem sauren Limonadengetränk oder Saft verdünnt werden; die Mischung mit Tee oder Kaffee wird nicht empfohlen (Wirkungsabschwächung möglich). Loxapin wird am besten mit Orangen- oder Apfelsaft verdünnt
- Einige flüssige Zubereitungen wie Chlorpromazin und Methotrimeprazin haben Lokalanästhetikaeffekte und sollten gut gemischt werden, um ein Verschlucken zu vermeiden
- Sollte der Verdacht bestehen, dass Patienten Tabletten nicht herunterschlucken, kann eine flüssige Zubereitung verordnet werden
- Vermeiden Sie Hautkontakt mit einer flüssigen Zubereitung von Fluphenazin, da dies zu einer Kontaktdermatitis führen kann

- Loxapin wird über einen Inhalator zum Einmalgebrauch aufgenommen. Wenn dieser einmal aktiviert ist, sollte er innerhalb von 15 Minuten appliziert werden. Sobald die volle Dosis inhalativ abgegeben worden ist, erlischt ein Licht am Applikator. Es kann mehrere Atemzüge benötigen, die volle Dosis aufzunehmen. Patienten sollten ihren Atem so lange wie möglich anhalten (bis zu 10 Sekunden), nachdem sie inhaliert haben. Diese Applikation sollte nur dort eingesetzt werden, wo die Möglichkeit besteht, einen möglichen Bronchospasmus notfallmäßig zu behandeln

Kurzwirksame i.m.-Gabe

- Achten Sie auf orthostatische Hypotonie, speziell bei der i.v. Gabe, Patienten sollten in den ersten 30 Minuten nach der Gabe liegen oder sitzen, der Blutdruck sollte vor und nach jeder Injektion überwacht werden
- Die intramuskuläre Injektion wird in den oberen äußeren Quadranten des M. gluteus maximus oder den M. deltoideus injiziert (letzteres führt zu einer schnelleren Absorption durch die bessere Perfusion). Regelmäßige Wechsel der Injektionsstelle zwischen rechts und links sind empfohlen; eine leichte Massage der Injektionsstelle nach der Applikation verhindert die Bildung eines sterilen Abszesses, da die Injektion schmerzhaft sein kann
- Halten Sie mit der Lösung Abstand zum Patienten und dessen Kleidung, um eine Kontaktdermatitis zu vermeiden. Insbesondere der Kontakt zu Fluphenazin sollte vermieden werden
- Lassen Sie die vorbereitete Injektion nicht länger als 15 Minuten in der Spritze liegen, da ansonsten das Plastik die Substanz absorbieren kann
- Sollte es zu Irritationen an der Injektionsstelle kommen, besteht die Möglichkeit, die Substanz mit jeweils 0,9 % Natriumchlorid zu verdünnen
- Haloperidol-Laktat kann in der gleichen Spritze wie Lorazepam appliziert werden
- Aufbewahrung: bei Raumtemperatur und lichtgeschützt (Chlorpromazin, Fluphenazin, Haloperidol, Loxapine)

Langwirksame i.m.-Gabe

- Eine Depotgabe kann erst dann erwogen werden, wenn orale Form des Medikaments sicher vertragen wurde
- Gegebenenfalls können kurz wirksame Substanzen in der Titrationsphase erforderlich werden
- Es sollte mindestens eine Nadel mit 21G gewählt werden; die tiefe i.m.-Injektion in einen großen Muskel (Gesäßmuskel) wird bevorzugt; wechseln Sie regelmäßig die Seiten; notieren Sie die Applikationsstelle in den Unterlagen
- Wie bei allen öligen Substanzen ist es besonders wichtig, durch Aspiration vor der Injektion sicherzustellen, dass es nicht zur unabsichtlichen intravasalen Injektion kommt
- Lassen Sie die Substanz nicht länger als 15 Minuten in einer Plastikspritze liegen, da ansonsten das Plastik den Wirkstoff absorbieren kann
- Massieren Sie die Injektionsstelle nicht
- Bei Fluphenazin-Depot kann eine subkutane Gabe erfolgen
- Vermeiden Sie Hautkontakt mit der flüssigen Form von Fluphenazin, das zu Kontaktdermatitis führen kann
- Aufbewahrung: Raumtemperatur und lichtgeschützt (Haloperidol-Decanoat, Flupentixol-Decanoat, Fluphenazin-Decanoat)

Intravenöse Gabe

- Einige kurz wirksame injizierbare Medikamente können i.v. appliziert werden. Alle lang wirkenden Medikamente in die Depotform können nicht i.v. appliziert werden
- i.v. Gaben werden generell in der Intensivmedizin oder in einem chirurgischen Setting eingesetzt
- Haloperidol-Laktat und Chlorpromazin können direkt als i.v.-Infusion oder i.v.-Injektion appliziert werden
- Die i.v. Injektion von Haloperidol ist mit einer höheren Rate plötzlicher Todesfälle, Torsade de pointes und QTc-Verlängerungen assoziiert
- Levomepromazin (Methotrimeprazin) kann in 5 %-iger Dextrose als Kurzinfusion eingesetzt werden, um eine Anästhesie während eines chirurgischen Eingriffes zu potenzieren

Wechselwirkungen

- Klinisch relevante Interaktionen werden in Tabelle 20. Antipsychotika der 1. Generation (FGA): Wechselwirkungen aufgeführt
- Zusätzliche Informationen über die Kombinationsbehandlung finden Sie im Kapitel zum interagierenden Wirkstoff

Tabelle 20. Antipsychotika der 1. Generation (FGA): Wechselwirkungen

Medikamentenklasse	Beispiele	Wechselwirkung
Acetylcholinesterase-Hemmer	Allgemein	• Erhöhte Mortalität bei älteren Patienten mit Demenz, die Antipsychotika unabhängig von der Nutzung von Acetylcholinesterase-Hemmern erhielten. Todesfälle wurden mit kardialen Erkrankungen und Krebserkrankungen in Verbindung gebracht
	Donepezil, Galantamin, Rivastigmin	• Können die Toxizität von Antipsychotika wahrscheinlich durch ein relatives Acetylcholin-/Dopamin-Ungleichgewicht im ZNS erhöhen. Fallberichte über schwere EPS (vor allem generelle Muskelsteifigkeit, unsicherer Gang, Grimmassieren) bei älteren Patienten einige Tage, nachdem ein Antipsychotikum (Risperidon oder Haloperidol) eindosiert wurde und ein Acetylcholinesterase-Hemmer verordnet wurde (Donepezil). Die Symptome besserten sich nach Absetzen des Antipsychotikums, des Acetylcholinesterase-Hemmers oder beider Substanzen
Adsorbenzien	Antazida, Aktivkohle, Cholestyramin, Kaolin-Pektin	• Orale Resorption bei gleichzeitiger Einnahme signifikant vermindert; Gabe mindestens 1 Stunde vor oder 2 Stunden nach Antipsychotika-Gabe empfohlen
Alpha-1 adrenerge Blocker	Doxazosin, Prazosin, Terazosin	• Additive Hypotonie, besonders mit niedrigpotenten FGA wie Chlorpromazin. Antipsychotika verursachen generell die Hypotonie über eine α_1-Blockade
Anästhetika	Enfluran	• Additiv verstärkter Blutdruckabfall mit Chlorpromazin
Antiarrhythmika	Allgemein	• KEINE KOMBINATION mit Chlorpromazin, Fluphenazin, Pimozid oder Thioridazin. NICHT empfohlen mit Phenothiazinen oder Zuclopenthixol. VORSICHT mit allen anderen FGA (Antipsychotika der ersten Generation). Mögliche additive Verlängerung des QTc-Intervalls mit der möglichen Folge von lebensbedrohlichen kardialen Arrythmien. Eine dekompensierte Herzinsuffizienz, ein kürzlich durchgemachter Herzinfarkt, Essstörungen, Bradykardien, Elektrolytstörungen und eine Familienanamnese für plötzlichen Tod können das Risiko für Herzrhythmusstörungen weiter erhöhen
	Amiadoron, Chinidin	• Additiv verringerte Herzleistung und verlängerte kardiale Überleitung mit Chlorpromazin und Pimozid • Erhöhte Plasmaspiegel von Clozapin, Risperidon und Haloperidol durch CYP-2D6-Hemmung • In Kombination mit Amiadoron und Quinidin erhöhen sich die Spiegel von Chlorpromazin, Fluphenazin Pimozid und Thioridazin durch die Inhibition von CYP 2D6, wodurch das Risiko für eine QT-Verlängerung weiter erhöht wird
Antibiotika Makrolide	Clarithromycin, Erythromycin, Telithromycin	• KEINE KOMBINATION mit Pimozid oder Thioridazin. NICHT empfohlen mit Phenothiazinen oder Zuclopenthixol. VORSICHT mit allen anderen FGA. Mögliche additive Verlängerung des QTc-Intervalls. Assoziiert mit lebensbedrohlichen kardialen Arrythmien. Risikoerhöhung durch Anorexie, Bradykardie, Hypokaliämie, Hypomagniesämie. Mit Clarithromycin um 46 % verminderte Clearance von Pimozid durch Inhibition des Metabolismus durch CYP 3A4. Zwei Fallberichte zu Todesfällen nach der Kombination von Clarithromycin mit Pimozid. Azithromycin (das CYP 3A4 nicht inhibiert), kann ein geringeres Risiko in Kombination mit Pimozid haben • Clarithromycin kann die Clearance von Chlorpromazin und Haloperidol vermindern. Ähnliche Interaktionen sind mit Erythromycin und Telithromycin wahrscheinlich. Verstärkte Antipsychotikawirkung durch verlängertes QTc-Intervall möglich
Antibiotika	Ciprofloxazin, Levofloxazin, Moxifloxazin	• KEINE KOMBINATION mit Pimozid oder Thioridazin. NICHT empfohlen mit Phenothiazinen oder Zuclopenthixol. VORSICHT mit allen anderen FGA. Mögliche additive Verlängerung des QTc-Intervalls. Es wird davon ausgegangen, dass Ciprofloxazin innerhalb der Gruppe ein geringeres Risiko für eine QTc-Verlängerung hat, Einzelfälle sind jedoch beschrieben

Tabelle 20. Antipsychotika der 1. Generation (FGA): Wechselwirkungen (Fortsetzung)

Medikamentenklasse	Beispiele	Wechselwirkung
		• VORSICHT: Es besteht das Potenzial zur Exerzerbation psychiatrischer Störungen wie zum Beispiel zu einer Quinolon-induzierten Psychose beizutragen. Ciprofloxazin kann den Plasmaspiegel von Trifluoperazin durch eine Inhibition des Metabolismus über CYP 1A2 erhöhen. Die klinische Signifikanz ist unklar • Erhöhte Clozapin- und Olanzapinspiegel durch Verminderung des Abbaus durch CYP 1A2 • Plasmaspiegel von Clozapin und Quetiapin in Kombination durch Abbauhemmung im CYP-3A4-System erhöht
Antikoagulantien	Warfarin	• Verminderte INR möglich durch Chlorpromazin oder Haloperidol
Anticholinergika	Antiparkinsonmittel, Antidepressiva	• Atropinähnliche Wirkungen verstärkt (Mundtrockenheit, Verschwommensehen, Obstipation), können zu Hemmung der Schweißsekretion und zum paralytischen Ileus führen. Hohe Dosierungen können ein toxisches Delir auslösen
	Antihistaminika	• Unterschiedliche Wirkungen auf den Metabolismus, die Plasmaspiegel und die Wirksamkeit der Antipsychotika möglich
Antidepressiva	Allgemein	• KEINE KOMBINATION mit Pimozid oder Thioridazin. VORSICHT bei Kombination mit allen anderen FGA in Kombination mit der Mehrzahl der Antidepressiva aufgrund der möglichen additiven Verlängerung des QTc-Intervalls und der Assoziation mit lebensbedrohlichen kardialen Arrhythmien. Faktoren wie Anorexie, Bradykardie, Hypokaliämie und Hypomagnesiämie erhöhen das jeweilige Risiko
SSRI	Citalopram, S-Citalopram	• Fallberichte von QT-Verlängerungen und Patienten mit Kollaps unter gleichzeitiger Medikation mit Chlorpromazin, Fluoxetin
	Fluoxetin, Fluvoxamin	• Fallbericht einer Galaktorrhoe und Amenorrhoe mit Loxapin und Fluvoxamin, möglich durch additive Erhöhung des Prolaktinspiegels
	Paroxetin, Sertralin	• Erhöhte EPS-Rate und Akathisie • Erhöhte Antipsychotika-Plasmaspiegel durch eine Inhibition des Metabolismus von CYP 1A2 (starke Hemmung Fluvoxamin), CYP 2D6 (starke Hemmung: Fluoxetin und Paroxetin, und/oder CYP 3A4 (Fluvoxamin). Passen Sie die antipsychotische Dosis entsprechend an • KEINE KOMBINATION mit Pimozid oder Thioridazin. VORSICHT mit allen anderen FGA wegen möglicher additiver Verlängerung des QTc-Intervalls. Eine Einzeldosis von Pimozid, das zu Citalopram dazugegeben wurde änderte nicht die Kinetik von Pimozid, führte jedoch zu einer Verlängerung der QTc-Zeit um ca. 10 ms • Pimozid-Plasmaspiegel: mit Paroxetin 151 % höhere AUC und um 62 % höherer Spitzenplasmaspiegel. Mit Sertralin um 40 % höhere AUC und Spitzenplasmaspiegel. Fälle von Bradykardie bei gleichzeitiger Gabe von Pimozid und Fluoxetin • Haloperidolspiegel: Kombination mit Fluoxetin: 20–35 % höhere Spiegel. Mit Fluvoxamin: 20–60 % höhere Spiegel. Mit Sertralin: 28 % höhere Spiegel • Phenothiazinspiegel: mit Fluvoxamin steigen Thioridazinspiegel um das 3-fache. Mit Paroxetin steigen Perphenazin-Plasmaspiegel um das 2–13-fache
SNRI	Desvenlafaxin, Duloxetin, Venlafaxin	• KEINE KOMBINATION mit Pimozid oder Thioridazin. VORSICHT mit allen andern FGA wegen möglicher additiver Verlängerung des QTc-Intervalls. Erhöhte Plasmaspiegel von Thioridazin und anderen Phenothiazinen durch Inhibition von CYP 2D6 durch Duloxetin möglich • Venlafaxin erhöht die AUC (70 %) sowie den Spitzen-Plasmaspiegel (88 %) von Haloperidol; Fallbericht eines Harnverhalts bei Zugabe von Venlafaxin zu einem mit Haloperidol behandelten Patienten
SARI	Nefazodon	• KEINE KOMBINATION mit Pimozid oder Thioridazin. VORSICHT mit allen anderen FGA; wegen möglicher additiver Verlängerung des QTc-Intervalls. Erhöhte Plasmaspiegel von Pimozid möglich durch Inhibition von CYP 3A4 durch Nefazodon
	Trazodon	• Fallberichte über Hypotonie in Kombination mit Chlorpromazin und Trifluoperazin sowie tödlich verlaufende Lebernekrose durch die additive hepatische Toxizität von Trazodon und Phenothiazinen

Tabelle 20. Antipsychotika der 1. Generation (FGA): Wechselwirkungen (Fortsetzung)

Medikamentenklasse	Beispiele	Wechselwirkung
SMS	Vortioxetin	• Dieser Serotonin-Modulator kann die Dopamin-Blockade der Antipsychotika verstärken und damit das Risiko für erwünschte Arzneimittelwirkungen erhöhen
TZA	Amitriptylin, Trimipramin, Trazodon	• KEINE KOMBINATION mit Pimozid oder Thioridazin. NICHT empfohlen mit Phenothiazinen oder Zuclopenthixol. VORSICHT bei allen anderen FGA. Mögliche additive Verlängerung des QTc-Intervalls; lebensbedrohliche kardialen Arrythmien möglich • Additive Sedierung, Hypotonie und anticholinerge Effekte • Haloperidol und Phenothiazine können die Plasmaspiegel trizyklischer Antidepressiva (TZA) erhöhen. Diese TZA können die Plasmaspiegel von Chlorpromazin erhöhen. Die klinische Signifikanz ist unbekannt
Irreversibler MAOH	Tranylcypromin	• Additive Hypotonie, besonders mit niedrigpotenten FGA wie Chlorpromazin
Antihistaminika	Terfenadin, Astemizol	• Potenzierung einer QTc-Verlängerung, kann zu Torsade de pointes führen. Vorsicht mit Pimozid, Sertindol und Ziprasidon
Antihypertensiva	Methyldopa, Enalapril, Clonidin, Guanethidin	• Additive blutdrucksenkende Wirkung; Aufhebung der blutdrucksenkenden Wirkung mit Chlorpromazin und Haloperidol durch Blockade der Guanethidin-Aufnahme in postsynaptische Neuronen
Antikonvulsiva	Allgemein	• Alle FGA können die Krampfschwelle senken. Bei üblichen Dosierungen liegt die Rate bei unter 1 %. Das Risiko ist mit niedrigpotenten FGA erhöht und dosisabhängig
	Carbamazepin	• Verminderte antipsychotische Plasmaspiegel durch eine starke Induktion von CYP 3A4, CYP 1A2, CYP 2D6 und/oder UGT1A4. Beachten Sie, dass es 2–4 Wochen dauern kann, um die maximale Induktion auszulösen und die gleiche Zeit benötigt wird, um nach Absetzen eines Induktors den Vorzustand wieder zu erreichen • In Kombination mit Haloperidol verminderte Plasmaspiegel von Carbamazepin (um 40 %). Widersprüchliche Daten in Fallberichten: Haloperidolspiegel sind vermutlich abhängig von einer dosisabhängigen Interaktion (d.h. die Interaktion ist signifikanter bei sich erhöhenden Carbamazepin-Dosen). So reduzieren 100 mg Carbamazepin täglich den Haloperidolspiegel um 15 %, während 600 mg Carbamazepin täglich den Haloperidolspiegel um 75 % reduziert. Dosis-Anpassungen müssen also jeweils angepasst erfolgen • Es besteht die Wahrscheinlichkeit, dass sich die Spiegel von Chlorpromazin, Fluphenazin, Flupentixol, Thiothixen und Zuclopenthixol erniedrigen • In Kombination mit Loxapin ergeben sich erhöhte Plasmaspiegel von Carbamazepin-Epoxid
	Lamotrigin	• Chlorpromazin kann den Metabolismus von Lamotrigin inhibieren, erhöhte Spiegel sind die Folge. Klinische Relevanz noch unbekannt
	Phenobarbital, Phenytoin	• Verminderte Plasmaspiegel der Antipsychotika durch eine starke Induktion des Abbaus; bei Phenytoin über CYP 2C9 und CYP 3A4, bei Phenobarbital vorrangig über CYP 1A2, CYP 2C9 und CYP 3A4. Mit Phenytoin reduzierte Spiegel von Chlorpromazin, Haloperidol und Thioridazin. Mit Phenobarbital wurden reduzierte Spiegel von Chlorpromazin (um 25 %) und Haloperidol berichtet. Daten begrenzt, Interaktion mit anderen FGA wahrscheinlich. Anpassung der Antipsychotikadosis bei Bedarf • Loxapin verminderte den Phenytoinspiegel nach einem Fallbericht
	Valproat	• Chlorpromazin vermindert den Abbau von Valproat, was zu einem erhöhten Valproatspiegel führt. Klinische Signifikanz ist bekannt
Antimykotika	Fluconazol, Itraconazol, Ketoconazol, Varikonazol	• KEINE KOMBINATION mit Pimozid oder Thioridazin. Kombination mit Phenothiazinen oder Zuclopenthixol NICHT empfohlen. VORSICHT bei allen anderen FGA. Mögliche additive Verlängerung des QTc-Intervalls; lebensbedrohliche kardiale Arrythmien möglich • Erhöhte Plasmaspiegel der Antipsychotika durch eine Inhibition des Metabolismus über CYP 3A4 sowie möglicherweise das P-Glykoprotein. Erhöhte Plasmaspiegel von Haloperidol (um 30 % mit Itrakonazol)

Tabelle 20. Antipsychotika der 1. Generation (FGA): Wechselwirkungen (Fortsetzung)

Medikamentenklasse	Beispiele	Wechselwirkung
Anxiolytika		
Benzodiazepine	Alprazolam, Diazepam, Clonazepam, Lorazepam, Buspiron	• Synergistische Wirkung mit den Antipsychotika, Sedierung agitierter Patienten • Additive ZNS-Dämpfung möglich (Schwindel, Sedierung, Verwirrtheit, Atemdepression) und Hypotonie • Kann zur Verstärkung extrapyramidaler Nebenwirkungen führen • Unklare Datenlage hinsichtlich der Wirkung auf Haloperidol-Plasmaspiegel; wahrscheinlich klinisch nicht signifikant
Betablocker	Pindolol	• Erhöhte Plasmaspiegel von Pindolol werden beschrieben. Nicht kombinieren mit Thioridazin. Erhöhte Plasmaspiegel von Thioridazin durch die Inhibition des Metabolismus von CYP 2D6, dadurch Erhöhung des Risikos für Kardiotoxizität (QT-Verlängerung, Herzstillstand); Pindololspiegel können erhöht sein. Pindolol kann Plasmaspiegel von Phenothiazinen erhöhen
	Propranolol	• KEINE KOMBINATION mit Thioridazin. Erhöhte Plasmaspiegel von Thioridazin um das 3–5-fache durch eine Inhibition des Metabolismus über CYP 2D6, dadurch erhöhtes Risiko für kardiale Toxizität (QTc-Verlängerung, Herzstillstand). Erhöhte Plasmaspiegel sowohl von Chlorpromazin um das 5-fache und Propranolol (verminderte Clearance um 24–32 %). Fallbericht über Delir und Krampfanfälle. Kombination mit Haloperidol: Fallbericht über schweren hypotensiven Reaktion
Cimetidin		• VORSICHT: Fallberichte über Disulfiram-induzierte Psychosen, möglich durch Blockade der Dopamin β-Hydroxylase; allerdings finden sich in kleinen Studien in dieser Kombination bei Patienten mit psychotischen Erkrankungen keine erhöhten Raten an psychotischem Erleben • Fallbericht eines verminderten Plasmaspiegels von Perphenazin
Disulfiram		• Verminderter Perphenazin-Plasmaspiegel • Reduzierter Abbau von Clozapin, erhöhter Plasmaspiegel
Grapefruitsaft		• Pimozid kann durch CYP-3A4-Inhibition ansteigen. Kombination vermeiden. Folge kann Kardiotoxizität (QT-Verlängerung, Herzstillstand) sein • Haloperidolspiegel werden durch den Konsum von bis zu 600 ml Grapefruitsaft pro Tag über 7 Tage nicht beeinträchtigt
Kalziumantagonisten	Diltiazem, Verapamil	• KEINE KOMBINATION mit Pimozid oder Thioridazin. Erhöhte Kalziumtoxizität durch mögliche additive Kalziumkanal-blockierende Effekte sowie erhöhte Plasmaspiegel von Pimozid durch eine Inhibition des Metabolismus über CYP 3A4 • Additiv verstärkter Kalziumantagonismus bei Kombination mit Pimozid; kardiale Überleitungsstörungen möglich
Koffein	Kaffee, Tee, Cola	• Gehäuftes Auftreten von Akathisie, Agitation, Schlaflosigkeit • Die flüssige Zubereitung von Haloperidol soll nicht mit Tee oder Kaffee eingenommen werden (Wirkungsabschwächung möglich), siehe auch Hinweise für die Pflege (siehe Seite 184)
Lithium		• Erhöhte Neurotoxizität bei therapeutischen Dosierungen; kann EPS verstärken, erhöhte Plasmaspiegel von Haloperidol; Vorsicht bei der Gabe aller FGA. Vermeiden Sie toxische Lithium-Plasmaspiegel in Kombination mit Pimozid oder Thioridazin, da Pimozid, Thioridazin und toxische Lithiumspiegel mit einer QTc-Verlängerung assoziiert sind • Obwohl zahlreiche Studien zeigen, dass Lithium und FGA sicher zusammen eingesetzt werden können[33], sind einzelne Fälle einer schweren Neurotoxizität berichtet worden (Delir, Dyskinesien, Krampfanfälle, malignes neuroleptisches Syndrom, enzephalopathische Syndrome) sowie Fälle von EPS in Kombination mit Lithium und Haloperidol oder anderen FGA (besonders Loxapin, Phenothiazine). Faktoren, die das Risiko für die Neurotoxizität erhöhen, sind die akute Manie, vorbestehende Schädigungen, Infektionen, Fieber, Dehydratation, amnestische bekannte EPS und eine hohe Dosierung einer oder beider Substanzgruppen

Tabelle 20. Antipsychotika der 1. Generation (FGA): Wechselwirkungen (Fortsetzung)

Medikamentenklasse	Beispiele	Wechselwirkung
		• Verminderte Plasmaspiegel von Chlorpromazin (um 40 %) und sowohl erhöhte als auch erniedrigte Lithiumspiegel werden berichtet
Metoclopramid		• EPS-Risiko erhöht
Antipsychotika-Kombinationen	Allgemein	• Erhöhtes Risiko für unerwünschte Arzneimittelwirkung (vor allem EPS, erhöhte Prolaktinspiegel, Sedierung, Blutdruckabfälle, anticholinerge Effekte), erhöhte Kosten und Risiken für eine verminderte Adhärenz aufgrund des Einsatzes verschiedene antipsychotische Substanzen • VORSICHT: mögliche additive Verlängerung des QTc-Intervalls, was zu lebensbedrohlichen kardialen Arrhythmien führen kann. Nicht kombinieren mit Pimozid oder Thioridazin. Faktoren, die mit einem erhöhten Risiko einhergehen sind Anorexie, Bradykardie, Hypokaliämie und Hypomagnesiämie
	Haloperidol und Aripiprazol	• Siehe Tabelle 22 auf Seite 242
	Haloperidol und SGA	• Siehe Tabelle 21 auf Seite 225
	Phenothiazine (vor allem Chlorpromazin, Thioridazin) und SGA	• Additive QTc-Verlängerung möglich. Nicht kombinieren mit Asenapin, Iloperidon, Paliperidon oder Ziprasidon
	Pimozid und SGA	• Additive QTc-Verlängerung möglich. Nicht kombinieren mit Asenapin, Iloperidon, Paliperidon oder Ziprasidon
	Thioridazin und SGA	• Additive QTc-Verlängerung möglich. Nicht kombinieren mit Asenapin, Iloperidon, Paliperidon oder Ziprasidon
	Pimozid, Thioridazin und FGA	• Additive QTc-Verlängerung möglich, nicht kombinieren
Antiretrovirale Wirkstoffe		
Nicht-Nukleosid-reverse Transkriptase-Inhibitoren (NNRTI)	Delavirdine, Efavirenz, Etravirin, Nevirapin	• VORSICHT: mögliche Interaktionen, da NNRTI CYP-Enzyme inhibieren und induzieren (vor allem Delavirdin ist ein starker Inhibitor von 2D6, Nevirapin inhibiert 2D6 nur schwach. Efavirenz und Etravirin induzieren 3A4 moderat, Nevirapin induziert es leicht) • Delavirdin kann die Spiegel von Perphenazin, Chlorpromazin und Zuclopenthixol über eine CYP-2D6-Inhibition erhöhen • Evavirenz und Etravirin können die Spiegel von Haloperidol und Pimozid über eine CYP-3A4-Induktion senken
Proteasehemmer	Atazanavir, Boceprevir, Darunavir, Fosamprenavir, Indinavir, Lopinavir, Nelfinavir, Ritonavir, Saquinavir, Simeprevir, Telaprevir, Tipranavir	• VORSICHT: Komplexe Interaktionen sind wahrscheinlich, da viele Proteasehemmer sowohl inhibieren als auch eine Reihe von CYP-Enzymen induzieren (für CYP 3A4 ist Ritonavir ein starker Inhibitor; Atazanavir, Boceprevir, Darunavir, Saquinavir und Telaprevir sind starke Inhibitoren; Indinavir und Fosamprenavir sind leichte bis mittelstarke Inhibitoren; Tipranavir ist ein Induktor. Kleine Dosierungen von Ritonavir haben nur einen geringen Effekt auf CYP 2D6, höhere Dosierung jedoch verursacht eine Inhibition • Vermeiden mit Pimozid und Thioridazin. Erhöhte Plasmaspiegel von Pimozid und oder Thioridazin entstehen durch die Inhibition des Metabolismus über CYP 3A4 und CYP 2D6, jeweils mit einer Erhöhung des Risikos für kardiale Toxizität (QT-Verlängerung, Herzstillstand) • Erhöhte Spiegel der FGA werden durch CYP 3A4 metabolisiert (vor allem Haloperidol, Loxapin, Phenothiazine Flupentixol, Zuclopenthixol)

Tabelle 20. Antipsychotika der 1. Generation (FGA): Wechselwirkungen (Fortsetzung)

Medikamentenklasse	Beispiele	Wechselwirkung
		• Höhere Dosierung von Ritonavir können eine signifikante Erhöhung selbst für FGA bewirken, die nur schwache Substrate von CYP 3A4 sind oder die durch CYP 2D6 metabolisiert werden (dies bezieht sich vor allem auf erhöhte Chlorpromazinspiegel unter höheren Dosen von Ritonavir, jedoch nicht durch leichte kleinere Dosierung von Ritonavir. Mit kleineren Dosierungen von Tipranavir können die Spiegel der FGA sogar sinken. Die klinische Bedeutung ist unklar. Anpassung der antipsychotischen Dosis so oft als möglich
Rauchen		• Rauchen induziert CYP 1A2: Polyzyklische aromatische Hydrokarbone im Tabakrauch werden für diese Induktion verantwortlich gemacht, nicht das Nikotin selbst. Verminderte Antipsychotika-Plasmaspiegel durch Induktion des Abbaus bei Chlorpromazin (24 %), Fluphenazin (um 51 %), und Thioridazin (46 %) sowie eine erhöhte Clearance von Haloperidol (44–61 %), Perphenazin (um 33 %), und Thiothixen (um 36 %) über die Induktion von CYP 1A2. Ähnliche Interaktion sind mit anderen Phenothiazinen möglich. Fallbericht einer deutlichen Verschlechterung von unerwünschten Arzneimittelwirkung und erhöhte Chlorpromazinspiegel nach einem abrupten Stopp des Rauchens. Besprechen Sie mit Patienten die schädlichen Wirkungen des Rauchens
Stimulanzien	Amphetamine, Methylphenidat	• Antipsychotika können Zeichen der Neurotoxizität „verschleiern". Einzelfallberichte über Verschlechterung von tardiven Bewegungsstörungen und Verlängerung oder Exazerbation einer durch Absetzen induzierten Dykinesie. Die gleichzeitige Gabe wird nicht empfohlen
Sympathomimetika	Kokain, Epinephrin, Adrenalin, Dopamin	• Erhöhtes Risiko für EPS (speziell Dystonien) bei Kombination, vermeiden Sie die Substanzen bei der Behandlung einer FGA-induzierten Hypotonie; dies kann zu einem paradoxen Abfall des Blutdrucks führen, da Antipsychotika periphere α_1-adrenerge Rezeptoren blockieren, darüber hinaus werden α_1-vasokonstrikorische Wirkungen von Epinephrin und β-vasodilatorische Wirkungen relativ wenig beeinträchtigt • Norepinephrin und Phenylepinephrin sind sichere Substanzen bei schwere Blutdruckabfällen, die auf Flüssigkeitsgaben nicht reagieren
Tuberkulostatika	Isoniazid Rifampin, Rifampicin	• Erhöhte Haloperidolspiegel durch Abbauhemmung • Um bis zu 600 % verminderte Clozapinspiegel und verminderte Haloperidolspiegel durch Enzyminduktion
ZNS-depressive Substanzen	Antidepressiva, Hypnotika, Antihistaminika, Alkohol	• Additiv verstärkte ZNS-Dämpfung • Alkohol kann EPS verstärken • Verstärkte Olanzapin-Resorption • Additiv verstärkte ZNS-Dämpfung und orthostatische Hypotonie

Antipsychotika der 2. Generation (SGA, Atypische Antipsychotika)

Verfügbare Substanzen

Substanz	Gruppe	Handelsnamen Deutschland	Handelsnamen Österreich	Handelsnamen Schweiz
Amisulprid	Benzamid	Solian®, Amisulprid AAA®, Amisulprid AL®, Amisulprid Auden®, Amisulprid Hexal®, Amisulprid Holsten®, Amisulprid Mylan®, Amisulprod Puren®, amisulprid-biomo®, Amisulprid-neuraxpharm®, Amisulprid-ratiopharm®, AmisulpridLich® (Auswahl)	Amisulprid Arcana®, Amisulprid Actavis®, Solian®, Amisu®	Solian®, AmiSulprid Mepha®, Amisulprid Zentiva®
Asenapin	Dibenzooxepinpyroll	Sycrest®	Sycrest®	Sycrest®
Cariprazin	Piperazin	Reagila®	Reagila®	Reagila®
Clozapin	Dibenzodiazepin	Ayupine®, Elcrit®, Leponex®, Clozapin-Hexal®, Clozapin-1A-Pharma®, Clozapin AbZ®, Clozapin beta®, Clozapin Glenmark®, Clozapin Puren®, Clozapin TAD®, clozapin-biomo®, Clozapin-neuraxpharm®, Clozapin-ratiopharm®, Leydex®	Lanolept®, Leponex®, Clozapin Accord®	Clopin®, Clozapin-Mepha®, Leponex®
Lurasidon	Benzoisothiazol	Latuda®	Latuda®	Latuda®
Olanzapin	Thienobenzodiazepin	Zyprexa®, Zyprexa VeloTab®, Zyprexa® Pulver 10 mg Depotpräparat: Zypadhera®, Olanzapin Aristo®, Olazax®, Olanzapin Mylan®, Zalasto®, Olanzapin Aerobindo®, Olanzapin Henning®, Olanzapin Hexal® (Auswahl)	Aedon®, Espanzapin®, Olanzapin1APharma®, Olanzapin Accord®, Olanzapin Actavis®, Olanzapin Apotex®, Olanzapin Bluefish®, Olanzapin Aristo®, Olanzapin GL®, Olanzapin Genericum®, Olanzapin Glenmark®, Olanzapin Renbaxy®	OLANZAPIN Helvepharm®, OLANZAPIN Mepha®, OLANZAPIN Sandoz®, OLANZAPIN Zentiva®, OLANPAX®, Zyprexa®, ZYPREXA Velotab®, OLANZAPIN Spirig®
Paliperidon	Benzisoxazol	Invega®, Xeplion®, Trevicta®	Invega®, Xeplion®, Trevicta Paliperidon Janssen®, Paliperidon ratiopharm®	Invega®, Xeplion®, Trevicta Paliperidon Sandoz®

Substanz	Gruppe	Handelsnamen Deutschland	Handelsnamen Österreich	Handelsnamen Schweiz
Quetiapin	Dibenzothiazepin	Quetiapin AstraZeneca®, Seroquel®	Quetatiefi®, Quetialan®, Quetiapin Lannacher®, Quetiapin +pharma®, Quetiapin 1A Pharma®, Quetiapin Accord®, Quetiapin Actavis®, Quetiapin Aristo® (Auswahl)	Seroquel®, Sequase®
Risperidon	Benzisoxazol	Belivon®, Risperdal®, Risperdal® Consta®	Risperdon Sandoz®, Aleptan®, Risperdal®, Risperdal Consta®, Risperdal Quicklet®, Risperidon ratiopharm®, Risperidon +pharma®, Risperidon 1A Pharma®, Risperidon Actavis®, Risperidon easypharm®, Risperidon Aristo®, Risperidon GL®, Risperidon Hexal®, Risperidon Pfizer® (Auswahl)	Risperdal®, Risperidon Sandoz®
Sertindol	Indol	Serdolect®	Serdolect®	Serdolect®
Ziprasidon	Benzisothiazin	Zeldox®, Ziprasidon 1A Pharma®, Ziprasidon AL®, Ziprasidon Hexal® (Auswahl)	Zeldox®, Ziprasidon Actavis®, Ziprasodon Krka®, Ziprasidon Pfizer®, Ziprasidon Viatris®, Ziprasidon ratiopharm®, Ziprasidon STADA®	–

Indikationen

Zugelassene Indikationen

- Behandlung von Schizophrenie bei Erwachsenen
- Therapieresistente Schizophrenie
- Rezidivprophylaxe bei Schizophrenie
- Primäre Negativsymptomatik bei Schizophrenie (Amisulprid)
- Verhaltensstörungen bei Kindern (Risperidon)
- Verhaltensstörungen bei Demenzen (Risperidon)
- Bipolare Störungen: Akute Manie (Olanzapin, Quetiapin, Risperidon, Asenapin) – Asenapin ist nur für die Behandlung von Manien im Rahmen von Bipolar-I-Störungen zugelassen
- Depressive Episoden bipolarer Störungen (Quetiapin)
- Psychosen bei Morbus Parkinson (Zulassung nur für Clozapin, möglicherweise sind auch Olanzapin und Quetiapin wirksam)

Weitere Indikationen:

- Rezidivprophylaxe bei bipolaren affektiven Störungen
- Selbstverletzendes Verhalten
- Clozapin, Olanzapin und Risperidon haben antimanische, antidepressive und stimmungsstabilisierende Wirkungen. Nach vorläufigen Studien kann Clozapin auch bei therapieresistenten bipolaren affektiven Störungen wirksam sein[34]
- (Wahnhafte) Depression
- Nach mehreren Doppelblindstudien ist Quetiapin bei generalisierter Angststörung wirksam (nicht zugelassene Indikation)
- Kombinationstherapie bei therapierefraktären Zwangsstörungen und verwandten Erkrankungen (Risperidon)
- Nach vorläufigen Studien ist Risperidon bei tiefgreifenden Entwicklungsstörungen wirksam
- Ticstörungen und Trichotillomanie (Risperidon)
- Durch Psychostimulanzien ausgelöste Psychosen
- Nach vorläufigen Studien können Flashbacks und Zwangsgedanken bei therapieresistenter posttraumatischer Belastungsstörung gebessert werden (Risperdal, Quetiapin, Clozapin)
- Nach vorläufigen Studien Besserungen einiger Kernsymptome bei Borderline-Persönlichkeitsstörung (Olanzapin, Risperidon)

Allgemeine Hinweise

- Clozapin hat bei behandlungsresistenter Schizophrenie die beste Evidenz, zeigt Überlegenheit gegenüber allen anderen Antipsychotika und ist Therapie der Wahl[35,36,37,38,39]
- Gegenüber dem hochpotenten FGA Haloperidol zeigen SGA generell eine geringere Häufigkeit von EPS und tardiven Dyskinesien. Innerhalb der Gruppe der SGA scheint Risperidon die höchste Rate an EPS aufzuweisen[40]
- Unerwünschte metabolische Effekte der SGA: u. a. Gewichtszunahme, Fettstoffwechselstörung, Glukosetoleranzstörung und Diabetes. Das Risiko hierfür erscheint am größten unter Olanzapin und Clozapin und am geringsten unter Ziprasidon, Lurasidon und Asenapin. Einige der behandelten Patienten können auch die Kriterien für ein metabolisches Syndrom erfüllen[41,42]

Pharmakologie

- Siehe Seite 244, Tabelle 23. Antipsychotika: Wirkungen auf Neurotransmitter und Rezeptoren, und Seite 251, Tabelle 26. Antipsychotika: Pharmakologie
- SGA (und die TGA, Aripiprazol, Cariprazin) werden häufig als sogenannte atypische Antipsychotika aufgrund ihrer niedrigen Inzidenz für EPS im Gegensatz zu den FGA bezeichnet. Obgleich eine Reihe von Faktoren und Mechanismen postuliert wurden, um diese Differenz zu untermauern, sind diese nicht vollkommen schlüssig:[17]
  - Im Gegensatz zu den FGA haben die meisten SGA eine größere Affinität zu den 5-HT_{2A}- als zu den D_2-Rezeptoren (dies gilt nicht für Amisulprid). Es wird angenommen, dass der Antagonismus am 5-HT_2-Rezeptor in dopaminergen Bahnen außerhalb des limbischen Systems die dopaminerge Neurotransmission verstärkt, dadurch könnte es zur Verminderung von EPS und einer Hyperprolaktinämie sowie zu einer Verbesserung – oder zumindest nicht Verschlechterung – von kognitiven und affektiven Negativsymptomen kommen[4]
  - Ein regional selektive unterschiedliche Bindungsverhalten an den D_2-Rezeptoren in mesolimbischen/kortikalen Arealen wurde als mögliche Erklärungs für die atypischen Wirkungen der SGA herangezogen
  - Eine Variation in der Rezeptorspezifität, d. h. die relativ niedrige Affinität der SGA für den D_2-Rezeptor, scheint zumindest in Teilen für deren schnellere Dissoziationsrate (d. h. das Abdocken) vom D_2-Rezeptor verantwortlich zu sein. Die schnelle Dissoziation vom D_2-Rezeptor erlaubt dem Rezeptor, periodisch endogenes Dopamin anzusammeln; dies wurde als mögliche Erklärung postuliert, warum sogenannte atypische Substanzen in geringerem Maße EPS provozieren. Gleichwohl scheint es so zu sein, dass einige SGA (vor allem Asenapin, Olanzapin, Risperidon, Ziprasidon) langsamer vom D_2-Rezeptor dissoziieren

Art der Anwendung

- Medikamentengabe zu den Mahlzeiten oder vor Einnahme eines Getränkes wie Milch, Wasser oder Orangensaft. Vermeidung von Apfel- oder Grapefruitsaft wegen möglicher Wechselwirkungen
- Geben Sie keine orale Medikation innerhalb von 2 Stunden nach Anwendung von Antazida oder Antidiarrhoika, da die Absorption der Antipsychotika vermindert sein kann

Dosierung

- Für Dosierungsempfehlungen der jeweiligen oralen Substanzen für die Schizophreniebehandlung siehe Seite 250, Tabelle 25. Antipsychotika: Dosierung, antipsychotische Potenz, und Seite 253, Tabelle 27. Depot-Antipsychotika: Übersicht
- Siehe auch Hinweise für die Pflege auf Seite 215
- Allgemein werden geringere Dosen insbesondere für ältere Patienten, Kinder sowie für Patienten mit eingeschränkter Leber- oder Nierenfunktionen empfohlen[43]
- Geringere Dosen wurden in der Augmentation der akuten Manie als wirksam bewertet[44]
- Bei Patienten, die besonders empfindlich mit Blutdruckabfall reagieren oder die eine geistige Behinderung aufweisen, werden initial sehr niedrige Dosen empfohlen und eine längere Titrationsphase geplant
- Bei folgenden Substanzen vorsichtig titrieren: Clozapin (auch um Sedierung und Krampfanfälle zu verhindern); Quetiapin und Risperidon
- Besondere Vorsichtsmaßnahmen und Einschränkungen bei Clozapin – jeweils abhängig vom Blutbild sowie der Granulozyten-/Neutrophilenzahl (siehe Seite 160 für Einzelheiten): wöchentliche Blutentnahmen für die ersten 18 Wochen nach Einstellung erforderlich, dann monatliche Blutentnahmen währen der gesamten Clozapintherapie, öfter bei Auffälligkeiten (siehe Fachinformation)
- Bipolare Störung:
  - Akute Manie (Monotherapie): Asenapin: 10 mg zweimal täglich; Olanzapin oral 10–15 mg einmal täglich; Quetiapin: Beginn mit 50 mg zweimal pro Tag und Erhöhung auf 100–200 mg pro Tag bis zur Zieldosis von 600–800 mg pro Tag; Quetiapin Prolong: Beginn mit 100 mg einmal täglich, Erhöhung bis zur Zieldosis von 400–800 mg pro Tag; Risperidon oral: Beginn mit 2–3 mg einmal täglich, Erhöhung oder Verminderung um 1 mg pro Tag je nach klinischem Eindruck, Maximaldosis 6 mg pro Tag; Ziprasidon: 40 mg zweimal täglich mit der Mahlzeit einnehmen, Tag zwei 60–80 mg zweimal täglich
  - Akute Manie (Kombinationstherapie): Asenapin 5 mg zweimal täglich; Olanzapin oral 10 mg einmal täglich; Quetiapin Prolong beginnen mit 300 mg einmal täglich, Erhöhung bis zu einer Zieldosis von 400–800 mg täglich, wenn nötig; Risperidon oral beginnen mit 2–3 mg einmal täglich, erhöhen oder vermindern um jeweils 1 mg pro Tag nach klinischer Erfordernis, bis zu einer Maximaldosis von 6 mg pro Tag
  - Depressive Episoden: Quetiapin beginnen mit 50 mg einmal täglich zur Nacht, Erhöhung um 50–100 mg pro Tag bis auf eine Zieldosis von 300 mg pro Tag; Quetiapin Prolong beginnend 50 mg einmal täglich, Erhöhung um 50–100 mg bis zur Zieldosis 300 mg am vierten Tag der Einnahme
  - Erhaltungstherapie: Asenapin 5–10 mg zweimal täglich; Olanzapin oral 5–20 mg pro Tag; Quetiapin 200–400 mg zweimal täglich; Quetiapin Prolong 400–800 mg pro Tag; Risperidon Consta 25 mg i. m. alle zwei Wochen, falls erforderlich Erhöhung nicht vor einer vierwöchigen Therapie auf ein Maximum von 50 mg i. m. alle zwei Wochen als Monotherapie oder ergänzende Therapie; Ziprasidon 40–80 mg zweimal täglich zur Nahrungsaufnahme als ergänzende Therapie
- Depression: Quetiapin Prolong beginnen mit 50 mg einmal täglich zur Nacht, Erhöhung um 50 mg pro Tag bei klinischer Erfordernis bis zu einer Zieldosis von 150 mg pro Tag
- Demenz (Verhaltensauffälligkeiten bei schweren Demenz): Risperidon oral beginnen mit 0,25 mg täglich, Erhöhung um 0,25 mg bei Bedarf, jedoch nicht früher als alle 7 Tage bis auf eine optimale Dosis von 0,5 mg zweimal täglich oder auf einer Maximaldosis von 1 mg zweimal täglich

Nierenfunktionsstörungen

- Leichte Einschränkung (Kreatinin-Clearance 50 bis 79 ml/min): Clozapin (Startdosis 12,5 mg einmal täglich); Paliperidon oral (Startdosis 3 mg einmal täglich, Maximaldosis 6 mg einmal täglich); Paliperidon-Palmitat einmonatliche Gabe i.m.; Paliperidon-Palmitat dreimonatliche i.m.-Gabe, stellt sich die Dosis stabil für den Patienten bei einmonatlicher Gabe sicher ein, so dann wechseln Sie auf die äquivalente Dosis für die Dreimonatsspritze); Risperidon-Consta (Vorsicht; Beginn mit 12,5–25 mg i.m. alle zwei Wochen)
- Mittelgradige bis schwere Einschränkung (Kreatinin Clearance 10–49 ml/min): Lurasidon (Startdosis 20 mg pro Tag, langes langsames Aufdosierung auf eine Maximaldosis von 80 mg pro Tag); Paliperidon oral (Startdosis 1,5 mg einmal täglich, Maximaldosis 3 mg einmal täglich); Paliperidon-Palmitat ein- oder dreimonatliche i.m.-Gabe wird nicht empfohlen; Risperidon oral (bei Kreatinin-Clearance >30 ml/min: sowohl zu Beginn als auch bei Dosiserhöhung sollten die Dosis halbiert. sehr langsam eindosiert werden und auf zweimalige Gaben verteilt werden, bis auf ein Maximum von 1,5 mg zweimal täglich)
- Schwere Einschränkung: Clozapin ist kontraindiziert
- Keine Dosisanpassungen sind erforderlich bei: Asenapin, Iloperidon, Olanzapin (allerdings sollten zum Beginn niedrige Dosen und auch kleinere Erhöhungsschritte gewählt werden), Quetiapin (allerdings sind hier die Daten zu der Prolong-Formulierung sehr begrenzt), Ziprasidon (kurz wirksame Formulierung enthält Zyklodextrin, das renal eliminiert wird, hier ist besondere Vorsicht geboten)

Leberfunktionsstörungen

- Bei Patienten mit Leberfunktionsstörungen sollte die Therapie mit Clozapin mit Vorsicht angewendet werden und die Leberfunktion regelmäßig überprüft werden. Bei akuten Lebererkrankungen können unter Clozapin Übelkeit, Anorexie, Gelbsucht sowie progressive Lebererkrankungen bis zum Leberversagen auftreten
- Nicht empfohlen: Asenapin (bei schweren Einschränkungen mit Child-Pugh-Score C); Iloperidon (wird primär hepatisch metabolisiert; keine Studiendaten bei hepatischen Einschränkungen)
- Quetiapin sollte bei bekannten Leberfunktionsstörungen vor allem in der initialen Behandlungsphase mit Vorsicht angewendet werden. Die initiale Dosis sollte 50 mg/Tag betragen
- Dosisreduktion: Lurasidon (Initialdosis 20 mg pro Tag, Maximaldosis bei mittlerer Einschränkung (Child-Pugh-Score 7–9) 80 mg pro Tag, unter schweren Beeinträchtigungen (Child-Pugh-Score 10–15) 40 mg pro Tag; Quetiapin (bei leichten Einschränkungen Start mit 25 mg pro Tag, Erhöhung um 25–50 mg pro Tag, wenn klinisch erforderlich); Quetiapin Prolong (bei leichter Einschränkung mit 50 mg/Tag beginnen, Erhöhung um jeweils 50 mg/Tag, wenn notwendig); Risperidon oral (sowohl die Startdosis als auch die jeweilige Erhöhung sollte halbiert werden, die Titrierung sollte langsamer erfolgen); Risperidon-Consta (Vorsicht, Beginn mit 12,5 oder 25 mg i.m. alle zwei Wochen); Ziprasidon (bei Child-Pugh-Klasse A und B mit niedrigeren Dosierungen beginnen und langsamer erhöhen)
- Keine Dosisanpassung erforderlich bei leichter bis mittlerer Einschränkung (d.h. Child-Pugh-Klassifikation A und B): Asenapin, Olanzapin (allerdings wird hier eine niedrigere Startdosis und eine langsamere Erhöhung empfohlen), Paliperidon oral, Paliperidon Palmitat i.m.

Pharmakokinetik

- Siehe Seite 250, Tabelle 25. Antipsychotika: Dosierung, antipsychotische Potenz, und Seite 253, Tabelle 27. Depot-Antipsychotika: Übersicht bezüglich der Kinetik der einzelnen Substanzen
- Die hepatische Elimination ist der Hauptabbauweg (>50 %) bei: Asenapin, Clozapin, Lurasidon, Olanzapin, Quetiapin, Risperidon, Ziprasidon
- Leberfunktionsstörungen: Asenapinspiegel bis zu siebenmal höher bei schwerer Einschränkung; Quetiapin-AUC und C_{max} um 40 % erhöht, Clearance reduziert um 25 %, Halbwertszeit erhöht und verlängert um 45 % bei leichter Einschränkung; Lurasidon-AUC erhöht 1,5-fach/1,7-fach/3-fach bei leichter/mittlerer/schwerer Einschränkung, C_{max} 1,3-fach höher bei allen Einschränkungsgraden; das ungebundene Risperidon im Plasma erhöht sich um ca. 35 %; die AUC von Ziprasidon erhöht sich um 19–34 %, abhängig davon, ob es sich um eine leichte oder mittlerer Einschränkung handelt, Halbwertszeit erhöht sich auf 2,3 Stunden
- Renale Einschränkung der Exkretion (>50 %) bei: Asenapin, Clozapin, Olanzapin, Paliperidon, Quetiapin, Risperidon

- Renale Einschränkung: die C_{max} von Lurasidon erhöht sich um 40 %/42 %/54 % und die AUC erhöht sich um 53 %/91 %/100 % jeweils bei leichter/mittlerer/schwerer Einschränkung; die Clearance von Paliperidon vermindert sich um 32 %/64 %/71 % und die Halbwertszeit erhöht sich auf 24/40/51 Stunden jeweils bei leichter/mittlerer und schwerer Einschränkung. Bezüglich Risperidon und deren Metaboliten verändern sich die C_{max} und die AUC im Sinne einer Erhöhung um 40 % und 160 %, die Halbwertszeit verlängert sich und die Clearance reduziert sich um 60 %

Orale Gabe

- Eine einmal tägliche Gabe ist aufgrund der Halbwertzeit für die meisten Substanzen adäquat und ausreichend; bei Clozapin-Dosierungen über 200–300 mg sollte die Dosierung aufgrund des erhöhten Anfallsrisikos auf mindestens 2 Gaben pro Tag aufgeteilt werden; die Hersteller empfehlen bei Quetiapin (nicht retardierte Form) und Ziprasidon aufgrund der kurzen Halbwertszeit die zweimal-tägliche Gabe
- Bei Lurasidon ist die C_{max} und AUC 2–3-fach erhöht, wenn die Einnahme mit Nahrung erfolgt. Diese Erhöhung ist unabhängig von der Menge der aufgenommenen Nahrung (in der Regel 150–1000 kcal) und dem Fettgehalt der Nahrung
- Quetiapin Prolong als Einmalgabe hat im Steady-State eine vergleichbare Bioverfügbarkeit, die C_{max} und AUC sind vergleichbar der entsprechenden Dosis des nicht retardierten Quetiapins, bei zweimal täglicher Gabe
- Quetiapin Prolong kann sowohl mit als auch ohne Nahrung eingenommen werden. Bei der gemeinsamen Einnahme mit stark fetthaltigen Nahrungsmitteln (800–1000 kcal) ergibt sich eine Erhöhung der C_{max} (44–52 %) und der AUC (20–22 %). Im Vergleich dazu hat eine leichte Mahlzeit (um 300 kcal) keinen zusätzlichen Effekt. Um gleichmäßige Wirkspiegel aufrechtzuerhalten. sollten die Ernährungsgewohnheiten in Kombination mit der Tabletteneinnahme möglichst gleichmäßig erfolgen
- Die folgenden Substanzen können sowohl mit als auch ohne begleitende Mahlzeit eingenommen werden: Clozapin, Olanzapin, Haloperidol, Risperidon (Tabletten, Quicklets und Lösung)
- Die Bioverfügbarkeit von Ziprasidon erhöht sich zweifach bei gleichzeitiger Einnahme mit der Nahrung. Dabei bestimmt der Kaloriengehalt wesentlich die Bioverfügbarkeit von Ziprasidon und nicht der Fettgehalt. Die optimale Bioverfügbarkeit besteht bei gleichzeitiger Nahrungsaufnahme von mindestens 500 kcal
- Ziprasidon-Lösung führt zu einer niedrigen C_{max} (10–17 %) und einer veränderten AUC (4–13 %) als die der Ziprasidon-Kapseln. Keine klinische Signifikanz

Schnelllösliche Tabletten

- Die absolute Bioverfügbarkeit der sublingualen Formulierung von Asenapin liegt bei bei 35 %, dies reduziert sich deutlich bei Herunterschlucken der Tabletten (weniger als 2 % im Vergleich zur regulären Tablette) durch den intensiven First-pass-Metabolismus
- Wird Asenapin mit Wasser oder Nahrung aufgenommen, führt dies zu einer Wirkungsabschwächung. Untersuchungen zeigen, dass die Gabe von Wasser 2 Minuten nach Aufnahme zu einer 19-prozentigen Verminderung und 5 Minuten nach Gabe zu einer 10-prozentigen Verminderung führen; die Nahrungsaufnahme direkt vor Einnahme oder direkt folgend auf die Asenapinaufnahme vermindert die Verfügbarkeit um 20 % und nach 4 Stunden um ca. 10 %
- Die sublingualen Präparate (schnelllösliche Schmelztabletten) von Olanzapin (Zyprexa Velotab®) und Risperidon (Risperidon Quicklets®) lösen sich im Speichel innerhalb von ca. 15 Sekunden auf (dieser kann mit oder ohne Flüssigkeit heruntergeschluckt werden, die Bioverfügbarkeit und Äquivalenz besteht jeweils zur regulären oralen Gabe

I.m., kurz wirksam

- Die C_{max} von Olanzapin tritt bei kurzwirksamer i.m.-Injektion innerhalb von 15–45 Minuten auf (im Vergleich zu 5–8 Stunden mit der oralen Zubereitung) und ist vier- bis fünfmal höher als die gleiche orale Dosis. Die Halbwertszeit für die i.m.-Formulierung und die orale Gabe ist vergleichbar
- Die kurzwirksame i.m. Formulierung von Ziprasidon erreicht ihren Spitzen-Plasmaspiegel innerhalb von 60 Minuten und ist dosisabhängig

I.m., lang wirksam

- Siehe Seite 253, Tabelle 27. Depot-Antipsychotika: Übersicht
- Lang wirksame Depot-Antipsychotika verfügen über eine verbesserte Bioverfügbarkeit und gleichmäßigere Plasmaspiegel (ohne Spitzen und Täler), die bei der kurzwirksamen oralen Gabe beobachtet werden

- Die Behandlung mit Olanzapin-Depot i.m. über ca. 3 Monate kann erforderlich sein um, einen Steady-State beim Wechsel von oralem Olanzapin zu etablieren. Die Olanzapin-Steady-State-Plasmakonzentrationen während der ersten Injektionsintervalle können tatsächlich niedriger sein als diejenigen, die mit einer vergleichbaren oralen Dosis erreicht werden. Steady-State-Olanzapin-Plasmakonzentration bei Dosierungen von 150–405 mg alle 2–4 Wochen finden sich innerhalb des Bereichs der Steady-State-Konzentrationen, die sonst mit oralen Dosen von 5–20 mg Olanzapin in einmal täglicher Dosis erreicht werden
- Nach einer einmaligen Dosis von Paliperidon i.m. bei einmal monatlicher Gabe steigen die Plasmakonzentration langsam bis auf ein Maximum einer medianen T_{max} von 13 Tagen. Die Freisetzung der Substanz beginnt gleich am Tag 1 und dauert bis zu 126 Tagen. Die mediane Halbwertszeit nach einer einmaligen Gabe erhöht sich über den Dosisbereich von 39–234 mg Paliperidon-Palmitat in einmal monatlicher i.m.-Gabe (25–150 mg Paliperidon) auf 25–49 Tage
- Paliperidon, appliziert als einmonatliche intramuskuläre Gabe, führt zu einer um 28 % erhöhten C_{max}. Die C_{max} ist höher, wenn Paliperidon in den M. deltoideus gespritzt wird, als wenn es in den M. gluteus maximus gespritzt würde (die Aufnahme im M. deltoideus ist aufgrund der besseren Blutperfusion deutlich erhöht). Zwei initiale Injektionen in den M. deltoideus an Tag 1 und Tag 8 ermöglichen es, therapeutische Konzentrationen sehr schnell, ohne die zusätzliche orale Gabe, zu erreichen
- Nach einer einmaligen i.m.-Gabe von Paliperidon in der 3-Monats-Applikation erreicht die Plasmakonzentration ihr Maximum nach 30–33 Tagen. Die Freisetzung der Substanz beginnt sofort und hält über 18 Monate an. Die Halbwertszeit nach einer einzigen Gabe erhöht sich über den Dosisbereich von 273–819 mg (175–525 mg Paliperidon), und zwar von 84–95 Tagen nach einer Injektion in den Deltoideus und von 118–139 Tagen nach einer glutealen Injektion
- Paliperidon in der 3-Monatsgabe hat eine um 11–12 % erhöhte C_{max}, wenn es in den M. deltoideus appliziert wird (höhere Absorptionsrate aufgrund besserer Blutperfusion)
- Sofort nach der Injektion von Risperidon in langwirksamer Formulierung als Depot wird ein zu vernachlässigender Teil von Risperidon freigesetzt (weniger als 1 %, meist von der Oberfläche der Microsphären). Über die folgenden Wochen werden die Microsphären langsam hydrolisiert und geben eine gleichmäßige Menge von Risperidon ab, sodass bei den meisten Patienten innerhalb der nächsten 3–4 Wochen gleichmäßige therapeutische Spiegel erreicht werden. Eine zusätzliche Gabe oraler Antipsychotika sollte innerhalb der 1.–3. Woche zusätzlich erfolgen, um therapeutische Blutplasmaspiegel zu erreichen, bis das Risperidon-Depot selbst die therapeutische Plasmakonzentration erreicht. Bei einer zweiwöchentlichen Gabe sind stabile Plasmakonzentrationen nach der 4. Injektion erreicht und halten bis 4–6 Wochen nach der letzten Injektion an. Eine komplette Elimination tritt ungefähr nach 7–8 Wochen nach der letzten Injektion ein

Unerwünschte Arzneimittelwirkungen (UAW)

- Siehe Seite 247, Tabelle 24. Antipsychotika: Häufigkeit unerwünschter Arzneimittelwirkungen (UAW) unter therapeutischer Dosierung und Seite 266, Tabelle 30. Unerwünschte Wirkungen von Antipsychotika
- Manche UAW treten nur zu Beginn der Behandlung auf. Einige UAW sind medikamentös behandelbar; zunächst sollte aber eine Änderung der Medikation oder der Dosierung angestrebt werden
- Einige unerwünschte Arzneimittelwirkungen lassen sich durch einfache Strategien vermeiden oder vermindern: langsame Aufdosierung, Teilung der geplanten Tagesdosis
- Einige spezifische unerwünschte Arzneimittelwirkungen können häufiger oder stärker bei weiblichen Patienten auftreten bzw. bewertet werden (z.B. Gewichtszunahme, metabolisches Syndrom, Hyperprolaktinämie)[45]

ZNS-UAW

- Hyperaktivität, Schlaflosigkeit, gestörter Schlaf, Alpträume, lebhafte Träume und Unruhe wurden bei niedrigen Dosen von Ziprasidon berichtet und verschwinden in der Regel bei Dosissteigerung. Obwohl Beschwerden über sedierende Effekte in der Regel häufiger bei den meisten SGA auftreten, findet sich Schlaflosigkeit auch bei vielen anderen Substanzen mit Einschluss von Asenapin, Clozapin (tritt häufiger beim Absetzen auf), Olanzapin, Paliperidon, Risperidon, und Ziprasidon. Schlafstörungen, Alpträume oder sehr lebhafte Träume werden gelegentlich bei einigen dieser dieser Substanzen berichtet (Clozapin, Olanzapin, Quetiapin, Risperidon)

- Verwirrtheit, Konzentrationsstörungen, Orientierungsstörungen (besonders häufig bei hohen Dosen oder bei älteren Patienten). Unter Clozapin kann ein toxisches Delir auftreten. Zusätzliche Gabe von Anticholinergika können hier zur Exazerbation führen. Desweiteren ist ein Postinjektionssyndrom (PDSS) mit Sedierung unter Olanzapin Depot möglich, siehe Injektionssyndrom weiter unten
- EPS – akutes Auftreten: Ist eine Folge des Antagonismus am Dopamin-D_2-Rezeptor in nigrostriatalen Bahnen (extrapyramidale Störungen korrelieren zu über 80 % mit der D_2-Bindung). Generell sind extrapyramidale Reaktionen seltener in der Gruppe der SGA im Vergleich zu der der FGA, trotzdem können sie auftreten (siehe auf Seite 249, Inzidenz verschiedener EPS-Raten). Siehe auch die relativen Verträglichkeitsprofile in Tabelle 24. Antipsychotika: Häufigkeit unerwünschter Arzneimittelwirkungen auf Seite 249 zum Vergleich der Auftretenswahrscheinlichkeit von EPS unter verschiedenen Antipsychotika. Dosisabhängige Akathisie, Dystonie und Parkinsonismus wird relativ häufig unter Lurasidon berichtet. Bei Asenapin kann auch eine dosisabhängige Akathisie und Parkinsonismus auftreten
- EPS – spätes Auftreten oder tardive Dyskinesien (TD): Zum Bild gehören die tardiven Dyskinesien, die tardive Akathisie und die tardive Dystonie (siehe Seite 269: Beginn der Symptome und Therapieoptionen). Spät auftretende EPS entwickeln sich typischerweise nach Monaten oder Jahren einer Behandlung. Da tardive Dyskinesien irreversibel sein können, kommt der Prävention eine besondere Bedeutung zu. Hierzu sollte immer die niedrigste mögliche Dosis einer Substanz ausgewählt werden; gleichzeitig sollte unter der laufenden Therapie stets auf neu auftretende Bewegungsstörungen geachtet werden. Dyskinetische Symptome werden durch die Gabe von Anti-Parkinsonmedikationen keinesfalls gelindert, sondern können eher noch exazerbieren. Das jährliche Risiko, tardive Dyskinesien mit FGA zu entwickeln, liegt bei 4–5 %, mit einem kumulativen Risiko von bis zu 50 %. Das Risiko für tardive Dyskinesien ist niedriger bei SGA- und TGA-Antipsychotika. Durch SGA können sich Spätdyskinesien auch bessern. Nach der derzeitigen Datenlage besteht bei Clozapin das niedrigste Risiko für Spätdyskinesien. Clozapin kann auch therapeutisch bei Spätdyskinesien eingesetzt werden; die Besserung tritt oft innerhalb von 1–4 Wochen, manchmal noch nach 12 Wochen ein
- Ein niedriges Serumeisen kann zu Akathisie prädisponieren
- Sedierung, Benommenheit und Müdigkeit sind häufig, vor allem in den ersten 2 Wochen der Therapie sowie bei Dosiserhöhungen (insbesondere bei Clozapin). Abhilfe: Gabe der höchsten Antipsychotikadosis am Abend. Typischerweise sind diese Wirkungen vorübergehend; einige Patienten berichten jedoch über eine anhaltende unerwünschte Wirkung diesbezüglich. Siehe auch Tabelle 24. Antipsychotika: Häufigkeit unerwünschter Arzneimittelwirkungen auf Seite 247 ff. mit den Verträglichkeitsprofilen. Hier findet sich ein Vergleich der Wahrscheinlichkeit des Auftretens sedierende Effekte zwischen verschiedenen Antipsychotika (oftmals hilft die abendliche Gabe diese Wirkung abzumildern, gegebenenfalls kann auch eine Dosisreduktion helfen, wenn vertretbar. Zusätzlich kann eine bestehende ZNS-dämpfende Medikation, wenn möglich, reduziert werden)
- Kopfschmerzen, Auftreten mit einer Inzidenz von 5–15 % möglich bei Clozapin, Olanzapin, Paliperidon, Quetiapin, Risperidon und Asenapin
- Malignes neuroleptisches Syndrom (MNS): eine seltene Störung, die durch eine autonome Dysfunktion charakterisiert ist (besonders Tachykardie und Hypertension). Hyperthermie, Bewusstseinsstörungen, Muskelsteifigkeit mit einer Erhöhung der Kreatininkinase und Myoglobinurie können damit einhergehen. Das Krankheitsbild ist potenziell tödlich, wenn es nicht früh erkannt und die verursachende Medikation umgehend abgesetzt wird. Das Auftreten ist mit jedem Antipsychotikum und jeder möglichen Dosis zu jeder Zeit möglich (das MNS tritt typischerweise allerdings früh zu Behandlungsbeginn auf). Risikofaktoren: Dehydratation, jüngeres Lebensalter, männliches Geschlecht, organische Hirnschäden, Erschöpfung, Unruhe und die schnelle oder parenterale Gabe eines Antipsychotikums. Supportive therapeutische Behandlungsmaßnahmen (ausreichende Bewässerung, Korrektur von Elektrolytstörungen, Therapie eines möglichen Fiebers) sollten so schnell wie möglich begonnen werden. Die zusätzliche Behandlung mit Dopaminagonisten wie Amantadin und Bromocriptin kann hilfreich sein, obwohl ist dies immer wieder kontrovers diskutiert worden. Diese Medikamente können allerdings den Rigor reduzieren, ohne eine globalen Wirkung auf das langfristige Therapieergebnis zu haben. EKT-Behandlungen wurden auch erfolgreich eingesetzt. Oft erfolgt die Wiederaufnahme einer antipsychotischen Therapie erst viele Wochen nach Erholung. Zum Teil wird auch versucht, medikamentös alternativ vorzugehen, wie zum Beispiel mit Stimmungsstabilisatoren[46,47]
- Parästhesien oder brennende Missempfindungen können unter Risperidon in Einzelfällen auftreten. Orale Parästhesien oder Hypästhesien wurden in bis zu 5 % der Patienten, die mit Asenapin behandelt wurden, berichtet. Diese Effekte treten unmittelbar nach sublingualer Gabe auf und halten für ca. 10–30 Minuten an

- Postinjektionssyndrom (PDSS): kann bei einer Olanzapin-Depot-Injektion auftreten, mit den folgenden Symptomen: Sedierung (von leichter Sedierung bis zum Koma), Delir, Schwindel, Schwäche, Dysarthrie und Krampfanfälle. Depotinjektionen müssen demzufolge in einer medizinischen Einrichtung gegeben werden, die auf entsprechende Notfälle vorbereitet ist. Die Patienten müssen insgesamt über 3 Stunden post injectionem auf das mögliche Auftreten des PDSS überwacht werden
- Senkung der Krampfschwelle; Vorsicht bei Patienten mit anamnestisch bekannter Epilepsie. Epileptische Anfälle können besonders bei schneller Dosissteigerung auftreten, oder sekundär durch Hyponatriämie beim Syndrom der inadäquaten ADH-Sekretion (SIADH). Häufigkeit von Krampfanfällen unter Clozapin: 1 % bei Dosen <300 mg, 2,7 % bei 300–600 mg und 4,4 % bei Dosen >600 mg. Den Krampfanfällen können Myoklonien vorausgehen. Bei jungen Erwachsenen können bei bis zu 4 % der Patienten Krampfanfälle und bei bis zu 60 % EEG-Veränderungen auftreten. Das Risiko ist bei Quetiapin mit 0,8 % und bei Risperidon mit 0,3 % geringer. Bei Adoleszenten, die Clozapin-Dosen über 550 mg täglich erhalten, kann evtl. eine prophylaktische Gabe von Valproat in therapeutischen Dosen erwogen werden
- Unter Clozapin können in Einzelfällen Myoklonien, Tics oder Kataplexien auftreten, diese können generalisierten Anfällen vorausgehen (Dosisreduktion oder prophylaktische Gabe von Antikonvulsiva empfohlen)
- Schlaganfälle: In Studien findet sich im Vergleich zu Placebo eine höhere Inzidenz von TIA (transitorische ischämische Attacken) und Insulten bei älteren Patienten mit Demenz, die mit Risperidon, Olanzapin oder Aripiprazol behandelt worden sind. Der Zusammenhang, falls dieser kausal besteht, zwischen dem Antipsychotikum und diesen Vorfällen ist letztlich noch ungeklärt, hat jedoch Eingang in die Fachinformationen gefunden
- Kognitive Störungen wie Aufmerksamkeitsstörungen, Reaktionszeitverlängerungen und eine gestörte Sprachmotorik (Clozapin), Aufmerksamkeit, exekutive Funktionen, Arbeitsgedächtnis (Risperidon, Quetiapin); Wortgedächtnis, -flüssigkeit und exekutive Funktionen (Olanzapin) können gebessert werden (Clozapin)
- Antipsychotika scheinen das Gedächtnis oder psychomotorische Fähigkeiten nicht negativ zu beeinflussen, außer bei starken anticholinergen Nebenwirkungen
- Clozapin, Olanzapin und Risperidon können in höheren Dosen Zwangssymptome verstärken
- Risperidon kann stärker als andere atypische Antipsychotika zu Schlafstörung, Angst und Unruhe führen. In einigen Fällen kann es unter Risperidon bei Patienten mit bipolaren schizoaffektiven Störungen zu manischen Phasen kommen, die sich durch Phasenprophylaktika, z. B. Lithium, evtl. nicht bessern. In Einzelfällen traten unter Olanzapin Manien auf
- Unter Olanzapin kann es zu Unruhe und Aggressivität kommen
- Unter Asenapin kann es sehr häufig zu Angst kommen
- Verlust des Schluckreflexes (besonders bei männlichen Patienten)
- Dysphagie (Schluckstörungen); besonders bei männlichen Patienten; Hypersalivation (besonders bei Clozapin) – siehe auch gastrointestinale Nebenwirkungen

Anticholinerge UAW

- Siehe auch die relative Verträglichkeit in Tabelle 24. Antipsychotika: Häufigkeit unerwünschter Arzneimittelwirkungen auf Seite 247ff., in der die Wahrscheinlichkeit des Auftretens anticholinerger Effekte zwischen den Antipsychotika dargestellt wird
- Viele dieser unerwünschten Wirkungen sind oft dosisbezogen und verschwinden nach einer gewissen Zeit ohne zusätzliche Maßnahmen wieder
- Verschwommenes Sehen, trockene Augen (Behandlung: künstliche Tränen, Pilocarpin 0,5 %-Augentropfen)
- Obstipation (Behandlung: viel Flüssigkeit, Laxanzien)
- Höhere Dosen oder Kombination mit anderen anticholinergen Medikamenten können zu einem anticholinergen Syndrom mit zentralen und peripheren Symptomen wie Desorientierung, Verwirrtheit, Gedächtnisverlust, Fieber, Tachykardie, u. a. führen. Ursache: Blockade muskarinischer Acetylcholin-Rezeptoren. Häufig: additive Verstärkung durch andere anticholinerge Medikamente
- Mundtrockenheit (Behandlung: zuckerfreies Kaugummi oder Bonbons); Candida-Infektionen können gefördert werden
- Harnverhalt (Behandlung: Bethanechol [Myocholine-Glenwood®] bis zu viermal 25–50 mg/Tag)

Kardiovaskuläre UAW

- Kardiovaskuläre Erkrankungen sind die führende Mortalitätsursache bei Personen mit einer Schizophrenie, ca. 60 % sterben dabei an einer koronaren Herzerkrankung.[48,49,50] Folgende Faktoren innerhalb dieser Patientengruppe spielen dabei eine wesentliche Rolle: Rauchen, ungesunder Lebensstil, Armut, unzureichende und unausgewogene Ernährung, verminderter Zugang zu Gesundheitsversorgung sowie eine Reihe von damit zusammenhängenden metabolischen Störungen, die unter anderem zu Gewichtszunahmen, Fettstoffwechselstörungen, Glukosetoleranz, Insulinresistenz und Diabetes sowie zu Bluthochdruck führen. Siehe auch Seite 203 mit weiteren Details zu den endokrinen und metabolischen Wirkungen und deren Rolle bei der koronaren Herzerkrankung
- Arrhythmien und EKG-Veränderungen:
  - Bradykardien werden z. T. in Kombination mit der i. m.-Gabe von Olanzapin berichtet, oft auch in Kombination mit einem verminderten Blutdruck oder einer orthostatischen Hypotonie mit Sturz. Vorsicht bei Patienten, die andere blutdrucksenkende Medikamente oder Medikamente mit bradykardem Effekt erhalten haben
  - EKG-Veränderungen (besonders T-Wellen-Inversion, ST-Segmentverminderung, QTc-Verminderung: können alle das Risiko für Arrythmien erhöhen) werden bei der Gabe vieler Antipsychotika beobachtet, für viele Medikamente ist die klinische Signifikanz unklar. Eine QTc-Verlängerung von mehr als 500 ms oder eine Erhöhung um mehr als 60 ms ist mit einem erhöhten Risiko für Torsade de pointes (TdP), Kammerflimmern oder plötzlichem Herztod assoziiert. Wesentliche Risikofaktoren für eine QTc-Verlängerung: kongenitales langes QT-Syndrom, höheres Lebensalter, weibliches Geschlecht, Herzversagen, Z. n. Myokardinfarkt und die gleichzeitige Einnahme von Medikamenten, die das QTc-Intervall verlängern oder aber den Metabolismus einer Substanz hemmt, die bekanntermaßen das QTc-Intervall verlängert. Andere Risikofaktoren: Essstörungen, Alkoholismus, Bradykardie, zerebrovaskuläre Erkrankungen, Diabetes, Elektrolytstörungen (besonders Hypokaliämie, Hypomagnesiämie, Hypokalzämie), Bluthochdruck, Schilddrüsenunterfunktion und Übergewicht. Diesbezüglich sollten bestehende Risikofaktoren für eine QT-Verlängerung beobachtet und gegebenenfalls korrigiert werden (Korrektur von Elektrolytstörungen, Medikamente, die das QTc-Intervall verlängern, gewechselt werden) idealerweise, bevor die Behandlung mit einem SGA beginnt. Jeweils aktuelle Listen von Medikamenten, die mit einer Verlängerung des QTc-Intervalls assoziiert sind, finden sich jeweils aktuell im Internet auf den entsprechenden Pharmakologieseiten
  - Seit mehreren Jahren sind weltweit neue Leitlinien und Hinweise hinsichtlich der QT/QTc-Zeit-Problematik veröffentlicht worden; dies führte unter anderem zu einem vorsichtigeren Einsatz der Antipsychotika, zu Warnhinweisen und erhöhter Aufmerksamkeit verordnender Ärzte. Wesentliche Konsequenzen im Umgang damit sind: Ziprasidon ist in vielen Ländern kontraindiziert bei Patienten mit einem kürzlich stattgehabten Myokardinfarkt, einer nicht kompensierten Herzschwäche und der bekannten Vorgeschichte einer QT-Verlängerung. Es wird weiter in der Regel davor gewarnt, diese Wirkstoffe in Kombination mit anderen Medikamenten einzusetzen, die ebenfalls für QTc-Intervall-Verlängerungen bekannt sind. Oftmals finden sich Warnungen bezüglich des Einsatzes von Antipsychotika bei Patienten mit bekannter koronarer Herzerkrankung und der Vorgeschichte von Arrhythmien[51]
  - Vorsicht ist allerdings beim direkten Vergleich der QTc-Verlängerung der jeweiligen Substanzen geboten, da es einerseits verschiedene Methoden gibt, um die QTc-Zeit zu bestimmen und andererseits die Daten aus verschiedensten Studien herangezogen worden sind, in denen die Studienpopulation, die entsprechende Medikation, Komorbiditäten und antipsychotische Dosierung jeweils nicht direkt vergleichbar sein dürften
  - Das System CredibleMedsWorldwide kategorisiert das Risiko, eine TdP zu erleiden, wie folgt: Risiken für TdP (QT-Verlängerung und klare Assoziation des Risikos für TdP, selbst bei bestimmungsmäßigem Gebrauch): Chlorpromazin, Haloperidol, Pimozid, Thioridazin. Mögliche Risiken für TdP (kann eine QT-Verlängerung verursachen, allerdings nicht ausreichende Evidenz für das damit assoziierte Risiko, eine TdP bei bestimmungsmäßigem Gebrauch zu entwickeln): Aripiprazol, Asenapin, Clozapin, Flupentixol, Iloperidon, Paliperidon, Perphenazin, Risperidon, Zuclopenthixol. Ggf. mögliches Risiko eine TdP zu entwickeln (mit dem Risiko für eine TdP assoziiert, allerdings nur unter besonderen Bedingungen, z. B. stark erhöhte Dosis, Hypokaliämie, kongenitale langes QT-Syndrom, Medikamenteninteraktionen): Amisulprid, Olanzapin, Quetiapin, Ziprasidon

  - Tachykardien werden beim Einsatz von Clozapin, Iloperidon, Olanzapin, Quetiapin, Risperidon, Paliperidon oder Ziprasidon berichtet. Tachykardien können sowohl als kompensatorischer Mechanismus auf eine orthostatische Hypotonie, verursacht durch einen α_1-adrenergen Antagonismus verursacht werden. Andererseits kann eine persistierende Sinustachykardie sowohl als Antagonismus auf präsynaptische α_2-Rezeptoren aber auch als Antagonismus auf M_2-Rezeptoren innerhalb des sinoatrialen Knotens hervorgerufen werden. Anhaltende Tachykardien in Ruhe in Kombination mit anderen Zeichen für eine Herzschwäche erfordern eine weitere kardiologische Abklärung
  - Kollapszustände (mit respiratorischem oder kardialem Stillstand) zu Beginn der Behandlung mit Clozapin sind beobachtet worden (in einigen dieser Fälle wurden gleichzeitig Benzodiazepine gegeben)
- Kardiomyopathie, Perikarditis, Myokarditis, kardiale Ergüsse, Herzversagen, Herzinfarkt, Mitralklappen-Insuffizienz wurden jeweils unter Clozapin berichtet. Todesfälle sind in Einzelfällen dokumentiert worden. Bei Auftreten dieser Symptome sollte Clozapin abgesetzt und nicht wieder angesetzt werden, falls dies klinisch vertretbar ist. Einzelfälle von Arrhythmien und Herzinfarkten unter Olanzapin
  - Die Inzidenz von Clozapin-induzierten Myokarditiden wird auf 3 % geschätzt. Das Risiko einer Myokarditis ist am höchsten innerhalb der ersten 3–4 Wochen der Behandlung. Clozapin soll daher nicht bei Patienten mit schweren kardialen Erkrankungen eingesetzt werden. Das klinische Bild einer Myokarditis kann sehr unspezifisch sein. Eine entsprechende Diagnostik soll eingeleitet werden, wenn Patienten eine persistierende Tachykardie in Ruhe und Müdigkeit entwickeln, Entzündungszeichen, neu aufgetretene Hypotonie oder ein nicht erklärbares Fieber zeigen. Patienten, die unter einer Myokarditis leiden, können andererseits auch eine neu aufgetretene Symptomatik einer respiratorischen, gastrointestinalen oder urogenitalen Infektion aufweisen. Einige Patienten entwickeln Zeichen eines Herzversagens (besonders Thoraxschmerz, Kurzatmigkeit, Ödeme oder Arrhythmien). Ein neues Überwachungsprotokoll, basierend auf der Analyse von 75 Patienten mit einer Clozapin-abhängigen Myokarditis, empfahl, Fieber, CRP-Erhöhung und Troponin-Erhöhung als frühe Warnhinweise zu werten[52]
  - Clozapin-induzierte Kardiomyopathien können auch deutlich später im Verlauf der Therapie auftreten; die allermeisten Fälle werden zwischen dem 6.–9. Monat beobachtet, allerdings gibt es auch Einzelfallberichte, in denen die Kardiomyopathie erst nach 4 Jahren Behandlung erstmalig auftrat. Patienten mit kardialer Vorgeschichte oder auffälligen kardialen Werten in der klinischen Untersuchung sollten vor dem Beginn einer Clozapintherapie kardiologisch oder hausärztlich vorgestellt werden. Klinische Symptomen einer Kardiomyopathie: Kurzatmigkeit, Ruhedyspnoe, Husten, Müdigkeit, Ödeme und Thoraxschmerzen. Auf diese Zeichen sollten die Patienten regelmäßig am besten viermal pro Jahr hin untersucht werden. Patienten mit neu aufgetretenen derartigen Symptomen sollten ein EKG, Thorax-Röntgen und, wenn möglich, auch eine Echokardiographie erhalten. Ggf. kann die regelmäßige Bestimmung des BNP (brain natriuretic peptide) oder eine Echokardiographie bei Patienten unter Clozapin-Langzeittherapie die Entwicklung einer Kardiomyopathie rechtzeitig erkennen, obgleich hierzu kontrollierte Studien noch ausstehen
- Erhöhtes Mortalitätsrisiko für Patienten mit Demenz
- Fettstoffwechselstörungen
- Orthostatische Hypotonie bzw. eine kompensatorische Tachykardie, Müdigkeit oder Synkopen können als Folge eines α_1-adrenergen Antagonismus auftreten. Siehe bezüglich der Verträglichkeitsprofile zum Vergleich der Wahrscheinlichkeit orthostatischer Effekte zwischen den einzelnen Antipsychotika auch Tabelle 24. Antipsychotika: Häufigkeit unerwünschter Arzneimittelwirkungen auf Seite 247ff.. Patienten, die Substanzen mit einem höheren Risiko für eine posturale Hypotonie erhalten, sollten auf ein vorsichtiges Aufsetzen im Bett morgens in den ersten Therapiewochen hingewiesen werden, sowie nur vorsichtige Dosiserhöhungen in kleinen Schritten erhalten. Setzen Sie keinesfalls Epinephrin ein, da es den Blutdruck weiter senken kann. Dosiserhöhungen von Risperidon, Quetiapin, Clozapin und Iloperidon sollten nur sehr vorsichtig vorgenommen werden, um das Risiko einer Hypotonie als auch für eine Sinus- oder Reflextachykardie zu reduzieren. Beides kann in höherem Lebensalter schnell zu Stürzen führen (ggf. hilfreich: ausreichende Flüssigkeits- und Salzzufuhr, Stützstrümpfe, Midodrin [Gutron®], Fludrocortison [Astonin® H], Dihydroergotamin [Dihydergot®])

- Thromboembolische Ereignisse: Fallberichte über pulmonare und/oder venöse thromboembolische Ereignissen unter Asenapin, Clozapin, Lurasidon, Olanzapin und Quetiapin
- Plötzliche, durch Autopsie nicht aufklärbare Todesfälle bei mit Antipsychotika behandelten Patienten sind sehr selten. Als mögliche Ursachen wurden ein gestörter Schluckreflex, laryngeal-pharyngeale Spasmen, ein Herzstillstand durch Arrhythmie (z.B. durch Torsade de pointes), eine maligne Hypotonie oder epileptische Krampfanfälle diskutiert. Es ist jedoch nicht nachgewiesen, dass unter Antipsychotikabehandlung das Risiko für plötzliche Todesfälle höher ist als in der Allgemeinbevölkerung
- Transienter Blutdruckanstieg, Tachykardie, T-Negativierung oder ST-Senkung sind unter Clozapin möglich (meist zu Beginn der Behandlung)
- Bradykardie (Amisulprid)
- Unter Olanzapin wurden Ödeme beobachtet

Endokrine und metabolische UAW

- *ADH-Dysfunktion:* Funktionsstörungen des antidiuretischen Hormons: Polidipsie, intermittierende Hyponatriämie und ein psychotisches Syndrom. Die Prävalenz bei Patienten mit einer Schizophrenie wird auf 6–20 % geschätzt; die Symptomschwere kann von leichten kognitiven Störungen bis hin zu generalisierten Anfällen, Koma und Tod reichen. Bei älteren Patienten, Rauchern und Alkoholikern ergibt sich ein höheres Risiko. Empfohlen wird die regelmäßige Elektrolytbestimmung, um insbesondere Clozapin-Patienten zu identifizieren, die ein erhöhtes Risiko für Krampfanfälle haben
- *Metabolische Störungen,* die mit der Gabe von SGA einhergehen können, sind: Fettstoffwechselstörungen, Glukoseintoleranz, Diabetes, metabolisches Syndrom und Gewichtszunahme. Bei Clozapin und Olanzapin besteht das höchste Risiko für metabolische Veränderungen und die stärkste Erhöhung von Gewicht, Blutfettwerten und Glukose. Quetiapin und Risperidon nehmen diesbezüglich eine Mittelstellung ein (mit Ausnahme der Cholesterinerhöhung; hier ist bei Quetiapin das Risiko höher als bei Risperidon). Ziprasidon und das TGA Aripiprazol haben diesbezüglich das geringste Risiko. Die SGA Lurasidon und Ziprasidon scheinen insgesamt das niedrigste allgemeine metabolische Risikopotenzial aufzuweisen, allerdings ist ein direkter Vergleich dieser Substanzen trotzdem schwierig, da ausreichende Studien mit eng definierten Studiengrenzen und Kriterien diesbezüglich nicht in ausreichender Menge zur Verfügung stehen
- *Fettstoffwechselstörungen:*
  - Fettstoffwechselstörungen (Erhöhung des Nüchtern-Cholesterins, LDL-Cholesterins und Triglyzeride) werden regelmäßig mit SGA in Verbindung gebracht. Das höchste Risiko besteht bezüglich Clozapin und Olanzapin; es ist mittelgradig bei Quetiapin, niedriger bei Risperidon, Paliperidon oder Ziprasidon. Für Asenapin, Iloperidon, Lurasidon und Paliperidon scheint sich kein klinischer Effekt bezüglich des Cholesterins zu ergeben. Hinsichtlich Iloperidol und Lurasidon gibt es dazu keine längeren klinischen Studien
  - Die Risiken scheinen mit einer Gewichtszunahme assoziiert zu sein, sind aber nicht völlig davon abhängig. Gewichtszunahme und Übergewicht, diätetische Veränderungen, Glukoseintoleranz und Insulinresistenz wurden alle als mögliche Verursacher für die Fettstoffwechselstörung beschrieben
  - Siehe auch Seite 161: Kontrolluntersuchungen
  - Behandlungsoptionen: Veränderungen des Lebensstils und der Ernährung, Wechsel zu einem anderen Antipsychotikum, das ein geringeres Potenzial für Fettstoffwechselstörungen hat, cholesterinsenkende Medikamente wie Statine, Fibrate oder spezifische Öle
- *Glukoseintoleranz/Insulinresistenz/Hyperglykämie/Typ 2-Diabetes mellitus:*
  - Die Behandlung mit SGA wurde mit einem erhöhten Risiko für Insulinresistenz, Hyperglykämie und Typ-2-Diabetes (Neuauftreten, Exazerbation eines existierenden Diabetes mellitus, Ketoazidose) in Verbindung gebracht[53]
  - Das höchste Risiko für eine Störung des Glukosemetabolismus besteht bei Clozapin oder Olanzapin, ein mittleres Risiko besteht mit Quetiapin, das niedrigste Risiko liegt bei Risperidon und Ziprasidon. Für Asenapin und Paliperidon zeigten Studien sowohl bei Kurzzeit- als auch bei Langzeitstudien keine signifikante Erhöhung der Glukosespiegel; das Gleiche gilt für Kurzzeitstudien von Iloperidon und Lurasidon, wohingegen Langzeitstudien für beide Substanzen nicht verfügbar sind

  - Mögliche Behandlungsoptionen: Änderungen des Lebensstils und der Ernährung, der Wechsel zu einem anderen Antipsychotikum mit einem geringeren Risiko für Glukoseregulationsstörungen oder aber auch die Zugabe eines Medikaments wie Metformin mit Wirkung auf die Glukoseregulation
  - Diabetische Ketoazidose und diabetisches hyperosmolares Koma sind sehr seltene unerwünschte Wirkungen von Antipsychotika, wurden allerdings auch unter Clozapin berichtet
- *Prolaktinspiegelanstieg:*
  - Zum Prolaktinanstieg kann es einige Stunden nach Einnahme und Normalisierung innerhalb von 12–24 Stunden unter Clozapin, Olanzapin, Quetiapin und Ziprasidon kommen[54]; unter der Dauermedikation von Risperidon hält diese Erhöhung an (Inzidenz >30 %, allerdings geringer unter Depot-Risperidon) und Paliperidon; erhöhte Plasmaproteinspiegel in Dosisabhängigkeit sind auch bei Olanzapin-Dosierungen über 20 mg/Tag bekannt. Weiter wurden Prolaktionspiegelerhöhungen bei Patienten unter Iloperidon in Kurzzeitstudien berichtet. Eine anhaltende Erhöhung der Prolaktinspiegel wurde auch unter Asenapin beobachtet. Die dosisabhängige Erhöhung des Serumprolaktins zeigten sich auch unter Lurasidon, allerdings bisher ohne Berichte über damit assoziierte unerwünschte Wirkungen
  - Siehe auch die relativen Verträglichkeitsprofile in Tabelle 24. Antipsychotika: Häufigkeit unerwünschter Arzneimittelwirkungen auf Seite 247 ff.: Vergleich zwischen verschiedenen Antipsychotika bezüglich Hyperprolaktinämie
  - Klinische Folgen von Prolaktinspiegel-Erhöhungen können kurzfristig eine Galaktorrhoe, Gynäkomastie, mentruelle Unregelmäßigkeiten und sexuelle Dysfunktionen und langfristig Risiken wie Osteoporose (als ein Ergebnis einer reduzierten Knochendichte in Folge eines chronischen Hypogonadismus), bestimmte hormonabhängige Tumoren und Brustkrebs sein (Daten allerdings widersprüchlich)
  - *Folgen bei Frauen:* Brustvergrößerung und einschießender Milchfluss (wahrscheinlicher bei Frauen nach Schwangerschaften), Amenorrhoe (mit dem Risiko einer Unfruchtbarkeit), menstruelle Unregelmäßigkeiten, Libidoveränderung, Hirsutismus (aufgrund erhöhten Testosterons), und mögliche Osteoporose aufgrund des reduzierten Östrogens). Es wird empfohlen, dass Frauen mit einer Hyperprolaktinämie oder Amenorrhoe über 12 Monaten Dauer eine Knochendichtemessung angeboten wird
  - *Folgen bei Männern:* Gynäkomastie, selten Galaktorrhoe, verminderte Libido und erektile oder ejakulatorische Dysfunktion
  - *Untersuchung und Beobachtung:* Die Leitlinien empfehlen Routineuntersuchungen hinsichtlich Beschwerden, die mit einer Prolaktinerhöhung einhergehen können. Bei positivem Nachweis eines solchen Befundes sollte immer ein Prolaktinspiegel bestimmt und der Versuch unternommen werden, nicht pharmakologische Gründe auszuschließen. Der unter Nüchternbedingungen abgenommene Serumprolaktinspiegel morgens scheint am wenigsten variabel zu sein und am besten mit dem Prolaktion-Status zu korrelieren. In Fällen, in denen das Antipsychotikum als Ursache angenommen wird, empfiehlt sich der Wechsel zu einem Antipsychotikum mit einem geringeren Potenzial für eine Prolaktinspiegelerhöhung, zumindest für eine kurze Zeit von 3–4 Tagen, um danach einerseits den Verdacht zu bestätigen und auch weitere ggf. unnötige und belastetende Diagnostik wie zum Beispiel ein MRT oder CT des Hypothalamus oder der Zirbeldrüse zu vermeiden
  - *Behandlungsmöglichkeiten:* Wenn das Absetzen der antipsychotischen Medikation nicht möglich ist, sollte der Wechsel zu einer anderen Substanz mit einem geringeren Risiko für Hyperprolaktinämien erfolgen. Das Risiko eines Rückfalls muss hierbei gut abgewogen werden. Andere Möglichkeiten sind Dosisreduktion oder die Gabe von Dopaminagonisten wie Bromocriptin oder Cabergolin, die allerdings auch zur Exazerbation der Grunderkrankung führen können. Bei Patientinnen mit einer durch Risperidon verursachten Hyperprolaktinämie kann eine niedrige Aripiprazoldosis (3–6 mg pro Tag) den Prolaktinspiegel reduzieren[55]
- *Metabolisches Syndrom:*
  - Metabolische Syndrome sind eng mit den Risikofaktoren für zerebrovaskuläre Erkrankungen wie Fettleibigkeit, Fettstoffwechselstörung, Bluthochdruck und gestörte Glukosetoleranz verbunden. Entsprechend der internationalen Diabetes-Gesellschaft und deren Kriterien müssen zur Diagnose bei Europäern ein Bauchumfang von mehr als 94 cm bei Männern und 80 cm bei Frauen zusätzlich zu mindestens zwei der folgenden Faktoren vorliegen: Triglyzeride >150 mg/dl, HDL-Cholesterin <40 mg/dl bei Männern und <50 mg/dl bei Frauen, Blutdruck >130 bzw. >85 mmHg und ein Nüchternglukose-Wert von >100 mg/dl

- Das metabolische Syndrom ist ein wichtiger Risikofaktor in der Entwicklung des Typ-2-Diabetes und zerebrovaskuläre Erkrankungen. Patienten mit einem metabolischen Syndrom haben ein 5-fach erhöhtes Risiko einen Typ-2-Diabetes und ein 2–3-fach erhöhtes Risiko, einen Herzanfall oder einen Schlaganfall zu erleiden
- Das Risiko, ein metabolisches Syndrom zu entwickeln, erscheint unter Clozapin und Olanzapin am größten, gefolgt von Risperidon, Asenapin, Iloperidon und Quetiapin. Ziprasidon und Lurasidon scheinen ein niedriges Risiko zu besitzen

• *Einfluss auf Schilddrüsenhormone:* Unter Quetiapin wurde eine dosisabhängige Verminderung der gesamten und freien T_4-Konzentration beobachtet; die klinische Signifikanz ist noch unklar
• *Gewichtszunahme:*
  - Ungefähr 50 % der Patienten nehmen bis zu 20 % ihres Gewichts zu. Replizierte Studien zeigten, dass unter Clozapin, Olanzapin und Iloperidon die höchsten Gewichtszunahmen zu verzeichnen waren. Bei Quetiapin, Risperidon, Paliperidon und Asenapin nimmt die Gewichtszunahme eine Mittelstellung ein; für Lurasidon und Ziprasidon ist die Gewichtszunahme auf Placeboniveau. Es konnten verschiedene Phasen der Gewichtszunahme unter Antipsychotika identifiziert werden: eine schnelle Phase der Zunahme innerhalb der ersten 3 Monate der Behandlung (Phase 1); eine kontinuierliche Zunahme innerhalb des folgenden Jahres nach Beginn der Behandlung (Phase 2) und abschließend eine stabile Gewichtsphase bei laufender Therapie (Phase 3)
  - Bei Olanzapin und Clozapin korreliert die Gewichtszunahme mit der Dosis; für die anderen SGA liegen keine Studien vor, die diese Korrelation untersucht haben
  - Als Risikofaktoren für eine Antipsychotika-induzierte Gewichtszunahme scheint ein zu Beginn niedriger BMI der Patienten, niedriges Lebensalter, keine Vorbehandlung mit Antipsychotika, ein hoher BMI der Eltern und der Nichtraucherstatus relevant zu sein
  - Der Mechanismus, über den Antipsychotika eine Gewichtszunahme beeinflussen, ist nach wie vor unbekannt (diskutiert werden Einflüsse auf verschiedene Systeme, u. a. der 5-HT_{1B}-, 5-HT_{2C}-, α_1- und H_1-Neurotransmittersysteme, Prolaktinämien, Störungen des Gleichgewichts der gonadalen und adrenalen Steroide, eine Erhöhung des zirkulierenden Leptins, aber auch Sedierung und Inaktivität, Kohlenhydrat-Craving und die exzessive Aufnahme von hochkalorischen Getränken, um den durch die Medikamente verursachten Durst bzw. die Mundtrockenheit abzumildern)
  - Siehe auch die relativen Verträglichkeitsprofile in Tabelle 24. Antipsychotika: Häufigkeit unerwünschter Arzneimittelwirkungen auf Seite 247 ff. für einen Vergleich der Wahrscheinlichkeit der Gewichtszunahme zwischen den verschiedenen Antipsychotika
  - *Behandlungsmöglichkeiten:* Übergewicht zu reduzieren ist eine Herausforderung für jeden Menschen, so das präventive Strategien, die den Blick auf einen gesunden Lebensstil legen, empfohlen werden. Dass es sich oft nicht um dosisabhängige Gewichtszunahme handelt, ist die Wirksamkeit von Dosisreduktionen immer unsicher. Oftmals ist der Wechsel eines Antipsychotikums mit einer höheren Gewichtszunahme zu einem Antipsychotikum mit geringerer Gewichtszunahme indiziert, allerdings kann auch die Gabe von gewichtsreduzierenden Medikamenten empfohlen werden. Hierzu gehören Amantadin (100–300 mg/Tag), Bromocriptin (2,5 mg/Tag), Famotidin (40 mg/Tag), Topiramat (bis zu 200 mg/Tag), die Nizatidin (300 mg zweimal täglich), Orlistat (120 mg dreimal täglich) und Metformin 850–1000 mg zweimal täglich. Die beste Evidenz diesbezüglich besteht für Metformin und Topiramat; in entsprechenden Studien wurden typischerweise Gewichtsabnahmen von 5–10 Kilo über 12–16 Wochen erreicht

Gastrointestinale UAW

• Obstipation: siehe anticholinerge UAW auf Seite 200. Clozapin und Olanzapin haben eine hohe Affinität für den M_1-Rezeptor; Quetiapin hat eine mittlere Affinität; die weiteren SGA haben entweder eine sehr niedrige oder zu vernachlässigende Affinität für diese Rezeptoren. Eine ausgeprägte Obstipation unter Clozapin führte in Einzelfällen zu schwerwiegenden Komplikationen (Ileus, Mukosanekrose); seltene Todesfälle
• Dysphagie und Aspiration sind unter Antipsychotika berichtet worden. Aus diesem Grunde sollten die Medikamente vorsichtig bei Patienten mit einem erhöhten Risiko für Aspirationspneumonie eingesetzt werden (zum Beispiel Patienten mit fortgeschrittener Alzheimer-Erkrankung)
• Mundtrockenheit, siehe anticholinerge Wirkungen auf Seite 200

- Obstipation: Paliperidon wegen seiner besonderen Formulierung (OROS) bei Patienten mit einer vorbestehenden ausgeprägten gastrointestinalen Enge vermeiden (zum Beispiel ösophageale Motilitätsstörung, Gastritis, Kurzmagensyndrom etc.). Unter Clozapin kann es zu Peristaltikstörungen in unterschiedlichen Schweregraden kommen, die bis zur Obstruktion, Ischämie, Perforation und Aspiration gehen können. In 102 Fällen einer vermuteten lebensbedrohlichen Hypomotalität unter Clozapin betrug die Mortalitätsrate 27,5 % und eine hohe Morbidität, meist durch eine Magenresektion, siehe auch anticholinerge Effekte auf Seite 200
- Orale Hypoästhesie: verminderte orale Sensitivität unter Asenapin berichtet
- Unter Clozapin kann selten eine Parotitis auftreten
- Refluxösophagitis (Inzidenz unter Clozapin ca. 11 %)
- Sialorrhoe (meistens unter Clozapin), dabei treten Schluckstörungen und Würgen auf; beides ist am problematischsten während des Schlafs. Diese Nebenwirkung ist dosisabhängig und kann bis zu einer Aspirationspneumonie führen. Die Störung kann möglicherweise durch die Stimulation von muskarinischen M_4-Rezeptoren oder α_2-Adrenozeptoren der Speicheldrüsen auftreten. Therapeutisches Vorgehen: zuckerfreies Kaugummi, das Kopfkissen mit einem Handtuch bedecken, Dosis reduzieren. Folgende medikamentöse Maßnahmen können erfolgreich sein: Amitriptylin (25–100 mg), Benzatropin (1 bis 4 mg), oder Trihexyphenidyl (5–15 mg pro Tag), jedoch Vorsicht hierbei, es kann dabei zu additiven anticholinergen Wirkungen kommen. Pirenzepin (24–100 mg), Clonidin (0,05–0,4 mg einmal täglich oral oder auch als Pflaster), jedoch Vorsicht: additive Hypotonie kann auftreten. Terazosin (2 mg täglich), Scopolamin-Pflaster, Atropin „Augentropfen" (ein Tropfen sublingual ein- bis zweimal/Tag), Tropicamid „Augentropfen" (1–2 Tropfen bilateral sublingual 1/Tag), Ipratopium nasal (als Spray unter die Zunge bis zu 2 Hübe dreimal täglich
- Verlust des Schluckreflexes (scheint bei Männern häufiger zu sein)

Urogenitale UAW und sexuelle Störungen

- Nebenwirkungen auf die Sexualfunktion entstehen durch eine veränderte Dopamin- (D_2-), Serotonin-, Acetylcholin-, α_1- oder H_1-Aktivität. Die Hyperprolaktinämie ist der Hauptgrund für sexuelle Dysfunktionen bei Frauen unter Antipsychotika
- Behandlungsoptionen: (1) Dosisreduktion, (2) Abwarten über 1 bis 3 Monate, um eine mögliche Toleranzentwicklung abzuwarten, (3) Wechsel des Antipsychotikums oder (4) Zugabe einer Medikation, die Einfluss auf die Symptome haben (s. u. Behandlungsoptionen und Empfehlungen bezogen auf den spezifischen Typ einer Dysfunktion; die Wirksamkeit für den Einsatz dieser Mittel basiert allerdings im Wesentlichen auf offenen Studien und Fallberichten)
- Eine geringe Rate an sexuellen Dysfunktionen wird unter den Medikamenten Quetiapin, Ziprasidon und Aripiprazol berichtet
- Anorgasmie (Behandlung: Bethanechol, dreimal 10 mg oder 10–15 mg b. Bd.), Neostigmin (7,5–15 mg b. Bd.), Cyproheptadin (einmal 8 mg/Tag oder 4–12 mg b. Bd.), Amantadin (100–200 mg/Tag)
- Ejakulationsschwäche, retrograde Ejakulation (insbesondere bei Risperidon). Therapieempfehlung bei retrograder Ejakulation: Trimipramin (25–50 mg beim Zubettgehen), Yohimbin (5,4 mg 1-3/täglich, 1–4 Stunden vor dem Geschlechtsverkehr) oder Cyproheptadin (4–16 mg/Tag)
- Erektile Dysfunktion, Impotenz. Die Inzidenz unter den SGA ist nicht ganz klar, sie scheint jedoch niedriger als in der Gruppe der FGA (mit Ausnahme von Risperidon) zu sein. Behandlung: Bethanechol (10 mg dreimal täglich oder 10–50 mg vor dem Geschlechtsverkehr), Yohimbin (5,4 mg 1-3/täglich, 1–4 Stunden vor dem Geschlechtsakt), Sildenafil (25–100 mg) und Amantadin (100–300 mg/Tag)
- Libidoverlust (Behandlung: Neostigmin (7,5–15 mg) oder Cyproheptadin (4–16 mg) 30 Minuten vor dem Geschlechtsverkehr
- Priapismus ist unter den meisten SGA berichtet worden, auch unter neueren Substanzen wie zum Beispiel Iloperidon. Der α_1-Antagonismus scheint hierbei eine Rolle zu spielen. Hinsichtlich der α_1-antagonistischen Wirkungen der Medikamente siehe Seite 246
- Nierenfunktionsstörungen: seltene Berichte über interstitielle Nephritiden sowie akutes Nierenversagen unter Clozapin
- Harninkontinenz (Überflussinkontinenz/nächtliches Einnässen) wird unter Clozapin bei bis zu 42 % der Patienten berichtet; Fallberichte auch unter Olanzapin und Risperidon. Scheint häufiger unter Clozapin aufzutreten; das relative Risiko für die verschiedenen SGA ist unbekannt. Empfehlungen: Dosisreduktion; verminderte Flüssigkeitsaufnahme abends, insbesondere keine koffeinhaltigen Getränke oder Alkohol

Wasserlassen direkt vor dem Zubettgehen empfohlen, ein geplantes Wasserlassen nachts (Wecker). Es existieren Fallberichte für erfolgreiche Behandlungen mit einer Vielzahl verschiedener pharmakologischen Behandlungsmöglichkeiten inklusive Amitriptylin 25 mg/Tag, Aripiprazol 10–15 mg/Tag, Ephedrin 25–150 mg/Tag, Oxybutynin 5–15 mg/Tag, Pseudoephedrin 60 mg, Trihexyphenidyl 5-6 mg/Tag oder Tolderodin 1-4 mg/Tag; Verapamil 80 mg/Tag
- Harnverhalt: siehe anticholinerge Effekte auf Seite 200

Sehstörungen

- Verschwommenes Sehen/trockene Augen: siehe anticholinerge Effekte auf Seite 200
- Esotropie: Einzelfallberichte von Fällen von Esotropie (bestimmte Form des Strabismus) unter Olanzapin
- Intraoperatives Floppy-Iris-Syndrom (IFIS): es handelt sich um eine Komplikation während einer Augenoperation (Katarakt-Entfernung), die durch eine schlaffe Iris und eine progressive intraoperative Pupillen-Verengung charakterisiert wird, die zu einem Augenschaden führen kann (mit der Gabe von Risperidon assoziiert)

Hämatologische Reaktionen

- Blutbildungsstörungen, die die Erythropoese, Granulopoese oder Thrombozytopoese beeinträchtigen, werden mit der Gabe der meisten Antipsychotika grundsätzlich assoziiert
- Klinisch signifikante Störungen des Blutbildes mit Antipsychotika sind allerdings sehr selten, mit Ausnahme unter Clozapin. Demzufolge ist das Auftreten von Blutbildstörungen, vor allem unter Clozapin, immer Grund für eine intensive Abklärung der Ursache
- Aplastische Anämie: unter Risperidon und Clozapin berichtet
- Anämie: möglich unter Asenapin, Clozapin, Iloperidon, Lurasidon und Ziprasidon
- Eosinophilie: typischerweise ohne klinische Relevanz, außer bei sehr ausgeprägten Befunden. Vorübergehende Erhöhungen der Eosinophilen ohne klinische sonstige Symptomatik werden unter Olanzapin, Quetiapin und Ziprasidon berichtet. Eine Eosinophilie wurde unter Clozapin am häufigsten zwischen der 3.–5. Behandlungswoche beobachtet; es besteht eine höhere Inzidenz bei Frauen. Neutropenien können oftmals parallel auftreten. In den allermeisten Fallberichten führte das Absetzen des Antipsychotikums zu einer raschen Normalisierung des Blutbildes
- Leukopenien und Neutropenien/Agranulozytosen werden als leicht, mittelgradig oder schwer klassifiziert. Vorübergehende Neutropenien, die ausschließlich in den Morgenstunden auftreten und bei denen das Blutbild nachmittags wieder normale Werte ergibt, sind unter Clozapin berichtet worden. Unter Olanzapin können bei Patienten, die eine Clozapin-induzierte Neutropenie erlitten hatten, ebenfalls Neutropenien auftreten. Agranulozytosen können unter allen Antipsychotika auftreten, grundsätzlich ist dies jedoch eine sehr seltene Nebenwirkung mit einer Inzidenz von weniger als 0,1 %, jedoch mit der Ausnahme unter Clozapin, hier tritt diese Nebenwirkung in ca. 1 % der Patienten auf; das Risiko liegt bei 0,38 %, wenn die vorgeschriebene Überwachung durchgeführt wird. Die höchste Wahrscheinlichkeit besteht in den ersten 26 Wochen einer Clozapin-Behandlung. Tödliche Verläufe entstehen meist durch Infektionen aufgrund einer Immunschwäche. Patienten, die Clozapin erhalten wollen, müssen sich vorab mit den Routineblutbild-Kontrollen einverstanden erklären und diese dann auch durchführen lassen (siehe Seite 160 für die entsprechenden Regeln). Typische Risikofaktoren: höheres Lebensalter, weibliches Geschlecht und bestimmte ethnische Gruppen (besonders Ashkenazi-Juden). Clozapin sollte nicht bei Patienten mit myeloproliferativen Erkrankungen, Granulozytopenien oder schon bereits vorbestehenden Blutbildveränderungen eingesetzt werden. Patienten sollten regelmäßig darauf hingewiesen werden, jedes Infektzeichen oder das Auftreten grippeähnlicher Symptome (besonders Fieber, Halsentzündung, Schüttelfrost, Krankheitsgefühl etc.) zu berichten. Patienten unter Clozapin können in Einzelfällen vorübergehende Fieberschübe entwickeln, insbesondere während der ersten Wochen der Behandlung. Fieber, das sich aufgrund einer zugrunde liegenden Blutbildungsstörung oder Infektion, dem Auftreten eines malignen neuroleptischen Syndroms oder einer Myokarditis entwickelt, müssen unbedingt ausgeschlossen werden. Die Gabe weiterer Medikamente, die das Blutbild schädigen können, sollen vermieden werden, siehe Seite 218 ff., Tabelle 21. Antipsychotika der 2. Generation (SGA): Wechselwirkungen
- Leukozytose: 41 % Risiko einer vorübergehenden Leukozytose wird unter Clozapin berichtet. Leukozytosen können auch unter Ziprasidon auftreten

- Panzytopenie: Fallberichte unter Quetiapin, mit einem sich normalisierenden hämatologischen Profil innerhalb von 7 Tagen nach Absetzen der Substanz
- Thrombozytopenien: Unregelmäßigkeiten der Plättchen werden selten berichtet. Fallberichte von Thrombozytopenien unter Asenapin, Clozapin, Olanzapin, Quetiapin, Risperidon und Ziprasidon
- Thrombozytosen: Fallberichte unter Clozapin. In den meisten Fällen kommt es nach Absetzen der Medikation zu einer Normalisierung der Plättchenzahl

Hepatische Reaktionen

- Akutes Leberversagen: In den letzten 10 Jahren gab es immer wieder Einzelfälle von Leberversagen, besonders bei Frauen (Altersgruppe 58–74 Jahre) im Zusammenhang mit dem Einsatz von Quetiapin. Die Dauer der Quetiapin-Exposition in diesen Fällen war mit 9 Tagen bis 6 Wochen relativ kurz, und auch die bisherigen Informationen über die entsprechend verwendeten Dosierungen (soweit bekannt) zeigten, dass oftmals relativ niedrige Dosierungen von Quetiapin (20–100 mg/Tag) eingesetzt worden waren. Einige dieser Fälle verliefen tödlich
- Cholestatischer Ikterus (reversibel bei Absetzen): Tritt in weniger als 0,1 % der Patienten in den ersten 4 Behandlungswochen auf, die mit Antipsychotika behandelt werden. Unter Clozapin, Olanzapin und Ziprasidon berichtet
- Hepatomegalie/Steatohepatitis: Fallberichte von nicht alkoholbedingter Steatohepatitis (besonders mit Fettleber und Entzündung, Nekrosen und Hepatomegalie, in Kombination mit einer leichten bis moderaten Erhöhung von GPT und GOT) wurde unter Olanzapin und Risperidon beobachtet. Risikofaktoren: Gewichtszunahme, Hyperlipidämie, Diabetes mellitus Typ 2 und Polypharmazie, zu Beginn ist dies relativ gutartig, kann sich allerdings zu einer Leberzirrhose entwickeln. Hepatomegalie und Fettleberentwicklungen werden auch unter Ziprasidon berichtet
- Pankreatitis: wurden unter Risperidon, Olanzapin, Quetiapin und Clozapin berichtet. Auftreten meist innerhalb der ersten 6 Monate der Therapie (dann auch möglicherweise assoziiert mit einer Hyperglykämie und Hypertriglyzeridämie); Hyperamylasämie wurde unter Risperidon berichtet
- Transaminasenerhöhung: Erhöhung von GPT, GOT und oder GGT werden typischerweise innerhalb der 2.–6. Woche einer Behandlung berichtet. Bis zu 40 % der Patienten mit Clozapin zeigen Transaminasenerhöhungen bis zum Zweifachen der Norm. Typischerweise sind diese Erhöhungen asymptomatisch und vorübergehend, nur selten bzw. sehr selten gibt es Berichte über Hepatitis oder sogar Leberversagen. Transaminasenerhöhungen über das Dreifache der Norm erfordern in der Regel ein Absetzen der Medikation, mit einem Ikterus einhergehende Hepatitis werden nur bei bis zu 0,06 % der Clozapin-Patienten beobachtet
- Siehe auch Seite 196 für Dosierungsempfehlungen bei hepatischen Einschränkungen

Überempfindlichkeitsreaktionen

- Überempfindlichkeitsreaktionen treten in der Regel innerhalb der ersten Monate auf, können aber auch nach dem Absetzen vorkommen
- Photosensitive und photoallergische Reaktionen (auch sonnenbrandähnliche, erythematöse Veränderungen), evtl. mit Blasenbildung
- Hautreaktionen, Ausschlag, in seltenen Fällen Pigmentstörungen (Risperidon)
- Selten: Asthma, Larynxödem, angioneurotisches peripheres Ödem, anaphylaktische Reaktionen. Schwere allergische Reaktionen sind bei Patienten unter Asenapin berichtet worden. Patienten sollten über diese möglichen Nebenwirkungen informiert werden; ihnen wird empfohlen, bei Auftreten dieser Nebenwirkungen sofort eine Notfallaufnahme aufzusuchen oder den Notarzt zu verständigen, wenn solche Symptomatik bei ihnen beginnend auftreten (Gesichtsschwellung, Zungenschwellung, Halsschwellung, Schwierigkeiten beim Atmen, Ohnmachtsgefühle, juckende, kratzende Haut)

Temperaturregulationsstörungen

- Die Fähigkeit des Körpers, auf Temperatur- oder Feuchtigkeitsänderungen zu reagieren, kann eingeschränkt sein (Hyper- oder Hypothermie bei Temperaturextremen durch Inhibition des hypothalamischen Kontrollzentrums)
- Eine vorübergehende Temperaturerhöhung kann bei Clozapin bei bis zu 50 % der Patienten auftreten (meist innerhalb der ersten 3 Behandlungswochen) und kann einige Tage anhalten. Nicht dosisabhängig, höheres Risiko bei älteren Patienten. Gleichzeitig kann es auch zu einer begleitenden Leukozytose kommen

Andere UAW

- Leichte Erhöhung der Harnsäure (Olanzapin)
- Rhinitis (Risperidon 15 %, Olanzapin 12 %, auch bei Clozapin beobachtet)
- Erhöhte Serumtriglyzerid- und -cholesterinspiegel sind unter Clozapin und Quetiapin beobachtet worden
- Einzelfälle einer Exazerbation einer Bulimia nervosa unter Risperidon und Clozapin wurden beobachtet
- Hyperventilation unter Quetiapin und Olanzapin (Einzelfälle)
- Orale Hyp- und Parästhesien (Asenapin)

Absetzphänomene

- Treten meistens 24–48 Stunden nach Absetzen der Medikation oder aber nach größeren Dosisreduktionen auf
- Ein abruptes Absetzen einer höheren Dosis kann in seltenen Fällen zu Übelkeit, Erbrechen, Schwindel, Tremor, Hitzewallungen, Kälteschauern, Schwitzen, Tachykardien, Kopfschmerzen und Schlafstörungen führen. Diese Symptome beginnen in der Regel 2–3 Tage nach dem plötzlichen Absetzen des Medikamentes und können bis zu 14 Tage anhalten. Nach dem abrupten Absetzen von Clozapin können Unruhe, Aggressionen, Delire, Verschlechterungen der Psychose, Schwitzen und Bewegungsstörungen auftreten (empfohlene Dosisreduktion: 25–100 mg/Woche). Dosisreduktion bei Quetiapin 50–200 mg/Woche
- In den ersten Tagen nach dem Absetzen können Reboundphänomene auftreten: Akathisie, Dystonie und Parkinsonismus innerhalb der ersten Tage; Absetzdyskinesie innerhalb der ersten 4 Wochen
- Tardive Syndrome (Spätdyskinesien, tardive Dystonie, tardive Akathisie) können auftreten bzw. demaskiert werden: Auftreten meist 2–4 Wochen nach dem abrupten Absetzen (Behandlung: antipsychotische Therapie erneut beginnen und langsamer reduzieren). Rebound-Dystonie, Parkinsonismus, und Akathisie treten auch auf, üblicherweise innerhalb der 1. Woche nach dem Absetzen (Behandlung: erneutes Eindosieren der Antipsychotika und langsames Reduzieren oder aber gleichzeitige Behandlung mit einer EPS-wirksamen Medikation)
- Bei einigen Patienten trat nach abruptem Absetzen eine „Hypersensitivitätspsychose" (akuter Rückfall) auf (besonders unter Clozapin und Quetiapin). Tritt meistens innerhalb 2–3 Wochen nach dem Absetzen oder sogar früher auf (Empfehlung: Therapie wieder erneut beginnen)
- Das abrupte Absetzen einer lang wirksamen Depotmedikation ist mit weniger Nebenwirkungen behaftet, da die Plasmakonzentration nur langsam absinkt
- Behandler sollten beim Wechsel auf ein anderes Antipsychotikum beachten, dass es zu Absetzphänomenen kommen kann, die dann fälschlicherweise als Nebenwirkungen des neuen Medikaments fehlinterpretiert werden
- Wenn das Absetzen von Clozapin geplant wird, ist die langsame Dosisreduktion über mindestens 1–2 Wochen empfohlen. In den Fällen, in den der klinische Zustand des Patienten eine abrupte Beendigung der Medikation erfordert (besonders bei schwerer Leukopenie, oder kardiovaskulärer Toxizität) ist ein besonderes Augenmerk auf mit dem Absetzen verbundene psychotische Symptome und eine cholinerge Rebound-Symptomatik mit Kopfschmerzen, Schwitzen, Übelkeit, Erbrechen und Durchfall zu achten

→ **Nach einer langfristigen Gabe von Antipsychotika sollten diese, wenn irgend möglich, nur sehr vorsichtig abgesetzt werden**

- Empfehlungen zum Wechsel zu einer anderen antipsychotischen Medikation siehe unter Umstellung der Antipsychotikatherapie auf Seite 225

Vorsichtsmaßnahmen

- Die Gabe von SGA bei älteren Patienten mit Demenz ist mit einem höheren Risiko für Schlaganfälle, TIA und Todesfällen assoziiert
- Dysphagie und Aspiration wurden mit dem Einsatz von Antipsychotika in Verbindung gebracht. Diese Medikamente sollten nur sehr vorsichtig bei Patienten mit einem Risiko für eine Aspirations-Pneumonie eingesetzt werden (besonders bei fortgeschrittener Alzheimererkrankung)
- Überwachen Sie Patienten routinemäßig hinsichtlich Risikofaktoren für kardiovaskuläre Erkrankungen, auch im Hinblick auf die Familienanamnese bezüglich chronisch venöser Erkrankungen, Rauchen, Bluthochdruck, Fettstoffwechselstörungen, Diabetes, und metabolischem Syndrom. Wählen Sie, wenn möglich, SGA mit einem niedrigeren Risiko für metabolische Störungen

- SGA können in Einzelfällen die Krampfschwelle senken (besonders bei Clozapin-Dosierungen >800 mg/Tag); setzen Sie deshalb Clozapin bei Patienten mit einer Vorgeschichte für Krampfanfälle oder entsprechende Komorbiditäten oder eine Begleitmedikation, die auch die Krampfschwelle senkt, sehr vorsichtig ein
- Medikamente mit einer höheren Affinität für den antagonisierenden M_1-Rezeptor (besonders Clozapin, Olanzapin, Quetiapin) sollten bei Patienten mit einem Engwinkelglaukom oder aber mit einer Prostatahypertrophie oder bei anderen Vorerkrankungen, die durch anticholinerge Wirkungen beeinträchtigt werden könnten, sehr vorsichtig eingesetzt werden
- Patienten mit einem hohen Suizidrisiko sollten intensiv begleitet werden. Erwägen Sie den Einsatz von Clozapin (aufgrund der positiven Studienlage für Clozapin bei Suizidalität)
- Vor der Gabe von Olanzapin i.m. sollte eine klinische Untersuchung einschließlich Vitalparameter erfolgen; achten Sie insbesondere auf starke Sedierungm aber auch kardiovaskuläre Hypotonie. Geben Sie i.m. Olanzapin nicht innerhalb 1 Stunde mit einem i.m.-Benzodiazepin
- Die schnelle Elimination von Clozapin und Quetiapin aus dem Plasma und aus dem Gehirn führt zu rasch sinkenden Medikamentenkonzentrationen und zu möglichen Exazerbationen
- Eine Kreuzallergie zwischen Chlorpromazin und Clozapin kann zu Ausschlag führen
- Nicht retardiertes Quetiapin wird wegen seiner sedierenden und anxiolytischen Wirkung auf dem Schwarzmarkt gehandelt
- Überwachung bei QTc-Intervall >420 msec; Absetzen bei klinischen Symptomen oder QTc-Intervall über 500 msec. Sertindol und Ziprasidon nicht bei anamnestisch bekannter QTc-Verlängerung verwenden. Höheres Risiko bei Hypokaliämie oder Hypomagnesiämie
- Clozapin nicht bei schweren Herzerkrankungen anwenden
- Zigarettenrauchen induziert den Abbau und vermindert die Plasmaspiegel der meisten Antipsychotika. Nach Raucherentwöhnung müssen die Antipsychotikadosen entsprechend reduziert werden, um Überdosierungen zu vermeiden

Überdosierung und Toxizität

- Symptome einer Überdosierung sind eine Verstärkung der bekannten Nebenwirkungen: anticholinerge und extrapyramidale Symptome, zunächst Erregung, später ZNS-Dämpfung
- Schwere toxische Folgen beeinflussten meist das kardiovaskuläre und zentralnervöse System. Orthostatische Dysregulation mit folgenden Komplikationen können auftreten: Schock, Koma, Herzinsuffizienz, Herzinfarkt und Arrhythmien[56]
- Antipsychotika mit einer hohen Affinität für muskarinische Rezeptoren können zu schweren anticholinergen Effekten wie Tachykardien, Harnverhalt, Mundtrockenheit (auch Hypersalivation unter Clozapin), vermindertes/fehlendes Schwitzen (kann zu Temperaturerhöhung führen), Unruhe und Delir führen
- Beeinträchtigungen des Bewusstseins (von Somnolenz bis Koma), Tachykardien und Blutdruckabfälle sind nicht selten
- EKG-Veränderungen können unter anderem eine Verbreiterung des QRS-Komplexes und des QTc-Intervalls zeigen
- Dystonie-ähnliche Reaktionen und Nebenwirkungen, aber auch andere extrapyramidale unerwünschte Wirkungen können ebenso auftreten wie ein malignes neuroleptisches Syndrom (MNS)
- Epileptische Anfälle treten erst sehr spät auf (mit Ausnahme bei Clozapin), die Symptomatik kann auch eine längere Zeit anhalten, bis die entsprechenden Medikamente wieder eliminiert sind

Vorgehen bei Überdosierung/Toxizität

- Bei Überdosierung mit klinischen Folgen, die über eine leichte Benommenheit hinausgehen, sollte der Patient in eine Notfallaufnahme überführt werden. Kontakt zum Giftnotruf sollte aufgenommen werden. Eine symptomatische allgemeinmedizinische Behandlung kann erforderlich sein
- Eine Magenspülung und oder die Gabe von Aktivkohle kann insbesondere dann geprüft werden, wenn die Einnahme noch <1 Stunde zurückliegt und die Sauerstoffversorgung nicht gestört ist. Ipecacuanha-Sirup sollte aufgrund der Gefahr der zusätzlichen Sedierung und der potenziellen Nebenwirkung einer Aspirations-Pneumonie vermieden werden. Eine Hämoperfusion/Hämodialyse wird meist aufgrund des hohen Verteilungsvolumens und der meist ausgeprägten Plasmaproteinbindung von Antipsychotika nicht empfohlen

- Es existieren keine spezifischen Antidote für Antipsychotika. Entscheidend bei toxischen Dosierungen ist die supportive Behandlung für symptomatische Patienten mit der Etablierung und der Gewährleistung einer ausreichenden Sauerstoffsättigung. Zusätzlich ist die Überwachung der Vitalparameter und auch des EKGs für mindestens 6 Stunden erforderlich, bei einer deutlichen Intoxikation sollen Patienten in der Regel 24 Stunden überwacht werden. Handelt es sich bei der Intoxikation um Medikamente, die eine verzögerte Freisetzung beeinhalten (wie z. B. Paliperidon), kann die Überwachung gegebenenfalls auch deutlich längere Zeit erforderlich sein
- Blutdruckabfälle und Kreislaufregulationsstörungen werden in der Regel mit i. v. verabreichten Infusionslösungen behandelt. Die intravenöse Gabe von Vasopressoren kann dann erwogen werden, wenn die reine Flüssigkeitsgabe ohne Wirkung bleibt (Achtung: die Gabe von Epinephrin oder Dopamin oder anderen Sympathomimetika mit einer β-antagonistischen Aktivität kann zu einer deutlichen Verschlechterung der Hypotonie in Anwesenheit von einer Antipsychotika induzierten α_1-Blockade führen; hier sind Norepinephrin oder Phenylepiphrin zu bevorzugen)
- Natriumbicarbonat kann gegebenenfalls bei ventrikulären Arrhythmien oder auch einer QRS-Verbreiterung über 0,12 Sekunden eingesetzt werden
- QTc-Verlängerungen sollten überwacht und eine Hypokaliämie oder Hypomagnesiämie korrigiert werden. TdP werden mit Magnesiumsulfat i. v. therapiert. Vermeiden Sie die gemeinsame Gabe von Medikamenten, die additive QTc-Verlängerungen hervorrufen könnten
- Epileptische Anfälle erfordern nicht in jedem Fall eine sofortige Behandlung, wenn sie nur sehr kurz auftreten. Wiederholte Krampfanfälle oder ein Status epilepticus können mit Lorazepam oder Diazepam behandelt werden
- Akute Dystonien können mit Benztropin (2 mg i. v. oder i. m.) behandelt werden
- Die Behandlung des malignen neuroleptischen Syndroms beinhaltet auch die Oxygenierung/Beatmung, die Korrektur einer Hypothermie mit kühlenden Decken, Eiswasserbäder etc. sowie die Behandlung einer Hypotonie

Anwendungseinschränkungen

Bei den folgenden Erkrankungen sollten die SGA mit Vorsicht angewendet werden:

- Anamnestisch bekanntes malignes neuroleptisches Syndrom
- Intoxikationsbedingte Psychosen und Bewusstseinstrübungen
- Akute Alkohol-, Opioid-, Hypnotika- oder Psychopharmaka-Intoxikation
- Leukopenie und andere Erkrankungen des hämatopoetischen Systems (Vorschriften für Clozapin besonders beachten)
- Prolaktinabhängige Tumoren, z. B. Mammatumoren
- Schwere Lebererkrankungen. Klinische Beobachtung und Kontrolle der Transaminasen in regelmäßigen Abständen empfohlen
- Schwere Nierenerkrankungen
- Schwere Hypotonie bzw. orthostatische Dysregulation
- Phäochromozytom
- Hirnorganische Veränderungen
- Stammhirnerkrankungen (wie M. Parkinson)
- Epileptische Krampfanfälle in der Anamnese
- Chronische Atemwegserkrankungen, Asthma
- Hypoglykämie (Olanzapin)
- (Nur für Antipsychotika mit mittlerer bis ausgeprägter anticholinerger Wirkung:) Glaukom, Harnverhaltung, Prostatahypertrophie, Pylorusstenose, paralytischer Ileus, hirnorganische Vorschädigung
- (Nur für Antipsychotika mit kardiovaskulären Nebenwirkungen): kardiovaskuläre Vorschädigung. EKG-Überwachung bei QTc-Intervall > 0,42 Sekunden; Dosisreduktion oder Absetzen bei QTc-Intervall > 0,50 Sekunden. Erhöhtes Risiko bei Hypokaliämie oder Hypomagnesiämie

Laborkontrollen

- Siehe Laboruntersuchungen auf Seite 161
- Clozapin: Es bestehen Schwellenwert-Plasmaspiegel, die für eine wirksame klinische Antwort auf die Clozapin-Gabe erreicht werden müssen (diese liegen bei 350–550 ng/ml)
- Bei der Einstellung und bei der Dosiserhöhung von Clozapin achten Sie bitte auf Blutdruckabfälle, Sedierung und Anfälle. Unter Iloperidol und Risperidon ist besonders auf orthostatische Hypotonie zu achten
- Olanzapin: ein Schwellenwert-Plasmaspiegel kann wichtig für die klinische Antwort von Olanzapin bei akut kranken Patienten mit einer Schizophrenie sein (9 ng/ml)
- Olanzapin-Injektion: es wird empfohlen, sowohl den klinischen Status als auch die Vitalparameter vor der Gabe, aber auch nach der i. m.-Injektion zu überwachen. Zu achten ist insbesondere auf eine orthostatische Hypotonie, eine übermäßige Sedierung, ein Delir oder auch eine kardiorespiratorische Schwäche. Bei der Gabe von Olanzapin i. m. ist eine Überwachung nach der Injektion für mindestens 3 Stunden erforderlich, Patienten müssen auch informiert werden, nach der Gabe an diesem Tag kein Fahrzeug zu führen oder schwere Maschinen zu bedienen
- Quetiapin: kann zu falsch-positivem Methadonnachweis im Drogenscreening führen
- Ziprasidon: Bei Patienten mit einem Risiko für relevante Elektrolytstörungen sollten zu Beginn der Behandlung mindestens der Kalium- und der Magnesiumsspiegel bestimmt werden. Niedrige Werte sollten vor der Behandlung ausgeglichen werden. Patienten, die neu Diuretika erhalten, während sie gleichzeitig mit Ziprasidon behandelt werden, benötigen regelmäßige Kalium- und Magnesiumkontrollen

→ **Besondere Richtlinien gelten für Clozapin (siehe Seite** 160**)**

Schwangerschaft

- *Allgemeine Vorbemerkung:*
  - Wägen Sie bei jeder individuellen Patientin die Risiken, die sich aus einer fehlenden oder nicht ausreichenden Behandlung für diese selbst und das ungeborene Kind ergeben (Wiederauftreten der psychiatrischen Erkrankung, Selbstverletzungen, eingeschränkte Sorge auch in der vorgeburtlichen Phase für sich selbst, schlechte Ernährung, Einnahme anderer Medikamente oder pflanzlicher Präparate mit möglicherweise zweifelhaftem Nutzen, erhöhter Alkohol-, Tabak- oder sonstiger Konsum, Defizite in der Mutter-Kind-Bindung) gegenüber dem Risiko einer fortgesetzten oder neu begonnenen Behandlung mit Antipsychotika ab[57]
  - Schwangerschaftsbedingte Veränderungen (z. B. erhöhtes Körpergewicht, Blutvolumen und Körperfett, veränderter Medikamentenmetabolismus und erhöhte Ausscheidung) können vorrübergehend höhere Dosierungen in der Behandlung erforderlich machen. Eine postpartale Reduktion der Dosis kann wiederum erforderlich sein, da der Abbau in der Leber und die Flüssigkeitsvolumina danach auf ihren Ausgangswert zurückkehren. Überwachung Sie Ihre Patientinnen auf mögliche unerwünschte Arzneimittelwirkungen der SGA und reduzieren Sie die Dosis entsprechend[58]
  - Untersuchungen zeigen, dass die meisten SGA kein erhöhtes Risiko für das Auftreten teratogener Effekte im Menschen verursachen; gleichwohl gibt es hierzu auch widersprüchliche Daten (z. B. das Auftreten größerer Missbildungen von 5,1 % in der SGA-Kohorte vs. 2,5 % in der Vergleichsstudie, Daten beziehen sich allerdings nur auf eine Studie). Tierexperimentelle Daten lassen vermuten, dass es zumindest ein moderates Risiko für einige Medikamente gibt, allerdings ist auch bekannt, dass die tierexperimentellen Studien nicht unbedingt auf den Menschen übertragbar sind. Das größte Risiko für embryonale Missbildungen ist mit der Gabe von Antipsychotika im 1. Trimester assoziiert[59]
  - Es besteht ein erhöhtes Risiko für eine Gewichtszunahme und das Auftreten eines Gestationsdiabetes (unabhängig von der Höhe der Gewichtszunahme) bei Frauen, die während der Schwangerschaft SGA einnehmen (besonders bei Clozapin, Olanzapin und möglicherweise auch Quetiapin)

- Je umfangreicher die Erfahrungen mit dem Einsatz der SGA weltweit wurden, umso häufiger verlangten die nationalen Zulassungsbehörden Europas, der USA und Kanadas von den Herstellern die Aufnahme von entsprechenden Warnhinweisen für Ärzte und Patienten, dass insbesondere im 3. Trimester der Einsatz von Antipsychotika mit dem Risiko für das Auftreten von EPS und Entzugssymptomen im Neugeborenen verbunden sein können. Entsprechende Symptome im Neugeborenen können Fütterungsstörungen, Hypertonie, Hypotonie, Tremor, Atemwegsstörungen und Unruhe beinhalten[60,61]
- Sollte ein Antipsychotikum bewusst in der Schwangerschaft eingesetzt werden, besteht die Möglichkeit, Patientinnen in entsprechenden Studien oder Datenbanken aufnehmen zu lassen, um die Fälle besser nachzuverfolgen und gegebenenfalls Schlüsse für die Zukunft daraus ziehen zu können

- *Asenapin:* Keine veröffentlichten Daten zum Einsatz beim Menschen. Die Ergebnisse aus Tierstudien geben Hinweise für ein mögliches fetales Risiko (Todesfälle und vermindertes Geburtsgewicht)
- *Clozapin:* Nur begrenzte Daten zum Einsatz beim Menschen. Tierstudien weisen auf ein niedriges Risiko hin. Erhöhte Inzidenz einer massiven Gewichtszunahme der Mutter und der Entwicklung eines Gestationsdiabetes möglich. Ein Fallbericht zeigt, dass die Clozapinkonzentration im fetalen Plasma auf den zweifachen Wert der Mutter steigen kann, gleichzeitig wurden potenzielle unerwünschte Wirkungen berichtet (Entwicklung eines sogenannten „floppy infant syndrome", neonatale Anfälle und seltenes Auftreten von kongenitalen Malformationen). Das Blutbild von Neugeborenen, deren Mütter Clozapin erhalten haben, wird empfohlen ebenfalls wie das der Mutter regelmäßig zu untersuchen. Fallbericht einer herabgesetzten Peristaltik bei einem Neugeborenen. Ein Fallbericht einer verzögerten Sprachentwicklung nach sowohl pränataler als auch über die Muttermilch erfolgte Exposition von Clozapin
- *Iloperidon:* keine Daten zum Menschen publiziert. Die experimentellen Daten weisen auf ein moderates Risiko hin (Tod bzw. vermindertes Geburtsgewicht)
- *Lurasidon:* keine Daten zum Menschen publiziert. Mögliches Risiko im 3. Trimester aufgrund des Potenzials dieser Substanz, EPS und Entzugssymptome im Neugeborenen hervorzurufen. Kein Hinweis auf Entwicklungsverzögerungen oder teratogene Effekte bei Tieren
- *Olanzapin:* Studiendaten weisen auf ein niedriges Risiko der intrauterinen Exposition hin, allerdings besteht ein mögliches Risiko für eine exzessive Gewichtszunahme und die Entwicklung eines Gestationsdiabetes. Vorläufige Daten einer Studie zeigten, dass die Gabe von Olanzapin bei Neugeborenen zu einem erhöhten Größenwachstum führten, allerdings sind diese Daten widersprüchlich. Eine andere vorläufige Studie zeigte, dass sich durchschnittlich 72 % der mütterlichen Olanzapinspiegel im Nabelschnurblut finden lassen, allerdings war hier eine beträchtliche Variabilität zu verzeichnen (7–167 %). In einer klinischen Studie kam es zu 7 Schwangerschaften, die einerseits zu zwei normalen Geburten führten, einem Tod eines Neugeborenen aufgrund eines kardiovaskulären Defekts, 3 Schwangerschaftsabbrüchen und einem spontanen Abort[62]
- *Paliperidon:* keine veröffentlichten Daten zum Menschen. Tierexperimentelle Studienergebnisse weisen auf ein niedriges Risiko hin. Da Paliperidon der aktive Metabolit von Risperidon ist, siehe auch die Informationen zu Risperidon
- *Quetiapin:* nur begrenzte Daten zum Menschen. Tierexperimentelle Daten weisen auf ein Risiko hin (besonders eine Verzögerung der skelettalen Entwicklung, die bei Ratten und Kaninchen beobachtet wurden, die leicht ober- und unterhalb mit der maximal möglichen Dosis für Menschen exponiert worden waren). Bei einer Reihe von Schwangerschaften mit Quetiapin-Exposition fanden sich keine typischen auffälligen Veränderungen. Ein mögliches Risiko für eine exzessive Gewichtszunahme und die Entwicklung eines Gestationsdiabetes besteht. Eine vorläufige Studie zeigte, dass im Mittel 24 % der mütterlichen Quetiapinspiegel auch das Nabelschnurblut erreichen
- *Risperidon:* limitierte Humanstudien. Oft treten reversible EPS (besonders Tremor, Zittrigkeit, Irritabilität) bei Neugeborenen auf, die im 3. Trimester Risperidon exponiert waren. Insgesamt 4 retrospektive Berichte von allerdings schlecht definierten Entwicklungsstörungen. Gleichwohl ist die Beziehung zum Einsatz von Risperidon hier unklar. Fallbericht eines malignen neuroleptischen Syndroms bei der Mutter bei Exposition mit Haloperidol und Risperidon im 3. Trimester. Fallbericht einer mütterlichen tardiven Dyskinesie mit einer Exposition einer niedrigen Dosierung bei Kurzzeitbehandlung mit Risperidon im 1. Trimester. Eine vorläufige Studie zeigte, dass ca. 59 % der mütterlichen Risperidonspiegel die Nabelschnur erreichen, gleichwohl bestand hier eine hohe Variabilität (17–105 %)

- *Ziprasidon:* nur begrenzte Daten am Menschen. Tierstudien weisen auf ein gewisses Risiko mit Einschluss möglicher teratogene Effekte bei zum Menschen vergleichbaren Dosen hin. Ein Fallbericht einer durch die komplette Schwangerschaft gegebenen Ziprasidon-Medikation (in Kombination mit Citalopram) zeigte keine unerwünschten Wirkungen bei der Mutter oder beim Neugeborenen auch bis zu 6 Monate postpartal, in einem anderen Bericht werden unter Ziprasidon eine Fehlbildung des Gesichts und der Extremitäten bei einem Neugeborenen berichtet

Stillzeit

- Betrachten Sie bei jeder individuellen Patientin die möglichen Vorteile des Stillens (besonders klinische und psychosoziale Vorteile für Mutter und Kind, finanzielle Vorteile) gegenüber dem Risiko für das Kind hinsichtlich der Arzneimittel-Exposition über die Muttermilch und den möglichen Wirkungen auf die Milchproduktion
- Antipsychotika treten wie fast alle Medikamente in die Muttermilch über, allerdings ist der jeweilige Medikamentenspiegel in der Muttermilch meist niedrig. Langzeiteffekte auf die neuronale Entwicklung bei Kindern sind meistens unbekannt[63]
- *Asenapin:* Risikokategorie L3 nach Hale (Verschreibung nur dann, wenn der potenzielle Vorteil der Anwendung das mögliche Risiko für das Kind deutlich überwiegt). Keine Daten am Menschen verfügbar
- *Clozapin:* Risikokategorie L3 nach Hale (Verschreibung nur dann, wenn der potenzielle Vorteil der Anwendung das mögliche Risiko für das Kind deutlich überwiegt). Erfahrungen mit dem Stillen unter Clozapin beschränkt sich auf einige Fallberichte. In einem Fallbericht überstieg die Clozapin-Konzentration in der Muttermilch die des mütterlichen Plasmas deutlich. In Einzelfallberichten entwickelten Kinder eine Agranulozytose und Lethargie. In einem weiteren Fall wird eine verzögerte Sprachentwicklung eines Kindes beschrieben, das über ein Jahr unter Clozapin gestillt wurde. Sollte eine Mutter stillen, muss das Kind auf eine übermäßige Sedierung genauso überwacht werden wie hinsichtlich seines Blutbildes
- *Iloperidol:* Risikokategorie L3 nach Hale (Verschreibung nur dann, wenn der potenzielle Vorteil der Anwendung das mögliche Risiko für das Kind deutlich überwiegt). Keine Daten am Menschen verfügbar
- *Lurasidon:* Risikokategorie L3 nach Hale (Verschreibung nur dann, wenn der potenzielle Vorteil der Anwendung das mögliche Risiko für das Kind deutlich überwiegt). Keine Daten am Menschen verfügbar
- Untersuchungen weisen darauf hin, dass nur niedrige Olanzapinspiegel (0–4 % des mütterlichen Plasmaspiegels), Quetiapin (0,09–6 %), Risperidon/Paliperidon (0,84–4,7 %), und Ziprasidon (1,2 %, nur ein Fallbericht), in die Muttermilch übergehen
- *Olanzapin:* Risikokategorie L2 nach Hale (Risiko wahrscheinlich gering). Wird als akzeptabel in der Stillzeit bewertet. Die Erfahrungen sind begrenzt auf einige Fallberichte (mittlerweile mehr als 100) und eine prospektive Beobachtungsstudie, die 22 Mütter einschloss, die Olanzapin während des Stillens einnahmen. Fallberichte über gestillte Kinder beinhalteten als Nebenwirkungen u. a. Durchfälle, Sedierung, Lethargie, Schlafstörungen, Zuckungen, Gelbsucht und vorübergehende motorische Entwicklungsverzögerungen. Allerdings hatten viele dieser Kinder auch eine intrauterine Exposition hinsichtlich anderer psychotroper Medikamente. Die Rate für unerwünschte Arzneimittelwirkungen wurde mit 16 % insgesamt angegeben, Somnolenz (4 %), Unruhe (2 %), Tremor (2 %) und Schlafstörungen (2 %), waren die jeweils häufigsten unerwünschten Wirkungen[62]
- *Paliperidon:* Risikokategorie L3 nach Hale (Verschreibung nur dann, wenn der potenzielle Vorteil der Anwendung das mögliche Risiko für das Kind deutlich überwiegt). Keine Fallberichte spezifisch zu Paliperidon, allerdings Daten zu Risperidon, die darauf hinweisen, dass die Konzentration von Paliperidon (9-Hydroxyrisperidon) der Muttermilch niedrig sind
- *Quetiapin:* Risikokategorie L2 nach Hale (Risiko wahrscheinlich gering). Wird als akzeptabel in der Stillzeit bewertet. Erfahrung begrenzt auf weniger als 20 Fallberichte. In einzelnen Fallberichten zeigte sich eine übermäßige Sedierung gestillter Säuglinge, aber auch leichte neuromotorische Entwicklungsverzögerung (in diesem Fall war der Säugling auch gegenüber Paroxetin exponiert; weder Quetiapin noch Paroxetin waren in der Muttermilch messbar)

- *Risperidon:* Risikokategorie L3 nach Hale (Verschreibung nur dann, wenn der potenzielle Vorteil der Anwendung das mögliche Risiko für das Kind deutlich überwiegt). Kann möglicherweise unter medizinischer Überwachung in der Stillzeit angewandt werden. Erfahrung begrenzt auf weniger als 10 Fallberichte. Keine unerwünschten Wirkungen berichtet
- *Ziprasidon:* Risikokategorie 2 nach Hale (Risiko wahrscheinlich gering). Bisher nur ein gesicherter Fallbericht, in dem keine negativen Folgen beobachtet worden sind

Hinweise für die Pflege

Orale Gabe

- *Einnahme mit der Mahlzeit oder ohne?*
  - Clozapin, Iloperidon, Olanzapin, Paliperidon und Risperidon (Tabletten, Quicklets und Lösung) können sowohl mit als auch ohne Nahrung aufgenommen werden
  - Asenapin sollte ohne Nahrung oder Flüssigkeitsaufnahme eingenommen werden, der Abstand dazu sollte mindestens 10 Minuten betragen
  - Lurasidon sollte mit der Nahrung gemeinsam aufgenommen werden (mindestens 353 kcal)
  - Quetiapin kann sowohl mit als auch ohne Nahrung aufgenommen werden, allerdings erhöhen stark fetthaltige Nahrungsmittel (um die 800–1.000 kcal) die Aufnahme von Quetiapin, was für einige Patienten klinisch relevant sein könnte. Es wird empfohlen, die Nahrungsaufnahme zur Medikamentengabe hinsichtlich des Essens konstant zu halten, insbesondere dann, wenn es sich um eine einmal tägliche Gabe handelt
  - Ziprasidon muss gemeinsam mit der Nahrung aufgenommen werden, idealerweise mit einer Mahlzeit von mindestens 500 kcal. Die Nahrung erhöht die Bioverfügbarkeit von Ziprasidon um das Doppelte
- *Verträglichkeit mit Getränken*
  - Achtung: Apfelsaft kann die Spiegel sowohl von Clozapin, Iloperidon, Quetiapin und Ziprasidon deutlich erhöhen
  - Risperidon-Lösung ist gut mischbar mit Wasser, Kaffee, Orangensaft und Magermilch. Sie ist nicht mischbar mit Cola oder Tee
  - Olanzapin Velotab ist mischbar mit Wasser, Milch, Kaffee, Orangensaft und Apfelsaft. Die Mischung sollte gleich nach der Zubereitung eingenommen werden
- *Orale Darreichungsformen und besondere Hinweise: Sublingual-Tabletten, Schmelztabletten, verzögerte Freisetzungsformen und Lösungen*
  - Asenapin-Sublingualtabletten lösen sich im Speichel innerhalb von Sekunden auf, wenn diese unter der Zunge gelegt werden. Die Tabletten sollten nicht geschluckt werden, da die Aufnahme des Wirkstoffes dann signifikant reduziert ist. Pressen Sie diese Tabletten nicht mit Gewalt durch die Rückseite der Packung, da dieses die Tablette beschädigen und seine Wirkung einschränken könnte. Stellen Sie sicher, dass die Hände der Patienten beim Auspacken aus der Packung trocken sind und die Tablette direkt und sofort unter die Zunge gelegt wird
  - Schmelztabletten (Risperidon-Quicklets, Olanzapin-Velotabs) lösen sich schnell im Speichel auf, sie können sowohl mit als auch ohne Flüssigkeit eingenommen werden. Die Substanzen werden nicht sublingual aufgenommen, sondern heruntergeschluckt und dann enteral absorbiert. Da diese Zubereitung sich im Kontakt mit Feuchtigkeit beginnt aufzulösen, sollten diese Tabletten nur sehr sorgfältig mit trockenen Händen ausgepackt werden, der direkte Kontakt mit diesen sollte so weit wie möglich vermieden werden
  - Wenn nur die Hälfte einer Velotab-Tablette benötigt wird, sollte diese sehr vorsichtig durchgebrochen werden, danach sollten die Hände sorgfältig gewaschen werden. Patienten sollten den Kontakt zum Pulver vermeiden, da sowohl Dermatitiden, Irritation der Augen und Hypersensitivitätsreaktionen berichtet worden sind. Die angebrochene Tablette kann in einem lichtundurchlässigen Behältnis aufgehoben und innerhalb von 7 Tagen aufgebraucht werden
  - Asenapin, Iloperidol, Quetiapin und Risperidon Velotabs sollten nicht gekaut, geteilt oder gemörsert werden

  - Paliperidon als Wirkstoff wird mit einem nicht resorbierbaren Material umhüllt, das danach im Stuhl auftauchen kann, was allerdings kein Grund für Besorgnis der Patienten sein sollte (diese sollten vorab darüber informiert sein)
  - Verwenden Sie flüssige Darreichungsformen (Risperidon, Ziprasidon), Schmelztabletten (Olanzapin, Risperidon) oder sublinguale Tabletten von Asenapin, wenn der Patient Schwierigkeiten hat, zu schlucken, oder wenn es Zweifel bezüglich der Adhärenz gibt. Einige Patienten gelingt es auch, diese Darreichungsform in der Wangentasche zu verbergen und später wieder auszuspucken. Die Zeit bis zur vollkommenen Auflösung des jeweiligen Medikaments variiert zwischen den Medikamenten wie auch zwischen den Patienten
  - Ziprasidon-Lösung muss vor Gabe gut gemischt und geschüttelt werden
  - Aufbewahrung: bei Raumtemperatur, gegen Licht und Feuchtigkeit geschützt: Clozapin, Olanzapin-Velotabs, Risperidon-Lösung und Risperidon-Quicklets, Ziprasidon-Lösung

Kurz wirksame i.m. Medikamente

- *Olanzapin*
  - Olanzapin i.m. wird gebrauchsfertig gemacht, indem das mitgelieferte sterile Wasser für Injektionszwecke mit dem Pulver vermischt wird. Die Gabe sollte innerhalb einer Stunde nach Zubereitung erfolgen. Die Injektion sollte langsam tief in den Muskel erfolgen
  - Die gleichzeitige Gabe von Olanzapin i.m. und die parenterale Gabe von Benzodiazepinen wird nicht empfohlen
  - Vor der Gabe von Olanzapin i.m. sollen die Vitalparameter erhoben werden. Die Überwachung dieser Parameter im Hinblick auf eine Hypotonie, Sedierung und kardiorespiratorische Einschränkungen wird dringend empfohlen
  - Aufbewahrung: Lagerung bei Raumtemperatur (die gemischte Darreichungsform ist maximal stabil für eine Stunde)
- *Ziprasidon*
  - Die kurz wirksame i.m.-Ziprasidon-Formulierung wird mittels 1,2 ml sterilen Wassers in Suspension gebracht. Sehr wichtig ist dabei das Schütteln der Mischung, bis sich die Substanz komplett gelöst hat. Nach dem Herstellen der gebrauchsfertigen Lösung sollten alle nicht genutzten Medikamentenreste spätestens nach 24 Stunden verworfen werden, da sich in der Mischung keine bakteriziden oder andere zur Lagerung geeigneten Zusätze befinden
  - Lagerung: bei Raumtemperatur (lichtgeschützt aufbewahren; gebrauchsfertige Lösung stabil für maximal 24 Stunden)

Depotgabe

- Es wird immer empfohlen, vor Beginn einer langfristigen Depotmedikation die Verträglichkeit mit dem jeweils gewählten Wirkstoff zuvor mittels oraler Gabe zu prüfen, um sicher zu gehen, dass der dann langfristig wirksame Medikamentenspiegel vom Patienten gut vertragen wird
- Wechseln Sie die Applikationsstelle regelmäßig. Dokumentieren Sie bei größeren Muskeln den gewählten Quadranten und die jeweilige Körperseite
- Aufbewahrung: Raumtemperatur für Olanzapin-Pamoate (sowohl vor der Mischung als auch als rekonstituierte Lösung stabil über 24 Stunden), Paliperidon-Palmitat, Risperidon (ungelöst stabil über ein Maximum von 7 Tage und gelöst stabil für maximal 6 Stunden); Risperidon vor der Mischung im Kühlschrank aufbewahren
- *Olanzapin-Pamoat i.m.*
  - Kann nach der Injektion zu starker Sedierung führen (bis zu Koma bzw. Delir). Die Gabe muss in einem Setting erfolgen, in dem notfallmedizinische Maßnahmen möglich sind. Beobachten Sie Patienten mindestens 3 Stunden lang. Patienten müssen darauf hingewiesen werden, auch am Tag nach der Injektion nicht Auto zu fahren oder gefährliche Maschinen zu bedienen. Das Risiko für eine entsprechende starke Sedierung liegt bei unter 0,1 % bei jeder Injektion

- Tragen Sie beim Herstellen der Suspension Handschuhe, um Hautirritationen zu vermeiden. Benutzen Sie immer die mitgelieferte Flüssigkeit zur Lösung. Injizieren Sie langsam und tief in den Muskel. Wählen Sie nur die empfohlenen Nadeln und variieren Sie die Nadelstärke ausschließlich im empfohlenen Rahmen bei kräftigeren Patienten. Sollte die Lösung nicht sofort appliziert werden können, verbrauchen Sie diese spätestens innerhalb von 24 Stunden und schütteln Sie diese zuvor so intensiv, dass wieder eine gleichmäßige Lösung entsteht. Aspirieren Sie vor der Gabe in den Muskel einige Sekunden lang, um sicherzugehen, dass Sie kein Gefäß getroffen haben. Sollten Sie wider Erwarten ein Gefäß getroffen haben und Blut wird in die Spritze zurückgezogen, verwerfen Sie diese und beginnen Sie mit einem neuen Kit
- Die Injektion selbst sollte mit einem gleichmäßigen Druck durchgeführt werden
- Massieren Sie die Injektionsstelle nicht

- *Paliperidon-Palmitat 1-Monatsgabe und 3-Monatsgabe i.m.*
  - Paliperidon-Palmitat in der i.m.-1-Monatsgabe ist eine Lösung in einer vorgefüllten Spritze. Schütteln Sie diese Spritze intensiv für mindestens 10 Sekunden, um das Erreichen einer homogenen Suspension sicherzustellen
  - Paliperidon-Palmitat in der initialen 1-Monatsdosis (Tag 1) und der 2. Dosis (Tag 8) sollten intramuskulär in den M. deltoideus appliziert werden. Durch diese zwei initialen Injektionen kann schnell eine therapeutische Konzentration ohne eine zusätzliche orale Gabe des Medikaments erreicht werden. Die folgenden Gaben können sowohl in den M. deltoideus als auch den oberen äußeren Quadranten des M. gluteus maximus appliziert werden. Wichtig ist die langsame, tiefe Injektion in den Muskel. Der regelmäßige Wechsel der Injektionsstelle (Arm und Gesäß) sollte beibehalten werden. Die Nadeln sind jeweils Bestandteil des Medikamentenkits, wählen sie diese entsprechend dem Gewicht der Patienten passend aus
  - Paliperidon-Palmitat 3-Monatsgabe ist eine Lösung in einer vorbereiteten Spritze. Schütteln Sie diese Spritze mit der Spitze nach oben für mindestens 15 Sekunden sehr kräftig, um die Herstellung einer homogenen Suspension zu erleichtern. Stellen Sie sicher, diese so geschüttelte Spritze innerhalb der nächsten 5 Minuten zu applizieren (bitte beachten Sie, dass es deutlich länger dauert, die Dreimonatsspritze gleichmäßig aufzulösen im Vergleich zur 1-Monats-Gabe). Die Lösung sollte gleichmäßig aussehen und ein milchiges Aussehen haben
  - Paliperidon-Palmitat als 3-Monatsgabe i.m. kann sowohl in den M. deltoideus als auch den M. gluteus maximus appliziert werden. Die Wahl der Nadel wird nach Gewicht der Patientin vorgenommen. Die entsprechenden Nadeln zur Auswahl sind Teil des Medikamenten-Kits
- *Risperidon-Consta*
  - Risperidon-Consta ist ein Pulver, das zur Auflösung vorgesehen ist; vor der Rekonstitution und Injektion sollte das Pulver auf jeden Fall Raumtemperatur erreicht haben. Die zu Lösung vorbereitete Flüssigkeit befindet sich in der Medikamentenpackung. Ausschließlich diese Lösung ist zu verwenden. Nach Fertigstellung der Lösung sollte diese so schnell wie möglich injiziert werden, länger als 6 Stunden nach Herstellung darf diese Lösung nicht verwendet werden. Viele Ärzte empfehlen eine orale Testdosis mit 1–2 mg pro Tag über 2 Tage, wenn Patienten noch nie Risperidon eingenommen haben, diese Empfehlung hat sich als sehr sinnvoll erwiesen
  - Benutzen Sie nur die mitgelieferten Nadeln der Kits, da andere Nadelgrößen die Passage der Microsphären gegebenenfalls beeinträchtigt könnten. Eine Ablösung von Nadeln wurden beobachtet, um dies zu vermeiden, befolgen Sie die Informationen und Anweisungen des Beipackzettels, und prüfen Sie die Nadel-Spritzen-Verbindung sorgfältig, bevor Sie injizieren
  - Schütteln Sie die Mischung vor der Gabe für mindestens 10 Sekunden innerhalb von zwei Minuten sehr kräftig; injizieren Sie sehr tief in den M. deltoideus oder den M. gluteus maximus mit der entsprechend vorgesehenen Nadel; wechseln Sie regelmäßig die Injektionsstelle und dokumentieren Sie diese sorgfältig
  - Massieren Sie die Injektionsstelle nicht

Wechselwirkungen

- Klinisch relevante Interaktionen werden in Tabelle 21. Antipsychotika der 2. Generation (SGA): Wechselwirkungen aufgeführt
- Zusätzliche Informationen über die Kombinationsbehandlung finden Sie im Kapitel zum interagierenden Wirkstoff

Tabelle 21. Antipsychotika der 2. Generation (SGA): Wechselwirkungen

Medikamentenklasse	Beispiele	Wechselwirkung
Acetylcholinesterase-Hemmer	Allgemein	• Erhöhte Mortalität bei älteren Patienten mit Demenz unabhängig von der Nutzung von Acetylcholinesterase-Hemmern. Todesfälle wurden mit kardialen Erkrankungen oder Infektionserkrankungen in Verbindung gebracht
	Donepezil, Galantamin, Rivastigmin	• Kann die Toxizität von Antipsychotika wahrscheinlich durch ein relatives Acetylcholin/Dopamin-Ungleichgewicht im ZNS erhöhen. Fallberichte schwerer EPS (vor allem allgemeiner Rigor, unsicherer Gang, faziales Grimassieren) bei älteren Patienten einige Tage nachdem ein Antipsychotikum eindosiert wurde (Risperidon oder Haloperidol) und ein Acetylcholinesterase-Hemmer verordnet wurde (Donepezil). Die Symptome besserten sich nach Absetzen des Antipsychotikum, des Acetylcholinesterase-Hemmers, oder beider Medikamente. Fallberichte von malignem neuroleptischen Syndrom bei der gemeinsamen Gabe von Olanzapin und einem Acetylcholinesterase-Hemmer (Donepezil und Rivastigmin)
Adsorbenzien	Antazida, Aktivkohle, Cholestyramin, Kaolin-Pektin	• Orale Resorption bei gleichzeitiger Einnahme signifikant vermindert, Gabe mindestens 1 Stunde vor oder 2 Stunden nach Antipsychotika- Gabe empfohlen. Die Gabe von medizinischer Kohle (1 g) reduzierte die AUC von Olanzapin um 50–60 %
α_1-adrenerge Rezeptorblocker	Doxazosin, Prazosin, Terazosin	• Additive hypotensive Wirkungen möglich. Antipsychotika führen generell über eine α_1-Blockade zur Hypotonie
Amylinomimetika	Pramlintide	• Pramlintide verlangsamt die Magenentleerung. Antipsychotika mit signifikanten anticholinergen Wirkungen können die gastrointestinale Motalität weiter reduzieren
Antiarrhythmika	Allgemein	• Mögliche additive Verlängerung des QTc-Intervalls und Assoziation mit lebensbedrohlichen kardialen Rhythmusstörungen. Kombinieren Sie diese nicht mit Asenapin, Iloperidon, Paliperidon oder Ziprasidon. Vorsicht bei Gabe mit allen anderen SGA • Additiv verringerte Herzleistung und verlängerte kardiale Überleitung mit Chlorpromazin und Pimozid
	Amiadoron, Chinidin	• CYP 2D6 wird durch Amiadoron und sehr potent durch Quinidin inhibiert. Erhöhte Plasmaspiegel von Asenapin, Clozapin, Iloperidon und Risperidon wahrscheinlich
Antibiotika		
Quinolone	Ciprofloxazin, Levofloxazin, Moxifloxazin, Norfloxazin	• Kombinieren Sie diese NICHT mit Asenapin, Iloperidon, Paliperidon oder Ziprasidon. VORSICHT bei allen anderen SGA. Mögliche additive Verlängerung des QTc-Intervalls und Assoziation mit lebensbedrohlichen kardialen Arrhythmien. Achtung: potenzielle Exazerbation psychiatrischer Symptomatik, da Quinolon-induzierte Psychosen immer wieder berichtet wurden. Ciprofloxazin und Norfloxazin inhibieren CYP 1A2. Unter Ciprofloxazin kam es zu erhöhten Clozapin- und Norclozapinspiegeln (um 29–100 %); Fallbericht einer 5-fach erhöhten Spiegelsteigerung); erhöhte Olanzapinspiegel (mehr als das Zweifache des Ausgangsspiegels). Erhöhte Spiegel von Asenapin wahrscheinlich. Fallberichte von akut aufgetretener Dystonie in einem Patienten, der Asenapin und Ciprofloxazin gemeinsam einnahm. Es besteht eine hohe Wahrscheinlichkeit, das Norfloxazin bei den gleichen SGA Spiegelerhöhungen verursacht. Passen Sie die Antipsychotika-Dosierungen entsprechend an. Plasmaspiegel von Clozapin und Quetiapin in Kombination durch Abbauhemmung im CYP-3A4-System erhöht

Tabelle 21. Antipsychotika der 2. Generation (SGA): Wechselwirkungen (Fortsetzung)

Medikamentenklasse	Beispiele	Wechselwirkung
Makrolide	Clarithromycin, Erythromycin, Telithromyzin	• Kombinieren Sie diese NICHT mit Asenapin, Iloperidon, Paliperidon oder Ziprasidon. VORSICHT in Kombination mit allen anderen SGA. Es besteht die Möglichkeit einer additiven Verlängerung des QTc-Intervalls und damit von lebensbedrohlichen kardialen Arrhythmien. Siehe dazu auch Quinolone • CYP 3A4 wird durch Clarithromycin und Telithromycin stark inhibiert, durch Erythromycin nur moderat. Durch Erythromycin kann sich die Clearance von Quetiapin um 52 % vermindern, ein Fallbericht beschreibt in der Kombination mit Clarithromycin eine 7-fache Erhöhung des Quetiapinspiegels. Prüfen Sie die mögliche Reduktion von Quetiapin-Dosierungen um bis zu 50 % in Kombination mit starken CYP-3A4-Inhibitoren und um 25 % mit moderaten CYP-3A4-Inhibitoren. Obwohl eine pharmakokinetische Untersuchung keine signifikante Interaktion zwischen Erythromycin und Clozapin fand, liegen doch Fallberichte über erhöhte Clozapinspiegel in dieser Kombination (um das 2–3-fache) und damit assoziierte Symptome (besonders Desorientierung, Anfälle, Neutropenie, Somnolenz, verwaschene Sprache) vor. Reduzieren Sie die Iloperidondosis um 50 % in Kombination mit starken CYP-3A4-Inhibitoren. Lurasidon sollte nicht in Kombination mit starken CYP-3A4-Inhibitoren eingesetzt werden, in Kombination mit moderaten CYP-3A4-Inhibitoren sollte die Dosis um 50 % reduziert werden. Ziprasidonspiegel erhöhen sich um bis zu 40 % in Anwesenheit eines starken CYP-3A4-Inhibitors • Passen Sie die antipsychotische Dosis wie erforderlich an
Tetrazykline	Tetrazyklin	• Fallbericht über gesteigerte motorische und vokale lokale Tics, wenn Tetrazyklin mit Risperidon und Sertralin verordnet wurde; der zugrunde liegende Mechanismus ist unbekannt
Anticholinergika	Antiparkinsonmittel, Antidepressiva Antihistaminika	• Erhöhtes Risiko für das Auftreten anticholinerger unerwünschter Wirkungen erhöht (Mundtrockenheit, Verschwommensehen, Obstipation, können zu Hemmung der Schweißsekretion und zum paralytischen Ileus führen). Hohe Dosierungen können ein toxisches Delir auslösen • Unterschiedliche Wirkungen auf den Metabolismus, Plasmaspiegel und Wirksamkeit der Antipsychotika möglich
Antidepressiva	Allgemein	• Fallberichte über das Auftreten von Serotoninsyndromen in Kombination mit der Gabe von Antidepressiva, die Serotonin erhöhen, und SGA
SSRI	Citalopram, Escitalopram, Fluoxetin, Fluvoxamin, Paroxetin, Sertralin	• VORSICHT mit Paliperidon oder Ziprasidon; mögliche additive Verlängerung des QTc-Intervalls und damit assoziierten lebensbedrohlichen kardialen Arrhythmien • Erhöhte Plasmaspiegel der Antipsychotika möglich durch Inhibition von CYP 1A2 (stark: Fluvoxamin), 2D6 (stark: Fluoxetin und Paroxetin) und/oder 3A4 (Fluvoxamin). Anpassung der Antipsychotikadosis wie erforderlich durchführen, um Überdosierung zu vermeiden • Die C_{max} von Asenapin (+13 %) und AUC (+29 %) erhöhten sich durch Fluvoxamin in einer Studie zur Einmal-Gabe von Asenapin. Asenapin (ein schwacher Inhibitor von CYP 2D6) erhöhte den Spiegel von Paroxetin bei einmaliger Gabe um das Doppelte • Clozapinspiegel: Die Kombination mit Citalopram kann sowohl unveränderte als auch erhöhte Spiegel hervorrufen. Unter Fluoxetin fanden sich um 41–76 % höhere Plasmaspiegel von Clozapin und um 38–45 % höhere Norclozapinspiegel; zu dieser Konstellation gibt es einen berichteten Todesfall; Fallbericht einer akuten Myokarditis in Kombination von Clozapin zu Fluoxetin und Lithium. Kombination mit Fluvoxamin wurde über 3–11-fach erhöhte Spiegel berichtet. In Kombination mit Paroxetin gab es sowohl unveränderte als auch um 41 % erhöhte Spiegel und um 45 % erhöhte Norclozapinspiegel. In Kombination mit Sertralin wurden 41–76 % Erhöhungen als auch um 45 % erhöhte Norclozapinspiegel berichtet. Eine tödliche Arrhythmie in dieser Kombination wurde beschrieben, die Kausalität blieb jedoch offen

Tabelle 21. Antipsychotika der 2. Generation (SGA): Wechselwirkungen (Fortsetzung)

Medikamentenklasse	Beispiele	Wechselwirkung
		• Die AUC von Iloperidon erhöhte sich um das 1,6–3-fache in Anwesenheit von Fluoxetin oder Paroxetin. Reduzieren Sie die Iloperidon-Dosierung um 50 %, sobald Fluoxetin oder Paroxetin dazu verordnet werden • Olanzapinspiegel: in Kombination mit Fluoxetin-Erhöhung um 16 % in der C_{max}, allerdings klinisch nicht signifikant. Bei Zugabe von Fluvoxamin Erhöhung um das 2,3–4-fache der Olanzapinspiegel. Fallberichte von tödlich verlaufenden Hyponatriämien, deutlichen Hyperglykämien, als auch akuten Pankreatitiden unter der Langzeitmedikation von Paroxetin + Fluphenazin + Haloperidol + Olanzapin • Quetiapinspiegel: Können sich mit Fluvoxamin um bis zu 159 % erhöhen. Fallberichte über malignes neuroleptisches Syndrom/Serotoninsyndrom bei Gabe von Quetiapin mit einem SSRI (hier: Citalopram, Fluvoxamin). Achten Sie auf entsprechende Symptome (besonders Fieber, Myoklonien, und Tremor) • Risperidon-Plasmaspiegel: unter gleichzeitiger Gabe von Fluoxetin Anstieg um das 2,5–8-fache, Fallberichte über auftretende tardive Dyskinesien. Bei gleichzeitiger Gabe mit Paroxetin Nachweis einer 3–9-fachen Erhöhung des Spiegels und Fälle von auftretenden Serotoninsyndromen. Fälle von Serotoninsyndromen und/oder malignes neuroleptisches Syndrom in Kombination mit Fluvoxamin und Trazodon sowie Sertralin • Fälle von Gynäkomastie und Galaktorrhoe bei erhöhtem Prolaktinspiegel bei einem männlichen Patienten, der Risperidon in Kombination mit Fluvoxamin einnahm • Ziprasidon: Fallbericht eines Serotoninsyndroms unter Ziprasidon in Kombination mit Citalopram
NDRI	Bupropion	• Risperidon: Hinweise für ein potenziell erhöhtes Anfallsrisiko aufgrund von erhöhten Plasmaspiegeln von Risperidon durch die kompetitive Hemmung von CYP 2D6
SNRI	Venlafaxin	• Clozapin: sowohl erhöhte Spiegel von Clozapin als auch Venlafaxin möglich aufgrund der kompetitiven Hemmung von CYP 2D6 und/oder zu CYP 3A4. Dosierung von Venlafaxin bis zu 150 mg oder weniger scheinen diesbezüglich keine klinisch signifikante Interaktion hervorzurufen. Fallberichte über maligne neuroleptische Syndrome/Serotoninsyndrome • Quetiapin: Fallbericht einer tödlich verlaufenden Agranulozytose innerhalb von 6 Wochen nach Kombinationstherapie von Quetiapin, Lamotrigin, Mirtazapin und Venlafaxin
SARI	Nefazodon, Trazodon	• Risiko für unerwünschte additive Wirkungen (vor allem Sedierung, orthostatische Hypotonie). Trazodon ist ein potenter CYP-3A4-Inhibitor. Erhöhte Plasmaspiegel von Clozapin (Fallbericht) und Quetiapin (In-vitro-Daten) durch den inhibierten Metabolismus über CYP 3A4 und assoziierte unerwünschte Wirkungen möglich (Schwindel, Hypotonie) • Lurasidon ist kontraindiziert in Kombination mit der Gabe potenter CYP-3A4-Inhibitoren • Fallberichte eines malignen neuroleptischen Syndroms mit Nefazodon und Olanzapin. Fallbericht eines Serotoninsyndroms mit Trazodon, Sertralin und Risperidon
SMS	Vortioxetin	• Serotonin-Modulatoren können die Dopamin-Blockade der Antipsychotika steigern und damit das Risiko für Nebenwirkungen erhöhen. Antipsychotika können die serotonergen Wirkungen von Serotonin-Modulatoren steigern und damit das Risiko für ein Serotoninsyndrom erhöhen

Tabelle 21. Antipsychotika der 2. Generation (SGA): Wechselwirkungen (Fortsetzung)

Medikamentenklasse	Beispiele	Wechselwirkung
NaSSA	Mirtazapin	• Risiko für additive metabolische unerwünschte Wirkungen (besonders erhöhtes Cholesterin, Gewicht) und erhöhten Appetit und Sedierung. Fallbericht eines Status epilepticus in der Kombination Clozapin und Olanzapin. Fallbericht eines Serotoninsyndroms mit Mirtazapin, Tramadol, Olanzapin und nach weiteren 7 Wochen Addition von Quetiapin und Mirtazapin zu Venlafaxin und Donepezil. Fallbericht einer tödlich verlaufenden Agranulozytose innerhalb von 6 Wochen nach Kombinationsgabe von Quetiapin, Lamotrigin, Mirtazapin und Venlafaxin
Trizyklische Antidepressiva	Amitriptylin, Clomipramin, Maprotilin, Trimipramin	• Additive Sedierung, Hypotonie und anticholinerge Effekte. Erhöhtes Risiko für Krampfanfälle • KEINE KOMBINATION mit Asenapin, Iloperidon, Paliperidon oder Ziprasidon. VORSICHT bei Gabe aller anderen SGA. Mögliche additive Verlängerung des QTc-Intervalls und damit assoziierten lebensbedrohlicher kardialer Arrythmien • Mögliche Erhöhung der SGA-Spiegel, da CYP 2D6 moderat durch Amitriptylin, Clomipramin, Desipramin und Imipramin inhibiert wird • Asenapin: Imipramin verursachte leichte (um 17 %) Erhöhungen in der C_{max} bei einer einmaligen Gabe von Asenapin. Keine Anpassung der Asenapindosis erforderlich • Clozapin: Fallbericht eines Serotoninsyndroms nach Absetzen von Clozapin bei einem Patienten der Clomipramin erhielt. Fallbericht einer 2-fachen Erhöhung der Nortryptilinspiegel nach der Zugabe von Clozapin. Der Patient entwickelte daraufhin ein Delir, dem eine extreme Müdigkeit und verwaschene Sprache vorausging. Fallbericht über erhöhte Clomipraminspiegel, in deren Folge es zu Myoklonien, gefolgt von Anfällen kam, möglicherweise durch die kompetitive Hemmung von CYP 1A2 und/oder CYP 2D6 • Olanzapin: Fallbericht eines malignen neuroleptischen Syndroms/Serotoninsyndroms mit Clomipramin. Es wird empfohlen die niedrigste mögliche Dosis zu wählen, wenn Olanzapin und Clomipramin gemeinsam verordnet werden sollen • Quetiapin: Fallbericht einer 17-fachen Spiegelerhöhung von Quetiapin bei gleichzeitiger Gabe von Doxepin und Pantoprazol, Mechanismus unbekannt • Risperidon: Fallberichte erhöhter Maprotilinspiegel (40–60 %) und auftretender anticholinerger Wirkungen in Kombination mit Risperidon, möglicherweise aufgrund einer kompetitiven Hemmung von CYP 2D6
Irreversible MAOI, RIMA	Moklobemid, Phenelzin, Tranylcypromin	• Additive Hypotonie • Fallbericht eines Serotoninsyndroms mit Quetiapin und Phenelzin und ein weiteres mit Ziprasidon und Tranylcypromin
Antidiarrhoika	Loperamid	• Fallbericht einer tödlich verlaufenden Gastritis mit Clozapin. Hierbei führten die möglichen anticholinergen Wirkungen des Clozapin in Kombination mit den motilitätshemmenden Wirkungen des Loperamid zu einem toxischen Megakolon
Antihistaminika	Diphenhydramin, Hydroxyzin, Terfenadin, Astemizol	• Potenzierung einer QTc-Verlängerung, kann zu Torsade de pointes führen. Vorsicht mit Pimozid, Sertindol und Ziprasidon
Antihypertensiva		• Additive blutdrucksenkende Wirkung; Antipsychotika verursachen generell eine Hypotonie über die α_1-Blockade. Beginnen Sie deshalb immer, wenn möglich, mit einer niedrigen Dosis des Antipsychotikums, erhöhen Sie dieses langsam, und beobachten Sie die Patienten im Hinblick auf eine orthostatische Hypotonie sorgfältig
	Kalziumkanalblocker	• Siehe Kalziumkanalblocker Seite 227
	Clonidin	• SGA, die potente α_2-adrenerge Rezeptorantagonisten sind, können den antihypertensiven Effekt von Clonidin über den α_2-adrenergen Rezeptoragonismus blockieren. Additive hypotensive Wirkungen sind auch zusätzlich noch möglich

Tabelle 21. Antipsychotika der 2. Generation (SGA): Wechselwirkungen (Fortsetzung)

Medikamentenklasse	Beispiele	Wechselwirkung
	Diuretika	• Siehe Diuretika Seite 227
	Lisinopril	• Fallbericht von signifikant erhöhten Plasmaspiegeln von Clozapin und Norclozapin. Einzelner Fallbericht einer Pankreatitis, die 3 Monate nachdem Lisinopril zu Olanzapin hinzugegeben wurde, auftrat
Antikoagulanzien	Warfarin	• Zwei Fallberichte einer erhöhten INR bei der Zugabe von Quetiapin zu Warfarin
Antikonvulsiva	Allgemein	• Alle SGA können die Krampfschwelle senken. Dies kann vor allem bei rascher Dosiserhöhung geschehen und kann sich aber auch aufgrund einer Hyponatriämie entwickeln. Ein potenzieller additiver Risikofaktor für eine Hyponatriämie können niedrige Natriumwerte sein, die sowohl durch die SGA als auch durch Carbamazepin/Oxcarbazepin hervorgerufen werden können. Das größte Risiko für Anfälle besteht für Clozapin und ist dosisabhängig: 1 % (Dosis unterhalb 100 mg), 2,7 % (300–599 mg), und 4,4 % (über 600 mg)
	Carbamazepin	• Reduzierte Antipsychotika-Plasmaspiegel entstehen unter anderem durch eine sehr starke Induktion von CYP 3A4, CYP 1A2, CYP 2D6 und/oder möglicherweise UGT1A4. Beachten Sie, dass es 2–4 Wochen bis zur maximalen Induktion dauern kann und dass die gleiche Zeitspanne erforderlich ist, um wieder zu einer normalen Enzymaktivität zu kommen, wenn der Induktor abgesetzt wurde. Passen Sie die Antipsychotikadosis entsprechend an • Clozapinspiegel reduzieren sich um bis zu 50 %. Vermeiden Sie diese Kombination aufgrund des additiven Risikos für eine Agranulozytose. Fallberichte über tödliche Panzytopenien • Olanzapinspiegel werden um 36–71 % reduziert • Paliperidon-C_{max} wird um 37 % bei Gabe von 500 mg/Tag Carbamazepin reduziert • Quetiapinspiegel reduzierten sich um bis zu 80 %, in einigen Fällen wurden sogar nicht mehr messbare Quetiapinspiegel berichtet. Es gibt 2 Fallberichte, bei denen über das 3–4-fache im Verhältnis zwischen Carbamazepin Epoxid/Carbamazepin berichtet wurde, was in einem Fall zu Ataxie und Unruhe führte. Vermeiden Sie diese Kombination • Risperidon- und 9-Hydroxyrisperidonspiegel reduzieren sich um 50 %. Risperidon selbst verursacht eine leichte, klinisch nicht signifikante Erhöhung des Carbamazepinspiegels • Die AUC von Ziprasidon reduziert sich um 36 % bei 400 mg Carbamazepin/Tag. Höhere Dosierungen von Carbamazepin können einen noch ausgeprägteren Effekt haben
	Lamotrigin	• Lamotrigin ist ein schwacher UGT-Induktor. Eine deutliche Verminderung der Quetiapinspiegel um 58 % wurde berichtet, allerdings fand eine deutlich größere Studie ausschließlich eine klinisch nicht bedeutende Verminderung um 17 %. Weitere Studien legen nahe, dass Tagesdosierungen von Lamotrigin unter 200 mg/Tag keinen wesentlichen Effekt auf die Spiegel von Clozapin, Olanzapin oder Risperidon haben. Andererseits konnten Fallberichte zeigen, dass Raucher, die Lamotrigin einnahmen, erhöhte Spiegel von Clozapin und Risperidon bzw. Olanzapin (+35 %) aufwiesen. Der zugrundeliegende Mechanismus ist nicht bekannt. Bei der gleichzeitigen Gabe von Clozapin kommt der Überwachung des Blutbildes eine noch größere Bedeutung zu, da beide Substanzen die Funktion des Knochenmarks schädigen können. Es liegt ein Fallbericht einer tödlich verlaufenden Agranulozytose vor, bei der innerhalb von 6 Wochen Quetiapin, Lamotrigin, Mirtazapin und Venlafaxin eingesetzt wurden. Wichtig ist die Überwachung auf eine verminderte antipsychotische Wirkung als auch auf eine erhöhte Toxizität des verordneten Antipsychotikums (vor allem bezüglich Sedierung und Schwindel), besonders bei höheren Dosen von Lamotrigin

Tabelle 21. Antipsychotika der 2. Generation (SGA): Wechselwirkungen (Fortsetzung)

Medikamentenklasse	Beispiele	Wechselwirkung
	Oxcarbazepin	• Oxcarbazepin ist ein schwacher CYP-3A4-Induktor und scheint weder die Spiegel von Clozapin, Olanzapin, Quetiapin noch Risperidon zu beeinträchtigen. Besondere Vorsicht ist allerdings aufgrund des potenziell additiven negativen Effekt auf das Knochenmark in Kombination mit Clozapin zu legen. Bei sehr hohen Dosierungen von Oxcarbazepin (größer 1500 mg/Tag) besteht die Möglichkeit einer Spiegelreduktion von SGA
	Phenobarbital/Phenytoin	• Reduzierte Spiegel der SGA aufgrund einer potenten Induktion des Abbaus. Bei Phenytoin erfolgt dies über CYP 2C9 und CYP 3A4. Bei Phenobarbital geschieht dies hingegen primär über CYP 1A2, CYP 2C9, und CYP 3A4. Beachten Sie, dass es 2–4 Wochen bis zur maximalen Induktion dauern kann und dass die gleiche Zeitspanne erforderlich ist, um wieder zu einer normalen Enzymaktivität zukommen, wenn der Induktor abgesetzt wurde. Passen Sie die Antipsychotikadosis entsprechend an • Die Spiegel von Iloperidon reduzieren sich aufgrund einer Interaktion mit potenten Induktoren um das Zweifache. Es kann notwendig sein, Iloperidon um bis zu 50 % zu erhöhen, um gleichmäßige Spiegel zu erhalten. Lurasidonspiegel erniedrigen sich um bis das Fünffache in Anwesenheit eines weiteren potenten CYP-3A4-Induktors (z.B. Rifampicin). Es wird empfohlen, Lurasidon in Kombination mit einem potenten CYP-3A4-Induktor zu vermeiden • Paliperidon-, Risperidon- und Ziprasidonspiegel werden durch andere potente CYP-3A4-Induktoren (besonders Carbamazepin) reduziert; ein ähnlicher Mechanismus kann auch hier angenommen werden • In Kombination mit Phenytoin reduziert sich der Clozapinspiegel um 65–85 %, was zum Wiederauftreten psychotischer Symptome führen kann. Es existiert ein Fallbericht über eine Phenytoin-Intoxikation nach einer i.v. Phenytoin-Gabe durch eine Clozapin-induzierte Inhibition von CYP 2C9. Quetiapinspiegel vermindern sich um bis zu 80 % • Clozapinspiegel vermindern sich um 35 % bei Kombination mit Phenobarbital • Olanzapinspiegel reduzieren sich signifikant durch ein anderen CYP-1A2-Induktor (z.B. Carbamazepin), ein ähnlicher Mechanismus kann hier angenommen werden
	Topiramat	• Topiramat ist ein schwacher CYP-3A4-Induktor und CYP-2C19-Inhibitor. Es besteht eine nur schwache Wirkung auf Risperidon, die klinisch wahrscheinlich nicht signifikant ist. Eine Untersuchung fand keine signifikanten Änderungen auf die Spiegel von Clozapin, Norclozapin, Olanzapin, Risperidon, 9-Hydroxyrisperidon oder Quetiapin. Die Wirkung höherer Dosierungen von Topiramat (mehr als 400 mg/Tag) ist unbekannt[64]
	Valproat	• Valproinsäure inhibiert CYP 2C9 und UGT, es inhibiert weiter schwach CYP 1A2, CYP 2D6 und CYP 2E1. Passen Sie ggf. die antipsychotische Dosis an • Asenapin: in der Fachinformation wird keine Dosisanpassung empfohlen • Clozapin: Es sind widersprüchliche Informationen verfügbar. Es gibt sowohl Berichte über verminderte als auch erhöhter Clozapinspiegel. Wahrscheinlich sind klinisch signifikante Verminderungen der Clozapinspiegel bei Rauchern. Fallberichte über eine hepatische Enzephalopathie, neu aufgetretene Krampfanfälle bei nicht epileptischen Patienten und Delire. Berichte legen ein größeres Risiko für eine Agranulozytose in Kombination mit Valproat und Clozapin nahe als bei Monotherapie. Eine bestehende Medikation mit Valproat und einer schnellen Auftitrierung von Clozapin kann das Risiko für eine Myokarditis erhöhen[65] • Olanzapin: in den meisten Untersuchungen fanden sich keine klinisch signifikante Veränderung des Spiegels beider Medikamente. Das Auftreten von Leberenzymerhöhungen kann das Risiko für hepatische Nebenwirkungen erhöhen

Tabelle 21. Antipsychotika der 2. Generation (SGA): Wechselwirkungen (Fortsetzung)

Medikamentenklasse	Beispiele	Wechselwirkung
		• Paliperidon: die C_{max} einer Einzeldosis von Paliperidon erhöhte sich um bis zu 50 % ohne Wirkung auf den Valproatspiegel. Prüfen Sie die Anpassung von Paliperidon • Quetiapin: Fallberichte über zunehmende Nebenwirkungen aufgrund steigender Quetiapinspiegel. Bericht über eine schwere zervikale Dystonie bei der Zugabe von Valproinsäure. Fallbericht über einen medikamenteninduzierten Parkinsonismus und eine kognitive Verschlechterung bei gleichzeitiger Gabe von 800 mg Quetiapin und 1500 mg Valproinsäure/Tag. Zwei Fälle eines Delirs wurden bei leichter Niereninsuffizienz nach der Zugabe von Valproat zu Quetiapin berichtet. Ein Fall einer schweren Hypertriglyzeridämie ohne Gewichtszunahme bei der Zugabe von Valproat zu Quetiapin, was zum Absetzen von Valproat führte. Mehrere Fälle einer Neutropenie bei gleichzeitiger Gabe von Quetiapin und Valproat, in einem Fall auch mit einer Thrombozytopenie. Überwachung des Blutbildes zu Beginn, nach ein bis zwei Wochen und nach jeglicher Erhöhung der Dosis wird empfohlen • Risperidon: keine Veränderung des Spiegels bei einer leichten Erhöhung des Valproatspiegels um 20 %. Zwei Fälle beschreiben ein generalisiertes Ödem in dieser Kombination. Auch ein Fall einer Neutropenie wird berichtet, die allerdings rückläufig nach Absetzen von Valproat war. Zwei Kinder erlitten in dieser Kombination eine Hyperammonämie, ein weiterer Fall einer Katatonie wird bei der Zugabe von Valproinsäure zu Risperidon und Sertralin beschrieben. Das Serum-Ammoniak sollte spätestens dann bestimmt werden, wenn der Verdacht auf ein ausgeprägteres manisches Verhalten besteht
Antimykotika	Fluconazol, Itraconazol, Ketoconazol, Varikonazol	• Ketoconazol und Itrakonazol sind starke, Fluconazol und Varikonazol moderate CYP-3A4-Inhibitoren. Es kann zu erhöhten Spiegel von Iloperidon (um 57 % mit Ketoconazol), Lurasidon (C_{max} um das 6–9-fache und die AUC um das 9-fache), 9-Hydroxyrisperidon (Spiegel um 70 % in einer Studie mit Risperidon und Itrakonazol), Quetiapin (C_{max} bis zu 335 % mit Ketoconazol), Risperidon (Spiegel um 80 % mit Itrakonazol), und Ziprasidon (AUC und C_{max} um 35–40 % mit Ketoconazol erhöht) kommen. Passen Sie die antipsychotische Dosis an. Die Kombination von Lurasidon und Ketoconazol oder Itrakonazol sollte vermieden werden • Achtung: mögliche additive Verlängerung des QTc-Intervalls und damit assoziierter lebensbedrohlicher kardialer Arrhythmien mit Antipsychotika
	Terbinafin	• Erhöhte Plasmaspiegel von Illoperidol und Risperidon möglich aufgrund eines inhibierten Metabolismus über CYP 2D6. Jede Interaktion wird aufgrund der langen Halbwertszeit von Terbinafin (200–400 Stunden) verlängert auftreten (bis zu 3 Monate)
Antiparkinsonmittel	Levodopa, Pramipexol, Ropinirol	• Risiko für eine reduzierte Wirkung der Antiparkinsonmittel. Antipsychotika reduzieren die dopaminerge Aktivität, wohingegen Antiparkinsonmittel Dopamin im ZNS erhöhen. Prüfen Sie ggf. den Einsatz von Clozapin oder Quetiapin, bei denen die Wahrscheinlichkeit, eine Bewegungsstörung zu verschlechtern, geringer ist als unter anderen Antipsychotika
Antipsychotika Kombinationen	Allgemein	• Es besteht das erhöhte Risiko für unerwünschte Wirkungen (EPS, erhöhte Prolaktinspiegel, Sedierung, Hypotonie und anticholinerge Wirkungen), erhöhte Kosten und eine verminderte Compliance beim Einsatz verschiedener Antipsychotika bei einem Patienten[66,67,68]
	Aripiprazol + SGA	• Siehe auf Seite 242 im Bereich Interaktion TGA
	Clozapin + Olanzapin	• Fallberichte über Auftreten eines malignen neuroleptischen Syndroms. Risiko für additive metabolische Nebenwirkungen und Gewichtszunahmen; Fallbericht über eine verzögerte Erholung nach Clozapin-induzierter Agranulozytose bei Gabe von Olanzapin
	Clozapin + Quetiapin	• Durch Clozapin erhöhte Serumkonzentration von Quetiapin um 82 % (Mechanismus unbekannt, wird jedoch als signifikant eingeschätzt); prüfen Sie bei Wahl dieser Kombination eine niedrigere Startdosis von Quetiapin

Tabelle 21. Antipsychotika der 2. Generation (SGA): Wechselwirkungen (Fortsetzung)

Medikamentenklasse	Beispiele	Wechselwirkung
	Clozapin + Risperidon	• Einzelfallberichte lassen vermuten, dass sowohl Clozapin- als auch Risperidonspiegel bei gleichzeitiger Gabe ansteigen. Gleichwohl ließ sich dies in kinetischen Studien nicht nachweisen. Dieser Widerspruch entstand wahrscheinlich aufgrund einer genetischen Variabilität im Metabolismus der untersuchten Stichprobe. Die gleichzeitige andauernde Gabe kann zu gesteigerten Risperidonspiegeln führen. Die häufigsten unerwünschten Nebenwirkungen bei gleichzeitiger Gabe sind EPS (vor allem Akathisie), höhere Nüchtern-Blutglukose, Sedierung, Hyperprolaktinämien und erhöhter Speichelfluss. Fallberichte über das Auftreten von malignen neuroleptischen Syndromen
	Haloperidol + SGA	• In der Kombination mit Clozapin liegt ein Fallbericht von signifikant erhöhten Haloperidol-Decanoatspiegeln und Fälle von malignen neuroleptischen Syndromen vor; ein Bericht existiert nach einer einmaligen i.m.-Gabe von Haloperidol, die auf eine abrupte Beendigung von Clozapin folgte, in einem anderen Fall trat dies auf, nachdem beide Medikamente abrupt abgesetzt wurden • In Kombination mit Olanzapin wurde von einem Fall extremen Parkinsonismus berichtet, zu dem es wahrscheinlich durch eine kompetitive Hemmung von CYP 2D6 und/oder additiven Faktoren kam • Fallbericht einer tödlich verlaufenden Hyponatriämie, ausgeprägter Hyperglykämie und akuter Pankreatitis bei einer Langzeit-Medikation von Paroxetin + Fluphenazin + Haloperidol + Olanzapin
	Phenothiazine (besonders Chlorpromazin) + SGA	• Mögliche additive QTc-Verlängerung (siehe kardiovaskuläre Wirkungen auf Seite 201). KEINE KOMBINATION mit Asenapin, Iloperidon, Paliperidon oder Ziprasidon • Fallberichte über malignes neuroleptisches Syndrom bei Kombination mit Olanzapin + Fluphenazin; Olanzapin+Chlorpromazin; nach mehreren Jahren Behandlung mit Olanzapin + Clozapin + Fluphenazin. Fallbericht einer tödlich verlaufenden Hyponatriämie, ausgeprägter Hyperglykämie, und akuter Pankreatitis bei Langzeitmedikation in Kombination mit Paroxetin + Fluphenazin + Haloperidol + Olanzapin
	Pimozid + SGA	• Mögliche additive QTc-Verlängerung (siehe oben). KEINE KOMBINATION mit Asenapin, Iloperidon, Paliperidon oder Ziprasidon
	Thioridazin + SGA	• Mögliche additive QTc-Verlängerung (siehe oben). KEINE KOMBINATION mit Asenapin, Iloperidon, Paliperidon oder Ziprasidon. Erhöhte Clearance (d.h. verminderte Plasmaspiegel) von Quetiapin (um 65 %). Erhöhte Plasmaspiegel von Risperidon (um das Fünffache) mit reduzierten 9-Hydroxyrisperidonspiegeln aufgrund einer Inhibition des Metabolismus über CYP 2D6. Erhöhte Spiegel anderer SGA (besonders Iloperidon, Clozapin) möglich. Erhöhte SGA-Spiegel führen potenziell zu einer weiteren Erhöhung des Risikos für eine QTc-Verlängerung
	Quetiapin + Ziprasidon	• Fallbericht einer erhöhten QTc-Verlängerung mit einer kardialen Arrhythmie, möglicherweise aufgrund eines erhöhten Plasmaspiegels einer der beiden Substanzen als Folge einer kompetitiven Hemmung über CYP 3A4
Antiretrovirale Wirkstoffe		
Nicht nukleosidische Reverse-Inhibitoren (NNRTI)	Delavirdin, Efavirenz, Etravirin, Nevirapin	• VORSICHT: mögliche Interaktion, da NNRTI CYP-Enzyme inhibieren und induzieren (so ist Delavirdin ein starker Inhibitor von CYP 2D6, Nevirapin ein schwacher Inhibitor von CYP 2D6. Efavirenz und Etravirin induzieren CYP 3 A4 moderat, Nevirapin induziert es schwach) • Delavirdin kann die Spiegel von Risperidon und Iloperidon aufgrund seiner Inhibition von CYP 2D6 erhöhen • Evavirenz und Etravirin können die Spiegel von Quetiapin und Lurasidon durch die zu CYP-3A4-Induktion erniedrigen

Tabelle 21. Antipsychotika der 2. Generation (SGA): Wechselwirkungen (Fortsetzung)

Medikamentenklasse	Beispiele	Wechselwirkung
Proteasehemmer	Atazanavir, Boceprevir, Darunavir, Fosamprenavir, Indinavir, Lopinavir, Nelfinavir, Ritonavir, Saquinavir, Simeprevir, Telaprevir, Tipranavir	• VORSICHT: Es bestehen komplexe Interaktionsmöglichkeiten, da eine Reihe der Proteasehemmer sowohl starke Inhibitoren als auch Induktoren für eine Vielzahl von CYP-Enzymen sind (besonders betroffen ist CYP 3A4, Ritonavir ist ein potenter Inhibitor; Atazanavir, Boceprevir, Darunavir, Saquinavir, und Telaprevir sind starke Inhibitoren; Fosamprenavir und Indinavir sind leichte bis moderate Inhibitoren; Tipranavir ist ein Induktor. Niedrige Dosen von Ritonavir, eingesetzt als Booster, haben nur einen minimalen Effekt auf CYP 2D6, höhere Dosierungen verursachen eine Inhibition • Erhöhte Plasmaspiegel von Clozapin ergeben sich durch eine mögliche Inhibition von CYP 3A4, trotzdem kann Ritonavir die Spiegel über eine Induktion von CYP 1A2 auch erniedrigen. Die tatsächliche Wirkung von Ritonavir ist oft schwer vorauszusagen. VERMEIDEN Sie, wenn möglich, diese Substanzen aufgrund der potenziellen Toxizität von Clozapin und deren additiven Wirkungen auf die kardiale Überleitung. Stellen Sie die Überwachung der Clozapinspiegel sicher, falls doch eine gemeinsame Verordnung nötig ist
Antituberkulostatika	Rifabutin, Rifampin, Rifapentin	• Verminderte Clozapin- (Plasmaspiegel um das Sechsfache), Lurasidon- (C_{max} um 86 % und AUC um 80 %) Risperidon- (C_{max} um bis zu 50 %), und 9-Hydroxyrisperidon- (d. h. Paliperidon; C_{max} um 46 %) -spiegel durch eine Induktion über zu CYP 3A4, CYP 2C und/oder P-Glykoprotein mit Rifampicin • Die gemeinsame Verordnung von Lurasidon und Rifampicin wird NICHT empfohlen. Reduzierte Spiegel von Iloperidol und Quetiapin wahrscheinlich
Anxiolytika		
Benzodiazepine	Alprazolam, Diazepam, Clonazepam, Lorazepam, Midazolam	• Synergistische Wirkung mit den Antipsychotika, Einsatz bei der Sedierung agitierter Patienten • Risiko für additive ZNS-Dämpfung (besonders Schwindel, Sedierung, Verwirrung, Atemdepression) und Blutdruckabfall • Gehäuftes Auftreten von Schwindel, niedrigem Blutdruck, Sedierung, exzessivem Speichelfluss und Ataxie in Kombination mit Clozapin; EKG-Veränderungen möglich, Delir, Herz- und Atemstillstände mit nachfolgenden Todesfälle berichtet, mit höherer Wahrscheinlichkeit, wenn Clozapin zu einer laufenden Benzodiazepin-Behandlung hinzu verordnet wurde • Lurasidon (120 mg/Tag) erhöht leicht die Midazolamspiegel (C_{max} um 21 % und AUC um 44 %). Möglicherweise ist diese Interaktion klinisch nicht signifikant. Die gleichzeitige Gabe kurz wirksamer i. m. Olanzapin-Formulierungen und die parenterale Benzodiazepin-Gabe oder anderer ZNS-wirksamer Medikamente mit einer auf das ZNS dämpfenden Aktivität wurde mit schwerwiegenden unerwünschten Arzneimittelwirkungen in Verbindung gebracht (besonders Blutdruckabfall, Bradykardie, Atemdepression), darunter auch Todesfälle; aus diesem Grund ist diese Kombination NICHT empfehlenswert
	Buspiron	• Fallberichte über gastrointestinale Blutungen und Hyperglykämien in Kombination mit Clozapin
Belladonna-Alkaloide	Atropin, Hyoscyamine, Scopolamin	• Additive anticholinerge Wirkungen (besonders Mundtrockenheit, Harnverhalt, vermindertes Schwitzen, Verschwommensehen, Verstopfung, paralytischer Ileus, Verwirrung und toxische Psychosen). Ältere Patienten sind besonders sensibel für diese Nebenwirkungen. Siehe auch Häufigkeit unerwünschter Wirkungen in Tabelle 24. Antipsychotika: Häufigkeit unerwünschter Arzneimittelwirkungen (UAW) bei therapeutischer Dosierung auf Seite 247. Vorsicht ist bei diesen Kombinationen immer geboten
H_2-Antagonisten	Cimetidin	• Reduzierter Abbau von Clozapin und Olanzapin, dies führt zu erhöhten Plasmaspiegeln und Nebenwirkungen
Disulfiram		• VORSICHT: Fallberichte über Disulfiram-induzierte Psychosen, möglicherweise verursacht über eine Blockade der Dopamin-β-Hydroxylase; allerdings zeigten sich in einer kleinen Studie bei Patienten mit Psychosen keine vermehrten psychotischen Symptome. Verminderter Abbau von Clozapin, erhöhter Plasmaspiegel aufgrund einer möglichen Inhibition von CYP 2E1

Tabelle 21. Antipsychotika der 2. Generation (SGA): Wechselwirkungen (Fortsetzung)

Medikamentenklasse	Beispiele	Wechselwirkung
Diuretika	Allgemein	• VORSICHT: Diuretika können zur Elektrolytverschiebungen führen, die wiederum additive QTc-Intervallverlängerungen verursachen können, mit dem Risiko von lebensbedrohlichen kardialen Arrhythmien. Überwachen Sie Patienten hinsichtlich einer Dehydratation, Hypokaliämie, und Hypomagnesiämie. Siehe auch kardiovaskuläre UAW auf Seite 201
	Furosemid	• In einer placebokontrollierten Studie zur Prüfung von Risperidon bei älteren Patienten mit Demenz zeigt sich eine höhere Mortalität bei Patienten, die mit Furosemid in Ergänzung zu Risperidon behandelt wurden (7,3 %), Patienten, die mit Risperidon allein behandelt wurden, wiesen eine Mortalität von 3,1 % auf, Patienten, die nur Furosemid erhielten, hatten einen Mortalität von 4,1 %. Placebo-behandelte Patienten ohne Furosemid wiesen eine Mortalität von 2,9 % auf. Die Erhöhung der Mortalität in Kombination mit Furosemid und Risperidon wurde in zwei von vier klinischen Studien nachgewiesen. Bisher fand sich kein pathophysiologischer Mechanismus, der dieses Ergebnis hätte erklären können
Ginkgo biloba		• Fallbericht von Priapismus einer kurz zuvor mit Ginkgo ergänzten langfristigen Risperidon-Behandlung. Der Mechanismus ist unbekannt. Theoretisch kann es weiterhin zu Erniedrigung von Clozapinspiegeln über die Induktion von CYP 2E1 kommen
Glukokortikoide	Betamethason, Hydrocortison, Prednison	• VORSICHT: Es besteht die Gefahr einer Exazerbation der psychiatrischen Grundkrankheit, da Glukokortikoid-induzierte psychiatrische Erkrankungen wie Psychosen auftreten können. Glukokortikoide können den Metabolismus über CYP 3A4 induzieren. In den Fällen, in denen die Antipsychotika über CYP 3A4 metabolisiert werden (vor allem Clozapin, Iloperidon, Lurasidon, Quetiapin, oder Ziprasidon) können höhere Dosierungen notwendig werden
Grapefruitsaft		• VORSICHT: erhöhte Plasmaspiegel von Clozapin, Iloperidon, Lurasidon, Quetiapin und Ziprasidon durch eine Inhibition des Metabolismus über das intestinale CYP 3A4, mögliche Inhibition intestinaler Transporter wie zum Beispiel P-Glykoprotein. Die durch Grapefruitsaft verursachte inhibitorische Wirkung kann sehr lang anhalten (bis zu 24–48 Stunden). Studiendaten zeigen, dass bis zu 500 ml Grapefruitsaft bei Clozapin möglicherweise keine klinischen Effekte haben könnten
Hormone	Orale Kontrazeptiva, Estradiol	• Östrogen verstärkt die Wirkung einer Hyperprolaktinämie der Antipsychotika • Estradiol ist ein Inhibitor von CYP 1A2 und CYP 2C19 und ein Substrat von CYP 3A4, welche die Hauptenzyme des Metabolismus von Clozapin sind. Es gibt einen Fallbericht einer Verdopplung der Clozapinspiegel mit spürbarem Schwindel, Kraftlosigkeit und Schwäche bei Kombination mit einem oralen Kontrazeptivum. Fallbericht eines Krampfanfalls in Kombination mit Lithium 900 mg/Tag und Clozapin 300–600 mg/Tag und einem oralen Kontrazeptivum
Johanniskraut		• Risiko einer additiven Erhöhung von Serotonin mit nachfolgendem Serotoninsyndrom • Johanniskraut induziert P-Glykoprotein, CYP 1A2; zu einem geringeren Grad CYP 3A4 und möglicherweise CYP 2 C19. Verminderte Spiegel der SGA (speziell Asenapin, Clozapin, Quetiapin, Risperidon und Olanzapin) wurden berichtet. Der zugrunde liegende Mechanismus ist unklar
Kalziumantagonisten	Diltiazem, Verapamil	• Lurasidon erhöht in Kombination mit Diltiazem (C_{max} 2,1-fach und AUC 2,2-fach). Bei gemeinsamer Gabe sollte die Maximaldosis von Lurasidon nicht mehr als 40 mg/Tag betragen. Risperidon erhöht (C_{max} 1,8-fach), und 9-Hydroxyrisperidon (d. h. Paliperidon; leichte Erhöhung) in Kombination mit Verapamil. Interaktion wahrscheinlich durch die Fähigkeit von Diltiazem/Verapamil, den Metabolismus über zu CYP 3A4 zu inhibieren und/oder intestinale Absorption über die Inhibition des P-Glykoproteins zu vermindern • Erhöhung von Quetiapin möglich

Tabelle 21. Antipsychotika der 2. Generation (SGA): Wechselwirkungen (Fortsetzung)

Medikamentenklasse	Beispiele	Wechselwirkung
Koffein	Kaffee, Tee, Cola, Energy-Drinks, Mate-haltige Getränke	• Erhöhte Akathisie/Unruhe/Schlaflosigkeit • Erhöhte Clozapin-Plasmaspiegel durch kompetitive Hemmung des Abbaus durch CYP 1A2. Clozapin und Norclozapinspiegel vermindern sich im Mittel um 47 % bzw. 31 % nach einer einwöchigen koffeinfreien Periode • Nebenwirkungen wahrscheinlicher bei Nichtrauchern oder Patienten, die mehr als 400 mg Koffein am Tag zu sich nehmen, d. h. mehr als 4 Tassen Kaffee/pro Tag. Veränderungen im Koffeinkonsum sollten als Möglichkeit in Betracht gezogen werden, wenn es zu Schwankungen der Clozapinspiegel kommt, die sonst nicht erklärbar sind • Die Risperidon-Lösung kann sich in Cola-Getränken oder Tee nicht auflösen, allerdings ist sie löslich in Kaffee
Lithium		• VORSICHT: Überwachen Sie die Lithium-Plasmaspiegel engmaschig bei gleichzeitiger Gabe mit SGA, da beide, sowohl SGA (besonders Ziprasidon) und Lithium bei erhöhten Spiegeln auch mit QT-Verlängerungen assoziiert sind. Siehe auch kardiovaskuläre UAW auf Seite 201 • Obwohl eine Reihe von Studien existieren, die die Sicherheit der Kombination von Lithium und SGA nahelegen, kam es doch zu mehreren Fällen mit schweren unerwünschten Nebenwirkungen. Faktoren, die bei der Erhöhung des Risikos dieser neurotoxischen Wirkungen in Betracht kommen, sind das gleichzeitige Vorkommen einer akuten Manie, vorbestehende Hirnschäden, Infektionen, Fieber, Dehydratation, die Vorgeschichte von EPS und eine hohe Dosierung einer oder beider Substanzen • In Kombination mit Clozapin: Asterixis (+ Zuclopenthixol), diabetische Ketoazidose (keine Vorgeschichte einer Hyperglykämie, keine Zeichen einer Lithium-Intoxikation), akute Myokarditis (+ Fluoxetin), Rhabdomyolyse, und Anfälle (ein Fall, bei der eine Patientin ein orales Kontrazeptivum einnahm und 2 Tage vor einem Anfall unwillkürliche Bewegungen an sich beobachtete) • Mit Olanzapin: Enzephalopathie, malignes neuroleptisches Syndrom, nicht ketotisches hyperosmolares Syndrom (+Valproinsäure), Priapismus und Somnabulismus (+Valproinsäure) • Mit Quetiapin: Delir und chronische Anfälle • Mit Risperidon: diabetische Ketoazidose + malignes neuroleptisches Syndrom + Herzinfarkt, Enzephalopathie, EPS, malignes neuroleptisches Syndrom, und Priapismus • Es können weitere additive unerwünschte Wirkungen auftreten (z. B. Gewichtszunahme). Überwachen Sie Patienten engmaschig, insbesondere innerhalb der ersten drei Wochen nach Therapiebeginn und nach jeder Dosiserhöhung. Achten Sie besonders auf EPS, die Entwicklung eines malignen neuroleptischen Syndroms und einer möglichen Hyperglykämie. Bestimmen und überwachen Sie auch die Lithiumspiegel, berücksichtigen Sie dabei aber auch eine Reihe von schweren Nebenwirkungen, wie oben aufgeführt, wobei die Lithiumspiegel trotzdem innerhalb des therapeutischen Bereiches waren • Fallberichte, in denen Lithium Patienten hinzugegeben worden war, die durch Clozapin oder Olanzapin bedingt an einer Neutropenie litten. Lithium führte dabei zu einer Normalisierung des weißen Blutbildes (über eine induzierte Leukozytose) und erlaubte damit eine Weiterführung einer Therapie mit Clozapin oder Olanzapin
Opioide	Allgemein	• VORSICHT: additive ZNS-Wirkungen
	Methadon	• KEINE KOMBINATION mit Asenapin, Iloperidon, Paliperidon oder Ziprasidon. VORSICHT bei allen anderen SGA. Mögliche additive Verlängerung des QTc-Intervalls und damit assoziiert mit lebensbedrohlichen kardialen Arrhythmien. Siehe auch kardiovaskuläre UAW auf Seite 201 • Quetiapin erhöht den Methadonspiegel moderat (7–30 %), wahrscheinlich über eine Inhibition von CYP 2D6 und/oder das P-Glykoprotein; dies kann klinisch signifikant für einige Patienten sein. Quetiapin kann zu falsch positiven Methadonbefunden im Drogenurinscreening führen

Tabelle 21. Antipsychotika der 2. Generation (SGA): Wechselwirkungen (Fortsetzung)

Medikamentenklasse	Beispiele	Wechselwirkung
	Tramadol	• VORSICHT: Tramadol senkt die Krampfschwelle; additive Effekt in der Senkung der Krampfschwelle mit SGA möglich (besonders Clozapin); Fallbericht eines tödlich verlaufenden Krampfanfalls bei einem schwierig zu behandelnden Patienten, der sowohl Tramadol als auch Clozapin erhielt. Tramadol blockiert die Wiederaufnahme von Serotonin; hierbei kann es zur potenziell additiven Erhöhung von Serotonin bei der gleichzeitigen Gabe von SGA kommen, was wiederum zu einem Serotoninsyndrom führen kann; Fallberichte zu Mirtazapin, Tramadol und Olanzapin
Antiemetika	Metoclopramid	• VORSICHT: Metoclopramid ist ein starker zentraler dopaminerger Rezeptorantagonist, der zu EPS, Hyperprolaktinämie und selten auch einem malignen neuroleptischen Syndrom führen kann. Die gleichzeitige Gabe mit SGA kann das Risiko für das Auftreten unerwünschter Wirkungen steigern. Fallbericht über ein Pisa-Syndrom nach Zugabe von Metoclopramid zu Clozapin
Protonenpumpenhemmer	Esomeprazol, Omeprazol	• Fallberichte über verminderte Spiegel von Clozapin (um bis zu 40 %) durch eine Induktion des Metabolismus über CYP 1A2 und oder CYP 3A4 mit Omeprazol. Eine ähnliche Interaktion ist wahrscheinlich mit dem S-Isomer von Omeprazol (Esomeprazol). Erhöhen Sie entweder die Clozapindosis oder wählen Sie einen alternativen Protonenpumpenhemmer. Diese Interaktion kann bei Nichtrauchern relevanter als bei Rauchern sein. Reduzierte Spiegel von Asenapin und Olanzapin sind möglich
QTc-verlängernde Substanzen	Antiarrhythmika (besonders Amiadoron, Sotalol), Antimalariamittel (Chloroquin, Mefloquin), Antiprotozoenmittel (Pentamidin), Kontrastmittel (Gadobutrol), Dolasetron, Droperidol, Methadon, Tacrolismus	• KEINE KOMBINATION mit Asenapin, Iloperidon, Paliperidon oder Ziprasidon. VORSICHT mit allen anderen SGA. Mögliche additive Verlängerung des QTc-Intervalls und damit assoziiert mit lebensbedrohlichen kardialen Arrythmien
Rauchen		• Rauchen induziert CYP 1A2; die polyzyklischen aromatischen Hydrokarbone im Tabakrauch werden für diese Induktion verantwortlich gemacht, nicht das Nikotin selbst. Verminderte Plasmaspiegel von Clozapin/Norclozapin und Olanzapin aufgrund einer Induktion des Metabolismus über CYP 1A2. Dosisanpassungen sind routinemäßig nicht empfohlen, allerdings profitieren besonders starke Raucher von höheren Dosierungen hinsichtlich der Wirksamkeit des Clozapins. Vorsicht ist dann geboten, wenn ein Patient das Rauchen einstellt, da die Antipsychotikaspiegel dann ansteigen werden; Einzelfallberichte beschreiben ansteigende Antipsychotikaspiegel innerhalb von 4–10 Tagen mit Olanzapin und 2–4 Wochen mit Clozapin nach Einstellung des Rauchens. Es gibt Fallberichte über mögliche schwerwiegende Clozapin-Toxizitäten und EPS mit Olanzapin nach Einstellen des Rauchens, die gemessenen Serumspiegel erhöhten sich auf 72–261 %. Rauchen induziert die Clearance von Olanzapin um ca. 55 %
Statine	Lovastatin	• Fallbericht eines verlängerten QTc-Intervalls mit Quetiapin, möglicherweise über die kompetitive Hemmung von CYP 3A4
	Simvastatin	• Fallbericht einer Rhabdomyolyse mit Quetiapin, alternativ kommt hier allerdings auch die Interaktion zwischen Simvastatin und Clarithromycin als verursachender Faktor in Frage • Drei Fallberichte einer Rhabdomyolyse mit Simvastatin und Risperidon; möglicherweise hervorgerufen durch die kompetitive Hemmung von CYP 3A4; in einem Fall spielte als Zusatzfaktor Cyclosporin noch eine Rolle

Tabelle 21. Antipsychotika der 2. Generation (SGA): Wechselwirkungen (Fortsetzung)

Medikamentenklasse	Beispiele	Wechselwirkung
Stimulanzien	Amphetamine, Methylphenidat	• Antipsychotika können die stimulierende Wirkung von Amphetaminen beeinträchtigen. Die gleichzeitige Gabe ist nicht empfohlen • Fallberichte von akuten EPS, Unruhe, Irritabilität, Verschlechterung von tardiven Dyskinesien, und Verlängerung und Exazerbation von Entzugsdyskinesien infolge eines plötzlichen Absetzens von Risperidon bei gleichzeitiger Neueinstellung von Methylphenidat • Fallbericht über eine Rebound-Dystonie, als bei einem Patienten das Stimulanz abgesetzt wurde und er weiter Risperidon erhielt. Diese Wirkungen können sich gegebenenfalls aufgrund einer Supersensitivität des Dopaminrezeptors entwickeln • Zwei Fallberichte über auftretenden Priapismus bei gleichzeitiger Gabe von Stimulanzien und SGA (Quetiapin, Olanzapin)
	Armodafinil	• Verminderte C_{max} und AUC von Quetiapin um 45 % bzw. 42 %
	Modafinil	• VORSICHT: kann zur Exazerbation einer Psychose führen. Fallbericht eines Wiederauftretens von psychotischen Symptomen nach der Zugabe von Modafinil zu Clozapin • Fallbericht über nahezu Verdopplung des Clozapinspiegels und damit verbundener Toxizität (Schwindel, Gangstörung, Tachykardie und Hypoxie) • Modafinil kann den Clozapin-Metabolismus über die Inhibition von CYP 2C19 verringern
Sympathomimetika	Epinephrin/Adrenalin, Dopamin	• VERMEIDEN Sie diese, um eine SGA-induzierten Hypotonie zu behandeln. Kann zu paradoxem Blutdruckabfall durch Antipsychotika-induzierte Blockade der α-Adrenozeptoren kommen, womit der α-vasokonstriktorische Effekt von Epinephrin unterbunden wird und β-vasodilatorische Wirkungen relativ unbeeinträchtigt bleiben
ZNS-depressive Substanzen	Antidepressiva, Hypnotika, Antihistaminika, Alkohol, Opioide	• Additiv verstärkte ZNS-Dämpfung • Alkohol kann EPS verstärken • Verstärkte Olanzapin-Resorption • Additiv verstärkte ZNS-Dämpfung und orthostatische Hypotonie

Antipsychotika der 3. Generation (TGA)

Verfügbare Substanzen

Substanz	Gruppe	Handelsnamen Deutschland	Handelsnamen Österreich	Handelsnamen Schweiz
Aripiprazol	Phenylpiperazinylcholin	Abilify®, Abilify Maintena®, Aripiprazol Sandoz®, Aripiprazol Accord®, Aripiprazol Mylan Pharma®, Aripiprazol Puren®, Aripiprazol Heumann®, Aripiprazol STADA®, Aripiprazol Aerobindo® (Auswahl)	Abilify®, Abilify Maintena®, Aripiprazol Krka®, Aripiprazol ratiopharm®, Abilify Maintena®, Abilify Maintena®, Lemilvo®, Aripiprazol easypharm®, Aripiprazol Genericon®, Aripiprazol Sandoz®, Aripiprazol STADA®, Aripiprazol Pharmathen®, Aripiprazol Zentiva®, Aripiprazol Sandoz®, Arileto®, Aripiprazol GL®, Aripiprazol Accord®, Aripiprazol Gerot®, Alcartis®, Aripiprazol +pharma®, Aripiprazol Accord®, Aripiprazol Arista®, Aripiprazol neuraxpharm®	Abilify®, Abilify Maintena®, Aripiprazol Mepha®, Aripiprazol Mylan®, Aripiprazol Nobel®, Aripiprazol Sandoz®, Aripiprazol Spirig®, Aripiprazol Xiromed®, Aripiprazol Zentiva®
Cariprazin	Piperazin	Reagila®	Reagila®	Reagila®

Indikationen

Zugelassene Indikationen:

- Schizophrenie bei Erwachsenen und Jugendlichen ab 15 Jahren
- Erhaltungstherapie der Schizophrenie bei erwachsenen Patienten, die stabil mit oral angewendetem Aripiprazol eingestellt wurden (Abilify Maintena®)
- Mäßige bis schwere manische Episoden der Bipolar-I-Störung
- Prävention einer neuen manischen Episode bei Erwachsenen, die überwiegend manische Episoden hatten und deren manische Episoden auf die Behandlung mit Aripiprazol ansprachen
- Bis zu 12 Wochen dauernde Behandlung von mäßigen bis schweren manischen Episoden der Bipolar-I-Störung bei Jugendlichen ab 13 Jahren

Allgemeine Hinweise

- TGA können als atypische Antipsychotika klassifiziert werden und werden manchmal auch als Antipsychotika der 2. Generation bezeichnet, obwohl sie ein deutlich abweichendes pharmakologisches Profil haben (siehe Seite 232)
- TGA haben eine vergleichbare Wirksamkeit wie andere Antipsychotika in der Behandlung der Positivsymptome der Schizophrenie[69]
- TGA haben ein niedrigeres Risiko für:
  - Unerwünschte metabolische Wirkungen (Gewichtszunahme, Fettstoffwechselstörungen, und Glukose-Intoleranz/Diabetes mellitus) im Vergleich zu vielen SGA. Trotzdem ist die Überwachung hinsichtlich möglicher Nebenwirkungen empfohlen
  - EPS (am häufigsten wird Akathisie berichtet)
  - Hyperprolaktinämie
  - Sedierung
  - Anticholinerge Wirkungen
- Die wichtigsten unerwünschten Wirkungen der TGA sind:
  - Kann Schwindel und/oder orthostatische Hypotonie während der Einstellungsphase oder bei Dosiserhöhung verursachen
  - Schlafstörungen
  - Unruhe/Akathisie

- TGA haben eine lange Halbwertszeit, was zu einem verzögerten Auftreten unerwünschter Arzneimittelwirkungen führen kann (siehe Pharmakokinetik auf der Seite 234). In Kombination mit potenten Inhibitoren wie CYP 2D6 und/oder CYP 3A4 sind Dosisanpassungen erforderlich

Pharmakologie

- TGA wirken als Partialagonisten mit hoher Affinität an prä- und postsynaptischen D_2-Rezeptoren und Serotonin- ($5\text{-}HT_{1A}$) Rezeptoren, sowie als Agonisten an $5\text{-}HT_{2A}$-Rezeptoren
- Aripiprazol zeigt eine hohe Affinität für Dopamin-D_2- und D_3-, Serotonin-$5\text{-}HT_{1A}$-, und $5\text{-}HT_{2A}$-Rezeptoren und eine moderate Affinität für Dopamin D_4-, $5\text{-}HT_{2C}$- und $5\text{-}HT_7$-, α_1- und Histamin-H_1-Rezeptoren als auch für die Serotonin-Wiederaufnahme. Es besteht keine nennenswerte Affinität für anticholinerge muskarinische Rezeptoren
- Cariprazin wirkt als partieller Agonist am Dopamin-D_2- und D_3-Rezeptor mit einer hohen Bindungsaffinität als auch am $5\text{-}HT_{1A}$-Rezeptor. Es wirkt als ein Antagonist am $5\text{-}HT_{2A}$- (moderate Affinität) und $5\text{-}HT_{2B}$-Rezeptor (hohe Affinität) und bindet auch an den Histamin-H_1-Rezeptor. Es zeigt eine niedrigere Bindungsaffinität zum Serotonin $5\text{-}HT_{2C}$- und α_1-adrenergen Rezeptor und hat keine nennenswerte Affinität für anticholinerge muskarinische Rezeptoren
- Als Dopamin-Partialagonist ist die Intensität der Interaktion mit dem Dopamin-Rezeptor geringer als der des endogenen Dopamins (intrinsische Aktivität = 100 %). Dazu entsprechend ist die Wirkung des partialen Dopamin-Antagonismus davon abhängig, ob im ZNS ein hypodopaminerger oder hyperdopaminerger Status besteht. In Bereichen des ZNS, in denen eine hypodopaminerge Aktivität vorherrscht, führt der partiale D_2-Antagonismus zu einer Erhöhung der dopaminergen Funktion (dies wird auch als Erklärungsmodell für die positiven Wirkungen auf die Negativsymptomatik und affektive Symptome herangezogen und als Erklärungsmodell für die geringere EPS-Rate). Umgekehrt führt in Bereichen des ZNS mit einer hyperdopaminergen Aktivität der partiale D_2-Agonismus zu einem Absinken der dopaminergen Funktion (dies wird als Erklärungsmodell für die Verbesserung der Positivsymptome herangezogen)

Dosierung

- Siehe Tabelle 25. Antipsychotika: Dosierung, antipsychotische Potenz auf Seite 250 für weitere Informationen zu Dosierungen
- Unruhe, Agitation, Akathisie und/oder Schlafstörungen können in der Einstellungsphase der TGA auftreten. Deshalb wird oft aufgrund der klinischen Erfahrung die Medikamentengabe morgens empfohlen, und oftmals wird zu Anfang eine geringere Dosis verschrieben, um unerwünschte Wirkungen zu reduzieren
- *Schizophrenie:*
  - Aripiprazol: Starten Sie mit 10 oder 15 mg Tabletten einmal täglich. Wenn erforderlich, erhöhen Sie in 2-Wochen Intervallen oder sogar größeren Abständen bis auf 30 mg/Tag. Dosierungen über 10–15 mg/Tag haben keine größere Wirksamkeit gezeigt
  - Cariprazin: Beginn mit 1,5 mg oral täglich. Kann am Tag 2 auf 3 mg erhöht werden. Abhängig von der klinischen Antwort und der Verträglichkeit kann eine weitere Dosiserhöhung in 1,5 mg oder 3 mg Schritten vorgenommen werden. Der empfohlene Dosisbereich reicht von 1,5–6 mg einmal täglich
  - Aripiprazol-Depot (Abilify Maintena): bei Patienten, die niemals zuvor Aripiprazol erhalten haben, muss die Verträglichkeit mit einer oralen Gabe von Aripiprazol vor Beginn einer Depotbehandlung sichergestellt werden. Die Anfangsdosis beträgt 400 mg alle 4 Wochen mit einer ergänzenden Gabe von 10–20 mg oralem Aripiprazol für die ersten 14 Tage. Die Erhaltungsdosis beträgt 400 mg alle 4 Wochen. Sollten unerwünschte Wirkungen auftreten, kann die Dosis auf 300 mg alle 4 Wochen reduziert werden. Die Dosisintervalle sollten nicht kürzer als 26 Tage sein. Sollte die 2. oder 3. Depotgabe verpasst werden und das Zeitintervall seit der letzten Injektion beträgt mehr als 5 Wochen, oder wenn die 4. oder eine der folgenden Depotgaben verpasst worden sind, und die letzte Injektion liegt mehr als 6 Wochen zurück, geben Sie für die nächsten 14 Tage orales Aripiprazol ergänzend hinzu

- *Bipolar I-Störung:*
  - Aripiprazol: Die Anfangsdosis beträgt 15 mg (Monotherapie) oder 10–15 mg (Kombinationsbehandlung mit Lithium oder Valproat) als orale Gabe einmal täglich. Zieldosis beträgt 15 mg/Tag, der Dosisbereich reicht von 10–30 mg/Tag
  - Aripiprazol Depot (Abilify Maintena): siehe Dosierungsschema für Schizophrenie
- *Akute Unruhezustände bei Schizophrenie oder Bipolar I-Störung:*
  - Aripiprazol kurzwirksame i.m.-Injektion: die übliche Dosierung beträgt 9,75 mg i.m. als Einzeldosis; der mögliche Dosierungsbereich beträgt 5,25–15 mg; die maximale Tagesdosis beträgt 30 mg. Es sollen nicht mehr als 3 Injektion innerhalb von 24 Stunden appliziert werden. Warten Sie mindestens 2 Stunden vor einer erneuten Gabe, kürzere Intervalle sind in Studien nicht untersucht worden
  - Aripiprazol-Lösung kann anstelle von Tabletten in Akutsituation ebenfalls eingesetzt werden, die Dosierung kann in ml/mg bis zu der erforderlichen Menge von maximal 25 mg auftitriert werden, Patienten, die sonst maximal 30 mg Tabletten erhalten, sollten nicht mehr als 25 ml Lösung erhalten, da die Plasmaspiegel mit der Lösung geringfügig höher als mit den Tabletten sind
- Dosisanpassungen bei Rauchern oder älteren Patienten nicht erforderlich
- *Begleitmedikation:*
  - Starke Inhibitoren von CYP 2D6 (z. B. Paroxetin):
    - Reduzieren Sie die Dosis der kurz-wirksamen Aripiprazol-Formulierung auf die Hälfte (50 %)
    - Sollte ein starker Inhibitor für länger als 14 Tage eingenommen worden sein, reduzieren Sie das Aripiprazol-Depot von 400 mg auf 300 mg alle 4 Wochen oder sogar von 300 auf 200 mg alle 4 Wochen
  - Starke Inhibitoren von CYP 3A4 (z. B. Clarithromycin):
    - Reduzieren Sie die kurz wirksame Aripiprazol-Formulierung auf die Hälfte (50 %)
    - Sollte ein starker Inhibitor für länger als 14 Tage eingenommen worden sein, reduzieren Sie das Aripiprazol-Depot von 400 mg auf 300 mg alle 4 Wochen oder sogar von 300 auf 200 mg alle 4 Wochen
    - Reduzieren Sie die aktuelle Dosis von Cariprazin um 50 %. Bei Patienten, die 4,5 mg täglich einnehmen, reduzieren Sie die Dosis auf 1,5 mg oder 3 mg täglich. Bei Patienten, die 1,5 mg täglich einnehmen, reduzieren Sie die Gabe auf jeden 2. Tag. Sollte ein CYP 3A4 Inhibitor abgesetzt werden, kann eine Dosiserhöhung von Cariprazin erforderlich sein
  - Starke Inhibitoren von CYP 2D6 *und* CYP 3A4
    - Reduzieren Sie die Dosis des kurzwirksamen Aripiprazol auf (25 %)
    - Bei der gleichzeitigen Gabe starker Inhibitoren für länger als 14 Tage sollte das langwirksame Aripiprazol-Depot von 400 mg auf 200 mg 4 Wochen reduziert werden oder von 300 mg auf 150 mg alle 4 Wochen gesenkt werden
  - Starke Induktoren von CYP 3A4 (zum Beispiel Carbamazepin)
    - Verdoppeln Sie die Dosis des kurzwirksamen Aripiprazols
    - Sollte ein stark wirksamer Induktor über länger als 2 Wochen verordnet werden, vermeiden Sie Aripiprazol-Depotinjektionen
    - Die gleichzeitige Gabe von Cariprazin wird nicht empfohlen
  - Erhöhen Sie die Dosis entsprechend, wenn ein starker Inhibitor abgesetzt wird
  - Vermindern Sie die Dosis entsprechend, wenn ein starker Induktor beendet wird
- *Pharmakogenetik:*
  - „Langsame Metabolisierer" haben ein erhöhtes Risiko für unerwünschte Arzneimittelwirkungen bei üblichen Dosierungen, so dass bei bekanntem Status eine niedrigere Startdosis gewählt werden muss oder aber bestimmte Medikamente vermieden werden müssen. Mittlere Metabolisierer besitzen einen gewissen Grad einer metabolischen Aktivität; da der Effekt klinisch als nicht signifikant angesehen wird, muss meist keine Dosisanpassung stattfinden. Bei den sehr schnellen Metabolisierern besteht das Risiko eines Therapieversagens bei der Wahl bestimmter Medikamente; vermeiden Sie die Wahl bestimmter Substanzen, die Substrate für einige CYP-Isoenzyme sind, oder nutzen Sie das therapeutische Drug-Monitoring (TDM)[70]

- Siehe auch die Empfehlungen zum TDM der AGNP e.V. (agnp.de)
- Siehe auch die Handlungsanleitungen für die Pflege auf Seite 239

Nierenfunktionsstörungen

- Aripiprazol: keine Dosisanpassung erforderlich (Daten basieren allerdings auf einer kleinen Studie)
- Cariprazin: Einsatz bei einer Kreatinin-Clearance von unter 30 ml/min wird nicht empfohlen (nicht untersucht), keine Dosisanpassung notwendig bei Kreatinin-Clearance über 30 ml/min

Leberfunktionsstörungen

- Aripiprazol: keine Dosisanpassung erforderlich (Daten basieren allerdings auf einer kleinen Studie)
- Cariprazin: bei mittlerer bis schwerer Einschränkung (Child-Pugh-Klasse B oder C) wird der Einsatz nicht empfohlen, bei leichter Einschränkung Anpassung der Dosis nicht erforderlich

Pharmakokinetik

- Siehe auch Seite 250, Tabelle 25. Antipsychotika: Dosierung, antipsychotische Potenz

Absorption

- Alle TGA können sowohl mit als auch ohne Nahrung eingenommen werden
- Orale Aufnahme:
  - Die Bioverfügbarkeit von Aripiprazol-Tabletten liegt bei 87 %. Bei einer äquivalenten Dosierung liegt die Spitzenplasmakonzentration der Lösung höher (um ca. 22 %) als die der Tabletten
  - Die Zeit bis zur Spitzenplasmakonzentration (T_{max}) liegt bei 3–5 Stunden bei Einnahme auf nüchternen Magen und bei bis zu 6 Stunden bei Aufnahme mit hochkalorischem Essen
  - Die Bioverfügbarkeit von Cariprazin ist hoch, nach einer einmaligen Gabe von Cariprazin wird die Spitzenplasmakonzentration nach 3–6 Stunden erreicht
- Aripiprazol Schmerztabletten:
  - Bioäquivalent zur oralen Tablettengabe. Löst sich im Speichel innerhalb von 15 Sekunden auf. Empfohlen wird die Aufnahme ohne Flüssigkeit, falls erforderlich können diese jedoch auch mit Flüssigkeit aufgenommen werden
- Aripiprazol kurzwirksame i.m.-Injektion:
  - Bioverfügbarkeit 100 %
  - Zeit bis zur Spitzenplasmakonzentration T_{max} 1–3 Stunden
- Aripiprazol langwirksames i.m. Depot:
  - Zeit bis zur Spitzenplasmakonzentration T_{max} 5–6 Tage

Verteilung

- Die Proteinbindung von Aripiprazol und Dehydroaripiprazol (der hauptsächliche aktive Metabolit) beträgt mehr als 99 % (primär an Albumin gebunden). Das Verteilungsvolumen im Steady-State ist hoch (404 l oder 4,9 l/kg), was für eine extensive extravasale Verteilung spricht
- Cariprazin und seine hauptsächlichen aktiven Metaboliten sind hochgradig an Plasmaproteine gebunden (91–97 %)

Metabolismus und Elimination

- Aripiprazol:
  - Der Abbau von Aripiprazol ist primär hepatisch und erfolgt hauptsächlich über CYP 2D6 (Dehydrogenierung, Hydroxylierung) und CYP 3A4 (Dehydrogenierung, Hydroxylierung, N-Dealkylierung)
  - Dehydroaripiprazol ist der Hauptmetabolit von Aripiprazol. Er ist pharmakologisch aktiv und repräsentiert 40 % der Ausgangssubstanz im Plasma und hat eine vergleichbare Affinität für D_2-Rezeptoren
  - Die mittlere Halbwertszeit liegt bei 75 und 94 Stunden für Aripiprazol und Dehydro-Aripiprazol. Steady-State-Konzentrationen für orale Dosierungen werden innerhalb von 14 Tagen für die aktiven Metaboliten erreicht, für die Aripiprazol langwirksame i.m.-Injektion benötigt dies ca. 3–4 Monate

- Die Halbwertszeit und die Bioverfügbarkeit von Aripiprazol werden durch die Möglichkeit, CYP-2D6-Substrate zu metabolisieren, beeinflusst. Bei schwachen CYP-2D6-Metabolisierern steigt die Aripiprazol-Exposition um 80 % und die Dehydroripiprazol-Exposition sinkt um 30 %. Bei extensiven CYP-2D6-Metabolisierern beträgt die Halbwertszeit 75 Stunden, im Gegensatz zu den schlechten Metabolisierern, hier beträgt diese 146 Stunden. Bei langsamen Metabolisierern kann das Erreichen einer Steady-State-Konzentration bis zu 28 Tage dauern. Die Mehrzahl der Bevölkerung gehört zu den extensiven CYP-2D6-Metabolisierern. Etwa 8 % der Kaukasier sind langsame CYP-2D6-Metabolisierer
  - Die Ausscheidung der oralen Dosierung erfolgt über den Stuhl (55 %, davon ca. 18 % als unverändertes Aripiprazol) und über den Urin (25 %, dabei weniger als 1 % als unverändertes Aripiprazol
- Cariprazin:
  - Wesentliche Metabolisierung über CYP 3A4 und zu einem geringeren Ausmaß über CYP 2D6 zu zwei aktiven, hauptsächlichen Metaboliten: Desmethyl-Cariprazin (DCAR) und Didesmethyl-Cariprazin (DDCAR). DCAR wird weiter zu DDCAR durch CYP 3A4 und CYP 2D6 metabolisiert. DDCAR wird dann durch CYP 3 A4 zu einem hydroxilierten Metaboliten umgewandelt
  - DCAR und DDCAR sind ebenso pharmakologisch wirksam wie Cariprazin
  - Die Halbwertszeit beträgt 2–4 Tage für Cariprazin und ca. 1–3 Wochen für DDCAR
  - Ein Poor-metabolizer-Status von CYP 2D6 hat keinen klinisch relevanten Einfluss auf die Pharmakokinetik von Cariprazin, DCAR oder DDCAR

Unerwünschte Arzneimittelwirkungen (UAW)

- Siehe die allgemeine Hinweise auf Seite 231 für eine kurze Zusammenfassung und auf Seite 247 Tabelle 24. Häufigkeit von unerwünschten Arzneimittelwirkungen (UAW) bei therapeutischer Dosierung
- Unerwünschte Arzneimittelwirkungen können zum Teil erst mehrere Wochen nach Beginn der Therapie mit einem TGA auftreten, wahrscheinlich, weil die Plasmaspiegel der TGA und deren hauptsächliche Metaboliten eine gewisse Zeit benötigen, um zu akkumulieren. Als eine Folge davon ist es denkbar, dass die Inzidenz von unerwünschten Wirkungen aus Kurzzeitstudien die eigentliche Rate an unerwünschten Wirkungen eher noch unterschätzt
- Eine Untersuchung zur Langzeitsicherheit und Verträglichkeit von Aripiprazol-Depot ergab ein Verträglichkeitsprofil vergleichbar zu oralem Aripiprazol. Unerwünschte Arzneimittelwirkungen in dieser Studie, die eine Rate von 5 % erreichten, oder diese überschritten, waren unter anderem Angst, Akathisie, Kopfschmerzen, Übelkeit und Gewichtszunahme
- Auf der Basis von vier verschiedenen Placebo-kontrollierten 6-Wochen-Studien bei Patienten mit einer Schizophrenie, die Cariprazin in der Dosierung von 1,5 mg bis 12 mg erhielten, zeigten sich als häufigste unerwünschte Wirkung (über 5 % oder mindestens doppelt so hoch wie die Rate unter Placebo) EPS und Akathisie. Aus drei weiteren Kurzzeit-Studien mit Cariprazin im Dosisbereich von 3–12 mg Tagesdosis bei bipolarer Manie (Dauer 3 Wochen), zeigten sich als häufigste unerwünschte Wirkungen EPS, Akathisie, Dyspsie, Übelkeit, Somnolenz und Unruhe

ZNS-UAW

- Die am häufigsten mit Aripiprazol berichteten unerwünschten Wirkungen sind: Kopfschmerzen (mehr als 20 %), Unruhe (mehr als 15 %) Angst (mehr als 25 %) Schlafstörungen (mehr als 15 %), Nervosität, Lichtempfindlichkeit und Benommenheit (mehr als 10 %), Somnolenz (mehr als 10 %) und Kraftlosigkeit. Viele dieser Nebenwirkungen entwickeln sich innerhalb der 1. Behandlungswoche und bessern sich im Behandlungsverlauf. Ein Beginn mit einer niedrigen Dosis von 2–5 mg pro Tag kann viele dieser unerwünschten Wirkungen reduzieren
- Anhand von Daten aus Kurzzeitstudien zeigte sich, das Cariprazin eine geringere Rate von Unruhe, Schlafstörungen und Sedierung aufweist (weniger als 10 %)
- EPS – akuter Beginn:
  - Aripiprazol hat ein günstiges EPS-Profil, obwohl es auch Berichte über Dystonien und Akathisien (mehr als 10 %) gibt; der Tremor, der in mehr als 2 % der Therapien auftritt, wird meist als leicht und nur von begrenzter Dauer beschrieben. Es gibt Fallberichte über eine Exazerbation bei M. Parkinson und zwei Fallberichte über das Auftretens eines Rabbit-Syndroms
  - Akathisie tritt bei Cariprazin vergleichbar häufig wie bei Aripiprazol auf (mehr als 10 %)

- EPS – später Beginn bzw. tardive Dyskinesien (TD): das Risiko für TD erscheint am höchsten in der Population der älteren Patienten, speziell bei älteren Patientinnen, aber eine individuelle Vorhersage für Patienten ist nicht möglich. Ob einzelne TGA hinsichtlich ihres möglichen Risikos für eine TD unterschiedlich einzuschätzen sind, ist derzeit noch unbekannt. Bisher gibt es in der wissenschaftlichen Literatur bekannte Fälle von tardiven Dyskinesien, wurde die mit Aripiprazol in Verbindung gebracht wurden
- Maligne neuroleptische Syndrome sind bei Patienten, die mit Aripiprazol behandelt worden sind, berichtet worden. Es gibt auch Einzelfälle von Rhabdomyolysen ohne das Vollbild eines MNS
- Krampfanfälle bei Patienten, die TGA erhalten, treten unter 2 % auf; TGA sollten bei Patienten mit anamnestisch bekannten Krampfanfällen, bei nicht optimal eingestellter Epilepsie, oder bei Einnahme von Medikamenten, die die Krampfschwelle senken können, vermieden werden

Kardiovaskuläre UAW

- Arrhythmien und EKG-Veränderungen
  - EKG-Veränderungen (besonders T-Wellen-Inversion, ST-Senkung, QTc-Verlängerungen, die jeweils das Risiko für Arrhythmien erhöhen können) werden für viele antipsychotische Medikamente berichtet, für viele Substanzen ist die klinische Signifikanz allerdings unklar
  - ein Fallbericht über die Entwicklung von Torsade de pointes (TdP) unter Aripiprazol
- Kardiomyopathie: ein Fallbericht mit einer eosinophilen Myokarditis und erhöhten Aripiprazol-Blutspiegeln in einer Autopsie eines 36 Jahre alten Mannes mit Schizophrenie
- Fettstoffwechselstörungen: siehe endokrine und metabolische Wirkungen
- orthostatische Hypotonie/kompensatorische Tachykardie/Schwäche und Schwindel/Synkopen: können durch den Antagonismus am α_1-adrenergen Rezeptor hervorgerufen werden. Die Inzidenz scheint unter TGA niedrig zu sein

Endokrine UAW

- Dysfunktion des antidiuretischen Hormons (ADH): es gibt einige Fälle von einer Hyponatriämie bzw. eines SIADH (Syndrom der inadäquaten ADH-Ausscheidung), die innerhalb von 7–10 Tagen nach Absetzen von Aripiprazol jeweils rückläufig waren
- Fettstoffwechselstörungen: Das Risiko scheint insgesamt unter TGA niedrig zu sein; trotzdem wird eine Überwachung diesbezüglich empfohlen
- Glukose-Dysregulation, Ketoazidose, Typ-2 Diabetes mellitus: Risiko bislang gering unter TGA; Einzelfallberichte über Hyperglykämien und diabetische Ketoazidosen bei Patienten unter Aripiprazol, Überwachung diesbezüglich geboten
- Hyperprolaktinämien: partielle D_2-Agonisten scheinen nur einen sehr geringen Effekt auf Prolaktin zu haben, in einigen Fällen konnte sogar das Sinken von Prolaktinspiegeln dokumentiert werden. Trotzdem gibt es einige Fälle von Galaktorrhoe, sodass diesbezüglich Aufmerksamkeit geboten erscheint
- Siehe auch die Verträglichkeitsprofile auf Seite 247 (Vergleich Wahrscheinlichkeit für Gewichtszunahme zwischen den einzelnen Antipsychotika)

Gastrointestinale UAW

- Obstipation wird in über 10 % der Patienten, die mit Aripiprazol behandelt werden, berichtet. Bei Cariprazin liegt dieser Wert bei 6 %
- Schluckstörungen und Aspirationen werden allgemein unter Antipsychotika berichtet; die Verwendung bei Patienten mit einem erhöhten Risiko für Aspirationspneumonie (vor allem fortgeschrittene Alzheimer-Erkrankung) sollte nur sehr vorsichtig erfolgen
- Übelkeit und Erbrechen werden bei mehr als 10 % der Patienten unter Aripiprazol berichtet, generell eher am Anfang der Behandlung, danach abnehmend. Die Inzidenz für Übelkeit unter Cariprazin liegt im gleichen Bereich (mehr als 10 %)

Urogenitale UAW und sexuelle Störungen

- Priapismus: Fallbericht über wiederholt auftretenden Priapismus 6 Stunden nach Einnahme der initialen Dosis von Aripiprazol
- Aufgrund des pharmakologischen Profils erscheint es eher unwahrscheinlich, dass diese Substanzen relevante sexuelle Dysfunktionen hervorrufen (der partiale D_2-Agonismus führt vermittelt über den tuberoinfundibulären Trakt zu einer geringeren Hyperprolaktinämie und zu einer niedrigen Affinität für cholinerge Rezeptoren)
- Das relative Risiko für Prolaktinerhöhungen und unerwünschte sexuelle Nebenwirkungen durch Antipsychotika wird von hoch zu niedrig wie folgt eingeschätzt: Risperidon = Paliperidon > FGA > Olanzapin > Ziprasidon > Quetiapin = Clozapin > Aripiprazol

Hämatologische UAW

- Leukopenie und Neutropenien werden unter der Behandlung mit Antipsychotika, auch unter Einschluss der TGA, berichtet. Einige Fallberichte weisen auf die mögliche Assoziation von Aripiprazol und der Entwicklung von Leukopenien und/oder Neutropenien als auch Thrombozytopenien hin
- Beenden Sie die Behandlung mit TGA, wenn die Neutrophilen unter 1000/mm^3 fallen

Hepatische Effekte

- Erhöhungen der Leberenzyme werden unregelmäßig berichtet

Hypersensitivitätsreaktionen

- Seltenes Auftreten von allergischen Reaktionen wird berichtet (anaphylaktische Reaktion, Angioödem, Laryngospasmus, Pruritus/Urtikaria oder oropharyngeale Spasmen

Sonstige UAW

- Akne-ähnliche Effloreszenzen, Fallbericht, bei dem deshalb Aripiprazol abgesetzt wurde
- M. Raynaud, Epistaxis, Zahnfleischbluten (selten)
- Schluckauf
- Sehstörungen (2,5 %)
- Rhinitis und Pharyngitis

Absetzphänomene

- Absetzphänomene wurden ähnlich wie bei anderen Antipsychotika berichtet. Durch die lange Halbwertszeit der TGA erscheint es möglich, dass beim Auftreten erster Nebenwirkungen und dem sofortigen Absetzen die Symptome relativ schnell nachlassen
- Aripiprazol und Cariprazin haben nur eine minimale Affinität für cholinerge muskarinische Rezeptoren, ein abrupter Wechsel von einer Substanz mit einer hohen Affinität für diese Rezeptoren zu Aripiprazol könnten zu einem anticholinergen Rebound-Effekt durch den Entzug des initialen Antipsychotikums führen
- Sollte ein Wechsel von einem SGA/FGA zu einem TGA geplant sein, könnte das langsame verzögerte Absetzen der initialen Substanz empfohlen sein. Dies liegt darin begründet, dass aus theoretischer Sicht ein abrupter Wechsel von einem D_2-Antagonist zu einem D_2-Partialagonisten (Aripiprazol, Cariprazin) zu einem deutlichen Anstieg der dopaminergen Aktivität führen könnte als Folge der freiwerdenden hochregulierten D_2-Rezeptoren. Im mesolimbischen Trakt könnte dies zu einer vorübergehenden Exazerbation von positiven Symptomen führen. Die gleiche Wirkung kann im nigostriatalen Trakt zu Entzugsdyskinesien führen. Auch hier kann es sinnvoll sein, beim Wechsel zu Aripiprazol das vorige Antipsychotikum sehr vorsichtig auszuschleichen

Vorsichtsmaßnahmen

- Vorsicht bei Patienten mit bekannten kardiovaskulären Erkrankungen, zerebrovaskulären Erkrankungen, der Neigung zu Hypotonie, Anfallsleiden oder Vorerkrankungen, die eine Hypotonie oder Aspirationspneumonie begünstigen
- Erhöhtes Risiko für suizidale Gedanken bei Kindern, Heranwachsenden und jungen Erwachsenen
- Auftreten von pathologischem Spielen oder anderen impulsiven Aktivitäten (Aripiprazol, möglicherweise auch andere Antipsychotika), malignes neuroleptisches Syndrom, tardiven Dyskinesien, kognitive oder motorische Einschränkung, Risiko für Stürze, metabolische Veränderung, Leukopenie, Neutropenie, und Agranulozytose

Überdosierung und Toxizität

- Aripiprazol:
  - Eine retrospektive Untersuchung von 286 Fällen isolierter Überdosierung mit Aripiprazol fand bei 55 % der Patienten dokumentierte Symptome: Somnolenz (56 %), Sinustachykardie (20 %), Übelkeit/Erbrechen (18 %), Dystonien (13 %), Tremor (6 %), Unruhe und Schwindel (2 %), Parästhesien und Kopfschmerzen (1 %)

- In einer 2009 durchgeführten Übersicht zu Überdosierungen von atypischen Antipsychotika zeigte sich, dass das Risiko für kardiovaskuläre Toxizität mit Aripiprazol als minimal eingeschätzt wurde
- Akute orale Einnahmen von bis zu 1080 mg Aripiprazol wurden überlebt
- Es gibt bisher nur begrenzte klinische Erfahrung in der Überdosierung von Cariprazin

Behandlung

- Für die TGA ist kein spezifisches Antidot verfügbar. Eine engmaschige medizinische Überwachung, inklusive der Vitalparameter, der Herzfunktion und einer supportiven Therapie mit Freihalten der Atemwege bei ausreichender Oxygenierung kann erforderlich werden. Die frühe Gabe von medizinischer Kohle kann gegebenenfalls teilweise die Absorption von Aripiprazol noch verhindern. Aufgrund der hohen Plasmaprotein-Bindung ist der Einsatz der Hämodialyse nicht indiziert. Die Beratung mit einer Giftnotzentrale wird in jedem Fall empfohlen, da hier jeweils die neuesten Informationen zu den einzelnen Medikamenten verfügbar sind

Laboruntersuchungen

- Therapeutische Spiegel sind für die TGA bisher nicht etabliert worden
- In einer Studie wird die beste Wirksamkeit bei Patienten mit einer Schizophrenie bei Aripiprazol-Serumspiegeln zwischen 150–300 ng/ml und die beste Verträglichkeit (minimale unerwünschte Wirkungen) bei Spiegeln zwischen 110–249 ng/ml beobachtet. Zum jetzigen Zeitpunkt scheint das therapeutische Drugmonitoring von begrenztem Wert bei diesen Substanzen zu sein; im Gegensatz zu Maßnahmen zur Erhöhung von Adhärenz/Compliance

Schwangerschaft

- Aripiprazol:
  - Eine Schwangerschaft ändert das pharmakokinetische Profil von Aripiprazol; eine Verminderung des Serum-Aripiprazols um 52 % wurde im 3. Trimester beobachtet. Durch die Schwangerschaft werden CYP 2D6 und CYP 3A4 induziert, deshalb werden TGA, die Substrate für diese Enzyme sind, im späten Verlauf der Schwangerschaft in niedriger Konzentration im Blut nachweisbar sein. Aus diesem Grund kann hier ein therapeutisches Drug-Monitoring indiziert sein
  - Zu Aripiprazol gibt es nur begrenzte Daten hinsichtlich Schwangerschaften, aus tierexperimentellen Daten lassen sich Risiken ableiten
  - Die chemische Charakteristik (niedriges Molekulargewicht) und die Messung von Aripiprazol und Dehydro-Aripiprazol im Nabelschnurblut während der Geburt in Einzelfällen weist darauf hin, dass sowohl Aripiprazol als auch Dehydro-Aripiprazol die Plazenta passieren
  - In acht gut dokumentierten Fällen zeigte sich keine Teratogenität oder Entwicklungstoxizität. In fünf dieser Fälle fand die Exposition auch während des 1. Trimesters statt, in diesem Trimester ist die Empfindlichkeit für strukturelle Malformationen am höchsten. In einer anderen Untersuchung fand sich ein erhöhtes Risiko für Malformationen, besonders für kardiovaskuläre Defekte, und zwar in einer Kohorte von SGA, in der 60 von 561 Patientinnen Aripiprazol zu einem nicht näher bestimmten Zeitpunkt während der Schwangerschaft eingenommen hatten
  - Die nachfolgenden unerwünschten Wirkungen wurden bei der Gabe im 3. Trimester berichtet: fetaler Stress (besonders Tachykardie), während des nicht gelungenen Versuchs mit dem Stillen zu beginnen, leichte respiratorische Schwierigkeiten in den ersten 10 Minuten nach der Geburt, keine spontane Atmung und niedriger Muskeltonus direkt nach der Geburt, was eine kurzzeitige (1 Minute) Wiederbelebung erforderte
- Cariprazin:
  - Es besteht ein Schwangerschaftsregister für Patientinnen, die während der Schwangerschaft Cariprazin erhielten. In Europa erfolgen diese Beobachtungen zum Beispiel unter www.embryotox.de
  - Bisher liegen keine Daten zu Cariprazin zum Einsatz in der Schwangerschaft vor, die auf medikamentenbezogene Risiken für Geburtsdefekte oder Aborte hinweisen würden

- Ausgehend von tierexperimentellen Studien kann Cariprazin grundsätzlich dem ungeborenen Kind Schaden zufügen. Das Verfüttern von Cariprazin an trächtige Ratten während der Periode der Organogenese verursachte Fehlbildungen, ein geringeres Überleben der Jungen und Entwicklungverzögerungen; die dabei eingesetzten Dosierungen entsprachen weniger als der beim Menschen maximal empfohlenen Dosis von 6 mg/Tag
- Sollte ein Antipsychotikum bewusst während der Schwangerschaft eingesetzt werden, empfiehlt sich jeweils die Aufnahme dieses Falles in eine Studie, Untersuchung oder ein Register

Stillzeit

- Aripiprazol:
  - Fallberichte legen nahe, dass Aripiprazol höchstwahrscheinlich in die Muttermilch übertritt, und zwar in einer Dosis, die dann weniger als 0,7–8,3 % der mütterlichen Dosis beträgt
  - Benommenheit bei gestillten Säuglingen möglich
  - Risikokategorie L3 nach Hale: Stillen nur dann durchführen, wenn der der Nutzen gegenüber dem Risiko überwiegt
- Cariprazin: Es wurden keine Studien zum Stillen und auch nicht zum Nachweis von Cariprazin in der Muttermilch durchgeführt, weiter gibt es keine Daten zur Wirkung von Cariprazin auf den gestillten Säugling, oder der Wirkung von Cariprazin auf die Milchproduktion
- Die positiven Effekte des Stillens auf die Entwicklung und Gesundheit des Kindes sollten ebenso Berücksichtigung finden wie die Behandlungsnorwendigkeit der Mutter. Mögliche nachteilige Wirkungen des Medikaments auf den gestillten Säugling sollten berücksichtigt werden

Hinweise für die Pflege

Orale Gabe

- TGA können sowohl mit als auch ohne Nahrung eingenommen werden
- Vermeiden Sie Grapefruitsaft
- Aripiprazol-Schmerztabletten lösen sich sehr schnell im Speichel auf; es wird empfohlen, diese ohne Flüssigkeit einzunehmen, bei Bedarf kann allerdings Flüssigkeit zur Tabletteneinnahme mitgenutzt werden
- Aripiprazol-Schmerztabletten lösen sich sehr leicht auf bzw. brechen sehr leicht. Drücken Sie aus diesem Grund die Tabletten nicht einzeln durch die Rückseite der Packung. Entnehmen Sie die Tabletten mit trockenen Händen aus ihrer Umverpackung und legen Sie diese sofort unter die Zunge
- Aripiprazol-Lösung kann bis zu 6 Monate nach Öffnung der Packung eingenommen werden, allerdings nicht nach dem Ablaufdatum. Bewahren Sie die Lösung bei Raumtemperatur auf
- Beachten Sie bitte auch, das 1 ml der oralen Lösung 200 mg Fructose und 400 mg Sukrose enthält

Kurzwirksames Aripiprazol

- Ist als Fertigspritze zu 9,75 mg/1,3 ml für die i.m.-Gabe erhältlich. Verwerfen Sie jegliche nicht benutzte Portion der Fertigspritze
- Injizieren Sie langsam und tief in den Muskel
- Die minimale Wartezeit zwischen 2 Dosen beträgt 2 Stunden

Aripiprazol-Depot

- Abilify-Maintena:
  - Lösen Sie das Pulver in der mitgelieferten Flüssigkeit auf. Schütteln Sie die Mischung 30 Sekunden lang sehr stark, bis die entstehende Suspension gleichmäßig erscheint
  - Die Suspension kann in der Spritze bei Raumtemperatur für bis zu 4 Stunden aufbewahrt werden. Schütteln Sie die Spritze vor Gabe dann erneut, diesmal für mindestens 60 Sekunden, bevor diese genutzt wird
  - Injizieren Sie langsam und tief in den M. deltoideus oder den M. gluteus maximus entsprechend der Fachinformation bzgl. Nadelgröße (21, 22 oder 23 G) und Länge (25, 38 und 51 mm)
  - Massieren Sie die Injektionsstelle nicht und wechseln Sie regelmäßig den Injektionsort

Wechselwirkungen

- Klinisch relevante Interaktionen werden in Tabelle 22. Antipsychotika der 3. Generation (TGA): Wechselwirkungen aufgeführt
- Zusätzliche Informationen über die Kombinationsbehandlung finden Sie im Kapitel zum interagierenden Wirkstoff

Tabelle 22. Antipsychotika der 3. Generation (TGA): Wechselwirkungen

Medikamentengruppe	Beispiele	Wechselwirkungen
Acetylcholinestrease-Inhibitoren	Allgemein	• Erhöhte Mortalität bei älteren Patienten mit Demenz, die Antipsychotika unabhängig von der Einnahme von Acetylcholinesterase-Hemmern erhielten. Todesfälle wurden mit kardialen Erkrankungen oder Infektionserkrankungen in Verbindung gebracht
	Donepezil, Galantamin, Rivastigmine	• Kann die Toxizität von Antipsychotika wahrscheinlich durch ein relatives Acetylcholin/Dopamin-Ungleichgewicht im ZNS erhöhen
Antiarrhythmika	Allgemein	• Mögliche additive Verlängerung des QTc-Intervalls und assoziiert mit lebensbedrohlichen kardialen Arrhythmien. Allerdings scheinen Aripiprazol und Cariprazin ein relativ geringes Potenzial für die Verlängerung des QTc-Intervalls verglichen zu anderen Antipsychotika zu haben. Siehe auch kardiovaskuläre Effekte der TGA
	Quinidin	• Quinidin ist ein wirksamer CYP 2D6 Inhibitor, der zu einer erhöhten AUC von Aripiprazol um 107–112 % führt (d. h. verdoppelt). Die AUC der aktiven Metaboliten vermindert sich um 32–35 %. Aufgrund der Halbwertzeit von Aripiprazol kann sich die Wirkung der Interaktion um bis zu 10–14 Tage verzögern. Cariprazin wird nicht wesentlich durch CYP 2D6 metabolisiert, sodass die Interaktion mit Quinidin wahrscheinlich nicht klinisch relevant ist
	Amiodoron	• Amiadoron ist ein CYP-2D6-Inhibitor. Erhöhte Plasmaspiegel von Aripiprazol sind möglich
Antibiotika	Clarithromycin, Erythromycin, Telithromycin	• CYP 3A4 wird durch Clarithromycin und Telithromycin deutlich und mittelgradig durch Erythromycin inhibiert. Erhöhte Plasmaspiegel von Aripiprazol und Cariprazin sind wahrscheinlich. Entsprechende Wirkungen können aufgrund ihrer langen Halbwertszeit verzögert auftreten
Antikonvulsiva	Allgemein	• So wie auch andere Antipsychotika senken Aripiprazol und Cariprazin gegebenenfalls die Krampfschwelle. Überwachen Sie Ihre Patienten hinsichtlich einer erhöhten Anfallshäufigkeit und steigern Sie gegebenenfalls die antikonvulsive Dosis, falls erforderlich. Siehe auch Antipsychotika-Augmentationsstrategien auf Seite 257
	Carbamazepin, Oxcabazepin	• CYP 3A4 wird stark induziert durch Carbamazepin, schwach durch Oxcarbazepin • Carbamazepin reduziert C_{max} und AUC von Aripiprazol und seinem aktiven Metaboliten um etwa 70 % bei gleichzeitiger Gabe noch eine Woche, nachdem Carbamazepin abgesetzt wurde. Die Fachinformation von Cariprazin empfiehlt, die Kombination zu vermeiden. Beachten Sie auch, dass es 2–4 Wochen dauert, bis die maximale Induktion erreicht wird, es aber auch die gleiche Zeit benötigt, um nach Absetzen eines Induktors das vorherige Spiegelniveau zu erreichen. Oxcarbazepin in einer Dosis höher als 1500 mg/Tag kann zu einer relevanten Induktion von Aripiprazol führen
	Clobazam	• Clobazam kann eine starke CYP-2D6-Inhibition und eine schwache CYP-3A4-Induktion verursachen
	Lamotrigin	• Hier bestehen keine klinisch signifikanten pharmakokinetische Veränderungen. Fallberichte zeigen in der Kombination unerwünschte Arzneimittelwirkungen: 3 Fallberichte eines Stevens-Johnson-Syndroms innerhalb von 2–4 Wochen nach Zugabe von Lamotrigin zu Aripiprazol; ein Fall eines auftretenden, sehr einschränkenden Intentionstremors 2 Monate nach Zugabe von Aripiprazol zu Lamotrigin, was letztlich zum Absetzen von Lamotrigin führte; ein Fall einer falsch positiven Diagnose eines Phäochromozytoms

Tabelle 22. Antipsychotika der 3. Generation (TGA): Wechselwirkungen (Fortsetzung)

Medikamentengruppe	Beispiele	Wechselwirkungen
	Phenobarbital, Phenytoin	• Sowohl Phenobarbital als auch Phenytoin sind potente CYP-3A4-Induktoren. Der Grad der Induktion erscheint vergleichbar wie die Interaktion zwischen Aripiprazol, Cariprazin und Carbamazepin • Fallbericht einer Leukopenie und Thrombozytopenie bei Zugabe von Aripiprazol (10 mg/Tag) zu Phenytoin (300 mg/Tag)
	Valproat	• Leichte Reduktion der C_{max} und AUC von Aripiprazol (bis zu 25 %). Klinisch nicht signifikant. Keine Dosisanpassung erforderlich. Die Kombination kann bei bipolarer Störung angewendet werden. Folgende unerwünschte Wirkungen werden bei gleichzeitiger Gabe häufiger berichtet: Akathisie, erhöhte Triglyceride, Müdigkeit, Tremor, Gewichtszunahme; ein Fall eines sehr starken abdominellen Schmerzes
Antidepressiva	Allgemein	• Erhöhtes Auftreten von Akathisie und Müdigkeit bei gleichzeitiger Behandlung mit Antidepressiva • Ein Serotoninsyndrom ist theoretisch mit Antidepressiva möglich, die Serotonin erhöhen (besonders SNRI, SSRI)
SSRI	Citalopram, Escitalopram, Sertralin	• Keine klinisch signifikanten pharmakokinetische Veränderungen bei Escitalopram, Sertralin oder Aripiprazol. Unerwünschte Wirkungen, die als Fallberichte publiziert wurden, betreffen Citalopram und Aripiprazol, mit Auftreten eines Harnverhaltes und eines Falles von EPS. Bei Kombination von Sertralin (200 mg/Tag) mit Aripiprazol wurde über eine schwere Akathisie, eine akute Dystonie und ein komatöses Myxödem berichtet
	Fluoxetin, Paroxetin	• Fluoxetin und Paroxetin sind starke CYP-2D6-Inhibitoren. Um 30–70 % erhöhte Spiegel von Aripiprazol wurden gemessen. Nebenwirkungen können aufgrund der langen Halbwertszeit des Antipsychotikums verzögert auftreten. Kleine Veränderungen bei Fluoxetin (18 % Erhöhung), Norfluoxetin (36 % Erhöhung) und Paroxetin (Verminderung um 27 %) wurden beschrieben. Fallberichte zu Kombination mit Fluoxetin und Aripiprazol: Malignes neuroleptisches Syndrom 2 Wochen nach Beginn der Kombination; Leukopenie, die nach Absetzen von Aripiprazol rückläufig war und nach erneutem Ansetzen wieder auftrat
NDRI	Fluvoxamin	• Fluvoxamin ist ein schwacher CYP-2D6- und CYP-3A4-Inhibitor. Die Clearance von Aripiprazol kann um 40 % vermindert sein. Die klinische Signifikanz ist nicht bekannt
SNRI	Bupropion	• VORSICHT: Risiko für vermehrtes Auftreten von Krampfanfällen. Keine publizierten Berichte über die Kombination verfügbar. Bupropion ist ein Inhibitor für CYP 2D6, dies könnte zur Erhöhung von Aripiprazol führen. In 3 von 6 Fällen traten in diese Kombination Akathisie oder Schlafstörungen auf
	Duloxetin	• Duloxetin ist ein mittlerer CYP-2D6-Inhibitor, es fanden sich bisher keine signifikanten Auswirkungen auf Aripiprazolspiegel. Fallbericht über sehr hohe Aripiprazolspiegel mit Verwirrtheit und Koordinierungsstörung bei einem Patienten, der eine sehr hohe Aripiprazoldosis (50 mg/Tag) mit Darunavir und Ritonavir (mittelstarke CYP 2D6 und CYP-3A4-Inhibitoren) in Kombination mit Duloxetin einnahm. Fallbericht einer hypertensiven Krise innerhalb von 2 Wochen, nachdem Aripiprazol zu Duloxetin hinzugefügt wurde, der Blutdruck verminderte sich, nach dem die Aripiprazol-Dosierung reduziert wurde
	Venlafaxin	• Keine klinisch signifikanten pharmakokinetische Veränderungen. Einzelfall über hypertensive Krise mit Verwirrtheit und Unruhe 2 Tage, nachdem Aripiprazol zu Venlafaxin hinzugegeben worden war; nach Absetzen von Aripiprazol sistierte die Symptomatik. 2 Fälle von Parkinsonismus bei gleichzeitiger Gabe von Venlafaxin und Aripiprazol
Antimykotika	Fluconazol, Itraconazol, Ketoconazol, Vorikonazol	• Ketoconazol und Itrakonazol sind starke, Fluconazol und Varikonazol mittelgradige CYP-3A4-Inhibitoren. Die AUC von Aripiprazol und deren Metaboliten ist um 63 % und 77 % erhöht mit Ketoconazol, bzw. um 48 % und 39 % mit Itrakonazol • Die AUC von Cariprazin ist im Durchschnitt 4-fach höher bei gleichzeitiger Gabe von Ketoconazol. Beachten Sie die Dosierungsempfehlungen bei gleichzeitiger Gabe von starken CYP-3A4-Inhibitoren

Tabelle 22. Antipsychotika der 3. Generation (TGA): Wechselwirkungen (Fortsetzung)

Medikamentengruppe	Beispiele	Wechselwirkungen
	Terbinafin	• Erhöhte Plasmaspiegel von Aripiprazol durch den inhibierten Metabolismus über CYP 2D6 möglich. Aufgrund der langen Halbwertszeit von Terbinafin (200–400 Stunden) wird jede Interaktion länger anhalten (bis zu 3 Monate)
Antihistaminika	Trimeprazin	• Erhöhte Plasmaspiegel von Aripiprazol (um 56 %), jedoch nicht von Dehydroaripiprazol. Mechanismus und klinische Signifikanz nicht bekannt
Antiparkinsonmittel	Levodopa, Pramipexol, Ropinirol	• Bei Patienten mit M. Parkinson wurde in einigen Fällen über eine Verschlechterung der motorischen Symptome berichtet. Antipsychotika reduzieren die dopaminerge Aktivität, während Antiparkinsonmedikamente Dopamin im ZNS erhöhen. Sollte ein Antipsychotikum notwendig sein, erwägen Sie primär den Einsatz von Clozapin oder Quetiapin, da bei diesen Substanzen eine geringere Rate von Verschlechterungen von Bewegungsstörungen im Vergleich zu anderen Antipsychotika beobachtet wurden. Interessanterweise zeigte sich in einer Pilotstudie mit einer sehr geringen Aripiprazoldosis (0,625 mg/Tag) eine Verbesserung bei Levodopa-induzierten Dyskinesien. Es liegt ein Fallbericht zu einer Hypoglykämie 10 Tage nach Zugabe von Aripiprazol zu Levodopa vor
Antipsychotika-Kombinationen	Allgemein	• Bei Kombinationen verschiedener Antipsychotika wägen Sie jeweils die Vorteile dieser Kombination gegenüber den möglichen Risiken (besonders zusätzliche unerwünschte Wirkungen, Kosten, Compliance) ab
	Clozapin	• Daten zur Zugabe von Aripiprazol zu Clozapin weisen auf eine verbesserte Wirksamkeit und/oder eine Verbesserung unerwünschter Wirkungen von Clozapin hin (besonders Gewichtszunahme, Einnässen)
	Haloperidol	• Deutliche Verminderung der Haloperidol-induzierten Hyperprolaktinämie bei Zugabe von Aripiprazol (15–30 mg/Tag) in einer kleinen Untersuchung. Keine signifikanten Änderungen des Haloperidolspiegels. Fallbericht einer asymptomatischen QTc-Verlängerung (um 75 ms) bei Zugabe von 5 mg Haloperidol zu 30 mg Aripiprazol/Tag
	Olanzapin	• Fallbericht eines malignen neuroleptischen Syndroms bei der Zugabe von 10 mg Aripiprazol zu 10 mg Olanzapin. Fallbericht über verstärkte Halluzinationen, paranoides Erleben und Wahnwahrnehmungen bei Zugabe von Aripiprazol (10–30 mg/Tag)
	Quetiapin	• Fallbericht über verstärkte Reizbarkeit, Gefühl der Großartigkeit und Halluzinationen bei der Zugabe von 15–30 mg/Tag Aripiprazol zu Quetiapin (800 mg/Tag)
	Paliperidon, Risperidon	• Es liegen Daten zur Beendigung von Risperidon- oder Paliperidon-induzierten Hyperprolaktinämien durch Aripiprazol vor. Fallbericht der Verbesserung von tardiven Dyskinesien bei Zugabe von Aripiprazol (15 mg/Tag)
	Ziprasidon	• Fallbericht einer verschlechterten Psychose bei Zugabe von 30 mg/Tag Aripiprazol
Antiretrovirale Wirkstoffe	Atazanavir, Boceprevir, Darunavir, Fosamprenavir, Indinavir, Lopinavir, Nelfinavir, Ritonavir, Saquinavir, Simeprevir, Telaprevir, Tipranavir	• VORSICHT: Hier sind komplexe Interaktionen wahrscheinlich, da verschiedene Proteasehemmer eine Reihe von CYP-Enzymen sowohl inhibieren als auch induzieren (hinsichtlich CYP 3A4 ist Ritonavir ein starker Inhibitor; Atazanavir, Boceprevir, Darunavir, Saquinavir, und Telaprevir sind starke Inhibitoren; Indinavir und Fosamprenavir sind leichte bis mittelstarke Inhibitoren; Tipranavir ist ein Induktor. Geringe Dosen von Ritonavir haben nur einen kleinen Effekt auf CYP 2D6, höhere Dosierungen verursachen eine Inhibition) • Erhöhte Spiegel der TGA möglich mit Enzym-inhibierenden Proteasehemmer (vor allem Ritonavir, Indinavir). Verminderte Spiegel möglich unter Tipranavir • Fallbericht über sehr hohe Aripiprazolspiegel, Verwirrtheit und ausgeprägte Koordinationsstörung bei einem Patienten mit einer Hochdosis-Aripiprazol-Behandlung (50 mg/Tag) unter Darunavir und Ritonavir (sind beide leichte CYP-2D6- und starke CYP-3A4-Inhibitoren) und Duloxetin

Tabelle 22. Antipsychotika der 3. Generation (TGA): Wechselwirkungen (Fortsetzung)

Medikamentengruppe	Beispiele	Wechselwirkungen
Tuberkolustatika	Rifampicin	• Keine relevanten Interaktionen mit Aripiprazol oder Cariprazin bekannt
Benzodiazepine	Lorazepam	• Gehäuftes Auftreten von Sedierung und orthostatischer Hypotonie
Betablocker	Metoprolol, Propranolol	• Erhöhte Serumspiegel von Aripiprazol und Dehydroaripiprazol in einer Studie nachgewiesen, wahrscheinlich aufgrund der Inhibition des Metabolismus über CYP 2D6
Kardiaka	Ranolazin	• VORSICHT: Theoretisch kann es zu erhöhten Plasmaspiegeln von Aripiprazol durch die Inhibition des Metabolismus über CYP 2D6 kommen
ZNS-depressive Substanzen	Allgemein (z.B. Hypnotika, Opiode) Alkohol	• VORSICHT: Additive Verstärkung der ZNS-Dämpfung (besonders Sedierung, Hypotonie, Atemdepression) • Kann EPS verschlechtern
Glukokortikoide	Betamethason, Methylprednison Hydrocortison, Prednison	• VORSICHT: Es besteht das Risiko der Verschlechterung psychiatrischer Symptome, da Glukokortikoid-induzierte psychiatrische Störungen wie auch Psychosen grundsätzlich unter diesen Medikamenten auftreten können • Glukokortikoide können den Metabolismus über CYP 3A4 induzieren. Theoretisch werden dadurch höhere TGA-Dosierungen nötig
Grapefruitsaft		• Grapefruitsaft ist ein mittelstarker CYP-3A4-Inhibitor. Theoretisch sind dadurch erhöhte Plasmaspiegel der TGA möglich
H_2-Antagonisten	Famotidin Cimetidin	• Verminderte Rate (C_{max}) um 37 % und 21 %, sowie Umfang der Absorption (AUC) um 13 % und 15 % von Aripiprazol und seinen aktiven Metaboliten, jeweils entsprechend. Nur geringe klinische Signifikanz, keine Dosisanpassung erforderlich • Cimetidin ist ein mittlerer CYP-2D6- und CYP-3A4-Inhibitor. Theoretisch sind dadurch erhöhte Plasmaspiegel möglich
Lithium		• Erhöhte Rate von Akathisie und Tremor treten üblicherweise innerhalb der ersten 6 Wochen der Behandlung auf und sistieren im weiteren Verlauf. Unerwünschte Arzneimittelwirkungen in Fallberichten bei gleichzeitiger Gabe: unter anderem ein malignes neuroleptisches Syndrom, ein Pisa Syndrom, tardive Dyskinesien
Metoclopramid		• VORSICHT: Metoclopramid ist ein starker zentraler Dopamin-Rezeptorantagonist, der zu EPS, Hyperprolaktinämien und selten einem malignen neuroleptischen Syndrom führen kann. Die gleichzeitige Gabe mit einem Antipsychotikum kann das Risiko für das Auftreten einer dieser UAW erhöhen
Opioide	Methadon	• Methadon ist ein mittlerer CYP-2D6-Inhibitor und ein schwacher CYP-3A4-Inhibitor. Es besteht die Möglichkeit für erhöhte Aripiprazolspiegel
Stimulantien	Amphetamine, Methylphenidat	• VORSICHT: die Möglichkeit der Exazerbation psychiatrischer Erkrankungen besteht, da durch Stimulanzien induzierte Psychosen auftreten können • Antipsychotika können viele Zeichen für eine Toxizität, hervorgerufen durch Stimulanzien, reduzieren (besonders Angst, Aggression, visuelle oder akustische Halluzinationen, psychotisches Erleben), dadurch können die stimulierenden Wirkungen der Amphetamine beeinträchtigt werden, was wiederum zu zusätzlichen unerwünschten Wirkungen führen kann (Schlafstörung, Unruhe, Tremor) • Fallbericht einer akut aufgetretenen Dystonie nach abruptem Absetzen von Methylphenidat. Fallbericht einer akuten Dystonie bei nicht ärztlich verordneter Amphetaminnutzung

Pharmakologische Effekte von Antipsychotika

Tabelle 23. Antipsychotika: Wirkungen auf Neurotransmitter und Rezeptoren

	Antipsychotika der 1. Generation (FGA)									
	Benperidol	**Bromperidol**	**Chlorpromazin**	**Chlorprothixen**	**Clopenthixol**	**Clothiapin**	**Droperidol**	**Flupentixol**	**Fluphenazin**	**Fluspirilen**
D_1-Blockade	0	+	+++	+++	+++++	+	0	++++	+++	+
D_2-Blockade	++++	+++++	+++	++++	+++++	++	++++	++++	+++++	++++
D_3-Blockade	+++	++	++++	++++	?	++	++	++++	+++++	+++
D_4-Blockade	?	?	++++	+++	++++	?	?	+++	++++	?
H_1-Blockade	0	0	+++	+++++	+++	+++	0	++	+++	0
ACh-Blockade	0	0	+++	+++	++	0	0	+	+	0
α_1-Blockade	+	+	++++	++++	++++	++	++	+++	+++	0
α_2-Blockade	?	?	++	++	++	++	?	++	+	?
5-HT_1-Blockade	?	?	+	++	+	?	?	+	+	?
5-HT_2-Blockade	++	++	++++	+++++	++++	++++	++	++++	++++	++
DA-Wiederaufnahme	?	?	+	+	++	?	?	++	+	?

	Antipsychotika der 1. Generation (FGA)									
	Haloperidol	**Levomepromazin**	**Melperon**	**Moperon**	**Perazin**	**Periciazin**	**Perphenazin**	**Pimozid**	**Pipamperon**	**Pipothiazin**
D_1-Blockade	+++	0	0	0	0	?	+++	++	0	?
D_2-Blockade	+++++	+	++	++++	+++	++++	++++	+++++	+	+++++
D_3-Blockade	++++	+	++	++	++	?	?	++++	+	+++++
D_4-Blockade	+++++	?	+++	?	?	?	?	+++	?	?
H_1-Blockade	+	++	+	+	++++	?	++++	+	++	?
ACh-Blockade	+	+++	0	0	+	?	+	+	0	?
α_1-Blockade	+	+++	+	+++	++	?	+++	+++	++	?
α_2-Blockade	+	?	?	?	?	+	++	++	?	?
5-HT_{1A}-Blockade	+	?	?	?	?	?	+	+−	?	++
5-HT_{2A}-Blockade	+++	+++	++++	++	+++	?	++++	+++	++++	+++
DA-Wiederaufnahme	+	?	?	?	?	?	+	++	?	?

Tabelle 23. Antipsychotika: Wirkungen auf Neurotransmitter und Rezeptoren (Fortsetzung)

	Antipsychotika der 1. Generation (FGA)					Antipsychotika der 2. Generation (SGA)				
	Promazin	**Promethazin**	**Sulpirid**	**Zotepin**	**Zuclo-penthixol**	**Amisulprid**	**Asenapin**	**Clozapin**	**Lurasidon**	**Olanzapin**
D_1-Blockade	0	0	0	0	+++++	0	+++	+++	0	+++
D_2-Blockade	+	0	++	+++	+++++	+++	+++	++	+++	+++
D_3-Blockade	+	0	+++	++	?	+++	+++	++	++	++++
D_4-Blockade	?	?	?	++	++++	?	+++	++++	++++	++++
H_1-Blockade	++++	+++	0	+++	+++	0	+++	++++	–	++++
ACh-Blockade	+++	0	0	+	++	0	+	+++	–	++++
α_1-Blockade	++++	++	0	++	++++	0	+++	+++	++	+++
α_2-Blockade	?	?	?	?	++	0	+++	+++	+++	++
5-HT_{1A}-Blockade	?	?	?	?	+	?	+++	++	+++	++++
5-HT_{2A}-Blockade	++	0	0	++++	++++	0	+++	++++	+++	++++
DA-Wiederaufnahme	?	?	?	?	++	?	?	+–	–	?

	Antipsychotika der 2. Generation (SGA)					Antipsychotika der 3. Generation (TGA)	
	Paliperidon	**Quetiapin**	**Risperidon**	**Sertindol**	**Ziprasidon**	**Aripiprazol**	**Cariprazin**
D_1-Blockade	+++	+	+++	+	+++	?	0
D_2-Blockade	+++++	++	+++++	++++	++++	+++++	++++
D_3-Blockade	++	++	++	+	++++	+++++	++++
D_4-Blockade	+++++	–	+++++	+	+++	+++	?
H_1-Blockade	+++	++++	+++	+	+++	+++	++
ACh-Blockade	+0–	–	+0–	+	0	–	–
α_1-Blockade	+++++	++++	+++++	++++	+++	+++	+++
α_2-Blockade	++++	+++	++++	+	+	?	+++
5-HT_{1A}-Blockade	++	++	++	+	++++	++++	+++
5-HT_{2A}-Blockade	+++++	++	+++++	++++	+++++	++++	++
DA-Wiederaufnahme	+	?	+	0	?	?	?

Das Verhältnis der Werte zwischen den verschiedenen Neurotransmittern/Rezeptoren bestimmt das pharmakologische Profil der einzelnen Medikamente

Schlüssel:
K_i (nM) > 100.000 = –
10.000–100.000 = +–
1.000–10.000 = +
100–1.000 = ++
10–100 = +++
1–10 = ++++
0,1–1 = +++++
? = keine Angaben
Siehe auch Pharmakologische Wirkung der Antipsychotika auf Neurotransmitter und Rezeptoren auf Seite 244

Pharmakologische Effekte von Antipsychotika auf Neurotransmitter und Rezeptoren

D_2

- Blockade der mesolimbischen Bahnen – verantwortlich für den antipsychotischen Effekt; die Blockade dieser Bahnen korreliert mit der Wirkung auf die Positivsymptome der Schizophrenie (d.h. starke Blockade = hohe Potenz = niedrige Dosis in mg). Zu beachten: TGA sind partielle Agonisten am D_2-Rezeptor, ein partieller Agonist kann an diesem Rezeptor auch zur Verminderung positiver Symptome führen; partielle Agonisten wirken als Antagonisten in Fällen, wo eine hyperdopaminerge Situation vorliegt
- Blockade der nigrostriatalen Bahnen – verantwortlich für extrapyramidale Nebenwirkungen (z.B. Dystonien, Pseudoparkinsonismus, Akathisie, Tardive Bewegungsstörungen etc.)
- Blockade der tuberoinfundibulären Bahnen – verantwortlich für prolaktinabhängige Nebenwirkungen (z.B. Galaktorrhoe, sexuelle Dysfunktionen)
- Blockade im mesokortikalen Trakt – kann zur Verstärkung negativer Symptome führen

H_1

- Antagonismus am H_1-Rezeptor:
  - Antiemetischer Effekt, anxiolytischer Effekt
  - Sedierung, Benommenheit, Appetitsteigerung, Gewichtszunahme

M_1

- Antagonismus am M_1-Rezeptor:
  - Milderung von extrapyramidalen unerwünschten Wirkungen
  - Mundtrockenheit, trockene Augen, Verschwommensehen, Verstopfung, Harnverhalt, Sinustachykardie, QRS Veränderungen, Verwirrung, kognitive Störung, Delir
  - Potenzierung von Medikamenten mit anticholinergen Wirkungen

M_3

- Antagonismus des M_3-Rezeptors:
  - Wirkungsverlust der B-Zellen, reduzierte Insulinausschüttung, Glukoseintoleranz, Diabetes mellitus Typ 2

α_1

- Nebenwirkungen: Blutdruckabfall, Schwindel, Reflextachykardie, Sedierung, Hypersalivation, Harninkontinenz
- Verstärkung der Wirkung der α_1-blockierenden Antihypertonika (z.B. Prazosin)

α_2

- Kann zu verstärkter Acetylcholinausschüttung und cholinerger Aktivität führen, Verbesserung kognitiver Defizite, antidepressive Wirkung
- Nebenwirkungen: sexuelle Dysfunktionen
- Wirkt antagonisierend auf α_2-stimulierende Antihypertonika (z.B. Clonidin, Methyldopa)

5-HT_{1A}

- Antidepressive, anxiolytische und antiaggressive Wirkung

5-HT_{2A}

- Kann möglicherweise negative Symptome der Schizophrenie günstig beeinflussen (bisher noch spekulativ), möglicherweise auch Abschwächung der extrapyramidalen Störungen
- Anxiolytische (5-HT_{2C}), antidepressive (5-HT_{2A}) und evtl. antipsychotische Wirkung
- Nebenwirkungen: Blutdruckabfall, Sedierung, Ejakulationsstörungen, Gewichtszunahme (5-HT_{2C})

5-HT_{2C}

- Kann möglicherweise negative Symptome der Schizophrenie günstig beeinflussen (bisher noch spekulativ), möglicherweise auch Abschwächung der extrapyramidalen Störungen
- Nebenwirkungen: Blutdruckabfall, Sedierung, Ejakulationsstörungen, Gewichtszunahme

5-HT_7

- Kann möglicherweise negative Symptome der Schizophrenie günstig beeinflussen (bisher noch spekulativ), möglicherweise auch Abschwächung der extrapyramidalen Störungen, positive Wirkung auf Kognition möglich, anxiolytische und antidepressive Wirkungen
- Anxiolytische (5-HT_{2C}), antidepressive (5-HT_{2A}) und evtl. antipsychotische Wirkung
- Nebenwirkungen: Blutdruckabfall, Sedierung, Ejakulationsstörungen, Gewichtszunahme (5-HT_{2C})

Tabelle 24. Antipsychotika: Häufigkeit (%) unerwünschter Arzneimittelwirkungen (UAW) bei therapeutischer Dosierung

Wirkung	Antipsychotika der 1. Generation (FGA)					
	Aliphatische Phenothiazine		Phenothiazine – Piperidine	Phenothiazine – Piperazine		
	Chlorpromazin	Triflupromazin	Periciazin	Fluphenazin	Perphenazin	Trifluoperazin
ZNS-Nebenwirkungen						
Sedierung	>30	>30	>30	>2	>10	>2
Schlafstörung, Agitiertheit	<2	<2	<2	<2	<2	<2
Extrapyramidale Wirkungen						
Parkinsonismus	>10	>10	>2	>30	>30	>30
Akathisie	>2	>2	>2	>30	>30	>30
Dystonie	>2	>2	<2	>10	>10	>10
Kardiovaskuläre Wirkungen						
Orthostatische Hypotonie	>30[c]	>30	>10	>2	>2	>10
Tachykardie	>10	>10	>2	>10	>10	>2
EKG-Veränderungen*	>10[d]	>10	>2	>2	>2	>2
Kardiale Arrhythmien	>2[d]	>2	>2	>2	>2	>2
Anticholinerge Wirkungen	>30	>30	>30	>2	>2	>2
Endokrine Wirkungen						
Sexuelle Dysfunktionen[f]	>2[g]	>2	>10	>2[g]	>2[g]	>2[g]
Galaktorrhoe	>30	>30	>10	>10	>10	>10
Gewichtszunahme	>30	>30	>10	>10	>10	>10
Hautreaktionen						
Fotosensibilität	>10	>10	>2	<2	<2	>2
Juckreiz	>10	>2	>2	<2	<2	>2
Pigmentation[a]	>30[a]	<2	–	–	–	–
Augenveränderungen[a]						
Linsenpigmentierung	>2	>2	>2	<2	<2	<2
Pigmentäre Retinopathie	>2[a]	>2	–	–	<2	<2
Blutbildveränderungen	<2	<2	<2	<2	<2	<2
Hepatische Störung	<2	<2	<2	<2	<2	<2
Epileptische Anfälle[h]	<2[c]	<2	<2	<2	<2	<2

Tabelle 24. Antipsychotika: Häufigkeit (%) unerwünschter Arzneimittelwirkungen (UAW) bei therapeutischer Dosierung (Fortsetzung)

Wirkung	Antipsychotika der 1. Generation (FGA)					Antipsychotika der 2. und 3. Generation (SGA/TGA)		
	Butyrophenone		Thioxanthene					
	Haloperidol	Pimozid	Chlorprotixen	Flupenthixol	Zuclopenthixol	Amisulprid	Aripiprazol	Asenapin
ZNS-Nebenwirkungen								
Sedierung	>2[c]	>10	>10	>2	>30	>2	>10	>10
Schlafstörung, Agitiertheit	>10	>2	<2	<2	>10	>10	>10	>10
Extrapyramidale Wirkungen								
Parkinsonismus	>30[i]	>30	>10	>30	>30	>2	>2	?
Akathisie	>30	>10	>10	>30	>10	>2	>2	?
Dystonie	>30[i]	>2	>2	>10	>10	>2	–	?
Kardiovaskuläre Störungen								
Orthostatische Hypotonie	>2	>2	>30	>2	>2	>1	>2	>10
Tachykardie	<2	>2	>10	>2	>2	>2	>2	<2
EKG-Veränderungen*	<2	>2[k]	>2	>2	<2	>1	<2	?
QTc-Verlängerung (>450 msec)	<2	>2[k]	?	<2	<2	>1	–	>9
Anticholinerge Wirkungen	>2	>2	>30	>10	>10	>2	<2	>2
Endokrine Störungen								
Sexuelle Dysfunktionen[f]	>2	<2	<2	<2[g]	>2	>1	<2[g]	>0,1
Galaktorrhoe	<2	<2	<2	–	–	>1	–	>0,01
Gewichtszunahme	>2	>2[e]	>10	>10	>2	>5	>2[e]	5
Hautreaktionen								
Fotosensibilität	<2	–	<2	<2	<2	–	<2	?
Juckreiz	<2	>2	>10	>2	<2	–	>2	?
Pigmentierung[a]	<2	–	<2	–	<2	–	–	?
Augenveränderungen[a]								
Linsenpigmentierung	<2	<2	>2	<2	<2	–	–	?
Pigmentäre Retinopathie	–	–	<2	<2	–	–	–	?
Blutbildveränderungen	<2	<2	<2	<2	<2	<1	<2	>0,01
Hepatische Störung	<2	<2	<2	<2	<2	>1	<2	>1
Epileptische Anfälle[h]	<2	<2	<2	<2	<2	<1	<2	<2

Tabelle 24. Antipsychotika: Häufigkeit (%) unerwünschter Arzneimittelwirkungen (UAW) bei therapeutischer Dosierung (Fortsetzung)

Wirkung	Antipsychotika der 2. und 3. Generation (SGA/TGA)								
	Cariprazin	Clozapin	Olanzapin	Lurasidon	Paliperidon	Quetiapin	Risperidon	Sertindol	Ziprasidon
ZNS-Nebenwirkungen									
Sedierung	>2	>30	>30	>10	>2	>30	>10[b]	–	>10
Schlafstörung, Agitiertheit	>2	>2	>2	>2	>10	>10	>10	–	>30
Extrapyramidale Wirkungen									
Parkinsonismus	>2	>2	>2	>2	>2	>2	>10[j]	–	>2
Akathisie	>2	>10	>10	>10	>2	>2	>10[j]	–	>2
Dystonie	>2	<2	<2	>2	<2	<2	<2[j]	–	>2
Kardiovaskuläre Störungen									
Orthostatische Hypotonie	>2	>30	>2	>2	>2	>10	>10	>1	>2
Tachykardie	>2	>30	>2[o]	–	>2	>10	<2	>1	>2
EKG-Veränderungen*	>2	>10	<2	<2	<2	<2	>2	>1	>2[p]
QTc-Verlängerung (>450 msec)	–	>2	<2	–	>2	<2	<2	>1	<2[p]
Anticholinerge Wirkungen	<2	>30[l]	>0	<2		>2	>2		>10
Endokrine Störungen									
Sexuelle Dysfunktionen[j]	<2	<2	>2	<2	<2	>30	>30	>1	<2
Galaktorrhoe	<2	<2	<2	<2	<2	–	>2	>1	>2
Gewichtszunahme	<2	>30	>30	<2	>10	>10	>10	>1	>2
Hautreaktionen									
Fotosensibilität	<2	<2	–	–	>1	–	>2	–	–
Juckreiz	<2	>2	<2	<2		<2	<2	–	>2
Pigmentierung[a]	–	–	–	–		–	<2	–	–
Augenveränderungen[a]									
Linsenpigmentierung	–	–	–	–	?	<2	–	–	–
Pigmentäre Retinopathie	–	–	–	–	–	–	–	–	–
Blutbildveränderungen	<2	<2[m]	<2	<2	?	–	<2	–	<2
Hepatische Störung	<2	>2	>2	–	?	<2	<2	–	–
Epileptische Anfälle[h]	<2	>2[n]	<2	<2	<2	<2	<2	–	–

Die Häufigkeitsangaben der Nebenwirkungen gelten für übliche Dosierungen (die meisten Nebenwirkungen sind dosisabhängig); – = in der verfügbaren Literatur nicht angegeben, * = EKG-Veränderungen bei Pat. ohne kardiale Vorschädigung; [a] bei chronischer Gabe, [b] zu Beginn der Therapie oder bei rascher Dosiserhöhung, [c] häufiger bei rascher Dosiserhöhung, [d] größeres Risiko bei höheren Dosen, [e] Gewichtsverlust beobachtet, [f] Impotenz, Ejakulationsverzögerung, Anorgasmie, [g] Priapismus beobachtet, [h] bei nicht epileptischen Patienten, [i] geringere Häufigkeit bei Depot-Präparaten, [j] erhöhtes Risiko bei Dosen über 10 mg/Tag, [k] größeres Risiko bei Pimoziddosen über 20 mg/Tag, [l] Hypersalivation möglich, [m] Risiko <2 % bei regelmäßigen Laborkontrollen, [n] Risiko geringer bei Dosen <300 mg/Tag; erhöht bei höheren Dosen oder Einzeldosen über 300 mg/Tag, [o] häufig Bradykardie bei i.m.-Olanzapin, oft mit Hypotonie verbunden

Tabelle 25. Antipsychotika: Dosierung, antipsychotische Potenz

CPZ-Äquivalent: 1 mg der Substanz entspricht *x* mg Chlorpromazin. Die Umrechnungsfaktoren können aufgrund von klinischen Studien nur approximativ eingeschätzt werden. Die angegebene orale Tagesdosis bezieht sich auf den Bereich, in dem bei der Akut- und Erhaltungstherapie von Psychosen im Regelfall dosiert wird. Die empfohlenen Dosierungen können nur Richtwerte darstellen, die erforderliche Dosierung kann bei jedem Patienten davon abweichen. Die angegebene Höchstdosis kann im Einzelfall überschritten werden. **Bei nicht psychotischen Patienten werden deutlich niedrigere Dosen verordnet als bei akuten Psychosen**

Substanz		approx. CPZ-Äquivalent *x*	orale Tagesdosis (mg)	orale Tageshöchstdosis (mg)
Hochpotente Antipsychotika	Asenapin	15	10–20	20
	Aripiprazol	15	10–30	30
	Benperidol	75	1,5–20	40
	Haloperidol	50	1,5–20	20
	Bromperidol	50	5–20	50
	Flupentixol	50	3–20	60
	Olanzapin	50	5–20	20
	Paliperidon	–	3–12	12
	Pimozid	50	1–4	16
	Risperidon	50	0,5–8	16
	Sertindol	–	12–20	24
	Droperidol	40	2,5–20	40
	Fluphenazin	40	2,5–20	40
	Trifluoperazin	25	1–6	20
	Pipothiazin	20	10–20	20
	Perphenazin	15	4–24	48
	Moperon	10	10–40	60
Mittelpotente Antipsychotika	Zuclopenthixol	5	20–40	80
	Periciazin	2	10–200	200
	Clothiapin	2	20–200	350
	Zotepin	2	75–300	450
	Chlorpromazin	1	25–400	800
	Clozapin	1	12,5–450	900
	Melperon	1	25–300	600
	Perazin	1	75–600	800
	Quetiapin	1	150–750	800
	Cariprazin	15	6	6
Niedrigpotente Antipsychotika	Pipamperon (Floropipamid)	0,8	40–360	360
	Chlorprothixen	0,8	100–420	800
	Prothipendyl	0,7	40–320	320
	Levomepromazin	0,5	25–300	600
	Promethazin	0,5	25–150	1.000
	Promazin	0,5	50–300	1.200
	Amisulprid	0,2	50–1.200	1.200
	Sulpirid	0,2	200–1.600	3.200

Tabelle 26. Antipsychotika: Pharmakologie

Substanz	Eliminations-halbwertszeit/Std.	Abbauende CYP-450 Isoenzyme[b]	CYP-450 Enzyminhibition[c]	% D_2-Rezeptor-Bindung[a] (Dosis und Plasmaspiegel)	% 5-HT_{2A}-Bindung (Dosis)
Asenapin	24	1A2, 2D6, 3A4, U6T1A4	2D6	79 %	k.A.
Benzamide Amisulprid Sulpirid	 15–17 8	k.A.	k.A.	k.A.	k.A.
Benzisoxalole Risperidon Paliperidon	 20–24 23	 2D6[e] 3A4[f]	2D6	 60–75 % (2–4 mg) 63–85 % (2–6 mg: 36–252 nmol/l)	60–90 % (1–4 mg)
Benzisothiazolylpiperazin Ziprasidon	6,6	3A4	2D6	45–75 % (40–80 mg)	80–90 % (40–80 mg)
Butyrophenone Haloperidol Haloperidol-Decanoat	 12–36 siehe Seite 254	 1A2, 2D6, 3A4 1A2, 2D6, 3A4	 2D6[d] 2D6[d]	 75–89 % (4–6 mg; 6–13 nmol/l) 74–85 % (50–70 mg/4 Wochen, 9 nmol/l)	
Dibenzodiazepine Clozapin	5–16	1A2 2D6, 3A4, 2C9, 2C19	2D6[e]	38–68 %[h] (300–900 mg; 600–2.500 nmol/l)	85–94 % (>125 mg)
Dibenzothiazepine Quetiapin	6–7	3A4	k.A.	20–44 % (300–700 mg)	21–80 % (150–600 mg)
Dibenzothiepin Zotepin	20	k.A.	k.A.	k.A.	k.A.
Dihydrocarbostyril Aripiprazol	75 (Metabolit: 94)	2D6, 3A4	–	40–95 % (0,5–30 mg)	?
Piperazinderivat Cariprazin	24–48	CYP 3A4, CYP 2D6	–	?	?
Phenylindol Sertindol	55–90	2D6, 3A4	–	k.A.	k.A.
Diphenylbutylpiperidine Pimozid	29–55[b]	2D6, 3A4[e]	2D6	77–79 % (4–8 mg)	k.A.

Tabelle 26. Antipsychotika: Pharmakologie (Fortsetzung)

Substanz	Eliminations-halbwertszeit/Std.	Abbauende CYP-450 Isoenzyme[b]	CYP-450 Enzyminhibition[c]	% D_2-Rezeptor-Bindung[a] (Dosis und Plasmaspiegel)	% 5-HT_{2A}-Bindung (Dosis)
Phenothiazine					
a) aliphatische					
Chlorpromazin	16–30	1A2, 2D6	2D6	78–80 % (100–200 mg; 10 nmol/l)	k.A.
b) Piperazin					
Fluphenazin	13–58	1A2, 2D6	2D6[d]	79 % (4–8 mg)	k.A.
Fluphenazin-Decanoat	siehe Seite 253		2D6[d]		
Perphenazin	8–12	2D6	2D6[d]	75–80 % (5–10 mg)	k.A.
Perphenazin-Önanthat	siehe Seite 254	2D6	2D6[d]		
Trifluoperazin	13	1A2			k.A.
Thienobenzodiazepine	21–54	1A2, 2D6, 2C9, 2C19		59–80 %	90–98 %
Olanzapin				(10–20 mg; 59–187 nmol/l)	(5–20 mg)
Thioxanthene					
Chlorprothixen	8–12			70–74 % (6 mg; 2–5 nmol/l)	k.A.
Flupentixol	26–36	k.A.	2D6[e]	81 % (40 mg für 7 Tage; 19 nmol/l)	
Flupentixol-Decanoat	siehe Seite 253		2D6[e]		
Zuclopenthixol (Ciatyl Z®)		2D6	2D6		
Zuclopenthixolacetat (Ciatyl Z-Acuphase®)	12–28 36	2D6	2D6	81 % (200 mg für Tage; 50 nmol/l)	
Zuclopenthixoldecanoat (Ciatyl Z-Depot®)	siehe Seite 254	2D6	2D6		

[a] Die D_2-Rezeptor-Bindung scheint mit der klinischen Wirksamkeit auf Positivsymptome der Schizophrenie zu korrelieren, [b] Cytochrom-P450-Isoenzyme, die beim Abbau der Substanz beteiligt sind, [c] CYP-450-Isoenzyme, die durch das Medikament inhibiert werden, [d] starke Hemmung der Isoenzyme, [e] schwache Hemmung der Isoenzyme, k.A. = keine Angaben

Allgemeine Hinweise

- Einige Antipsychotika werden auch in Depotform angeboten (siehe Tabelle 27. Depot-Antipsychotika: Übersicht). Es besteht die Auswahl zwischen Präparaten mit unterschiedlicher Wirkdauer von 1–3 Tagen (Ciatyl-Z-Acuphase®) bis zu 4 Wochen (z. B. Haldol-Decanoat®)[71]
- Patienten, die oft die Einnahme vergessen oder aus anderen Gründen keine regelmäßige Medikamenteneinnahme durchführen, profitieren von einer Depotbehandlung. Zusätzlich wird ein regelmäßiger Kontakt zwischen Arzt und Patienten aufrechterhalten[72,73]
- Durch die parenterale Gabe kann der First-pass-Effekt minimiert werden; die durchschnittliche Dosis kann also niedriger angesetzt werden als bei der oralen Gabe (Umrechnungsfaktoren siehe Tabelle 27)
- Ein Nachteil der Depotpräparate ist, dass bei einer zu hohen Dosis die Nebenwirkungen auch über mehrere Wochen bestehen bleiben können

Tabelle 27. Depot-Antipsychotika: Übersicht

Bei Umstellung auf Depotmedikation errechnet sich die Dosis pro Injektion wie folgt: vorherige orale Dosis × Multiplikationsfaktor (nicht bei Risperidal-Consta® und Zypadhera®)

Substanz	Handelsnamen	Multiplikationsfaktor	Mittleres Injektionsintervall	Eine Ampulle enthält (mg):	Dosierung pro Injektion (mg)	Form	Max. Plasmaspiegel	Halbwertszeit
Aripiprazol	Abilify-Maintena®	–	4 Wochen	300/400	300–400	Weißes bis cremefarbenes Pulver zur Lösung, es entsteht eine milchig-weiße Suspension	4 Tage (deltoide Gabe) 7 Tage (gluteale Gabe)	30 Tage (300 mg) 47 Tage (400 mg)
Flupentixol-decanoat	Fluanxol-Depot® 2 %/10 %	3–5	2–3 Wochen	2 %: 10/20; 10 %: 100	20–100	Verestert mit Decanoat-Säure und gelöst in Pflanzenöl: zur Freisetzung von Flupentixol ist eine Hydrolysierung notwendig; inaktive Metaboliten	4.–7. Tag	8 Tage (nach einmaliger Injektion), 17 Tage nach mehrfacher Injektion
Fluphenazin-decanoat	Dapotum D®, Lyogen Depot®	2,5–6	2–3 Wochen	2,5–100	12,5–100	Verestert mit Decanoat-Säure und in Sesamöl gelöst; vor Wirksamwerden des Wirkstoffes Hydrolyse erforderlich	1. Spitzenspiegel innerhalb 24 Stunden; dann Abfall und 2. Spitzenspiegel nach 8–12 Tagen	Über 14 Tage bei Einzelinjektion, bis zu 102 Tage bei mehrfacher Injektion
Fluspirilen(a)	Fluspi®, Imap®, Kivat®	–	1 Woche	1,5/2	1,5–12	Die lange Halbwertszeit wird nicht durch Dekanoat- oder Önanthatveresterung, sondern durch die besondere Galenik erreicht	1–48 Stunden	Nach Einzelgaben 32–300 Stunden, nach Mehrfachgaben 6–50 Tage

Tabelle 27. Depot-Antipsychotika: Übersicht (Fortsetzung)

Substanz	Handelsnamen	Multiplikationsfaktor	Mittleres Injektionsintervall	Eine Ampulle enthält (mg):	Dosierung pro Injektion (mg)	Form	Max. Plasmaspiegel	Halbwertszeit
Haloperidol-decanoat	Haldol-Janssen-Decanoat®, Haldol-Decanoas®	15–20	4 Wochen	50/150	50–300	Verestert mit Decanoat-Säure und gelöst in Sesamöl; vor Wirksamwerden des Wirkstoffes Hydrolyse erforderlich	3.–9. Tag	18–21 Tage
Olanzapin-pamoat	Zypadhera®	-	2–4 Wochen	210/300/405	210–405	Pamoat	k.A.	30 Tage
Paliperidon	Xeplion®	-	1 Monat	25/50/75/ 100/150	Tag 1: 150 Tag 8: 100 Dann monatl. 25–150	Palmitat	k.A.	25–49
Perphenazin-önanthat	Decentan-Depot®	3–4	2–3 Wochen	100	50–200	Verestert mit Önanthat-Säure	5.–8. Tag	10–14 Tage
Pipothiazin-palmitat	Piportil-L4®	5–10	4 Wochen	25/100	25–200	Verestert mit Palmitinsäure in Sesamöl, Hydrolyse zum Freisetzen des Pipothiazins erforderlich	36 Stunden	ca. 15 Tage
Risperidon-Microsphären	Risperdal-Consta®	-	2 Wochen	25/37,5/50	25–50	Eingekapselt in ein Biopolymer, Freisetzung des Wirkstoffs von der 3. bis zur 5. Woche nach Injektion	33.–35. Tag	Nach Freisetzung aus den Microsphären beträgt die HWZ der aktiven Fraktion 24 h
Paliperidon	Trevicta®	-	3 Monate	175/263/ 350/525	175–525	Palmitat	k.A.	84–95 Tage (deltoide Gabe) 118–139 Tage (gluteale Gabe)
Zuclopenthixol-azetat	Ciatyl-Z-Acuphase®, Clopixol-Acutard®	1–2	1–3 Tage	50/100	50–150	Durch die Veresterung mit Essigsäure wird Zuclopenthixol in die lipophilere Substanz Zuclopenthixolacetat umgewandelt	3. Tag	3 Tage
Zuclopenthixol-decanoat	Ciatyl-Z-Depot® Clopixol Depot®	5–10	2–4 Wochen	200	200–400	Verestert mit Decanoat-Säure in Kokusnussöl; Hydrolyse vor Freisetzung des Wirkstoffs erforderlich	3.–7. Tag	19 Tage

Umstellen der Antipsychotika-Therapie

Wechsel des Antipsychotikums

Gründe für das Wechseln eines Antipsychotikums

- Keine Besserung der Positiv-Symptomatik: Wechsel zu einem FGA oder SGA
- Keine Besserung der Negativ-Symptome: Wechsel zu einem anderen SGA, Dosisreduktion oder TGA
- Persistierende kognitive oder affektive Symptome: SGA prüfen
- Rückfall trotz Compliance
- Fehlende Compliance: Anwendung eines Depotpräparats erwägen
- Persistierende extrapyramidale Störungen (EPS) trotz einer Dosisreduktion oder Antiparkinsonbehandlung
- Spätdyskinesien (geringstes Risiko bei Clozapin)
- Persistierende bzw. chronische Nebenwirkungen, z. B. Galaktorrhoe, Impotenz oder Gewichtszunahme

Wenn der Wechsel ansteht

- Diagnose erneut überprüfen, auch ob es rationale Gründe für den Wechsel gibt
- Compliance überprüfen
- Überprüfen Sie, ob die Behandlungsdauer und gewählte Dosis ausreichend war
- Vergewissern Sie sich, dass die Dosis innerhalb des therapeutischen Bereiches lag
- Wägen Sie Vor- und Nachteile des Wechsels mit dem Patienten gut ab
- Stellen Sie die Bereitschaft des Patienten für den Wechsel sicher, wenn Sie nicht sicher sind, besteht ggf. weiterer Gesprächsbedarf
- Der therapeutische Bereich für die meisten erwachsenen Patienten liegt zwischen 2 und 20 mg Haloperidoläquivalenten (weniger bei der ersten Episode einer Schizophrenie)

Faktoren, die das Ansprechen auf die Therapie erschweren

- Gleichzeitiger Alkohol- oder Drogenabusus
- Gleichzeitige Gabe von Enzyminduktoren (insbesondere Carbamazepin; – siehe auch Seite 167, Tabelle 19. Antipsychotika: Allgemeine Wechselwirkungen)
- Psychosoziale Faktoren
- Wenn Nebenwirkungen eine Höherdosierung begrenzen oder zur Non-Compliance führen, wird ein Wechsel zu einer anderen Klasse empfohlen
- Es gibt keine Richtlinien für eine differenzielle Indikation der verschiedenen FGA im Hinblick auf die Response
- Der Wechsel von einem FGA zu einem SGA kann bei 50 % der Patienten das Behandlungsergebnis verbessern
- Der Wechsel von einem anderen SGA zu Clozapin kann bei bis zu 50 % der Patienten das Behandlungsergebnis verbessern

Vorgehen

- Schrittweise Reduktion des ersten Medikamentes und Beginn mit dem zweiten Medikament nach einer Auswaschphase; bei florider Symptomatik nicht zu empfehlen
- Dosisreduktion des ersten Medikaments und gleichzeitiger Beginn mit dem zweiten Medikament mit niedriger Dosis (bevorzugte Methode)
- Bei älteren und sehr jungen Patienten nicht zu rasch umsetzen
- Achten Sie auf (1) mögliche Rebound- oder Entzugseffekte, besonders bei abruptem Absetzen, (2) das Risiko eines Rückfalls und (3) die eventuelle Notwendigkeit einer zusätzlichen Medikation (z. B. Antiparkinsonmedikation) während der Umstellung

Umsetzen eines FGA auf ein anderes FGA

- Äquivalenzdosis beachten (siehe Seite 250, Tabelle 25. Antipsychotika: Dosierung, antipsychotische Potenz)
- Beachten Sie die jeweiligen Neben- und Wechselwirkungen der Medikamente und die eventuelle Notwendigkeit einer zusätzlichen Antiparkinsonmedikation

Umsetzen von einem niedrigpotenten auf ein hochpotentes Antipsychotikum

- Reboundphänomene (cholinerge und sedierende Wirkungen) können auftreten
- Ausschleichen des ersten Medikaments, während das zweite Medikament langsam gesteigert wird

Umsetzen eines hochpotenten auf ein niedrigpotentes Antipsychotikum

- Weiterführung der Antiparkinsonmedikation, bis der Wechsel vollständig durchgeführt ist, um das Auftreten extrapyramidaler Nebenwirkungen zu verhindern, danach langsames Absetzen der Antiparkinsonmittel

Umsetzen eines FGAs auf ein SGA

- Der Wirkungseintritt kann bei den atypischen Antipsychotika verzögert sein; langsames Ausschleichen des typischen Antipsychotikums während der Einschleichungsphase des atypischen Antipsychotikums empfohlen
- Da die atypischen Antipsychotika eine geringere therapeutische Breite haben als hochpotente typische Antipsychotika, können keine Äquivalenzdosen angegeben werden

Umsetzen eines SGAs auf ein FGA

- Langsames Ausschleichen des ersten Medikaments, während das neue Medikament langsam gesteigert wird
- Nach dem Wechsel von Clozapin auf andere atypische oder typische Antipsychotika wurde manchmal eine nicht ausreichende antipsychotische Wirkung beobachtet
- Das rasche Absetzen von Clozapin kann häufig zu einer „Rebound"-Psychose führen

Augmentationsstrategien in der Antipsychotikabehandlung

Definition

- Ergänzung der Antipsychotikabehandlung mit einem weiteren Medikament, mit dem Ziel, das Ansprechen auf die Therapie zu verbessern

Augmentationsverfahren

- Im günstigsten Fall können durch Kombination verschiedener Wirkmechanismen synergistische Effekte erzielt werden, um die Wirkung zu verstärken und Neben- und Wechselwirkungen zu minimieren
- Augmentationsstrategien wurden in einigen wenigen Doppelblindstudien untersucht; die Evidenz beruht aber hauptsächlich auf offenen Studien und Fallberichten
- Die Literatur zu Augmentationsstrategien beschäftigt sich vorwiegend mit Augmentation einer Clozapintherapie, in der Annahme, dass eine Monotherapie mit Clozapin zuerst versucht werden würde, bevor weniger gut untersuchte Methoden wie Augmentationsstrategien mit anderen Antipsychotika angewendet würden. Unter bestimmten Umständen wären allerdings Augmentationsstrategien mit anderen Antipsychotika einer Clozapin-Monotherapie vorzuziehen, z. B. wenn es sich beim Zielsymptom nicht um residuale psychotische Symptome handelt – z. B. Benzodiazepine gegen Erregtheit oder Feindseligkeit, Antidepressiva gegen depressive Symptome oder Phasenprophylaktika gegen affektive Labilität
- Bei einer Augmentationsstrategie sollte ein genauer Plan erstellt werden (Dosierung, Zielsymptome, die gebessert werden sollen, geschätzte Zeit zum Eintreten eines Effekts, Überlegungen zum Absetzen des Augmentationsmedikamentes beim Nichteintreten der Wirkung)
- Bitte beachten Sie auch die Wechselwirkungen der kombinierten Medikamente in den jeweiligen Kapiteln

Antikonvulsiva

Carbamazepin

- Für den Routineeinsatz von Carbamazepin zur Augmentation einer antipsychotischen Therapie der Schizophrenie gibt es keine ausreichende Evidenz. Insbesondere wird die Kombination von Carbamazepin mit Clozapin aufgrund des erhöhten Agranulozytoserisikos nicht empfohlen

Lamotrigin

- Eine Metanalyse von fünf RCT zeigte positive Wirkungen einer Kombination von Lamotrigin und Clozapin. Nach einer Übersicht der Cochrane Collaboration hat die zusätzliche Gabe von Lamotrigin allerdings nur einen begrenzten Effekt auf einige psychotische Symptome, so dass die gegenwärtige Studienlage die Kombination bei behandlungsresistenten Schizophrenien nicht unterstützt
- Vorsicht: Nach einem Fallbericht kann es bei Kombination von Lamotrigin mit Clozapin zu einer Verdreifachung des Clozapinspiegels kommen. Der Mechanismus dieser möglichen Wechselwirkung ist unbekannt
- Lamotrigin unterstützt den antiaggressiven Effekt von Clozapin
- Vorsicht: Lamotrigin und Clozapin können die Blutzellbildung im Knochenmark beeinträchtigen

Lithium

- Kann für Patienten mit einer schizoaffektiven Störung noch günstiger sein als für Patienten mit einer Schizophrenie; für die erstgenannte Gruppe sind Verbesserungen der Negativ-Symptomatik und bei kognitiven Symptomen beschrieben
- Wurde zum Teil bei Patienten eingesetzt, bei denen Clozapin aufgrund einer Neutropenie abgesetzt werden musste
- Tremor, unwillkürliche Bewegungen, Anfälle, reversible Leukozytose und Rhabdomyolyse sind in der Kombination mit Clozapin berichtet worden
- Vorsicht: Die Kombination von Lithium und Haloperidol wird wegen Berichten über verstärkte Neurotoxizität kontrovers diskutiert

Topiramat

- Eine Metaanalyse von RCT bezüglich der Topiramat-Augmentation mit Antipsychotika ergab günstige, effektive und sichere Behandlungsoptionen sowohl für die symptomatische Verbesserung der Zielsymptomatik als auch in der Gewichtsreduktion

- Die Augmentation mit Topiramat kann zu kognitiven Störungen führen
- Ein Teil der Gewichtszunahme unter Clozapin kann durch Topiramat rückgängig gemacht werden

Valproat

- Hinsichtlich der Augmentation mit Valproat besteht eine widersprüchliche Studienlage. Nach Fallberichten zeigte die zusätzliche Gabe von Valproat bei Clozapin-behandelten therapierefraktären Patienten positive Wirkungen. Allerdings konnte eine Metaanalyse von fünf randomisierten kontrollierten Studien die Wirksamkeit der Kombination nicht reproduzieren
- Reduziert Aggressivität und Angst
- Vorsicht: Nach widersprüchlichen Berichten kann Valproat die Clozapinspiegel erhöhen und zu einer deutlichen Gewichtserhöhung führen

Antidepressiva

- Trizyklika, SSRI, Mirtazapin und MAO-Hemmer können die Negativsymptomatik und die soziale und berufliche Integration bei manchen Patienten verbessern, möglicherweise durch die Besserung sekundärer Negativsymptome
- Fluvoxamin inhibiert CYP 1A2, hierdurch wird die Clozapin/Norclozapin-Ratio erhöht. Die Verminderung des Norclozapinspiegels führt zu einer verbesserten metabolischen Situation
- Aufgrund des geringen Einflusses auf den Clozapinspiegel kann die Kombination mit Citalopram als Antidepressivum für die Behandlung depressiver Symptome bei Clozapin behandelten Patienten Mittel der Wahl sein
- Amitriptylin kann, wahrscheinlich über eine Antagonisierung des M_4-Rezeptors, die Clozapin-assoziierte Sialorrhoe reduzieren
- Mirtazapin kann Antriebsmangel und Anhedonie bessern
- In der Literatur wird meist die Kombination von SSRI und Clozapin beschrieben, wobei hinsichtlich der Wirksamkeit kein Konsens besteht. Es wurde vermutet, dass eine positive Wirkung der Kombination allein durch die Anhebung des Clozapinspiegels durch die SSRI entsteht

Benzodiazepine

- Benzodiazepine werden in der Regel zur initialen Sedierung agitierter Patienten eingesetzt. Nach einer systematischen Übersicht der Cochrane Collaboration ist eine Besserung der Positivsymptomatik bei Schizophrenie durch zusätzliche Gabe von Benzodiazepinen nicht belegt
- Vorsicht: Nach Fallberichten kam es bei der Kombination von Clozapin und Benzodiazepinen zu Herzkreislaufversagen, Delir, Bewusstseinsverlust oder Todesfällen. In vielen Fällen traten diese Komplikationen bei einer zusätzlichen Gabe von Clozapin zu einer bestehenden Benzodiazepin-Medikation auf. Außerdem führte die Kombination von Benzodiazepin und Olanzapin i.m. nach Fallberichten zu Herzkreislauf-Versagen

Kombination verschiedener Antipsychotika

- Nur wenige Studien untersuchten die Kombination zweier Antipsychotika, und es gibt keine überzeugende Evidenz für die Wirksamkeit dieser Strategie. Das Risiko unerwünschter Neben- und Wechselwirkungen erhöht sich, und es entstehen zusätzliche Kosten
- Von der Kombination von FGA und SGA wird wegen des Risikos von Nebenwirkungen wie EPS, Spätdyskinesien oder Prolaktinämie durch die FGA sowie des metabolischen Syndroms durch die neueren Substanzen eher abgeraten
- Einige Daten unterstützen die Zugabe von FGA zu Clozapin oder Olanzapin bei behandlungsrefraktären Patienten
- In einer kleinen offenen Studie kam es unter der Kombination von Clozapin und Aripiprazol zu Gewichtsabnahme, geringerer Sedierung und Verbesserung des Lipidstatus. Eine verminderte Gewichtszunahme und ein verbesserter Lipidstatus zeigten sich ebenfalls bei einer Clozapin-Ziprasidon-Kombination. Bei Verringerung der Clozapindosis und gleichzeitiger Gabe von Quetiapin kam es zu geringerer Gewichtszunahme und verbesserter Glukoseregulation
- Bezüglich Amisulprid zeigten sich positive Effekte sowohl hinsichtlich der Positiv- als auch der Negativsymptomatik. Bei der Kombination mit Clozapin konnte die Clozapindosis um 24 % reduziert werden, was zu einem verbesserten Nebenwirkungsprofil führte. In einer Vergleichsstudie schnitt die Kombination Clozapin/Amisulprid deutlich besser hinsichtlich des BPRS-Scores nach 8 Wochen ab, als dies in der Kombination Clozapin/Quetiapin gelang. Amisulprid kann auch die Clozapin induzierte Hypersalivation reduzieren

Elektrokonvulsionstherapie

- Eine zusätzliche Elektrokonvulsiontherapie (EKT) zeigt deutliche positive Effekte bei akuter Schizophrenie, besonders bei katatonen Verlaufsformen und bei einem Überwiegen affektiver Symptome
- Nach einigen Studien ist die bilaterale Stimulation wirksamer als die unilaterale, wobei allerdings das Risiko für kognitive Nebenwirkungen steigt. Nach neueren Erkenntnissen ist heute die Methode „LA-RT“ vorzuziehen, bei der eine Elektrode links anterior, die andere rechts temporal angebracht wird
- In der Regel sind 12–20 Behandlungszyklen bei Schizophrenie erforderlich
- Eine Metaanalyse von 36 Studien zur Gabe von Clozapin in Kombination mit EKT zeigten sich bei fast 70 % der Patienten deutliche Verbesserungen. Dabei besserten sich Wahn, Halluzination, Agitation, Aggressivität und Depression deutlich. Allerdings kam es dabei bei fast 20 % der Patienten u. a. zu längerdauernden Anfallsserien
- Bei behandlungsresistenten Patienten kam es nur zu geringer Besserung; die Effekte waren in der Regel nur kurz andauernd
- Zur Durchführung von Erhaltungs-EKT (prophylaktische Durchführung von ein bis mehreren EKT bei Patienten mit Rezidivneigung) fehlen evidenzbasierte Leitlinien

Selegilin

- Nach einem Fallbericht und kleinen offenen Studien kann die zusätzliche Gabe von Selegilin zu einer vorbestehenden Antipsychotikatherapie negative Symptome der Schizophrenie bessern. Zwei kontrollierte Studien zeigten allerdings keinen bzw. keinen klinisch signifikanten Effekt der Kombination. Gegenwärtig kann daher niedrigdosiertes Selegilin nicht als geeignete Augmentationsstrategie zur Behandlung einer Negativsymptomatik angesehen werden

Stimulanzien

- Nach Fallberichten führte die zusätzliche Gabe von Methylphenidat zu einer Besserung negativer Symptome und kognitiver Funktionen; es ist allerdings eine Exazerbation positiver Symptome möglich

Tabelle 28. Übersicht über Antipsychotika der 2. und 3. Generation nach Zulassung, Applikationsarten und Cytochrom-Interaktionen

	Aripiprazol	Amisulprid	Asenapin	Cariprazin	Clozapin	Lurasidon	Olanzapin	Quetiapin	Paliperidon	Risperidon	Ziprasidon
Zulassung für:											
Schizophrenie, akut	ja	ja	nein	ja	ja	ja	ja		ja		ja
Schizophrenie			nein	ja		ja		ja	ja	ja	
Rezidivprophylaxe/ Erhaltungstherapie	nein	nein	nein		nein	nein	nein	nein	ja	ja	nein
Manie, akut	ja	nein	ja	nein	nein	nein	ja	ja	ja	ja	nein
Manie, Rezidivprophylaxe	ja	nein		nein	nein	nein	ja	ja		nein	nein

Tabelle 28. Übersicht über Antipsychotika der 2. und 3. Generation nach Zulassung, Applikationsarten und Cytochrom-Interaktionen (Fortsetzung)

	Aripiprazol	Amisulprid	Asenapin	Cariprazin	Clozapin	Lurasidon	Olanzapin	Quetiapin	Paliperidon	Risperidon	Ziprasidon
Zulassung für:											
Kinder	nein	nein	nein	nein	ab 16 Jahren	nein	nicht speziell	nicht speziell		ab 5 J. (D), 15 J. (CH)	nein
Erwachsene < 65 Jahre	ja	ja	ja	ja	ja		ja	ja	ja	ja	ja
Erwachsene > 65 Jahre	nicht speziell	nein	ja	ja	nicht speziell		nicht speziell	nicht speziell		ja	nein
Verfügbare Applikation:											
Tabletten	ja	ja	nein	nein	ja	ja	ja	ja	nein	ja	ja
Dragees	nein	nein	nein	ja	nein	nein	nein	nein	nein	nein	nein
Retardtabletten	nein	nein	nein	nein	nein	nein	nein	ja	nein	nein	nein
Schmelztablette	nein	nein	ja	nein	nein	nein	ja	nein	nein	ja	nein
i.m. Akutformulierung	nein	nein	nein	nein	nein	nein	ja	nein	nein	nein	ja
Lösung/Saft	nein	ja	nein	nein	nein	nein	nein	nein	nein	ja	nein
Depotformulierung	nein	nein	nein	nein	nein	nein	ja	nein	ja	ja	nein
Interaktionen im Cytochromsystem											
1A2		nein	ja	nein	ja	nein	ja				
2D6	ja	nein	ja	ja	ja	nein	ja			ja	
3A4	ja	nein	ja	ja	ja	ja		ja		ja	ja

Tabelle 29. Antipsychotika: Differenzialindikation

Problem	Empfohlen		Nicht empfohlen	
	2. und 3. Generation	1. Generation	2. und 3. Generation	1. Generation
Negativsymptomatik	Amisulprid, Aripiprazol, Cariprazin, Clozapin, Olanzapin, Quetiapin, Paliperidon, Risperidon, Ziprasidon	Flupenthixol		Haloperidol, Fluphenazin, u.a.

Tabelle 29. Antipsychotika: Differenzialindikation (Fortsetzung)

Problem	Empfohlen		Nicht empfohlen	
	2. und 3. Generation	1. Generation	2. und 3. Generation	1. Generation
Depressive Syndrome	Olanzapin, Quetiapin, Ziprasidon	Flupentixol		Haloperidol, Fluphenazin, u.a.
Aggressivität, starke Antriebssteigerung	Risperidon, Quetiapin, Amisulprid	Zuclopentixol	Aripiprazol, Ziprasidon	Pimozid
Kognitive Störungen	Amisulprid, Aripiprazol, Olanzapin, Quetiapin			Alle mittel- und niedrigpotenten
Patienten mit hoher Empfindlichkeit für EPMS	Amisulprid, Aripiprazol, Clozapin, Olanzapin, Quetiapin, Ziprasidon	Perazin		Haloperidol, Fluphenazin, u.a.
Patienten mit Spätdyskinesien	Clozapin		Sertindol	Haloperidol, Fluphenazin, u.a.
Patienten mit unerwünschter Sedierung	Aripiprazol, Risperidon, Ziprasidon	Alle hochpotenten	Clozapin, Quetiapin	Alle mittel- und niedrigpotenten
Patienten mit Hypotonie	Amisulprid, Aripiprazol, Risperidon	Haloperidol (niedrig dosiert)	Clozapin, Quetiapin	Alle niedrigpotenten
Patienten mit kardialer Vorschädigung	Aripiprazol	Haloperidol	Clozapin, Ziprasidon, Sertindol	Pimozid, alle niedrigpotenten
Patienten mit Gewichtszunahme	Aripiprazol, Cariprazin, Ziprasidon	Fluphenazin	Clozapin, Olanzapin, Risperidon	
Patienten mit Blutbildschäden		Haloperidol	Clozapin, Olanzapin	Perazin
Ältere Patienten, besonders mit hirnorganischer Vorschädigung	Risperidon, Quetiapin	Haloperidol, Melperon		Alle niedrigpotenten
Patienten mit M. Parkinson	Clozapin, Olanzapin			Alle hochpotenten
Patienten mit Epilepsie		Fluphenazin, Melperon	Clozapin	Zotepin

Anmerkung: Diese Empfehlungen basieren zum Teil auf klinischen Studien, zum Teil auf klinischen Erfahrungen bzw. theoretischen Überlegungen

Weiterführende Literatur

Literatur

1. Zielasek J, Gaebel W. Diagnose und Differenzialdiagnose, Verlauf und Prognose. In: Falkai P (Hrsg.) Praxishandbuch Schizophrenie, 1. S. 41–54. München: Elsevier GmbH, 2016
2. Zhu Y, Krause M, Huhn M, et al. Antipsychotic drugs for the acute treatment of patients with a first episode of schizophrenia: a systematic review with pairwise and network meta-analyses. The Lancet Psychiat 2017;4:694–705
3. Leucht S, Leucht C, Huhn M, et al. Sixty Years of Placebo-Controlled Antipsychotic Drug Trials in Acute Schizophrenia: Systematic Review, Bayesian Meta-Analysis, and Meta-Regression of Efficacy Predictors. Am J Psychiat 2017;174:927–942

4. Harvey RC, James AC, Shields GE. A Systematic Review and Network Meta-Analysis to Assess the Relative Efficacy of Antipsychotics for the Treatment of Positive and Negative Symptoms in Early-Onset Schizophrenia. CNS drugs. 2016;30(1):27–39
5. Leucht S, Tardy M, Komossa K, et al. Antipsychotic drugs versus placebo for relapse prevention in schizophrenia: a systematic review and meta-analysis. Lancet 2012;379:2063–2071
6. Samara MT, Leucht C, Leeflang MM, et al. Early Improvement As a Predictor of Later Response to Antipsychotics in Schizophrenia: A Diagnostic Test Review. Am J Psychiat 2015;172:617–629
7. Zhu Y, Li C, Huhn M, et al. How well do patients with a first episode of schizophrenia respond to antipsychotics: A systematic review and meta-analysis. Europ Neuropsychopharmacol 2017;27:835–844
8. Hasan A, Falkai P, Wobrock T, et al. .Guidelines for Biological Treatment of Schizophrenia, part 1: update 2012 on the acute treatment of schizophrenia and the management of treatment resistance. World J Biol Psychiat 2012;13:318–378
9. Lieberman JA, Stroup TS, McEvoy JP, et al. Effectiveness of antipsychotic drugs in patients with chronic schizophrenia. N Engl J Med 2005;353:1209–1223
10. Furukawa TA, Levine SZ, Tanaka S, Goldberg Y, Samara M, Davis JM, Cipriani A, Leucht S. Initial severity of schizophrenia and efficacy of antipsychotics: participant-level meta-analysis of 6 placebo-controlled studies. JAMA Psychiatry 2015;72(1):14–21
11. Leucht S, Corves C, Arbter D, et al. Second-generation versus first-generation antipsychotic drugs for schizophrenia: a meta-analysis. Lancet. 2009;373:31–41
12. Leucht S, Wahlbeck K, Hamann J, et al. New generation antipsychotics versus low-potency conventional antipsychotics: a systematic review and meta-analysis. Lancet 2003;361:1581–1589
13. Zhang JP, Gallego JA, Robinson DG, et al. Efficacy and safety of individual second-generation vs. first-generation antipsychotics in first-episode psychosis: a systematic review and meta-analysis. Int J Neuropsychopharmacol 2013;16:1205–1218
14. Huhn M, Nikolakopoulou A, Schneider-Thoma J, et al. Comparative efficacy and tolerability of 32 oral antipsychotics for the acute treatment of adults with multi-episode schizophrenia: a systematic review and network meta-analysis. Lancet 2019;394:939–951
15. Leucht, S. Therapie der Schizophrenie. Evidenzbasierte Behandlung. München: Urban und Fischer, 2007
16. Rosenheck R, Perlick D, Bingham S, et al. Effectiveness and cost of olanzapine and haloperidol in the treatment of schizophrenia: a randomized controlled trial. JAMA 2003;290:2693–2702
17. Deutsche Gesellschaft für Psychiatrie und Psychotherapie, Psychosomatik und Nervenheilkunde e.V. (DGPPN). S3-Leitlinie Schizophrenie. Berlin, 2019
18. Leucht S, Caroline Corves C, et al. Second-generation versus first-generation antipsychotic drugs for schizophrenia: a meta-analysis. Lancet 2009;373:31–41
19. Leucht S, Arbter D, Engel RR, et al. How effective are second-generation antipsychotic drugs? A meta-analysis of placebo-controlled trials. Mol Psychiatry 2009;14:429–447
20. Solmi M, Murru A, Pacchiarotti I, et al. Safety, tolerability, and risks associated with first- and second-generation antipsychotics: a state-of-the-art clinical review. Ther Clin Risk Manag 2017;13:757–777
21. Tiihonen J, Mittendorfer-Rutz E, Majak M, et al. Real-World Effectiveness of Antipsychotic Treatments in a Nationwide Cohort of 29 823 Patients With Schizophrenia. JAMA Psychiatry 2017, Jul 1;74:686–693
22. Stein DJ, Lerer B, Stahl SM. Essential Evidence-Based Psychopharamcology. Glasgow: Cambridge Medicine, 2015
23. Silberstein SD, Marmura MJ, Yuan H. Essential Neuropharmacology. The Prescribers Guide. Glasgow: Cambridge Medicine, 2017
24. Leucht S, Cipriani A, Spineli L, et al. Comparative efficacy and tolerability of 15 antipsychotic drugs in schizophrenia: a multiple-treatments meta-analysis. Lancet 2013;14:951–962
25. Taipale H, Mehtälä J, Tanskanen A, et al. Comparative Effectiveness of Antipsychotic Drugs for Rehospitalization in Schizophrenia-A Nationwide Study With 20-Year Follow-up. Schizophr Bull 2018;44:1381–1387
26. Howes OD, McCutcheon R, Agid O, et al. Treatment-Resistant Schizophrenia: Treatment Response and Resistance in Psychosis (TRRIP) Working Group Consensus Guidelines on Diagnosis and Terminology. Am J Psychiatry 2017;174:216–229
27. Müller MJ, Benkert O. Antipsychotika. In: Benkert O, Hippius H, (Hrsg). Kompendium der Psychiatrischen Pharmakotherapie, 13. Aufl. Berlin, Heidelberg: Springer, 2021
28. Buchanan RW, Kreyenbuhl J, Kelly DL, et al. The 2009 schizophrenia PORT psychopharmacological treatment recommendations and summary statements. Schizophren Bulletin 2010;36:71–93
29. Strawn JR, Keck PE, Jr., Caroff SN. Neuroleptic malignant syndrome. Am J Psychiat 2007;164:870–876

30. Helfer B, Samara MT, Huhn M, et al. Efficacy and Safety of Antidepressants Added to Antipsychotics for Schizophrenia: A Systematic Review and Meta-Analysis. Am J Psychiatry 2016;173:876–886
31. Schmidt A, Fischer P, Wally B, et al. Influence of intravenous administration of the antipsychotic drug benperidol on the QT interval. Neuropsychiatrie Klinik, Diagnostik, Therapie und Rehabilitation 2017;31:172–175
32. Hendrick V, Gitlin M. Psychotropic Drugs and Women. Fast Facts. New York, London: WW Norton and Company, 2004
33. Leucht S, Helfer B, Dold M, et al. Lithium for schizophrenia. The Cochrane database of systematic reviews. 2015(10):CD003834
34. Naber D, Müller-Spahn F. Leponex. Pharmakologie und Klinik eines atypischen Antipsychotikums. Berlin, Heidelberg: Springer, 2001
35. Kane JM, Agid O, Baldwin ML et al. Clinical Guidance on the Identification and Management of Treatment-Resistant Schizophrenia. J Clin Psychiatry 2019;80:121–123
36. Lally J, Tully J, Robertson D, et al. Augmentation of clozapine with electroconvulsive therapy in treatment resistant schizophrenia: A systematic review and meta-analysis. Schizophren Res 2016;171:215–224
37. McEvoy JP, Lieberman JA, Stroup TS, et al. Effectiveness of clozapine versus olanzapine, quetiapine, and risperidone in patients with chronic schizophrenia who did not respond to prior atypical antipsychotic treatment. Am J Psychiatry 2006;163:600–610
38. Meltzer HY, Alphs L, Green AI, et al. Clozapine treatment for suicidality in schizophrenia: International Suicide Prevention Trial (InterSePT). Archives of general psychiatry. 2003;60: 82–91
39. Siskind D, McCartney L, Goldschlager R, et al. Clozapine v. first- and second-generation antipsychotics in treatment-refractory schizophrenia: systematic review and meta-analysis. Brit J Psychiatry 2016;209:385–392
40. De Hert M, Sermon J, Geerts P, et al. The Use of Continuous Treatment Versus Placebo or Intermittent Treatment Strategies in Stabilized Patients with Schizophrenia: A Systematic Review and Meta-Analysis of Randomized Controlled Trials with First- and Second-Generation Antipsychotics. CNS drugs. 2015;29:637–658
41. Leucht S, Komossa K, Rummel-Kluge C, et al. A meta-analysis of head-to-head comparisons of second-generation antipsychotics in the treatment of schizophrenia. Am J Psychiatry 2009;166:152–163
42. Samara MT, Dold M, Gianatsi M, et al. Efficacy, Acceptability, and Tolerability of Antipsychotics in Treatment-Resistant Schizophrenia: A Network Meta-analysis. JAMA Psychiatry 2016;73(3):199–210
43. Dold M, Fugger G, Aigner M, et al. Dose escalation of antipsychotic drugs in schizophrenia: a meta-analysis of randomized controlled trials. Schizophren Res 2015;166:187–193
44. Leucht S, Samara M, Heres S, et al. Dose equivalents for second-generation antipsychotics: the minimum effective dose method. Schizophren Bull 2014;40:314–326
45. Marder SR, Essock SM, Miller AL, et al. The Mount Sinai conference on the health monitoring of patients with schizophrenia. Am J Psychiatry. 2004;161(8):1334–1349
46. Leroy A, Naudet F, Vaiva G, Francis A, Thomas P, Amad A. Is electroconvulsive therapy an evidence-based treatment for catatonia? A systematic review and meta-analysis. Europ Arch Psychiat Clin Neurosci 2017;268: 675–687
47. Woodbury MM, Woodbury MA. Neuroleptic-induced catatonia as a stage in the progression toward neuroleptic malignant syndrome. J Am Acad Child Adoles Psychiat 1992;31:1161–1164
48. Taipale H, Tanskanen A, Mehtälä J, et al. 20-year follow-up study of physical morbidity and mortality in relationship to antipsychotic treatment in a nationwide cohort of 62,250 patients with schizophrenia (FIN20). World Psychiatry 2020;19:61–68
49. Tanskanen A, Tiihonen J, Taipale H. Mortality in schizophrenia: 30-year nationwide follow-up study. Acta Psychiatr Scand 2018;138:492–499
50. Tiihonen J, Lönnqvist J, Wahlbeck K, et al. 11-year follow-up of mortality in patients with schizophrenia: a population-based cohort study (FIN11 study). Lancet 2009;374:620–627
51. Taipale H, Mittendorfer-Rutz E, Alexanderson K, et al. Antipsychotics and mortality in a nationwide cohort of 29,823 patients with schizophrenia. Schizophr Res 2018;197:274–280
52. Ronaldson KJ, Fitzgerald PB, Taylor AJ, et al. A new monitoring protocol for clozapine-induced myocarditis based on an analysis of 75 cases and 94 controls. Aust N Z J Psychiatry 2011;45:458–465
53. Kropp S, Grohmann R, Hauser U, et al. Hyperglycemia in antipsychotic-treatment in a Multicenter Drug Safety Surveillance Project. Pharmacopsychiatry 2004, 37; Suppl 1:S79–S83
54. Kropp S, Ziegenbein M, Grohmann R, et al. Galactorrhea under psychotropic drugs. Pharmacopsychiatry 2004, 37; Suppl 1:S84–S88

55. Chen JX, Su YA, Bian QT, et al. Adjunctive aripiprazole in the treatment of risperidone-induced hyperprolactinemia: A randomized, double-blind, placebo-controlled, dose-response study. Psychoneuroendocrinol. 2015;58:130–140
56. Tan HH, Hoppe J, Heard K. A systematic review of cardiovascular effects after atypical antipsychotic medication overdose. Am J Emerg Med 2009;27:607–616
57. Tosato S, Albert U, Tomassi S, et al. A Systematized Review of Atypical Antipsychotics in Pregnant Women: Balancing Between Risks of Untreated Illness and Risks of Drug-Related Adverse Effects. J Clin Psychiatry 2017;78:477–489
58. Chisolm MS, Payne JL. Management of psychotropic drugs during pregnancy. BMJ. 2016;532:h5918
59. Coughlin CG, Blackwell KA, Bartley C, et al. Obstetric and neonatal outcomes after antipsychotic medication exposure in pregnancy. Obstet Gynecol 2015;125:1224–1235
60. Johnson KC, LaPrairie JL, Brennan PA, et al. Prenatal antipsychotic exposure and neuromotor performance during infancy. Arch Gen Psychiatry 2012;69:787–794
61. Peng M, Gao K, Ding Y, et al. Effects of prenatal exposure to atypical antipsychotics on postnatal development and growth of infants: a case-controlled, prospective study. Psychopharmacology (Berl) 2013;228:577–584
62. Babu GN, Desai G, Tippeswamy H, et al. Birth weight and use of olanzapine in pregnancy: a prospective comparative study. J Clin Psychopharmacol. 2010;30:331–332
63. Klinger G, Stahl B, Fusar-Poli P, et al. Antipsychotic drugs and breastfeeding. Pediatr Endocrinol Rev 2013;10:308–317
64. Zheng W, Xiang YT, Xiang YQ, et al. Efficacy and safety of adjunctive topiramate for schizophrenia: a meta-analysis of randomized controlled trials. Acta Psychiatrica Scand 2016;134:385–398
65. Wang Y, Xia J, Helfer B, et al. Valproate for schizophrenia. The Cochrane database of systematic reviews. 2016;11:CD004028
66. Correll CU, Rubio JM, Inczedy-Farkas G, et al. Efficacy of 42 Pharmacologic Cotreatment Strategies Added to Antipsychotic Monotherapy in Schizophrenia: Systematic Overview and Quality Appraisal of the Meta-analytic Evidence. JAMA Psychiat 2017;74: 675–684
67. Galling B, Roldan A, Hagi K, et al. Antipsychotic augmentation vs. monotherapy in schizophrenia: systematic review, meta-analysis and meta-regression analysis. World Psychiat: 2017;16:77–89
68. Tiihonen J, Taipale H, Mehtälä J, et al. Association of Antipsychotic Polypharmacy vs Monotherapy With Psychiatric Rehospitalization Among Adults With Schizophrenia. JAMA Psychiatry 2019 May 1;76:499–507
69. Németh G, Laszlovszky I, Czobor P, et al. Cariprazine versus risperidone monotherapy for treatment of predominant negative symptoms in patients with schizophrenia: a randomised, double-blind, controlled trial. Lancet 2017;389:1103–1113
70. Hiemke C, Bergemann N, Clement HW, et al. Consensus Guidelines for Therapeutic Drug Monitoring in Neuropsychopharmacology: Update 2017. Pharmacopsychiat 2017;51:9–62
71. Stroup TS, Bareis NA, Rosenheck RA, et al. Heterogeneity of Treatment Effects of Long-Acting Injectable Antipsychotic Medications. J Clin Psychiatry 2018; 80:18m12109. doi: 10.4088/JCP.18m12109. PMID: 30549494; PMCID: PMC6296243
72. Kane JM, Schooler NR, Marcy P, et al. Effect of Long-Acting Injectable Antipsychotics vs Usual Care on Time to First Hospitalization in Early-Phase Schizophrenia: A Randomized Clinical Trial. JAMA Psychiatry 2020;77:1–8
73. Rubio JM, Schoretsanitis G, John M, et al. Psychosis relapse during treatment with long-acting injectable antipsychotics in individuals with schizophrenia-spectrum disorders: an individual participant data meta-analysis. Lancet Psychiatry 2020;7:749–761

Zusätzlich empfohlende Literatur

- Buckley PF. Treating movement disorders and akathisia as side effects of antipsychotic pharmacotherapy. J Clin Psychiatry. 2008;69(5):e14
- Einarson A, Boskovic R. Use and safety of antipsychotic drugs during pregnancy. J Psychiatr Pract. 2009;15(3):183–192. doi:10.1097/01.pra.0000351878.45260.94
- Gentile S. Antipsychotic therapy during early and late pregnancy. A systematic review. Schizophr Bull. 2010;36(3):518–544. doi: 10.1093/schbul/sbn107
- Greenblatt HK, Greenblatt DJ. Use of antipsychotics for the treatment of behavioral symptoms of dementia. J Clin Pharmacol. 2016;56(9):1048–1057. doi:10.1002/jcph.731
- Lee LH, Choi C, Collier AC, et al. The pharmacokinetics of second-generation long-acting injectable antipsychotics: Limitations of monograph values. CNS Drugs. 2015;29(12):975–983. doi:10.1007/s40263-015-0295-2
- Lindenmayer JP, Kaur A. Antipsychotic management of schizoaffective disorder: A review. Drugs. 2016;76(5):589–604. doi:10.1007/s40265-016-0551-x
- Marino J, Caballero J. Iloperidone for the treatment of schizophrenia. Ann Pharmacother. 2010;44(5):863–870. doi:10.1345/aph.1M603

- Remington G, Foussias G, Fervaha G, et al. Treating negative symptoms in schizophrenia: An update. Curr Treat Options Psychiatry. 2016;3(2):133–150. doi:10.1007/s40501-016-0075-8
- Shahid M, Walker GB, Zorn SH, et al. Asenapine: A novel psychopharmacologic agent with a unique human receptor signature. J Psychopharmacol. 2009;23(1):65–73. doi:10.1177/0269881107082944
- Ventriglio A, Gentile A, Stella E, et al. Metabolic issues in patients affected by schizophrenia: Clinical characteristics and medical management. Front Neurosci. 2015;9:297. doi:10.3389/fnins.2015.00297
- Yin J, Collier AC, Barr AM, et al. Paliperidone palmitate long-acting injectable given intramuscularly in the deltoid versus the gluteal muscle: Are they therapeutically equivalent? J Clin Psychopharmacol. 2015;35(4):447–449. doi:10.1097/JCP.0000000000000361

ANTIPARKINSONMITTEL: UNERWÜNSCHTE EXTRAPYRAMIDALE WIRKUNGEN VON ANTIPSYCHIOTIKA UND DEREN BEHANDLUNGSMÖGLICHKEITEN

Unerwünschte extrapyramidale Wirkungen von Antipsychotika

Tabelle 30. Unerwünschte extrapyramidale Wirkungen von Antipsychotika

	Akute extrapyramidale Wirkungen	Tardive Dyskinesien (TD)
Auftreten der Symptomatik	Akut oder schleichend (bis zu 30 Tage)	• Nach monate- oder jahrelanger Behandlung, insbesondere nach Dosisreduktion oder Absetzen des Wirkstoffes • Halten meist Jahre oder Jahrzehnte an
Postulierter Mechanismus	Die meisten extrapyramidalen Symptome (EPS) sind auf eine Blockade von Dopamin (D_2) Rezeptoren (von > 80 %) zurückzuführen	• Der genaue Pathomechanismus bleibt weiterhin ungeklärt • Hochregulation und Supersensitivität postsynaptischer Dopamin-Rezeptoren bedingt durch eine langfristige Blockierung der Rezeptoren • Neurotoxische Wirkungen freier Radikale, die während der Metabolisierung von exzessivem, kompensatorisch freigesetztem Dopamin entstehen, mit einer zusätzlichen Fehlfunktion des Antioxidanziensystems[1] • Glutamat-assoziierte Exzitotoxizität[2] • Dysfunktion von GABA im Globus pallidus bzw. in der Substantia nigra[3] • Multiple genetische Aspekte, die im Zusammenhang mit einer Schizophrenie, dem dopaminergen System, der Metabolisierung von Antipsychotika und freier Radikale stehen (Deletion von Nur77[3], Genpolymorphismen von ICOMT, DRD2, CYP 1A2[4] und IP5K2A[5]) • Mangel an Acetylcholin[3]
Behandlung	Sprechen meist auf die Behandlung mit Antiparkinsonmitteln an (siehe Seite 274) Da eine Akathisie durch diverse Mechanismen bedingt ist, spricht diese daher eher auf andere Wirkstoffe an (z. B. Benzodiazepine, Betablocker – siehe Seite 281)	• Für der Behandlung der tardiven Dyskinesien (TD) bestehen Zulassungen durch die US-amerikanische Arzneimittelbehörde FDA für die Präparate Valbenazin und Deutetrabenazin • Tetrabenazin ist in Deutschland zur Behandlung von mittelschweren bis schweren TD zugelassen, die auf andere Therapieoptionen (Dosisreduktion, Wechsel des Antipsychotikums bzw. Wechsel auf Antipsychotikum der 2./3. Generation) nicht angesprochen haben. Tetrabenazin als selektiver Inhibitor des präsynaptischen vesikulären Monoamintransports führt zu einer Entleerung der präsynaptischen Monoaminspeichervesikel und ist zudem zur Therapie hyperkinetischer Bewegungsstörungen bei Chorea Huntington zugelassen • Es liegen keine anderen Substanzen oder Behandlungsstrategien mit belegter Wirksamkeit zur Behandlung von TD vor • Valbenazin (Prodrug eines Tetrabenazin-Isomers): Nachweis einer Besserung von TD in einer randomisierten doppel-blinden Placebo-kontrollierten 6-wöchigen Phase III-Studie bei 234 Patienten; im Rahmen der Erweiterungsstudie zeigte sich, dass Valbenazin sich für bis zu 46 Wochen als weiterhin wirksam und sicher erwies; UAW-Profil ähnlich Tetrabenazin[6,7,8] • Deutetrabenazin ist ein deuteriertes Derivat von Tetrabenazin. Deutetrabenazin verbesserte TD in zwei randomisieren doppelblinden Placebo-kontrollierten Phase-III-Studien über 12 Wochen. In der ersten Studie mit 117 Patienten mit mittlerer bis schwerer TD reduzierte Deutetrabenazin unwillkürliche Bewegungen (Messung anhand des AIMS/Abnormal Inventory Movement Scale). Die zweite Studie mit 298 Patienten mit TD zeigte die Wirksamkeit, Sicherheit und Verträglichkeit von Deutetrabenazin 24 mg/Tag und 36 mg/Tag[9,10,11]

Tabelle 30. Unerwünschte extrapyramidale Wirkungen von Antipsychotika (Fortsetzung)

	Akute extrapyramidale Wirkungen	Tardive Dyskinesien (TD)
		• Vor der Behandlung sollten zunächst das Ausmaß der TD, die hierdurch bedingte Beeinträchtigung sowie die Vor- und Nachteile der jeweiligen Behandlungsoptionen abgewogen werden • Die frühzeitige Erkennung und das anschließende Absetzen des auslösenden Wirkstoffes führen zu einer verbesserten Remission von TD; das Absetzen der antipsychotischen Medikation ist oftmals jedoch nicht möglich • Dosisreduktion oder die Verwendung der niedrigsten wirksamen Dosis werden zum Teil empfohlen, aber die Wirksamkeit einer Dosisreduktion bzw. Beendigung der Therapie ist nicht belegt und muss sorgfältig gegen die Gefahr der Krankheitsexazerbation abgewogen werden[12] • Der Wirkstoff sollte langsam ausdosiert werden, um einer Verschlechterung von TD oder dem Auftreten eines Chorea-ähnlichen Syndroms entgegenzuwirken[13] • Wechsel auf ein Antipsychotikum der 2. Generation (z.B. Clozapin oder Quetiapin) wurde ebenfalls empfohlen[2] • Hohe Dosen eines Antipsychotikums der zweiten Generation können jedoch ebenfalls TD auslösen und sollten nicht in der längerfristigen Behandlung von TD angewandt werden[13] • Das Wiederansetzen oder die Dosissteigerung des auslösenden Antipsychotikums sollten vermieden werden und ausschließlich bei sehr schwer betroffenen Patienten zur sofortigen Kontrolle von unwillkürlichen Bewegungsstörungen Verwendung finden[13] • Die Tendenz, dass ein Absetzen des Antipsychotikums eine Verschlechterung von TD bewirkt und eine Erhöhung der Antipsychotikadosis die TD kurzfristig unterdrückt, sowie die Zu- und Abnahme von TD-Symptomen im Laufe der Zeit können Placebo-kontrollierte Studien, die die Wirksamkeit von Antipsychotika bei der Behandlung von TD untersuchen, zugunsten des Antipsychotikums verzerren und die Interpretation der Ergebnisse erschweren • Anticholinerge Wirkstoffe: Keine Wirkung; können sogar zu einer Verschlechterung von TD führen – Ausdosieren und anschließendes Absetzen wird empfohlen; kann eine positive Wirkung bei tardiver Dystonie haben[14] • Weitere experimentelle Behandlungsansätze/mögliche Interventionen (hier fehlen gegenwärtig noch große klinische Studien, um die Wirksamkeit zu bestätigen): – Benzodiazepine (indirekte GABA-Agonisten): Unzureichende Evidenz – eine geringgradige Verbesserung wurde in einer Studie berichtet:[15] Eine kleine, doppelblind randomisierte, kontrollierte Studie zeigte einen Therapieerfolg unter Clonazepam[3] – Betablocker: Werden in der Behandlung von TD eingesetzt – unzureichende Evidenz hinsichtlich der Wirksamkeit[3] – Propranolol in niedriger Dosierung kann eine positive Wirkung auf TD haben – die Evidenz basiert nur auf Fallberichten und ist somit limitiert[16] – Botulinumtoxin: Geringe Anzahl an Studien mit heterogener Ergebnislage – Botulinumtoxin kann zu einer deutlichen Verbesserung bei einer zervikalen Dystonie führen[17], bei unwillkürlichen Protrusionen der Zunge (Fallberichte); eine kleine, einfachblinde Studie konnte keine Wirksamkeit bei orofazialer TD nachweisen[3] – Verzweigtkettige Aminosäuren: Eingeschränkte Evidenz mit Hinweisen für eine potenzielle Wirksamkeit bei Kindern, Jugendlichen und Männern.[18,19] Eine doppelblinde Placebo-kontrollierte Studie mit 18 Patienten über 3 Wochen konnte eine Wirksamkeit nachweisen[16] – Kalziumkanalblocker: Derzeit keine Evidenz, um eine routinemäßige Anwendung zu rechtfertigen.[20] Einsatz von Diltiazem – die Evidenzlage spricht dagegen[21] – Clonidin: Ungenügende Evidenz – wenige Studien, geringe Patientenzahl, mangelhafte Methodik[22,23] – Tiefe Hirnstimulation: Positive Wirkungen auf TD wurden berichtet; die Evidenz ist aber unzureichend[2]

Tabelle 30. Unerwünschte extrapyramidale Wirkungen von Antipsychotika (Fortsetzung)

	Akute extrapyramidale Wirkungen	Tardive Dyskinesien (TD)
		– Dopaminspeicherentleerende Substanzen, Tetrabenazin: Einige kleinere Studien mit problematischem Studiendesign weisen auf eine mögliche Wirksamkeit hin. Dauer der Behandlung und dosisabhängige, schwerwiegende UAW sind zu bedenken. Wiederauftreten von TD bei den meisten Patienten nach Absetzen des Wirkstoffes.[24] Reserpin: Unzureichende Evidenz, zentrale und periphere UAW. Amantadin: Zwei kleine doppelblinde Studien zeigten eine Verbesserung von Symptomen – schwache Evidenz[2] – Essenzielle Fettsäuren (Omega-3): Experimentell – Wirkung anhand von Tierstudien beschrieben. Keine Wirksamkeit im Rahmen einer Placebo-kontrollierten, doppelblinden Studie mit 77 Patienten nachgewiesen[16] – Fluvoxamin: Fünf Fallberichte mit Wirksamkeitsnachweis unter Dosierungen von 100–200 mg/Tag; Fluvoxamin ist ein potenter Agonist am Sigma-1-Rezeptor[25] – Ginkgo biloba (Antioxidans): Doppelblinde Studie mit 157 Patienten zeigte eine Wirksamkeit unter der Einnahme eines standardisierten Extraktes aus G. biloba-Blättern (EGb-761) vs. Placebo über einen Zeitraum von 12 Wochen[3,26] – Levetiracetam (vermindert die Freisetzung von Neurotransmittern): Einige Studien berichten hierunter einen Nutzen, wobei diese meist kleine offene Studien von kurzer Dauer waren. Eine kleine randomisierte kontrollierte Studie berichtete von einer Wirksamkeit gegenüber Placebo[3] – Melatonin (Hormon mit antioxidativer Wirkung, bedeutende Rolle in der zirkadianen Rhythmik): Zwei kleine Placebo-kontrollierte, doppelblinde Studien zeigten eine signifikante Verbesserung bei einigen Patienten unter einer Dosierung von 10–20 mg/Tag[3] – Piracetam (Nootropikum, strukturelle Ähnlichkeit zu GABA): Schwache Evidenz – initial wirksam in einer Studie, die vor 30 Jahren durchgeführt wurde. Eine neue 40 Patienten umfassende doppelblinde Placebo-kontrollierte Studie zeigte eine Verbesserung von Symptomen[2] – Pyridoxin: Evidenz mit niedriger Qualität – könnte wirksam sein[27]; eine kleine doppelblinde, Placebo-kontrollierte Studie (*n* = 15) konnte eine Wirksamkeit unter der Behandlung mit Vitamin B6 zeigen.[28] Eine neuere größere randomisierte, doppelblinde, Placebo-kontrollierte Studie (*n* = 50) konnte eine Verbesserung von Symptomen unter einer Dosis von 1200 mg/Tag über einen Zeitraum von 26 Wochen nachweisen[2] – Resveratrol (Antioxidans in Weintrauben, Preiselbeeren): Experimentell – zeigte im Tierversuch eine protektive Wirkung bei gleichzeitiger Verabreichung mit einem Antipsychotikum[3] – Vitamin E: Vitamin mit der umfassendsten Studienlage hinsichtlich der Wirksamkeit in der Behandlung von TD; 40 Studien wurden innerhalb der letzten 30 Jahren durchgeführt – Evidenz ist jedoch eingeschränkt und widersprüchlich. Könnte eine protektive Wirkung hinsichtlich einer weiteren Verschlechterung oder der Entstehung von TD haben.[29] Patienten, die seit weniger als 5 Jahren an TD leiden, zeigen ein besseres Ansprechen – Zolpidem: Unzureichende Evidenz aus Fallberichten – Zonisamid (Antikonvulsivum – Wirkverstärkung von GABA): Eine kleine offene Studie berichtet eine signifikante Besserung des AIMS-Scores bei einigen Patienten[3] – Sonstige Behandlungsoptionen (Baclofen, Valproat, EKT, Östrogen, Insulin, Tryptophan): Keine starke Evidenzlage[30] – Überwiegen der UAW von GABA-Agonisten (Baclofen, Valproat) gegenüber einem möglichen Nutzen – Siehe Seite 273 für zusätzliche Informationen über mögliche Behandlungsmöglichkeiten

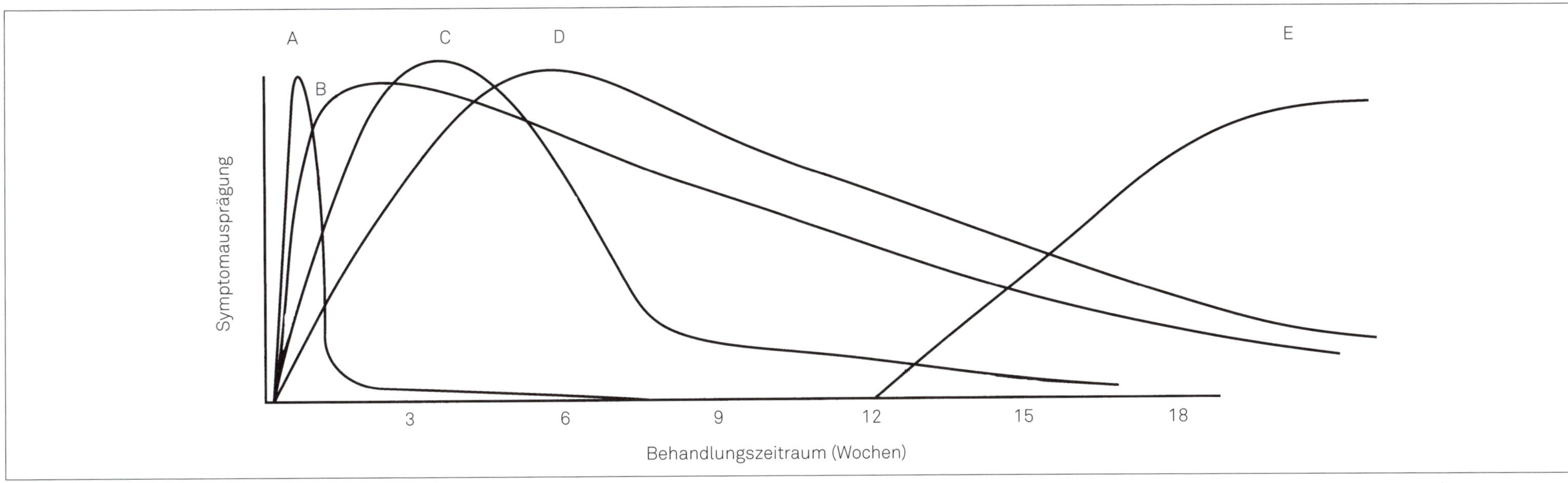

Abbildung 1. Verlauf neurologischer Störungen unter Antipsychotika

A: Dystone Reaktionen: Unkoordinierte spastische Bewegungen einzelner Muskelgruppen (z. B. Rumpf, Zunge, Gesicht)
B: Akathisie: Ruhelosigkeit, Hin- und Herlaufen (kann zu Schlafstörungen führen)
C: Bradykinesie: Verlangsamte Bewegungen; Rigidität: Grobe, wenig geschmeidige Muskelbewegungen; Hypomimie
D: Tremor: Feine Bewegungen (Zittern) der Extremitäten („Pillendreher-Phänomen"); Rabbit-Syndrom: Unwillkürliche Bewegungen um die Lippen herum; Pisa Syndrom: Entweder akutes oder tardives Auftreten (selten; vermehrtes Auftreten bei Patienten mit vorgeschädigtem Gehirn oder anderer Anomalien im Gehirn)
E: Tardives Syndrom: Symptome einer Bewegungsstörung, die ca. 3 Monate (oder später) nach Beginn der Behandlung auftreten

Tabelle 30. Unerwünschte extrapyramidale Wirkungen von Antipsychotika (Fortsetzung)

Art der EPS	Motorische Symptome	Psychische Symptome	Auftreten	Postulierte Risikofaktoren	Klinischer Verlauf	Behandlungsoptionen	Differenzialdiagnose
Akute Dystonien	Torsionen und Spasmen einzelner Muskelgruppen; betrifft insbesondere Muskeln des Kopfes und des Halses; Muskelspasmen, z. B. okulogyre Krise, Trismus, Laryngospasmus,	Angst, Unruhe, Panik Dysphorie Bedeutungslose Gedanken	Akut (meist innerhalb von 24–48 Stunden nach der ersten Einnahme auftretend); 90 % treten innerhalb der ersten Woche der Behandlung auf	Junge Männer, Kinder Antipsychotika-naive Patienten Hochpotente FGA; niedrigeres Risiko unter SGA und TGA	Akut, schmerzhaft, spasmodisch; Okulogyre Krise kann rezidivierend auftreten Akute laryngeale/pharyngeale Dystonie kann potenziell lebensbedrohlich sein	Intramuskuläre Gabe von Biperiden (erste Wahl) Alternativen: Sublinguales Lorazepam, intramuskuläres Diphenhydramin oder Benzatropin	Epileptische Anfälle Katatonie Hysterie Simulation Hypokalziämie Primäre genetische Störungen

Tabelle 30. Unerwünschte extrapyramidale Wirkungen von Antipsychotika (Fortsetzung)

Art der EPS	Motorische Symptome	Psychische Symptome	Auftreten	Postulierte Risikofaktoren	Klinischer Verlauf	Behandlungs-optionen	Differenzial-diagnose
	Torti-/Retro-/Antero-collis, Tortipelvis, Ophisthotonus, Blepharospasmus			Schnelle Aufdosierung Mittelhohe bis hohe Dosen Fehlende prophylaktische Gabe von Antiparkinsonmitteln Dystone Reaktion in der Vergangenheit Hypokalziämie, Hyperthyreodismus, Hyoparathyreodismus Dehydrierung Kürzlich stattgehabter Kokaingebrauch Positive Familienanamnese für Dystonien		Um ein Wiederauftreten zu verhindern: Prophylaxe mit Antiparkinsonmittel Dosisreduktion oder Wechsel des Wirkstoffes	Neurodegenerative Störungen
Akute Akathisie	Motorische Unruhe, Nesteln, Auf- und Abgehen, Wippen, Schwingen der Beine, Rumpf vor- und rückwärts Wiegen, wiederholtes Überschlagen und Wiederöffnen der Beine, Unfähigkeit, still zu liegen, von einem Fuß auf den anderen treten Respiratorische Symptome: Dyspnoe, subjektive Atemnot	Unruhe, ausgeprägtes Bedürfnis sich zu bewegen, Reizbarkeit, Agitation, aggressive Ausbrüche, Dysphorie, innere Unruhe (Gefühl eines „laufenden inneren Motors"), Kribbelparästhesien Psychisches Unwohlbefinden	Akut bis schleichend (Stunden bis Tage); tritt zu 90 % innerhalb der ersten 6 Behandlungswochen auf; teilweise nur Auftreten unter höherer Dosis	Ältere Frauen, junge Erwachsene Hoher Koffeinkonsum Hochpotente FGA; niedrigeres Risiko unter SGA und TGA Genetische Prädisposition Affektive Störung Mikrozytäre Anämie Niedriges Serumferritin Gleichzeitige Behandlung mit einem SSRI	Kann während der gesamten Behandlung persistieren Erhöhtes Risiko für das Auftreten von TD Kann zu einem erhöhten Risiko für suizidales/aggressives Verhalten beitragen	Antiparkinsonmittel sind in der Regel wenig wirksam Diazepam, Clonazepam, Lorazepam oder Betablocker (z. B. Propranolol 10–20 mg zweimal täglich, Mirtazapin 15 mg abends oder zur Nacht) Dosisreduktion oder Wechsel des Wirkstoffes	Psychotische Agitation/Dekompensation Schwere Agitation Angst, Unruhe Drogenintoxikation „Drug-Seeking-Verhalten" (d. h. Suche nach Substanzen, die missbräuchlich verwendet werden) Entzugssyndrom Erhöhter Koffeinkonsum Restless Legs-Syndrom

Tabelle 30. Unerwünschte extrapyramidale Wirkungen von Antipsychotika (Fortsetzung)

Art der EPS	Motorische Symptome	Psychische Symptome	Auftreten	Postulierte Risikofaktoren	Klinischer Verlauf	Behandlungsoptionen	Differenzialdiagnose
Akuter Pseudo-Parkinsonimus	Tremor: „Pillendrehertremor“ (4–8 Zyklen pro Sekunde; ausgeprägter in Ruhe, bilaterales Auftreten); Rigidität: Zahnradphänomen, Bradykinesie: Masken-ähnlicher Gesichtsausdruck, vermindertes oder fehlendes Mitschwingen der Arme, kleinschrittiges Gangbild, vorgebücktes Gangbild, langsame Bewegungsabläufe	Verlangsamtes Denken Erschöpfung, Antriebslosigkeit Kognitive Beeinträchtigung Depression	Akut bis schleichend (innerhalb von 30 Tagen); tritt zu 90 % innerhalb der ersten 6 Behandlungswochen auf	Ältere Frauen Hochpotente FGA, niedrigeres Risiko unter SGA und TGA Höhere Dosis Zugabe eines zweiten Antipsychotikums Absetzen anticholinerger Wirkstoffe Komorbide neurologische Erkrankung HIV-Infektion Positive Familienanamnese für Morbus Parkinson	Kann während der gesamten Behandlung persistieren (insbesondere bei älteren Patienten)	Dosisreduktion oder Wechsel des Wirkstoffes Antiparkinsonmittel	Negative Symptome einer Schizophrenie Idiopathisches Parkinsonsyndrom Depression Essenzieller Tremor Vaskulär bedingter Parkinsonismus
Pisa-Syndrom	Seitwärtsbeugung des Rumpfes		Akut oder tardiv	Ältere Patienten Vorgeschädigtes Gehirn, Demenz	Wird vom Patienten häufig nicht bemerkt	Hochdosiertes Antiparkinsonmittel	
Rabbit-Syndrom	Feiner Tremor der Unterlippe		Nach monatelanger Behandlung	Ältere Patienten		Antiparkinsonmittel	
Tardive Dyskinesie	Unwillkürliche, ungewöhnliche Bewegungen des Gesichtes (z.B. Tics, Stirnrunzeln, Grimassieren), der Lippen (Zusammenspitzen, -ziehen, Schmatzen), Kiefer (Kauen, Pressen), Zunge ("Fliegenfänger", Rollen, Dysarthrie), Augenlider	Kognitive Beeinträchtigung (sprechen, schlucken, essen, Schamgefühl)	Nach drei- oder mehrmonatiger Behandlung bei Erwachsenen, früher bei älteren Patienten Häufiges Frühzeichen ist schnelles Hin- und Herbewegen der Zunge („Fliegenfänger-Zunge“)	Alter über 40 Jahre, Frauen, Vorgeschichte mit schweren EPS früh im Behandlungsverlauf, chronische Anwendung von Antipsychotika (insbesondere FGA vs. SGA/TGA) oder Metoclopramid, chronische Verwendung hoher Dosen von Dopaminagonisten zur Behandlung eines	Persistierend – das frühe Absetzen des Antipsychotikums erhöht die Wahrscheinlichkeit einer Remission Spontane Remissionsrate 14–24 % nach 5 Jahren	Tetrabenazin: übliche Anfangsdosis 12,5 mg täglich, anschließend Dosissteigerung nach Ansprechen des Patienten (Dosis 12,5–75 mg, Höchstdosis 200 mg/Tag) Valbenazin: 40 mg/Tag als Initialdosis,	Spontan auftretende Dyskinesie oder Dyskinesie im Rahmen des Absetzens eines Antipsychotikums Stereotypien Tourette-Syndrom Chorea Huntington oder andere neurologische Störungen

Tabelle 30. Unerwünschte extrapyramidale Wirkungen von Antipsychotika (Fortsetzung)

Art der EPS	Motorische Symptome	Psychische Symptome	Auftreten	Postulierte Risikofaktoren	Klinischer Verlauf	Behandlungsoptionen	Differenzialdiagnose
	(Blinzeln, Blepharospasmus), Extremitäten (Wackeln, klavierspielende Finger, Zehen), Rumpf (Wippen, Drehen), Nacken (nicken), respiratorisch (Dyspnoe, Schnappen, Seufzen, Grunzen, kraftvolles Atmen) Tritt häufig begleitend zu Parkinsonismus und Akathisie auf. Ungewöhnliche Bewegungen treten nicht während des Schlafes auf			Morbus Parkinson, Bestehen einer affektiven Komponente, Diabetes, kognitive Beeinträchtigung, schädlicher Gebrauch von Alkohol/Drogen, organische Hirnerkrankung		Auf empfohlene Dosierung von 80 mg/Tag nach 1 Woche steigern Deutetrabenazin: 12 mg/Tag (6 mg zweimal tgl.) als Initialdosis, schrittweise um 6 mg/Tag pro Woche erhöhen; Maximaldosis 48 mg/Tag (24 mg 2-mal tgl.); die Dosis sollte bei „poor metabolizers" von CYP 2D6 oder einer Komedikation mit CYP-2D6-Hemmern nicht 36 mg/Tag (18 mg 2-mal tgl.) übersteigen Wechsel auf SGA oder TGA Pyridoxin 300–400 mg/Tag Clonazepam 0,5–6 mg/Tag Verzweigtkettige Aminosäuren (222 mg/kg 3-mal tgl.) Vitamin E 1200–1600 Einheiten/Tag Levetiracetam 1000–3000 mg Ginkgo biloba-Extrakt (EGb 761, 120–240 mg/Tag)	Bewegungsstörungen bedingt durch die Komedikation Systemischer Lupus erythematodes und andere neuroimmunologische Erkrankungen

Tabelle 30. Unerwünschte extrapyramidale Wirkungen von Antipsychotika (Fortsetzung)

Art der EPS	Motorische Symptome	Psychische Symptome	Auftreten	Postulierte Risikofaktoren	Klinischer Verlauf	Behandlungsoptionen	Differenzialdiagnose
Tardive Dystonie	Anhaltende Muskelkontraktionen von Gesicht, Kiefer, Zunge, Augen, Nacken, Extremitäten, Rücken, Rumpf (am häufigsten kraniozervikal), z. B. Blepharospasmus, laryngeale Dystonie, Dysarthrie, nach außen gedrehte Hände		Nach monate- oder jahrelanger Behandlung	Junge Männer Genetische Prädisposition (?) Neurologische Störung, geistige Retardierung Zusätzlich bestehende TD Akathisie	Persistierend – das Absetzen des Antipsychotikums erhöht die Wahrscheinlichkeit einer frühen Remission	Wechsel auf ein SGA (Clozapin) oder TGA Andere Empfehlungen: Tetrabenazin 50–150 mg/Tag; höher dosierte Anticholinergika (z. B. Trihexyphenidyl 40 mg/Tag) Botulinumtoxin 25–50 mg/betroffene Stelle	Myoklonus Motorische Tics Idiopathische Dystonie Meige-Syndrom
Tardive Akathisie	Anhaltende Symptome einer Akathisie nach Dosisreduktion oder Absetzen des Antipsychotikums	Wie bei Akathisie, ggf. subjektiv geringere Beeinträchtigung durch die innere Unruhe	Nach monatelanger Behandlung; nach Absetzen des Antipsychotikums	Wie bei Akathisie Zusätzlich bestehende TD, Dystonie, Eisenmangel	Persistierend – das Absetzen des Antipsychotikums erhöht die Wahrscheinlichkeit einer frühen Remission Fluktuierender Verlauf	Mögliche Behandlungsoptionen (fehlende Evidenz der Wirksamkeit): Wechsel auf ein SGA (Clozapin) oder TGA Anticholinergika Benzodiazepine Betablocker (z. B. Propranolol)	Wie bei Akathisie

AFGA = Antipsychotikum der 1. Generation; EPS = extrapyramidale Störung(en); SGA = Antipsychotikum der 2. Generation; TGA = Antipsychotikum der 3. Generation; TD = Tardive Dyskinesie(n)

Pharmakologische Behandlungsoptionen bei Antipsychotika-induzierten extrapyramidalen Störungen

In diesem Kapitel wird nur die Behandlung Antipsychotika-induzierter extrapyramidaler Störungen (EPS) durch Antiparkinsonmittel, nicht aber die Therapie des Morbus Parkinson abgehandelt. Zur Behandlung der EPS werden in Deutschland, Österreich und der Schweiz vorwiegend Anticholinergika (z. B. Biperiden) eingesetzt

Verfügbare Substanzen

Wirkstoffe	Handelsnamen Deutschland	Handelsnamen Österreich	Handelsnamen Schweiz
Anticholinergika			
Benzatropin	Cogentin®	Cogentin®	
Biperiden	Akineton®, Biperiden-neuraxpharm®, u. a.	Akineton®, Biperiden-Abbott®	Akineton®
Trihexyphenidyl	Artane®, Parkopan®		
Procyclidin	Osnervan®	Kemadrin®	Kemadrin®
Bornaprin	Sormodren®	Sormodren®	Sormodren®
Antihistaminika			
Diphenhydramin	Halbmond-Tabletten®, Dolestan®, u. a.	Noctor®, u. a.	Benocten®, Nardyl®
Orphenadrin	Norflex®		
Betablocker			
Propranolol	Beta-Tablinen®, Dociton®, Obsidan®, Propra-ratiopharm®, u. a.	Inderal®	Propranolol-Helvepharm®, Inderal®
Benzodiazepine			
Diazepam	Valium®, u. a.	Valium®, u. a.	Valium®, u. a.
Lorazepam	Tavor®, Tolid®, u. a.	Temesta®, Merlit®, u. a.	Temesta®, Lorasifar®, u. a.
Clonazepam	Antelepsin®, Rivotril®	Rivotril®	Rivotril®
Dopaminagonisten			
Amantadin	Amant®, Amantadin-ratiopharm®, Amixx®, PK-Merz®, Tregor®, u. a.	PK-Merz®, Hofcomant®, u. a.	PK-Merz®, Symmetrel®

Indikationen

Zugelassene Indikationen:

- Behandlung Antipsychotika-induzierter extrapyramidaler Störungen (EPS; siehe Seite 266, Tabelle 30. Unerwünschte extrapyramidale Wirkungen von Antipsychotika)
- Symptome eines Pseudoparkinsonismus (Tremor, Rigor, Kleinschrittigkeit), z.B. Biperiden, Benzatropin, Trihexyphenidyl
- Akute Dyskinesien und Dystonien
- Akathisie (Bewegungsunruhe)
- Akinesie (Bewegungsarmut)
- „Rabbit-Syndrom", „Pisa-Syndrom"
- Essenzieller Tremor (Propranolol)

Allgemeine Hinweise

- Die Wirksamkeit und Verträglichkeit der unterschiedlichen Wirkstoffe kann von Patient zu Patient unterschiedlich sein
- Aufgrund des akuten Auftretens und der belastenden Symptomatik einer akuten Dystonie wird zur Behandlung meistens die intramuskuläre Gabe von Biperiden bevorzugt (Linderung innerhalb von 15 Minuten)
- Anticholinergika wie Biperiden und Benzatropin können insbesondere in der Behandlung von Dystonien und Parkinsonismus (v.a. Rigidität) wirksam sein; Benzodiazepine zeigen die beste Wirksamkeit in der Behandlung einer Akathisie, wohingegen Propranolol in der Behandlung von Akathisien und Tremor am sinnvollsten verwendet wird
- Es wird kontrovers diskutiert, ob Antiparkinsonmittel Patienten schon prophylaktisch gegeben werden sollten, bei denen ein erhöhtes Risiko für EPS besteht (junge, männliche Patienten; Behandlung mit hochpotenten Antipsychotika) oder ob sie erst nach dem Auftreten von EPS angesetzt werden sollten. Eine solche Therapieentscheidung sollte basieren auf individuellen Überlegungen hinsichtlich der Präferenz des Patienten, Auftreten von EPS in der Vergangenheit, der Wahrscheinlichkeit, dass das angewandte Antipsychotikum EPS induziert, Vorliegen von Komorbiditäten sowie Komedikation, die zu einer Potenzierung anticholinerger Wirkungen beitragen kann
- Die Inzidenz von Arzneimittel-induzierten EPS wird sehr variabel berichtet (2–50 %). Die Inzidenz ist höher bei älteren und weiblichen Patienten und dosisabhängig
- Falls möglich, sollte die Dosierung der auslösenden Wirkstoffe reduziert oder der Wirkstoff abgesetzt werden. Alternativ kann auf ein Antipsychotikum der zweiten Generation gewechselt werden

Pharmakologie

- Zentralaktive anticholinerge Substanzen durchdringen die Blut-Hirn-Schranke, blockieren exzitatorische cholinerge Bahnen in den Basalganglien, stellen die durch Antipsychotika gestörte Dopamin-Acetylcholin-Balance wieder her und können so EPS bessern
- Es sind fünf Subtypen von muskarinischen Rezeptoren bekannt, worunter die Subtypen M_1 und M_2 am besten charakterisiert sind; der Subtyp M_1 befindet sich vorwiegend zentral und peripher, der Subtyp M_2 befindet sich vorwiegend am Herzen
- Affinität der verschiedenen Antiparkinsonmittel zum M_1-Rezeptor (höchste bis niedrigste Affinität; der Wert in den Klammern entspricht dem K_i-Wert, der unter Verwendung geklonter menschlicher Zellen bestimmt wurde): Benzatropin (0,2 nM) < Biperiden (0,48 nM) < Trihexyphenidyl (1,6 nM) < Procyclidin (4,6 nM).[31] M_1-Selektivität geht mit geringen peripheren UAW einher. In Deutschland, Österreich und der Schweiz wird vorwiegend Biperiden verwendet
- Affinität der verschiedenen Antiparkinsonmittel zum M_2-Rezeptor (höchste bis niedrigste Affinität: Benzatropin (1,4 nM) < Biperiden (6,3 nM) < Trihexyphenidyl (7 nM) < Procyclidin (25 nM)[31]

- Anticholinerge Substanzen blockieren auch die präsynaptische Wiederaufnahme von Dopamin (insbesondere Benzatropin), Noradrenalin (insbesondere Diphenhydramin) und Serotonin (Diphenhydramin, schwach)
- Amantadin entfaltet seine Wirkung durch Erhöhung der Dopaminmenge am Rezeptor (Verbesserung der präsynaptischen Freisetzung und Hemmung der Wiederaufnahme); außerdem ist Amantadin ein mittelstarker Antagonist am NMDA-Rezeptor

Dosierung

- Siehe Seite 285, Tabelle 34. Antiparkinsonmittel: Dosierung und pharmakokinetische Eigenschaften
- Eine Dosiserhöhung muss gegenüber dem erhöhten Risiko verstärkter anticholinerger UAW abgewogen werden
- Dosisanpassung bei Patienten mit mittelschwerer bis schwerer hepatischer Insuffizienz
- Plasmaspiegelbestimmungen sind nach derzeitigen Erfahrungen nicht sinnvoll

Unerwünschte Arzneimittelwirkungen (UAW)

ZNS-UAW

- ZNS-UAW werden insbesondere bei älteren Patienten und bei Verwendung hoher Dosen beobachtet; kognitive Beeinträchtigung (gestörte Merkfähigkeit und erhöhte Ablenkbarkeit), Benommenheit, Verwirrtheit, Desorientiertheit, Delir, Halluzinationen, Unruhe, Erregung, Schwäche, Kopfschmerzen
- Eine übermäßige/missbräuchliche Verwendung dieser Wirkstoffe kann zu einem anticholinergen (toxischen) Delir führen mit Desorientiertheit, Verwirrtheit, Euphorie (siehe Überdosierung auf Seite 277), in Verbindung mit somatischen Symptomen (Mundtrockenheit, Verschwommensehen, Mydriasis, trockene und überwärmte Haut)
- Die Dopamin-agonistische Wirkung von Amantadin kann gelegentlich zu einer Exazerbation psychotischer Symptome, Alpträumen, Schlafstörungen und affektiven Störungen führen

Peripher

- Die UAW sind von der Stärke der anticholinergen Wirkung (d.h. Antagonismus am M_1-Rezeptor) abhängig: Benzatropin > Biperiden > Trihexyphenidyl > Procyclidin > Orphenadrin > Diphenhydramin
- Häufig: Mundtrockenheit, Verschwommensehen, verminderte Bronchialsekretion, Obstipation, trockene Augen, gerötete Haut
- Gelegentlich: Miktionsverzögerung, Harnretention, sexuelle Dysfunktion

Kardiovaskuläre UAW

- Herzklopfen, Tachykardien; in hohen Dosen Arrhythmien

Gastrointestinale UAW

- Übelkeit, Erbrechen, gastroösophageale Refluxkrankheit, paralytischer Ileus

Vorsichtsmaßnahmen

- Vorsicht bei Patienten, bei denen die anticholinerge Aktivität problematisch sein könnte, insbesondere bei Prostatahypertrophie, Harnverhalt oder Engwinkelglaukom, Myasthenie, Passagestörungen im GI-Trakt, Arrhythmien
- Vermindertes Schwitzen möglich; bei starker Hitze kann es zu Hyperthermie kommen – der Patient sollte hierüber aufgeklärt werden
- Vorsicht bei Patienten mit respiratorischen Problemen, da die Bronchialsekretion eingeschränkt wird und es zu Atemstörungen kommen kann
- Amantadin: Vorsicht bei Patienten mit peripheren Ödemen oder Herzinsuffizienz in der Anamnese (unter Einnahme von Amantadin sind Fälle von Herzinsuffizienz aufgetreten); die Clearance von Amantadin ist bei Niereninsuffizienz signifikant vermindert
- Beim abrupten Absetzen von Anticholinergika kann es zu einem cholinergen Rebound kommen mit Unruhe, Angst, Dyskinesie, Dysphorie, Schwitzen oder Durchfällen

- Die euphorisierende oder halluzinogene Wirkung kann zum Missbrauch der anticholinergen Substanzen führen
- Antiparkinsonmittel können zu einer Exazerbation von TD bzw. zur Demaskierung von bisher latenten TD führen

Überdosierung und Toxizität

- Toxische Wirkungen können bei extrem hohen Dosen, bei Kombinationstherapie, bei älteren Personen, „langsamen Metabolisierern", bei Leberfunktionsstörung oder bei Drogenmissbrauch auftreten
- Symptome einer Überdosierung:
  - Sehstörungen: Mydriasis, Verschwommensehen
  - Trockene (Schleim-)Haut, verminderte Schweißbildung, Harnverhalt
  - Hyperthermie
  - Psychische Symptome: Verwirrtheit, Delir, Halluzinationen
  - Gerötete Haut
  - Sinustachykardie, Hypertension, verminderte Darmgeräusche, Muskelzuckungen, epileptische Anfälle, Koma

Behandlung

- Die Absorption kann aufgrund der anticholinergen Wirkung auf den Darm im Sinne einer verminderten Darmmotilität verzögert sein. Symptome einer Intoxikation mit Benzatropin können bis zu 2–3 Tage anhalten
- Sicherung der Atemwege und Beatmung, falls nötig. Blutdruck, Puls und Sauerstoffsättigung sollten überwacht werden
- Dekontamination durch Einmalgabe von Aktivkohle kann unter geeigneten Bedingungen erfolgen. Aufgrund der durch Anticholinergika bedingten verzögerten Magenentleerung und reduzierten Peristaltik kann die Gabe von Aktivkohle auch mehrere Stunden nach der Einnahme sinnvoll sein. Hämodialyse, Hämoperfusion und Peritonealdialyse stellen keine effektiven Behandlungsoptionen dar
- Im Anschluss an die Dekontamination des GI-Traktes kann ein Großteil der Betroffenen mit supportiven Maßnahmen behandelt werden, d. h. mit Benzodiazepinen (Behandlung der Agitation und epileptische Anfälle), Flüssigkeitsgabe, Antipyretika, kühlende Maßnahmen (bei Fieber), Katheterisierung der Harnblase (Harnverhalt) und Behandlung von kardialen Erregungsleitungsstörungen

Behandlung von Kindern und Jugendlichen

- Detaillierte Angaben zur Behandlung von Kindern und Jugendlichen finden Sie im *Handbuch Psychopharmaka für das Kindes- und Jugendalter*[32]
- Trihexyphenidyl wird in einer Dosierung bis zu 80 mg/Tag bei hereditären dystonen Bewegungsstörungen bei Kindern eingesetzt. Die Behandlung wird meist gut vertragen

Behandlung von älteren Patienten

- Ältere Patienten reagieren sehr empfindlich auf Anticholinergika. Auf UAW wie Obstipation, Harnretention, zunehmende Verwirrtheit, Gedächtnisverlust oder Orientierungsstörung achten. Vermeiden Sie Substanzen mit einer starken zentralen und peripheren anticholinergen Wirkung
- Vorsicht bei Kombination zweier oder mehrerer anticholinerg wirksamer Substanzen

Schwangerschaft

- Siehe Seite 281, Tabelle 33, und Seite 585 für weitere Informationen zur Anwendung der Wirkstoffe während Schwangerschaft und Stillzeit
- Das höchste Risiko für Missbildungen besteht während des ersten Trimenons
- Es sollten die Möglichkeit des Auftretens von Absetzphänomenen und anderen Wirkungen (z. B. metabolisch) bei Neugeborenen sowie die Auswirkung der Wirkstoffe auf die Geburt bedacht werden
- Begrenzte Daten zu einem Großteil der Wirkstoffe bei der Anwendung beim Menschen

Stillzeit

- Siehe Seite 281, Tabelle 33. Antiparkinsonmittel: Vergleich von Wirkstoffen zur Behandlung unerwünschter extrapyramidaler Arzneimittelwirkungen und Spätdyskinesien

Hinweise für die Pflege

- Antiparkinsonmittel sollten in der Psychiatrie ausschließlich zur Behandlung extrapyramidaler UAW von Antipsychotika gegeben werden. Zu hohe Dosen oder missbräuchliche Anwendung können zu einem toxischen Delir führen
- Einige unerwünschte Arzneimittelwirkungen der Antiparkinsonmittel, insbesondere die anticholinergen, können die UAW von Antipsychotika verstärken; achten Sie daher insbesondere auf unerwünschte Arzneimittelwirkungen und Zeichen einer Toxizität
- Überwachen Sie die Ein- und Ausfuhr der Patienten (Bilanzierung). Es kann – insbesondere bei älteren Patienten – zum Harnverhalt kommen, Bethanechol kann bei dieser UAW eingesetzt werden
- Zur Vermeidung gastrointestinaler Irritationen sollten die Medikamente nach den Mahlzeiten gegeben werden
- Bei Mundtrockenheit werden den Patienten kühle Getränke, Kaugummi oder saure Bonbons empfohlen. Empfehlen Sie häufige Mundspülungen. Die Zähne sollten regelmäßig geputzt werden. Patienten sollten stark zuckerhaltige Getränke und Süßigkeiten vermeiden, nicht nur, weil sie Karies auslösen können, sondern auch, weil sie zu Gewichtszunahme führen. Der Sitz von Zahnprothesen kann sich verschlechtern; es kann zu Ulzerationen und/oder Reibungen am Gaumen kommen. Produkte, die speichelfördernd oder -erzeugend sind, können von Vorteil sein
- Durch eine Parese des Ziliarmuskels kann Verschwommensehen auftreten. Abhilfe: Lesebrille, Lesen bei hellem Licht oder in schweren Fällen 0,5 %-ige Pilocarpin-Augentropfen
- Augentrockenheit kann insbesondere bei älteren Patienten und Kontaktlinsenträgern zu Problemen führen. Abhilfe: Künstliche Tränen, Kontaktlinsenflüssigkeit
- Anticholinerge Substanzen reduzieren die Peristaltik und intestinale Sekretion und führen zu Verstopfung. Abhilfe: Flüssigkeits- und Ballaststoffzufuhr, Obst. In schweren Fällen oder bei chronischer Obstipation können Laxanzien oder Laktulose verwendet werden
- Warnen Sie den Patienten vor dem Autofahren oder dem Bedienen gefährlicher Maschinen, bis die Wirkung des Antiparkinsonmittels eingeschätzt werden kann
- Der Patient sollte vor seiner Entlassung ausreichend über die möglichen UAW der Medikation informiert werden

Hinweise für Patienten

- Ausführliche Patienteninformationen: siehe Seite 586

Wechselwirkungen

- Klinisch relevante Interaktionen werden in Tabelle 31. Antiparkinsonmittel: Wechselwirkungen aufgeführt
- Zusätzliche Informationen über die Kombinationsbehandlung finden Sie im Kapitel zum interagierenden Wirkstoff
- Für Arzneimittelinteraktionen der Benzodiazepine siehe Seite 299; Tabelle 36: Benzodiazepine: Wechselwirkungen

Tabelle 31. Antiparkinsonmittel: Wechselwirkungen

Substanzklasse	Beispiel	Wechselwirkung
Adsorbentien	Aktivkohle, Antazida, Colestyramin	• Orale Resorption bei gleichzeitiger Gabe vermindert
Antibiotika	Cotrimoxazol	• Renale Clearance von Amantadin vermindert (Anstieg des Plasmaspiegels)
Anticholinergika	Antidepressiva, Antihistaminika, niederpotente Antipsychotika der ersten Generation	• Verstärkte Atropin-ähnliche Wirkung (Mundtrockenheit, verschwommenes Sehen, Obstipation usw.) • Vermindertes Schwitzen und paralytischer Ileus möglich • Toxisches Delir bei hohen Dosen
Antidepressiva		
SSRI	Fluoxetin, Paroxetin	• Erhöhter Procyclidin-Plasmaspiegel (um 40 %)
NDRI	Bupropion	• Fallberichte einer Neurotoxizität bei älteren Patienten unter gleichzeitiger Gabe von Amantadin
Antihypertensiva	Triamteren, Hydrochlorothiazid	• Renale Clearance von Amantadin vermindert (Akkumulation und mögliche Toxizität)
Antikonvulsiva	Topiramat	• Erhöhtes Risiko einer Oligohidrosis und Hyperthermie, insbesondere bei Kindern
Antipsychotika	Aripiprazol, Chlorpromazin, Clozapin, Flupenthixol, Haloperidol, Olanzapin	• Verstärkung von Spätdyskinesien oder Demaskierung von latenten Spätdyskinesien • Additive anticholinerge Effekte können auftreten (paralytischer Ileus, Hyperthermie, Hitzeschlag, anticholinerges Syndrom)
	Thioridazin	• Propranolol kann zu einer relevanten Erhöhung des Thioridazinspiegels und Arrhythmien führen. Additive hypotensive Effekte sind möglich
Cholinesterasehemmer	Donepezil, Rivastigmin	• Benzatropin und Diphenhydramin können die Wirkung antagonisieren
Herzglykoside	Digoxin	• Anticholinerge Wirkstoffe können zu einer erhöhten Bioverfügbarkeit bei Einnahme von Digoxintabletten (nicht Kapseln und Tropfen) führen aufgrund der verminderten Motilität des Magen-Darm-Traktes • Bei gleichzeitiger Einnahme von Propranolol ist das Risiko für Bradykardien erhöht
Kaliumsubstitution (oral)	Kaliumcholrid, Kaliumcitrat	• Bei gleichzeitiger Einnahme anticholinerger Wirkstoffe kann es zu einem erhöhten Risiko für eine Verletzung des oberen GI-Traktes kommen durch die Bildung von festen Kaliumsalzen, eventuell aufgrund der verlängerten Magenpassage bei verminderter Magen-Darm-Motilität
Koffein		• Wirkungsverlust des Antiparkinsonmittels, Tremor, Akathisie
Opioide	Codein, Methadon, Tramadol	• Additive ZNS-Wirkung bei gleichzeitiger Einnahme von Anticholinergika: Kognitive und psychomotorische Beeinträchtigung • Diphenhydramin: Minderung der analgetischen Wirkung von Codein durch eine verminderte Konversion von Codein zu Morphin durch Hemmung von CYP 2D6
	Methadon, Tramadol	• Additive atemdepressive Wirkungen bei gleichzeitiger Einnahme von Diphenhydramin
Pflanzliche Mittel	Baldrian, Weißdorn, Kava-Kava, sibirischer Ginseng	• Kann zu einer vermehrten ZNS-depressiven Wirkung bei gleichzeitiger Einnahme von Diphenhydramin führen • Vermehrte anticholinerge Wirkungen unter der gleichzeitigen Einnahme von Diphenphydramin

Tabelle 32. Antiparkinsonmittel: Wirkung auf extrapyramidale Symptome

Antiparkinsonmittel	Tremor	Rigor	Dystonie	Akinesie	Akathisie
Amantadin	++	++	+	+++	++
Benzatropin	++	+++	+++	++	++
Biperiden	++	+++	++	+++	+
Betablocker (z. B. Propranolol)	++	–	–	–	+++
Clonazepam	–	+	+	–	+++
Diazepam	+	++	+++	+	+++
Diphenhydramin	++	+	++	–	+++
Lorazepam	+	+	+++	–	+++
Orphenadrin	++	++	–	++	+
Procyclidin	+	++	++	++	++
Trihexyphenidyl	+	++	++	+++	++

Die Angaben beruhen auf Literaturhinweisen und klinischen Beobachtungen: – keine Wirkung, + leichte Wirkung (20 % Ansprechrate), ++ mittlere Wirkung (20–50 % Ansprechrate), +++ gute Wirkung (Ansprechrate > 50 %)

Tabelle 33. Antiparkinsonmittel: Vergleich von Wirkstoffen zur Behandlung unerwünschter extrapyramidaler Arzneimittelwirkungen und Spätdyskinesien

Wirkstoff	Therapeutische Wirkung	Unerwünschte Arzneimittelwirkungen (UAW)	Schwangerschaft	Stillzeit
Amantadin	NMDA-Rezeptor-Antagonist. Prodopaminerge Wirkung. Keine anticholinerge Wirkung. Wird nicht zur Behandlung akuter Dystonien empfohlen – keine Injektion möglich Kann zu einer Besserung einer Akathisie führen (jedoch weniger wirksam als Betablocker und Benzodiazepine), Akinesie, Rigor, Parkinsonismus; kann zu einer Wirkverstärkung anderer Antiparkinsonmittel führen Eine Toleranzentwicklung bei fester Dosierung kann nach 1–8 Wochen auftreten. Langfristige Wirksamkeit nicht belegt Kann in der Behandlung einer Levodopa-induzierten Bewegungsstörung nützlich sein	1–10 %: Appetitlosigkeit, Übelkeit, orthostatische Hypotension, periphere Ödeme, Agitation, Angst, Ataxie, Verwirrtheit, Schwindel, Erschöpfung, Insomnie, Halluzinationen, Livido reticularis (bläuliche, netzartige Verfärbung der Haut). Viele UAW sind dosisabhängig und bei Absetzen des Wirkstoffes rückläufig <1 %: MNS, epileptische Anfälle, Koma, Leberwerterhöhung, Ateminsuffizienz, suizidale Gedanken ZNS-UAW treten häufiger bei älteren Patienten und bei Patienten mit Niereninsuffizienz auf Weniger anticholinerge Wirkung als andere Wirkstoffe Absetzphänomene werden berichtet – langsames Ausdosieren vor Absetzen	Eingeschränkte Daten zum Menschen. Teratogene und embryotoxische Wirkung bei Ratten, aber nicht bei Hasen. Beim Menschen besteht ein möglicher Zusammenhang mit kardiovaskulären Defekten und Fehlbildungen mit Verkürzung der Extremitäten bei Exposition im ersten Trimenon. Zahl der exponierten Patienten jedoch zu gering, um dies näher einzuschätzen. Verwendung sollte während des ersten Trimenons vermieden werden	Wird in kleinen Mengen in die Muttermilch sezerniert; sollte mit Vorsicht angewandt werden aufgrund der möglichen UAW beim gestillten Säugling (u. a. Erbrechen, Hautausschlag, Harnverhalt). Durch verminderte Prolaktinspiegel ggf. verminderte Muttermilchbildung
Benzatropin	Gute Wirkung bei Rigidität Linderung von vermehrtem Speichelfluss Potenter Muskelrelaxans; sedierende Wirkung Kummulative und langanhaltende Wirkung; einmal tägliche Gabe (bevorzugt morgens)	Mundtrockenheit, trockene Augen, Verschwommensehen, Harnverhalt, Obstipation, Übelkeit, GERD, paralytischer Ileus, Tachykardie, verminderte kognitive Leistungsfähigkeit, Delir, Konvulsionen, Hitzeschlag, Hyperthermie Erhöhter Augeninnendruck Toxisches Delir bei missbräuchlicher oder übermäßiger Verwendung	Eingeschränkte Daten vom Menschen – wahrscheinlich verträglich. Möglicher Zusammenhang mit kardiovaskulären Fehlbildungen während des ersten Trimenons; Berichte von einem klein ausgebildeten linken Kolon bei Neugeborenen, die kurz vor der Geburt exponiert wurden, was sich als verminderte intestinale Motilität, Erbrechen, Blähungen und	Keine Daten vom Menschen. Es ist nicht bekannt, ob es in die Muttermilch sezerniert wird. Durch verminderte Prolaktinspiegel ggf. verminderte Muttermilchbildung

Tabelle 33. Antiparkinsonmittel: Vergleich von Wirkstoffen zur Behandlung unerwünschter extrapyramidaler Arzneimittelwirkungen und Spätdyskinesien (Fortsetzung)

Wirkstoff	Therapeutische Wirkung	Unerwünschte Arzneimittelwirkungen (UAW)	Schwangerschaft	Stillzeit
	I.m./I.v.-Applikation: schnelle Wirkung auf Symptome einer Dystonie Keine Wirkung bei Spätdyskinesien – Anwendung wird nicht empfohlen	Ältere Patienten können sensibler auf anticholinerge Wirkungen reagieren (Blase, Darm, ZNS) – möglichst niedrige Dosierungen verwenden Siehe auch Seite 276	Unfähigkeit, Mekonium auszuscheiden, zeigte	
Biperiden	Wirksam bei Rigor und Akinesie	Zeigt eine höhere Affinität für muskarinerge Rezeptoren im ZNS; geringere periphere anticholinerge Wirkung Siehe auch Seite 276	Eingeschränkte Datenlage. Daten aus der Anwendung beim Menschen deuten auf ein Risiko im dritten Trimenon hin (GI-Toxizität beim Neugeborenen)	Keine Daten zur Anwendung beim Menschen. Unbekannte Sekretion in Muttermilch; durch verminderte Prolaktinspiegel ggf. verminderte Muttermilchbildung
Clonazepam	Wirksam bei Akathisie	Schläfrigkeit, Lethargie, Enthemmung (siehe Seite 296)	Plazentagängig. Kann zu einem erhöhten Risiko für Fehlbildungen führen im ersten Trimenon, widersprüchliche Datenlage. Kann Entzugssymptome beim Neugeborenen sowie „floppy infant“ Syndrom bedingen bei Anwendung kurz vor der Geburt	Geht in die Muttermilch über. Kann zu Sedierung, Schwierigkeiten bei der Nahrungsaufnahme und Gewichtsabnahme beim Säugling führen
Diazepam	Wirksam bei Akathisie und akuter Dystonie Muskelrelaxierend	Schläfrigkeit, Lethargie, Enthemmung (siehe Seite 296)	Plazentagängig. Kann zu einem erhöhten Risiko für Fehlbildungen führen im ersten Trimenon, widersprüchliche Datenlage. Kann Entzugssymptome beim Neugeborenen sowie „floppy infant“-Syndrom bedingen bei Anwendung kurz vor der Geburt	Geht in die Muttermilch über. Kann zu Sedierung, Schwierigkeiten bei der Nahrungsaufnahme und Gewichtsabnahme beim Säugling führen. Prolongierte Wirkungen durch lange Halbwertszeit von Diazepam Kurzwirksame Wirkstoffe (z. B. Lorazepam) sollten bevorzugt werden
Diphenhydramin	Wirksam bei Tremor und Akathisie Sedierende Wirkung kann Anspannung und Erregbarkeit verbessern; kann zu einer besseren Wirkung anderer Antiparkinsonmittel führen Geringe Wirkung auf Rigor	Benommenheit, Verwirrtheit, Schwindel, insbesondere bei Älteren; Fallberichte eines Delirs Vorsichtige Anwendung bei älteren Patienten sowie Patienten mit kardiovaskulären Vorerkrankungen, erhöhtem Augeninnendruck, Asthma, gastrointestinalen Passagestörungen, Harnverhalt, Schilddrüsenfunktionsstörungen Kann in Kombinationsanwendung zu einer verstärkten ZNS-Dämpfung führen	Kompatibel. Anwendung kurz vor der Geburt kann zu Entzugssymptomen beim Neugeborenen führen	Geht in die Muttermilch über. Begrenzte Datenlage, aber wahrscheinlich kompatibel. Hohe Dosen oder chronische Anwendung kann zu erniedrigten Prolaktinspiegeln und verminderter Produktion von Muttermilch führen. Erhöhtes Risiko für Reizbarkeit und Schläfrigkeit beim Säugling

Tabelle 33. Antiparkinsonmittel: Vergleich von Wirkstoffen zur Behandlung unerwünschter extrapyramidaler Arzneimittelwirkungen und Spätdyskinesien (Fortsetzung)

Wirkstoff	Therapeutische Wirkung	Unerwünschte Arzneimittelwirkungen (UAW)	Schwangerschaft	Stillzeit
Lorazepam	Gute Wirksamkeit bei Akathisie Sehr gute Wirksamkeit bei akuter Dyskinesie (Wirkeintritt am schnellsten bei sublingualer Anwendung)	Schläfrigkeit, Lethargie, Enthemmung (siehe Seite 296)	Plazentagängig. Kann zu einem erhöhten Risiko für Fehlbildungen führen im ersten Trimenon, widersprüchliche Datenlage. Kann Entzugssymptome beim Neugeborenen sowie „floppy infant" Syndrom bedingen bei Anwendung kurz vor der Geburt	Geht in die Muttermilch über. Kann zu Sedierung, Schwierigkeiten bei der Nahrungsaufnahme und Gewichtsabnahme beim Säugling führen
Orphenadrin	Mittlere Wirkung bei Sialorrhoe, Morbus Parkinson (Tremor, Rigor, Bradykinesie) Wirkung lässt nach 2–6-monatiger Anwendung nach	Siehe Benzatropin für das allgemeine anticholinerge UAW-Profil und Kontraindikationen Hat euphorisierende Eigenschaften	Eingeschränkte Datenlage	Keine Daten zur Anwendung beim Menschen. Unbekannte Sekretion in Muttermilch. Durch verminderte Prolaktinspiegel ggf. verminderte Muttermilchbildung. Erhöhtes Risiko für Reizbarkeit und Schläfrigkeit beim Säugling
Procyclidin	Fragliche Wirkung bei Tremor Hilfreich in der Kombinationsanwendung bei schwerem Rigor	Siehe Benzatropin für das allgemeine UAW-Profil und Kontraindikationen Siehe auch Seite 276	Keine Daten zur Anwendung beim Menschen oder bei Tieren	Keine Daten zur Anwendung beim Menschen. Unbekannte Sekretion in Muttermilch. Durch verminderte Prolaktinspiegel ggf. verminderte Muttermilchbildung
Propranolol	Sehr wirksam in der Behandlung von Akathisie und Tremor	Überwachung von Puls und Blutdruck; sollte in hoher Dosierung nicht abrupt abgesetzt werden aufgrund der Gefahr einer Rebound-Tachykardie	Kann zu einem verminderten Wachstum des ungeborenen Kindes sowie des Plazentagewichts führen bei der Anwendung im zweiten und dritten Trimenon Mögliche β-Blockade beim Neugeborenen bei Anwendung kurz vor der Geburt. Auf das Auftreten von Bradykardie, Atemdepression und Hypoglykämie sollte geachtet werden	Geht in die Muttermilch über. Kompatibel mit Stillen. Auf Symptome einer β-Blockade sollte geachtet werden

Tabelle 33. Antiparkinsonmittel: Vergleich von Wirkstoffen zur Behandlung unerwünschter extrapyramidaler Arzneimittelwirkungen und Spätdyskinesien (Fortsetzung)

Wirkstoff	Therapeutische Wirkung	Unerwünschte Arzneimittelwirkungen (UAW)	Schwangerschaft	Stillzeit
Trihexyphenidyl	Milde bis mittlere Wirksamkeit bei Rigidität und Spasmus (teilweise sehr gute Wirkung) Weniger gute Wirkung auf Tremor Durch Nachlassen des Muskelspasmus kann in einigen Fällen Tremor verstärkt werden. Wirkt stimulierend – kann tagsüber verwendet werden bei antriebslosen, lethargischen und akinetischen Patienten	Siehe Benzatropin für das allgemeine UAW-Profil und Kontraindikationen Siehe auch Seite 276	Eingeschränkte Datenlage	Keine Daten zur Anwendung beim Menschen. Unbekannte Sekretion in Muttermilch. Durch verminderte Prolaktinspiegel ggf. verminderte Muttermilchbildung

Tabelle 34. Antiparkinsonmittel: Dosierung und pharmakokinetische Eigenschaften

Wirkstoff	Dosierung (Erwachsene)	Eintritt der Wirkung	Zeit bis Erreichen des Spitzen-Plasmaspiegels (T_{max})	Bioverfügbarkeit	Plasmaproteinbindung	Eliminationshalbwertszeit ($t_{1/2}$)	Ausscheidung	Bei der Verstoffwechselung beteiligte Enzyme (CYP 450 und/oder UGT*)	Hemmende Wirkung auf Enzyme (CYP 450)**
Amantadin	Oral: in den ersten 4–7 Tagen 100 mg 1-mal täglich, wöchentliche Aufdosierung um die gleiche Dosis bis zur Erhaltungsdosis Wirksame Dosen: 200–400 mg/Tag 2-mal täglich CrCl 30–50 ml/min: 100 mg 1-mal täglich CrCl 15–29 ml/min: 100 mg alle 48 Std. CrCl < 15 ml/min: 200 mg alle 7 Tage Leberinsuffizienz: keine Dosisanpassung notwendig – vorsichtige Anwendung Kokainentzug: 100 mg 2–3-mal täglich	Innerhalb von 48 Stunden	2–4 Stunden	86–90 %	67 % (bei normaler Nierenfunktion); 59 % (Hämodialyse)	9–31 Stunden (bei normaler Nierenfunktion); 20–41 Stunden (nicht vorerkrankte ältere Patienten); 7–10 Tage (bei terminaler Niereninsuffizienz)	Urin (80–90 % wird unverändert glomerulär filtriert und tubulär ausgeschieden)	Minimale hepatische Verstoffwechselung	–
Benzatropin	Oral: 1–2 mg 1–2-mal täglich bis zu 4 mg 2-mal täglich bei Bedarf Akute Dystonie: I.m./I.v.: 1–2 mg; erneute Gabe nach 30 Minuten möglich Leber- und Niereninsuffizienz: keine Dosisanpassung notwendig – vorsichtige Anwendung	Oral: 1–2 Stunden I.m./I.v.: wenige Minuten	7 Stunden	29 %	95 %	1–2 Stunden	Urin	2D6[(m)]	–

Tabelle 34. Antiparkinsonmittel: Dosierung und pharmakokinetische Eigenschaften (Fortsetzung)

Wirkstoff	Dosierung (Erwachsene)	Eintritt der Wirkung	Zeit bis Erreichen des Spitzen-Plasma-spiegels (T_{max})	Bioverfüg-barkeit	Plasma-protein-bindung	Elimina-tionshalb-wertszeit ($t_{1/2}$)	Aus-scheidung	Bei der Verstoff-wechselung beteiligte Enzyme (CYP 450 und/oder UGT*)	Hemmende Wirkung auf Enzyme (CYP 450)**
Biperiden	Oral: 2 mg 1–2-mal (bis max. 4-mal) täglich (entsprechend 1–6 mg Biperiden/Tag), je nach Stärke der Symptome Retardpräparate: durchschnittliche Tagesdosis 4–12 mg Biperiden I.m./I.v.: 2,5–5 mg als Einzeldosis i.m. oder langsam i.v. injizieren, im Bedarfsfall gleiche Dosis nach 30 Minuten erneut injizieren, Tageshöchstdosis 10–20 mg Leber- und Niereninsuffizienz: keine Dosisanpassung notwendig – vorsichtige Anwendung	Oral: 10–30 Min I.m./I.v.: einige Minuten	1,5 Stunden	87 %	60 %	18–24 Stunden	Primär über den Urin	?	?
Clonazepam	Oral: initial 1 mg pro Tag, ältere oder besonders empfindliche Patienten erhalten 0,5 mg täglich, initiale Tagesdosis auf 2 Einnahmen verteilt, Dosis etwa alle 3–5 Tage um 0,5–1 mg Clonazepam bis zur Erhaltungsdosis steigern; mittlere Erhaltungsdosis 4–8 mg/Tag; Tagesdosis von 20 mg nicht überschreiten; bei älteren Patienten in der Regel niedrigere Dosierung ausreichend; Erhaltungsdosis auf 3–4 Einzelgaben über Tag verteilen Leber- und Niereninsuffizienz: keine Dosisanpassung notwendig, Akkumulation von Metaboliten möglich – vorsichtige Anwendung	15–30 Min	1–4 Stunden	90 %	86 %	17–60 Stunden	Urin (< 2 % als unveränderter Wirkstoff)	**3A4** (p)	–

Tabelle 34. Antiparkinsonmittel: Dosierung und pharmakokinetische Eigenschaften (Fortsetzung)

Wirkstoff	Dosierung (Erwachsene)	Eintritt der Wirkung	Zeit bis Erreichen des Spitzen-Plasmaspiegels (T_{max})	Bioverfügbarkeit	Plasmaproteinbindung	Eliminationshalbwertszeit ($t_{1/2}$)	Ausscheidung	Bei der Verstoffwechselung beteiligte Enzyme (CYP 450 und/oder UGT*)	Hemmende Wirkung auf Enzyme (CYP 450)**
Diazepam	Oral: bis zu 5 mg 4-mal täglich I.v.: 10 mg bei akuter Dystonie langsam injizieren (Geschwindigkeit der Applikation: 5 mg (1 ml)/min) Niereninsuffizienz: keine Dosisanpassung notwendig; Dosis sollte nach Möglichkeit verringert werden bei langfristiger Anwendung aufgrund der Akkulumation von Metaboliten Vorsicht bei mittlerer Leberinsuffizienz – Eine Dosisreduktion um 50 % wird empfohlen, bei schwerer Leberinsuffizienz ist die Anwendung kontraindiziert	Oral: schnell (15 Min oder schneller) I.v.: sofort	Oral: 15 Minuten bis 2 Stunden	93 %	98 %	20–50 Stunden; 50–100 Stunden für den Hauptmetaboliten (Desmethyldiazepam); Halbwertszeit ist verlängert bei älteren und hepatisch schwer vorerkrankten Patienten	Urin (sehr wenig als unveränderter Wirkstoff)	**2C19**(p), **3A4**(p), 1A2(m), 2B6(m), 2C9(m)	2C19(w), 3A4(w) UGT
Diphenhydramin	I.m./I.v.: 50 mg bei Dystonie, erneute Gabe nach 20–30 Minuten Oral: 25–50 mg 2–3-mal täglich Niereninsuffizienz: keine Dosisanpassung notwendig Leberinsuffizienz: keine Dosisanpassung notwendig – vorsichtige Anwendung	I.m./I.v.: 15–20 Minuten Oral: 1–3 Stunden	Oral: ~2 Stunden	40–70 %	78 %	7–12 Stunden (Erwachsene); 9–18 Stunden (ältere Patienten)	Urin (als Metabolite und unveränderter Wirkstoff)	**2D6**(p), 1A2(m), 2C9(m), 2C19(m); UGT1A3	2D6
Lorazepam	Oral: bis zu 2 mg 4-mal täglich Sublingual: 1–2 mg bis zu 3-mal täglich I.m.: 1–2 mg bei Dystonie Niereninsuffizienz: keine Dosisanpassung notwendig Milde bis mittelschwere Leberinsuffizienz – keine Dosisanpassung notwendig; Schwere Leberinsuffizienz – vorsichtige Anwendung	Oral: 15–30 Minuten	Oral: 2 Stunden Sublingual: 1 Stunde I.m.: <3 Stunden	90 %	88–92 %; ungebundener Anteil kann bei älteren Patienten deutlich erhöht sein	10–20 Stunden; 32–70 Stunden (terminale Niereninsuffizienz)	Urin (88 % als inaktive Metaboliten); Faeces (7 %)	UGT2B7, UGT2B15	–

Tabelle 34. Antiparkinsonmittel: Dosierung und pharmakokinetische Eigenschaften (Fortsetzung)

Wirkstoff	Dosierung (Erwachsene)	Eintritt der Wirkung	Zeit bis Erreichen des Spitzen-Plasmaspiegels (T_{max})	Bioverfügbarkeit	Plasmaproteinbindung	Eliminationshalbwertszeit ($t_{1/2}$)	Ausscheidung	Bei der Verstoffwechselung beteiligte Enzyme (CYP 450 und/oder UGT*)	Hemmende Wirkung auf Enzyme (CYP 450)**
Orphenadrin	Oral: 100 mg 2-mal täglich Niereninsuffizienz: keine Dosisanpassung notwendig Leberinsuffizienz: keine Angaben	20 Minuten	2–4 Stunden	?	20 %	14–16 Stunden	Primär über den Urin (8 % als unveränderter Wirkstoff)	Extensive Verstoffwechselung, aktuell jedoch unzureichend erfasst	?
Procyclidin	Anfangsdosis: 2,5 mg 2–3-mal täglich; Erhöhung in 2,5 mg-Schritten, falls nötig Maximaldosis von 30 mg/Tag Leber- und Niereninsuffizienz: keine Dosisanpassung notwendig – vorsichtige Anwendung	45–60 Minuten	1 Stunde	75 %	100 %	12 Stunden	Wirkstoff wird nach minimaler Verstoffwechselung über den Urin ausgeschieden	2D6 (?)	?
Propranolol	Oral: Akathisie: 30–120 mg/Tag in 2–3-mal Einzeldosen Essenzieller Tremor: 40 mg 2-mal täglich zu Beginn der Behandlung (Erhaltungstherapie: 120–320 mg/Tag) Leber- und Niereninsuffizienz: keine Dosisanpassung notwendig – vorsichtige Anwendung	1–2 Stunden	1–4 Stunden; 6–14 Stunden (retardiertes Präparat)	25 % (hoher „First-pass"-Metabolismus); proteinreiche Lebensmittel erhöhen Bioverfügbarkeit um 50 %	90 %	3–6 Stunden; 8–10 Stunden (retardiertes Präparat)	Metaboliten werden primär über den Urin ausgeschieden (96–100 %) < 1 % wird unverändert über den Urin ausgeschieden	**1A2**[(p)], **2D6**[(p)], 2C19[(m)], 3A4[(m)]	1A2[(w)], 2D6[(w)]

Tabelle 34. Antiparkinsonmittel: Dosierung und pharmakokinetische Eigenschaften (Fortsetzung)

Wirkstoff	Dosierung (Erwachsene)	Eintritt der Wirkung	Zeit bis Erreichen des Spitzen-Plasma-spiegels (T_{max})	Bioverfüg-barkeit	Plasma-protein-bindung	Elimina-tionshalb-wertszeit ($t_{1/2}$)	Aus-scheidung	Bei der Verstoff-wechselung beteiligte Enzyme (CYP 450 und/oder UGT*)	Hemmende Wirkung auf Enzyme (CYP 450)**
Trihexy-phenidyl	Oral: 1 mg/Tag; Erhöhung bei Bedarf auf 5–15 mg/Tag als 3–4-al tägliche Gabe Leber- und Niereninsuffizienz: keine Dosisanpassung notwendig – vorsichtige Anwendung	1 Stunde	1–1,5 Stun-den	100 %	?	3,3–4,1 Stun-den	Urin und Galle	?	?

* Cytochrom-P450-Isoenzyme, die an der Phase 1 Metabolisierung (inkonsistente Angabe der Daten in der Literatur) beteiligt sind; UGT: UDP-Glucuronosyltransferase ist das bedeutsamste konjugierende Phase-II-Enzym; ** CYP-450-Isoenzyme, die durch den Wirkstoff gehemmt werden; (m) Nebenweg der Metabolisierung; (p) Hauptweg der Metabolisierung; (w) Schwacher Hemmstoff/Induktor von CYP 450

Weiterführende Literatur

Literatur

1. Loonen AJ, Ivanova SA. New insights into the mechanism of drug-induced dyskinesia. CNS Spectrums. 2013;18(1):15–20
2. Cloud LJ, Zutshi D, Factor SA. Tardive dyskinesia: Therapeutic options for an increasingly common disorder. Neurotherapeutics. 2014;11(1):166–176. doi:10.1007/s13311-013-0222-5
3. Rana AQ, Chaudry ZM, Blanchet PJ. New and emerging treatments for symptomatic tardive dyskinesia. Drug Des Devel Ther. 2013;7:1329–40. doi:10.2147/DDDT.S32328
4. Bakker PR, van Harten PN, van Os J. Antipsychotic-induced tardive dyskinesia and polymorphic variations in COMT, DRD2, CYP 1A2 and MnSOD genes: A meta-analysis of pharmacogenetic interactions. Mol Psychiatry. 2008;13(5):544–556. doi:10.1038/sj.mp.4002142
5. Fedorenko OY, Loonen AJ, Lang F, et al. Association study indicates a protective role of phosphatidylinositol-4-phosphate-5-kinase against tardive dyskinesia. Int J Neuropsychopharmacol. 2014;18(6):pyu098. doi:10.1093/ijnp/pyu098
6. Müller T. Valbenazine granted breakthrough drug status for treating tardive dyskinesia. Expert Opin Investig Drugs. 2015;24(6):737–742. doi:10.1517/13543784.2015.1029573
7. Hauser RA, Factor SA, Marder SR, et al. KINECT 3: A phase 3 randomized, double-blind, placebo-controlled trial of valbenazine for tardive dyskinesia. Am J Psychiatry. 2017;174(5):476–484. doi:10.1176/appi.ajp.2017.16091037
8. Correll CU, Josiassen RC, Liang GS, et al. Efficacy of valbenazine (NBI-98854) in treating subjects with tardive dyskinesia and mood disorder. Psychopharmacol Bull. 2017;47(3): 53–60
9. Fernandez HH, Factor SA, Hauser RA, et al. Randomized controlled trial of deutetrabenazine for tardive dyskinesia: The ARM-TD study. Neurology. 2017;88(21): 2003–2010. doi:10.1212/WNL.0000000000003960
10. Anderson KE, Stamler D, Davis MD, et al. Deutetrabenazine for treatment of involuntary movements in patients with tardive dyskinesia (AIM-TD): A double-blind, randomised, placebo-controlled, phase 3 trial. Lancet Psychiatry. 2017;4(8):595–604. doi:10.1016/S2215-0366(17)30236-5

11. Citrome L. Deutetrabenazine for tardive dyskinesia: A systematic review of the efficacy and safety profile for this newly approved novel medication – What is the number needed to treat, number needed to harm and likelihood to be helped or harmed? Int J Clin Pract. 2017;71(11). doi:10.1111/ijcp.13030
12. Soares-Weiser K, Rathbone J. Neuroleptic reduction and/or cessation and neuroleptics as specific treatments for tardive dyskinesia. Cochrane Database Syst Rev. 2006;1:CD000459. doi:10.1002/14651858.CD000459.pub2
13. Waln O, Jankovic J. An update on tardive dyskinesia: From phenomenology to treatment. Tremor Other Hyperkinet Mov (N Y). 2013;3:tre-03-161-4138-1. doi:10.7916/D88P5Z71
14. Bhidayasiri R, Boonyawairoj S. Spectrum of tardive syndromes: Clinical recognition and management. Postgrad Med J. 2011;87(1024):132–141. doi:10.1136/pgmj.2010.103234
15. Bhoopathi PS, Soares-Weiser K. Benzodiazepines for neuroleptic-induced tardive dyskinesia. Cochrane Database Syst Rev. 2006;3:CD000205. doi:10.1002/14651858.CD000205.pub2
16. Lerner PP, Miodownik C, Lerner V. Tardive dyskinesia (syndrome): Current concept and modern approaches to its management. Psychiatry Clin Neurosci. 2015;69(6):321–334. doi:10.1111/pcn.12270
17. Costa J, Espírito-Santo C, Borges A, et al. Botulinum toxin type A therapy for cervical dystonia. Cochrane Database Syst Rev. 2005;1:CD003633. doi:10.1002/14651858.CD003633.pub2
18. Richardson MA, Bevans ML, Read LL, et al. Efficacy of branched-chain amino acids in the treatment of tardive dyskinesia in men. Am J Psychiatry. 2003;160(6):1117–1124
19. Richardson MA, Small AM, Read LL, et al. Branched-chain amino acid treatment of tardive dyskinesia in children and adolescents. J Clin Psychiatry. 2004;65(1):92–96
20. Essali A, Deirawan H, Soares-Weiser K, et al. Calcium channel blockers for neuroleptic-induced tardive dyskinesia. Cochrane Database Syst Rev. 2011;11:CD000206. doi:10.1002/14651858.CD000206.pub3
21. Khouzam HR. Identification and management of tardive dyskinesia: A case series and literature review. Postgrad Med. 2015;127(7):726–737. doi:10.1080/00325481.2015.1074031
22. Browne J, Silver H, Martin R, et al. The use of clonidine in the treatment of neuroleptic-induced tardive dyskinesia. J Clin Psychopharmacol. 1986;6(2):88–92
23. Tripodianakis J, Markianos, M. Clonidine trial in tardive dyskinesia: Therapeutic response, MHPG, and plasma DBH. Pharmacopsychiatry. 1986;19(5):365–367. doi:10.1055/s-2007-1017272
24. Leung JG, Breden EL. Tetrabenazine for the treatment of tardive dyskinesia. Ann Pharmacother. 2011;45:525–531. doi:10.1345/aph.1P312
25. Albayrak Y, Hashimoto K. Beneficial effects of the sigma-1 agonist fluvoxamine for tardive dyskinesia in patients with postpsychotic depressive disorder of schizophrenia: Report of 5 cases. Prim Care Companion CNS Disord. 2012;14(6):PCC.12br01401. doi:10.4088/PCC.12br01401
26. Zhang WF, Tan YL, Zhang XY, et al. Extract of Ginkgo biloba treatment for tardive dyskinesia in schizophrenia: A randomized, double-blind, placebo-controlled trial. J Clin Psychiatry. 2011;72(5):615–621. doi:10.4088/JCP.09m05125yel
27. Adelufosi AO, Abayomi O, Ojo TM. Pyridoxal 5 phosphate for neuroleptic-induced tardive dyskinesia. Cochrane Database Syst Rev. 2015;4:CD010501. doi:10.1002/14651858.CD010501.pub2
28. Lerner V, Miodownik C, Kaptsan A. et al.Vitamin B(6) in the treatment of tardive dyskinesia: A double-blind, placebo-controlled, crossover study. Am J Psychiatry. 2001;158(9):1511–1514
29. Soares-Weiser K, Maayan N, McGrath J. Vitamin E for neuroleptic-induced tardive dyskinesia. Cochrane Database Syst Rev. 2011;2:CD000209. doi:10.1002/14651858.CD000209.pub2
30. Soares-Weiser K, Joy C. Miscellaneous treatments for neuroleptic-induced tardive dyskinesia. Cochrane Database Syst Rev. 2003;2:CD000208. doi:10.1002/14651858.CD000208
31. Bolden C, Cusack B, Richelson E. Antagonism by antimuscarinic and neuroleptic compounds at the five cloned human muscarinic cholinergic receptors expressed in Chinese hamster ovary cells. J Pharmacol Exp Ther. 1992;260(2):576–580
32. Bandelow B, Heise CA, Banaschewski T, Rothenberger A. Handbuch Psychopharmaka für das Kindes- und Jugendalter, Göttingen: Hogrefe, 2006

Zusätzlich empfohlende Literatur

- Caroff SN, Hurford I, Lybrand J, et al. Movement disorders induced by antipsychotic drugs: Implications of the CATIE schizophrenia trial. Neurol Clin. 2011;29(1):127–148. doi:10.1016/j.ncl.2010.10.002
- Haddad PM, Das A, Keyhani S, et al. Antipsychotic drugs and extrapyramidal side effects in first episode psychosis: A systematic review of head-head comparisons. J Psychopharmacol. 2012;26(5 Suppl):15–26. doi:10.1177/0269881111424929
- Kane JM, Fleischhacker WW, Hansen L, et al. Akathisia: An updated review focusing on second-generation antipsychotics. J Clin Psychiatry. 2009;70(5):627–643. doi:10.4088/JCP.08r04210
- P450 Drug Interaction Table, Indiana University School of Medicine, Division of Clinical Pharmacology. Retrieved from http://medicine.iupui.edu/clinpharm/ddis/table.asp

ANXIOLYTIKA

Klasseneinteilung

- Anxiolytika können wie folgt unterteilt werden:

Substanzgruppe	Beispiele	Seite
Antidepressiva		
Selektive Serotonin-Reuptake-Inhibitoren (SSRI)	Escitalopram, Paroxetin, Sertralin	Siehe Seite 7
Serotonin- und Noradrenalin-Reuptake-Inhibitoren (SNRI)	Venlafaxin	Siehe Seite 35
Trizyklische Antidepressiva (TZA)	Clomipramin	Siehe Seite 66
Noradrenerge/spezifisch serotonerge Antidepressiva (NaSSA)	Mirtazapin	Siehe Seite 58
Monoaminooxidase-Inhibitoren (MAO-Hemmer)	Moclobemid	Siehe Seite 86
Antikonvulsiva		
GABA-Analoga	Gabapentin, Pregabalin	Siehe Seite 343
Phenyltriazine	Lamotrigin	Siehe Seite 343
Azapirone	Buspiron	Siehe Seite 308
Benzodiazepine	Alprazolam, Diazepam, Lorazepam	Siehe Seite 293

Verfügbare Substanzen

Wirkstoff	Handelsname Deutschland	Handelsnamen Österreich	Handelsnamen Schweiz
Alprazolam	Tafil, Alprazolam AL	Xanor, Alprastad	Xanax
Bromazepam	Normoc, Bromasonil, Lexostad	Lexotanil	Lexotanil
Chlordiazepoxid	Librium		Librax, Librocol
Clonazepam	Rivotril, Antelepsin	Rivotril	Rivotril
Diazepam	Valium	Psychopax	Olazepam, Valium, Pcychopax
Flurazepam	Dalmadorm, Staurodorm		Dalmadorm
Lorazepam	Tavor	Temesta	Temesta
Nitrazepam	Mogadan, Rohypnol	Mogadan	Mogadon
Oxazepam	Adumbran, Praxiten	Praxiten, Anxiolit	Anxiolit, Seresta
Temazepam	Planum, Temazepam, Remestan		Normison
Triazolam	Halcion	Halcion	Halcion

Indikationen

Tabelle 35. Benzodiazepine: Zulassungsstatus in Deutschland

Wirkdauer	Substanz	Angstzustände	Schlafstörungen	Perioperative Sedierung	Epilepsie	Spastik
Kurz wirksam	Alprazolam	👍				
	Triazolam		👍			
Mittellang wirksam	Bromazepam	👍	X			
	Lorazepam	👍	X	👍		
	Oxazepam	👍	X			
	Temazepam		👍			
Lang wirksam	Chlordiazepoxid	👍				
	Clonazepam				👍	
	Diazepam	👍				👍
	Flurazepam		👍			
	Nitrazepam		👍		👍	

X = eingeschränkt zugelassen; 👍 = zugelassen

Weitere Indikationen

- Akathisie unter antipsychotischer Therapie
- Bewegungsstörungen im Rahmen von Spätdyskinesien (Clonazepam)
- Sedierung bei schweren Erregungszuständen bei Manie; häufiger kurzzeitiger Einsatz in Kombination mit Antipsychotika oder Lithium bei Agitiertheit
- Soziale Phobie
- Katatonie
- Myoklonus
- Restless-Legs-Syndrom, Tourette-Syndrom und akute Dystonie
- Alkoholentzugssyndrom
- Delir
- Neuropathischer Schmerz
- Prämenstruelles Syndrom
- Status epilepticus

Allgemeine Hinweise

- Das Wirkprinzip der Benzodiazepine ist die allosterische Bindung des Wirkstoffes oder seiner aktiven Metabolite an den $GABA_A$-Rezeptor an der Benzodiazepin-Bindungsstelle
- Die Wirkstärke korreliert nicht notwendigerweise mit der Geschwindigkeit des Wirkeintrittes
- Benzodiazepine werden gelegentlich eingesetzt, um psychische oder körperliche Symptome bei Angst zu minimieren. Die Anwendung kann während der Anfangsphase der Behandlung sinnvoll sein; sie wird jedoch nicht für eine Langzeitbehandlung empfohlen. Ein multimodaler Behandlungsansatz mit Pharmakotherapie, psychosozialen Therapien und Veränderungen im Lebensumfeld ist einem ausschließlich medikamentösen Therapieansatz überlegen

Pharmakologie

- Benzodiazepine modulieren allosterisch den $GABA_A$-Chloridkanalkomplex. Die Bindung erhöht die Wahrscheinlichkeit der Öffnung des Chloridkanals, dieses vermindert die Erregbarkeit der Neuronen im limbischen System, der Formatio reticularis und des Cortex. Das Ausmaß dieses Effektes ist abhängig vom Ausmaß der Rezeptorbesetzung
- Die Benzodiazepine binden unspezifisch an verschiedene Subtypen des $GABA_A$-Rezeptorkomplexes. Dieser hat eine α-1-Untereinheit, die mit Sedierung, Ataxie und Amnesie in Verbindung gebracht wird. Subtypen, die Alpha-2- und Alpha-3-Untereinheiten haben, vermitteln einen stärkeren anxiolytischen Effekt
- Bei einer konsekutiven Dosiserhöhung, die zu einer erhöhten Rezeptorbesetzung führt, tritt zunächst der anxiolytische Effekt und erst später der antikonvulsive Effekt, ein reduzierter Muskeltonus und letztendlich die Sedierung ein
- Zusätzlich zu seiner Aktivität am $GABA_A$-Rezeptorkomplex vermindert Clonazepam die Serotoninsynthese der Neuronen

Dosierung

- Dosierung für die Einzelsubstanzen siehe Seite 302, Tabelle 37. Benzodiazepine: Übersicht
- Obwohl die Mehrzahl der Indikationen für die kurzdauernde Anwendung (weniger als zwei Monate) besteht, bekommen in der Praxis viele Patienten diese Substanzen für einen längeren Behandlungszeitraum (über 3 Monate). Es wird empfohlen, die Patienten zu Beginn der Therapie auf die Risiken und den Nutzen der langandauernden Verwendung hinzuweisen
- Nach intravenöser Gabe von Diazepam können lokale Schmerzen und Thrombophlebitis auftreten. Dies kann ein Effekt des Diazepams oder Irritation durch den Zusatzstoff Propylenglykol sein. Durch Nachspülung mit Kochsalzlösung kann das Risiko vermindert werden. Eine intramuskuläre Applikation von Diazepam ist wenig sinnvoll, da die Resorption langsam und möglicherweise unvollständig erfolgt, lokale Schmerzen treten häufig auf. Auch die intramuskuläre Gabe von Lorazepam kann zu unvollständiger Resorption aus dem Gewebe führen

Pharmakokinetik

- Pharmakokinetik für die Einzelsubstanzen siehe Seite 302, Tabelle 37. Benzodiazepine: Übersicht
- Bei den pharmakokinetischen Parametern besteht eine erhebliche interindividuelle Variation von bis zu einer Zehnerpotenz. Lebensalter, Leberfunktion, Begleiterkrankungen und Komedikation beeinflussen das Verteilungsvolumen, die Metabolisierung und die Eliminationshalbwertszeit der Benzodiazepine
- Bei generell guter Resorption aus dem Gastrointestinaltrakt nach oraler Gabe ist zu beachten, dass die Nahrungsaufnahme die Geschwindigkeit, jedoch nicht den Gesamtumfang der Resorption beeinflusst. Der Wirkeintritt wird bestimmt von der Absorptionsrate und der Lipophilität
- Benzodiazepine haben ein hohes Verteilungsvolumen, die Gewebskonzentration liegt deutlich über der Blutkonzentration. Die Lipophilität korreliert positiv mit der Verteilung im Fettgewebe, dieses führt einerseits zu Umverteilungseffekten und andererseits über die Blut-Hirn-Schrankengängigkeit auch zur Wirkung im Zentralnervensystem

- Die Eliminationshalbwertszeit ist ein, jedoch nicht der einzige maßgebliche Faktor für die Wirkdauer. Diese hängt von der Dosis, der Resorptionsgeschwindigkeit, der Geschwindigkeit und dem Umfang der Verteilungseffekte und der Eliminationshalbwertszeit ab. Ein Benzodiazepin mit langer Halbwertszeit, z.B. Diazepam, kann eine kurze Wirkdauer haben, wenn die Dosis niedrig ist oder eine schnelle und umfängliche Umverteilung erfolgt. Im Umkehrschluss kann ein Benzodiazepin mit kürzerer Halbwertszeit wie Lorazepam eine lange Wirkdauer haben, wenn die Dosis hoch ist oder die Substanz eine relevante Umverteilung zeigt
- Es wurde postuliert, dass Unterschiede in der Pharmakokinetik der einzelnen Benzodiazepine auch zu unterschiedlichen klinischen Effekten führen könnten. Dieses ist nicht notwendigerweise gegeben. Die Auswahl eines geeigneten Benzodiazepins sollte sich am pharmakokinetischen Profil orientieren. Generell können kurz wirksame Substanzen zur Schlafinduktion verwendet werden und für die akute Angstlösung. Langwirksame Benzodiazepine können verwendet werden, wenn eine konstante Substanzwirkung angestrebt wird. Je länger die Halbwertszeit eines Benzodiazepins ist, desto eher wird die Substanz Tagesmüdigkeit auslösen. Im Gegensatz dazu treten bei kürzer wirksamen Benzodiazepinen häufiger Entzugserscheinungen zwischen den einzelnen Gaben auf. Sie führen eher zu einer anterograden Amnesie sowie einer verstärkten Ängstlichkeit zwischen den Einnahmezeitpunkten
- Der primäre Eliminationsweg verläuft über die Phase I, z.B. über hepatische mikrosomale Oxidation und Demethylierung. In der Phase II, z.B. der Konjugation, entstehen Zwischenprodukte mit höherer Wasserlöslichkeit, die dann einfacher renal eliminiert werden können. Die Metabolisierungseffekte der Phase I können beeinträchtigt werden durch Komorbidität (Lebererkrankungen), Lebensalter oder pharmakokinetische Wechselwirkungen mit anderen Pharmaka, die Cytochrom-P450-Isoenzyme inhibieren. Pharmaka, die ausschließlich in Phase 2 metabolisiert werden, werden von diesen Wirkungen nur in geringem Umfang beeinflusst (z.B. Lorazepam, Oxazepam und Temazepam)
- Eine Verminderung der Nierenfunktion kann die freie Plasmakonzentration der Benzodiazepine erhöhen und die Clearance vermindern. Es wird empfohlen, bei Patienten mit einer Kreatinin-Clearance von unter 10 ml pro Minute die Dosierung um 25–50 % zu reduzieren

Unerwünschte Arzneimittelwirkungen (UAW)

- Die häufigste unerwünschte Wirkung ist die Sedierung
- Verminderte kognitive Fähigkeiten (Verarbeitungsleistungen und Gedächtnis). Erhöhtes Risiko von Verkehrsunfällen

ZNS-UAW

- Möglicherweise adaptiert die Kurzzeitgedächtnisbeeinträchtigung nicht
- Anterograde Amnesie (wahrscheinlicher bei höherer Dosierung und höherer Wirkstärke)
- Bei langandauernder Verwendung können mehrere neurokognitive Bereiche gestört werden, wie die Lerngeschwindigkeit, die Verarbeitungsgeschwindigkeit, das verbale Gedächtnis, die motorische Kontrolle und das nonverbale Gedächtnis
- Es können paradoxe Effekte mit Zuständen erhöhter Irritabilität, Impulsivität und Erregbarkeit auftreten. Dieses Risiko ist erhöht bei besonders jungen, besonders alten, neurologisch vorgeschädigten sowie intelligenzgeminderten Patienten
- Verwirrtheit und Desorientierung, primär im gerontopsychiatrischen Patientenklientel
- Behandlungsbedürftige Depression
- Supratherapeutische Dosierungen können zu Atemversagen über eine Minderung des Atemantriebs führen
- Sprechstörungen, Muskelschwäche, Koordinationsstörungen, Ataxie, Nystagmus
- Kopfschmerzen

Sonstige UAW

- Sexuelle Funktionsstörungen wie Libidoverlust, erektile Dysfunktion, Anorgasmie, Ejakulationsstörungen und Gynäkomastie
- Schwindel (bei bis zu 12 % der Patienten unter höherer Clonazepamdosis)
- Stürze und Verletzungen als Sturzfolgen
- Es liegen wenige Berichte über Purpura und Thrombozytopenie unter Diazepam vor
- Berichte über dokumentierte allergische Reaktionen auf Benzodiazepine liegen vor, selten wurden Hautreaktionen wie Exantheme und Photosensitivitätsreaktionen, Pigmentierung, Alopezie, bullöse Reaktionen, exfoliative Dermatitis, Vaskulitis und Erythema nodosum berichtet

Absetzphänomene

- Unter Benzodiazepinen wurden unterschiedliche Risiken der Entwicklung von körperlicher Abhängigkeit unter therapeutischen Dosen berichtet. Diese werden beeinflusst vom individuellen Risiko des Patienten ebenso wie der Wirkstärke und der Eliminationshalbwertszeit des Benzodiazepins. Nach einer Behandlungsdauer von acht Wochen entwickeln bis zu 30 % der Patienten Absetzsymptome
- Die Absetzsyndrome können in drei Gruppen unterteilt werden:
  - Entzugssymptome: In den Zeiträumen 1–2 bis zu 5–10 Tagen nach Absetzen – abhängig von der Halbzeit des Benzodiazepins – können Entzugssymptome auftreten. Diese können sich als Schlaflosigkeit, Agitiertheit, Angst, Wahrnehmungsstörungen, Dysphorie, Kopfschmerzen, Muskelschmerzen, Tremor, Appetitlosigkeit, Zuckungen, Hyperhidrosis, Tachykardie und gastrointestinale Symptome äußern. Folgende schwere UAW können auftreten: epileptische Anfälle, Delire, Depersonalisierungserleben, psychotische Zustände und Koma
  - Rebound: Dieser tritt Stunden bis Tage nach dem Absetzen ein. Die Symptome sind ähnlich, aber intensiver wie jene, die vor der Therapie berichtet wurden
  - Relapse: Ein Rückfall tritt Wochen bis Monate nach dem Absetzen ein. Die Symptome sind meist ähnlich wie die initiale Symptomatik, sie zeigen eine Zunahme bis zum Beginn der erneuten Behandlung
- „Pseudo-Entzugssymptome"; Darunter versteht man psychische Entzugserscheinungen, die aus den Bedenken der Patienten vor dem Absetzen der Substanz resultieren. Sie bestehen zumeist aus ängstlicher Symptomatik, jedoch ohne echte, klassische Entzugssymptome. Hier empfiehlt sich eine langsame Dosisreduktion, Beruhigung und Psychoedukation

Entzugsmanagement

- Zum Absetzen eines Benzodiazepins kann auf die Äquivalenzdosis in Diazepam umgestellt werden. Sollte Schlaflosigkeit ein Hauptproblem sein, sollte die Hauptdosis zur Nacht gegeben werden. Die Planung der Entzugsbehandlung hängt von der Vorgeschichte sowie psychologischen Faktoren bezüglich des Benzodiazepinkonsums des Patienten ab
  - Ein konservatives Vorgehen ist es, die Diazepamdosis um 10–20 % wöchentlich bis 14-tägig in Abhängigkeit von der Symptomatik zu reduzieren
  - → **Eine Reduktion von Alprazolam sollte nicht schneller als um 0,25 mg wöchentlich erfolgen, um Delire und Krampfanfälle zu vermeiden**
  - → **Die angegebenen Absetzschemata sind als generelle Empfehlung gemeint. Die Reduktionsgeschwindigkeit sollte flexibel und abhängig von der individuellen Symptomatik erfolgen**

Anwendungsbeschränkungen und Vorsichtsmaßnahmen

- Die gleichzeitige Verwendung von Benzodiazepinen mit Opioiden kann zu Atemdepression, Koma und Tod führen. Diese Kombination ist zu vermeiden
- Keine Verwendung bei Patienten mit Schlafapnoe
- Vorsicht bei älteren oder geschwächten Patienten, bei Lebererkrankungen und chronischen Atemwegserkrankungen
- Vorsichtiger Einsatz bei Patienten, die Arbeiten mit Gefährdungspotenzial verrichten, die Daueraufmerksamkeit oder Koordinationsfähigkeiten erfordern. Es wurde unter Benzodiazepinen ein erhöhtes Risiko von Verletzungen und Verkehrsunfällen berichtet
- Benzodiazepine können die Wirkung der Elektrokrampftherapie mindern, da sie die Krampfschwelle erhöhen
- Anxiolytika vermindern die Alkoholtoleranz, höhere Dosierungen können zu Zuständen ähnlich einer Alkoholintoxikation führen
- Psychische Abhängigkeit, Toleranzentwicklung und Entzugssymptome korrelieren mit Dosis und Einnahmedauer. Benzodiazepine können bei prädisponierten Patienten missbräuchlich eingenommen werden, insbesondere Präparate mit schneller Anflutungskinetik (Diazepam, Lorazepam, Alprazolam)

Überdosierung und Toxizität

- Vergiftungserscheinungen sind unter Monotherapie sehr selten. Tödliche Verläufe kommen insbesondere bei Kombination mit anderen Substanzen wie Alkohol, Opioiden oder Barbituraten vor
- Hypotonie, Atemdepression und Koma können typische Symptome der Überdosierung sein

Behandlung

- Die Injektion von Flumazenil, einem Benzodiazepinantagonisten, hebt den hypnosedierenden Effekt der Benzodiazepine auf. Zu beachten ist jedoch die kurze Halbwertszeit von 40–80 Minuten, daher können mehrfache, fraktionierte Verabreichungen erforderlich werden

Behandlung von Kindern und Jugendlichen

- Mögliche Einsatzgebiete sind unter anderem Epilepsie, generalisierte Angststörung, Schlaflosigkeit, Somnambulismus, Pavor nocturnus und Anpassungsstörungen
- Clonazepam wird verwendet bei Panikstörung, Angststörung, sozialer Phobie und Trennungsangst
- Benzodiazepine werden von Kindern schneller metabolisiert als von Erwachsenen, daher kann die Aufteilung der Tagesdosis auf mehrere Einnahmezeitpunkte zur Erreichung eines konstanteren Serumspiegels erforderlich werden
- Unerwünschte Wirkungen können sich als Übersedierung, motorische oder kognitive Einschränkungen zeigen. Eine Enthemmung mit erhöhter Irritierbarkeit und Erregung wurde bei bis zu 30 % berichtet, vorrangig bei jüngeren, impulsiven Patienten mit kognitiver Einschränkung

Behandlung von älteren Patienten

- Vorsicht beim Einsatz von Benzodiazepinen, die über die Abbauwege der Phase I eliminiert werden (alle außer Lorazepam, Oxazepam und Temazepam), da es zu zum Teil erheblichen Kumulationen bei älteren oder leberinsuffizienten Patienten kommen kann
- Vorsicht bei Kombinationstherapien mit anderen zentralwirksamen Substanzen; eine Übersedierung kann zu Verwirrtheit und Desorientiertheit führen
- Ältere Patienten sind empfindlicher für unerwünschte zentrale Effekte, insbesondere Gedächtnisstörungen, kognitive Störungen, Gangstörungen und Sturzneigung, insbesondere sollte eine langzeitige Verwendung vermieden werden
- Unter Benzodiazepinen wurde eine 3-fache Erhöhung des Sturzrisikos mit Frakturen beschrieben
- Eine Assoziation mit dem einem erhöhten Demenzrisiko wurde ebenfalls beobachtet, bei noch unklarer Kausalität

Schwangerschaft

- Unter www.embryotox.de sind die jeweils aktuellen Beobachtungen und Bewertungen gesammelt und frei verfügbar
- Benzodiazepine und ihre Metabolite können die Plazenta passieren und im fetalen Organismus kumulieren
- Benzodiazepine wurden mit einem erhöhten Risiko angeborener Anomalien bei Verwendung in den ersten 3 Schwangerschaftsmonaten in Verbindung gebracht. Fetale Entzugssymptome können bei längerer Einnahme während der Schwangerschaft auftreten
- Eine Benzodiazepineinnahme in den letzten Wochen der Schwangerschaft kann beim Neugeborenen ein „Floppy infant"-Syndrom auslösen mit Hypothermie, verringertem Muskeltonus, Atemdepression und verringerter Nahrungsaufnahme

Stillzeit

- Der Übertritt der Benzodiazepine in die Muttermilch (bei Diazepam bis zu 13 % der mütterlichen Dosis, bei Lorazepam bis zu 7 %) kann beim Säugling Symptome wie Sedierung, verringerter Nahrungsaufnahme, Gewichtsverlust, Lethargie und Schwierigkeiten der Temperaturregulation verursachen
- Die Fähigkeit des Neugeborenen, Benzodiazepine zu eliminieren, ist insbesondere in den ersten sechs Lebenswochen deutlich verringert. Dieses kann zur verstärkten Kumulation von insbesondere langwirksamen Benzodiazepinen und ggf. ihrer aktiven Metabolite führen
- Daher sollten bei stillenden Müttern, die Benzodiazepine einnehmen müssen, kurz wirksame Substanzen ohne aktive Metabolite verwendet werden (z. B. Lorazepam). Beim Säugling sollte auf Trinkschwierigkeiten und Sedierung geachtet werden

Hinweise für die Pflege	
	• Das Ausmaß der Angst der Patienten sollte beobachtet werden, um zu prüfen, ob eine Symptomkontrolle gelingt bzw. eine Übersedierung auftritt • Die verordnete Dosis sollte nicht überschritten werden. Dem Patienten soll geraten werden, die Dosis nicht zu erhöhen oder zu senken, ohne den zuständigen Behandler zuvor zu Rate zu ziehen • Patienten sollten darüber informiert werden, dass keine gefährlichen Tätigkeiten, die Daueraufmerksamkeit und Konzentration erfordern, nach Benzodiazepineinnahme erfolgen sollten. Der Patient sollte eventuell auftretende Gedächtnisstörungen dem Behandler berichten • Der Patient sollte keine anderen zentral wirksamen Medikamente, auch keine freiverkäuflichen, ohne Rücksprache mit dem Behandler verwenden • Ein exzessiver Koffeinkonsum kann die Wirkung der Anxiolytika aufheben oder vermindern • Eine Toleranzentwicklung und ein Missbrauch können auftreten. Der Patient sollte darauf sensibilisiert werden, dass Entzugssymptome bei abruptem Absetzen nach langzeitiger Einnahme auftreten können • Der Patient sollte darüber informiert werden, das Grapefruit- oder Granatapfelsaft die Wirkung verschiedener Benzodiazepine erhöht bzw. verlängert, was zu unerwünschten Effekten führen kann • Antazida verzögern die Resorption von Benzodiazepinen im Darm. Zur Vermeidung dieser Wechselwirkung kann die Einnahme zeitlich versetzt von der Benzodiazepineinnahme erfolgen

Hinweise für Patienten	
	• Ausführliche Patienteninformationen zu Hypnotika: siehe Seite 586

Wechselwirkungen	
	• Vielfältige Wechselwirkungen; klinisch relevante Interaktionen werden in Tabelle 36. Benzodiazepine: Wechselwirkungen aufgeführt • Für weiterführende Informationen kann auch das entsprechende Buchkapitel des Interaktionspartners oder eine Interaktionsdatenbank wie www.mediq.ch zu Rate gezogen werden

Tabelle 36. Benzodiazepine: Wechselwirkungen

Substanzgruppe	Beispiel	Wechselwirkung
Anästhetika	Ketamin	• Verzögerte Erholung unter Kombinationstherapie mit Diazepam aufgrund verringerter Metabolisierung • Benzodiazepine können den antidepressiven Effekt von Ketamin in der Depressionsbehandlung vermindern • Eine mögliche Abschwächung der Ketaminresponse durch Benzodiazepine wurde diskutiert, dieses könnte durch den GABA-Rezeptor-vermittelten zentral dämpfenden Effekt der Benzodiazepine oder durch eine Senkung der ketaminbezogenen Aktivierung und dopaminerger Neurone im Nucleus accumbens und im Striatum hervorgerufen sein
Antibiotika	Clarithromycin, Erythromycin	• Verlangsamte Metabolisierung und entsprechend erhöhter Plasmaspiegel von Benzodiazepinen, die durch CYP 3A4 metabolisiert werden, z.B. Triazolam um bis zu 52 %, Alprazolam bis zu 60 %, und Diazepam, keine Wechselwirkung mit Azithromycin
	Chloramphenicol	• Verlangsamte Metabolisierung und entsprechend erhöhter Plasmaspiegel von Benzodiazepinen, die über CYP 2C19 oder 3A4 metabolisiert werden

Tabelle 36. Benzodiazepine: Wechselwirkungen (Fortsetzung)

Substanzgruppe	Beispiel	Wechselwirkung
	Ciprofloxazin	• Verlangsamte Metabolisierung und entsprechend erhöhter Plasmaspiegel von Diazepam durch Inhibition von CYP 1A2 und 3A4
	Quinupristin/Dalfopristin	• Verlangsamte Metabolisierung und entsprechend erhöhter Plasmaspiegel von Diazepam durch Inhibition von CYP 3A4
Antikonvulsiva	Barbiturate, Carbamazepin	• Beschleunigte Metabolisierung und entsprechend reduzierter Plasmaspiegel von Benzodiazepinen, die über CYP 2C19 oder 3A4 metabolisiert werden, wie Alprazolam (um 50 %), Clonazepam (um 19–37 %) und Diazepam; zudem additive ZNS-Wirkungen
	Phenytoin	• Es wurden sowohl Erhöhungen als auch Senkungen des Phenytoinspiegels beobachtet, der Mechanismus ist unklar • Es wurden erhöhte Phenytoinspiegel und Toxizität berichtet unter Kombinationsbehandlung mit Diazepam, Chlordiazepoxid oder Clonazepam. Beschleunigte Metabolisierung und verringerter Plasmaspiegel von Benzodiazepinen, die über CYP 3A4 metabolisiert werden
	Valproat	• Verdrängung von Diazepam aus der Proteinbindung, infolgedessen erhöhter Anteil der freien Fraktion im Plasma • Verlangsamte Metabolisierung und erhöhter pharmakologischer Effekt von Clonazepam und Lorazepam
Antidepressiva		
Trizyklische Antidepressiva	Desipramin, Imipramin	• Erhöhter Plasmaspiegel von Desipramin und Imipramin durch Alprazolam um 20 % bzw. 31 % • Unter Kombinationsbehandlung mit Desipramin und Triazolam wurde eine Hypothermie beobachtet, die keine der beiden Substanzen in Monotherapie verursacht
SSRI	Fluoxetin, Fluvoxamin, Sertralin	• Verlangsamte Metabolisierung und erhöhter Plasmaspiegel von Benzodiazepinen, die über CYP 3A4 verstoffwechselt werden, inklusive Alprazolam (um 100 % mit Fluvoxamin, um 46 % mit Fluoxetin) und Diazepam (um 13 % mit Sertralin)
SARI	Nefazodon	• Verdopplung des Spiegels von Alprazolam und Verfünffachung des Spiegels von Triazolam durch Inhibition von CYP 3A4
Antimykotika	Fluconazol, Itraconazol, Ketoconazol	• Verringerte Metabolisierung und verlängerte Halbwertszeit von Chlordiazepoxid, verringerte Metabolisierung von Triazolam (6–7-fach), Dosis um 50 bis 75 % senken, AUC von Alprazolam bis zu vervierfacht
Antipsychotika	Clozapin	• Sedierung, erhöhter Speichelfluss, Hypotension bis zum Kollaps, Delir und Atemdepression bis zum Atemversagen berichtet, wahrscheinlicheres Auftreten in der Frühphase der Behandlung, wenn Clozapin zu Benzodiazepinen hinzugegeben wird
	Olanzapin	• Potenzierung des sedierenden Effekts, wenn Lorazepam mit intramuskulärem Olanzapin kombiniert wird. Diese Kombination ist zu vermeiden, da Hypotension, Bradykardie, Atemdepression und zentrale sedierende Effekte potenziert werden können
Antiretrovirale Wirkstoffe		
	Stribild (Elvitegravir + Cobicistat + Emtricitabin + Tenofovir)	• Verlangsamte Metabolisierung von Benzodiazepinen, die mittels Oxidation (CYP 3A4) verstoffwechselt werden • Kombination mit Midazolam ist kontraindiziert. Midazolameffekte wie verlängerte Sedierung, Atemdepression und Verwirrtheitszustände können verstärkt werden
Proteasehemmer	Indinavir, Ritonavir	• Erhöhte Plasmaspiegel von Benzodiazepinen, die mittels Oxidation (CYP 3A4) verstoffwechselt werden (z. B. Alprazolam, Triazolam)

Tabelle 36. Benzodiazepine: Wechselwirkungen (Fortsetzung)

Substanzgruppe	Beispiel	Wechselwirkung
Tuberkulostatika	Isoniazid	• Verlangsamte Metabolisierung von Benzodiazepinen, die mittels Oxidation (CYP 3A4) verstoffwechselt werden (Triazolam-Clearance sinkt um 75 %)
	Rifampin	• Beschleunigte Metabolisierung von Benzodiazepinen, die mittels Oxidation (CYP 3A4) verstoffwechselt werden (z.B. Diazepam um 300 %); Rifampicin ist ein Paninduktor der Cytochrom P 450-Isoenzyme
Anxiolytika	Buspiron	• Die Vorbehandlung einer generalisierten Angststörung mit Benzodiazepinen kann die spätere Response auf Buspiron vermindern
Betablocker	Propranolol	• Verlängerte Halbwertszeit und verringerte Clearance von Diazepam und Bromazepam (keine Wechselwirkung mit Alprazolam, Lorazepam oder Oxazepam)
Koffein		• Kann die sedierenden und anxiolytischen Effekte antagonisieren und Einschlafstörungen verschlechtern
Kalziumantagonisten	Diltiazem	• Verlangsamte Metabolisierung von Benzodiazepinen, die über CYP 3A4 verstoffwechselt werden, Triazolamspiegel um 100 % erhöht beschrieben
Zentral sedierende Substanzen	Alkohol	• Unter Alprazolam wurde verstärkte Aggression bei moderaten Alkoholkonsumenten beschrieben • Die Konzentration verschiedener Benzodiazepine im ZNS wird durch Ethanol verändert: Die Triazolamkonzentration gesenkt, die Diazepamkonzentration erhöht, Chlordiazepoxid wird nicht beeinflusst
	Antihistaminika, Barbiturate	• Die zentral sedierenden Effekte werden verstärkt, unter hohen Dosen können Atemdepression oder komatöse Zustände auftreten • Barbiturate sind Paninduktoren von Cytochrom-Isoenzymen und können darüber die Metabolisierung von Benzodiazepinen beschleunigen
Digitalisglykoside	Digoxin	• Alprazolam kann den Serumspiegel von Digoxin erhöhen, der Mechanismus ist unbekannt, könnte aber mit der reduzierten Plasmaeiweißbindung zusammenhängen
Disulfiram		• Geringere Clearance von Chlordiazepoxid (um 54 %) und Diazepam (um 41 %), kein Effekt auf Oxazepam beschrieben
Grapefruitsaft		• Erhöhte Bioverfügbarkeit von Diazepam und Triazolam durch Hemmung von CYP 3A4 im Darm durch Grapefruitsaft • Verringerte Metabolisierung von Alprazolam, Diazepam und Triazolam durch Inhibition von CYP 3A4, in der Folge erhöhte C_{max}; klinische Relevanz nicht gesichert
H_2-Blocker	Cimetidin	• Verlangsamte Metabolisierung von Benzodiazepinen, die über CYP 1A2, 2C19, 2D6 und oder 3A4 metabolisiert werden (kein Effekt mit Ranitidin oder Famotidin), C_{max} von Alprazolam um 86 % erhöht
Hormone	Östrogen, orale Antikonzeptiva	• Verlangsamte Metabolisierung von Benzodiazepinen, die über Oxidation metabolisiert werden (z.B. Diazepam, Chlordiazepoxid, Nitrazepam), Halbwertszeit von Alprazolam um 29 % erhöht • Aufgrund der Hemmung der Metabolisierung kann die Clearance von Kombinationspräparaten zur oralen Antikonzeption durch eine Kombinationsbehandlung mit Diazepam verringert sein
Kava Kava		• Kann zentrale Effekte potenzieren, dieses kann zu erhöhter Toxizität und unerwünschten Effekten führen
Lithium		• Erhöhte Inzidenz von sexueller Dysfunktion (bis zu 49 %) in Kombination mit Benzodiazepinen

Tabelle 36. Benzodiazepine: Wechselwirkungen (Fortsetzung)

Substanzgruppe	Beispiel	Wechselwirkung
L-Dopa		• Benzodiazepine können durch den GABA-agonistischen Effekt die Wirksamkeit von L-Dopa vermindern
Opioide		• Erhöhtes Risiko schwerer unerwünschter Effekte wie Atemdepression, Koma oder Tod in Kombination mit Benzodiazepinen
Granatapfelsaft		• Erhöhte Bioverfügbarkeit von Diazepam und Triazolam durch Hemmung der intestinalen CYP 3A4 durch Granatapfelsaft • Verlangsamte Metabolisierung von Alprazolam, Diazepam und Triazolam durch Inhibition von CYP 3A4, infolgedessen erhöhte C_{max}
Probenecid		• Verlangsamte Clearance von Lorazepam (um 50 %)
Protonenpumpen-hemmer	Omeprazol	• Vermehrte Ataxie und Sedierung durch verringerte Metabolisierung der Benzodiazepine, die durch Oxidation metabolisiert werden (kein Effekt mit Lansoprazol)
Johanniskraut		• Verringerte AUC von Alprazolam (um 40 %) und Halbwertszeit (um 24 %) durch beschleunigte Metabolisierung über CYP 3A4

Tabelle 37. Benzodiazepine: Übersicht

Wirkstoff	Äquivalenz-dosis*	T_{max} = Zeit bis zum Erreichen von C_{max}	Lipophilie**	Wirk-eintritt	Plasmaeiweiß-bindung (PB) Verteilungs-volumen (Vd)	t ½ (Muttersubstanz und aktive Metabolite)	Metabolisie-rungswege Aktive Metabolite	Zugelassene Dosis
Alprazolam	0,25 mg Wirkstärke: Hoch	1–2 Std. (eine fettreiche Mahlzeit erhöht C_{max} um 25 % und senkt T_{max} um 30 %) Höhere C_{max} bei Asiaten	Moderat	15–30 Min.	PB: 80 % Resorption schnell und vollständig	Muttersubstanz: 12–15 Std. t ½ verlängert bei Adipositas, Leberinsuffizienz und bei Asiaten. Clearance bei älteren Patienten ca. 50–80 % im Vergleich zu jüngeren Patienten. Raucher: t ½ reduziert, Plasmaspiegel gesenkt auf bis zu 50 %, Clearance um 24 % erhöht	Oxidation (CYP 3A4) Aktive Metabolite: Ja	*Angst:* Bis zu 4 mg/Tag in mehreren Einzeldosen Nieren- oder Leberinsuffizienz: Vorsicht, ggf. Dosisreduktion. Kein Einsatz bei schwerer Leberinsuffizienz (Enzephalopathierisiko)
Bromazepam	2,5–3 mg Wirkstärke: Hoch	1–4 Std. Ältere Pat.: 2–12 Std.; C_{max} erhöht	Niedrig	15–30 Min.	PB: 70 % Vd: 0,9 l/kg	Muttersubstanz: 8–30 Std. Metabolite: 8–30 Std. Ältere Pat.: t ½ verlängert	Konjugation (Glucoronidierung) Aktive Metabolite: Ja	*Angst:* Initial: 3–6 mg/Tag in mehreren Einzeldosen Dauertherapie: 6–30 mg/d Nieren- oder Leberinsuffizienz: Dosis halbieren

Tabelle 37. Benzodiazepine: Übersicht (Fortsetzung)

Wirkstoff	Äquivalenzdosis*	T_{max} = Zeit bis zum Erreichen von C_{max}	Lipophilie**	Wirkeintritt	Plasmaeiweißbindung (PB) Verteilungsvolumen (Vd)	t ½ (Muttersubstanz und aktive Metabolite)	Metabolisierungswege Aktive Metabolite	Zugelassene Dosis
Chlordiazepoxid	12,5 mg Wirkstärke: Niedrig (Muttersubstanz schwächer wirksam als Metabolite)	0,5–4 Std.	Moderat	15–30 Min.	PB: 90–98 % Vd: 3,3 l/kg	Muttersubstanz: 5–30 Std. Metabolite: 24–96 Std. t ½ bei Leberzirrhose 2–3-fach verlängert	Oxidation (CYP 1A2) Aktive Metabolite: Ja, Kumulationsgefahr bei längerer Anwendung	*Angst:* Bis zu 62,5 mg/Tag, Einzeldosis von 25 mg sollte nicht überschritten werden Niereninsuffizienz: Dosis halbieren bei Patienten mit Kreatininclerance unter 10 ml/min Leberinsuffizienz: Dosis verringern, bei schwerer Leberinsuffizienz nicht verwenden (Enzephalopathierisiko) Ältere Pat.: Dosis halbieren
Clonazepam	0,25 mg Wirkstärke: Hoch	1–2 Std. Resorption schnell und komplett	Niedrig	15–30 Min.	PB: 86 % Vd: 1,5–4,4 l/kg	Muttersubstanz: 18–50 Std.	Oxidation (CYP 3A4); Reduktion Aktive Metabolite: Keine	*Epilepsien:* Maximaldosis: 20 mg/Tag Niereninsuffizienz: Keine Dosisanpassung erforderlich Bei schwerer Leberinsuffizienz kontraindiziert
Diazepam	5 mg Wirkstärke: Mittelstark	0,5–2 Std.	Hoch	15 Min. oder schneller; schneller Wirkeintritt gefolgt von Umverteilung ins Fettgewebe, nach i.m.-Gabe unregelmäßige Resorption	PB: 98 %; niedriger bei älteren Pat., daher dort höhere Serumspiegel mit höherer freier Fraktion Vd: 1 l/kg	Muttersubstanz: 20–80 Std. Metabolite: 50–200 Std. kürzere t ½ und höhere Clearance bei Männern; t ½ 2–3-fach verlängert bei Leberzirrhose; Raucher, insbesondere junge, haben eine höhere Clearance	Oxidation (CYP 1A2, 2C9, 2C19, 3A4) Aktive Metabolite: Ja Kumulation bei Dauertherapie	Bei Behandlung von Zuständen mit erhöhtem Muskeltonus: initial bis zu 20 mg/Tag, in Erhaltungstherapie 10 mg/Tag Behandlung akuter Angst-, Spannungs-, Erregungszustände: stationär bis zu 60 mg/Tag Ältere oder geschwächte Patienten, Patienten mit hirnorganischen Veränderungen, Kreislauf- und Atmungsschwäche oder gestörter Leber- oder Nierenfunktion: Dosis halbieren

Tabelle 37. Benzodiazepine: Übersicht (Fortsetzung)

Wirkstoff	Äquivalenzdosis*	T_{max} = Zeit bis zum Erreichen von C_{max}	Lipophilie**	Wirkeintritt	Plasmaeiweißbindung (PB) Verteilungsvolumen (Vd)	t ½ (Muttersubstanz und aktive Metabolite)	Metabolisierungswege Aktive Metabolite	Zugelassene Dosis
Flurazepam	7,5–15 mg Wirkstärke: Niedrig	0,5–1 Std.	Hoch	15 Min. oder schneller	PB: 97 % Vd: 3,4 l/kg	Muttersubstanz: nicht signifikant, Prodrug Metabolite: 40–100 Std.	Oxidation (CYP 2C9 und 3A4) Aktive Metabolite: Ja Schnelle Aktivierung durch Metabolisierung, Kumulationsgefahr bei älteren Pat. erhöht	*Insomnie:* 15–30 mg zur Nacht, so kurz wie möglich, max. 4 Wochen Behandlungsdauer Leber- oder Niereninsuffizienz: Dosis individuell reduzieren
Lorazepam	0,5–1 mg Wirkstärke: Hoch	Oral: 2–4 Std. I. m.: 45–75 Min. I. v.: 5–10 Min. Sublingual: 1 Std. Sublingual gute Resorption	Moderat	15–30 Min.	PB: 88–93 % Vd: 1,3 l/kg	Muttersubstanz: 10–20 Std.; verlängert bei Frauen; t ½ und Vd bei Zirrhose verdoppelt	Konjugation (Glucuronidierung) Aktive Metabolite: Nein Reduzierte Clearance (um 22 %) bei älteren Pat. (eine Studie)	Behandlung akuter Angst-, Spannungs-, Erregungszustände: bis zu 2,5 mg/Tag, stationär bis zu 7,5 mg/Tag
Nitrazepam	5 mg Wirkstärke: Mittelstark	2–3 Std.	Niedrig	30–60 Min.	PB: 85 % Vd: 2,4 l/kg	Muttersubstanz: 24–29 Std.	Reduktion (CYP 2E1) Aktive Metabolite: Nein Bei älteren Patienten: Metabolisierung verlangsamt, Kumulationsgefahr	*Insomnie:* 5–10 mg zur Nacht Niereninsuffizienz: bei schwerer Niereninsuffizienz vermeiden Leberinsuffizienz: Keine Daten vorliegend

Tabelle 37. Benzodiazepine: Übersicht (Fortsetzung)

Wirkstoff	Äquivalenzdosis*	T_{max} = Zeit bis zum Erreichen von C_{max}	Lipophilie**	Wirkeintritt	Plasmaeiweißbindung (PB) Verteilungsvolumen (Vd)	t ½ (Muttersubstanz und aktive Metabolite)	Metabolisierungswege Aktive Metabolite	Zugelassene Dosis
Oxazepam	10 mg Wirkstärke: Niedrig	2–4 Std.	Niedrig	30–60 Min.	PB: 86–99 % Vd: 0,6 l/kg	Muttersubstanz: 5–20 Std.; t ½ bei Frauen verlängert; ebenso bei Niereninsuffizienz	Konjugation (Glucuronidierung) Aktive Metabolite: Nein	*Angst-, Spannungs- und Erregungszustände:* bis zu 60 mg täglich *Insomnie:* 10 mg, max. 30 mg ca. 1 Std. vor dem Schlafen Niereninsuffizienz: Keine Dosisanpassung erforderlich Leberinsuffizienz: Keine Daten vorliegend
Temazepam	10 mg Wirkstärke: Niedrig	2–3 Std.	Moderat	30–60 Min.	PB: 96 % Vd: 1,4 l/kg	Muttersubstanz: 10–20 Std.; bei Frauen längere Eliminationshalbwertzeit	Konjugation (Glucuronidierung) Aktive Metabolite: Keine 5 % als Oxazepam im Urin ausgeschieden; Plasmaspiegel unter der Nachweisgrenze	*Insomnie:* 10–40 mg zur Nacht Niereninsuffizienz: Keine Dosisanpassung erforderlich Leberinsuffizienz: Keine Daten vorliegend
Triazolam	0,25 mg Wirkstärke: Hoch	1–2 Std.	Moderat	15–30 Min.	PB: 89–94 % Vd: 0,8–1,8 l/kg	Muttersubstanz: 1,5–5 Std.	Oxidation: (CYP 3A4) Aktive Metabolite: Keine Clearance bei älteren Pat. auf 50–80 % reduziert	*Insomnie:* 0,125–0,25 mg zur Nacht Niereninsuffizienz: Keine Dosisanpassung erforderlich Leberinsuffizienz: Start mit 0,125 mg

* Basierend auf Dr. Heather Ashton's „Benzodiazepine Equivalency Table", https://www.benzo.org.uk/bzequiv.htm; ** Die Lipophilie bestimmt den Grad der Anreicherung im peripheren Fettgewebe, was zu Umverteilungsphänomenen führen kann und in einem hohen Verteilungsvolumen abgebildet wird. Zudem hängt die Blut-Hirn-Schrankengängigkeit von der Lipophilie ab. Eine höhere Lipophilie führt zu einem schnelleren Wirkungseintritt und zu höherem Risiko mnestischer Beeinträchtigungen

Pregabalin

Wirkstoff	Substanzgruppe	Beispielpräparat	Galenik und Dosierung
Pregabalin	Gabapentinoid	Lyrica	Lösung: 20 mg/ml, Hartkapseln: 25 mg, 50 mg, 75 mg, 100 mg, 150 mg, 200 mg, 225 mg, 300 mg

Indikationen

- Generalisierte Angststörung
- Neuropathische Schmerzen
- Zusatztherapie von partiellen Anfällen mit und ohne sekundäre Generalisierung im Erwachsenenalter

Allgemeine Hinweise

- Wirkweise ähnlich dem Gabapentin, bei linearer Kinetik und höherer Resorption

Pharmakologie

- GABA-Analogon, bindet wie auch Gabapentin an eine Untereinheit spannungsabhängiger Calciumkanäle vom P/Q-Typ. Darüber hemmt Pregabalin die Freisetzung von Glutamat, Noradrenalin und Substanz P und senkt so die neuronale Übererregbarkeit

Dosierung

- Die übliche therapeutische Dosis liegt bei 150 und 600 mg täglich, verabreicht in zwei oder drei Einzeldosen
- Die Pregabalin-Behandlung kann mit einer Tagesdosis von 150 mg begonnen werden. Abhängig vom klinischen Ansprechen und der individuellen Verträglichkeit kann die Dosis nach 1 Woche auf 300 mg täglich erhöht werden. Nach 1 weiteren Woche kann die Dosis auf 450 mg täglich gesteigert werden. Die Höchstdosis von 600 mg täglich kann nach einer weiteren Woche erreicht werden. Häufig 200–450 mg sinnvolle Tagesdosis

Pharmakokinetik

- Rasche Resorption, C_{max} nach 1 h erreicht. Bei Einnahme zu Mahlzeiten verzögerte T_{max} auf 2,5 h und verringerte C_{max} um 25–30 %
- Orale Bioverfügbarkeit ≥90 %, dosisunabhängig. Steady-State nach 24 bis 48 Stunden erreicht. t½ 5–6,5 h
- Bei eingeschränkter Leberfunktion keine Dosisanpassung erforderlich
- Elimination zu 98 % unverändert renal, Anpassung der Pregabalin-Dosis in Abhängigkeit von der Nierenfunktion (Kreatinin-Clearance):
  - ≥60 ml/min: Anfangsdosis 150 mg/Tag, Höchstdosis 600 mg/Tag (aufgeteilt in 2 oder 3 Einzeldosen)
  - ≥30 bis <60 ml/min: Anfangsdosis 75 mg/Tag; Höchstdosis 300 mg/Tag (aufgeteilt in 2 oder 3 Einzeldosen)
  - ≥15 bis <30 ml/min: Anfangsdosis 25–50 mg pro Tag; Höchstdosis 150 mg/Tag (als Einzeldosis oder aufgeteilt in 2 Einzeldosen)
  - <15 ml/min: Anfangsdosis 25 mg pro Tag; Höchstdosis 75 mg pro Tag (als Einzeldosis)

Unerwünschte Arzneimittelwirkungen (UAW)

- Sehr häufig: Benommenheit, Schläfrigkeit, Kopfschmerzen
- Gelegentlich Herzinsuffizienz bei älteren, kardial vorgeschädigten Patienten
- Schwere Atemdepression wurde unter Pregabalin berichtet. Höheres Risiko bei Patienten mit beeinträchtigter Atemfunktion, Atemwegs- oder neurologischen Erkrankungen, Niereninsuffizienz sowie Patienten, die gleichzeitig ZNS-depressive Substanzen anwenden, und älteren Patienten

Absetzphänomene

- Schlafstörungen, Kopfschmerzen, Übelkeit, Diarrhoe, Angst, Hyperhidrose, epileptische Anfälle und delirante Zustände, ausgeprägtes Craving
- Hinweise für ein erhöhtes Abhängigkeitsrisiko unter Pregabalin, insbesondere bei Patienten mit einer bereits bestehenden Opioidabhängigkeit. Die Gabe von Pregabalin sollte daher bei diesen vermieden werden
- Ursachen für den missbräuchlichen Konsum: u.a. der entspannende und euphorisierende Effekt von Pregabalin und die Reduktion von Entzugssymptomen

Anwendungsbeschränkungen und Vorsichtsmaßnahmen

- Wegen häufiger Schläfrigkeit und Benommenheit keine aktive Teilnahme am Straßenverkehr und Bedienen von Maschinen

Überdosierung und Toxizität

- Anders als Gabapentin keine sättigbare, sondern lineare intestinale Resorptionskinetik. Therapeutische Breite sehr hoch, Monointoxikationen mit geringer Symptomatik. Todesfälle jedoch bei Mischkonsum beschrieben

Schwangerschaft

Die jeweils aktuellsten Informationen sind frei unter www.embryotox.de abrufbar

- Pregabalin darf während der Schwangerschaft nicht angewendet werden, außer bei zwingender Indikation. Tierexperimentelle Studien haben eine Reproduktionstoxizität gezeigt. Das potenzielle Risiko für den Menschen ist nicht bekannt

Stillzeit

- Übertritt in die Muttermilch, Risiko für das Baby nicht bekannt

Buspiron

Verfügbare Substanzen

Wirkstoff	Handelsnamen Deutschland	Handelsnamen Österreich	Handelsnamen Schweiz
Buspiron	Bespar, Busp	Bespar	Nicht im Handel

Indikationen

→ Zugelassen zur symptomatischen Behandlung von Angstzuständen mit folgender Leitsymptomatik: Angst, innere Unruhe, Spannungszustände

- Kann bei Zwangsstörungen Angstsymptomatik vermindern
- Depression – als Augmentation zum Antidepressivum
- Sozialphobie – widersprüchliche Befunde zur Wirksamkeit, kann als Augmentation bei Teilresponse auf SSRI sinnvoll sein
- Prämenstruelles Syndrom – könnte Reizbarkeit vermindern
- Agitation, Aggression/antisoziales Verhalten
- Fallberichte über Linderung von Bruxismus durch SSRI/SNRI

Allgemeine Hinweise

- Buspiron ist ein Anxiolytikum vom Azaspiron-Typ, anders als die Benzodiazepine hat es keinen antikonvulsiven oder muskelrelaxierenden Effekt
- Eine Toleranzentwicklung unter Buspiron wurde nicht berichtet
- Der fehlende atemdepressive Effekt qualifiziert Buspiron zum Einsatz bei Patienten mit Atemwegserkrankungen oder Schlafapnoe, es ist sogar möglicherweise eine Stimulation des Atemantriebes denkbar
- Minimaler Effekt auf Kognition, Gedächtnis oder Fahrtüchtigkeit
- Möglicherweise stärkerer Effekt auf Symptome von Angst, Irritabilität und Aggression und geringerer Effekt auf Verhalten
- In 8 dreiarmigen Studien ist Buspiron als Anxiolytikum untersucht worden. Es zeigte eine signifikante Überlegenheit über Placebo in vier von acht Studien, in den übrigen war Buspiron nicht besser als Placebo

Pharmakologie

- Die Pharmakologie von Buspiron ist noch nicht voll verstanden, es besteht eine Affinität für zentrale D_2-Rezeptoren als Agonist und Antagonist sowie an 5-HT_{1A}-Rezeptoren
- Buspiron inhibiert nicht die Monoamin-Transporter
- Der Hauptmetabolit (1-(2-pyrimidinyl)-Piperazin) ist ein Alpha-2-Adrenorezeptorantagonist und erhöht außerdem die Noradrenalin-Freisetzung

Dosierung

- Die Initialdosis liegt bei 5 mg zwei- bis dreimal täglich, eine Erhöhung in 5 mg-Schritten wird alle zwei bis drei Tage bis zu einer Maximaldosis von 60 mg täglich empfohlen
- Die übliche therapeutische Dosis liegt bei 20–30 mg täglich, verteilt auf zwei bis drei Einzelgaben
- Dosierungen bis zu 90 mg täglich sind bei Patienten mit Major Depression und damit verbundenen erheblichen Angstsymptomen verwendet worden
- Langsamer Wirkungseintritt, die Latenz kann zwei bis vier Wochen bis zum Auftreten des anxiolytischen Effektes betragen

→ **Nicht wirksam bei kurzfristigem, symptomorientiertem, akutem Einsatz**

Pharmakokinetik

- Die Resorption ist nahezu vollständig, der First-pass-Effekt verringert die orale Bioverfügbarkeit auf etwa 4 %
- Gleichzeitige Nahrungsaufnahme kann die Resorption reduzieren, den First-pass-Effekt aber erheblich mindern und damit die orale Bioverfügbarkeit erhöhen, C_{max} kann auf 116 % erhöht werden (n=8)
- Hohe Plasmaeiweißbindung (86 %)
- T_{max} 0,7–1,5 Stunden, Eliminationshalbwertszeit 2–3 Stunden
- Die Muttersubstanz wird metabolisiert über CYP 3A4, der Metabolit (1-(2-pyrimidinyl)-Piperazin) ist aktiv und wird von CYP 2D6 abgebaut. Die Clearance ist bei Nieren- und Leberinsuffizienz verringert

Unerwünschte Arzneimittelwirkungen (UAW)

- Sedierung gering ausgeprägt, psychomotorische und kognitive Funktionen nicht relevant beeinträchtigt
- Cephalgien bis zu 6 %, Schwindel bis zu 12 %, Benommenheit 3 %, Nervosität 5 %, Erregung 2 %; Müdigkeit, Parästhesie, Hypästhesie und gastrointestinale Symptome in weniger als 10 % der Patienten
- Buspiron bindet an zentrale Dopaminrezeptoren, dieses erhöht möglicherweise das Risiko von Dystonien, Pseudoparkinsonismus und Akathisie, obwohl dieses nicht in klinischen Studien beobachtet wurde. Eine Ruhelosigkeit zu Therapiebeginn wurde berichtet, dieses könnte Folge der dopaminergen und/oder noradrenergen Aktivität sein
- Es gibt Fallberichte zu Hypomanie oder Manie, primär bei älteren Patienten, höhere Dosen können Psychosen verschlechtern
- Ein dosisabhängiger Anstieg der Prolaktin- oder GH-Spiegel wurde berichtet

Absetzphänomene

- Absetzsymptome wurden nicht beschrieben

Anwendungsbeschränkungen und Vorsichtsmaßnahmen

- Es gibt keine Kreuztoleranz zu Benzodiazepinen; Benzodiazepinentzugssymptome werden nicht gemindert. Bei Umsetzung sollten Benzodiazepine langsam ausgeschlichen werden, wenn Buspiron aufdosiert wird
- Buspiron hat keinen antikonvulsiven Effekt, ist nicht untersucht und daher auch nicht empfohlen zum Einsatz bei Patienten mit epileptischen Anfällen in der Vorgeschichte

Überdosierung und Toxizität

- Eine erhebliche Überdosierung verstärkt die unerwünschten Effekte inklusive Übelkeit, Erbrechen und Benommenheit sowie Schwindel; eine Überwachung von Atmung, Blutdruck und Puls sowie symptomatische Therapie wird empfohlen

Behandlung von Kindern und Jugendlichen

- Detaillierte Angaben zur Behandlung von Kindern und Jugendlichen finden Sie im *Handbuch Psychopharmaka für das Kindes- und Jugendalter*[1]
- Buspiron ist mit 10–30 mg täglich bei ADHS, aggressiven Impulsdurchbrüchen, Autismus und zur Augmentation von SSRI bei Zwangsstörungen eingesetzt worden
- Schwindel, Antriebssteigerung, Euphorie, erhöhte Aggressionsneigung und psychotische Symptome wurden berichtet

Behandlung von älteren Patienten

- Buspiron ist nicht bekannt für Sedierung, kognitive Funktionseinschränkung, Enthemmung oder motorische Einschränkungen bei älteren Patienten
- Die Dosierung sollte reduziert werden bei Patienten mit verminderter Leber- oder Nierenfunktion

Schwangerschaft

- Die jeweils aktuellen Informationen sind kostenlos unter www.embryotox.de abrufbar
- Es wurden in Tierversuchen keine unerwünschten Effekte auf den Fötus berichtet. Da keine Daten bei Menschen vorliegen, ist eine sichere Anwendung während der Schwangerschaft bislang nicht nachgewiesen

Stillzeit

- Im Tierversuch geht Buspiron in die Muttermilch über. Der Übertritt in die menschliche Muttermilch ist mangels Untersuchungen nicht bekannt, ebenso wenig Effekte auf gestillte Kinder
- Therapiealternativen sind zu prüfen

Hinweise für die Pflege

- Unter Buspiron sind graduelle Effekte erwartbar, eine Verbesserung kann frühestens 7–10 Tage nach Therapiebeginn eintreten, kann aber auch erst nach 2–4 Wochen erkennbar werden
- Beim Umsetzen von einem Benzodiazepin auf Buspiron ist es wichtig, das Benzodiazepin langsam auszuschleichen, um ein Entzugssyndrom zu vermeiden
- Buspiron sollte kontinuierlich und nicht bedarfsweise eingenommen werden

Hinweise für Patienten

- Ausführliche Patienteninformationen zu Buspiron: siehe Seite 586

Wechselwirkungen

- Klinisch relevante Interaktionen werden in Tabelle 38. Buspiron: Wechselwirkungen aufgeführt
- Für weiterführende Informationen kann auch das entsprechende Buchkapitel des Interaktionspartners oder eine Interaktionsdatenbank wie www.mediq.ch zu Rate gezogen werden

Tabelle 38. Buspiron: Wechselwirkungen

Substanzklasse	Beispiel	Wechselwirkung
Antibiotika	Clarithromycin, Erythromycin	• Plasmaspiegelerhöhung von Buspiron (5-facher Anstieg der C_{max}) aufgrund der Hemmung von CYP 3A4
	Linezolid	• Als reversibler MAO-Hemmer kann Linezolid die serotonergen Effekte von Buspiron verstärken
Antidepressiva		
SSRI	Fluoxetin, Fluvoxamin	• Komedikation mit serotonergen Pharmaka erhöht das Risiko eines Serotoninsyndroms • Plasmaspiegelerhöhung von Buspiron (3-facher Anstieg der AUC) unter Fluvoxamin • Fallberichte über Serotoninsyndrom, Euphorie, Krampfanfälle oder Dystonien unter dieser Kombination
SARI	Trazodon	• Komedikation mit serotonergen Pharmaka erhöht das Risiko eines Serotoninsyndroms
TZA	Amitriptylin, Clomipramin	• Komedikation mit serotonergen Pharmaka erhöht das Risiko eines Serotoninsyndroms
Irreversible MAO-Hemmer	Tranylcypromin	• MAO-Hemmer potenzieren den Effekt serotonerger Substanzen wie Buspiron, was zum Serotoninsyndrom führen kann • MAO-Hemmer können in Kombination mit Buspiron den Blutdruck erhöhen
Antimykotika	Itraconazol, Ketoconazol	• Erhöhter Plasmaspiegel und Effekt von Buspiron aufgrund der Hemmung von CYP 3A4
Antipsychotika	Haloperidol	• Erhöhter Plasmaspiegel von Haloperidol (um 26 %), wahrscheinlich aufgrund von Substratverdrängung an CYP 3A4
Antiretrovirale Wirkstoffe		
Proteasehemmer	Indinavir, Ritonavir	• Erhöhter Plasmaspiegel und Effekt von Buspiron aufgrund der Hemmung von CYP 3A4
Tuberkulostatika	Rifampin	• Niedrigere Spitzenkonzentration und kürzere t ½ von Buspiron aufgrund einer Induktion von CYP 3A4
Benzodiazepine	Diazepam	• Vorbehandlung einer generalisierten Angststörung mit Benzodiazepinen kann die Response auf Buspiron mindern
Kalziumantagonisten	Diltiazem, Verapamil	• Erhöhter Plasmaspiegel (3,4–4-facher Anstieg von C_{max}) und Effekt von Buspiron aufgrund der Hemmung von CYP 3A4
Grapefruitsaft		• Erhöhte Spitzenkonzentration von Buspiron (C_{max} bis zu 15-fach erhöht), AUC (bis zu 20-fach) und t ½ (1,5-fach) aufgrund der Hemmung von CYP 3A4
Immunsuppressiva	Cyclosporin A	• Erhöhter Plasmaspiegel von Cyclosporin A mit möglichen renalen unerwünschten Effekten
Johanniskraut		• Komedikation mit serotonergen Pharmaka erhöht das Risiko eines Serotoninsyndroms • Niedrigere Plasmaspiegel von Buspiron aufgrund der Induktion von CYP 3A4

Weiterführende Literatur

Literatur

1. Bandelow B, Heise CA, Banaschewski T, Rothenberger A. Handbuch Psychopharmaka für das Kindes- und Jugendalter, Göttingen: Hogrefe, 2006

Zusätzlich empfohlene Literatur

- Allgulander C. Novel approaches to treatment of generalized Angst disorder. Curr Opin Psychiatry. 2010;23(1):37–42. doi:10.1097/YCO.0b013e328333d574
- Baldwin DS, Anderson IM, Nutt DJ, et al. Evidence-based pharmacological treatment of Anxiety disorders, post-traumatic stress disorder and obsessive-compulsive disorder: A revision of the 2005 guidelines from the British Association for Psychopharmacology. J Psychopharmacol. 2014;28(5):403–439. doi:10.1177/0269881114525674
- Baldwin DS, Aitchison K, Bateson A, et al. Benzodiazepines: Risks and benefits. A reconsideration. J Psychopharmacol. 2013;27(11):967–971. doi:10.1177/0269881113503509
- Canadian Agency for Drugs and Technologies in Health. Discontinuation strategies for patients with long-term benzodiazepine use: A review of clinical evidence and guidelines. [Rapid Response Report: Summary with critical appraisal; July 29, 2015]. Retrieved from http://www.ncbi.nlm.nih.gov/books/NBK310990/
- Canadian Agency for Drugs and Technologies in Health. Use of antipsychotics and/or benzodiazepines as rapid tranquilization in in-patients of mental facilities and emergency departments: A review of the clinical effectiveness and guidelines. [Rapid Response Report: Summary with critical appraisal; October 29, 2015]. Retrieved from http://www.ncbi.nlm.nih.gov/books/NBK350030/
- Canadian Agency for Drugs and Technologies in Health. Treatment of older adults with Insomnie, agitation, or delirium with benzodiazepines: A review of the clinical effectiveness and guidelines [Rapid Response Report: Summary with critical appraisal; January 14, 2016]. Retrieved from http://www.ncbi.nlm.nih.gov/books/NBK343886/
- Corrado PE, Gottlieb H, Rodriguez RV. Does long-term use of benzodiazepines result in deficits in cognition? A critical review. Drug Benefits Trends. 2007;19(3):116–120
- Chen SJ, Yeh CM, Chao TF, et al. The use of benzodiazepine receptor agonists and risk of respiratory failure in patients with chronic obstructive pulmonary disease: A nationwide population-based case-control study. Sleep. 2015;38(7):1045–1050. doi:10.5665/sleep.4808
- Dailly E, Bourin M. The use of benzodiazepines in the aged patient: Clinical and pharmacological considerations. Pak J Pharm Sci. 2008;21(2):144–150
- Donoghue J, Lader M. Usage of benzodiazepines: A review. Int J Psychiatry Clin Pract. 2010;14(2):78–87. doi:10.3109/13651500903447810
- Fortinguerra F, Clavenna A, Bonati M. Psychotropic drug use during breastfeeding: A review of the evidence. Pediatrics. 2009;124(4):e547-e556. doi:10.1542/peds.2009-0326
- Hoge EA, Ivkovic A, Fricchione GL. Generalized Angst disorder: Diagnosis and treatment. BMJ. 2012;345:e7500. doi:10.1136/bmj.e7500
- Hood SD. Latest guidelines for the management of the Angst disorders – a report from The International Angst Disorders Society Conference, Melbourne 2014. Australas Psychiatry. 2015;23(4):388–391. doi:10.1177/1039856215588209
- Murphy Y, Wilson E, Goldner EM, et al. Benzodiazepine use, misuse, and harm at the population level in Canada: A comprehensive narrative review of data and developments since 1995. Clin Drug Investig. 2016;36(7):519–530. doi:10.1007/s40261-016-0397-8
- Pariente A, de Gage SB, Moore N, et al. The benzodiazepine-dementia disorders link: Current state of knowledge. CNS drugs. 2016;30(1):1–7. doi:10.1007/s40263-015-0305-4

Verfügbare Substanzen

Wirkstoff	Substanzgruppe	Handelsnamen Deutschland	Handelsnamen Österreich	Handelsnamen Schweiz
	Benzodiazepine	(Siehe Seite 293)	(Siehe Seite 293)	(Siehe Seite 293)
Chloralhydrat	Chloralderivat	Chloraldurat	nicht verfügbar	Nervifene
Diphenhydramin	Antihistaminikum	Betadorm, Vomex, Vivinox	Dermodrin, Histaxin	Benocten, Bonox
Doxepin	Antidepressivum	Aponal, Doneurin, Mareen	entfällt	entfällt
Doxylamin	Antihistaminikum	Hoggar Night	Hoggar, Nuperal	Sanalepsin
Hydroxyzin	Antihistaminikum	Atarax	Atarax	Atarax
Tasimelteon	Melatoninrezeptor-antagonist	Hetloiz	Hetlioz	nicht zugelassen
L-Tryptophan	Aminosäure	Kalma	Kalma	Nur als Nahrungsergänzung
Melatonin	Indolalkylamid	Circadin	Circadin, Slenyto	Circadin, Slenyto
Mirtazapin	Antidepressivum	Remergil	Mirtapene, Mirtel	Remeron
Promethazin	Antihistaminikum	Atosil	entfällt	entfällt
Zaleplon	Pyrazolopyrimidin	Sonata	entfällt	Sonata, Vertrieb eingestellt
Zolpidem	Imidazopyridinderivat	Stilnox	Zoldem, Mondeal	Stilnox, Zoldorm
Zopiclon	Cyclopyrrolonderivat	Ximovan	Somnal	Imovane

Barbiturate dürfen nicht mehr als Hypnotika eingesetzt werden – aufgrund des hohen Abhängigkeitspotenzials, möglichen schweren Entzugssymptomen, schneller Toleranzentwicklung, geringer therapeutischer Breite, häufiger Arzneimittelinteraktionen durch Enzyminduktion sowie der möglichen Auslösung von Verhaltensänderungen wie Hyperaktivität und Depression

Indikationen

- Kurzzeitbehandlung von Schlafstörungen (Chloralhydrat, Diphenhydramin)
- Kurzzeitbehandlung von Schlafstörungen, nur bei klinisch bedeutsamem Schweregrad (Doxylamin, Zolpidem, Zopiclon)
- Schlafstörungen im Zusammenhang mit depressiven Erkrankungen oder leichten Entzugssyndromen (Doxepin)
- Angst- und Spannungszustände, nicht psychotische, emotional bedingte Unruhezustände (Hydroxyzin)
- Ein- und Durchschlafstörungen (Hydroxyzin)
- Juckreiz bei Urtikaria und Ekzem (Hydroxyzin)
- Prämedikation (Hydroxyzin)
- Behandlung als Monotherapie von Schlafstörungen bei Patienten ab 55 Jahren über bis zu 13 Wochen (Melatonin)
- Behandlung von Schlafstörungen, wenn andere Therapiemöglichkeiten nicht erfolgreich oder durchführbar waren (Promethazin)
- Bei blinden Erwachsenen zur Behandlung des Nicht-24-Stunden-Schlaf-Wach-Syndroms (Tasimelteon)
- Förderung der Schlafbereitschaft und Erleichterung des Einschlafens (L-Tryptophan)
- Schwerwiegende Einschlafstörungen (Zaleplon)

Allgemeine Hinweise

- Vor der Behandlung einer Schlafstörung ist zu prüfen, ob diese durch den Lebensstil bedingt ist (Schichtarbeit, ungünstige Schlafhygiene) oder Symptom einer anderen Erkrankung ist, wie z. B.:
  - psychiatrische Erkrankungen (z. B. Depression, Manie, Angsterkrankung, Psychose, Alzheimer-Demenz, ADHS)
  - internistische Erkrankung (Schilddrüsenfunktionsstörung, Ulcus, Schmerz)
  - medikamenteninduziert (z. B. durch Theophyllin, Sympathomimetika, einige Antidepressiva, Diuretika)
  - pneumologische Erkrankungen (z B. Asthma, Schlafapnoe)
  - Missbrauch von psychoaktiven Substanzen (z. B. Koffein, Alkohol, Kokain, Amphetamine)
  - andere Schlafstörungen (z. B. Restless-Legs-Syndrom, Narkolepsie)
- Zugrunde liegende Faktoren sollten behandelt werden (prädisponierende oder störungsunterhaltende Faktoren)
- Psychotherapeutische Therapieansätze sind ähnlich erfolgversprechend und bei primärer Insomnie oft nachhaltiger wirksam als pharmakologische Therapien. Nicht pharmakologische Therapieansätze (kognitiv-behaviorale Therapie, Entspannungstechniken) sollten vor oder zumindest während einer pharmakologischen Behandlung erfolgen; siehe auch unter Hinweise für die Pflege auf Seite 586
- Ziele der pharmakologischen Behandlung: (a) den Übergang von einer vorübergehenden zu einer chronischen Insomnie zu vermeiden, (b) eine Einschränkung der Leistungsfähigkeit infolge der Schlafstörung zu verhindern, (c) mögliche, der Schlafstörung zugrunde liegende Faktoren zu behandeln, einen erholsamen und erquickenden Schlaf zu ermöglichen (bezüglich Einschlafen, Schlafdauer, Schlafqualität und Konstanz), (d) eine Abhängigkeitsentwicklung zu vermeiden und (e) ein normales Schlafmuster auch ohne Notwendigkeit zur medikamentösen Intervention zu etablieren
- Die Anwendung von Schlafmitteln ist nur zeitlich begrenzt sinnvoll; eine langzeitige kontinuierliche Behandlung wird nicht empfohlen (in Fällen von schwerer chronischer Schlaflosigkeit kann diese dennoch gelegentlich erforderlich werden)
- Zopiclon, Zaleplon und Zolpidem werden als Z-Substanzen zusammengefasst

Pharmakologie

- Sedierende Antihistaminika blockieren den Histamin-(Subtyp 1-)Rezeptor im Gehirn und unterbrechen die kortikale Neurotransmission, die mit dem aktivierenden Effekt von Histamin in Verbindung gebracht wird
- Benzodiazepine binden unselektiv an unterschiedliche Subtypen des „Benzodiazepin"-$GABA_A$-Rezeptors im Gehirn; dieser enthält eine α_1-Untereinheit, die mit Sedierung, Ataxie und Amnesie in Verbindung gebracht wird. $GABA_A$-Rezeptor-Subtypen mit α_2- und/oder α_3-Untereinheiten haben eine stärkere anxiolytische Aktivität

- Zolpidem, Zopiclon und Zaleplon binden selektiv an die $GABA_A$-Rezeptorsubtypen mit einer α_1-Untereinheit, jedoch nicht mit α_2- oder α_3-Untereinheiten. Daher haben sie keine anxiolytischen Effekte wie die Benzodiazepine
- Tasimelteon ist ein Agonist am MT_1- und MT_2-Melatoninrezeptor mit einer größeren Affinität für MT_2. Dieser wird mit der Regulation zirkadianer Rhythmen in Verbindung gebracht

Dosierung

- Siehe Seite 322, Tabelle 41. Hypnotika/Sedativa: Dosierung und Pharmakokinetik
- Die Dosis sollte bei älteren Patienten und bei Patienten mit Leberfunktionsstörungen angepasst werden

Pharmakokinetik

- Siehe Seite 322, Tabelle 41. Hypnotika/Sedativa: Dosierung und Pharmakokinetik
- Zaleplon: Die Resorption und die Plasmaspitzenkonzentrationen können durch fetthaltige Mahlzeiten vermindert werden (C_{max} und T_{max} um 35 %). In einer Studie zeigten japanische Patienten einen Anstieg der C_{max} und der AUC um 37 % bzw. 64 %. Diese Befunde könnten durch Unterschiede in Körpergewicht bzw. der hepatischen Enzymausstattung erklärt werden
- Zolpidem: C_{max}, T_{max} und AUC liegen nach Gabe einer 20 mg-Dosis bei über 70-jährigen Patienten um 50 %, 32 % bzw. 64 % höher als bei jungen Erwachsenen. Frauen erreichen höhere Zolpidemserumspiegel als Männer. Aufgrund der hohen Plasmaproteinbindung entwickeln Patienten mit niedrigem Serumalbumin höhere Spiegel der freien Zolpidemfraktion
- Zopiclon: Die Eliminationshalbwertszeit kann bei älteren Personen und Patienten mit Leberfunktionsstörungen verdoppelt sein
- Tasimelteon: Fettreiche Mahlzeiten verzögern die T_{max} um 1,75 Stunden und senken die C_{max} um 44 %. Raucher haben einen Abfall der Wirksubstanz um ca. 40 %

Beginn und Dauer der Wirkung

- Siehe Seite 322, Tabelle 41. Hypnotika/Sedativa: Dosierung und Pharmakokinetik

Unerwünschte Arzneimittelwirkungen (UAW)

- Siehe Seite 326, Tabelle 42. Hypnotika/Sedativa: Übersicht
- Tagesmüdigkeit und Beeinträchtigung: abhängig von der Dosierung, der Halbwertszeit und der individuellen Toleranz des Patienten; das Risiko von Verkehrsunfällen ist erhöht
- Anterograde Amnesie: abhängig von Präparat, Wirkstärke und Dosierung
- Schlafstörung im Sinne eines Rebounds: abhängig von Präparat, Dosierung, Eliminationshalbwertszeit und Anwendungsdauer
- Bei höheren Dosierungen ist mit Atemdepression und Blutdrucksenkung zu rechnen
- Unter Hydroxyzin wurde selten Priapismus berichtet
- Der Metabolit von Hydroxyzin (Norchlorcyclizidin) hat chemische Ähnlichkeiten zum Metaboliten von Trazodon (m-Chlorophenylpiperazin); dieses legt einen vergleichbaren pharmakologischen Wirkmechanismus nahe
- Unter Zaleplon wurden Alpträume berichtet

Absetzphänomene

- Können bei längerfristiger Verwendung von allen Schlafmitteln auftreten (Ausnahmen: L-Tryptophan und Tasimelteon)
- Das abrupte Absetzen von Hypnotika kann zu folgender Symptomatik führen:
  - Absetzsymptome treten innerhalb von 1–2 Tagen bei kurz wirksamen Substanzen und innerhalb von 3–7 Tagen bei lang wirksamen Substanzen nach dem abrupten Absetzen nach einer Therapiedauer von mehr als 2 Wochen auf. Möglicherweise geringere Auftretenswahrscheinlichkeit bei Zopiclon und Zolpidem. Die typische Symptomatik beinhaltet Schlaflosigkeit, Übererregbarkeit, Übelkeit, Erbrechen, Angst, Appetitlosigkeit, Abgeschlagenheit und erhöhte Sensitivität (z.B. Photophobie). Ein abruptes Absetzen von hohen Dosierungen kann zu Muskelzucken, Hyperthermie, Tremor, Krampfanfällen und psychotischen Symptomen führen und einen letalen Verlauf nehmen
  - Rebound: Tritt Stunden bis Tage nach dem Absetzen auf, wird beschrieben als Verschlechterung der Schlafstörung über die Ausprägung vor der Behandlung hinaus; Alpträume möglich (aufgrund eines Rebounds von REM-Phasen). Bei kurz wirksamen Substanzen wurden häufiger Reboundphänomene beschrieben
  - Relapse: erneutes Auftreten der Schlafstörung mit ähnlicher Ausprägung wie vor der Behandlung nach dem Absetzen des Hypnotikums

Behandlung

- Das Absetzen eines Hypnotikums nach langem Einsatz sollte individuell geplant werden, gegebenenfalls ist ein Umsetzen auf eine länger wirksame Substanz in entsprechender Dosis mit folgender langsamer Dosisreduktion über mehrere Wochen hinweg erforderlich. Benzodiazepine: siehe Seite 297
- Eine begleitende kognitiv-behaviorale Therapie kann das Ausschleichen und letztlich das Absetzen eines Hypnotikums erleichtern

Anwendungsbeschränkungen und Vorsichtsmaßnahmen

- Ein abruptes Absetzen eines Hypnotikums (mit Ausnahme von L-Tryptophan und Tasimelteon) kann ein ausgeprägtes Absetzsyndrom hervorrufen. Für weiterführende Details siehe Abschnitt zu Absetzsyndromen
- Vorsicht vor möglichen Wechselwirkungen
- Eine gleichzeitige Verwendung von Hypnotika mit Opioiden kann zu erheblicher Atemdepression und letalem Ausgang führen. Therapiealternativen prüfen, notfalls Dosierungen und Behandlungsdauer minimieren
- Bei erfolglosen Absetzversuchen aufgrund von erheblicher Entzugssymptomatik kann ein langzeitiger (jahrelanger) Hypnotikakonsum die Folge sein. Dieser kann zu Gedächtnisstörungen, Stürzen und Frakturen bei älteren Patienten führen
- Ein Missbrauch kann auftreten, daher vorsichtige Verwendung bei Patienten mit hohem individuellen Risiko von Substanzkonsum (bei L-Tryptophan und Tasimelteon ist kein Missbrauchspotenzial beschrieben)
- Missbrauch kann zu Bewusstseinstrübungen und optischen Halluzinationen führen
- Eine Schlafapnoe stellt eine Kontraindikation dar
- Unter Zolpidem wurden Fälle von Schlafwandeln, exzessivem Essen und Autofahren in veränderten Bewusstseinszustände beschrieben
- Aufgrund der Berichte von Überhangphänomenen wurde die Maximaldosis bei Frauen begrenzt. Siehe Seite 322

Überdosierung und Toxizität

- Eine Überdosierung kann zu Schläfrigkeit, Verwirrtheit und Lethargie führen, in schweren Fällen können Ataxie, Hypotonie, Atemdepression selten, und noch seltener Todesfälle auftreten
- Unter Antihistaminika können paradoxe Effekte mit Übererregbarkeit auftreten

Behandlung

- Symptomatische Therapie; wenn erforderlich, primäre Giftelimination mittels Magenspülung. Intravenöse Flüssigkeitsgabe bei Bedarf
- Wie bei allen Intoxikationen sollten Atmung, Puls, Blutdruck und Vitalzeichen kontrolliert werden

Behandlung von Kindern und Jugendlichen

- Detaillierte Angaben zur Behandlung von Kindern und Jugendlichen finden Sie im *Handbuch Psychopharmaka für das Kindes- und Jugendalter*[1]
- Unter Antihistaminika können bei Kindern paradoxe Effekte mit Übererregbarkeit auftreten

Behandlung von älteren Patienten

- Bei älteren Patienten sollte die niedrigste effektive Dosis für die kürzestmögliche Zeit verwendet werden
- Besondere Vorsicht bei älteren Patienten und Patienten mit Leberfunktionsstörungen aufgrund von Kumulationsgefahr bei Substanzen mit langer Halbwertszeit und Metabolisierung in der Phase I
- Besondere Vorsicht bei Kombinationsbehandlung mit anderen ZNS-wirksamen Präparaten, additive Effekte mit erhöhtem Risiko von Verwirrtheit, Desorientiertheit und Delir sind möglich
- Antihistaminika, wie z.B. Diphenhydramin, werden bei älteren Patienten wegen möglicher anticholinerger Effekte nicht empfohlen
- Unter höheren Dosierungen wurde anterograde Amnesie berichtet
- Bei älteren Patienten sind die Zopiclon- und Zolpidemplasmaspiegel erhöht
- In Beobachtungsstudien ist ein Zusammenhang zwischen der Verwendung von Z-Substanzen und einem erhöhten Risiko demenzieller Erkrankungen beobachtet worden. Die Kausalität ist nicht gesichert; dennoch sollten ältere Patienten nur kurzzeitig Z-Substanzen bekommen
- Bei älteren Patienten wurde eine Verdopplung von Tasimelteonspiegeln im Vergleich zu jüngeren Erwachsenen beschrieben

Schwangerschaft

- Für weiterführende Informationen zum Einsatz in Schwangerschaft und Stillzeit siehe Seite 326. Tabelle 42. Hypnotika/Sedativa: Übersicht (Benozodiazepine: siehe Seite 302) sowie www.embryotox.de

Hinweise für die Pflege

- Ein besonderer Schwerpunkt sollte auf die individuellen Schlafgewohnheiten und zugrunde liegenden Faktoren, die zur Schlaflosigkeit beitragen können, gelegt werden. Dieses können Erkrankungen, Missbrauch von psychoaktiven Substanzen sowie Lebensstilfaktoren sein
- Versorgen Sie die Patienten mit Empfehlungen zur Schlafhygiene wie z.B. Verzicht auf Tagesschlaf und Koffein (6 Stunden vor dem Zubettgehen)
- Schlagen sie nicht pharmakologische Behandlungsmethoden von Schlafstörungen vor (kognitiv-behaviorale Therapie, Entspannungstechniken, regulärer Schlaf-Wach-Rhythmus)
- Prüfen Sie, ob andere Medikationen oder Substanzen (Nikotin, Stimulanzien, Alkohol) zur Schlafstörung beitragen könnten
- Informieren Sie den Patienten bezüglich des Risikos der Abhängigkeitsentwicklung, der Gewöhnung und der Gefahr kognitiver unerwünschter Effekte
- Gleichzeitige Nahrungsaufnahme verzögert den Plasmaspitzenspiegel von Tasimelteon und Zolpidem
- Ein abruptes Absetzen nach längerem Gebrauch kann bei den meisten Schlafmitteln zu schweren unerwünschten Effekten und Reboundsymptomen führen (siehe unter Absetzsyndrome), diese Präparate sollten über einen längeren Zeitraum ausgeschlichen werden

Hinweise für Patienten

- Ausführliche Patienteninformationen zu Schlafmitteln: siehe Seite 586

Wechselwirkungen

- Klinisch relevante Interaktionen werden in Tabelle 39 (siehe S. 318). Hypnotika/Sedativa: Wechselwirkungen aufgeführt
- Zusätzliche Informationen über die Kombinationsbehandlung finden Sie im Kapitel zum interagierenden Wirkstoff

Tabelle 39. Hypnotika/Sedativa: Wechselwirkungen

Substanzklasse	Wirksubstanz	Wechselwirkung
Antibiotika	Clarithromycin, Doxycyclin	• *Zaleplon, Zolpidem und Zopiclon:* Plasmaspiegelerhöhung des Hypnotikums aufgrund einer Abbauhemmung über CYP 3A4
Antikoagulanzien	Phenprocoumon	• Chloralhydrat kann bei Beginn der Therapie eine Antikoagulation mit Cumarinen verstärken, längerfristig aber möglicherweise auch abschwächen
Antikonvulsiva	Carbamazepin, Phenytoin	• *Zolpidem, Zopiclon:* Plasmaspiegelsenkung durch Induktion von CYP 3A4
Antidepressiva		
SSRI	Fluoxetin, Fluvoxamin	• *Chloralhydrat:* Erhöhte Sedierung und Risiko unerwünschter Effekte von Chloralhydrat wegen Abbauhemmung
	Fluvoxamin	• *Tasimelteon:* Erhöhte C_{max} (2-fach) und AUC (7-fach)
SSRI/NDRI	Fluoxetin, Paroxetin, Sertralin, Bupropion	• *Zolpidem:* Fallberichte über Halluzinationen und Delir unter Sertralin, Fluoxetin, Paroxetin und Bupropion
SNRI	Venlafaxin	• *Diphenhydramin:* Verlangsamte Metabolisierung von Venlafaxin über CYP 2D6
Trizyklische Antidepressiva	Desipramin	• *Diphenhydramin:* Kann den Plasmaspiegel von Antidepressiva erhöhen, die vorrangig über CYP 2D6 metabolisiert werden
Antimykotika	Itraconazol, Ketoconazol	• *Tasimelteon:* AUC von Tasimelteon um ca. 50 % erhöht • *Zaleplon:* Plasmaspiegelerhöhung von Zaleplon aufgrund der Inhibition von CYP 3A4 • *Zolpidem:* Verringerte Clearance von Zolpidem (um 41 %); t ½ erhöht (um 26 %) durch Ketoconazol • *Zopiclon:* AUC und Eliminationshalbwertzeit von Zopiclon erhöht aufgrund der Inhibition von CYP 3A4
Antipsychotika	Aripiprazol, Chlorpromazin, Fluphenazin, Perphenazin, Quetiapin, Risperidon	• *Diphenhydramin:* Kann den Plasmaspiegel von Antipsychotika, die über CYP 2D6 metabolisiert werden, durch die diphenhydraminbedingte Abbauhemmung erhöhen • Additive zentrale Dämpfung und motorische Beeinträchtigung
Antiretrovirale Wirkstoffe		
Kombination	Stribild (Elvitegravir + Cobicistat + Emtricitabine + Tenofovir)	• *Zolpidem:* Eine Dosisreduktion des Zolpidem um 50 % kann bei Zugabe eines potenten Inhibitors von CYP 3A4 wie Cobicistat erforderlich werden
Proteasehemmer	Atazanavir, Darunavir, Indinavir, Lopinavir, Ritonavir, Saquinavir	• *Zolpidem, Zopiclon:* Plasmaspiegelerhöhung des Hypnotikums aufgrund einer Abbauhemmung über CYP 3A4
Tuberkulostatika	Rifampin	• *Tasimelteon:* Plasmaspiegelsenkung von Tasimelteon (um 90 %) durch Induktion von CYP 2C9 und 3A4 • *Zaleplon:* AUC von Zaleplon vermindert (um 80 %) durch Induktion von CYP 3A4 • *Zolpidem:* C_{max} von Zolpidem gesenkt (um 60 %) und verringerte Eliminationshalbwertzeit (um 36 %) aufgrund Induktion von CYP 2C9, 2C19, 2D6 und 3A4 • *Zopiclon:* AUC von Zopiclon vermindert (um 80 %) durch Induktion von CYP 3A4
Anxiolytika	allgemein	• Additive zentrale Dämpfung und motorische Beeinträchtigung

Tabelle 39. Hypnotika/Sedativa: Wechselwirkungen (Fortsetzung)

Substanzklasse	Wirksubstanz	Wechselwirkung
Barbiturate		• Barbiturate sind potente Induktoren verschiedener Cytochrom P450-Isoenzyme. Da sie selten als Sedativa eingesetzt werden, werden ihre Wechselwirkungen hier nicht aufgeführt
Betablocker	Metoprolol	• *Diphenhydramin:* Clearance von Metoprolol halbiert durch Hemmung von CYP 2D6
Koffein	Tee, Kaffee, Cola, „Energydrinks"	• Können Sedierung vermindern und zu Schlafstörungen führen
zentralwirksame Substanzen	Alkohol	• Additive zentrale Dämpfung und motorische Beeinträchtigung, bei hohen Dosen können Koma und Atemdepression auftreten • *Chloralhydrat:* Eine antabusartige Reaktion kann auftreten
Stimulanzien	Amphetamine, Methylphenidat	• Können Sedierung vermindern und zu Schlafstörungen führen
Flumazenil		• *Zaleplon* und *Zolpidem:* Die sedierenden Effekte werden antagonisiert
Grapefruitsaft		• *Zaleplon, Zolpidem, Zopiclon:* Plasmaspiegelerhöhung des Hypnotikums, auch durch höhere Bioverfügbarkeit (Hemmung der intestinalen CYP-3A4-Enzyme)
H_2-Blocker	Cimetidin	• *Diphenhydramin:* Erhöhte AUC und t ½, verminderte Clearance • *Zopiclon:* Plasmaspiegelerhöhung des Hypnotikums aufgrund einer Abbauhemmung über CYP 3A4 • *Zaleplon:* Erhöhte C_{max} und AUC von Zaleplon um 85 % aufgrund einer Abbauhemmung über CYP 3A4 und der Aldehydoxidase
Opioide	allgemein	• Erhöhtes Risiko schwerer unerwünschter Effekte, u. a. Atemdepression mit Todesfolge, in Kombination mit anderen zentral dämpfenden Pharmaka
	Codein	• *Diphenhydramin:* Verminderte Aktivierung zu Morphin duch die diphenhydraminbedingte Hemmung von CYP 2D6, dadurch Wirkungsverlust
	Methadon	• *Diphenhydramin:* Plasmaspiegelerhöhung von Methadon aufgrund der diphenhydraminbedingten Inhibition von CYP 2D6
Johanniskraut		• *Zolpidem, Zopiclon:* Kann die Plasmaspiegel der Hypnotika reduzieren durch Induktion von CYP 3A4

Für Wechselwirkungen mit Benzodiazepinen siehe Seite 299; für L-Tryptophan siehe Seite 322

L-Tryptophan

Verfügbare Substanzen

Wirkstoff	Handelsnamen Deutschland	Handelsnamen Österreich	Handelsnamen Schweiz
L-Tryptophan	Kalma, Ardeydorm, Ardeytropin	Kalma	Nur Kombinationspräparate

Indikationen

- Förderung der Schlafbereitschaft und Erleichterung des Einschlafens

Pharmakologie

- Diese essenzielle Aminosäure ist ein Präkursor für die Serotoninsynthese durch die Tryptophanhydroxylase
- Serotonin kann wiederum zu Melatonin weiterverarbeitet werden über die N-Acetyltransferase und die 5-Hydroxyindol-O-methyltransferase
- Tryptophan ist auch ein Präkursor für die Niacinsynthese über Kynurenin und Chinolinsäure

Dosierung

- Als Zusatztherapie bei affektiven Störungen: 3–12 g täglich, verteilt auf 3–4 gleich große Einzeldosen
- Es gibt Berichte über Wirksamkeit in niedriger Dosierung bei Kombinationsbehandlung mit Antidepressiva
- Die Tagesdosis von 12 g täglich wird gelegentlich nicht vertragen, ein therapeutischer Nutzen kann in diesen Fällen durch eine Reduktion auf 8 g täglich erreicht werden
- Bei gewünschter Sedierung: 1–5 g beim Zubettgehen

Pharmakokinetik

- Halbwertzeit 1,5–2,5 Stunden
- Hohe Plasmaeiweißbindung mit 80–90 %
- Keine gute Korrelation zwischen Plasmaspiegel und verabreichter Dosis
- Haupteliminationsweg über die hepatische Tryptophanpyrrolase, die durch Vorbehandlung mit L-Tryptophan bei Tieren induzierbar ist
- Die Clearance nimmt bei höheren Dosierungen ab; dies kann Folge einer sättigbaren systemischen Clearance oder eines sättigbaren First-pass-Effektes in der Leber sein

Unerwünschte Arzneimittelwirkungen (UAW)

ZNS-UAW

- Schläfrigkeit
- Kopfschmerzen
- Euphorie, sexuelle Enthemmung berichtet
- Tremor

Anticholinerge UAW	• Obstipation • Mundtrockenheit
Kardiovaskuläre UAW	• Schwindel
Gastrointestinale UAW	• Irritation des Gastrointestinaltraktes • Appetitverlust

Anwendungsbeschränkungen und Vorsichtsmaßnahmen

- Unter L-Tryptophan-Therapie kann eine proteinreduzierte Diät zu einem Ungleichgewicht in der Aminosäurenversorgung führen
- Im Falle einer Kombinationsbehandlung mit Lithium sollte die Lithiumdosis reduziert und der Lithiumplasmaspiegel regelmäßig bestimmt werden
- L-Tryptophan und einige seiner Metaboliten wie Kynurenin können über eine Photooxidation das Risiko einer Kataraktentstehung erhöhen, insbesondere bei Exposition zu ultraviolettem Licht
- Vorsicht bei Patienten mit einer positiven Familienanamnese für Diabetes, da diabetogene Effekte berichtet wurden

Kontraindikationen

- Blasenirritationen (Zystitis)
- Diabetes
- Achlorhydrie oder Malabsorption

Überdosierung und Toxizität

- Hohe Dosierungen können Erbrechen und eine serotonerge Überstimulation mit Schwitzen, Schüttelfrost, Hypomanie und Ataxie verursachen

Behandlung

- Symptomatische Behandlung; die Symptome remittieren schnell nach dem Absetzen des Tryptophans

Behandlung von Kindern und Jugendlichen

- Keine Daten verfügbar

Schwangerschaft

- Kontraindikation, da L-Tryptophan die fetalen Atembewegungen beeinträchtigen kann, was ein Zeichen von fetalem Stress sein kann
- Bei Schwangeren kann es zur Kumulation von L-Tryptophan-Metaboliten (Xanthurensäure, Kynurenin) aufgrund der Stoffwechselveränderung durch die Schwangerschaft kommen

Stillzeit

- Eine Tryptophangabe von bis zu 4 g täglich scheint keinen Effekt auf die Muttermilch zu haben

Hinweise für die Pflege

- Die Einnahme zu den Mahlzeiten kann die Übelkeit reduzieren
- Eine proteinreduzierte Diät kann die Wirksamkeit von L-Tryptophan beeinflussen
- Bei Kombination mit Lithium besonders auf Symptome einer Lithiumintoxikation wie Übelkeit, Erbrechen, Tremor, Ataxie und Verwirrtheit achten, dermatologische Effekte können verstärkt werden

Hinweise für Patienten

- Ausführliche Patienteninformationen zu L-Tryptophan: siehe Seite 586

Wechselwirkungen

- Klinisch relevante Interaktionen werden in Tabelle 40. L-Tryptophan: Wechselwirkungen aufgeführt
- Zusätzliche Informationen über die Kombinationsbehandlung finden Sie im Kapitel zum interagierenden Wirkstoff

Tabelle 40. L-Tryptophan: Wechselwirkungen

Substanzklasse	Wirksubstanz	Wechselwirkung
Antibiotika	Linezolid	• Erhöhtes Risiko eines Serotoninsyndroms aufgrund einer schwachen MAO-Hemmung des Linezolids, auf serotonerge Effekte achten
Antidepressiva SSRI, SNRI, NaSSA, Trizyklika, RIMA, irreversible MAO-Hemmer	Amitriptylin, Duloxetin, Fluvoxamin, Moclobemid, Tranylcypromin	• Kann das Risiko eines Serotoninsyndroms potenzieren, auf serotonerge Effekte achten
Hormone	Estradiol, orale Kontrazeptiva	• Erhöhte Plasmaspiegel der Tryptophanmetabolite (Xanthurensäure, Kynurenin), möglicherweise aufgrund einer Abbauhemmung
Lithium		• Kann die Lithiumwirkung bei bipolaren oder schizoaffektiven Patienten potenzieren, Mechanismus unklar • Erhöhter Lithiumspiegel und mögliche Toxizität/serotonerge Effekte (Muskelzucken, Agitation)
Opioide	Tramadol	• Kann das Risiko eines Serotoninsyndroms potenzieren, auf serotonerge Effekte achten
Johanniskraut		• Kann das Risiko eines Serotoninsyndroms potenzieren, auf serotonerge Effekte achten

Tabelle 41. Hypnotika/Sedativa: Dosierung und Pharmakokinetik

	Übliche orale Dosis (Erwachsene)	Wirk-eintritt	T_{max}	Bioverfüg-barkeit	Plasmaeiweiß-bindung (PB) Verteilungs-volumen (Vd)	Eliminations-halbwertzeit ($t_{1/2}$)	Toleranz	Abbauweg (CYP 450)*	CYP-450-Effekt**	Indikation
Chloralhydrat	0,25–1 g, max. 1,5 g Niereninsuffizienz: Kontraindiziert Leberinsuffizienz: Kontraindiziert	15–30 Min.	30 Min.	>95 % (aktiver Metabolit Trichlorethanol)	PB: 70–80 % (Trichlorethanol) 94 % (Metabolit Trichlorazetat) Vd: 0,61 l/kg	4–12 Std. (Trichlorethanol) 100 Std. (Metabolit Trichlorazetat)	Wirkungsverlust nach 2 Wochen	2E1	?	Kurzzeitbehandlung von Schlafstörungen

Tabelle 41. Hypnotika/Sedativa: Dosierung und Pharmakokinetik (Fortsetzung)

	Übliche orale Dosis (Erwachsene)	Wirkeintritt	T_{max}	Bioverfügbarkeit	Plasmaeiweißbindung (PB) Verteilungsvolumen (Vd)	Eliminationshalbwertzeit ($t_{1/2}$)	Toleranz	Abbauweg (CYP 450)*	CYP-450-Effekt**	Indikation
Diphenhydramin	50 mg Nieren- und Leberinsuffizienz: Vorsicht und Dosisanpassung	60–80 Min.	2–4 Std.	40–60 %	PB: 98–99 % Vd: 13–20 l/kg	2–10 Std. (13,5 Std. bei älteren Pat.)	Wirkungsabschwächung mit längerer Behandlungsdauer	3A4, 2D6[(D)]	Inhibitor von 2D6	Kurzzeitbehandlung von Schlafstörungen
Doxylamin	25–50 mg Nieren- und Leberinsuffizienz: Vorsicht und Dosisanpassung, bei GFR unter 10 ml/min Dosis halbieren	1–2 Std.	2–4 Std.	25 %	PB: ? Vd: 2,5 l/kg	10–12 Std. (15,5 Std. bei älteren Pat.)		?	?	Kurzzeitbehandlung von Schlafstörungen, nur bei klinisch bedeutsamem Schweregrad
Hydroxyzin	37,5–75 mg in 2–3 Einzelgaben Niereninsuffizienz: Dosisreduktion um 50 % bei Kreatininclearance unter 50 ml/min Leberinsuffizienz: Keine Daten vorliegend	15–30 Min.	2 Std.	80 %	PB: 93 % Vd: 16 l/kg	3–7 Std. (bei Kindern kürzer)		–	Inhibitor von 2D6 (schwach)	Angst- und Spannungszustände, nicht psychotische emotional bedingte Unruhezustände Ein- und Durchschlafstörungen Juckreiz bei Nesselsucht (Urtikaria) und Ekzem (Neurodermitis) Prämedikation
L-Tryptophan	1–5 g Niereninsuffizienz: Keine Daten vorliegend Leberinsuffizienz: Keine Daten vorliegend	1–2 Std.	30 Min.	47–84 %	PB: 80–90 % Vd: 0,5–0,7 l/kg	1,5–2,5 Std.	Keine Toleranz berichtet	?	?	Förderung der Schlafbereitschaft und Erleichterung des Einschlafens

Tabelle 41. Hypnotika/Sedativa: Dosierung und Pharmakokinetik (Fortsetzung)

	Übliche orale Dosis (Erwachsene)	Wirk-eintritt	T_{max}	Bioverfüg-barkeit	Plasmaeiweiß-bindung (PB) Verteilungs-volumen (Vd)	Eliminations-halbwertzeit ($t_{1/2}$)	Toleranz	Abbauweg (CYP 450)*	CYP-450-Effekt**	Indikation
Melatonin	2 mg Niereninsuffizienz: Vorsicht, da keine Daten Leberinsuffizienz: Nicht empfohlen	1 Std.	3 Std.	15 %	PB: 60 %	Bei retardierter Formulierung 3,5–4 Std., sonst 20 Min.		1A2(D), 2C19	Induktor von 3A4	Monotherapie von Schlafstörungen bei Patienten ab 55 Jahren über bis zu 13 Wochen
Promethazin	25–100 mg	15–60 Min.	2–3 Std.	niedrig wegen ausgeprägtem First-pass-Effekt	PB: 76–93 % Vd: 1970 l/kg	5–14 Std.	?	2D6	Inhibitor von 2D6	Behandlung von Schlafstörungen, wenn andere Therapiemöglichkeiten nicht erfolgreich oder durchführbar waren
Tasimelteon	20 mg Niereninsuffizienz: Keine Dosisanpassung erforderlich Leberinsuffizienz: Keine Dosisanpassung bei leichter, nicht untersucht bei schwerer	Wochen bis Monate bis zur Beeinflussung der zirkadianen Rhythmik	0,5 bis 3 Std.	38 %	PB: 90 % Vd: 56–126 l/kg	1,3 Std. (Metabolite = 1,3–3,7 Std.)	Keine Toleranzentwicklung berichtet	1A2, 3A4	–	Bei blinden Erwachsenen zur Behandlung des Nicht-24 Stunden-Schlaf-Wach-Syndroms
Zaleplon	5–10 mg (5 mg bei älteren Pat.) Niereninsuffizienz: Keine Dosisanpassung erforderlich bei leichter bis mittelgradiger Einschränkung. Keine Daten vorliegend bei schwerer Niereninsuffizienz Leberinsuffizienz: Leicht bis mittelschwer: 5 mg. Schwer: kein Einsatz, da Risiko hepatischer Enzephalopathie	15–30 Min.	0,9–1,5 Std. (nach fettreichen Mahlzeiten bis zu 3 Std. verzögert)	30 %	PB: 60 % Vd: 1,4 l/kg	0,9–1,1 Std.	Keine Toleranzentwicklung bei bis zu 12 Monaten Therapie berichtet	3A4, Aldehydoxidase(D)	?	Schwerwiegende Einschlafstörungen

Tabelle 41. Hypnotika/Sedativa: Dosierung und Pharmakokinetik (Fortsetzung)

	Übliche orale Dosis (Erwachsene)	Wirkeintritt	T_{max}	Bioverfügbarkeit	Plasmaeiweißbindung (PB) Verteilungsvolumen (Vd)	Eliminationshalbwertzeit ($t_{1/2}$)	Toleranz	Abbauweg (CYP 450)*	CYP-450-Effekt**	Indikation
Zolpidem	5 mg (Frauen), 5–10 mg (Männer), (5 mg bei älteren Pat.) Niereninsuffizienz: Keine Dosisanpassung erforderlich Leichte Leberinsuffizienz: 5 mg Schwere Leberinsuffizienz: kein Einsatz, da Risiko hepatischer Enzephalopathie	15–30 Min.	1,6 Std.; 2,2 Std. bei Einnahme zum Essen	70 %	PB: 93 % Vd: 0,54 l/kg	1,5–4,5 Std. (erheblich verlängert bei älteren Pat. und bei Leberinsuffizienz)	Keine Toleranzentwicklung bei bis zu 50 Wochen Therapie berichtet	1A2, 2C9, 2C19, 2D6, 3A4[(D)]		Kurzzeitbehandlung von Schlafstörungen, nur bei klinisch bedeutsamen Schweregrad
Zopiclon	7,5 mg (bei älteren Pat. 3,75 mg) Niereninsuffizienz: Beginn mit 3,75 mg; maximal 5 mg Leberinsuffizienz: Leicht bis mittelschwer: 3,75 mg; maximal: 5 mg. Schwere Leberinsuffizienz: kein Einsatz, da Risiko hepatischer Enzephalopathie	30 Min.	< 2 Std.	> 75 % (bei älteren Pat auf 94 % erhöht)	PB: 45 % Vd: 0,54 l/kg	3,8–6,5 Std. (5–10 Std. bei älteren Pat.)	Keine Toleranzentwicklung bei bis zu 4 Wochen Therapie berichtet	2C8, 3A4[(D)]	?	Kurzzeitbehandlung von Schlafstörungen, nur bei klinisch bedeutsamen Schweregrad

* Abbau durch Cytochrom P-450-Isoenzyme; ** Inhibition bzw. Induktion von Cytochrom P-450-Isoenzymen; [(D)] dominierender Abbauweg

Tabelle 42. Hypnotika/Sedativa: Übersicht

	Wirkung auf Schlafarchitektur	Relevante unerwünschte Arzneimittelwirkungen (UAW)	Warnhinweise	Schwangerschaft und Stillzeit
Anti-histaminika	Verkürzte Latenz bis zum Einschlafen	Überhang, Tagesmüdigkeit, Koordinationsstörungen; anticholinerge Effekte bei höheren Dosierungen (Mundtrockenheit, verschwommenes Sehen, Verwirrtheit, Delir, Harnverhalt, etc.); bei älteren Pat. höheres Risiko von Konzentrationsstörungen, Bewusstseinsstörungen, Verhaltensstörungen, Sprechstörungen, gastrointestinale Störungen, paradoxe Wirkung möglich, Toleranzentwicklung nach Tagen oder Wochen	Ältere Pat. anfälliger für unerwünschte Effekte wie Übersedierung, Sturzrisiko, kognitive Defizite Kann bei Pat. mit fokalen Läsionen Krampfanfälle auslösen Diphenhydramin und Hydroxyzin inhibieren CYP 2D6 und können daher mit vielen Pharmaka interagieren (Siehe Tabelle 39)	Diphenhydramin: Fetales Risiko: Kontraindiziert Stillzeit: Übertritt in Muttermilch Kontraindiziert Hydroxyzin: Fetales Risiko: Eine Studie berichtete erhöhtes Fehlbildungsrisiko, nicht reproduziert, Alternativen prüfen Stillzeit: Übertritt in Muttermilch, Effekt unbekannt Doxylamin: Gut untersucht, zugelassen für schwangerschaftsbedingte Hyperemesis; keine Daten zum Übertritt in Muttermilch
Chloralhydrat	Verringert Schlaflatenz und nächtliches Erwachen mit minimalen Effekten auf den REM-Schlaf	Übelkeit, Erbrechen, unangenehmer Geschmack, Flatulenz, Überhang, Ataxie, Alpträume, Exanthem Kumuliert nicht bei längerer Anwendung, verdrängt andere Substanzen aus der Plasmaeiweißbindung	VORSICHT bei Leber- und Niereninsuffizienz, Gastritis, peptischen Ulcera und Angina pectoris Dosierungen über 2 g können Ateminsufffizienz und Hypotonie verursachen Toleranzentwicklung, Absetzphänomene wurden berichtet	Fetales Risiko: Keine hinreichenden Erfahrungen Stillzeit: Übertritt in Muttermilch, Sedierung beim Säugling berichtet Von der American Academy of Pediatrics als vertretbar eingeschätzt
L-Tryptophan	Verringert REM-Latenz und REM-Schlaf; erhöht Non-REM-Schlaf und Schlafdauer	Gastrointestinale Beschwerden, Übelkeit, Erbrechen, Mundtrockenheit, Schwindel, Schläfrigkeit und Kopfschmerz	Kombination mit anderen serotonergen Pharmaka kann zu serotonerger Überstimulation führen Chronische Verwendung kann zu Niacin- und Pyridoxinmangel führen	Fetales Risiko: Keine hinreichenden Daten, strenge Indikationsstellung Stillzeit: Keine hinreichenden Daten, strenge Indikationsstellung
Tasimelteon	Beeinflusst zirkadiane Rhythmik bei komplett blinden Patienten; erhöht die Nachtschlafdauer; reduziert Tagesschlaf	Kopfschmerz, Alpträume oder ungewöhnliche Träume, Transaminasenerhöhung	Kann die Konzentrationsfähigkeit beeinflussen	Fetales Risiko: Tierversuche zeigen ein geringes Risiko, keine humanen Daten vorliegend Stillzeit: zum Übertritt in Muttermilch oder Effekten keine humanen Daten vorliegend

Tabelle 42. Hypnotika/Sedativa: Übersicht (Fortsetzung)

	Wirkung auf Schlafarchitektur	Relevante unerwünschte Arzneimittelwirkungen (UAW)	Warnhinweise	Schwangerschaft und Stillzeit
Zaleplon	Schlaflatenz und Tiefschlaf vermindert	>10%: Kopfschmerz 1–10%: Schwindel, Unwohlsein, Somnolenz, Amnesie, Pruritus, Dysmenorrhoe, Übelkeit, Parästhesien, Tremor <1%: Alopezie, Transaminasenerhöhung, Anämie, Angina, Ataxie, Schenkelblock, Palpitationen Fallberichte: Anaphylaxie, Angioödem, Somnambulismus	Aufgrund des schnellen Wirkungseintrittes sollte die Einnahme direkt vor dem Zubettgehen erfolgen Abhängigkeitsentwicklung, Entzugssymtome und Reboundschlafstörungen nach längerer Verwendung Moderates Missbrauchspotenzial Vorsicht bei Leberinsuffizienz: 4-fach erhöhte C_{max} und 7-fach erhöhte AUC	Fetales Risiko: Tierversuche zeigen ein geringes Risiko. Humane Studien zeigten kein erhöhtes Fehlbildungsrisiko. Vor Anwendung Nutzen und Risiko abwägen, nur kurzzeitig und gelegentlich verwenden Stillzeit: Übertritt in Muttermilch; keine Daten zu Säuglingen vorliegend
Zolpidem	Verringert Schlaflatenz und erhöht Gesamtschlafdauer. REM-Schlafdauer sinkt bei höheren Dosierungen Keine Wirkung auf Schlafphasen 3 und 4 (Tiefschlaf)	>10%: Schwindel, Unwohlsein, Somnolenz 1–10%: ungewöhnliche Träume, Ängstlichkeit, Apathie, Amnesie, Ataxie, Aufmerksamkeitsstörung, Enthemmung, Euphorie, Obstipation, Diarrhoe <1%: Agitation, Appetitlosigkeit, Bronchitis, Schwitzen, Leberfunktionsstörungen, Orthostase Fallberichte: Anaphylaxie, Angioödem, Somnambulismus Überhang	VORSICHT bei Leberinsuffizienz oder Atemwegserkrankungen; ältere Pat. haben ein höheres Risiko für kognitive und motorische Einschränkungen Die Maximaldosis bei Frauen wurde aufgrund von geringerer Clearance und Berichten über Tagesmüdigkeit reduziert Gewöhnungseffekte wurden berichtet Mögliche Krampfschwellensenkung bei normalen oder supratherapeutischen Dosierungen	Fetales Risiko: Studien zeigen ein erhöhtes Risiko für Frühgeburtlichkeit, niedriges Geburtsgewicht und Sectio Stillzeit: Übertritt in Muttermilch; kann bei Säuglingen zu Sedierung, Lethargie und Veränderungen im Trinkverhalten führen Von der American Academy of Pediatrics als vertretbar eingeschätzt
Zopiclon	Geringer Effekt auf Tiefschlaf REM-Schlaf verzögert, aber nicht kürzer Schlafphase 1 verkürzt, Schlafphase 2	Somnolenz, Schwindel, Verwirrtheit, anterograde Amnesie oder Gedächtnisstörungen, Agitation, Alpträume, bitterer Geschmack, Mundtrockenheit, Halithosis, Dyspepsie, Palpitationen, Tremor, Exanthem, Schüttelfrost, Schwitzen Erhebliche Schläfrigkeit, Verwirrtheit, und Koordinationsstörungen sind Symptome von Überdosierung oder Überempfindlichkeit Selten Halluzinationen und Verhaltensstörungen	VORSICHT: Kann zu Missbrauch, körperlicher und psychischer Abhängigkeit und Entzugssymptomen führen. Reboundschlafstörungen berichtet Ältere Pat. anfälliger für unerwünschte Effekte Vorsicht bei Leberinsuffizienz: T_{max} und t ½ erhöht Nicht bei Kindern empfohlen	Fetales Risiko: Kein erhöhtes Fehlbildungsrisiko im 1. Trimester. Bei Verwendung im 3. Trimester: Säugling auf UAW beobachten Stillzeit: Übertritt in Muttermilch in geringen Konzentrationen, Säugling beobachten

Weiterführende Literatur

Literatur

1. Bandelow B, Heise CA, Banaschewski T, Rothenberger A. Handbuch Psychopharmaka für das Kindes- und Jugendalter, Göttingen: Hogrefe, 2006

Zusätzlich empfohlene Literatur

- Benkert O, Hippius H. Kompendium der Psychiatrischen Pharmakotherapie (12. Auflage): Springer Verlag, 2018
- Buysse DJ. Insomnia. JAMA. 2013;309(7):706–716. doi:10.1001/jama.2013.193
- Inagaki T, Miyaoka T, Tsuji S, et al. Adverse reactions to zolpidem: Case reports and a review of the literature. Prim Care Companion J Clin Psychiatry. 2010;12(6):e1–e8. doi:10.4088/PCC.09r00849bro
- Morin AK, Jarvis CI, Lynch AM. Therapeutic options for sleep-maintenance and sleep-onset insomnia. Pharmacotherapy. 2007;27(1):89–110. doi:10.1592/phco.27.1.89
- Pariente A, de Gage SB, Moore N, et al. The benzodiazepine-dementia disorders link: Current state of knowledge. CNS drugs. 2016;30(1):1–7. doi:10.1007/s40263-015-0305-4
- Pillai V, Roth T, Roehrs T, et al. Effectiveness of benzodiazepine receptor agonists in the treatment of insomnia: An examination of response and remission rates. Sleep. 2017;40(2):zsw044. doi:10.1093/sleep/zsw044
- Qaseem A, Kansagara D, Forciea MA, et al. Management of chronic insomnia disorder in adults: A clinical practice guidelines from the American College of Physicians. Ann Intern Med. 2016;165(2):125–133. doi:10.7326/M15-2175
- Riemann D, Perlis ML. The treatments of chronic insomnia: A review of benzodiazepine receptor agonists and psychological and behavioral therapies. Sleep Med Rev. 2009;13(3):205–214. doi:10.1016/j.smrv.2008.06.001
- Roehrs TA, Randall S, Harris E, et al. Twelve months of nightly zolpidem does not lead to rebound insomnia or withdrawal symptoms: A prospective placebo-controlled study. J Psychopharmacol. 2012;26(8):1088–1095. doi:10.1177/0269881111424455
- Sateia MJ, Buysse DJ, Krystal AD, et al. Clinical practice guideline for the pharmacologic treatment of chronic insomnia in adults: An American Academy of Sleep Medicine clinical practice guideline. J Clin Sleep Med. 2017;13(2):307–349. doi:10.5664/jcsm.6470
- Sivertsen B, Omvik S, Pallesen S, et al. Cognitive behavioural therapy vs. zopiclon for treatment of chronic primary insomnia in older adults: A randomized controlled trial. JAMA. 2006;295(24):2851–2858. doi:10.1001/jama.295.24.2851
- Vermeeren A, Coenen AM. Effects of the use of hypnotics on cognition. Prog Brain Res. 2011;190:89–103. doi:10.1016/B978-0-444-53817-8.00005-0
- Willems IA, Gorgels WJ, Oude Voshaar RC, et al. Tolerance to benzodiazepines among long-term users in primary care. Fam Pract. 2013;30(4):404–410. doi:10.1093/fampra/cmt010
- Wilson SJ, Nutt DJ, Argyropoulos SV, et al. British Association for PsychoPharmakologie consensus statement of evidence-based treatment of insomnia, parasomnias and circadian rhythm disorders. J Psychopharmacol. 2010;24(11):1577–1601. doi:10.1177/0269881110379307

PHASENPROPHYLAKTIKA

Klasseneinteilung

Substanzklasse	Wirkstoff	Seite
Lithium	Lithiumsalze (z. B. Lithiumcarbonat)	siehe Seite 329
Antikonvulsiva	Carbamazepin, Valproinsäure (Valproat), Gabapentin, Lamotrigin, Topiramat, Oxcarbazepin	siehe Seite 343
Antipsychotika		
2. Generation	Risperidon, Olanzapin, Quetiapin, Ziprasidon, Clozapin	siehe Seite 192
3. Generation	Aripiprazol	siehe Seite 333

Lithium

Verfügbare Substanzen

Lithiumsalz	Darreichungsform	1 Tabl./Amp. enthält mg	entspricht Li+/mmol	Handelsnamen Deutschland	Handelsnamen Österreich	Handelsnamen Schweiz
Lithiumacetat	Tablette	536	8,1	Quilonum®	Quilonorm®	Quilonorm®
-aspartat	Tablette	500	3,2	Lithium-Aspartat®	–	–
-carbonat	Tablette	295	8,1	Lithium „Apogepha“®	–	–
-carbonat	Tablette	300	8,1	–	Neurolepsin®	–
-carbonat	Retardtablette	400	10,8	Hypnorex retard®	–	Priadel® retard
-carbonat	Retardtablette	450	12,2	Quilonum retard®	Quilonorm retard®	Quilonorm retard®
-citrat	Tablette	564	6	–	–	Litarex®
-sulfat	Tablette	660	12	Lithiofor®	–	Lithiofor®

Indikationen

Zugelassene Indikationen:

- Bipolar affektive Störung I und II: Langzeitbehandlung und Prophylaxe
- Behandlung der akuten Manie und gemischter Episoden
- Unipolare Depression: Augmentation einer antidepressiven Behandlung bei Therapieresistenz und bei Unverträglichkeit von Antidepressiva
- Prophylaxe bei anfallsweise auftretende oder chronische Cluster-Kopfschmerzen (Bing-Horton-Syndrom)

Weitere Indikationen:

- Manie und Depression: Prävention oder Reduktion der Schwere nachfolgender Episoden, senkt das Rückfallrisiko (vs. Placebo [OR 0,66; 95 % KI 0,52–0,85])
- Bipolar affektive Störung: Reduktion des Suizidrisikos bzw. von suizidalem Verhalten, Senkung der Suizidrate (0,2 % vs. 2,6 % mit Placebo)
- Bipolar affektive Störung: Rückfallprophylaxe – gemäß einer Vergleichsstudie unter realen Bedingungen zeigte die Behandlung mit Lithium das niedrigste Risiko für eine erneute stationäre Einweisung (HR 0,71 [0,95 % KI 0,66–0,76])[1]
- Lithium könnte von Bedeutung in der Behandlung chronischer Aggression, dissozialen Verhaltens und Impulsivität mit einer affektiven Komponente bei einer Vielzahl psychiatrischer Diagnosen sein
- Pathologische Spielsucht – Doppelblinde und offene Studien zeigen, dass Lithium pathologische Verhaltensweisen und affektive Instabilität reduzieren kann
- Neuroprotektion – Es gibt Hinweise auf einen neuroprotektiven Effekt von Lithium auf das zentrale Nervensystem[2]

Allgemeine Hinweise

- „Klassische“ Manie – Zeigt ein Ansprechen bei bis zu 80 % der behandelten Patienten und somit die beste Wirksamkeit. Weitere Prädiktoren einer Response sind: Ansprechen auf Lithium bei Verwandten 1. Grades, geringe Anzahl früherer manischer oder depressiver Episoden, komplette Remission im Intervall, keine neurologischen Beeinträchtigungen
- Schwere Manie – Wird (in Kombination mit einem Antipsychotikum) als Therapie erster Wahl angesehen
- Rapid Cycling – Wirkt gleichermaßen in der Behandlung der klinischen Symptomatik bei Patienten mit Rapid Cycling im Vergleich zu Patienten mit Non-Rapid Cycling, Rückfällen wird jedoch im geringeren Ausmaß vorgebeugt.[3] Aktuelle Reviews über Phasenprophylaktika deuten darauf hin, dass sich die Abwesenheit eines Phasenprophylaktikums eventuell günstiger auf die Rückfallprävention auswirkt als die Einnahme von Lithium[2]. Da die Lithium-induzierte Hypothyreose Rapid Cycling begünstigen kann, sind regelmäßige Kontrollen der Schilddrüsenfunktion essenziell
- Depression – ggf. effektiver in der Prävention (hypo-)manischer oder gemischter Episoden als depressiver Episoden, vor allem wenn die Manie der Depression vorausgeht
- Augmentation – ggf. effektiver in der Augmentation der Wirkung von Antidepressiva bei bipolarer gegenüber unipolarer Depression
- Das Mortalitätsrisiko durch Suizid scheint unter der Behandlung mit Lithium niedriger als mit Valproat zu sein

Pharmakologie

- Der exakte Mechanismus der Lithiumwirkung ist unbekannt; es wird postuliert, dass Lithium Katecholaminrezeptoren stabilisiert, Kalzium-modulierte intrazelluläre Funktionen verändert sowie die GABA-Aktivität erhöhen kann. Lithium wirkt über das „second messenger“-System modulierend auf intrazelluläre Signalwege. Hierzu gehören: (1) Inhibierung der Inositol-Monophosphatase, welche die Neurotransmission über das Phosphatidyl-Inositol-System reguliert, (2) Reduktion der Protein-Kinase-C-Aktivität, die die Neurotransmission-assoziierte Genexpression beeinflusst und (3) Aktivierung der Signalkaskade, die von endogenen Wachstumsfaktoren genutzt wird. Zusammengefasst wird davon ausgegangen, dass Lithium über diese Mechanismen das Ansprechen von Neuronen auf muskarinerge, cholinerge und α-adrenerge Neurotransmitter reduziert
- Daten deuten darauf hin, dass sich die Langzeiteinnahme von Lithium vorteilhaft auf Neurotrophine auswirken kann
- Lithium und Valproat beeinflussen den circadianen Rhythmus und wirken dabei ggf. positiv auf die Stimmungsstabilität[4,5]

Dosierung

- Siehe Seite 342, Tabelle 44. Lithium: Übersicht
- Die Dosierung richtet sich nach Plasmaspiegelbestimmungen (siehe Pharmakokinetik): langsames Aufdosieren, um unerwünschte Arzneimittelwirkungen (UAW) zu vermeiden; die Eindosierung beruhend auf Schätzungen hat sich aufgrund inkonsistenter und unzureichender Ergebnisse nicht bewährt[6]
- Gesunde Erwachsene:
  - Akutbehandlung der Manie: 900–2100 mg/Tag (0,8–1,2 mmol/l), aufgeteilt in drei Einzeldosen
  - Erhaltungsdosis: 900 mg/Tag, bei einer Spannbreite von 400–1800 mg/Tag (0,6–1,0 mmol/l), aufgeteilt in Einzeldosen. Bei ausreichender Stabilisierung kann die Gabe einmal täglich erfolgen
- Ältere Patienten: Startdosis sollte nicht 300 mg/Tag überschreiten. Normale Zieldosis 300–1200 mg/Tag. Eine Studie zeigte, dass die Lithiumdosis, mit der ein vorgegebener Serumspiegel bei Patienten im Alter zwischen 49 und 95 Jahren erreicht wurde, sich um das Dreifache verringerte in Zusammenhang mit der Abnahme der geschätzten glomerulären Filtrationsrate.[7] Siehe unter Behandlung von älteren Patienten auf Seite 337
- Niereninsuffizienz: Falls die Kreatinin-Clearance (CrCl) zwischen 10–50 ml/min ist, dann Gabe von 50–75 % der Standarddosis; wenn die CrCl <10 ml/min ist, dann Gabe von 25–50 % der Standarddosis. Dialysepflichtige Patienten sollten die Dosis im Anschluss der jeweiligen Dialysebehandlung einnehmen
- Akute Manie: Patienten scheinen eine höhere Lithiumtoleranz vorzuweisen; die ausreichende Symptomkontrolle bedarf ggf. Lithiumspiegel zwischen 0,9–1,4 mmol/l
- Rückfallprophylaxe: Serumspiegel unter 0,6 mmol/l haben sich in Studien als weniger wirksam in der Rückfallprophylaxe erwiesen[3]
- Lithium hat eine geringe therapeutische Breite: Eine wirksame Lithiumtherapie erfordert das Erreichen eines Plasmaspiegels, der relativ nah an toxische Konzentrationen heranreicht[8]
- Bei stabil eingestellten Patienten ist eine einmalige tägliche Gabe vorzuziehen (wenn die UAW toleriert werden) – die Gabe erfolgt meist zur Nacht, um die Compliance zu verbessern. Die Evidenz ist widersprüchlich: einige Studien haben gezeigt, dass hierdurch die Nephrotoxizität und Urinproduktion reduziert werden können; bei keiner der Studien, in denen die Patienten die Dosis einmal täglich erhielten, konnte eine schlechtere Wirksamkeit nachgewiesen werden, die Einmaldosis wurde meist gut vertragen[9]
- Patienten, die im Hinblick auf UAW (z. B. Tremor, häufiges Wasserlassen, gastrointestinale Beschwerden wie Übelkeit) empfindlich auf Plasmaspiegelspitzen reagieren, können von der Gabe von Retardpräparaten profitieren (z. B. Quilonum retard®, Hypnorex retard®). Alternativ kann eine weitere Aufteilung der Einzelgaben notwendig sein, um UAW zu minimieren
- Versäumte Lithiumeinnahmen oder Arzneimittelinteraktionen können den Lithiumserumspiegel senken und somit einen Rückfall begünstigen; ein Großteil der Arzneimittelinteraktionen begünstigt jedoch toxische Effekte

Pharmakokinetik

- Siehe Seite 342, Tabelle 44. Lithium: Übersicht
- Lithium wird vollständig im GI-Trakt absorbiert
- Maximaler Plasmaspiegel: nach 1,5–2 Stunden (Retardpräparate: 4–5 Stunden)
- Halbwertszeit (HWZ): 8–35 Stunden; die HWZ nimmt mit der Dauer der Einnahme zu (z. B. nach einjähriger Therapie auf bis zu 58 Stunden)
- Lithium wird primär (zu 95 %) über die Niere ausgeschieden; deshalb ist eine ungestörte Nierenfunktion eine wichtige Voraussetzung, um eine Lithiumakkumulation und -intoxikation zu verhindern (siehe Dosierung weiter oben). Die Kreatininclearance korreliert signifikant mit dem Körpergewicht. 80 % des filtrierten Lithiums wird im gewundenen Abschnitt des proximalen Tubulus reabsorbiert; die Lithiumclearance entspricht demnach 20 % der GFR bzw. 20–40 ml/min
- Lithium wird in den Speichel abgesondert, wo es das Dreifache der Konzentration im Plasma erreicht – die Zusammensetzung des Speichels ist verändert (siehe gastrointestinale unerwünschte Arzneimittelwirkungen unten)
- Durch Retardpräparate werden niedrige C_{max} bei ähnlicher AUC erreicht

Beginn und Dauer der Wirkung

- Die Steady-State-Konzentration wird nach 4 Tagen erreicht, während die antimanische Wirkung sich nach 5–7 Tagen zeigt. Das Erreichen des vollständigen therapeutischen Effekts kann 10–21 Tage dauern, so dass die Symptome einer akuten Manie häufig mit der zusätzlichen Gabe eines Antipsychotikums behandelt werden (oder Antipsychotikum als Monotherapie mit der zusätzlichen Gabe von Lithium zu einem späteren Zeitpunkt)

Unerwünschte Arzneimittelwirkungen (UAW)

- Siehe Seite 375, Tabelle 49. Phasenprophylaktika: Häufigkeit unerwünschter Arzneimittelwirkungen (UAW) bei therapeutischer Dosierung

ZNS-UAW

- Allgemeines Schwächegefühl (bis zu 33 %), Erschöpfung, Dysphorie und Unruhe sind in der Regel vorübergehend und treten häufig überlappend mit Konzentrationsspitzen auf
- Führen eines Kraftfahrzeugs: Lithium wirkt in der Regel nicht sedierend als Monotherapie, Reaktionszeit kann verlangsamt sein[10]
- Schläfrigkeit, Müdigkeit
- Schwindel und Gleichgewichtsstörungen [Abhilfe: Lithium zum Essen einnehmen, Verwendung eines Retardpräparates, um Konzentrationsspitzen zu vermeiden, oder Dosisreduktion bzw. Verkleinerung der Dosis der Einzelgaben)
- Kognitive Störungen: Eine Metaanalyse aus dem Jahr 2009, die die kognitive Leistungsfähigkeit untersuchte, zeigte eine kleine, aber signifikante Einschränkung der kurzfristigen Merkfähigkeit von Wörtern, des Kurzzeitgedächtnisses und der Kreativität. Die langfristige Merkfähigkeit von Wörtern, das visuelle Gedächtnis, die Aufmerksamkeit, die Exekutivfunktionen sowie die Verarbeitungsgeschwindigkeit waren nicht signifikant verändert. Die psychomotorische Leistungsfähigkeit war bei Patienten mit einer Langzeitlithiumbehandlung (46,8 +/- 42,7 Monate) erheblich beeinträchtigt
- Neuromuskuläre UAW: Koordinationsstörungen, Muskelschwäche, feinschlägiger Tremor/Zittern
- Tremor – Inzidenz wird bei ungefähr 27 % geschätzt (Angabe einer Inzidenz zwischen 4–65 % innerhalb der einzelnen Studien). Der Tremor ist meist symmetrisch, nicht progredient und abhängig von der Lithiumdosis und dem Serumspiegel. Er ist meist beschränkt auf Hände bzw. obere Extremität, Verschlechterung bei feinmotorischen Tätigkeiten (z. B. Schreiben). Der Tremor unter Lithium hat eine höhere Frequenz als der unter Antipsychotika (8–13 Hz vs. 4–7 Hz). Ein grobschlägiger Tremor kann Zeichen einer Lithiumintoxikation sein. Ein Tremor tritt häufiger auf bei Kombination mit Antidepressiva, Antipsychotika, Valproat, Carbamazepin, exzessivem Kaffeekonsum und Alkoholismus. Die Tremorfrequenz lässt mit der Zeit nach (Abhilfe: Dosisreduktion; Betablocker, z. B. Propranolol oder Atenolol)
- Zahnradphänomene oder Choreoathetose können auftreten
- Die Langzeitbehandlung kann das periphere Nervensystem (motorische und sensorische Funktionen) beeinflussen
- Selten epileptische Anfälle, auch bei schwerer Intoxikation
- Kopfschmerzen; selten Papillenödem, erhöhter Hirndruck (Pseudotumor cerebri; Fallberichte)
- Verwaschene Sprache, Ataxie – Verdacht auf Lithiumüberdosierung

Kardiovaskuläre UAW

- Bradykardie
- EKG-Veränderungen: In 20–30 % benigne T-Wellenveränderungen (Senkung oder Inversion) und Verbreiterung des QRS-Komplexes bei therapeutischer Dosierung. Vorsicht bei Patienten mit kardialer Vorerkrankung. Arrhythmien und Sinusknotendysfunktionen treten selten auf, können allerdings vermehrt bei der Kombination von Lithium mit Carbamazepin, bei hohen Lithiumspiegeln, bei älteren Patienten und bei Kombination mit anderen Medikamenten, die die kardiale Weiterleitung beeinflussen können, auftreten; kann ein Brugada-Syndrom (eine Störung der Reizweiterleitung, die zum plötzlichen Tod führen kann) demaskieren und sollte vermieden werden [Patienten mit Synkope sollten dahingehend abgeklärt werden]

Endokrine und metabolische UAW

- Bei Langzeit-Behandlung: Eine klinisch manifeste Hypothyreose wird bei bis zu 34 % der Patienten beobachtet, meist innerhalb des ersten Behandlungsjahres – Risiko bei Frauen > 40 Jahre und möglicherweise „Rapid Cyclern“ erhöht – ggf. eher in Ländern mit hohem Natriumgehalt in der Nahrung auftretend (Überwachung des TSH-Spiegels; evtl. Substitution mit L-Thyroxin erforderlich). Bis zu 25 % der Patienten entwickeln eine latente Hypothyreose (erhöhtes TSH bei normwertigem freien T_4). Selten werden Fälle von Hyperthyreose berichtet
- Struma (nicht unbedingt im Zusammenhang mit Hypothyreose) – häufigeres Auftreten in Jodmangelgebieten
- Hyperparathyreoidismus mit Hyperkalzämie bei 10–40 % der Patienten unter Erhaltungstherapie; kann zu einer verminderten Knochendichte und/oder kardialen Reizweiterleitungsstörungen führen; Einzelfallberichte von Adenomen und Hyperplasie der Nebenschilddrüse. Klinische Folgen der Hyperkalziämie können eine Beendigung der Lithiumtherapie erfordern[10]
- Hypermagnesiämie unter der Behandlung mit Lithium, Auftreten bei bis zu 30 % der Patienten in einer Fallserie
- Fallberichte von unregelmäßigem oder verlängertem Menstruationszyklus bei bis zu 15 % der Patientinnen
- Gewichtszunahme – mit einer Inzidenz von bis zu 60 % (25 % der Patienten nehmen mehr als 4 kg Körpergewicht zu); ggf. in Zusammenhang mit zunehmendem Appetit, Wassereinlagerungen, verändertem Kohlenhydrat- und Fettstoffwechsel oder Hypothyreose [Abhilfe: reduzierte Kalorienzufuhr]. Mittlere Gewichtszunahme beträgt 7,5 kg (3–28 kg) unter alleiniger Einnahme von Lithium (ggf. stärkere Gewichtszunahme in Kombinationstherapie); ggf. besteht ein Zusammenhang mit der Dosierung
- Veränderter Glukose- und Insulinstoffwechsel stehen eher mit Übergewicht im Zusammenhang als mit dem Lithiumspiegel. Das Übergewicht kann jedoch durch die Einnahme von Lithium induziert worden sein. In kontrollierten Studien konnte keine veränderte Glukosetoleranz durch Lithium nachgewiesen werden[10]

Gastrointestinale UAW

- Gastrointestinale UAW hängen wahrscheinlich mit Konzentrationsspitzen zusammen und entstehen durch schnelle Resorption der Lithium-Ionen; bilden sich meist nach ein paar Wochen vollständig zurück. Bei Auftreten zu einem späteren Zeitpunkt der Therapie besteht der Verdacht auf eine Überdosierung
- Übelkeit – Inzidenz von bis zu 50 %, abdominelle Schmerzen [Abhilfe: Einnahme zu den Mahlzeiten oder Umstellen auf Retardpräparate]
- Erbrechen; höhere Inzidenz bei höheren Plasmaspiegeln [Abhilfe: mehrfach tägliche Gabe wählen, Umstellen auf ein Retardpräparat]
- Durchfall, weicher Stuhlgang – Inzidenz von bis zu 20 %. Retardpräparate können diese UAW verstärken [Abhilfe: Wechsel zu einem nicht retardierten Präparat; Beschwerden werden weniger unter Lithiumcitrat angegeben; bei unzureichender Wirkung und falls geringere Dosierung des Lithiums keine Option darstellt, dann zusätzliche Gabe von Loperamid bei Bedarf]
- Metallischer Geschmack im Mund: Veränderte Zusammensetzung des Speichels (Ionen und Proteine)
- Vermehrtes Durstempfinden (Inzidenz von bis zu 36 %), Mundtrockenheit, Ulzerationen der Mundschleimhaut (selten), Hypersalivation wird gelegentlich angegeben

Renale UAW

- Polyurie und Polydipsie – Risiko von bis zu 60 % (dosisabhängig); Flüssigkeits- und Elektrolytüberwachung – meist reversibel bei Absetzen (nach einer Einnahmedauer von bis zu 6 Jahren, aber nach 15-jähriger Einnahme meist irreversibel); mehrere Fallberichte von anhaltendem Diabetes insipidus bis zu 57 Monate nach Beendigung der Lithiumeinnahme [kaliumsparende Diuretika (Amilorid 10–20 mg/Tag) oder Desmopressin 0,2 mg/Tag können indiziert sein]. Retardpräparate sowie die einmal tägliche Gabe beeinträchtigen die Harnkonzentrationsfunktion ggf. im geringeren Ausmaß
- Eine Studie beschrieb einen starken Zusammenhang von Polyurie bei der gleichzeitigen Behandlung mit serotonerg wirksamen Antidepressiva
- Reduzierte GFR bei Langzeittherapie berichtet, insbesondere bei Patienten mit einer oder mehr Lithiumintoxikationen in der Vorgeschichte
- Histologische Veränderungen umfassen: (a) interstitielle Fibrose, tubuläre Atrophie und Glomerulosklerose (bei 26 % der Patienten nach mehr als 2-jähriger Behandlung), insbesondere bei Patienten mit gestörter Harnkonzentrationsfähigkeit; (b) Dilatation der distalen Tubuli und Entstehung makrozystischer Formationen
- Selten nephrotisches Syndrom mit Proteinurie, Glukosurie und Oligurie, Ödeme und Hypalbuminämie

- 5 % der Patienten zwischen 40–69 Jahren leiden unter einer Niereninsuffizienz 4. Grades
- Die Niereninsuffizienz kann auch nach Beendigung der Lithiumeinnahme fortschreiten und kann abhängig vom Schweregrad der Nierenfunktionsstörung sein
- Eine retrospektive Kohortenstudie hat eine Hazard Rate von 2,5 für Nierenversagen unter Patienten mit einer bipolar affektiven Störung ergeben, die zu einem beliebigen Zeitpunkt mit Lithium behandelt wurden. Das absolute Risiko war vom Alter abhängig, Patienten >50 Jahre zeigten ein höheres Risiko[11]

Dermatologische UAW

- Häufig trockene Haut
- Hautausschlag, Juckreiz, Exazerbation einer bestehenden oder erstmaliges Auftreten einer Psoriasis. Inzidenz der Exazerbation hat eine sehr große Spannbreite (3,4–45 %).[12] Eine Metaanalyse aus dem Jahr 2012 fand keinen signifikanten Unterschied in der Prävalenz von Hauterkrankungen unter Lithiumanwendern[13]
- Akne
- Trockenes, dünnes Haar (ggf. in Zusammenhang mit Hypothyreose); Alopezie wird von 12–19 % der Langzeitanwender von Lithium angegeben
- Follikulitis
- Einzelfallberichte von Verfärbungen der Nägel

Sonstige UAW

- Verschwommenes Sehen kann mit dem Spitzenplasmaspiegel korrelieren; Abnahme der retinalen Lichtempfindlichkeit, Nystagmus (auch als Zeichen einer Intoxikation)
- Sexuelle Dysfunktionen – Risiko von bis zu 10 %; umfasst u. a. Libidoverlust, erektile Dysfunktion, Priapismus, verminderte Spermienmotilität; Schmerzen und Ulzeration der Genitalien (selten)
- Ödeme, Schwellung der Extremitäten – Überwachung der Natriumserumkonzentration [Abhilfe: Vorsichtige Anwendung von Diuretika – siehe Arzneimittelinterkationen auf Seite 340 – Spironolacton sollte bevorzugt werden]
- Anämie, Leukozytose mit 1,5-facher Erhöhung des Normwertes (häufig), Leukopenie, Albuminurie; selten aplastische Anämie, Agranulozytose, Thrombozytopenie, gelegentlich Eosinophilie und Thrombozytose

Absetzphänomene

- Selten Angst oder emotionale Instabilität nach abruptem vollständigem Absetzen
- Abruptes Absetzen (über 1–14 Tage) kann das Rückfallrisiko für Manie oder bipolare Depression um das Fünffache erhöhen im Vergleich zu einer schrittweisen Ausdosierung über 2–4 Wochen
- Einzelfallberichte von Hyperthyreose nach Absetzen oder Dosisreduktion von Lithium

Anwendungsbeschränkungen und Vorsichtsmaßnahmen

- Eine gute Nierenfunktion, adäquate Salz- und Flüssigkeitszufuhr sind wesentliche Voraussetzungen für die Behandlung
- Ein starker Natriumverlust (z. B. durch Erbrechen, Diarrhoe, starkes Schwitzen, Einnahme von Diuretika usw.) führt zu erhöhter Lithiumretention und möglicherweise zu toxischen Konzentrationen. Niedrigere Dosierung bei Patienten mit Salzrestriktion notwendig (dies gilt auch für die meisten niedrigkalorischen Diäten)
- Vorsicht bei älteren Patienten, da die Lithiumausscheidung mit dem Alter abnimmt (eventuell niedriger dosieren; siehe Behandlung von älteren Patienten auf Seite 337)
- Es gibt Hinweise, dass eine Elektrokonvulsionstherapie (EKT) die Lithiumtoxizität erhöhen kann; ältere Fallberichte zeigen kognitive Einschränkungen, verlängerten Atemstillstand und verlängerte Krampfdauer. Einige aktuellere Fallberichte und Fallberichtserien ergeben Hinweise auf eine effektive EKT in Kombination. Durchschnittliche Länge der Erholungsphase nach der EKT zeigt eine direkte Korrelation mit dem Lithiumspiegel[14,15]. Siehe auch Kapitel zur EKT auf Seite 128
- Die schnelle Dosissteigerung von Antipsychotika und Lithium sollte wegen möglicher Neurotoxizität nicht gleichzeitig erfolgen

Kontraindikationen

- Vorgeschädigtes Gehirn
- Nierenerkrankungen – insbesondere, falls Patienten eine natriumarme Kost benötigen; absolute Kontraindikation ist die schwere Niereninsuffizienz
- Schwere Herz-/Kreislauferkrankungen
- Ausgeprägte körperliche Schwäche oder Dehydrierung

Überdosierung und Toxizität

- Es gibt drei Arten der Toxizität:
  - Akute Überdosierung (bei jemanden, der nicht regelmäßig Lithium einnimmt)
    - Entspricht 10–20 % der Fälle
    - Meist Symptome, die das ZNS betreffen (Verwirrtheit, Tremor, Dysarthrie, Ataxie, Nystagmus), gelegentlich auch mit Faszikulationen, Myoklonien und Polyneuropathie; GI-Symptome – häufig Übelkeit, Erbrechen und Diarrhoe; renale Symptome mit Polydipsie, Polyurie oder nephrogener Diabetes insipidus und kardiovaskuläre Symptome wie Arrhythmie, Brugada-Syndrom, Hypotonie und in seltenen Fällen Schock
    - Meist mit einem geringeren Risiko einhergehend, Patienten zeigen meist nur eine milde Symptomausprägung unabhängig von der Lithiumkonzentration, ggf. aufgrund der Latenzzeit zwischen Einnahme und Auftreten klinischer Symptome
  - Akute auf chronische Überdosierung (bei Patienten unter Langzeitbehandlung mit Lithium): Größte Gruppe, entwickelt mit einer höheren Wahrscheinlichkeit eine klinisch manifeste Toxizität, da die Lithiumkonzentration im Gehirn bereits im Gleichgewicht mit der Plasmakonzentration steht. Auch mittelhohe Serumkonzentrationen können mit schweren Symptomen assoziiert sein. Eliminationshalbwertszeit von Lithium kann verlängert sein
  - Chronische Überdosierung: Kann zu jedem Zeitpunkt während einer Behandlung mit Lithium auftreten. Zusätzlich prädisponierende Faktoren können vorausgehende Dosisveränderungen, Einnahme hoher Dosen über einen längeren Zeitraum, Veränderungen im Wasser- oder Elektrolythaushalt, Niereninsuffizienz, Arzneimittelinteraktionen, Infektionen und Operationen. Diese Art der Überdosierung zeigt die engste Korrelation zwischen klinischen Symptomen, Lithiumspiegel und Prognose
- Retardpräparate: Verzögerter Eintritt der Toxizität, kann schwere Symptome von verlängerter Dauer zur Folge haben. Wiederholte Lithiumspiegelbestimmungen sollten aufgrund der verzögerten Resorption erfolgen
- Langzeitfolgen, in der Regel als Läsionen der Nieren oder im ZNS auftretend, können aus Episoden von Lithiumintoxikationen resultieren[10]

Leicht

- Bei Lithiumspiegeln von 1,5–2 mmol/l; kann auch gelegentlich bei Spiegeln im Normbereich auftreten
- Entwickelt sich langsam über mehrere Tage
- Symptome: Ataxie, grobschlägiger Tremor, Verwirrtheit, Diarrhoe, Müdigkeit, Faszikulationen und verwaschene Sprache können auftreten

Behandlung:

- Lithium absetzen oder pausieren bis zur Normalisierung des Lithiumspiegels

Mittelgradig bis schwer

- Lithiumspiegel über 2 mmol/l
- Symptome: Akutes Delir mit Desorientiertheit, fluktuierende Vigilanz, Halluzinationen und extrapyramidalen Symptomen; kann sich ebenfalls als katatoner Stupor manifestieren
- Eine schwere Überdosierung kann zu folgenden Symptomen führen: Koma mit gesteigerten Reflexen, Muskeltremor, Hyperextension der Extremitäten, Arrhythmien, Hyper- oder Hypotonie, EKG-Veränderungen (T-Wellen-Senkung oder -Inversion), peripheres Kreislaufversagen, malignes neuroleptisches Syndrom, epileptische Anfälle; in Einzelfällen akute tubuläre Nekrose (Nierenversagen)

- Lithiumtoxizität kann zu einer dauerhaften neurologischen Dysfunktion (Kleinhirn und Basalganglien) führen
- Bei toxischen Lithiumspiegeln kann Lithium seine eigene Ausscheidung hemmen, wie bei Niereninsuffizienz, Hyponatriämie und bestimmten Arzneistoffen (z. B. NSAR)
- Anmerkung: Die Diskrepanz zwischen hohen Lithiumspiegeln und fortgeschrittenen Symptomen der Lithiumintoxikation ist auf die verzögerte Verteilung des Wirkstoffes in die Zielgewebe zurückzuführen (siehe Arten der Toxizität weiter oben): Die Akkumulation im ZNS erklärt eine anhaltende Symptomatik trotz sinkendem Lithiumspiegel
- Todesfälle sind bekannt; bei Überschreiten eines Lithiumspiegels von 4 mmol/l ist die Prognose schlecht

Behandlung:

- Symptomatisch: Reduktion der Resorption (z. B. durch induziertes Erbrechen, Magenspülung, Flüssigkeits- und Elektrolytausgleich, Natriumsubstitution und Entfernen des Lithiums aus dem Körper)
- Der Lithiumspiegel kann in schweren Fällen durch forcierte Diurese oder Peritonealdialyse (Clearance von 15 ml/min) oder Hämodialyse (Clearance von 50 ml/min) gesenkt werden. Die Schwere der Symptomatik sowie der Lithiumspiegel sollten hierbei in Betracht gezogen werden. Ggf. muss die Dialyse wiederholt werden im Falle eines erneuten Anstiegs des Lithiumspiegels nach 6–12 Stunden
- Epileptische Anfälle können durch intravenös verabreichte Benzodiazepine durchbrochen werden

Kontrolluntersuchungen

- Zu Beginn der Behandlung: Anamnese und Familienanamnese, inklusive Schilddrüsenfunktion, vorbestehende Herz- und Nierenerkrankungen, Ko-Medikation
- Laboruntersuchungen vor Beginn der Behandlung:
  1. Nüchtern-Glukose
  2. Kleines Blutbild, Differenzialblutbild
  3. TSH-basal, T_3, T_4
  4. Harnstoff-N, Kreatinin, Elektrolyte (Natrium)
  5. Kalzium
  6. Urinuntersuchung
  7. EKG bei Patienten über 40 Jahre oder mit kardialen Erkrankungen in der Anamnese
  8. Kontrolle des Lithiumspiegels bei jeder Aufnahme (wie unten geschildert)
  9. Körpergewicht/BMI
  10. ggf. Schwangerschaftstest; Sicherstellen einer adäquaten Kontrazeption bei Frauen im gebärfähigen Alter
- Bei ambulanter Behandlung, Wiederholung von (1) und (2), falls klinisch indiziert; (3) und (4) nach 3 Monaten, und dann alle 6–12 Monate bei stabil eingestellten Patienten; (5) nach 6 Monaten, anschließend alle 12 Monate, ggf. Bestimmung von Parathormon, um Hyperparathyreodismus auszuschließen; (6), (7) und (9) je nach klinischer Indikation
- Plasmaspiegelbestimmungen: Erste Messung 5 Tage nach Beginn der Behandlung (früher bei V. a. Toxizität). Messungen einmal pro Woche für die ersten 2 Behandlungswochen, bis ein stabiler Lithiumspiegel erreicht ist, weitere Messungen nach Maßgabe des behandelnden Arztes – mindestens alle 3–6 Monate, bei zusätzlicher Einnahme neuer Wirkstoffe oder Dosiserhöhung, bei Auftreten unerwünschter Arzneimittelwirkungen oder Zeichen einer Intoxikation, häufiger bei älteren Patienten oder Patienten mit eingeschränkter Nierenfunktion oder körperlicher Erkrankung
- Messung der Talspiegelkonzentration, d. h. 9–13 Stunden nach Einnahme der letzten Dosis. Anmerkung: Bei Übergang einer zwei- oder dreimal täglichen Verabreichung zu einer einmalig eingenommenen Dosis zur Nacht können Talspiegelkonzentrationen am folgenden Morgen der Umstellung erhöht sein

- In einer Studie zeigten sich die Lithiumspiegel um 17 % erhöht nach der Umstellung von einer zweimal täglichen Verabreichung auf die Einmalgabe zur Nacht bei Bestimmung des Serumspiegels nach 12 Stunden.[16] Symptome einer mittelschweren Intoxikation sind nicht immer evident, deshalb sind regelmäßige Spiegelbestimmung von Bedeutung, um diese zu erfassen. In einer Studie hatten nur 28 % der Patienten mit einem Serumspiegel >1,5 mmol/l Symptome einer Intoxikation

Behandlung von Kindern und Jugendlichen

- Siehe *Handbuch Psychopharmaka für das Kindes- und Jugendalter*[17] für detaillierte Informationen zur Anwendung von Lithium bei Kindern und Jugendlichen
- Lithium wurde bei chronischen aggressiven Verhaltensstörungen, bipolaren Störungen, periodischen Affekt- und Verhaltensänderungen und tiefgreifenden Entwicklungsstörungen (Autismus) mit guter Wirksamkeit eingesetzt
- Kürzere Halbwertszeit und schnellere Clearance als bei Erwachsenen

Behandlung von älteren Patienten

- Eine ausreichende Nierenfunktion sowie adäquate Salz- und Flüssigkeitszufuhr sind Voraussetzungen für die Behandlung; die Lithiumausscheidung ist im Alter reduziert, entsprechend ist die Eliminationshalbwertszeit verlängert
- Therapiebeginn mit niedrigen Dosierungen (z. B. 300 mg ein- oder zweimal täglich), Bestimmung des Plasmaspiegels
- Die notwendige Dosis, um die gleichen Serumspiegel zu erreichen, nimmt im Alter zwischen 40 und 65 Jahren um 35–50 % ab; bis zu 3-facher Abnahme im Alter zwischen 40 und 95 Jahren aufgrund einer abnehmenden Nierenfunktion[7]
- Spiegeleinstellung am unteren Ende des Referenzbereiches (0,5–0,8 mmol/l)
- Das Gesamtverteilungsvolumen ist erniedrigt zugunsten eines erhöhten Körperfettanteils und reduzierten Gesamtwasserhaushalts
- Die Inzidenz unerwünschter Arzneimittelwirkungen kann höher liegen und tritt bereits unter niedrigeren Lithiumspiegeln auf; Symptome können sein: Tremor, gastrointestinale UAW, Polyurie, Ataxie, Myoklonien und EPS
- Erhöhtes Risiko für Hyperkalziämie und Hyperparathyreodismus[18]
- Erhöhtes Risiko für Hyponatriämie nach akuter Erkrankung oder bei reduzierter Flüssigkeitsaufnahme
- Höheres Risiko für Neurotoxizität und kognitive Beeinträchtigungen, auch bei therapeutischen Spiegeln innerhalb des Referenzbereiches
- Retardpräparate können UAW, die mit dem Spitzenspiegel korrelieren, reduzieren

Schwangerschaft

- Siehe auch Seite 585 für Informationen zur Anwendung von Psychopharmaka in der Schwangerschaft und den Auswirkungen auf die Muttermilch
- Falls möglich, sollte während der Schwangerschaft die Lithiumgabe vermieden werden (besonders während der Organogenese im ersten Trimenon). Das Gesamtrisiko für das Auftreten fetaler Fehlbildungen liegt zwischen 4–12 %; relatives Risiko für kardiovaskuläre Malformationen zwischen 1,2–7,7 – Evidenzgrad A (z. B. Malformationen der Trikuspidalklappe; Risiko von 0,05–0,1 % für das Auftreten einer Ebstein-Anomalie) – ggf. Echokardiographie des Kindes in Erwägung ziehen bei Exposition im ersten Trimenon (Evidenzgrad C) sowie hochauflösender Ultraschalltechnik in der 16.–18. SSW
- Wenn die Anwendung von Lithium unvermeidbar ist, dann sollte die niedrigste wirksame Dosierung gewählt werden, bei mehrfach über den Tag verteilte Einnahmen, um Spitzenspiegel zu vermeiden; zusätzliche Substitution mit Folsäure 5 mg/Tag
- Das Absetzen einer bestehenden Lithiumbehandlung während der Schwangerschaft führt zu einem erhöhten Rückfallrisiko bei bipolar erkrankten Patientinnen. Ein ausschleichendes Absetzen über 2–4 Wochen wird empfohlen, wenn das damit einhergehende Risiko vertretbar ist[10]
- Ein statistisch signifikanter Zusammenhang zwischen der Einnahme hoher Lithiumdosen im ersten Trimenon und einer Frühgeburt wurde beschrieben; die Kinder zeigen hierbei eine höhere Inzidenz von Makrosomie
- Spiegelbestimmung in der Schwangerschaft: Bis zu monatliche Kontrollen während der Schwangerschaft, anschließend wöchentlich oder alle 2 Wochen im letzten Monat der Schwangerschaft[19]

- Die Lithium-Clearance ist bis zu 30–50 % erhöht im letzten Trimenon aufgrund eines höheren Plasmavolumens und einer gesteigerter GFR; GFR normalisiert sich nach der Geburt; Dosis sollte reduziert oder Wirkstoff abgesetzt werden 2–3 Tage vor der Geburt
- Die Einnahme von Lithium kurz vor dem Geburtstermin kann schwerwiegende Intoxikationen des Neugeborenen verursachen, die in der Regel reversibel sind; hierzu gehören nicht toxische Struma, Vorhofflattern, T-Wellen-Inversion, nephrogener Diabetes insipidus, Muskelhypotonie („Floppy-infant"-Syndrom), Zyanose und epileptische Anfälle. Diese Risiken können minimiert werden durch Pausieren der maternalen Lithiumeinnahme 2–3 Tage vor der Geburt
- Postpartal kommt es zu einem 3–8-fach erhöhten Rückfallrisiko bei bipolaren Patientinnen, daher sollte die Lithiumbehandlung direkt nach der Geburt wiederaufgenommen werden
- Auf Zeichen einer Lithiumintoxikation beim Säugling innerhalb der ersten 10 Tage achten

Stillzeit

- Lithium geht in die Muttermilch über (30–80 % der mütterlichen Serumkonzentration); Serumkonzentration des Kindes liegt bei ca. 10–50 % der mütterlichen Serumkonzentration.[10] Mögliche Symptome bei den Säuglingen: Lethargie, Hypothermie, Hypotonie, unwillkürliche Zuckungen, Dehydrierung, Hypothyreose, Zyanose, Herzgeräusche, T-Wellen-Veränderungen
- Säuglinge haben im Allgemeinen eine reduzierte GFR, so dass sich Lithium in ihrem Körper anreichern kann; es wird daher empfohlen, dass die stillende Mutter nur bei entsprechender Risiko-Nutzen-Abwägung und unter Vorsicht Lithium einnimmt
- Im Falle, dass die Mutter stillt, sollte diese über die Zeichen einer Lithiumintoxikation und das Risiko der Dehydrierung des Kindes aufmerksam gemacht werden; Lithiumspiegelbestimmungen beim Säugling und ggf. regelmäßige Bestimmung der Schilddrüsenfunktion

Hinweise für die Pflege

- Bei Lithiumtherapie sollte der Patient vor und nach Beginn der Behandlung sorgfältig überwacht werden
- Achten Sie auf UAW oder Symptome einer Überdosierung; bei Verdacht auf Intoxikation (siehe Seite 335) Lithium absetzen und sofortige Verständigung eines Arztes
- Raten Sie Ihren Patienten, auf eine regelmäßige Salzzufuhr zu achten. Überwachen Sie die Flüssigkeitenzu- und -ausfuhr. Substituieren Sie entsprechend Flüssigkeit und Salze bei starkem Verlust durch Erbrechen oder Durchfall
- Mit dem Auftreten von Übelkeit, Durst, häufigem Wasserlassen und allgemeinem Unwohlsein muss in den ersten Tagen gerechnet werden; therapeutische Wirkungen entfalten sich langsam über einen Zeitraum von bis zu 3 Wochen
- Um gastrointestinale UAW zu vermeiden, kann Lithium mit den Mahlzeiten eingenommen werden
- Die Koffeinaufnahme sollte nicht wesentlich verändert werden unter der Einnahme von Lithium
- Wenn der Lithiumspiegel morgens bestimmt wird, sollte die nächste Lithiumgabe erst nach der Blutabnahme erfolgen
- Sowohl der Patient selbst als auch seine Familie sollten über die Wirkungen von Lithium und die Toxizität sowie deren Prävention informiert werden
- Retardpräparate sollten nicht zerkleinert oder gemörsert werden. Der therapeutische Vorteil unbeschädigter Retardpräparate ist die Reduktion von UAW wie Tremor und gastrointestinale Symptome, die mit einem Spitzenspiegel korrelieren können (1–2 Stunden nach der Einnahme)
- Da Lithium schläfrig machen kann, sollten Aktivitäten, die eine hohe Aufmerksamkeit erfordern, vermieden werden, bis sich das Ansprechen auf den Wirkstoff etabliert hat

Hinweise für Patienten

- Ausführliche Patienteninformationen: siehe Seite 586

Wechselwirkungen

- Klinisch relevante Interaktionen werden in Tabelle 43. Lithiumsalze: Wechselwirkungen aufgeführt
- Zusätzliche Informationen über die Kombinationsbehandlung finden Sie im Kapitel zum interagierenden Wirkstoff

Tabelle 43. Lithiumsalze: Wechselwirkungen

Substanzklasse	Beispiel	Wechselwirkungen
Alkohol		• Vermehrter Tremor/Zittern bei chronischem Gebrauch von Alkohol
Amphetamine	Amphetamin, Dextroamphetamin	• Lithium kann die stimulierende Wirkung von Amphetaminen reduzieren
Angiotensin-Converting-Enzym (ACE)-Hemmer	Captopril, Enalapril, Lisinopril, Ramipril	• Gesteigerte Lithiumtoxizität – genauer Mechanismus noch nicht endgültig geklärt, ggf. durch Angiotensin II und niedrige Aldosteronspiegel, welche eine verstärkte Natriumausscheidung bewirken; durchschnittlicher Anstieg des Lithiumspiegels um 36 %; signifikant verzögert tritt Toxizität i. d. R. 3–5 Wochen nach Beginn der Behandlung mit einem ACE-Hemmer auf; Kombination sollte falls möglich vermieden werden
Angiotensin-II-Rezeptor-Subtyp-1-Blocker (AT_1-Antagonisten)	Valsartan, Candesartan, Losartan	• Berichte über Lithiumtoxizität (Beginn 11 Tage bis 5 Wochen nach Beginn eines AT_1-Blockers), evtl. wegen reduzierter renaler Elimination von Lithium; Vorsicht geboten
Antibiotika	Doxycylin, Metronidazol, Moxifloxacin, Cotrimoxazol, Tetracyclin	• Fallberichte über eine verstärkte Lithiumwirkung und -toxizität aufgrund einer reduzierten renalen Clearance, bei Kombinationsbehandlung werden Spiegel-, Elektrolyt- und Kreatininkontrollen empfohlen
Antidepressiva		
Trizyklische Antidepressiva, RIMA	Amitriptylin, Moclobemid	• Können den durch Lithium verursachten Tremor verstärken, Neurotoxizität
Irreversible MAO-Hemmer	Tranylcypromin	• Sollte vermieden werden aufgrund der Gefahr der malignen Hyperthermie
SSRI	Citalopram, Escitalopram, Fluoxetin, Paroxetin, Sertralin	• Erhöhte Lithiumspiegel, dadurch verstärkte Neurotoxizität; ggf. Serotoninsyndrom (siehe Seite 15)
SNRI	Venlafaxin, Duloxetin, Milnacipran	• Erhöhte Lithiumspiegel, dadurch verstärkte Neurotoxizität; ggf. Serotoninsyndrom (siehe Seite 15)
Antiemetika	5-HT_3-Rezeptor-Antagonisten: Ondansetron, Granisetron, Metoclopramid (MCP)	• Kann ggf. die serotonerge Wirkung von Lithium verstärken; kann zu einem Serotoninsyndrom führen • Lithium kann die toxische Wirkung von MCP verstärken, was sich klinisch als serotonerges oder malignes neuroleptisches Syndrom darstellen kann
Antihypertensiva	Acetazolamid	• Verstärkte renale Lithiumausscheidung, verminderte Wirkung
	Methyldopa	• Verstärkte Lithiumwirkung und -toxizität wegen reduzierter Lithiumclearance
Antikonvulsiva	Carbamazepin, Phenytoin	• Erhöhte Neurotoxizität beider Substanzklassen auch bei therapeutischer Dosierung
	Topiramat	• Ggf. Anstieg des Lithiumserumspiegels
	Valproat	• Valproat kann Intentionstremor verstärken
Antipsychotika	Im Allgemeinen	• Siehe Kapitel über Antipsychotika für weitere Informationen
	Chlorpromazin	• Lithium kann den Chlorpromazinspiegel senken
	Clozapin	• Ggf. erhöhtes Risiko einer Agranulozytose unter Clozapin; Fallberichte über epileptische Anfälle und diabetische Ketoazidose unter Kombinationsbehandlung

Tabelle 43. Lithiumsalze: Wechselwirkungen (Fortsetzung)

Substanzklasse	Beispiel	Wechselwirkungen
	Haloperidol, Perphenazin, Phenothaizid	• Erhöhte Neurotoxizität schon bei therapeutischer Dosierung; ggf. vermehrtes Auftreten von EPS und MNS
	Risperidon	• Einzelfallbericht von schwerer Neurotoxizität[20]
Antivirale Medikamente	Zidovudin	• Aufhebung der Zidovudin-induzierten Neutropenie
Betablocker	Bisoprolol, Carvedilol, Metoprolol, Propranolol	• Günstiger Effekt auf den lithiuminduzierten Tremor; Propranolol vermindert die glomeruläre Filtrationsrate, 19 %ige Reduktion der Lithiumclearance
Benzodiazepine	Clonazepam	• Erhöhte Inzidenz sexueller Dysfunktion (bis zu 49 %) unter Kombinationsbehandlung möglich
Desmopressin		• Lithium kann die Wirkung von Desmopressin abschwächen
Diuretika	Amilorid	• Kann zur Behandlung von Polyurie eingesetzt werden
	Eplerenon	• Erhöhung des Lithiumspiegels möglich
	Furosemid	• Einzelfallberichte über Lithiumtoxizität, v. a. bei Älteren und Patienten mit Komorbiditäten oder natriumarmer Kost
	Mannitol	• Gesteigerte renale Ausscheidung von Lithium, Abschwächung der Wirksamkeit
	Spironolacton, Triamteren	• Auf verstärkte Lithiumwirkung achten
	Thiazide	• Verstärkte Lithiumwirkung und -toxizität wegen reduzierter Lithiumclearance; die Kombination sollte bei bereits auf Lithium eingestellte Patienten vermieden werden. Falls ein Thiaziddiuretikum unabdingbar ist, sollte die Lithiumdosis um 25–50 % reduziert werden. Erneute Spiegelbestimmung nach Erreichen des Steady-State (ca. eine Woche nach Therapiebeginn mit Thiazid) wird empfohlen
Flohsamen	Metamucil, Prodiem	• Verringerter Lithiumspiegel, wenn die Wirkstoffe gleichzeitig eingenommen werden. Durch die Steigerung der Wassermengen innerhalb des Kolons wird die Menge Lithium, die resorbiert wird, verringert
Harnalkalisierende Substanzen	Kaliumcitrat, Natriumbikarbonat	• Gesteigerte renale Ausscheidung von Lithium und erniedrigter Lithiumspiegel
Hormone	Calcitonin	• Ggf. Abfall des Lithiumserumspiegels
Immunostimulatoren	Sargramostim	• Kann myeloproliferative Wirkung von Lithium verstärken
Iodsalze	Kalziumiodid, Kaliumiodid, Kaliumiodat	• Kann durch synergistische Wirkung zu Hypothyreose führen. KOMBINATION VERMEIDEN!
Kalziumantagonisten	Diltiazem, Verapamil	• Verstärkte Neurotoxizität beider Substanzen; erhöhtes Risiko für Bradykardie und Kardiotoxizität mit Verapamil durch kombinierte Kalziumblockade. Scheint nicht zutreffend für die Wirkstoffklasse vom Nifedipin-Typ
Kochsalz		• Erhöhte Aufnahme führt zu verminderten Plasmaspiegeln von Lithium, verminderte Aufnahme führt zu erhöhtem Plasmaspiegel von Lithium
Koffein		• Erhöhte renale Ausscheidung von Lithium und daraus resultierender Spiegelabfall • Kann den Lithium-induzierten Tremor verstärken

Tabelle 43. Lithiumsalze: Wechselwirkungen (Fortsetzung)

Substanzklasse	Beispiel	Wechselwirkungen
Lokalanästhetika	Lidocain mit Adrenalinzusatz	• Fallberichte von massiv verlängerter Anästhesie[22]
Laktulose		• Fallserie von 3 akut manischen Patienten, die unter der zusätzlichen Gabe von Laktulose (Gabe aufgrund von Hyperammonämie oder Obstipation) Lithiumtoxizität entwickelten, ggf. durch Dehydrierung[21]
L-Tryptophan		• Erhöhte Plasmaspiegel und gesteigerte Wirkung/Toxizität von Lithium
Methylenblau		• Kann die serotonerge Wirkung von Lithium verstärken; kann zu einem Serotoninsyndrom führen
Muskelrelaxanzien	Metaxolon	• Kann die serotonerge Wirkung von Lithium verstärken; kann zu einem Serotoninsyndrom führen
Neuromuskulär blockierende Wirkstoffe	Succinylcholin, Pancuronium	• Potenzierung der Muskelrelaxation
Nicht steroidale Antiphlogistika/-rheumatika (NSAR)	Celecoxib, Diclofenac, Ibuprofen, Indometacin, Ketorolac, Mefenaminsäure, Naproxen	• Erhöhte Plasmaspiegel und mögliche Toxizität aufgrund verminderter renaler Lithiumclearance (bis zu 133 % Zunahme unter Celecoxib, bis zu 300 % unter Mefenaminsäure); erhöhtes Serumkreatinin möglich. Vorsichtige Anwendung! Spiegelkontrollen in Einstellungsphase (alle 4–5 Tage) empfohlen
Opioide	Fentanyl, Methadon, Meperidin Tramadol	• Kann die serotonerge Wirkung von Lithium verstärken; kann zu einem Serotoninsyndrom führen • Lithium kann die toxischen Effekte von Tramadol verstärken, das Risiko für epileptische Anfälle kann erhöht sein. Tramadol kann die serotonerge Wirkung von Lithium verstärken; kann zu einem Serotoninsyndrom führen
Pflanzliche Diuretika	Gewöhnlicher Odermennig, Löwenzahn, Wachholder, Lakritz, Uva ursi Kolanuss, Guarana, Mate	• Erhöhte Lithiumspiegel möglich aufgrund reduzierter renaler Clearance • Gesteigerte Ausscheidung und niedrige Lithiumspiegel durch hohen Koffeingehalt vieler pflanzlicher Präparate möglich
Retinoide	Isotretionin	• Ein Fallbericht deutet auf den toxischen Effekt der Zugabe von Isotretionin bei bestehender Behandlung mit Lithiumkarbonat hin. Isotretionin kann zur Behandlung Lithium-induzierter Akne angewandt werden, allerdings gibt es starke Hinweise auf die Begünstigung einer depressiven Episode, Wahrscheinlichkeit der Exazerbation einer bipolar affektiven Störung und möglicherweise Zusammenhänge mit Psychosen
Stimulanzien	Methylphenidat	• Gesteigerte Wirkung/Toxizität von Lithium. Insbesondere erhöhtes Risiko für Serotoninsyndrom oder erhöhte Serotonintoxizität
Theophyllin	Aminophyllin, Theophyllin	• Verstärkte renale Lithium-Clearance und verminderter Plasmaspiegel (ca. 20 %) • Können den Lithium-induzierten Tremor verstärken

Tabelle 44. Lithium: Übersicht

Pharmakokinetik	Dosisbereich (mg/Tag)	900–2 400 (akut) 400–1 200 (Erhaltungstherapie)
	Empfohlener Plasmaspiegel	akut: 0,8–1,2 mmol/l (0,8 mEq/l)
	Halbwertszeit (Stunden)	8–35
	Abbauendes CYP-450-Enzym[a]	– (über die Niere ausgeschieden)
	CYP-450-Wirkung[b]	–
Indikationen/Wirkung	Manie[e]	+++ (46–80 %) (+++ mit Carbamazepin oder Valproat)
	Depression[d]	++ (bis zu 50 %) (+++ mit Antidepressivum)
	Manisch-depressive Mischzustände bzw. dysphorische Manie[e]	+ (30–40 %)
	Prophylaxe der bipolar-affektiven Störung[f]	++ (30–74 %) (+++ mit Carbamazepin oder Valproat)
	Bipolar-affektive Störung mit Rapid Cycling	+ (20–30)
Unerwünschte Arzneimittelwirkungen	Allgemein (akut)	Gastrointestinale Störung, Polyurie, Polydypsie, kognitive Einschränkungen, Gewichtszunahme, Ödeme, Verstärkung von Hauterkrankungen
	Chronische oder schwerwiegende unerwünschte Arzneimittelwirkungen	Hypothyreose, Nierenschäden, EKG-Veränderungen, Hyperparathyreodismus, Hyperkalziämie Bei Lithiumspiegeln über 1,2 mmol/l (gelegentlich auch bei niedrigeren Spiegeln): Ataxie, grobschlägiger Tremor, Verwirrtheit, Sprechstörung, Diarrhoe, bei Progression Lithium absetzen
Kontrolluntersuchungen	Vor Behandlungsbeginn	Laborwerte: 1. Elektrolyte 2. Hb, Hkt, weißes und Differenzialblutbild 3. TSH, T_4 4. Harnstoff-N, Kreatinin 5. Kalzium 6. Parathormon EKG (bei Patienten über 45 oder mit kardialer Vorschädigung)
	Während der Behandlung	(2) und (3) alle 6 Monate wiederholen (4) alle 12 Monate (5) alle 2 Jahre (6) alle 5 Jahre
	Plasmaspiegelbestimmungen	5 Tage nach Beginn der Behandlung und 5 Tage nach Dosisänderung oder An- oder Absetzen einer Zusatzmedikation (siehe Wechselwirkungen auf Seite 339)

Schlüssel: – = keine, + = geringe, ++ = mittelgradige, +++ = gute Wirkung, UGT = Uridindiphosphat-Glucuronosyl-Transferase, [a] Cytochrom-P450-Isoenzyme, die am Abbau des Medikaments beteiligt sind, [b] Wirkung auf CYP-450-Enzyme, [c] bei akuter Manie sind Rezidivprophylaktika geringer wirksam als Antipssychotika oder bilaterale Elektrokonvulsionstherapie, [d] bei Depressionen sind Rezidivprophylaktika weniger wirksam als Antidepressiva oder Elektrokonvulsionstherapie, [e] bei gemischten manisch-depressiven Zuständen sind Rezidivprophylaktika weniger wirksam als Elektrokonvulsionstherapie, [f] Rezidivprophylaktika sind die erste Wahl bei der Vermeidung von Episoden bei bipolaren-affektiven Störungen; bei therapierefraktären Fällen können sie miteinander kombiniert werden, [m] Hauptabbauweg

Verfügbare Substanzen

Wirkstoff	Handelsname Deutschland	Handelsname Österreich	Handelsname Schweiz
Carbamazepin	Carba®, Carba von ct®, Carbabeta®, Carbadura®, Carbaflux®, Carbagamma®, Carbamazepin AL®, Carbamazepin Heumann®, Carbamazepin-ratiopharm®, Carbamazepin AZU®, Carbamazepin-neuraxpharm®, Carbamazepin-RPh®, Carbamazepin STADA®, Carbamazepin-TEVA®, Carbium®, espa-lepsin®, Finlepsin®, Fokalepsin®, Stirtal®, Tegretal®, Timonil®	Carbamazepin-ABC®, Deleptin®, Neurotop®, Sirtal®, Tegretol®	Tegretol®, Timonil®
Valproinsäure (Valproat)	Convulex®, Convulsofin®, Ergenyl®, espa-valept®, Leptilan®, Orfiril®, Valproat AZU®, Valproat-neuraxpharm®, Valproat RPh®, Valpro beta®, Valpro dura®, Valproflux®, Valproinsäure von ct®, Valproinsäure-ratiopharm®, Valprolept®, ValproNA-TEVA®	Convulex®, Depakine®, Leptislanil®	Convulex®, Depakine®, Orfiril®
Gabapentin	Neurontin®, Gabapentin 1 A Pharma®, Gabapentin AbZ®, Gabapentin AL®, Gabapentin beta®, Gabapentin-biomo®, Gabapentin-CT®, Gabapentin-Hexal®, Gabapentin neuraxpharm®, Gabapentin STADA®, Gabapentin TAD®	Gababurg®, Gabalster®, Gabatal®, Neurontin®, Gabapentin Sandoz®, Gabapentin Hexal®, Gabapentin Actavies®, Gabapentin Rombaxy®, Gabapentin Genericon®, Gabapentin Arcana®, Gabapentin 1 A Pharma®, ratiopharm „Torrex“®	Neurontin®, Gabantin®, Gabapentin-Mepha®, Gabapentin-Pfizer®, Gabapentin Sandoz®, Gabapentin Sandoz eco®, Gabapentin Spiry®, Gabapentin-Teva®
Lamotrigin	Elmendos®, Lamictal®, Lamotrigin 1 A Pharma®, Lamotrigin Holsten®, Lamotrigin AbZ®, Lamotrigin AL®, Lamotrigin beta®, Lamotrigin-biomo®, Lamotrigin-CT®, Lamotrigin Desitin®, Lamotrigin Hexal®, Lamotrigin-neuraxpharm®, Lamotrigin-ratiopharm®, Lamotrigin STADA®, Lamotrigin Winthrop®	Gerolamic®, Lamotribene®, Lamictal®, Lamotribene „ratiopharm“®, Lamotrigin „Allen“®, Lamotrigin „Stada“®, Lamotrigin „ratiopharm“®, Lamotrigin „1 A Pharma“®, Lamotrigin „GL“®, Lamotrigin „Genericon“®, Lamotrigin Hexal®, Lamotrigin Sandoz®, Lamotrigin Pfizer®, Lamotrigin-Teva®	Lamictal®, Lamotrigin Actavies®, Lamotrigin-Desitin®, Lamotrigin Helvepharm®, Lamotrigin Sandoz®, Lamotrigin-Mepha®
Topiramat	Topamax®, Topiramat 1 A Pharma®, Topiramat AL®, Topiramat beta®, Topiramat-biomo®, Topiramat-CT®, Topiramat Desitin®, Topiramat Hexal®, Topiramat-Janssen®, Topiramat-neuraxpharm®, Topiramat-ratiopharm®, Topiramat STADA®, Topiramat TAD®	Topamax®, Topilex®, Topiramat 1 A Pharma®, Topiramat Actavis®, Topiramat Arcana®, Topiramat bluefish®, Topiramat GL®, Topiramat Hexal®	Topamax®, Topiramat Actavis®, Topiramat Desitin®, Topiramat-Mepha®, Topiramat Orion®, Topiramat Sandoz®, Topiramat Spiry®, Topiramat-Teva®
Oxcarbazepin	Trileptal®, Apydan Extent®, Timox®, Oxcarbazepin-ratiopharm®, Oxcarbazepin CT®	Trileptal®, Oxcarbazepin Arcana®, Oxcarbazepin Teva®	Trileptal®, Apydan extent®

Indikationen

- Siehe Tabelle 45. Antikonvulsiva: Indikationen und Wirkung

Tabelle 45. Antikonvulsiva: Indikationen und Wirkung

Störung	Carbamazepin	Valproat	Gabapentin	Lamotrigin	Topiramat	Oxcarbazepin
Akute Manie	+ (zweite Wahl in Kombinationstherapie)	+ (erste Wahl als Mono- oder Kombinationstherapie; auch wirksam bei Corticosteroid-induzierter Manie)[23]	Nicht empfohlen	Nicht empfohlen	Nicht empfohlen	+/− (dritte Wahl in Kombinationstherapie)
Akute depressive Episode bei Bipolar-I-Störung	+ (dritte Wahl)	+ (zweite Wahl)	−	+ (erste Wahl)	?	?
Phasenprophylaxe bei Bipolar-I-Störung	+ (zweite Wahl)	+ (erste Wahl)	+ (dritte Wahl als Zusatztherapie)	+ (erste Wahl; unzureichende Wirksamkeit in der Prävention von Manie)	?	+/−
Akute depressive Episode bei Bipolar-II-Störung	?	?	?	+ (zweite Wahl)	?	?
Rapid Cycling	+/−	+	?/−	− (Bipolar I) + (Bipolar II)	?/−	−
Gemischte Episoden	+	+	?/−	Nicht empfohlen	−	+ (adjuvante Therapie)
Epilepsie	Partielle und generalisierte tonisch-klonische Anfälle; nicht wirksam bei Absencen, myoklonischen oder atonischen Anfällen	Monotherapie oder adjuvante Therapie bei einfachen und komplexen Absencen und generalisierten Anfällen	Adjuvante Therapie bei Therapieresistenz; keine Wirksamkeit bei Absencen	Partielle Anfälle (adjuvante Therapie), Absencen und generalisierte tonisch-klonische Anfälle Monotherapie Zusatztherapie bei Anfällen bei Lennox-Gastaut-Syndrom	Mono- oder adjuvante Therapie bei Epilepsie	Partielle Anfälle (Mono- oder adjuvante Therapie)

Tabelle 45. Antikonvulsiva: Indikationen und Wirkung (Fortsetzung)

Störung	Carbamazepin	Valproat	Gabapentin	Lamotrigin	Topiramat	Oxcarbazepin
Neuropathische Schmerzen	👍 Trigeminusneuralgie; Glossopharyngealneuralgie ? Fibromyalgie[24]	+ Diabetische Neurophathie, postherpetische Neuralgie	👍 + Postherpetische Neuralgie + (neuropathische Schmerzen) ? Fibromyalgie	+ (zentrale Schmerzen); Cochrane Review: nicht wirksam bei neuropathischen Schmerzen und Fibromyalgie	– (neuropathische Schmerzen); Cochrane Review: kein Unterschied gegenüber Placebo	+/– (neuropathische Schmerzen, Trigeminusneuralgie)
Migräne[25]	+	+ (Prophylaxe)	+/?	+ (basiläre Migräne)	👍 (Prophylaxe) + Behandlung von Kopfschmerzen post-EKT[26]	–
Verhaltensauffälligkeiten Impulskontrollstörung, Verhaltensstörung, geistige Retardierung, Hirnschädigung	+ (allein oder in Kombination mit Lithium, Antipsychotika oder Betablockern)	+	–	?	+/?	+
Demenz	+/–[27]	–	+ (kleine Fallserie)	+/? Vorläufige Daten	?/–	–
Panikstörung	+	+	+ (vierte Wahl)	+[28]	–[29] (fördert ggf. das Auftreten von Panikattacken)	+ (Fallbericht)
Soziale Phobie, generalisierte Angststörung	–	+/– (offene Studien)	+ (soziale Phobie)	?	?	?
Essstörungen	+/–[30] Bulimia nervosa	+/–[30] Bulimia nervosa	?	+ Binge eating disorder[31]	+/–[30] Bulimia nervosa und Binge eating disorder[32]	?
Posttraumatische Belastungsstörung (PTBS)	+ (offene Studien)	+/– (systematischer Review[33], offene Studien)	+ (als Zusatztherapie; vorläufige Daten)	?[34]	+/–[36,37,38]	+[35] (Fallberichte)
Zwangsstörung	+/– (als adjuvante Therapie) – vorläufige Daten	+/–[39] (als adjuvante Therapie, Fallberichte)	+ (als adjuvante Therapie zu SSRI – vorläufige Daten)[40]	+/– (Fallbericht – als adjuvante Therapie zu SSRI bei therapieresistenter Zwangsstörung[41])	+/– (Studie bei therapieresistenter Zwangsstörung)[42,43] + (Studie als adjuvante Therapie bei bipolarer Störung)[44] + (pathologisches Spielen)[45]	+ (Fallbericht – als adjuvante Therapie)
Kernsymptome von Borderline-Persönlichkeitsstörungen	+	+ (vorläufige Daten)	?	–[46]	+	+ (vorläufige Daten)

Tabelle 45. Antikonvulsiva: Indikationen und Wirkung (Fortsetzung)

Störung	Carbamazepin	Valproat	Gabapentin	Lamotrigin	Topiramat	Oxcarbazepin
Paranoide Ideen, Halluzinationen und Negativsymptome bei Schizophrenie	+/– (als adjuvante Therapie)	+ (als adjuvante Therapie)	–	+/– (als adjuvante Therapie – Wirkung auf Positivsymptome)	+ (als adjuvante Therapie)	+ (vorläufige Daten – als Mono- oder adjuvante Therapie)
Bewegungsstörungen	Dystonie bei Kindern ? Restless Legs-Syndrom (RLS)[47]	–	+/? Essenzieller Tremor + RLS[48]	–	+ Essenzieller Tremor[50]	+ Essenzieller Tremor (Fallbericht) + RLS (Fallberichte)[49]
Substanzabhängigkeit	Kann bei Alkohol-/Sedativaentzug oder Kokainabhängigkeit hilfreich sein (systematischer Review)	Kann bei Alkoholentzug hilfreich sein (offene Studien)	Kann bei Entzug von Opioiden, Alkohol[51] und Cannabis hilfreich sein Studien haben einen Zusammenhang zwischen Gabapentinmissbrauch und Opioidabhängigkeit gefunden[52]	Kann bei Alkoholentzug hilfreich sein (offene Studien)	Behandlung der Alkoholabhängigkeit Kann Raucherentwöhnung bei alkoholabhängigen Rauchern unterstützen Zunahme der Tage ohne Kokainkonsum[53] Nicht wirksam in der Reduktion von Kokainkonsum bei Methadonsubstituierten Patienten[54]	–

♣ = zugelassen; + = positive Studien; – = negative Studien; ? = keine Daten verfügbar; * mehrere negative Studien; eine Metaanalyse von 5 Studien zeigte einen moderaten Effekt

Dosierung

- Siehe Seite 365, Tabelle 48. Antikonvulsiva: Übersicht
- Carbamazepin und Valproat: Talspiegelbestimmungen können bei der Dosisfindung hilfreich sein
- Lamotrigin: Sollte langsamer eindosiert werden als in der Packungsbeilage empfohlen, um Risiko für Hautauschläge zu reduzieren
- Gabapentin: Dosierung bei Niereninsuffizienz: Bei CrCl 30–59 ml/min ist die zweimal tägliche Gabe von bis zu 1400 mg/Tag möglich. Bei CrCl 15–29 ml/min sollte die Gabe von maximal 700 mg/Tag einmal täglich erfolgen. Bei CrCl <15 ml/min sollten maximal 300 mg/Tag als Einmalgabe erfolgen; weitere Dosisreduktion proportional zur sinkenden CrCl
- Reduzierte Dosierungen bei älteren Patienten und renal/hepatisch reduziertem Abbau

Pharmakokinetik

- Siehe Seite 370, Tabelle 48. Antikonvulsiva: Übersicht

Carbamazepin

- Induziert die eigene Verstoffwechselung. Studien mit der Einmalgabe von Carbamazepin ergaben eine initiale Halbwertszeit (HWZ) zwischen 30–40 Stunden, die nach 3-wöchiger Einnahme auf 20 Stunden sank. Während der Langzeit-Monotherapie liegt die HWZ bei 12 Stunden. In Kombination mit CYP-Enzym-Induktoren ist ein weiterer Abfall auf 8 Stunden möglich
- Der 10,11-Epoxid-Metabolit von Carbamazepin erreicht bis 50 % der Muttersubstanz, aufgrund seiner pharmakologisch aktiveren Form kann es zu neurologischen unerwünschten Arzneimittelwirkungen (UAW) kommen

Valproat

- Die Pharmakokinetik bei Valproat zeigt signifikante Abweichungen in Abhängigkeit vom Körpergewicht. Valproat unterliegt einer konzentrationsabhängigen Bindung an Plasmaproteinen, daher kann ein größerer Anteil bei hohen Dosierungen und Plasmakonzentrationen in ungebundener (freier) Form vorliegen; der Anteil der ungebundenen Form steigt von 10 % bei einer Konzentration von 40 µg/ml auf 18,5 % bei 130 µg/ml. Ältere Patienten, Patienten mit niedrigem Serumalbumin oder Patienten, die gleichzeitig weitere Wirkstoffe einnehmen, die an Plasmaproteine binden, können einen höheren Anteil der ungebundenen Form vorweisen und Zeichen einer Toxizität innerhalb des therapeutischen Bereichs zeigen
- Mit zunehmender Sättigung der Eiweißbindestellen und steigendem Anteil der ungebundenen Form, kommt es zu einer Zunahme der Valproat-Clearance. Hierdurch kann es bei höherer Dosierung zu einer nicht linearen Veränderung der Serumkonzentration kommen
- Die verzögerte Resorption von der Tablettenform kann dazu führen, dass Spiegelbestimmungen am Morgen nach der abendlichen Einnahme eher einer Spitzenspiegelbestimmung entsprechen; der Wechsel von Tabletten auf die Saftform zur Verbesserung der Compliance kann daher mit einer Reduktion des Serumspiegels einhergehen

Gabapentin

- Gabapentin weist eine dosisabhängige Bioverfügbarkeit auf, da der Transportmechanismus des Gabapentins einem Sättigungseffekt unterliegt (höhere Bioverfügbarkeit bei häufigerer Gabe; Plasmaspiegel entwickelt sich proportional zur Dosierung). Die Elimination erfolgt nahezu vollständig über die Nieren und ist reduziert bei niereninsuffizienten Patienten (siehe Dosierung auf Seite 346)

Lamotrigin

- Die Plasmaspiegel von Lamotrigin unterliegen bei eingeschränkter Nierenfunktion einer großen individuellen Schwankungsbreite; Leberfunktionsstörungen können die HWZ verlängern. Alter, Geschlecht und Rauchen haben keine Auswirkungen auf die Pharmakokinetik

Oxcarbazepin

- Wird vollständig resorbiert und aufwändig verstoffwechselt in den pharmakologisch aktiven 10-Monohydroxy Metaboliten

Topiramat

- Wird vollständig resorbiert. Inverse Korrelation der Eiweißbindung zum Plasmaspiegel

Unerwünschte Arzneimittelwirkungen (UAW)

- Siehe Seite 365, Tabelle 48. Antikonvulsiva: Übersicht
- Viele UAW können durch langsames Aufdosieren vermieden werden
- Häufig (bei allen Antikonvulsiva):
  - Gastrointestinale Beschwerden, wie Übelkeit [Abhilfe: Einnahme mit Nahrung, Wechsel zu einem Präparat mit magensaftresistenter Beschichtung, zusätzliche Gabe von Ranitidin 150 mg/Tag oder Famotidin 20 mg/Tag]
  - Dosisabhängige Müdigkeit, Sedierung, Verhaltensveränderungen/-verschlechterungen, reversible Demenz/Enzephalopathie; kognitive Wirkungen sind ausgeprägter zu Beginn der Behandlung und können durch langsames Aufdosieren minimiert werden
  - Tremor: dosisabhängig; zeigt sich rhythmisch, schnell, symmetrisch und am prominentesten in den oberen Extremitäten [Dosis reduzieren, falls möglich; Ansprechen auf Propranolol]
  - Ataxie
  - Gewicht: Veränderungen des Appetits, Gewichtszunahme (bis auf Topiramat und Lamotrigin) – häufiger bei Frauen; kann mit Insulinresistenz, Hyperlipidämie, gestörter Glukosetoleranz und Hyperinsulinämie einhergehen. Gewicht nimmt mit der Behandlungsdauer zu. Übergewicht kann das Risiko für Hyperandrogenismus bei Frauen erhöhen [Abhilfe: Metformin 500 mg, dreimal tägliche Gabe]
  - Zyklusstörungen (bis auf Gabapentin und Topiramat), u. a.: verlängerter Zyklus, Oligomenorrhoe, Amenorrhoe, polyzystische Ovarien, erhöhtes Testosteron – Inzidenz erhöht bei Frauen, die Valproat seit vor ihrem 21. Lebensjahr eingenommen haben. Klinische Zeichen eines polyzystischen Ovarsyndroms umfassen Hirsutismus, Alopezie, Akne, Zyklusunregelmäßigkeiten und Übergewicht; Laborwerte zeigen erhöhtes Gesamt- und freies Testosteron, erniedrigtes FSH, erhöhtes Prolaktin und LH, und einen erhöhten LH/FSH-Quotienten >2, höchste Inzidenz unter Valproat

- Gelegentlich (bei allen Antikonvulsiva):
  - Dysarthrie, Koordinationsstörungen
  - Doppelbilder, Nystagmus
- Selten: Antikonvulsiva-Hypersensitivitätssyndrom mit Fieber, Hautausschlag und Beteiligung der inneren Organe; Kreuzempfindlichkeit zwischen Carbamazepin, Oxcarbazepin, Phenytoin, Barbituraten und Lamotrigin

Absetzphänomene

- Keine Hinweise auf psychische oder körperliche Abhängigkeit (Ausnahme: Gabapentin)[55]
- Myoklone Zuckungen können beim Ausschleichen von Carbamazepin oder Topiramat auftreten
- Das abrupte Absetzen von Lamotrigin kann zu Anhedonie, Tremor, Tachykardie und Hyperhidrosis führen (Fallbericht)
- Das abrupte Absetzen (v.a. bei Patienten, die an einer Epilepsie leiden), kann epileptische Anfälle im Rahmen des Rebounds auslösen – Ausschleichen auch bei Patienten ohne positive Anamnese für epileptische Anfälle empfohlen
- Seltene Berichte von psychiatrischen Symptomen beim Absetzen, auch Psychosen (Exazerbation einer Schizophrenie)

Anwendungsbeschränkungen und Vorsichtsmaßnahmen

- Kontrolluntersuchungen: Vor dem Beginn einer Behandlung sollten Laboruntersuchungen erfolgen (siehe Seite 352, Tab. 46)
- Kontrazeption: Sicherstellen einer adäquaten Verhütung bei Patientinnen im gebärfähigen Alter (siehe Schwangerschaft auf Seite 373)
- Suizidalität: Gemäß der FDA (Februar 2008) haben Patienten, die mit Antikonvulsiva behandelt werden, ein leicht erhöhtes Risiko, suizidale Gedanken oder Handlungsabsichten zu entwickeln (0,43 %) als Patienten, die Placebo erhielten (0,22 %). Das Risiko war teilweise bereits nach der ersten Behandlungswoche erhöht und hielt über 24 Wochen an. Alle Diagnosegruppen (Epilepsie, psychiatrische Erkrankungen und sonstige Diagnosen) hatten ein erhöhtes Suizidrisiko, das relative Risiko war jedoch insgesamt höher für Patienten mit einer Epilepsie im Vergleich zu Patienten mit psychiatrischer Erkrankung[55]

Carbamazepin

- Eine Toleranzentwicklung wurde beschrieben; Wirksamkeit wird nicht durch Dosissteigerung verbessert
- Carbamazepin induziert den Abbau anderer Medikamente im Cytochrom-P450-System sowie auch seinen eigenen hepatischen Metabolismus (siehe Seite 356–360). Deshalb sollte auch die Wirksamkeit von hormonellen Kontrazeptiva (sowohl orale Präparate als auch Pflaster) überwacht werden, ggf. muss die Dosierung angepasst werden
- Wegen der anticholinergen Wirkung – Vorsicht bei Patienten mit erhöhtem Augeninnendruck oder Harnverhalt
- **Asiatische Patienten (v.a. mit Han-chinesischer Herkunft) mit einem positiven Test für HLA-B*1502 sowie Patienten mit HLA-A*3101 (v.a. japanischer und nordeuropäischer Herkunft) haben ein erhöhtes Risiko für schwere Hautreaktionen (Stevens-Johnson-Syndrom [SJS], toxische epidermale Nekrolyse [TEN]). Der Einsatz sollte im Fall eines positiven Testergebnisses vermieden werden**
- Potenziell tödliche Veränderungen des Blutbildes können auftreten. Mittelstarke Myelosuppression möglich; die Behandlung sollte beendet werden, wenn die Zahl der Leukozyten $<3000/mm^3$, Erythrozyten $<4.000.000/mm^3$, Thrombozyten $<100.000/mm^3$ übersteigt
- Hepatotoxizität kann sich als hepatozellulärer oder cholestatischer Ikterus manifestieren
- Hypersensitivitätssyndrom mit Fieber, Hauteffloreszenzen und Beteiligung der inneren Organe (selten); ggf. Kreuzempfindlichkeit zwischen anderen aromatischen Antikonvulsiva; die Behandlung mit Carbamazepin sollte bei Auftreten der ersten Zeichen eines Arzneimittel-induzierten Hautausschlages beendet werden
- Hyponatriämie (SIADH) tritt bei 10–15 % aller Patienten auf; ältere Patienten haben ein leicht erhöhtes Risiko
- Vorsichtige Anwendung bei Patienten mit KHK, Herzfehlern und Herzinsuffizienz; kann ventrikuläre Pumpfunktion beeinträchtigen
- Carbamazepin-Saft sollte niemals zusammen mit einem anderen flüssigen Präparat verabreicht werden (ggf. Bildung eines unlöslichen Präzipitats)

Valproinsäure (Valproat)

- **Lebertoxizität** – korreliert nicht unbedingt mit einem Anstieg der Leberenzyme. Überwachen Sie die Leberfunktionen vor Therapiebeginn und in regelmäßigen Abständen während der Behandlung. Bei Risikopatienten sollte auf einen Abfall von Fibrinogen und Albumin und Anstieg von Ammoniak nach vorausgehendem Abfall von Carnitin geachtet werden. Bei einem über 2–3-fachen Anstieg der Transaminasen über die Norm absetzen
- **Pankreatitis** – eine lebensbedrohliche Pankreatitis kann zu Behandlungsbeginn oder nach jahrelanger Einnahme auftreten. Pankreatitis sollte unbedingt ausgeschlossen werden (Bestimmung der Serumlipase, wenn ein Patient starke abdominelle Schmerzen, Gewichtsabnahme und Abgeschlagenheit beklagt)
- **Thrombozytopenie** – Thrombozytenzahl und Blutungszeit sollten vor Therapiebeginn und in regelmäßigen Abständen kontrolliert werden; Absetzen, im Falle, dass eine große Blutung, Blutergüsse oder eine Gerinnungsstörung auftreten
- Ammoniakerhöhung im Serum und/oder Enzephalopathie mit teilweise tödlichem Ausgang können nach Behandlungsbeginn auftreten trotz normwertiger Transaminasen. Eine Studie hat Ammoniak-induzierte Enzephalopathien bei bis zu 2,52 % der Patienten, die über 5 Jahre mit Valproat behandelt wurden, gezeigt.[56] Ammoniak sollte bei Patienten bestimmt werden, die eine nicht erklärbare Lethargie, Erbrechen und kognitive Veränderungen oder eine Hypothermie entwickeln. Erhöhtes Risiko mit steigender Dosierung und gleichzeitiger Einnahme von Phenytoin, Phenobarbital, Topiramat oder Carbamazepin[57]
- Einzelfallberichte vom DRESS-Syndrom („drug rash with eosinophilia and systematic symptoms“)[58] bzw. Multiorgan-Sensitivität. Auf klinische Zeichen achten, Therapie beenden bei bestätigtem Verdacht
- Bei Diabetes-Patienten, die mit Valproinsäure behandelt werden, können möglicherweise falsch positive Ketonkörper nachgewiesen werden
- Polyzystische Ovarien: Aufgrund des erhöhten Risikos kann die Untersuchung bioverfügbarer Androgene (freies Testosteron), sowie Prolaktin, LH und TSH bei Frauen mit Zyklusunregelmäßigkeiten, Übergewicht, Hirsutismus, Alopezie und nachweislich fehlendem Eisprung sinnvoll sein
- Bei Patienten mit einer verminderten oder veränderten Proteinbindung kann es zielführender sein, die Konzentration des freien ungebundenen Valproats statt der Gesamtkonzentration zu messen
- Valproat inhibiert den Metabolismus von Medikamenten, die durch das Cytochrom-P450-System abgebaut werden (siehe Seite 356, Tabelle 47. Antikonvulsiva: Wechselwirkungen)

Gabapentin

- Berichte eines DRESS-Syndroms („drug rash with eosinophilia and systematic symptoms“) bzw. Multiorgan-Sensitivität, darunter auch Todesfälle. Auf frühe klinische Zeichen achten, Therapie beenden bei bestätigtem Verdacht
- Risiko für psychomotorische Verlangsamung. Patienten sollte geraten werden, Aktivitäten zu vermeiden, die eine hohe Aufmerksamkeit und Koordinationsleistung erfordern, bis die kognitiven Auswirkungen eingeordnet werden können
- Fallberichte von Myoklonien bei Nierenversagen[59]

Lamotrigin

- Schwere, potenziell lebensbedrohliche Hautausschläge (u. a. SJS und TEN) möglich; höhere Inzidenz bei Kindern, bei schneller Aufdosierung und in Kombination mit Valproat. Diese Hauterscheinungen treten meistens innerhalb der ersten 8 Wochen nach Therapiebeginn auf. Patienten müssen vor Therapiebeginn über diese UAW aufgeklärt und darauf hingewiesen werden, dass sie alle Hautveränderungen ihrem Arzt mitteilen und auch Allgemeinsymptome wie Fieber, Schwächegefühl, Pharyngitis oder grippeähnliche Symptome sofort berichten sollten. Dies gilt auch für eventuelle Wunden oder Blasen an den Händen, Füßen oder an den Weichteilen. Patienten, die einmal solche Hautreaktionen erlitten haben, sollten nicht erneut auf Lamotrigin eingestellt werden
- Falls Lamotrigin länger als 5 HWZ nicht eingenommen wurde, sollte ggf. neu eindosiert werden, um das Risiko für Hautreaktionen zu reduzieren
- Vorsichtiger Einsatz bei Patienten mit Nieren- oder Leberinsuffizienz wegen erhöhter Eliminationshalbwertzeit

- Aufgrund der potenziellen Verlängerung des PR-Intervalls sollte Lamotrigin bei Patienten mit kardialen Leitungsstörungen vorsichtig und zurückhaltend eingesetzt werden
- Warnung der FDA (August 2010) vor einer aseptischen Meningitis – über 40 Fälle; Patienten sollten darüber aufgeklärt werden, dass sie sich umgehend an einen Arzt wenden, falls Kopfschmerzen, Fieber, Nackensteifigkeit, Übelkeit, Erbrechen, Hautausschlag und Lichtempfindlichkeit auftreten

Oxcarbazepin

- Überwachen Sie die Natriumspiegel bei langfristigem Gebrauch aufgrund des Risikos einer Hyponatriämie (v. a. innerhalb der ersten drei Monate)
- Schwere, potenziell lebensbedrohliche Hautausschläge (u. a. SJS und TEN) bei Kindern und Erwachsenen möglich; Multi-Organ-Hypersensitivität können im engen zeitlichen Zusammenhang mit dem Behandlungsbeginn auftreten (durchschnittliche Zeit bis zum Nachweis sind 13 Tage, Spannweite von 4–60 Tagen)
- Bei 25–30 % der Patienten, bei denen auf Carbamazepin eine Überempfindlichkeitsreaktion auftrat, trat dies auch unter Oxcarbazepin auf. Patienten vor allem Han-chinesischer Herkunft und positivem Test für HLA-B*1502 haben ein erhöhtes Risiko für SJS und TEN. Die Anwendung sollte vermieden werden bei positivem Testergebnis
- Selten: Agranulozytose, aplastische Anämie, Panzytopenie

Topiramat

- Hyperammonämie mit oder ohne Enzephalopathie kann durch Topiramat in Monotherapie oder in Kombination mit Valproat ausgelöst werden – Achten Sie auf akute Veränderungen der Vigilanz mit Müdigkeit und/oder Erbrechen; bei Verdacht sollte Ammoniak bestimmt werden
- Berichte von Hypothermie (Körperkerntemperatur <35°C) bei Kombination mit Valproat
- Berichte von verminderter Schweißproduktion (Oligohidrosis) mit Hyperthermie
- Erhöhtes Risiko für Kalziumphosphatnierensteine; insbesondere Männer sollten diesbezüglich bei langandauernder Therapie überwacht werden. Patienten sollten angehalten werden, regelmäßig zu trinken und den übermäßigen Gebrauch von Antazida und Carbonanhydrasehemmern zu vermeiden
- Über akute Myopien aufgrund von Glaukomanfällen wurde berichtet. Patienten, die über akute Visusstörungen oder schmerzhafte/rote Augen berichten, sollten sofort einem Augenarzt vorgestellt werden
- Verminderte Konzentration von Natriumbikarbonat (Inzidenz bis zu 30 %); Symptome umfassen Müdigkeit, Appetitlosigkeit, Hyperventilation, Arrhythmien und Stupor. Chronisch metabolische Azidose kann das Risiko für Nephrolithiasis oder Nephrokalzinose erhöhen und können zu Osteomalazie und/oder Osteoporose mit einem erhöhten Risiko für Frakturen führen [Dosis reduzieren oder Ausschleichen und Beenden]
- Kognitive UAW sind dosisabhängig
- Vorsichtige Anwendung bei Patienten mit gestörter Leberfunktion aufgrund reduzierter Clearance

STOP Kontraindikationen

- Patienten mit Herz-/Kreislauf-, Lebererkrankungen oder Blutbildungsstörungen in der Vorgeschichte (bis auf Gabapentin)
- Überempfindlichkeit auf trizyklische Substanzen (Carbamazepin) und Hypersensitivitätsreaktion auf eines der anderen Antikonvulsiva
- Patienten, die mit Clozapin behandelt werden, aufgrund eines erhöhten Risikos für Agranulozytose (Carbamazepin)
- Patienten mit Knochenmarksuppression in der Vorgeschichte (Carbamazepin)
- Gleichzeitige Gabe von Itraconazol und Voriconazol oder gemeinsame Gabe mit MAO-Hemmern (Carbamazepin)
- Patienten mit bekannter Porphyrie (Valproat)
- Valproat darf nicht bei Frauen im gebärfähigen Alter und bei schwangeren Frauen angewendet werden, Empfehlung der EMA (European Medicines Agency, Ausschuss für Risikobewertung im Bereich der Pharmakovigilanz- PRAC) in 2018 zur Vermeidung einer Valproat-Exposition bei ungeborenen Kindern

- Bei Frauen und Mädchen im gebärfähigen Alter darf Valproat nicht angewendet werden, es sei denn, die Bedingungen eines neu eingeführten Schwangerschaftsverhütungsprogramms werden erfüllt:
  - Bewertung der Patientinnen hinsichtlich ihrer Gebärfähigkeit
  - Durchführung von Schwangerschaftstests
  - Beratung von Patientinnen über die Risiken einer Behandlung mit Valproat
  - Aufklärung über die Notwendigkeit einer wirksamen Schwangerschaftsverhütung während der gesamten Behandlungsdauer
  - Durchführung von mindestens jährlichen fachärztlichen Kontrollen der Behandlung
  - Einführung eines neuen Bestätigungsformulars, auf dem dokumentiert wird, dass eine angemessene Beratung durch den verordnenden Arzt erfolgt ist

Überdosierung

Carbamazepin

- Tritt i. d. R. bei Plasmaspiegeln > 50 mmol/l auf; bei Kindern können Zeichen einer Überdosierung wegen verstärkter Produktion toxischer Epoxid-Metabolite schon bei niedrigeren Serumkonzentrationen auftreten. Bestimmung der Epoxidkonzentration kann hilfreich sein bei Patienten, die bei therapeutischen Spiegeln der Muttersubstanz Zeichen der Carbamazepintoxizität entwickeln (viele Labore können diese jedoch nicht standardmäßig bestimmen)
- Die maximale Plasmakonzentration kann sich nach einer Überdosierung mit Verzögerung nach bis zu 70 Stunden einstellen; erste Symptome 1–3 Stunden nach der Einnahme von Retardpräparaten
- Symptome:
  - Schwindel, Blutdruckveränderungen, Sinustachykardie, EKG-Veränderungen
  - Sedierung, Stupor, Unruhe, Orientierungsstörungen, epileptische Anfälle, Koma
  - Übelkeit, Erbrechen, verminderte gastrointestinale Motilität, Harnverhalt
  - Tremor, unwillkürliche Bewegungen, Opisthotonus, veränderte Reflexe, Myoklonien, Ataxie
  - Mydriasis, Nystagmus
  - Flush-Phänomen, Atemdepression, Zyanose
- Kein spezifisches Antidot verfügbar. Symptomatische Therapie empfohlen

Valproinsäure (Valproat)

- Maximale Plasmakonzentrationen treten möglicherweise erst 18 Stunden nach einer Überdosierung auf; die HWZ kann verlängert sein
- Die ZNS-dämpfende Wirkung kann rasch eintreten (innerhalb von 3 Stunden, bei magensaftresistenten Darreichungsformen später)
- Symptome: Starker Schwindel, Blutdruckabfall, supraventrikuläre Tachykardie, Bradykardie, starke Sedierung, Zittern, unregelmäßige, langsame oder flache Atmung, Apnoe und Koma; Verlust der Muskeleigenreflexe, generalisierte Myoklonien, epileptische Anfälle, Hirndruckerhöhung. Diese Symptome können 2–3 Tage nach einer Überdosierung auftreten und können bis zu 15 Tage anhalten; hämatologische Veränderungen, Elektrolyt- und metabolische Entgleisungen; mögliche Schädigung des Nervus opticus
- Eine Überdosierung kann zu Herzstillstand, Koma und Tod führen. Naloxon kann die ZNS-dämpfende Wirkung aufheben, kann aber auch zur Aufhebung der antikonvulsiven Wirkung führen
- Supportive Therapie [Gabe von L-Carnitin 100 mg/kg/Tag (max. 6 g), anschließend 15 mg/kg alle 4 Stunden bis Einstellung einer klinischen Verbesserung; wird für Patienten mit ZNS-Depression empfohlen; Hinweise auf Leberfunktionsstörungen und Hyperammonämie]. Hämodialyse kann eine große Menge des Valproat herausfiltern bei einer akuten Überdosierung, da Anteil des ungebundenen Valproats hoch bei hoher Serumkonzentration

Gabapentin

- Symptome einer Überdosierung: Doppelbilder, verwaschene Sprache, Müdigkeit, Lethargie, Diarrhoe. Bisher trat bei allen publizierten Fällen eine Erholung ohne Spätschäden ein
- Gabapentin kann durch Hämodialyse entfernt werden

Lamotrigin

- Mögliche Symptome einer Überdosierung: Ataxie, Nystagmus, Delir, epileptische Anfälle, intraventrikuläre Überleitungsstörungen, Koma. Todesfälle sind bekannt
- Kein Antidot verfügbar, symptomatische Therapie empfohlen

Topiramat

- Induziertes Erbrechen und Magenspülung werden empfohlen; Topiramat kann durch Hämodialyse entfernt werden
- Symptomatische Behandlung
- Überdosierung kann eine schwere metabolische Azidose auslösen

Oxcarbazepin

- Bisher keine Todesfälle bei Überdosierungen bis zu 24.000 mg berichtet
- Kein bekanntes Antidot, symptomatische Therapie empfohlen
- Magenspülung und/oder Inaktivierung durch die Gabe von Aktivkohle kann in Betracht gezogen werden

Kontrolluntersuchungen

- Siehe Tabelle 46. Antikonvulsiva: Empfohlene Laborkontrollen

Tabelle 46. Antikonvulsiva: Empfohlene Laborkontrollen

	Carbamazepin	Oxcarbazepin	Valproat	Gabapentin	Lamotrigin	Topiramat
Vor Beginn der Behandlung	(1) Blutbild mit Thrombozyten und Differenzialblutbild (2) Elektrolyte, Harnstoff, Kreatinin (3) Leberenzyme (4) EKG (bei Patienten über 45 Jahre oder mit kardialer Vorschädigung) (5) HLA-B*1502/HLA-A*3101 Typisierung bei Risikopatienten (6) falls angemessen, Schwangerschaftstest	Elektrolyte Serumkreatinin (Dosis muss bei einer CrCl < 30 ml/min angepasst werden)	(1) Blutbild mit Thrombozyten und Differenzialblutbild (2) Leberenzyme (3) Gesamt- und HDL-Cholesterin, Triglyzeride (4) Körpergewicht/BMI (5) Menstrualanamnese (6) Knochendichte (7) falls angemessen, Schwangerschaftstest	Harnstoff und Serum-Kreatinin	Keine speziellen Empfehlungen bis auf eine Standard-Blutuntersuchung	Serumbikarbonat, Harnstoff und Serumkreatinin

Tabelle 46. Antikonvulsiva: Empfohlene Laborkontrollen (Fortsetzung)

	Carbamazepin	Oxcarbazepin	Valproat	Gabapentin	Lamotrigin	Topiramat
Während der Behandlung	Blutbild, Leberenzyme, Elektrolyte, Harnstoff, Kreatinin monatlich für 3 Monate, wie klinisch indiziert oder jährlich Knochendichte bei Risikofaktoren für Osteopenie Regelmäßige Kontrollen des Serumnatriums und falls Patient Symptome einer Hyponatriämie zeigt	Regelmäßige Kontrollen des Serumnatriums und falls Patient Symptome einer Hyponatriämie zeigt	(1) und (2) monatlich für 2 Monate, dann 2–3-mal jährlich (4) und (5) alle 3 Monate im ersten Jahr, dann 1-mal/Jahr Ammoniak bei Lethargie, Vigilanzminderung (6) bei Risikofaktoren für Osteopenie	Nierenfunktion bei Verdacht auf Toxizität	Keine Empfehlungen; auf Hautausschlag während Eindosierung achten	Regelmäßige Serumbikarbonatbestimmungen, um eine metabolische Azidose auszuschließen Nierenfunktion bei vermuteter Überdosierung prüfen Ammoniak bei Lethargie, Erbrechen oder Vigilanzminderung
Plasmaspiegelbestimmungen	Spiegel bei Epilepsie (17–51 µmol/l) werden grundsätzlich auch als Zielbereich bei bipolarer Störung angewandt. Spiegelbestimmungen werden während der Eindosierung empfohlen, um den individuellen, nicht toxischen Referenzbereich des Patienten zu bestimmen Carbamazepin induziert seinen eigenen hepatischen Metabolismus; daher sind Spiegelbestimmungen im Abstand von 4 Wochen empfohlen. Anschließend muss die Dosierung ggf. angepasst werden Spiegelbestimmungen werden auch 5 Tage nach Dosisänderung oder An- oder Absetzen einer interagierenden Zusatzmedikation empfohlen (siehe Wechselwirkungen auf Seite 356–360) Möglicherweise sollten auch die Spiegel anderer verabreichter Wirkstoffe bestimmt werden, wenn die Behandlung mit Carbamazepin begonnen wird	Nicht erforderlich	Zwei Spiegelbestimmungen, um die therapeutische Dosis zu bestimmen (mind. 3–5 Tage nach Therapiebeginn) und 5 Tage nach Dosisänderung oder An- oder Absetzen einer interagierenden Zusatzmedikation (siehe Wechselwirkungen auf Seite 360–362 und Vorsichtsmaßnahme auf Seite 349) Ansprechen bei Manie bei 350–875 µmol/l. Toxizität kann bei Spiegeln >700 µmol/l auftreten	Nicht erforderlich	Nicht erforderlich, können jedoch indiziert sein bei der Behandlung mit interagierenden Wirkstoffen	Nicht erforderlich

Behandlung von Kindern und Jugendlichen

- Siehe *Handbuch Psychopharmaka für das Kindes- und Jugendalter*[17] für detaillierte Informationen zur Anwendung von Antikonvulsiva bei Kindern und Jugendlichen

Carbamazepin

- Wird bei Kindern mit episodischem Kontrollverlust und aggressiven Verhaltensstörungen eingesetzt
- Bei Kindern können im Vergleich zu Erwachsenen auch schon bei niedrigen Serumkonzentrationen wegen verstärkter Produktion toxischer Metabolite Symptome einer Überdosierung auftreten. Fallberichte über Verhaltensstörungen, Manie und Verschlechterung von Tic-Phänomenen liegen vor
- Häufige UAW: Unsicherer Gang, Schwindel, Doppelbilder, Sedierung, Übelkeit und Erbrechen

Valproinsäure (Valproat)

- Hinweise auf Wirksamkeit bei akuter Manie, bipolaren Störungen, Migräne-Prophylaxe, Wut- oder Aggressionsausbrüchen bei Adoleszenten und jungen Erwachsenen
- Kinder im Alter von 3–10 Jahren, die auch andere Antikonvulsiva bekommen, haben ein hohes Risiko für eine Lebertoxizität
- Der Einsatz bei Mädchen kann zu Hyperandrogenismus und polyzystischen Ovarien, verspäteter oder verlängerter Pubertät, extremer Gewichtszunahme, Hyperinsulinäme und Dyslipidämie führen; über eine verminderte Knochendichte (bis zu 14 %) wurde berichtet, kann zu Osteoporose führen

Gabapentin

- Inzidenz von UAW scheint bei Kindern ähnlich wie bei Erwachsenen zu sein; nach Fallberichten können Verhaltensstörungen wie Hyperaktivität, Aggressivität und Reizbarkeit auftreten

Lamotrigin

- Lamotrigin ist bei Jugendlichen als Add-on-Therapie bei der refraktären bipolaren Depression eingesetzt worden; typische UAW waren dabei Kopfschmerzen, Tremor, Somnolenz und Schwindel
- Auf das erhöhte Risiko schwerer, potenziell lebensbedrohlicher Hautreaktionen bei Kindern ist zu achten

Oxcarbazepin

- Wurde bei Kindern und Erwachsenen als Monotherapie oder als Add-on-Therapie bei partiellen Anfällen eingesetzt

Topiramat

- Wurde als Add-on-Therapie bei Epilepsie und Migräneprophylaxe eingesetzt
- UAW: Sedierung, kognitive und Verhaltensstörungen, Gewichtsabnahme
- Berichte über dosisabhängige Hyperammonämie
- Berichte über Oligohidrosis (vermindertes Schwitzen), Anhidrose und Hyperthermie – größte Fallzahl bei Kindern
- Anhaltend niedrige Serumkonzentration von Bikarbonat und metabolische Azidose

Behandlung von älteren Patienten

- Die Aufdosierung bei älteren Patienten sollte sehr langsam erfolgen; dies trifft insbesondere für Patienten mit verminderter Leberfunktion zu
- Achten Sie auf mögliche UAW, insbesondere Verwirrtheit, kognitive Störungen oder Ataxie (Fallneigung)
- Demenz: Metaanalyse und 3 randomisierte kontrollierte Studien (RCT) bestätigen die Wirksamkeit von Carbamazepin bei Verhaltensauffälligkeiten und Aggressivität bei Demenz; Metaanalyse und 5 RCT können keine große Wirksamkeit für Valproat feststellen. Offene Studien und Fallserien geben Hinweise, dass Gabapentin, Topiramat und Lamotrigin auch vorteilhaft sein können; Oxcarbazepin ist unwirksam. Vorsichtige Anwendung aufgrund der UAW und potenziellen Wechselwirkungen
- Vorsicht bei Kombination mit anderen ZNS-wirksamen oder anticholinerg wirksamen Substanzen; additive Effekte können Verwirrtheit, Desorientierung und Delir begünstigen
- Hüftfrakturen: Anhaltende Einnahme von Antikonvulsiva bei älteren Frauen steht im Zusammenhang mit Knochenverlust am Calcaneus und der Hüfte. Folglich steigt das Risiko für Hüftfrakturen um 29 % innerhalb von 5 Jahren bei Frauen ≥ 65 Jahren
- Niereninsuffizienz: Dosisreduktion bei Gabapentin bei CrCl < 60 ml/min und Oxacarbazepin bei CrCl < 30 ml/min

- Valproat: Erhöhte freie Valproatspiegel durch verminderte Proteinbindung und Metabolisierung bei Älteren möglich; hierdurch verminderte Clearance und höhere Konzentration ungebundenes, freies Valproat (innerhalb des therapeutischen Referenzbereiches der Gesamtwirkstoffmenge); Fallbericht über akutes Parkinsonoid unter Valproat bei einem älteren, demenzerkrankten Patienten. Erhöhtes Risiko für Thrombozytopenie
- Valproat: Ähnliche Verträglichkeit und Wirksamkeit wie Lithium in der Behandlung der Manie bei älteren Patienten unter Gabe von durchschnittlich 1200 mg und Spiegel von 513 µmol/l[60]
- Carbamazepin: Ältere Patienten mit vorbestehender Herzerkrankung sollte vor Behandlungsbeginn kardiologisch untersucht werden
- Carbamazepin/Oxcarbazepin: Höheres Risiko für Hyponatriämien
- Lamotrigin: Erhöhte Plasmaspiegel bei älteren Patienten

Hinweise für die Pflege

- Achten Sie bei Beginn der Behandlung auf Zeichen einer Depression und Suizidalität
- Achten Sie auf Symptome wie Fieber, Halsentzündungen oder Blutungen
- Um die möglichen Zeichen einer Blutbildungsstörung oder Leberfunktionsstörung zu erkennen, müssen regelmäßige klinische und Laborkontrollen durchgeführt werden (siehe auch unter UAW)
- Ein Hautausschlag, v. a. unter Carbamazepin und Lamotrigin, kann Zeichen einer beginnenden Blutbildungsstörung sein, verständigen Sie den behandelnden Arzt
- Appetitlosigkeit, Schwäche, Übelkeit, Erbrechen, Ödeme, allgemeine Schwäche und Antriebsarmut können Zeichen einer Leberschädigung sein
- Da Müdigkeit auftreten kann, sollten Patienten vorsichtig sein, wenn sie Aktivitäten nachgehen, die eine erhöhte Aufmerksamkeit erfordern; verstärkt Wirkung von Alkohol und anderen ZNS-gängigen Substanzen
- Regelmäßige Überwachung von Körpergröße, -gewicht und BMI
- Bei älteren Patienten sollte auf Ataxie, Verwirrtheit und kognitive Verschlechterung geachtet werden
- Raten Sie Patienten, die Arzneimittel kühl und trocken zu lagern, um Wirkverlust zu verhindern
- Magensaftresistente oder retardierte Präparate sollten nicht zerkleinert oder gemörsert werden, sondern sollten im Ganzen eingenommen werden; das Kauen von Kapseln kann zu lokalen Irritationen der Mundschleimhaut und Rachen führen; Retardkapseln können geöffnet werden und auf Essen verteilt werden
- Carbamazepin:
  - Achten Sie auf Harnverhalt und Obstipation; Flüssigkeitszufuhr erhöhen, um Obstipation entgegen zu wirken
  - Flüssiges Carbamazepin sollte niemals mit anderen flüssigen Medikamenten vermischt werden
  - Grapefruit und Grapefruitsaft sollten vermieden werden, da sie die Serumkonzentration von Carbamazepin erhöhen können
  - Ein Hautausschlag kann Zeichen einer beginnenden Blutbildungsstörung sein; verständigen Sie umgehend den behandelnden Arzt
- Valproat:
  - Flüssiges Valproat sollte nicht mit kohlensäurehaltigen Getränken verabreicht werden (Irritation der Mundschleimhaut)
  - Bei Frauen (v. a. unter Behandlung mit Valproat), Erfassung des Ausgangsgewichtes/BMI, regelmäßige Bestimmungen. Achten Sie auf Menstruationsstörungen, Hirsutismus, Übergewicht, Alopezie und Unfruchtbarkeit – bestehen 2 oder mehr dieser Symptome könnte dies auf das polyzystische Ovarsyndrom hinweisen
  - Acetylsalicylsäure (ASS) sollte in der Behandlung gelegentlich auftretender Schmerzen vermieden werden, da ASS die Valproatkonzentration im Blut verändern kann – Paracetamol oder Ibuprofen stellen sicherere Alternativen dar
- Lamotrigin: Ein Hautausschlag kann Zeichen einer beginnenden Blutbildungsstörung sein; verständigen Sie umgehend den behandelnden Arzt

- Oxcarbazepin:
  - Achten Sie auf Zeichen einer Hyponatriämie – Übelkeit, allgemeines Unwohlsein, Kopfschmerzen, Lethargie, Verwirrtheit
  - Fieber oder Hautausschlag können auf eine schwere Hautreaktion oder Organbeteiligung hinweisen
- Topiramat
  - Patienten sollten angehalten werden, regelmäßig zu trinken und den übermäßigen Gebrauch von Antazida zu vermeiden, um das Risiko für Nierensteine zu reduzieren
  - Patienten, die über anhaltende Visusstörungen oder schmerzhafte Augen berichten, sollten dem behandelnden Arzt vorgestellt werden

Hinweise für Patienten

- Ausführliche Patienteninformation: siehe Seite 586

Wechselwirkungen

- Klinisch relevante Interaktionen werden in Tabelle 47. Antikonvulsiva: Wechselwirkungen aufgeführt
- Zusätzliche Informationen über die Kombinationsbehandlung finden Sie im Kapitel zum interagierenden Wirkstoff

Tabelle 47. Antikonvulsiva: Wechselwirkungen

Antikonvulsivum	Substanzklasse	Beispiel	Wechselwirkungen
Carbamazepin	Androgene	Danazol	• Anstieg der Carbamazepinspiegel um 50–100 %; HWZ verdoppelt und Clearance zur Hälfte reduziert
	Anästhetika	Halothan	• Enzyminduktion kann zu Leberzellschädigung führen
		Isofluran, Sevofluran	• Enzyminduktion kann zu Nierenschädigung führen
	Antiarrhythmika	Disopyramid, Chinidin	• Beschleunigter Abbau und geringere Spiegel von Disopyramid und Chinidin
	Antibiotika	Erythromycin, Clarithromycin	• Erhöhter Carbamazepinspiegel aufgrund verminderter Clearance (um 5–41 %)
		Doxycyclin (keine Wechselwirkungen mit anderen Tetrazyklinen)	• Plasmaspiegel und HWZ von Doxycyclin wegen eines verstärkten Abbaus reduziert (alternativ: ein anderes Tetracyclin geben oder Doxycyclin 2-mal täglich verabreichen)
		Metronidazol	• Erhöhter Carbamazepinplasmaspiegel durch Inhibierung des Abbaus
		Quinupristin/Dalfopristin	• Erhöhter Carbamazepinplasmaspiegel durch Hemmung von CYP 3A4
	Antidepressiva		
	SSRI	Fluoxetin, Fluvoxamin	• Erhöhter Plasmaspiegel des Carbamazepins und seiner Metabolite bei Fluoxetin; verstärkte Übelkeit bei Fluvoxamin
		Citalopram, Sertralin	• Erniedrigter Plasmaspiegel von Sertralin oder Citalopram wegen Enzyminduktion via CYP 3A4 (Fallbericht)

Tabelle 47. Antikonvulsiva: Wechselwirkungen (Fortsetzung)

Antikonvulsivum	Substanzklasse	Beispiel	Wechselwirkungen
Carbamazepin	SARI	Trazodon	• Verminderter Trazodonplasmaspiegel
	Trizyklische Antidepressiva	Imipramin, Doxepin, Amitriptylin, Nortriptylin	• Verminderter Plasmaspiegel der Antidepressiva (um bis 46 %) durch Enzyminduktion
	Antihypertensiva	Acetazolamid	• Erhöhter Carbamazepinspiegel bei inhibiertem Abbau
	Antikoagulanzien	Apixaban, Dabigatran, Edoxaban	• Verstärkter Abbau der Antikoagulanzien; Kombination nicht empfehlenswert
		Rivaroxaban	• Fallbericht von Lungenembolie durch gesteigerten Abbau von Rivaroxaban[61]
		Warfarin	• Beschleunigter Abbau von Warfarin; erniedrigter Quick-Wert oder INR. Durchschnittliche Dosis von Warfarin wurde um 49 % reduziert in einer Studie[62]
	Antikonvulsiva	Clonazepam, Clobazam, Eslicarbazepin, Ethosuximid, Topiramat, Oxcarbazepin, Tiagabin, Zonisamid	• Clearance der Antikonvulsiva durch Carbamazepin erhöht, möglicher Wirkungsverlust (40 % Senkung der Konzentration von Topiramat und Oxcarbazepinmetabolit)
		Felbamat	• Um 50 % verminderter Carbamazepinspiegel, höhere Konzentration von Epoxid-Metaboliten
		Lamotrigin	• Um 10–45 % erhöhte Konzentration Epoxid-Metabolite des Carbamazepins mit einem höheren Risiko für UAW • Beschleunigter Abbau von Lamotrigin; HWZ und Plasmakonzentration um 30–50 % reduziert
		Phenytoin, Primidon, Phenobarbital	• Verminderter Carbamazepinspiegel aufgrund von Induktion von CYP 3A4; erhöhter Anteil von Epoxid-Metaboliten • Veränderter Spiegel der zusätzlich verabreichten Antikonvulsiva
		Topiramat	• Um ca. 20 % erhöhte Carbamazepinspiegel
		Valproat	• Höhere Konzentration von Epoxid-Metaboliten des Carbamazepins; kann zu toxischen Wirkungen innerhalb des therapeutischen Referenzbereiches von Carbamazepin führen • Wirkungen auf Carbamazepin sind variabel und inkonsistent • Erniedriger Valproatspiegel aufgrund gesteigerter Clearance und Verdrängung aus der Proteinbindung
	Antimykotika	Caspofungin	• Erniedrigter Spiegel von Caspofungin, ggf. höhere Dosierung wählen
		Fluconazol, Itraconazol, Ketoconazol	• Erniedrigte Spiegel der Antimykotika
		Fluconazol, Ketoconazol	• Um 29 % erhöhter Carbamazepinspiegel unter Ketoconazol durch Hemmung von CYP 3A4; Clearance um 50 % reduziert unter Fluconazol

Tabelle 47. Antikonvulsiva: Wechselwirkungen (Fortsetzung)

Antikonvulsivum	Substanzklasse	Beispiel	Wechselwirkungen
Carbamazepin	Antineoplastische Substanzen	Cisplatin	• Verminderte Carbamazepinspiegel durch Enzyminduktion
		Cyclophosphamid, Gefitinib, Imatinib, Irinotecan, Lapatinib, Temsirolimus	• Verminderte Spiegel der antineoplastischen Substanz; die simultane Verwendung sollte vermieden werden
		Doxorubicin, Cisplatin	• Verminderte Spiegel von Cisplatin und Doxorubicin aufgrund von Enzyminduktion
	Antipsychotika	Im Allgemeinen	• Siehe Kapitel zu Antipsychotika für mehr Informationen
		Aripiprazol, Flupentixol, Haloperidol, Olanzapin, Phenothiazine, Quetiapin, Risperidon, Thiothixen, Ziprasidon, Zuclopenthixol	• Reduzierte Spiegel des Antipsychotikums (64 %↓ bei Aripiprazol, bis zu 100 %↓ bei Haloperidol, 44 %↓ bei Olanazapin, 45–65 %↓ bei Paliperidon abhängig von der Carbamazepindosis[63], 70 %↓ bei Risperidon, 35 %↓ bei Ziprasidon). Quetiapin kann Spiegel der Epoxid-Metabolite erhöhen; Olanzapin kann Carbamazepinspiegel erhöhen • Verstärkte Akathisie • Erhöhte Neurotoxizität von Antipsychotika und Carbamazepin bei therapeutischen Dosierungen
		Clozapin	• Kombination vermeiden aufgrund Potenzierung der Knochenmark-depressiven Wirkung • Verminderte Clozapinspiegel um bis zu 63 %
		Haloperidol, Loxapin	• Höherer Plasmaspiegel von Carbamazepin und Metaboliten
	Antiretrovirale Wirkstoffe	Im Allgemeinen	• Verminderte Konzentration der antiretroviralen Wirkstoffe, die Cobicistat enthalten (Atazanavir/Cobicistat, Darunavir/Cobicistat, Elvitegravir/Cobicistat); Kombination vermeiden
	Integrase-Inhibitoren	Dolutegravir, Elvitegravir, Raltegravir	• Verminderte Spiegel der antiviralen Substanz durch beschleunigten Abbau; vorsichtige Kombination
	Nicht nukleosidische Reverse-Transkriptase-Inhibitoren (NNRTI)	Delavirdin, Efavirenz, Etravirin, Nevirapin, Rilpivirin	• Verminderte Spiegel der antiviralen Substanz und potenzieller Verlust der antiviralen Wirkung; Kombination vermeiden
	Proteasehemmer	Atazanavir, Darunavir, Indinavir, Lopinavir, Nelfinavir, Ritonavir Saquinavir	• Verminderte Spiegel der Proteasehemmer durch beschleunigten Abbau; Kombination vermeiden • Erhöhter Carbamazepinspiegel durch Hemmung von CYP 3A4, potenzielle Toxizität
	Antituberkulotika	Isoniazid	• Erhöhter Carbamazepinplasmaspiegel; Clearance um bis zu 45 % erniedrigt
	Antivirale Wirkstoffe (direkt antiviral wirksame Substanzen, DAA)	Elbasvir, Glevaprevir, Grazoprevir, Ledipasvir, Pibrentasvir, Sofosbuvir, Velpatasvir, Voxilaprevir	• Erniedrigte Plasmaspiegel und Wirksamkeit der direkt antiviral wirksamen Substanzen aufgrund von CYP-3A4-Induktion; Kombination vermeiden
		Rifampicin	• Verminderte Carbamazepinspiegel

Tabelle 47. Antikonvulsiva: Wechselwirkungen (Fortsetzung)

Antikonvulsivum	Substanzklasse	Beispiel	Wechselwirkungen
Carbamazepin	Benzodiazepine	Alprazolam, Clonazepam	• Reduzierter Alprazolam- (>50 %) und Clonazepamspiegel (19–37 %) durch Enzyminduktion
	Betablocker	Propranolol	• Verminderter Plasmaspiegel des Betablockers wegen Enzyminduktion
	Desmopressin		• Verstärkung des antidiuretischen Effekts, kann zu Hyponatriämie und epileptischen Anfällen führen
	Diuretika	HCT	• Gleichzeitige Anwendung kann das Risiko für Hyponatriämien erhöhen, v.a. bei älteren Patienten
	Folsäure		• Verminderte Folsäurespiegel
	Grapefruitsaft		• Reduzierter Abbau des Carbamazepins führt zu erhöhten Plasmaspiegeln (bis zu 40 %)
	Grippeimpfung		• Verminderte Elimination und erhöhte HWZ des Carbamazepins
	H_2-Rezeptorantagonist	Cimetidin	• Vorübergehender Carbamazepinspiegelanstieg und mögliche Intoxikation durch verstärkten Abbau (keine Wechselwirkungen mit Ranitidin, Famotidin und Nizatidin)
	Hormone	Orale Kontrazeptiva Medroxyprogesteronacetat-Injektion	• Beschleunigter Abbau oraler Kontrazeptiva und verstärkte Bindung von Gestagen und Ethinylestradiol an Sexualhormon-bindendes-Globulin; kann kontrazeptive Wirksamkeit reduzieren • Gleichzeitige Anwendung kann zu erniedrigter Medroxyprogesteronkonzentration führen
	Immunsuppressiva	Cyclosporin, Sirolimus, Tacrolimus	• Erniedrigte Plasmaspiegel und verminderte Wirksamkeit der Immunsuppressiva aufgrund von CYP-3A4-Induktion
	Isotretinoin		• Erniedrigter Plasmaspiegel von Carbamazepin und seinen Metaboliten
	Johanniskraut		• Erniedrigter Carbamazepinspiegel
	Kalziumantagonisten	Diltiazem, Verapamil (keine Wechselwirkungen mit Nifedipin)	• Erhöhter Carbamazepinspiegel durch verminderten Abbau (gesamtes Carbamazepin um 46 % erhöht, freies Carbamazepin um 33 % erhöht)
	Kortikosteroide	Dexamethason, Prednisolon	• Verminderter Plasmaspiegel der Kortikosteroide durch Enzyminduktion
	Lithium		• Verstärkte Neurotoxizität beider Substanzen; Sinusknotendysfunktion möglich
	Modafinil		• Erniedrigter Spiegel von Modafinil durch beschleunigten Abbau
	Muskelrelaxanzien (nicht depolarisierend)	Pancuronium	• Verminderte Wirkdauer und Wirkung der Muskelrelaxanzien
	NSAR	Diclofenac, Ibuprofen	• Erhöhter Carbamazepinspiegel durch verminderten Abbau
	Opioide	Buprenorphin, Hydrocodon, Methadon, Tramadol	• Verminderte Wirkung von Methadon (bis zu 60 %) aufgrund des beschleunigten Abbaus; Buprenorphin, Hydrocodon und Tramadol werden über CYP 3A4 verstoffwechselt, die gleichzeitige Anwendung kann die Wirksamkeit reduzieren

Tabelle 47. Antikonvulsiva: Wechselwirkungen (Fortsetzung)

Antikonvulsivum	Substanzklasse	Beispiel	Wechselwirkungen
Carbamazepin	Protonenpumpen-Inhibitoren (PPI)	Omeprazol	• Erhöhte Plasmaspiegel von Carbamazepin
	Quinin (Chinin)		• Erhöhter Plasmaspiegel von Carbamazepin (um 37 %) und Bioverfügbarkeit (um 51 %) durch Hemmung des Abbaus
	Theophyllin		• Verminderte Theophyllinspiegel wegen Enzyminduktion durch Carbamazepin; um bis zu 50 % verminderte Carbamazepinspiegel
	Schilddrüsenhormone		• Verminderte Plasmaspiegel der Schilddrüsenhormone durch Enzyminduktion
Valproat	Alkohol		• Vermehrte Sedierung, Desorientiertheit
	Anästhetika	Propofol	• Reduktion der benötigten Propofoldosis bei Anästhesie für EKT[64]
	Antibiotika	Carbapeneme	• Deutliche Senkung des Valproatspiegels
		Erythromycin	• Erhöhter Valproatspiegel durch gehemmten Abbau, auch unter Clarithromycin möglich
		Rifampicin	• Senkung des Valproatspiegels um bis zu 40 %
	Antidepressiva		
	SSRI	Fluoxetin	• Erhöhter Valproatspiegel (bis zu 50 %)
	SNRI	Venlafaxin	• Deutlich erhöhter Spiegel O-Desmethylvenlafaxin[66]
	Trizyklische Antidepressiva	Amitriptylin, Nortriptylin, Doxepin	• Erhöhter Antidepressivaspiegel und verstärkte UAW – ggf. therapeutisches Drug-Monitoring (TDM) in Erwägung ziehen und auf unerwünschte Arzneimittelwirkungen achten
	Antihypertensiva	Guanfacin	• Erhöhter Valproatspiegel durch gehemmten Abbau; auf möglich ZNS-Wirkungen achten
	Antikoagulanzien	Warfarin	• Inhibition der sekundären Phase der Thrombozytenaggregation; erhöhter Quick-Wert oder INR • Verdrängung von Warfarin aus der Proteinbindung (freier Anteil um 33 % erhöht)
	Antikonvulsiva	Carbamazepin	• Verminderter Valproatspiegel wegen der erhöhten Clearance und der Verdrängung aus der Proteinbindung • Wirkungen auf die Carbamazepinspiegel sind variabel
		Ethosuximid	• Halbwertszeit von Ethosuximid um 25 % verlängert
		Felbamat	• Erhöhter Spiegel von Valproat (um 31–51 %) durch gehemmten Abbau
		Lamotrigin	• Erhöhter Lamotriginspiegel (bis zu 200 %), HWZ bis zu 50 % verlängert und verminderte Clearance des Lamotrigins (um 60 %) • Sowohl Erhöhung als auch Senkung des Valproatspiegels möglich. Kombination kann wegen erhöhter Häufigkeit eines SJS oder einer TEN gefährlich sein

Tabelle 47. Antikonvulsiva: Wechselwirkungen (Fortsetzung)

Antikonvulsivum	Substanzklasse	Beispiel	Wechselwirkungen
Valproat		Phenobarbital, Primidon	• Erhöhter Spiegel der Antikonvulsiva (um 30–50 %) durch gehemmten Abbau. Erhöhte Clearance von Valproat. Schwere additive ZNS-Depression möglich
		Phenytoin	• Verstärkte antikonvulsive Wirkung durch Verdrängung aus der Proteinbindung (freie Fraktion um 60 % erhöht) und um 25 % reduzierte Clearance, Toxizität schon bei therapeutischen Spiegeln möglich
		Topiramat	• Fallberichte von Delirien und Hyperammonämie; Topiramat erhöht das Risiko für Enzephalopathie unter Valproat[65]
	Antipsychotika	Clozapin	• Erhöhte und erniedrigte Clozapinspiegel wurden beobachtet; Veränderungen im Clozapin/Norclozapin-Verhältnis möglich • Einzelfallbericht einer hepatischen Enzephalopathie • Valproat kann das Risiko einer Clozapin-assoziierten Myokarditis erhöhen[67]
		Haloperidol	• Erhöhte Serumspiegel von Haloperidol (durchschnittlich bis zu 32 %)
		Olanzapin	• Kombination mit hoher Inzidenz von Gewichtszunahme assoziiert • Signifikant niedrigere Olanzapinspiegel in Kombination mit Valproat [69]
		Phenothiazine	• Verstärkte Neurotoxizität, Sedierung, extrapyramidale UAW aufgrund verminderter Clearance des Valproats (um 14 %)
		Risperidon	• Fallbericht von Enzephalopathie zu Beginn der Risperidonbehandlung[69]
	Antiretrovirale Wirkstoffe		
	Nukleosidische Reverse-Transkriptase-Inhibitoren (NRTI)	Zidovudin	• Um 38 % erhöhte Spiegel von Zidovudin wegen reduzierter Clearance • Berichte von schwerer Anämie nach Einnahme von Zidovudin; Kombination unter Vorsicht anwenden und auf Zidovudin-Toxizität achten
	Proteasehemmer	Ritonavir	• Erniedrigte Valproatspiegel durch verstärkten Abbau; vorsichtige Anwendung
		Ritonavir und/oder Nevirapin[70]	• Fallbericht von Hepatotoxizität unter einer antiretroviralen Therapie bestehend aus Ritonavir, Saquinavir, Stavudin und Nevirapin
	Antituberkulotika	Isoniazid	• Erhöhter Valproatspiegel durch gehemmten Abbau
		Rifampicin	• Um bis zu 40 % erhöhte Clearance von Valproat
	Antivirale Wirkstoffe	Aciclovir	• Verminderter Valproatspiegel
	Anxiolytika	Chlordiazepoxid, Clonazepam Lorazepam	• Gehemmter Abbau und verstärkte pharmakologische Wirkungen der Benzodiazepine; führt zu verstärkter Sedierung und Orientierungsstörungen (Clearance von Lorazepam bis zu 41 % reduziert)
		Clonazepam	• Gleichzeitige Anwendung kann Absencen auslösen bei Risikopatienten
		Diazepam	• Erhöhter Diazepamspiegel durch Verdrängung aus der Proteinbindung (freier Anteil um 90 % erhöht)

Tabelle 47. Antikonvulsiva: Wechselwirkungen (Fortsetzung)

Antikonvulsivum	Substanzklasse	Beispiel	Wechselwirkungen
Valproat	H_2-Rezeptorantagonist	Cimetidin	• Gehemmter Abbau und verlängerte HWZ von Valproat
	Hypnotika	Zolpidem	• Fallbericht von Somnambulismus unter Kombinationstherapie
	Lithium		• Verstärkung des Intentionstremors durch Valproat
	Salicylate	Acetylsalicylsäure (ASS), Bismutsubsalicylat	• Verdrängung von Valproat aus der Proteinbindung und verminderte Clearance, führt zu 4-fach erhöhtem Spiegel der freien Substanz, mögliche Toxizität
	Sulfonylharnstoffe	Tolbutamid	• Anstieg des freien Anteils von Tolbutamid bis zu 20–50 % durch Verdrängung aus der Proteinbindung
	Thiopental		• Verdrängung von Thiopental aus der Proteinbindung führt zu verstärkter hypnotischer/anästhetischer Wirkung
Gabapentin	Alkohol		• Verstärkte Sedierung und Orientierungsstörung
	Antazida	Aluminium/Magnesium-haltige Antazida	• Reduktion der Bioverfügbarkeit von Gabapentin um bis zu 24 % bei simultaner Verabreichung. Gabe von Gabapentin sollte mind. 2 Stunden nach Einnahme des Antazidums erfolgen
	Opioide	Im Allgemeinen	• Verstärkte Sedierung und Orientierungsstörung • Erhöhtes Risiko für Opioid-assoziierte Todesfälle aufgrund additiver atemdepressiver Wirkung und erhöhter Gabapentinspiegel (Opiode verlängern die Verweildauer im Darm, so dass Gabapentin überwiegend im obereren Teil des Dünndarms resorbiert wird → erhöhte Bioverfügbarkeit); auf ZNS-Dämpfung achten
		Hydrocodon	• Fallberichte über verminderte Serumkonzentration von Hydrocodon
		Morphin	• Erhöhte Gabapentinspiegel; Gabapentin verstärkt die analgetische Wirkung von Morphin
Lamotrigin	Alkohol		• Verstärkte Sedierung und Desorientiertheit
	Antiarrhythmika	Procainamid	• Erhöhte Konzentration von Procainamid
	Antikonvulsiva	Carbamazepin, Phenytoin, Phenobarbital, Primidon	• Plasmaspiegel und HWZ von Lamotrigin vermindern sich durch den verstärkten Metabolismus (Clearance erhöht sich um 30–50 % mit Carbamazepin, um 125 % mit Phenytoin) • Erhöhter Plasmaspiegel der Epoxid-Metabolite von Carbamazepin um 10–45 %, dadurch erhöhtes Risiko für UAW
		Topiramat	• Verminderte Plasmaspiegel von Lamotrigin
		Valproat	• Erhöhter Plasmaspiegel von Lamotrigin (bis 200 %) und HWZ (bis 50 %) und verminderte Clearance (bis 60 %); sowohl Erhöhungen und Verminderungen der Valproatspiegel möglich • Erhöhung des Risikos lebensbedrohlicher Hautveränderungen bei Kombination (SJS und TEN)

Tabelle 47. Antikonvulsiva: Wechselwirkungen (Fortsetzung)

Antikonvulsivum	Substanzklasse	Beispiel	Wechselwirkungen
Lamotrigin	Antidepressiva		
	SSRI	Escitalopram	• Fallberichte von Myoklonien
		Sertralin	• Fallberichte über erhöhte Plasmaspiegel von Lamotrigin mit Toxizität
	Antipsychotika	Olanzapin	• Bioverfügbarkeit von Lamotrigin um 24 % reduziert
	Antiretrovirale Wirkstoffe		
	Nicht nukleosidische Reverse-Transkriptase-Inhibitoren (NNRTI)	Efavirenz, Etravirin, Nevirapin	• Verminderte Lamotriginspiegel durch verstärkten Abbau; vorsichtige Anwendung
	Proteasehemmer	Atazanavir, Lopinavir, Ritonavir	• Um 50 % verminderter Lamotriginspiegel aufgrund eines erhöhten Abbaus; vorsichtige Anwendung bei Kombination mit Ritonavir
	Antituberkulotika	Rifampin	• Verminderte Lamotriginspiegel und Halbwertzeit
	Hormone	Orale Kontrazeptiva	• Verminderter Plasmaspiegel von Lamotrigin um 27–64 % • Berichte über Zwischenblutungen und unerwartete Schwangerschaften
	NSAR	Paracetamol	• Bioverfügbarkeit von Lamotrigin um 20 % reduziert bei gleichzeitiger Verabreichung von Paracetamol 4 g/Tag; Induktion der Glukuronidierung
	Pflanzliche Präparate	Ginseng	• Fallbericht einer Arzneimittelreaktion mit Eosinophilie und systemischen Symptomten (DRESS)[71]
	Opioide	Im Allgemeinen	• Verstärkte Sedierung und Desorientierung
Topiramat	Alkohol		• Verstärkte Sedierung, Orientierungsstörungen
	Antazida		• Übermäßige Verwendung kann Risiko für Nierensteinbildung (Kalziumphosphat) erhöhen
	Antikonvulsiva	Carbamazepin, Oxcarbazepin, Phenytoin, Phenobarbital, Primidon	• Verminderung der Plasmaspiegel von Topiramat um 40 % durch Carbamazepin und um 48 % durch Phenytoin • Erhöhter Spiegel von Carbamazepin (um 20 %) und Phenytoin
		Lamotrigin	• Verminderter Plasmaspiegel von Lamotrigin
		Valproat	• Fallberichte über Delirien und erhöhte Ammoniakspiegel; um 25 % verminderte Clearance von Topiramat[72]
	Biguanide	Metformin	• Kann das Risiko für Laktatazidose erhöhen, da Topiramat das Serum-Natriumbikarbonat senkt
	Diuretika	Furosemid, HCT	• Erhöhtes Risiko für Hypokaliämie
	Herzglykoside	Digoxin	• Verminderte Digoxinspiegel (um 12 %)

Tabelle 47. Antikonvulsiva: Wechselwirkungen (Fortsetzung)

Antikonvulsivum	Substanzklasse	Beispiel	Wechselwirkungen
Topiramat	Hormone	Orale Kontrazeptiva	• Verminderte Östrogenspiegel möglich, dadurch verminderte Wirksamkeit von oralen Kontrazeptiva
	Karboanhydrasehemmer	Acetazolamid, Zonisamid	• Übermäßige Verwendung kann Risiko für Nierensteinbildung (Kalziumphosphat) erhöhen und/oder Hyperthermie
Oxcarbazepin	Alkohol		• Verstärkte Sedierung und Desorientiertheit
	Antidepressiva	Citalopram	• Erhöhtes Risiko für QTc-Zeit-Verlängerung
		Sertralin	• Fallbericht eines tödlichen Serotoninsyndroms bei einem älteren Patienten durch die zusätzliche Gabe von Oxcarbazepin, ggf. über CYP 2C19 vermittelt
	Antikonvulsiva	Carbamazepin, Phenytoin, Phenobarbital, Valproat	• Verminderter Plasmaspiegel des Oxcarbazepin MHD-Metaboliten um 40 % (Carbamazepin); 30 % (Phenytoin); 25 % (Phenobarbital); 18 % (Valproat) • Erhöhter Spiegel von Phenytoin (um 40 %) und Phenobarbital (um 14 %) aufgrund Abbauhemmung via CYP 2C19
	Antiretrovirale Wirkstoffe	Im Allgemeinen	• Verminderte Konzentration der antiretroviralen Wirkstoffe, die Cobicistat enthalten (Atazanavir/Cobicistat, Darunavir/Cobicistat, Elvitegravir/Cobicistat); Kombination vermeiden
	Integrase-Inhibitor	Dolutegravir, Elvitegravir, Raltegravir	• Verminderte Spiegel der antiviralen Substanzen durch beschleunigten Abbau; vorsichtige Kombination
	Nicht nukleosidische Reverse-Transkriptase-Inhibitoren (NNRTI)	Delavirdin, Efavirenz, Etravirin, Nevirapin, Rilpivirin	• Verminderter Spiegel der antiviralen Substanz und potenzieller Verlust des virologischen Ansprechens; Kombination vermeiden
	Proteasehemmer	Atazanavir, Darunavir, Indinavir, Lopinavir, Nelfinavir, Ritonavir, Saquinavir	• Verminderte Spiegel der Proteasehemmer durch beschleunigten Abbau; Kombination vermeiden
	Antivirale Wirkstoffe (direkt antiviral wirksame Substanzen, DAA)	Elbasvir, Glevaprevir, Grazoprevir, Ledipasvir, Pibrentasvir, Sofosbuvir, Velpatasvir, Voxilaprevir	• Erniedrigte Plasmaspiegel und Wirksamkeit der DAA aufgrund von CYP-3A4-Induktion; Kombination vermeiden
	Diuretika	Furosemid	• Erhöhtes Risiko einer Hyponatriämie
	Hormone	orale Kontrazeptiva	• Verstärkter Abbau von Ethinylestradiol und Levonorgestrel durch Induktion von CYP 3A4
	Kaliziumkanalblocker	Felodipin	• Bioverfügbarkeit von Felodipin um 28 % reduziert – ähnliche Effekte werden auch bei anderen Kalziumkanalblockern vom Dihydropyridin-Typ erwartet
		Verapamil	• Um bis zu 20 % reduzierte Oxcarbazepin-MHD-Metabolit-Plasmaspiegel, Mechanismus unbekannt

Tabelle 48. Antikonvulsiva: Übersicht

	Carbamazepin	Valproat	Gabapentin	Lamotrigin	Topiramat	Oxcarbazepin
Allgemeine Hinweise	Positive Prädiktoren eines Ansprechens auf die Behandlung: Untypische oder sekundäre Manie, frühes Ersterkrankungsalter, negative Familienanamnese für affektive Erkrankungen und Patienten mit neurologischen Störungen Geringeres Ansprechen bei schwerer Manie, dysphorischer Manie oder Rapid Cycling	Positive Prädiktoren für ein Ansprechen sind: „Reine Manie", manisch-depressiver Mischzustand und Rapid Cycling Empfehlenswert bei mehrfach vorausgegangenen Episoden, überwiegend gereizte oder dysphorische Stimmung, zusätzlicher Substanzmissbrauch oder Schädelhirntrauma Gutes Ansprechen bei Jugendlichen Geringere Ansprechrate bei Patienten mit komorbider Persönlichkeitsstörung, schwerer Manie oder Behandlung mit Antidepressiva oder Stimulanzien in der Vergangenheit Ggf. höhere Wirksamkeit in der Behandlung und Prophylaxe manischer und gemischter Episoden	Keine Wirksamkeit als Phasenprophylaktikum Nicht zur monotherapeutischen Anwendung in sämtlichen Phasen bei bipolar-affektiver Störung empfohlen	Gute Wirksamkeit bei bipolarer Depression; antidepressive Wirkung wird postuliert Medikament der ersten Wahl (Akut- und Erhaltungstherapie) bei Depressionen im Rahmen bipolarer Störungen (eingeschränkte Wirksamkeit in der Prophylaxe von Manien): Induziert keine Hypomanie oder Manie Prophylaxe bei Rapid Cycling und Bipolar-II-Störung	Nicht zur monotherapeutischen Anwendung in sämtlichen Phasen bei bipolar-affektiver Störung empfohlen, könnte jedoch als Add-On-Therapie bei Erhaltungstherapie nützlich sein	Die pharmakologische Wirkung wird primär durch den 10-Monohydroxy-Metaboliten (MHD) von Oxcarbazepin vermittelt. Bisherige Studien weisen auf eine vergleichbare Wirkung wie Carbamazepin bei einer geringeren Rate schwerwiegender UAW und Interaktionen hin Medikament der dritten Wahl bei bipolarer Störung als Monotherapie für akute Manien und als Add-on bei Erhaltungstherapie Positive Wirkungen auf verbales und visuelles Gedächtnis, visuell-räumliche Funktionen, und frontale Exekutivfunktionen bei Patienten mit Epilepsie[73]
Pharmakologie	Antikonvulsive, GABA-erge Wirkung, Anti-Kindling-Effekte Blockiert spannungsabhängige Natriumkanäle Wirkt ggf. auch auf andere Kalzium- und Kaliumkanäle	Antikonvulsive, GABA-erge Wirkung, Anti-Kindling-Effekte Indirekte Dämpfung des glutamatergen Systems Blockiert Kalziumkanäle Indirekte Blockierung spannungsabhängiger Natriumkanäle Verstärkt serotonerge Wirkung	Antikonvulsive, GABA-erge Wirkung, Anti-Kindling-Effekte Blockiert spannungsabhängige Kalzium- und Natriumkanäle Inhibiert exzitatorische Aminosäuren (Glutamat)	Antikonvulsive und GABA-erge Wirkung Blockiert spannungsabhängige Natrium- und Kalzium-Kanäle Inhibiert exzitatorische Aminosäuren (Glutamat)	Antikonvulsive, GABA-erge Wirkung, Anti-Kindling-Effekte Inhibiert exzitatorische Aminosäuren (Glutamat) Inhibiert Carbonhydrase und blockiert spannungsabhängige Natrium- und Kalzium-Kanäle	MHD-Metabolit wirkt antikonvulsiv, GABA-erge sowie Anti-Kindling-Effekte Blockiert spannungsabhängige Natrium- und Kalziumkanäle

Tabelle 48. Antikonvulsiva: Übersicht (Fortsetzung)

	Carbamazepin	Valproat	Gabapentin	Lamotrigin	Topiramat	Oxcarbazepin
Dosierung	Einschleichend aufdosieren, Beginn mit 200–400 mg/Tag und Steigerung um 200 mg täglich, bis UAW auftreten oder therapeutischer Plasmaspiegel erreicht ist (Auto-Induktion des Abbaus ist nach 5 Wochen stabil) Retardpräparate: Beginn mit 200 mg/2-mal täglich, tägliche Steigerung um 200 mg bis maximal 1600 mg/Tag (Kapseln können geöffnet und ins Essen gegeben werden) Übliche Dosis: 300–1600 mg/Tag einmal oder aufgeteilt in mehrfache Gaben	Beginn mit 750 mg/Tag, verteilt auf 1–2 Einzeldosen Strategie mit Aufsättigungsdosis: Oral: sofortige Gabe von 20 mg/kg/KG in der Akutphase der Manie wurden Plasmakonzentrationen bis 120 mg/l gut vertragen Tagesdosis in der Regel 1200–2000 mg/Tag, je nach Plasmakonzentration, Maximaldosis für Retardpräparate 2000–2500 mg/Tag	Initiale Titration mit 300 mg/Tag an Tag 1, 2 und 3; weitere Erhöhung um 300/Tag alle 2–3 Tage möglich Übliche Dosierung 900–1800 mg/Tag aufgeteilt in mehrfache Gaben, Maximaldosis bis zu 3600 mg/Tag	Schnelles Aufdosieren kann schwere Hautreaktionen begünstigen. Startdosis sollte von Komedikation abhängig gemacht werden; folgen Sie den Eindosierungshinweise der Packungsbeilage Antidepressiv wirksame Dosis: 200 mg/Tag Regeldosis 100–500 mg als 1-mal tägliche oder geteilte Gabe	Beginn mit 25 mg pro Tag; Erhöhung um 25 mg wöchentlich bis Zieldosis, maximale Dosis 500 mg pro Tag (eine niedrige Einstiegsdosis und langsame Aufdosierung minimiert die Wirkung auf Kognition und Verhalten) Akutbehandlung: 200–600 mg/Tag Erhaltungstherapie: 50–400 mg/Tag, Dosis auf zwei Einzelgaben verteilen (morgens und abends)	Beginn mit 600 mg/Tag, verteilt auf 2 Einzeldosen; Erhöhung um höchstens 600 mg pro Woche bis zur gewünschten Wirkung, Erhaltungsdosis 600 mg bis 2400 mg/Tag Bei Wechsel von Carbamazepin ist die Äquivalenzdosis von Oxcarbazepin um 50 % höher Dosisbereich: 600–1200 mg pro Tag (bei geteilten Gaben), Maximaldosis 2400 mg pro Tag
Niereninsuffizienz	Keine Dosisanpassung notwendig	Verminderte Proteinbindung kann zu einer Verdopplung des Valproatspiegels führen	Dosisreduktion bei einer Kreatinin-Clearance von <60 ml/min	Verminderte Clearance; verlängerte HWZ um 63 % bei Niereninsuffizienz	Mittelschwere Niereninsuffizienz: Clearance reduziert um 42 % Schwere Niereninsuffizienz: Clearance reduziert um bis zu 54 % Bei CrCl<70 ml/min: Gabe der halben Dosis und langsameres Auftitrieren	Um 50 % verminderte Dosis bei verminderter CrCl <30 ml/min. Startdosis von 300 mg und langsameres Auftitrieren

Tabelle 48. Antikonvulsiva: Übersicht (Fortsetzung)

	Carbamazepin	Valproat	Gabapentin	Lamotrigin	Topiramat	Oxcarbazepin
Leberinsuffizienz	Verminderte Clearance – Plasmaspiegel um ca. 30 % reduziert Keine Anwendung bei akuter Lebererkrankung	Vgl. UAW auf Seite 345 und Vorsichtsmaßnahmen auf Seite 349 Leberinsuffizienz kann mit einer verminderten Albuminkonzentration und somit 2- bis 2,6-fache Erhöhung des ungebundenen Valproatanteils einhergehen. Konzentration des freien Valproatanteils kann erhöht sein, auch wenn die Gesamtkonzentration normwertig erscheint Anwendung bei schwerer Leberinsuffizienz ist kontraindiziert	Keine hepatische Metabolisierung	Die Dosis zu Beginn der Behandlung sowie die Erhaltungsdosis sollten um 25 % bei leichter bis mittelschwerer und um 50–75 % bei schwerer Leberinsuffizienz reduziert werden	Reduzierte Clearance – Plasmaspiegel um ca. 30 % erhöht; Beginn mit der gleichen Dosis, Aufdosierung sollte je nach Klinik erfolgen	Keine Anpassung der Dosis bei leichter bis mittelschwerer Leberinsuffizienz
Empfohlener Plasmaspiegel	17–54 µmol/l (4–12 µg/ml)	350–800 µmol/l (50–115 µg/ml) Eine Dosierung im höheren Bereich bei akuter Manie wird empfohlen	2–20 mg/l als Angabe für Epilepsie (Zusammenhang zwischen klinischer Wirksamkeit und Plasmaspiegel nicht eindeutig)	2,5–15 mg/l als Angabe für Epilepsie (Zusammenhang zwischen klinischer Wirksamkeit und Plasmaspiegel nicht eindeutig)	5–20 mg/l als Angabe für Epilepsie[74] (Zusammenhang zwischen klinischer Wirksamkeit und Plasmaspiegel nicht eindeutig)	15–35 µg/ml (MHD-Metabolite)
Pharmakokinetik						
Bioverfügbarkeit	75–85 %	78–90 %	ca. 60 % (dosisabhängig; höher bei 4-mal täglicher Gabe)	100 %	80 %	>95 %
Spitzen-Plasmaspiegel	1–6 Std.	Oral: 1–4 Std. (kann sich bei gleichzeitiger Nahrungsaufnahme verzögern) Retardpräparat: 3–8 Std.	2–3 Std.	1–5 Std. (abhängig von der Nahrungsaufnahme)	2–4 Std. (verzögert durch Nahrungsaufnahme)	1–3 Std. (Muttersubstanz) 4–12 Std. (aktiver MHD-Metabolit) und 2–4 Std. im Steady-State

Tabelle 48. Antikonvulsiva: Übersicht (Fortsetzung)

	Carbamazepin	Valproat	Gabapentin	Lamotrigin	Topiramat	Oxcarbazepin
Proteinbindung	75–90 %	60–95 % (abhängig vom Spiegel); erhöht bei fettarmer Kost. Niedriger bei älteren Patienten oder Patienten mit Leber- oder Niereninsuffizienz	Minimal	55 %	15–41 %	40 % (MHD)
Eliminationshalbwertszeit	Akutanwendung: 15–35 Std. Dauertherapie: 10–20 Std. Induziert den eigenen Abbau	5–20 Std.	5–7 Std.	Einstellungsphase: durchschnittlich 33 Std. Erhaltungstherapie: durchschnittlich 26 Std.	19–23 Std.	Muttersubstanz: 1–5 Std. MHD-Metabolit: 7–20 Std.
Metabolisierende Enzyme	CYP 1A3, 3A4$^{(m)}$, 2C8, 2C9 P-gp	CYP 2C9; UGT1A6, 1A9, 2B7	Kein Abbau durch metabolisierende Enzyme, wird durch renale Ausscheidung eliminiert	Vorwiegend durch Glucuronsäure konjugiert, jedoch auch durch UGT1A4, 2B7	P-gp; 70 % der Substanz werden unverändert mit Urin ausgeschieden	Schneller Abbau zum aktiven Metaboliten MHD durch zytosolische Enzyme
Metabolisierender Effekt	Induktor von CYP 1A2$^{(p)}$, 3A4$^{(p)}$, 2C8$^{(p)}$, 2C9$^{(p)}$, 2C19$^{(p)}$, 2B6$^{(p)}$, 3A4$^{(p)}$ und UGT1A4 Induziert eigenen Metabolismus Induktor von P-gp	Inhibierung von CYP 2D6$^{(w)}$, 2C9, 2C19; UGT2B7$^{(p)}$, 2B15, 3A4$^{(w)}$	–	–	Schwache Inhibierung von CYP 2C19; schwache Induktion von 3A4	Moderater Induktor von CYP 3A4 Inhibitor von CYP 2C19$^{(w)}$ und UGT 1A4 (induziert nicht den eigenen Metabolismus)
Unerwünschte Arzneimittelwirkungen (UAW) ZNS-UAW	Sedierung (bis zu 11 %), kognitive Störungen, Verwirrtheit (bei höherer Dosierung)	Sedierung (> 10 %), Lethargie, Verhaltensauffälligkeiten/-veränderungen, kognitive Störungen, Enzephalopathie	Sedierung (19 %), Müdigkeit (11 %), Denkstörungen, Amnesie	Sedierung (> 10 %), Schwäche, kognitive Einschränkungen, Derealisationserleben	Sedierung (6–15 %), Lethargie, Müdigkeit (8–15 %) Wortfindungsstörungen, Konzentrations- und Gedächtnisstörungen (dosisabhängig 1–11 %)	Sedierung (19 %), Lethargie

Tabelle 48. Antikonvulsiva: Übersicht (Fortsetzung)

	Carbamazepin	Valproat	Gabapentin	Lamotrigin	Topiramat	Oxcarbazepin
ZNS-UAW	Agitation, Unruhe, Reizbarkeit, Insomnie Kann bei Absetzen zu einer Exazerbation einer Schizophrenie führen	Hyperaktivität, Aggression Fallbereich eines Delirs (nach loading-dose) Seltene Fälle von Psychosen	Nervosität, Angst, Feindseligkeit, selten Wechsel zu Hypomanie oder Manie, in Einzelfällen Auslösen einer Depression	Unruhe, Erregung, Reizbarkeit, Insomnie Wechsel zu Hypomanie/Manie	Angst, Unruhe, Insomnie Vermehrte Panikattacken, Verstärkung einer Depression oder Psychose	
	Kopfschmerzen Tremor, Ataxie (bis zu 50 %), Parästhesien (bis zu 3 %), akute dystone Reaktionen, chronische Dyskinesien	Kopfschmerzen (3 %) Tremor (10 % Erwachsene; 15 % Kinder – meist rhythmisch, schnell, symmetrisch und betreffen v. a. die obere Extremität), Ataxie, Dysarthrie, Koordinationsstörungen Assoziation zwischen vorheriger Einnahme und Demenz[75]	Tremor (7 %), Ataxie (13 %), Koordinationsstörungen, Dysarthrie, Myalgien Fallbericht einer akuten Dystonie[76], Asterixis	Kopfschmerzen (> 25 %) Tremor, Ataxie (22 %), Koordinationsstörungen (14 %), Myalgie, Arthralgie Fallbericht einer Dystonie[77]	Kopfschmerzen Tremor, Ataxie, Parästhesien (19–51 %)	Kopfschmerzen (31 %) Ataxie (> 25 %), Gangstörung, Tremor
Anticholinerge UAW	Verschwommenes Sehen (6 %), Mydriasis, Zykloplegie, Ophthalmoplegie, Mundtrockenheit, verwaschene Sprache, Verstopfung	–	Trockener Mund/Hals (2 %) Obstipation	Mundtrockenheit (> 5 %) Verschwommenes Sehen Verstopfung	Verschwommenes Sehen, Schwitzen, Glaukomanfälle	Verschwommenes Sehen
Gastrointestinale UAW	Übelkeit (4 %) Mundtrockenheit	Häufig Übelkeit, Erbrechen	Übelkeit (4 %), Diarrhoe (6 %), Dyspepsie (2 %)	Übelkeit (19 %), Erbrechen (9 %), Diarrhoe (6 %) Selten Ösophagitis	Übelkeit (4–13 %), Appetitlosigkeit (4–15 %) Veränderung im Geschmacksempfinden bei kohlensäurehaltigen Getränken	Übelkeit (22 %), Erbrechen (15 %)
Kardiovaskuläre UAW	Schwindel Vaskulitis Kardiale Erregungsleitungsstörungen (selten)	Selten Schwindel Vaskulitis Fallbericht einer Hyperkaliämie[78]	Schwindel (17 %), Blutdruckabfall, Blutdruckerhöhung (gelegentlich), periphere Ödeme	Luftnot, Schwindel (38 %) Erregungsleitungsstörungen (z. B. Verlängerung des PR-Intervalls)	Schwindel häufig	Schwindel (28 %), periphere Ödeme, Hypotension

Tabelle 48. Antikonvulsiva: Übersicht (Fortsetzung)

	Carbamazepin	**Valproat**	**Gabapentin**	**Lamotrigin**	**Topiramat**	**Oxcarbazepin**
Dermatologische UAW	Hautausschlag (10–15 %) – schwere Hautveränderungen können ein Hinweis auf eine Blutzellschädigung sein Haarausfall (6 %) Photosensitivitäts-Reaktionen Selten: fixe Arzneimittelexanthem, lichenoid-ähnliche Reaktionen, bullöse Reaktionen, exfoliative Dermatitis Hypersensitivitätssyndrom – selten; mit Fieber, Hauteffloreszenzen und Beteiligung der inneren Organe	Hautausschlag Haarausfall (bis zu 12 % – v.a. unter hohen Dosen), Veränderungen in Haarstruktur oder -farbe, Fallberichte von Nagelpigmentierung Selten: SJS (v.a. in Kombination mit Lamotrigin), TEN, Lupus, Erythema multiforme, Hautpigmentierung	Juckreiz (1 %), Hautausschlag (1 %)	Hautausschlag bei bis zu 10 %; bei 2–3 % der Fälle ist ein Absetzen der Medikation notwendig. Das Risiko schwerer Hautveränderungen erhöht sich bei schneller Eindosierung, bei Kindern und in Kombination mit Valproat SJS: 1–2 % bei Kindern und 0,1 % bei Erwachsenen (meistens innerhalb der ersten 8 Wochen der Therapie) Selten: Erythema multiforme, Hypersensitivitätssyndrom, Photosensitivitäts-Reaktionen	Hautausschlag	Hautreaktionen seltener als bei Carbamazepin, 25–30 % der Patienten sind aber kreuzsensitiv Fallberichte über SJS und TEN bei Erwachsenen und Kindern
Hämatologische UAW	Transitorische Leukopenie (10 %), persistierende Leukopenie (2 %) Selten: Eosinophilie, aplastische Anämie, Thrombozytopenie, Purpura, Agranulozytose	Reversible Thrombozytopenie (dosisabhängig); selten vermehrte Blutungen Makrozytäre Anämie, Koagulopathien Fallbericht einer Panzytopenie (nach Sättigungsdosis)	Leukopenie (1 %), Purpura	Neutropenie Selten Bluterbrechen, hämolytische Anämie, Thrombozytopenie, Panzytopenie, aplastische Anämie	Purpura	Selten
Hepatische UAW	Vorübergehende Leberwerterhöhung (5–15 %) – erhöhtes GGT durch Enzyminduktion, meist klinisch irrelevant – bei 3-facher Erhöhung über der Norm: v.a. Hepatotoxizität	Häufig: Asymptomatische Transaminasenerhöhung (bis zu 44 %) Fallberichte schwerer Lebertoxizität (alle Patienten wurden gleichzeitig mit Lamotrigin behandelt)	Leberwerterhöhung	Selten	Fallberichte von schweren Leberschäden	Selten Fallbericht über steigende Leberenzyme bei Patienten mit erhöhten Ausgangswerten[79]

Tabelle 48. Antikonvulsiva: Übersicht (Fortsetzung)

	Carbamazepin	Valproat	Gabapentin	Lamotrigin	Topiramat	Oxcarbazepin
Hepatische UAW	Selten: hepatozellulärer und cholestatischer Ikterus, granulomatöse Hepatitis und schwere hepatische Nekrose	Steatose oder NASH (Symptom der Insulinresistenz)				
Endokrine UAW	Zyklusstörungen bei Frauen (bis zu 45 %) Libidoverlust bei Männern Erhöhung des Gesamt-Cholesterins (v.a. HDL) Carbamazepin kann die Thyroxinspiegel erniedrigen und die TSH-Response auf TRH vermindern PCO bei bis zu 22 % der Frauen; Hyperandrogenismus (bis zu 17 %) Gewichtszunahme – kann auch auf eine Ödembildung bei SIADH hinweisend sein Gelegentlich Gewichtsabnahme	Menstruationsstörungen bei bis zu 60 % der weiblichen Patienten (Zyklusverlängerung, Oligomenorrhoe, Amenorrhoe, PCO – bis zu 67 %) – häufiger bei übergewichtigen Frauen Bei Frauen: Hyperandrogenismus (33 % erhöhtes Testosteron), Android-induzierte Fettleibigkeit (bis zu 53 %), Hirsutismus, Hyperinsulinämie Vermindertes HDL und niedrigeres HDL/Gesamt-Cholesterin-Verhältnis, erhöhte Triglyzeride Gewichtszunahme (59 %) – mittlere Gewichtszunahme von 21 kg; häufiger bei Frauen und unter hohen Plasmaspiegeln; kann mit Zeichen der Insulinresistenz einhergehen Gewichtsabnahme (5 %)	Bei höheren Dosierungen häufig Gewichtszunahme	Menstruationsstörungen, Dysmenorrhoe, Vaginitis Keine Gewichtszunahme	Vermindertes Schwitzen, Hyperthermie (mit folgender stationärer Einweisung und Todesfällen; häufiger bei Kindern – vorsichtige Anwendung anticholinerger Wirkstoffe und Carboanhydrase-hemmer) Appetitlosigkeit, Gewichtsverlust (4–13 %)	Niedrige T_4-Spiegel bei normwertigem T_3 und TSH
Hyponatriämie	Hyponatriämie und Wasserintoxikation (4–12 %), häufiger bei älteren Patienten und bei hohen Carbamazepinspiegeln	–	–	–	Bis zu 25 %	Bis zu 29 %, erhöhtes Risiko bei älteren Patienten und unter Komedikation mit Diuretika und anderen Antikonvulsiva[80]

Tabelle 48. Antikonvulsiva: Übersicht (Fortsetzung)

	Carbamazepin	Valproat	Gabapentin	Lamotrigin	Topiramat	Oxcarbazepin
Ophthalmologische UAW	Doppeltsehen (16 %), Nystagmus (bis zu 50 %), optische Halluzinationen, Ophthalmoplegie, Linsenveränderungen 2 Fälle einer pigmentären Retinopathie wurden beobachtet	Diplopie, Nystagmus, Asterixis (Flecken vor den Augen)	Doppelbilder (6 %), Nystagmus (8 %), Amblyopie (4 %)	Doppelbilder (28 %), Nystagmus, Amblyopie	Diplopie, Nystagmus, Gesichtsfelddefekte Fallberichte von akuter Myopie und Glaukomanfällen Bei Patienten <50 Jahre 5-fach erhöhtes Risiko für Glaukomanfälle[50] unter Topriramat-Anwendern (RR=1,23 [95 % KI 1,09–1,40]); bei Neueinstellung (RR=1,54 [95 % KI 1,09–2,17])[81]	Doppelbilder (12 %), Nystagmus
Osteroporose	Kann den Vitamin-D-Spiegel erniedrigen durch Steigerung der Verstoffwechselung, hierdurch vermehrte Knochenresorption, Osteomalazie, Osteoporose und Frakturen [Messung der Knochendichte, Nahrungsergänzung mit Kalzium und Vitamin D]	Vermehrte Knochenresorption mit Risiko einer Osteoporose, Osteopenie [Messung der Knochendichte, Nahrungsergänzung mit Kalzium und Vitamin D] Selten Osteomalazie	–	–	Osteomalazie und/oder Osteoporose	Unstimmigkeit innerhalb Berichten über Auswirkungen auf Knochendichte[82,83]
Andere UAW	Selten: Akutes Nierenversagen, Pankreatitis, Splenomegalie, Lymphadenopathie, systemischer Lupus erythematodes, Serumkrankheit	Gingiva-Hyperplasie Carnitin-Mangel Selten: Cholezystitis, Pankreatitis, Serumkrankheit Hyperammoniämie mit Risiko einer Enzephalopathie. Auf Patientin mit Lethargie und akuter Wesensveränderung achten	Rhinitis (4 %), Pharyngitis (3 %)	Rhinitis, Pharyngitis, grippe-ähnliche Symptome (7 %) Selten Apnoe, Pankreatitis	Nephrolithiasis bei bis zu 1,5 % der Langzeit-Anwender Verminderung von Natriumbikarbonat (bis zu 30 % der Patienten), meist mild, kann aber auch erheblich sein – siehe Vorsichtsmaßnahmen auf Seite 350	Infekt der oberen Atemwege (10 %)

Tabelle 48. Antikonvulsiva: Übersicht (Fortsetzung)

	Carbamazepin	Valproat	Gabapentin	Lamotrigin	Topiramat	Oxcarbazepin
Andere UAW					Metabolische Azidose (kann Risiko für Nephrolithiasis oder Nephrokalzinose erhöhen) Epistaxis Selten: Hyperammonämie und Enzephalopathie Infekt der oberen Atemwege (13–26 %)	
Schwangerschaft (SS)	Keine Anwendung im ersten Trimenon (Evidenzgrad A)[84]. Wenn unvermeidbar, dann sollte die niedrigste Dosis gewählt werden, die auf mehrfache Gaben verteilt werden sollte. Spiegelkontrollen während der SS, maternales α-Fetoprotein (16. SSW) und Ultraschall (20. SSW) Konzentration im Blut entspricht der Konzentration in der Nabelschnur Vorsicht: Gesamtinzidenz von Fehlbildungen liegt bei 5,7 %, niedrigere Geburtsrate Risiko für Spina bifida bis zu 1 %, für kongenitale Herzfehler 2,9 % Eine prospektive Studie berichtete kraniofaziale Defekte (11 %), Hyperplasie der Fingernägel (26 %)	Keine Anwendung, v. a. im ersten Trimenon (Evidenzgrad A)[84] Inzidenz für Fehlbildungen liegt bei 11,1 % – abhängig von Dosierung und Plasmaspiegel. Die fetale Serumkonzentration beträgt das 1,4-fache des mütterlichen Wertes; verlängerte HWZ beim Kind Falls unbedingt notwendig, Anwendung < 1000 mg/Tag in drei oder mehr Einzeldosen aufgeteilt. Plasmaspiegel während der gesamten SS messen, maternales α-Fetoprotein (16. SSW) und Ultraschall (20. SSW) Risiko für Spina bifida bei 1–2 %, Neuralrohrdefekte bis zu 5 %, neurologische Störungen und Entwicklungsdefizite bei bis zu 71 % (niedrige Ergebnisse	Plazentagängig; Fetotoxizität aus Tierstudien bekannt; Risiko für den Menschen gegenwärtig nicht einschätzbar[85]	Plazentagängig; erreicht fetale Spiegel wie im mütterlichen Plasma Kann bei schwangeren Frauen in der Phasenprophylaxe von bipolaren Störungen eingesetzt werden (Evidenzgrad B)[84] 3,2 %-iges Risiko für Fehlbildungen im ersten Trimester; Risiko bei Dosierungen von > 200 mg/Tag auf 5,4 % erhöht Erhöhtes Risiko für Lippen-Kiefer-Gaumenspalte bei Anwendung im ersten Trimester (2–5 %) Lamotrigin vermindert den kindlichen Folsäurespiegel [Folsäuresupplementation der Mutter empfohlen] In der Schwangerschaft scheint der Abbau von	Fetotoxizität aus Tierstudien bekannt und Hinweise auf ein erhöhtes Risiko für Mund-Kiefer-Gaumen-Spalte Daten ergeben, dass die Anwendung von Topiramat im ersten Trimenon mit einem 1,4 %-igen Risiko für Mund-Kiefer-Gaumen-Spalten einhergeht im Vergleich zu 0,38–0,55 % für Säuglinge, die anderen Antikonvulsiva ausgesetzt wurden Hypospadie bei männlichen Säuglingen [Substitution von Folsäure wird empfohlen] und Anomalien diverser Körperorgane	Überwindet die Plazentaschranke, teratogene Effekte bei Tieren berichtet; teratogene Effekte bei Menschen wahrscheinlich [Substitution von Folsäure wird empfohlen] Aktuelle Daten beschränken sich auf wenige Fälle mit Mund-Kiefer-Gaumen-Spalte und anderen Fehlbildungen. Fallbericht von Fehlbildungen der Nieren und des Herzens mit Hyponatriämie und Entzugssymptomen bei der Geburt[86] Kann Vitamin-K-Mangel mit vermehrter Blutungsneigung in der zweiten Hälfte der SS verursachen [Substitution von Vitamin K und

Tabelle 48. Antikonvulsiva: Übersicht (Fortsetzung)

	Carbamazepin	Valproat	Gabapentin	Lamotrigin	Topiramat	Oxcarbazepin
Schwangerschaft (SS)	und Entwicklungsverzögerung (20 %) bei pränatal exponierten Kindern Kann Vitamin-K-Mangel mit vermehrter Blutungsneigung in der zweiten Hälfte der SS verursachen [Substitution von Vitamin K und Folsäure wird empfohlen] Clearance um das Zweifache erhöht während der SS; ggf. Dosissteigerung von bis zu 100 % notwendig	bei kognitiven Leistungstest); muskuloskelettale, kardiovaskuläre, pulmonale, kraniofaziale, genitale und Hautdefekte ebenfalls beschrieben Kann Vitamin-K-Mangel mit vermehrter Blutungsneigung in der zweiten Hälfte der SS verursachen [Substitution von Vitamin K und Folsäure wird empfohlen] Säuglinge haben ein höheres Risiko, Hypoglykämien zu entwickeln Gesamtserumspiegel während der SS erniedrigt aufgrund des erhöhten Verteilungsvolumens und Clearance; verminderte Plamaproteinbindung		Lamotrigin verstärkt zu sein (niedrigere Spiegel); Plasmaspiegel erhöhen sich sehr schnell nach der Geburt		Folsäure wird empfohlen]
Stillzeit	Die American Academy of Pediatrics hält die Einnahme von Carbamazepin in der Stillzeit für vertretbar Muttermilch enthält 7–95 % der mütterlichen Serumkonzentration; beim Säugling kann die Carbamazepinkonzentration 6–65 % der mütterlichen Konzentration betragen Informieren Sie die Mutter über mögliche Zeichen und	Die American Academy of Pediatrics hält die Valproatgabe in der Stillzeit für vertretbar Plasmaspiegel des Säuglings entspricht bis zu 40 % dem mütterlichen; HWZ beim Säugling deutlich verlängert Informieren Sie die Mutter über mögliche Zeichen und Symptome einer Leberinsuffizienz und	Gabapentin geht in die Muttermilch über Kognitive oder Verhaltensstörungen bei gestillten Kindern, auch im Langzeitverlauf, sind bisher nicht bekannt, aber eingeschränkte Datenlage	Geht in die Muttermilch über; Muttermilch/Plasma-Verhältnis liegt bei 0,6 Plasmaspiegel des Säuglings entsprechen ca. 50 % dem Mütterlichen Wirkung auf den Säugling unbekannt, aber ggf. besorgniserregend – Spiegelbestimmungen beim Säugling, auf Sedierung und	Wegen möglicher psychomotorischer Verlangsamung und Somnolenz des gestillten Kindes wird Stillen nicht empfohlen; auf Zeichen der Toxizität achten (Veränderungen in Aufmerksamkeit, Verhalten und Nahrungsaufnahme)	Oxcarbazepin und sein aktiver Metabolit treten in die Muttermilch über; Spiegel erreichen bis zu 50 % des mütterlichen Plasmaspiegels Wirkung auf das Kind unbekannt Achten Sie auf schwaches Saugverhalten, Erbrechen und Sedierung. Vom Stillen wird abgeraten

Tabelle 48. Antikonvulsiva: Übersicht (Fortsetzung)

	Carbamazepin	Valproat	Gabapentin	Lamotrigin	Topiramat	Oxcarbazepin
	Symptome einer Leberinsuffizienz und ZNS-Effekte von Carbamazepin beim Säugling Kontrolle der Leberwerte und des Blutbildes beim Säugling und der Mutter Kognitive oder Verhaltensstörungen bei gestillten Kindern, auch im Langzeitverlauf, sind bisher nicht bekannt	hämatologischer Veränderungen beim Säugling Kontrolle der Leberwerte und des Blutbildes beim Säugling und der Mutter Kognitive oder Verhaltensstörungen bei gestillten Kindern, auch im Langzeitverlauf, sind bisher nicht bekannt		Hautausschlag achten; Risiko eines vital bedrohlichen Hautausschlages beim Säugling Vom Stillen wird abgeraten		

Schlüssel: [m] Hauptabbauweg, [p] starker Effekt, [w] schwache Inhibition

Tabelle 49. Phasenprophylaktika: Häufigkeit unerwünschter Arzneimittelwirkungen (UAW) bei therapeutischer Dosierung

UAW	Lithium	Carbamazepin	Gabapentin	Lamotrigin	Oxcarbazepin	Topiramat	Valproat
ZNS-UAW							
Schläfrigkeit, Sedierung	< 2 %[a]	> 10 %	> 10 %	> 10 %	> 10 %	> 10 %[b]	> 10 %
Kopfschmerzen	> 2 %	> 2 %	> 10 %	> 30 %	> 10 %	> 10 %	> 2 %
Kognitive Funktionsstörungen, Merkfähigkeitsstörungen	> 10 %	> 2 %	> 2 %	> 2 %	> 2 %	> 2 %[b]	< 2 %
Schwäche, Erschöpfung	> 30 %[a]	> 10 %	> 2 %	> 10 %	> 10 %	> 10 %	> 10 %
Schlafstörungen, Unruhe	< 2 %	< 2 %	> 2 %	> 2 %	> 2 %	> 10 %	> 2 %
Neurologische UAW							
Koordinationsstörungen	< 2 %[a]	> 10 %	> 2 %	> 2 %	> 2 %	> 2 %	< 2 %
Schwindel	–	> 10 %	> 30 %	> 2 %	> 10 %	> 10 %[b]	> 10 %
Ataxie	< 2 %[a]	> 10 %	> 10 %	> 2 %	> 2 %	> 2 %[b]	> 10 %
Tremor	> 30 %[a]	> 30 %	> 2 %	> 10 %	> 10 %	> 2 %	> 2 %
Parästhesien	–	> 2 %	< 2 %	> 2 %	> 2 %	> 10 %	< 2 %
Diplopie	–	> 10 %	> 10 %	> 10 %	> 10 %	> 2 %	> 2 %

Tabelle 49. Phasenprophylaktika: Häufigkeit unerwünschter Arzneimittelwirkungen (UAW) bei therapeutischer Dosierung (Fortsetzung)

UAW	Lithium	Carbamazepin	Gabapentin	Lamotrigin	Oxcarbazepin	Topiramat	Valproat
Anticholinerge UAW							
Verschwommenes Sehen	> 2%[a]	> 2%	>10%	> 2	> 2%	> 2%	< 2%
Kardiovasuläre UAW							
EKG-Veränderungen[c]	>10%	> 2%	< 2%	< 2%	> 2%	–	–
Gastrointestinale UAW							
Übelkeit, Erbrechen	>30%	>10%	>10%	>10%	>10%	> 2%	> 2%
Diarrhoe	>10%[a]	> 2%	> 2%	> 2%	>10%	> 2%	–
Gewichtszunahme	>30%	> 2%	< 2%	> 2%	>30%	–	>10%[b]
Gewichtsabnahme	< 2%	< 2%	> 2%	< 2%	> 2%	>10%[b]	< 2%
Endokrinologische und metabolische UAW							
Haarausfall	>10%	> 2%	–	< 2%	>10%	< 2%	< 2%
Menstruationsstörungen	>10%	>30%	> 2%	< 2%	>30%	–	?
Syndrom der polyzystischen Ovarien	–	>10%	–	?	>30%	–	> 2%
Hypothyreose	>30%	< 2%	< 1%	?	< 2%	–	–
Polyurie, Polydipsie	>30%	> 2%	–	< 2%	–	–	–
Dermatologische UAW (Hautausschlag)	>10%[d]	>10%[e]	>10%[e]	> 2%	> 2%	< 2%	< 2%
Sexuelle Funktionsstörungen	> 2%	< 2%	–	–	> 2%	–	< 2%
Blutbildveränderungen							
Vorübergehende Leukopenie	< 2%	>10%	< 2%	< 2%	< 2%	< 2%	< 2%
Leukozytose	>10%	< 2%	–	< 2%	< 2%	–	–
Thrombozytopenie	–	> 2%	< 2%	–	>30%[b]	–	–
Hepatische UAW							
Vorübergehende Erhöhung der Leberenzyme[f]	–	>10%	< 2%	< 2%	>30%[b]	–	< 2%

(a) Höhere Inzidenz und ausgeprägtere Symptome mit höherer Serum-Lithiumkonzentration; kann Frühzeichen für Toxizität sein – Spiegelkontrolle; (b) Ausgeprägter bei höheren Dosierungen; (c) EKG-Abnormalitäten in der Regel ohne Herzschädigung, einschließlich ST-Senkung, abgeflachte T-Wellen, and erhöhte Amplitude der U-Welle; (d) Verschlechterung von Psoriasis berichtet; (e) Kann das erste Anzeichen auf bevorstehende Blutbildveränderungen sein; (f) Auf Hepatotoxizität achten bei Erhöhung >3-faches der Norm

Weiterführende Literatur

Literatur

1. Lähteenvuo M, Tanskanen A, Taipale H, et al. Real-world effectiveness of pharmacological treatments for the prevention of rehospitalization in a Finnish nationwide cohort of patients with bipolar disorder. JAMA Psychiatry. 2018;75(4):347–355. doi:10.1001/jamapsychiatry.2017.4711
2. Wingo AP, Wingo TS, Harvey PD, et al. Effects of lithium on cognitive performance: A meta-analysis. J Clin Psychiatry. 2009;70(11):1588–1597. doi:10.4088/JCP.08r04972
3. Grandjean EM, Aubry JM. Lithium: Updated human knowledge using an evidence-based approach. Part I: Clinical efficacy in bipolar disorder. CNS Drugs. 2009;23(3):225–240. doi:10.2165/00023210-200923030-00004
4. Hayes JF, Pitman A, Marston L, et al. Self-harm, unintentional injury, and suicide in bipolar disorder during maintenance mood stabilizer treatment: A UK population-based electronic health records study. JAMA Psychiatry. 2016;73(6):630–637. doi:10.1001/jamapsychiatry.2016.0432
5. Song J, Sjölander A, Joas E, et al. Suicidal behavior during lithium and valproate treatment: A within-individual 8year prospective study of 50,000 patients with bipolar disorder. Am J Psychiatry. 2017;174(8):795–802. doi:10.1176/appi.ajp.2017.16050542
6. Sienaert P, Geeraerts I, Wyckaert S. How to initiate lithium therapy: A systematic review of dose estimation and level prediction methods. J Affect Disord. 2013;146(1):15–33. doi:10.1016/j.jad.2012.08.013
7. Rej S, Beaulieu S, Segal M, et al. Lithium dosing and serum concentrations across the age spectrum: From early adulthood to the tenth decade of life. Drugs Aging. 2014;31(12):911–916
8. Grandjean EM, Aubry JM. Lithium: Updated human knowledge using an evidence-based approach. Part II: Clinical pharmacology and therapeutic monitoring. CNS Drugs. 2009;23(4):331–349. doi:10.2165/00023210-200923040-00005
9. Carter L, Zolezzi M, Lewczyk A. An updated review of the optimal lithium dosage regimen for renal protection. Can J Psychiatry. 2013;58(10):595–600
10. Grandjean EM, Aubry JM. Lithium: Updated human knowledge using an evidence-based approach. Part III: Clinical safety. CNS Drugs. 2009;23(5):397–418. doi:10.2165/00023210-200923050-00004
11. Close H, Reilly J, Mason JM, et al. Renal failure in lithium-treated bipolar disorder: A retrospective cohort study. PloS One. 2014;9(3):e90169. doi:10.1371/journal.pone.0090169
12. Basavaraj KB, Ashok NM, Rashmi R et al. The role of drugs in the induction and/or exacerbation of psoriasis. Int J Dermatol. 2010;49(12):1351–1361. doi:10.1111/j.1365-4632.2010.04570.x
13. McKnight RF, Adida M, Budge, K, et al. Lithium toxicity profile: A systematic review and meta-analysis. Lancet. 2012; 379(9817):721–728. doi:10.1016/S0140-6736(11)61516-X
14. Dolenc T, Rasmussen kg. The safety of electroconvulsive therapy and lithium in combination: A case series and review of the literature. J ECT. 2005; 21(3): 165–170
15. Thirthalli J, Harish T, Gangadhar BN. A prospective comparative study of interaction between lithium and modified electroconvulsive therapy. World J Biol Psychiatry. 2011;12(2):149–155. doi:10.3109/15622975.2010.504860
16. Singh LK, Nizamie SH, Akhtar S, et al. Improving tolerability of lithium with a once-daily dosing schedule. Am J Ther. 2011;18(4):288–291. doi:10.1097/MJT.0b013e3181d070c3
17. Bandelow B, Heise CA, Banaschewski T, Rothenberger A. Handbuch Psychopharmaka für das Kindes- und Jugendalter. Göttingen: Hogrefe; 2006
18. Lehmann SW, Lee J. Lithium-associated hypercalcemia and hyperparathyroidism in the elderly: What do we know? J Affect Disord. 2013;146(2):151–157. doi:10.1016/j.jad.2012.08.028
19. Deligiannidis KM, Byatt N, Freeman MP. Pharmacotheray for mood disorders in pregnancy: A review of pharmacokinetic changes and clinical recommendations for therapeutic drug monitoring. J Clin Psychopharmacol. 2014;34(2):244–255. doi:10.1097/JCP.0000000000000087
20. Goyal R, Ali Y. Severe neurotoxicity associated with low-level serum lithium and risperidone after 25 years of uncomplicated lithium therapy. J Clin Psychopharmacol. 2014;34(5):e4–5. doi:10.1097/JCP.0000000000000181
21. Bregman A, Fritz K, Xiong GL. Lactulose-associated lithium toxicity: A case series. J Clin Psychopharmacol. 2014;34(6):742–743. doi:10.1097/JCP.0000000000000206
22. Patil PM. Prolonged peripheral nerve blockade in patients using lithium carbonate. J Craniomaxillofac Surg. 2014;42(3):e33–e35. doi:10.1016/j.jcms.2013.05.025
23. Roxanas MG, Hunt GE. Rapid reversal of corticosteroid-induced mania with sodium valproate: A case series of 20 patients. Psychosomatics. 2012;53(6):575–581. doi:10.1016/j.psym.2012.06.006

24. Wiffen PJ, Derry S, Moore RA, et al. Carbamazepine for chronic neuropathic pain and fibromyalgia in adults. Cochrane Database Syst Rev. 2014;(4): CD005451. doi:10.1002/14651858.CD005451.pub3
25. Mulleners WM, McCrory DC, Linde, M. Antiepileptics in migraine prophylaxis: An updated Cochrane review. Cephalalgia. 2015;35(1):51–62. doi:10.1177/0333102414534325
26. Ye L, Karlapati SK, Lippmann S. Topiramate for post-electroconvulsive therapy headaches. J ECT. 2013;29(3):e49. doi:10.1097/YCT.0b013e318292fc6f
27. National Institute for Health and Clinical Excellence. Management of aggression, agitation and behavioural disturbances in dementia: Carbamazepine. Evidence Summary. 2015. Retrieved from https://www.nice.org.uk/advice/esuom40/chapter/Key-points-from-the-evidence
28. Masdrakis VG, Papadimitriou GN, Oulis P. Lamotrigine administration in panic disorder with agoraphobia. Clin Neuropharmacol. 2010;33(3):126–128. doi:10.1097/WNF.0b013e3181d4c1f6
29. Clivaz E, Chauvet I, Zullino D, et al. Topiramate and panic attacks in patients with borderline personality disorder. Pharmacopsychiatry. 2008;41(2):79. doi:10.1055/s-2007-993214
30. McElroy SL, Guerdjikova AI, Martens B, et al. Role of antiepileptic drugs in the management of eating disorders. CNS Drugs. 2009;23(2):139–156. doi:10.2165/00023210-200923020-00004
31. Trunko ME, Schwartz TA, Marzola E, et al. Lamotrigine use in patients with binge eating and purging, significant affect dysregulation, and poor impulse control. Int J Eat Disord. 2014;47(3):329–334. doi:10.1002/eat.22234
32. McElroy. Pharmacologic treatments for binge-eating disorder. J Clin Psychiatry. 2017;78(Suppl. 1):14–19. doi:10.4088/JCP.sh16003su1c.03
33. Lee DJ, Schnitzlein CW, Wolf JP, et al. Psychotherapy versus pharmacotherapy for posttraumatic stress disorder: Systemic review and meta-analyses to determine first-line treatments. Depress Anxiety. 2016;33(9):792–806. doi:10.1002/da.22511
34. Hertzberg MA, Butterfield MI, Feldman ME, et al. A preliminary study of lamotrigine for the treatment of posttraumatic stress disorder. Biol Psychiatry. 1999;45(9):1226–1229. doi:10.1016/S0006-3223(99)00011-6
35. Melvin KE, Martin PR. Oxcarbazepine for treatment of posttraumatic stress disorder and alcohol dependence: A case series. J Pharm Technol. 2008;24(3):149–153. doi:10.1177/875512250802400305
36. Alderman CP, McCarthy LC, Condon JT, et al. Topiramate in combat-related posttraumatic stress disorder. Ann Pharmacother. 2009;43(4):635–641. doi:10.1345/aph.1L578
37. Yeh ms, Mari JJ, Costa MC, et al. A double-blind randomized controlled trial to study the efficacy of topiramate in a civilian sample of PTSD. CNS Neurosci Ther. 2011;17(5):305–310. doi:10.1111/j.1755-5949.2010.00188.x
38. Varma A, Moore MB, Miller CWT, et al. Topiramate as monotherapy or adjunctive treatment for posttraumatic stress disorder: A meta-analysis. J Trauma Stress. 2018;31(1):125–133. doi:10.1002/jts.22251
39. Bisol LW, Lara DR. Improvement of obsessive-compulsive disorder with divalproex and lamotrigine in two patients with bipolar II disorder. Pharmacopsychiatry. 2009;42(1):37–39. doi:10.1055/s-0028-1085439
40. Berlin RK, Butler PM, Perloff MD. Gabapentin therapy in psychiatric disorders: A systematic review. Prim Care Companion CNS Disord. 2015;17(5). doi:10.4088/PCC.15r01821
41. Bruno A, Mico U, Pandolfo G, et al. Lamotrigine augmentation of serotonin reuptake inhibitors in treatment-resistant obsessive-compulsive disorder: A double-blind, placebo-controlled study. J Psychopharmacol. 2012;26(11):1456–1462. doi:10.1177/0269881111431751
42. Berlin HA, Koran LM, Jenike MA, et al. Double-blind, placebo-controlled trial of topiramate augmentation in treatment-resistant obsessive-compulsive disorder. J Clin Psychiatry. 2011;72(5):716–721. doi:10.4088/JCP.09m05266gre
43. Afshar H, Akuchekian S, Mahaky B, et al. Topiramate augmentation in refractory obsessive-compulsive disorder: A randomized double-blind, placebo-controlled trial. J Res Med Sci. 2014;19(10):976–981. Retrieved from https://www.ncbi.nlm.nih.gov/pmc/articles/PMC4274576/
44. Sahraian A, Bigdeli M, Ghanizadeh A, et al. Topiramate as an adjuvant treatment for obsessive compulsive symptoms in patients with bipolar disorder: A randomized double blind placebo controlled clinical trial. J Affect Disord. 2014;166:201–205. doi:10.1016/j.jad.2014.05.015
45. Berlin HA, Braun A, Simeon D, et al. A double-blind, placebo-controlled trial of topiramate for pathological gambling. World J Biol Psychiatry. 2013;14(2):121–128. doi:10.3109/15622975.2011.560964
46. Crawford MJ, Sanatinia R, Barrett B. The clinical effectiveness and cost-effectiveness of lamotrigine in borderline personality disorder: A randomized placebo-controlled trial. Am J Psychiatry. 2018;175(8):756–764. doi:10.1176/appi.ajp.2018.17091006

47. Conti CF, de Oliveira MM, Valbuza JS, et al. Anticonvulsants to treat idiopathic restless legs syndrome: Systematic review. Arq Neuropsiquiatr. 2008;66(2B):431–435. doi:10.1590/S0004-282X2008000300034
48. Gabapentin enacarbil (Horizant) for restless leg syndrome. Med Lett Drugs Ther. 2011;53(1372):70–71
49. Jimenez-Trevino L. Oxcarbazepine treatment of restless legs syndrome: Three case reports. Clin Neuropharmacol. 2009;32(3):169–170. doi:10.1097/WNF.0b013e31818f1125
50. Chang KH, Wang SH, Chi CC. Efficacy and safety of topiramate for essential tremor: A meta-analysis of randomized controlled trials. Medicine (Baltimore). 2015;94(43):e1809. doi:10.1097/MD.0000000000001809
51. Mason BJ, Quello S, Goodell V, et al. Gabapentin treatment for alcohol dependence a randomized clinical trial. JAMA Intern Med. 2014;174(1):70–77. doi:10.1001/jamainternmed.2013.11950
52. Mersfelder TL, Nichols WH. Gabapentin: Abuse, dependence, and withdrawal. Ann Pharmacother. 2016;50(3):229–233. doi:10.1177/1060028015620800
53. Johnson BA, Ait-Daoud N, Wang XQ, et al. Topiramate for the treatment of cocaine addiction: A randomized clinical trial. JAMA Psychiatry. 2013;70(12):1338–1346. doi:10.1001/jamapsychiatry.2013.2295
54. Umbricht A, DeFulio A, Winstanley EL, et al. Topiramate for cocaine dependence during methadone maintenance treatment: A randomized trial. Drug Alcohol Depend. 2014;140:92–100. doi:10.1016/j.drugalcdep.2014.03.033
55. Britton JW, Shih JJ. Antiepileptic drugs and suicidality. Drug Healthc Patient Saf. 2010;2:181–189. doi:10.2147/DHPS.S13225
56. Lewis C, Tesar GE, Dale R. Valproate-induced hyperammonemic encephalopathy in general hospital patients with one or more psychiatric disorders. Psychosomatics. 2017;58(4):415–420. doi:10.1016/j.psym.2017.02.003
57. Yamamoto Y, Takahashi Y, Suzuki E, et al. Risk factors for hyperammonemia associated with valproic acid therapy in adult epilepsy patients. Epilepsy Res. 2012;101(3):202–209. doi:10.1016/j.eplepsyres.2012.04.001
58. Penchilaiya V, Kuppili PP, Preeti K, et al. DRESS syndrome: Addressing the drug hypersensitivity syndrome on combination of sodium valproate and olanzapine. Asian J Psychiatr. 2017;28:175–176. doi:10.1016/j.ajp.2017.05.015
59. Kaufman KR, Parikh A, Chan L, et al. Myoclonus in renal failure: Two cases of gabapentin toxicity. Epilepsy Behav Case Rep. 2014;2(1):8–10. doi:10.1016/j.ebcr.2013.12.002
60. Young RC, Mulsant BH, Sajatovic M, et al. GERI-BD: A randomized double-blind controlled trial of lithium and divalproex in the treatment of mania in older patients with bipolar disorder. Am J Psychiatry. 2017;174(11):1086–1093. doi:10.1176/appi.ajp.2017.15050657
61. Risselada AJ, Visser MJ, van Roon EN. Pulmonary embolism due to interaction between rivaroxaban and carbamazepine. [Article in Dutch]. Ned Tijdschr Geneeskd. 2013;157(52):A6568
62. Mannheimer B, Andersson ML, Järnbert-Pettersson H, et al. The effect of carbamazepine on warfarin anticoagulation: A register-based nationwide cohort study involving the Swedish population. J Thromb Haemost. 2016;14(4):765–771. doi:10.1111/jth.13268
63. Yasui-Furukori N, Kubo K, Ishioka M, et al. Interaction between paliperidone and carbamazepine. Ther Drug Monit. 2013;35(5):649–652. doi:10.1097/FTD.0b013e3182966c2f
64. Hizli Sayar G, Eryilmaz G, Semieoglu S, et al. Influence of valproate on the required dose of propofol for anesthesia during electroconvulsive therapy of bipolar affective disorder patients. Neuropsychiatr Dis Treat. 2014;10:433–438. doi:10.2147/NDT.S59375
65. Noh Y, Kim DW, Chu K, et al. Topiramate increases the risk of valproic acid-induced encephalopathy. Epilepsia. 2013;54(1):e1–e4. doi:10.1111/j.1528-1167.2012.03532.x
66. Unterecker S, Reif A, Hempel S, et al. Interaction of valproic acid and the antidepressant drugs doxepin and venlafaxine: Analysis of therapeutic drug monitoring data under naturalistic conditions. Int Clin Psychopharmcol. 2014:29(4):206–211. doi:10.1097/YIC.0000000000000025
67. Ronaldson KJ, Fitzgerald PB, Taylor AJ, et al. Rapid clozapine dose titration and concomitant sodium valproate increase the risk of myocarditis with clozapine: A case-control study. Schizophr Res. 2012;141(2–3):173–178. doi:10.1016/j.schres.2012.08.018
68. Haslemo T, Olsen K, Lunde H, et al. Valproic acid significantly lowers serum concentrations of olanzapine-an interaction effect comparable with smoking. Ther Drug Monit. 2012;34(5):512–517. doi:10.1097/FTD.0b013e3182693d2a
69. Rodrigues-Silva N, Venancio A, Bouca J. Risperidone, a risk factor for valproate-induced encephalopathy? Gen Hosp Psychiatry. 2013;35(4):452.e5–452.e6. doi:10.1016/j.genhosppsych.2012.11.009

70. Cozza KL, Swanton EJ, Humphreys CW. Hepatotoxicity with combination of valproic acid, ritonavir, and nevirapine: A case report. Psychosomatics. 2000;41(5):452–453. doi:10.1176/appi.psy.41.5.452
71. Myers AP, Watson TA, Strock SB. Drug reaction with eosinophilia and systemic symptoms syndrome probably induced by a lamotrigine-ginseng drug interaction. Pharmacotherapy. 2015;35(3):9–12. doi:10.1002/phar.1550
72. Johannessen Landmark C, Baftiu A, Tysse I, et al. Pharmacokinetic variability of four newer antiepileptic drugs, lamotrigine, levetiracetam, oxcarbazepine, and topiramate: A comparison of the impact of age and comedication. Ther Drug Monit. 2012;34(4):440–445. doi:10.1097/FTD.0b013e31825ee389
73. Kim D, Han SW, Joo EY, et al. Effect of oxcarbazepine monotherapy on cognition and bone mineral density in adults with epilepsy. Epilepsy Currents. 2012;12(Suppl. 1):101. Retrieved from https://www.aesnet.org/professional_education/epilepsy_currents/ec_abstract_supplement_2012
74. Patsalos PN, Berry DJ, Bourgeois BF, et al. Antiepileptic drugs – best practice guidelines for therapeutic drug monitoring: A position paper by the subcommission on therapeutic drug monitoring, ILAE Commission on Therapeutic Strategies. Epilepsia. 2008;49(7):1239–1276. doi:10.1111/j.1528-1167.2008.01561.x
75. Tsai PS, Liu IC, Chiu CH, et al. Effect of valproic acid on dementia onset in patients with bipolar disorder. J Affect Disord. 2016;201:131–136. doi:10.1016/j.jad.2016.05.010
76. Rohman L, Hebron A. Acute dystonic reaction caused by gabapentin. J Emerg Med. 2014;46(3):e89. doi:10.1016/j.jemermed.2013.08.024
77. Marrero-Gonzalez PC, Ruano OL, Catalano G, et al. Dystonia associated with lamotrigine therapy: A case report and review of the literature. Curr Drug Saf. 2014;9(1):60–62. doi:10.2174/18715249113136660060
78. Kuo YC, Lin YC, Chen PH. Emerging hyperkalemia following valproic acid use in an elderly patient with late-onset mania. J Clin Psychopharmacol. 2016;36(4):394–395. doi:10.1097/JCP.0000000000000510
79. Planjar-Prvan M, Bielen A, Sruk A, et al. Acute oxcarbazepine-induced hepatotoxicity in a patient susceptible to developing drug-induced liver injury. Coll Antropol. 2013;37(1):281–284
80. Kim Y-S, Kim DW, Jung K-H, et al. Frequency of and risk factors for oxcarbazepine-induced severe and symptomatic hyponatremia. Seizure. 2014;23(3):208–212. doi:10.1016/j.seizure.2013.11.015
81. Etminan M, Maberley D, Mikelberg FS. Use of topiramate and risk of glaucoma: A case-control study. Am J Ophthalmol. 2012;153(5):827–830. doi:10.1016/j.ajo.2011.10.018
82. Beniczky SA, Viken J, Jensen LT, et al. Bone mineral density in adult patients treated with various antiepileptic drugs. Seizure. 2012;21(6):471–472. doi:10.1016/j.seizure.2012.04.002
83. Koo DL, Hwang KJ, Han SW, et al. Effect of oxcarbazepine on bone mineral density and biochemical markers of bone metabolism in patients with epilepsy. Epilepsy Res. 2014;108(3):442–447. doi:10.1016/j.eplepsyres.2013.09.009
84. ACOG Committee on Practice Bulletins – Obstetrics. ACOG Practice Bulletin: Clinical management guidelines for obstetrician-gynecologists number 92, April 2008 (replaces practice bulletin number 87, November 2007). Use of psychiatric medications during pregnancy and lactation. Obstet Gynecol 2008;111(4):1001–1020. doi:10.1097/AOG.0b013e31816fd910
85. Fujii H, Goel A, Bernard N, et al. Pregnancy outcomes following gabapentin use: Results of a prospective comparative cohort study. Neurology. 2013;80:1565–1570. doi:10.1212/WNL.0b013e31828f18c1
86. Rolnitsky A, Merlob P, Klinger G. In utero oxcarbazepine and a withdrawal syndrome, anomalies, and hyponatremia. Pediatr Neurol. 2013;48(6):466–448. doi:10.1016/j.pediatrneurol.2013.02.012

Zusätzlich empfohlene Literatur

- Bauer MS, Miller CJ, Li M, et al. A population-based study of the comparative effectiveness of second-generation antipsychotics vs older antimanic agents in bipolar disorder. Bipolar Disord. 2016;18(6):481–489. doi:10.1111/bdi.12425
- Berlin RK, Butler PM, Perloff MD. Gabapentin therapy in psychiatric disorders: A systematic review. Prim Care Companion CNS Disord. 2015;17(5). doi:10.4088/PCC.15r01821
- Bowden CL, Mintz J, Tohen M. Multi-state outcome analysis of treatments (MOAT): Application of a new approach to evaluate outcomes in longitudinal studies of bipolar disorder. Mol Psychiatry. 2016; 21(2):237–242. doi:10.1038/mp.2015.21
- Cohen LS. Treatment of bipolar disorder during pregnancy. J Clin Psychiatry. 2007;68(Suppl. 9):4–9

- Feinn R, Curtis B, Kranzler HR. Balancing risk and benefit in heavy drinkers treated with topiramate: Implications for personalized care. J Clin Psychiatry. 2016;77(3):e278–e282. doi:10.4088/JCP.15m10053
- Smith RV, Havens JR, Walsh SL. Gabapentin misuse, abuse and diversion: A systematic review. Addiction. 2016;111(7):1160–1174. doi:10.1111/add.13324
- Stowe ZN. The use of mood stabilizers during breastfeeding. J Clin Psychiatry. 2007;68(Suppl. 9):22–28
- Yatham LN, Kennedy SH, Parikh SV, et al. Canadian Network for Mood and Anxiety Treatments (CANMAT) and International Society for Bipolar Disorders (ISBD) collaborative update of CANMAT guidelines for the management of patients with bipolar disorder: Update 2013. Bipolar Disord. 2013;15(1):1–44. doi:10.1111/bdi.12025
- Zhang L, Li H, Li S, et al. Reproductive and metabolic abnormalities in women taking valproate for bipolar disorder: A meta-analysis. Eur J Obstet Gynecol Reprod Biol. 2016;202:26–31. doi:10.1016/j.ejogrb.2016.04.038

SUBSTANZEN ZUR BEHANDLUNG DER AUFMERKSAMKEITSDEFIZIT-/ HYPERAKTIVITÄTSSTÖRUNG (ADHS)

Klasseneinteilung

- In der Behandlung der ADHS sind in Deutschland, Österreich und der Schweiz nur Methylphenidat, Lisdexamphetamin und Atomoxetin zugelassen. Zusätzlich werden hier weitere Medikamente aufgeführt, die sich in klinischen Studien als wirksam (zumindest in Teilbereichen) erwiesen haben

Substanzklasse	Wirkstoffe	Handelsnamen Deutschland	Handelsnamen Österreich	Handelsnamen Schweiz	Seite
Psychostimulanzien	Methylphenidat	Ritalin®, Ritalin adult®, Medikinet®, Medikinet® retard, Equasym retard®, Concerta®, Kinecteen®	Ritalin®, Medikinet®, Medikinet®retard, Equasym®, Concerta®	Ritalin®, Ritalin SR®, Medikinet®, Medikinet® retard, Equasym®, Concerta®	siehe Seite 383
	Amphetamine:				siehe Seite 383
	Dex-amphetamin	Attentin® (nur für Kinder und Jugendliche von 6–17 J.)		Attentin® (bei Patienten von 6–18 J.)	
	Lisdex-amphetamin	Elvanse® (nur für Kinder und Jugendliche von 6–17 J.), Elvanse® adult	Elvanse®	Elvanse®	
Selektiver Noradrenalin-Wiederaufnahmehemmer	Atomoxetin	Strattera® Agakalin® Atomoxe® (Kinder ab 6 J., Jugendliche und Erwachsene im Rahmen eines umfassenden Behandlungsprogramms)	Strattera®	Strattera®	siehe Seite 392
α_2-Agonisten	Clonidin	Catapresan®, Clonistada®, Haemiton®	Catapresan®	Catapresan®	siehe Seite 402
	Guanfacin	Intuniv® (nur für Kinder und Jugendliche von 6–17 J.)	Intuniv® (nur für Kinder und Jugendliche von 6–17 J.)	Intuniv Ret® (nur für Patienten von 6–18 J.)	
Antidepressiva					
SNRI	Venlafaxin	Trevilor®, Trevilor retard®	Efectin®	Efexor®, Venlax ER®	siehe Seite 35
Trizyklische Antidepressiva	Imipramin	Imipramin-neuraxpharm®, Pryleugan®, Tofranil®mite		Tofranil®	siehe Seite 66
NDRI	Bupropion	Elontril®	Elontril®, Wellbutrin®	Wellbutrin®	siehe Seite 27
Dopaminerge Substanzen	Modafinil	Vigil®	Modasomil®	Modasomil® 100	siehe Seite 120

Psychostimulanzien

Verfügbare Substanzen

Wirkstoff	Handelsname	Dosierungsform und Stärken	Kommentar
Dextroamphetamin	Dexedrine® Dexedrine® Spansules DextroStat®	5 mg Tabletten[d] 5 mg/10 mg/15 mg Kapseln[d] 5 mg/10 mg Tabletten[d]	In Deutschland nur über die internationale Apotheke erhältlich
Methamphetamin (Desoxyephedrin)	Desoxyn®	5 mg Tabletten[d]	In Deutschland nur über die internationale Apotheke erhältlich
Amphetamin-Resinkomplex	Biphetamine®	20 mg Kapseln[d]	In Deutschland nur über die internationale Apotheke erhältlich
Dextroamphetamin/ Amphetaminsalze	Adderall® Adderall XR®	5 mg/10 mg/20 mg/30 mg Tabletten[d] 5 mg/10 mg/15 mg/20 mg/25 mg/30 mg Kapseln[d]	In Deutschland nur über die internationale Apotheke erhältlich
Methylphenidat	Ritalin® Ritalin-SR® Ritalin LA® Medikinet® Medikinet® retard/adult Equasym® Concerta® Methylphenidat Hexal®	10 mg Tabletten[a] 20 mg Retard Tabletten[c] 20 mg/30 mg/40 mg Kapseln[d] 5 mg/10 mg/20 mg Tabletten[a] 10 mg/20 mg[a]/adult: 5 mg/10 mg/20 mg/30 mg/ 40 mg/50 mg/60 mg Retard-Kapseln[b] 5 mg/10 mg/20 mg Tabletten[a] 18 mg/36 mg/54 mg Retard-Kapseln[a] 10 mg Tabletten[a]	Zugelassen zur Behandlung der ADHS bei Kindern ab 6 Jahren und Weiterführung der Therapie bei Jugendlichen im Rahmen eines therapeutischen Gesamtkonzeptes, wenn sich andere Maßnahmen allein als insuffizient erwiesen haben Medikinet® adult: zur Behandlung einer seit dem Kindesalter fortbestehenden ADHS Zugelassen zur Behandlung der Narkolepsie im Rahmen eines therapeutischen Gesamtkonzeptes ist nur Ritalin®
Dexmethylphenidat	Focalin®	2,5 mg/5 mg/10 mg Tabletten[d]	In Deutschland nur über die internationale Apotheke erhältlich
Lisdexamphetamin	Elvanse® Elvanse® adult	20 mg/30 mg/40 mg/50 mg/60 mg/70 mg/80 mg Retard-Kapseln[a] 30 mg/50 mg/70 mg Kapseln[b]	

[a] in Deutschland zur Behandlung von Kindern und Jugendlichen zugelassen; [b] in Deutschland zur Behandlung von Erwachsenen zugelassen; [c] in der Schweiz zur Behandlung von Kindern und Jugendlichen zugelassen; [d] in den USA zur Behandlung von Kindern und Jugendlichen zugelassen

Indikationen

Zugelassene Indikationen:
- Aufmerksamkeitsdefizit-Hyperaktivitätsstörung (ADHS) – alle Wirkstoffe
- Narkolepsie – nur Ritalin®

Weitere Indikationen:
- Morbus Parkinson
- Übergewicht (Amphetamin, Dextroamphetamin – Zulassung in den USA)
- Binge-Eating-Störung (Lisdexamphetamin – Zulassung in den USA)
- Behandlung therapieresistenter Depressionen
- Depression bei somatisch kranken oder älteren Patienten
- Wirkverstärkung von trizyklischen Antidepressiva, SSRI und RIMA
- Partiell-remittierte ADHS (ADHS-PR) bei Erwachsenen
- „Chronic Fatigue Syndrome" und Neurasthenie
- Schizophrenie: Negativsymptome; leichte Verbesserung kognitiver Defizite, Stimmung und Konzentration unter niedrigdosiertem Dextroamphetamin
- AIDS-assoziierte neuropsychiatrische Beeinträchtigung: Verbesserung von Abgeschlagenheit und Kognition
- Reduktion von Wut, Reizbarkeit und Aggressivität bei Patienten mit traumatischer Hirnschädigung, Verhaltensstörungen und ADHS – positive Wirkungen unter Methylphenidat
- Unaufmerksamkeit und Hyperaktivität bei Patienten mit Autismus-Spektrum-Störungen und Intelligenzminderung – kontrollierte Studien weisen auf einen moderaten Effekt hin; UAW können in diesem Patientenkollektiv problematischer sein

Allgemeine Hinweise

- Alle Psychostimulanzien haben eine vergleichbare Wirksamkeit in der Reduktion von Unaufmerksamkeit, Hyperaktivität und Impulsivität, wenn sie in adäquater Dosierung verabreicht werden
- Die Wirkung tritt in der Regel bei bis zu 75 % der behandelten Kinder und 25–78 % der behandelten Erwachsenen mit ADHS innerhalb der ersten Woche ein
- Eine unbehandelte komorbide psychiatrische Störung (z. B. affektive Störung, Angststörung) kann die Wirksamkeit einer Psychostimulanzienbehandlung beeinträchtigen oder dazu führen, dass die Medikation von den Patienten weniger gut vertragen wird
- Psychostimulanzien können körperliche und verbale Gewaltausbrüche unterdrücken und dissoziale Verhaltensweisen reduzieren
- Risiken der Behandlung: siehe Vorsichtsmaßnahmen auf Seite 387 und Kontraindikationen auf Seite 388
- Vorsicht ist geboten, wenn kurzwirksame Substanzen verordnet werden an Patienten mit einer Neigung zum schädlichen Gebrauch von Drogen oder Alkohol oder an Patienten, die das Medikament an Dritte weitergeben oder verkaufen. Bei behandelten Kindern wird das Risiko eines späteren Medikamenten- oder Alkoholmissbrauchs reduziert
- Lisdexamphetamin ist ein Prodrug, bei dem D-Amphetamin mit L-Lysin verbunden ist; es hat ein niedrigeres Potenzial, missbräuchlich genutzt zu werden[1]

Pharmakologie

- Der Wirkmechanismus bei der Behandlung von ADHS ist nur zum Teil bekannt; Methylphenidat blockiert die Wiederaufnahme von Noradrenalin (NA) und Dopamin (DA) am präsynaptischen Nervenende. Zusätzlich wird die Freisetzung von NA und DA aus präsynaptischen Neuronen stimuliert. Die Erhöhung von DA führt zu einer Verbesserung der Aufmerksamkeit, Reduktion der Ablenkbarkeit und Modulation der Motivation, so dass die Leistung verbessert wird

- Die Freisetzung von DA und NA in das subkortikale limbische System (z. B. Nucleus accumbens) wird als potenzieller Mechanismus für eine missbräuchliche Verwendung angesehen
- Siehe Seite 396, Tabelle 52. Psychostimulanzien: Vergleichende Übersicht

Dosierung

- Siehe Seite 396, Tabelle 52. Psychostimulanzien: Vergleichende Übersicht
- Beginn der Behandlung mit niedrigen Dosen (z. B. 5–10 mg Methylphenidat) bei Schulkindern und langsame Steigerung über mehrere Tage in 5 mg-Schritten; eine initiale Besserung kann nach 2–3 Wochen kontinuierlicher Anwendung stagnieren – dies entspricht nicht einer beginnenden Toleranzentwicklung; Patienten, Eltern und Lehrer sollten angehalten werden, das erreichte Plateau mit der Ausgangssituation vor Beginn der Behandlung zu vergleichen
- Der Effekt des Stimulans ist nicht immer dosisabhängig; Methylphenidat > 1 mg/kg KG/Tag führt nicht zu einer verbesserten Wirksamkeit, verstärkt jedoch das Auftreten von UAW. Dosen > 1 mg/kg KG/Tag können probatorisch bei Patienten angewendet werden, die das Stimulanz tolerieren, jedoch nur moderat respondieren. Manchen Patienten profitieren nur kurzfristig oder nur von hohen Dosen[2]
- Das Medikament sollte während oder nach den Mahlzeiten gegeben werden, um eine Gewichtsabnahme zu vermeiden; Nahrung kann die T_{max} und/oder die C_{max} einiger Präparate beeinflussen (siehe Seite 396, Tabelle 52. Psychostimulanzien: Vergleichende Übersicht)
- Patienten, die bei der Tabletteneinnahme Schwierigkeiten haben, können auf eines der Präparate, die als Kapseln zur Verfügung stehen, zurückgreifen. Die Kapsel kann geöffnet werden und auf weiches Essen (z. B. Apfelmus, Joghurt), das ohne Kauen heruntergeschluckt wird, verteilt werden. Der Inhalt von Lisdexamphetamin-Kapseln kann in Wasser, Joghurt, Orangensaft, etc. untergemischt werden. Dies ermöglicht zusätzlich die Möglichkeit einer Feinadjustierung der Dosierung
- Mehrfach tägliche Einnahme bei kurzwirksamen Methylphenidatpräparaten (ca. alle 4 Stunden); hierbei ist es wichtig, auf eine nachlassende Wirkung zu achten (Veränderungen im Verhalten und Aufmerksamkeit, Auftreten von Rebound-Symptomen) und ggf. eine Dosisanpassung vorzunehmen
- Einschlafstörungen treten i. d. R. beim Nachlassen der Medikamentenwirkung aufgrund von Rebound-Symptomen auf. Die Gabe einer kleinen Dosis Methylphenidat kann diesen Effekt sowohl bei Kindern als auch bei Erwachsenen minimieren
- Bei etwas weniger als der Hälfte der Patienten weisen Methylphenidat-Retardpräparate ein unregelmäßiges Freisetzungsverhalten auf und sind somit weniger wirksam. Patienten, die auf Methylphenidat-Retardpräparate gut respondieren, können jedoch dahingehend profitieren, dass ein Zeitraum von 5 Stunden bis zur nächsten Einnahme das Auftreten von Rebound-Symptomen vor Erhalt der nächsten Dosis verhindern kann – im Vergleich zu kurzwirksamem Methylphenidat, dessen Wirkung meistens nur weniger als 3,5 Stunden anhält
- Retardpräparate können Rebound-Symptome (z. B. Dysphorie, Hyperaktivität) reduzieren. Die zusätzliche Gabe eines schnell freisetzenden Methylphenidatpräparats zur morgendlichen Gabe eines Retardpräparat kann gelegentlich notwendig werden, um die Latenz zwischen Einnahme und Einsetzen der Wirkung zu verkürzen oder am Nachmittag, um die Wirkdauer zu verlängern. Dies ist v. a. der Fall bei Präparaten wie Concerta®, die einen verzögerten Wirkeintritt (> 30–60 Minuten) haben

Umstellung von Präparaten

- Grundsätzlich wird empfohlen, mit einer niedrigen Dosis eines lang wirksamen Präparates zu beginnen und anschließend langsam bis zum Erreichen eines therapeutischen Spiegels aufzutitrieren
- Die Umrechnung von Dosierungen verschiedener Präparate sind nur Richtwerte und von weiteren Faktoren abhängig:
  - Von den pharmakokinetischen Eigenschaften des jeweiligen Präparates, darunter auch Dauer der Wirkung
  - Vom Alter und Körpergewicht des Patienten (Dosisempfehlungen sind meist gewichtsadaptiert)
  - Das Ansprechen auf den Wirkstoff kann zwischen verschiedenen Präparaten abweichend sein

- Achten Sie vor der Umstellung auf weitere Hinweise in der Packungsbeilage/Fachinformation. Aufgrund unterschiedlicher Eigenschaften der Arzneimittel (Darreichungsform, Wirkstoffkonzentrationen) gelten viele Präparate als nicht untereinander austauschbar, so dass einige Hersteller die erneute Eindosierung empfehlen
- Achten Sie nach jeder Dosisanpassung sowohl auf die Wirkung als auch auf unerwünschte Arzneimittelwirkungen

Pharmakokinetik

- Siehe Seite 396, Tabelle 52. Psychostimulanzien: Vergleichende Übersicht
- Es bestehen große interindividuelle Schwankungen in Bezug auf Resorption und Bioverfügbarkeit; nach sehr fettreichen Mahlzeiten kann die Zeit bis zum maximalen Wirkeintritt (T_{max}) verlängert sein, die maximalen Plasmakonzentrationen (C_{max}) von Methylphenidat und Dexmethylphenidat werden verzögert erreicht
- Lisdexamphetamin wird enzymatisch in seine beiden Bestandteile D-Amphetamin und L-Lysin hydrolysiert; Spitzenspiegel nach Einnahme von 50 mg Lisdexamphetamin entspricht in etwa der Gabe von 15–30 mg kurzwirksamem D-Amphetamin

Beginn und Dauer der Wirkung

- Siehe Seite 396, Tabelle 52. Psychostimulanzien: Vergleichende Übersicht

Unerwünschte Arzneimittelwirkungen (UAW)

- Siehe Seite 396, Tabelle 52. Psychostimulanzien: Vergleichende Übersicht
- Häufige UAW: Unruhe, Reizbarkeit, Angst, Schlafstörungen, Appetitlosigkeit, Bauchschmerzen, Tics, Kopfschmerzen und Verschlechterung von aggressivem und feindseligem Verhalten zu Beginn der Behandlung. Paradoxe psychiatrische UAW wie Rebound-Phänomene (Wiederauftreten bzw. sogar verstärktes Auftreten der Zielsymptomatik bei Absinken der Wirkspiegel), Unruhe, Reizbarkeit, Nervosität und Aggressivität sind möglich. Je langsamer die Eindosierung erfolgte, desto geringer die UAW zu Beginn der Behandlung. Viele dieser psychiatrischen und somatischen UAW können während der Dauer der Behandlung anhalten, so dass „Drug Holidays", in denen der Wirkstoff abgesetzt wird, sinnvoll sind, um eine Kosten-Nutzen-Abwägung zu treffen, sowie auch Veränderungen während des Wachstums zu beobachten
- Medikamenten-induzierte Schlafstörungen [Verbesserung durch Veränderung der Einnahmezeitpunkte oder Präparatewechsel entsprechend der zu erwartenden Wirkdauer; zusätzliche Gabe von Melatonin, sedierenden Antihistaminika, Trazodon (25–50 mg) zur Nacht oder Clonidin 100 µg 2 Stunden vor dem Zubettgehen]. Bei nachlassender Wirkung der Stimulanzien zum Tagesende können Patienten Rebound-Symptome, d.h. eine Phase der vermehrten Reizbarkeit oder Wiederauftreten der ADHS-Symptome entwickeln – dies kann Einschlafstörungen hervorrufen
- Appetitlosigkeit, gastrointestinale Beschwerden und Gewichtsabnahme sind häufig [können durch die Einnahme des Medikaments zu einer Mahlzeit, die Einnahme kleinerer Mahlzeiten häufiger am Tag, den Konsum von hochkalorischen Getränken, regelmäßiges Trinken und Essen direkt vor dem Schlafengehen reduziert werden]. Wenn nicht übergewichtige Kinder trotz Bemühungen, die Kalorienzufuhr zu erhöhen, stark abnehmen und somit ihr Wachstum gefährden, kann die Umstellung auf ein kurzwirksames Präparat mit Verbesserung des Appetits später am Tag oder die Umstellung auf Atomoxetin oder Guanfacin erwogen werden
- Kopfschmerzen treten meist 2–3 Stunden nach der Einnahme auf; meist Besserung im Verlauf [Einnahme von Paracetamol bei Bedarf]
- Rebound von Hyperaktivität kann am Nachmittag oder am Abend auftreten [Abhilfe: Vorziehen der zweiten Gabe, häufigere Gaben oder Verwendung von Retardpräparaten]
- Dysphorie oder Traurigkeit können unter Behandlung mit Psychostimulanzien auftreten, sowohl tagsüber als auch unter nachlassender Wirkung, häufiger unter Amphetamin-Präparaten

- Aktuelle Hinweise der FDA und von „Health Canada“: Priapismus beim Aufdosieren oder Absetzen von Methylphenidat; Fallberichte von Priapismus unter Amphetamin-Präparaten (nicht vollständig geklärt, da die Patienten, bei denen dies auftrat, auch andere Wirkstoffe einnahmen, so dass die Kausalität nicht endgültig geklärt werden konnte)
- Einzelfallbericht von eosinophiler Hepatitis unter Lisdexamphetamin
- Einzelfallbericht eines akuten, dauerhaften Hörverlustes bei einem Kind nach der erstmaligen Einnahme von Methylphenidat[3]

Absetzphänomene

- Werden Psychostimulanzien nach längerfristigem Gebrauch plötzlich abgesetzt, kann es zu dysphorischen Reaktionen, Wiederauftreten der ADHS-Symptomatik kommen; vermehrtes Schlafbedürfnis und gesteigerter Appetit
- Wird ein Psychostimulans gemeinsam mit einem Antipsychotikum eingenommen, so kann das plötzliche Absetzen vom Stimulans zum Auftreten von EPS führen (Maskieren von EPS durch Stimulans durch anticholinerge Eigenschaften und kompetitive Bindung an D_2-Rezeptorbindestellen)
- Fallbericht über einen 16-Jährigen, der jedes Mal, wenn er vergaß, seine Methylphenidat Retardmedikation (Concerta®) zu nehmen, unter Priapismus litt

Anwendungsbeschränkungen und Vorsichtsmaßnahmen

- Vor der Behandlung sollten die Patienten hinsichtlich einer Anamnese kardiovaskulärer Erkrankungen[4] (früher Herztod in der Familie, Synkopen, Angina pectoris bei Belastung etc.) überprüft werden und körperlich untersucht werden. Beim Vorliegen von Risikofaktoren sollte gegebenenfalls ein EKG durchgeführt oder ein Kardiologe hinzugezogen werden[5]. Liegen kardiale Risikofaktoren vor, so sollten Patient bzw. Eltern über das relative Risiko und den Nutzen der verschiedenen Behandlungsoptionen informiert werden, die Behandlung sollte nur mit der Zustimmung eines Kardiologen erfolgen
- Warnung aus Canada: Wirkstoffe gegen ADHS können bei einigen Patienten das Suizidrisiko erhöhen; Vorteile überwiegen jedoch Nachteile[6]. Suizidale Gedanken sollten vor Behandlungsbeginn und regelmäßig während der Behandlung erfragt werden
- Vorsichtige Anwendung bei Patienten, die unter Ängstlichkeit, Anspannung, agitiertem Verhalten, Ruhelosigkeit, unbehandelter Psychose, Anorexia nervosa oder anderen Essstörungen leiden
- Psychostimulanzien können die Krampfschwelle senken (widersprüchliche Daten); vor Beginn der Behandlung bei Kindern mit ADHS und Epilepsie sollte eine ausreichende Krampfprophylaxe sichergestellt sein; Veränderungen vor und nach der Einnahme des Stimulans sollten beobachtet werden
- Risiko der Auslösung einer manischen oder hypomanen Episode bei Patienten mit einer bipolaren Störung und Exazerbation einer psychotischen Symptomatik
- Chronischer Psychostimulanzienmissbrauch – nicht aber der bestimmungsgemäße Gebrauch – kann bei Patienten zu Toleranzentwicklung und psychischer Abhängigkeit führen; eine Abhängigkeitsentwicklung ist selten; bei Jugendlichen mit komorbiden substanzbezogenen Störungen oder schweren Störungen des Sozialverhaltens sollte ein Missbrauchspotenzial jedoch bedacht werden. Psychostimulanzien können oral, intravenös oder nasal missbräuchlich verwendet werden
- Tic-Störungen; widersprüchliche Datenlage. Ausprägung von Tics ist meist schwankend, oft unabhängig von einer Therapie. Hinweise, dass Stimulanzien Tics demaskieren können
- Eine Toleranzentwicklung gegenüber Psychostimulanzien wurde beobachtet; eine Dosisanpassung oder „Drug Holidays“ können erforderlich werden[2]

Kontraindikationen

- Patienten mit strukturellen Herzstörungen, symptomatischen kardiovaskulären Erkrankungen, Tachyarrhythmien, schwerer Angina pectoris oder ausgeprägter arterieller Hypertension
- Vorsichtige Anwendung und engmaschige Überwachung der Behandlung bei Patienten mit schädlichem Gebrauch von Alkohol/Drogen in der Vorgeschichte
- Anorexia nervosa (wegen appetitmindernder Wirkung)
- Neigung zu ausgeprägten Ängsten, Anspannung oder agitiertem Verhalten
- Hyperthyreose, Phäochromozytom, Engwinkel-Glaukom
- Patienten, die mit MAO-Hemmern behandelt werden (während der Behandlung und 14 Tage nach danach)

Überdosierung und Toxizität

- Siehe Seite 396, Tabelle 52. Psychostimulanzien: Vergleichende Übersicht

Kontrolluntersuchungen

- Vor der Behandlung und in regelmäßigen Abständen: Körpergröße, Gewicht, Blutdruck, Puls. Bei anamnestisch bekannten familiären Herzerkrankungen: EKG, ggf. Echokardiogramm und kardiologische Mitbetreuung. Kontrolle der Kreislaufparameter bei ausgeprägter Blutdruck- und Pulserhöhung, Brustschmerz bei Anstrengung oder ungeklärten Synkopen

Behandlung von Kindern und Jugendlichen

- Detaillierte Angaben zur Behandlung von Kindern und Jugendlichen finden Sie im *Handbuch Psychopharmaka für das Kindes- und Jugendalter*[7]
- Unter dauerhafter Anwendung bei Kindern und Jugendlichen kann das Wachstum beeinträchtigt sein. Kontrollieren Sie, ob sich Größe und Gewicht normal entwickeln [Abhilfe: Bei einem Gewichtsverlust von mehr als 10 % oder unterbrochenen Wachstum ist eine Dosisreduktion, „Drug Holidays" oder ein Wechsel des Medikaments zu erwägen]
- Stimulanzien können psychotische Symptome bei Kindern mit einer genetischen Prädisposition oder Psychose in der Vergangenheit auslösen; Risiko für hypomanische, manische, depressive oder gemischte Episoden bei Patienten mit einer affektiven Störung. Eine aktuelle Metaanalyse bestätigt nicht die Assoziation zwischen dem Neuauftreten oder der Verschlechterung bestehender Tics unter der Behandlung mit Psychostimulanzien[8], die Datenlage ist jedoch widersprüchlich. Ggf. sollte ein erneuter Medikationsversuch bei Kindern, bei denen unter Psychostimulanzienbehandlung Tics neu auftraten oder sich verschlechterten, erwogen werden. Ggf. können so einige Patienten erfolgreich eingestellt werden

Behandlung von älteren Patienten

- Kann bei der Behandlung älterer Patienten mit Depressionen hilfreich sein (Vorsichtshinweise und Kontraindikationen bezüglich kardialer Erkrankungen beachten, siehe Seite 387–388)
- Die Gabe vor dem Frühstück oder dem Mittagessen kann sich positiv auf die Aktivität auswirken
- Beginn mit geringer Dosis, dann kleinschrittiges Auftitrieren alle 2–3 Tage je nach Verträglichkeit

Schwangerschaft

- Siehe Seite 396, Tabelle 52. Psychostimulanzien: Vergleichende Übersicht

Hinweise für die Pflege	
	• Retardkapseln müssen im Ganzen geschluckt werden und sollten nicht gekaut, gelutscht oder zerbrochen werden; alternativ kann die Kapsel geöffnet werden, der Inhalt auf weiches Essen verteilt werden, das ohne Kauen geschluckt wird • Achten Sie auf UAW und Veränderungen in Konzentration, Stimmung und Aktivitätsniveau; informieren Sie den Arzt über Veränderungen im Verhalten, Schlaf- oder Essgewohnheiten • Bei Patienten mit ADHS, die Auto fahren, können unter der Behandlung mit Stimulanzien Verbesserungen im Fahrverhalten beobachtet werden. Patienten, die in der Vergangenheit mehrfach an Verkehrsunfällen beteiligt waren, sollten kein Kraftfahrzeug bedienen, ehe sie ihre Medikation eingenommen haben oder nachdem die Wirkung abgeklungen ist (beispielsweise abends, nachts) • Patienten sollten darauf hingewiesen werden, dass ein abruptes Absetzen zu einer Exazerbation der Symptomatik führen kann • Einnahme im späteren Tagesverlauf (beispielsweise nach der Mittagszeit bei Retardpräparaten oder nach 16.00 Uhr bei kurzwirksamen Psychostimulanzien) kann zu Einschlafstörungen führen • Pulsfrequenz und Blutdruck kontrollieren vor Therapiebeginn und nach Dosiserhöhung • Die Hüllen von Concerta®-Retardkapseln lösen sich nicht vollständig auf; die Patienten sollten informiert werden, dass die Kapselhülle weitgehend unverändert mit dem Stuhl ausgeschieden wird

Hinweise für Patienten	
	• Ausführliche Patienteninformationen: siehe Seite 586

Wechselwirkungen	
	• Klinisch relevante Interaktionen werden in Tabelle 50. Psychostimulanzien: Wechselwirkungen aufgeführt • Zusätzliche Informationen über die Kombinationsbehandlung finden Sie im Kapitel zum interagierenden Wirkstoff

Tabelle 50. Psychostimulanzien: Wechselwirkungen

Substanz	Medikamentenklasse	Beispiel	Wechselwirkungen
Methylphenidat	**Alkohol**		• In-vitro-Studien haben veränderte Eigenschaften der Wirkstofffreisetzung unter der Einnahme mit 40 %-igem Alkohol gezeigt (84–98 % der Gesamt-Methylphenidatdosis wird innerhalb der ersten 30–60 Minuten frei). Interaktionen abhängig vom Präparat
	α_2-Agonist	Clonidin, Guanfacin	• Verstärkung der Wirkung auf ADHS-bedingte Schlafstörungen, Hyperaktivität und aggressives Verhalten – vorsichtig anwenden; es wurden einzelne plötzliche Todesfälle unter Methyphenidat und Clonidin berichtet[9] (EKG-Kontrollen durchführen)
	Antibiotika	Linezolid	• NICHT KOMBINIEREN, da Linezolid MAO-Enzyme hemmt (Stimulans während der Einnahme pausieren)
	Antidepressiva		
	SSRI	Fluoxetin, Sertralin	• Verstärkung der Wirkung bei der Behandlung von Depressionen, Dysthymie und Zwangsstörungen bei Patienten mit ADHS; kann die Response bei therapieresistenten Paraphilien erhöhen; Plasmaspiegel von Antidepressiva können ansteigen
	SNRI	Venlafaxin, Duloxetin	• Fallbericht über ein Serontoninsyndrom unter Methylphenidat nach einmaliger Venlafaxingabe

Tabelle 50. Psychostimulanzien: Wechselwirkungen (Fortsetzung)

Substanz	Medikamentenklasse	Beispiel	Wechselwirkungen
Methylphenidat	NaSSA	Mirtazapin	• Kann Agitation fördern, erhöht das Risiko für Manie, v.a. bei Patienten mit bipolarer affektiver Störung
	Trizyklische Antidepressiva	Amitriptylin	• Kombination zur Augmentation des antidepressiven Effektes
		Imipramin	• Plasmaspiegel der trizyklischen Antidepressiva können ansteigen (Methylphendiat inhibiert den Abbau) • Anstieg kardiovaskulärer UAW bei Kindern bei kombinierter Gabe; engmaschige Überwachung (Blutdruck und EKG) • Bei gemeinsamer Gabe mit Imipramin Fallberichte über neurotoxische Wirkungen (selten); engmaschige Überwachung
	RIMA	Moclobemid	• Blutdruckanstieg und Wirkungsverstärkung bei Gebrauch über einen längeren Zeitraum oder bei Gebrauch hoher Dosierungen
	MAO-Hemmer (irreversibel)	Trancylpromin	• Freisetzung großer Mengen Noradrenalin bei Blockierung des Abbauweges durch MAO-Hemmer, hierunter kommt es zu einer hypertensiven Entgleisung – NICHT KOMBINIEREN; die Kombination wird sehr selten zur Augmentation einer antidepressiven Therapie unter sehr engmaschiger Überwachung angewendet
	Antihistaminika	Diphenhydramin	• Abschwächung des sedierenden Effektes von Diphenhydramin
	Antikoagulazien	Warfarin	• Verminderte Verstoffwechselung des Antikoagulans; INR↑
	Antikonvulsiva	Carbamazepin	• Verminderter Plasmaspiegel von Methylphenidat durch beschleunigten Abbau
		Phenytoin, Phenobarbital, Primidon	• Anstieg der Phenytoin-, Primidon- und Phenobarbitalplasmaspiegel durch Hemmung der Metabolisierung
	Antipsychotika	Im Allgemeinen	• Antipsychotika wirken können manche durch Psychostimulantien bedingte UAW bessern (u.a. Ängstlichkeit, Aggressivität, optische oder akustische Halluzinationen, Psychosen), können die stimulierende Wirkung von Amphetaminen beeinträchtigen und haben additive UAW (u.a. Schlafstörungen, Unruhe, Tremor) • Methylphendiat kann zu einer Exazerbation oder anhaltenden Dykinesien nach Absetzen des Antipsychotikums führen; umgekehrt können EPS nach Absetzen von Methylphenidat unter Antipsychotikatherapie auftreten
		Olanzapin, Quetiapin	• Zwei Fallberichte über Priapismus unter kombinierter Anwendung von Methylphenidat
		Risperidon	• Fallberichte über Rebound-Dystonie nach Beendigung der Behandlung mit dem Stimulans unter bestehender Risperidontherapie; könnte durch Supersensitivität der Dopaminrezeptoren und/oder Bloackade der anticholinergen Wirkung durch das Stimulans bedingt sein
	Disulfiram		• Fallbericht einer psychose-ähnlichen Episode unter gleichzeitiger Anwendung, ggf. durch die blockierende Wirkung von Disulfiram auf die Dopamin-β-Hydroxylase, deren niedrige Konzentration im Zusammenhang mit den Symptomen von ADHS und psychotischen Symptomen stehen könnte
	Pflanzliche Präparate	Ephedra, Yohimbin, Johanniskraut, Gingko biloba	• Kann zu Blutdruckanstieg, Herzrhythmusstörungen oder ZNS-Stimulation führen • Krampfschwelle könnte unter Kombinationstherapie gesenkt sein
	Theophyllin		• Berichtet wurden verstärkte Tachykardie, Palpitationen, Schwindel, Schwächegefühl und agitiertes Verhalten bei kombinierter Gabe

Tabelle 50. Psychostimulanzien: Wechselwirkungen (Fortsetzung)

Substanz	Medikamentenklasse	Beispiel	Wechselwirkungen
D-Amphetamin und Lisdex-amphetamin	**Alkohol**		• In-vitro-Studien zeigten veränderte Eigenschaften der Wirkstofffreisetzung unter der Einnahme mit 40 %igen Alkohol. Interaktionen sind abhängig vom Präparat
	α_2-Agonist	Clonidin, Guanfacin	• Verstärkung der Wirkung auf ADHS-bedingte Schlafstörungen, Hyperaktivität und aggressives Verhalten – vorsichtig verwenden; es wurden einzelne plötzliche Todesfälle unter Methylphenidat und Clonidin berichtet[9] (EKG-Kontrollen durchführen)
	Alkalisierende Substanzen	Kaliumcitrat, Natriumbicarbonat	• Steigerung der Aufnahme, Verlängerung der HWZ und Hemmung der D-Amphetaminausscheidung, dadurch höhere Plasmaspiegel von D-Amphetamin
	Ansäuernde Substanzen	Ammoniumchlorid, Ascorbinsäure, Fruchtsäfte	• Hemmung der Aufnahme, Steigerung der Ausscheidung und Absinken der D-Amphetaminplasmaspiegel
	Antidepressiva		
	Trizyklische Antidepressiva	Amitriptylin	• Kann stimulierende Wirkung der Amphetamine erhöhen. Trizyklika können die kardiovaskulären UAW der Amphetamine verstärken
	MAO-Hemmer (irreversibel)	Tranylcypromin	• Bedingt durch eine Steigerung der Noradrenalin-Freisetzung kann es zu hypertensiven Krisen kommen bei gleichzeitiger Blockierung des Abbauweges durch MAO-Hemmer; KOMBINATION VERMEIDEN
	RIMA	Moclobemid	• Bei längerfristiger Gabe oder hohen Dosierungen eventuell leichte Wirkungsverstärkung
	SSRI	Fluoxetin, Sertralin	• Verstärkung der Wirksamkeit bei Depression, Dysthymie und Zwangsstörungen bei Patienten mit komorbider ADHS; kann Ansprechen bei therapierefraktären Paraphilien verbessern • Plasmaspiegel des Antidepressivums kann erhöht sein
	NaSSA	Mirtazapin	• Kann Agitation fördern, erhöht Risiko für Manie, v. a. bei Patienten mit bipolar affektiver Störung
	Antikonvulsiva	Valproinsäure	• Valproinsäure kann die Wirkung vom D-Amphetamin auf Stimmungsschwankungen, kognitive Leistungen und Blutdruck abschwächen; ggf. durch pharmakologisch gegensätzliche Wirkung auf die Freisetzung und Wiederaufnahme von Dopamin und Noradrenalin; klinische Relevanz unklar
	Antipsychotika	Chlorpromazin	• D-Amphetamin kann die antipsychotische Wirkung von Chlorpromazin abschwächen, so dass sich hieraus potenziell nachteilige Auswirkungen auf die Symptomkontrolle bei Schizophrenien entwickeln können; Chlorpromazin kann die Wirkung von Amphetaminen antagonisieren und wurde bei der Behandlung einer Überdosierung eingesetzt
	Betablocker	Propranolol	• Erhöhter Blutdruck und Tachykardie durch ungehinderte α-Stimulation
	Harnalkalisierende Mittel	Acetazolamid	• Verminderte Ausscheidung von D-Amphetamin; Fallberichte von Psychose durch Retention in alkalischem Urin sind bekannt
	Harnansäuernde Mittel	Ammoniumchlorid	• Erhöhte Ausscheidung von D-Amphetamin

Atomoxetin

Verfügbare Substanzen

Wirkstoff	Handelsname Deutschland	Handelsname Östereich	Handelsname Schweiz	Dosierungsform und Stärken
Atomoxetin	Strattera®; Agakalin®	Strattera®	Strattera®	Kapseln/Tabletten: 10 mg; 18 mg; 25 mg; 40 mg; 60 mg; 80; 100 mg; Lösung: 4 mg/ml

Indikationen

- Behandlung der ADHS im Rahmen eines umfassenden Behandlungsprogramms bei Kindern ab 6 Jahren, Jugendlichen und Erwachsenen
- Mögliche Symptomlinderung bei komorbider Tic- oder Angststörung

Allgemeine Hinweise

- Reduziert sowohl unaufmerksames/ablenkbares als auch hyperaktives/impulsives Verhalten im Rahmen einer ADHS
- Nach der verfügbaren Datenlage sind Psychostimulanzien und Atomoxetin Placebo hinsichtlich einer kurzfristigen Reduktion des Schweregrades der ADHS-Symptomatik überlegen
- Einige direkte Vergleichsstudien zeigten, dass Psychostimulanzien eine stärkere Verbesserung von ADHS-Symptomen und einen höhere Responseraten haben als Atomoxetin
- In den meisten Leitlinien zur Behandlung von ADHS wird Atomoxetin als Mittel der zweiten Wahl angesehen; es ist möglicherweise bei manchen Patienten wirksam, die auf eine Psychostimulanzienbehandlung nicht ansprachen oder an einer komorbiden Angststörung und Suchterkrankung leiden. Als vorteilhaft wird angesehen, dass Atomoxetin keine euphorisierende Wirkung zeigt, die Gefahr eines raschen Rebounds reduziert ist, ein geringeres Potenzial besteht, Tics oder psychotische Reaktionen auszulösen, sowie ein niedriges Potenzial für missbräuchliche Verwendung und erhöhte Müdigkeit
- In einer großen Vergleichsstudie (n=600) eines Methylphenidat-Retardpräparats mit Atomoxetin konnte gezeigt werden, dass 40 % der Kinder, die auf eines der beiden Medikamente nicht ansprachen, nach dem jeweils anderen eine Response zeigten, was für eine Selektivität der Wirkung spricht
- Langsamer Wirkeintritt; ein Therapieansprechen kann bis zu 4 Wochen nach Gabe der vollen Dosis eintreten
- Das Medikament sollte einschleichend dosiert werden, um UAW zu minimieren (insbesondere „langsamen Metabolisierern“ für CYP 2D6: ~10 % der Bevölkerung); die Optimierung der Response dauert mindestens 3 Monate
- Bei „sehr schnellen Metabolisierern“ von CYP 2D6 (28 % der Nordafrikaner, Äthiopier, Araber; bis zu 10 % der Kaukasier; 3 % der Afroamerikaner und bis zu 1 % der Mexikaner, Chinesen und Japaner) ist mit einer reduzierten Wirksamkeit von Atomoxetin zu rechnen

Pharmakologie

- Selektive Blockade der Noradrenalin (NA)-Wiederaufnahme; steigert die Verfügbarkeit von Dopamin (DA) und NA im frontalen Kortex (ohne die Verfügbarkeit von DA im synaptischen Spalt dopaminerger Neurone in subkortikalen Bereichen zu erhöhen) – Verbesserung kognitiver Funktionen ohne Abhängigkeitspotenzial bei Missbrauch. Es kommt zu einer Verbesserung der Regulation der Aufmerksamkeit, Impulsivität und des Aktivitätsniveaus
- Entfaltet keine euphorisierende oder stimulierende Wirkung – mögliche Alternative für Patienten mit komorbider Suchterkrankung

Dosierung

- Siehe Seite 396, Tabelle 52. Psychostimulanzien: Vergleichende Übersicht
- Die Dosierung richtet sich nach dem Körpergewicht
- Kinder und Jugendliche bis 70 kg Körpergewicht: Siehe Seite 396, Tabelle 52. Psychostimulanzien: Vergleichende Übersicht; Initialdosis ca. 0,5 mg/kg KG/Tag für mindestens 7 Tage, dann Dosis entsprechend der klinischen Wirksamkeit auftitrieren, empfohlene Erhaltungsdosis etwa 1,2 mg/kg Körpergewicht
- Kinder, Jugendliche und Erwachsene > 70 kg Körpergewicht: Siehe Seite 396, 52. Psychostimulanzien: Vergleichende Übersicht; Initialdosis 40 mg für mindestens 7 Tage, dann Dosis entsprechend der klinischen Wirksamkeit ggf. auf 80 mg erhöhen, maximale Tagesdosis 100 mg
- Höhere Tagesdosen zeigen keinen zusätzlichen therapeutischen Nutzen
- Gesamte Tagesdosis kann morgendlich eingenommen werden; bei fehlendem Ansprechen und mangelnder Verträglichkeit Dosis auf den Morgen und den späten Nachmittag verteilen
- Bei Patienten mit einer Leberinsuffizienz sollte die Dosis halbiert werden; bei schwerer Leberinsuffizienz sollte die Dosis auf ein Viertel der üblichen therapeutischen Dosis gesenkt werden
- Bei Niereninsuffizienz ist keine Dosisanpassung notwendig; Atomoxetin kann eine Hypertonie bei Patienten mit terminaler Niereninsuffizienz verschlechtern
- Bei Kombination mit Medikamenten, die das CYP-2D6-Isoenzym hemmen (siehe unter Wechselwirkungen, S. 395): Beginn mit 0,5 mg/kg/Tag, jedoch Dosis nicht steigern, wenn sich nach 4 Wochen keine Besserung der Symptome unter der Startdosis gezeigt hat und die Startdosis gut vertragen wurde
- Bei Kombination mit einem starken CYP-2D6-Hemmer (z. B. Paroxetin, Fluoxetin, Bupropion) sollte die Atomoxetindosis ggf. reduziert werden (siehe Interaktionen auf Seite 395)
- Bei Patienten, die „sehr schnelle Metabolisierer" von CYP 2D6 sind, muss von einer verminderten Wirksamkeit von Atomoxetin ausgegangen werden. Unzureichende Datenlage, um die angepasste Dosis berechnen zu können, daher sollte der Arzt auf einen alternativen Wirkstoff zurückgreifen

Pharmakokinetik

- Rasche Absorption; kann mit oder ohne Nahrung eingenommen werden. Fettreiche Nahrung vermindert die Geschwindigkeit, aber nicht das Ausmaß der Absorption (C_{max} um 3 Stunden verzögert und um 37 % vermindert)
- Bioverfügbarkeit 63 %; 94 % bei „langsamen Metabolisierern" von CYP 2D6
- Proteinbindung: 98 % Atomoxetin, 69 % Metabolit Hydroxyatomoxetin
- Maximale Plasmaspiegel werden nach 1–2 Stunden erreicht, 3–4 Stunden bei „langsamen Metabolisierern" von CYP 2D6
- Die Halbwertszeit beträgt etwa 5 Stunden für Atomoxetin und 6–8 Stunden für Hydroxyatomoxetin. Bei „langsamen Metabolisierern" von CYP 2D6 betragen die Werte 21,6 bzw. 34–40 Stunden. Der Abbau erfolgt vorwiegend über CYP 2D6 sowie CYP 2C19
- Leberinsuffizienz: 2-fache Erhöhung der Bioverfügbarkeit bei mittelgradiger, 4-fache bei schwerer Leberinsuffizienz (siehe unter Dosierung)

Unerwünschte Arzneimittelwirkungen (UAW)

- Siehe Seite 396, Tabelle 52. Psychostimulanzien: Vergleichende Übersicht
- Sehr häufig bis häufig: Abdominelle Schmerzen, Übelkeit, Erbrechen, Mundtrockenheit, Appetitminderung und Gewichtsverlust (insbesondere zu Beginn der Behandlung, vor allem wenn die Dosis zu rasch gesteigert wird; UAW bessern sich mit der Zeit), Schwindel, Kopfschmerzen, Abgeschlagenheit, Stimmungsschwankungen, Schlafstörungen kommen häufiger bei Erwachsenen vor, Somnolenz bei Kindern
- Gelegentlich bis häufig: Reizbarkeit, Aggression, Sedierung, Depression, Obstipation, Mydriasis, Tremor, Juckreiz, Tics[10] und Harnretention
- Bei Beginn der Behandlung kann sehr häufig ein geringfügiger Anstieg der Pulsfrequenz und des arteriellen Blutdrucks auftreten; in der Regel erfolgt nach kurzer Zeit kein weiterer Anstieg

- Sexuelle Dysfunktionen (2 %): Erektionsstörungen, Impotenz, abnormaler Orgasmus, Fallbericht von Priapismus
- Seltene Fallberichte von erhöhten Leberenzymen und Bilirubin; Berichte schwerer Leberschädigung[11]; Schädigung war reversibel nach Beendigung der Gabe von Atomoxetin (kein Patient benötigte eine Lebertransplantation); ein Erwachsener starb aufgrund von Leber- und Nierenversagen (als Ursache des Leberschadens wurde eine Überempfindlichkeitsreaktion angenommen)
- Höheres Risiko für suizidale Gedanken bei Kindern und Jugendlichen (siehe Vorsichtsmaßnahmen auf Seite 394)
- Fallbericht einer Atomoxetin-induzierten Hypothermie bei einem 11-jährigen Jungen[12]

Absetzphänomene

- Es existieren derzeit keine Hinweise auf das Auftreten von Absetz- oder Entzugssyndromen[13]; Hersteller weist daraufhin, dass die Anwendung ohne Austritrierung der Dosis erfolgen kann

Anwendungsbeschränkungen und Vorsichtsmaßnahmen

- Vorsicht bei Patienten mit kardiovaskulären Vorerkrankungen (u. a. arterieller Hypertonie, Arteriosklerose und Tachyarrhythmien). Vor Beginn der Behandlung sollte eine Anamnese und körperliche Untersuchung bezüglich kardialer Probleme erfolgen; beim Auftreten von kardialen Symptomen sollte die Therapie überdacht werden. Atomoxetin sollte NICHT bei Patienten mit strukturellen Herzanomalien verwendet werden; hier kam es zu Herzinfarkten, Schlaganfällen und Todesfällen
- Arterielle Hypertonie: Vorsichtige Anwendung – Gefahr einer hypertensiven Wirkung
- Bei Patienten mit Störung der Leberfunktion vorsichtig verwenden – siehe unter Dosierung auf Seite 393
- Berichte über Fälle von Leberschädigung (selten); bei Patienten mit Ikterus oder Labornachweis einer Leberschädigung absetzen – eine Wiederaufnahme der Therapie wird nicht empfohlen
- Patienten sollten darüber aufgeklärt werden, dass es unter der Anwendung von Atomoxetin zum Auftreten psychiatrischer UAW, wie Wut, Feindseligkeit, Reizbarkeit und Suizidalität, kommen kann. Treten diese auf, sollte die Dosis reduziert oder die Therapie beendet werden. Abfragen der Suizidalität vor Beginn der Behandlung und regelmäßig während der Behandlung

Kontraindikationen

- Patienten mit strukturellen Herzanomalien, kardiovaskulären Erkrankungen, Tachyarrhythmie, schwerer Hypertonie und schwerer Angina pectoris, sowie Phäochromozytom aktuell oder in der Vorgeschichte
- Keine Kombination mit MAO-Hemmern. Nach dem Absetzen von MAO-Hemmern sollte für einen Zeitraum von mindestens 2 Wochen kein Atomoxetin verabreicht werden
- Atomoxetin wird für Patienten mit Engwinkelglaukom nicht empfohlen werden (erhöhtes Risiko einer Mydriasis)

Überdosierung

- Siehe Seite 396, Tabelle 52. Psychostimulanzien: Vergleichende Übersicht
- Symptome: u. a. Angst, Zittern, Mundtrockenheit, Krampfanfälle und ein verlängertes QTc-Intervall

Kontrolluntersuchungen

- Leberfunktionstests beim Auftreten von Anzeichen einer Leberstörung

Behandlung von Kindern und Jugendlichen

- Detaillierte Angaben zur Behandlung von Kindern und Jugendlichen finden Sie im *Handbuch Psychopharmaka für das Kindes- und Jugendalter*[8]
- Die Verträglichkeit und Wirksamkeit bei Kindern unter 6 Jahren wurden nicht untersucht
- Die Pharmakokinetik bei Kindern ähnelt der bei Erwachsenen

Behandlung von älteren Patienten

- Vorsichtige Anwendung bei kardiovaskulären Erkrankungen, Leberfunktionsstörungen und Harnabflussstörungen

Schwangerschaft

- Für Atomoxetin liegen nur begrenzt klinische Daten bei exponierten Schwangerschaften vor. Atomoxetin darf während der Schwangerschaft nicht angewendet werden, es sei denn, der mögliche Nutzen rechtfertigt das mögliche Risiko für den Fötus

Stillzeit

- Es ist nicht bekannt, ob das Medikament beim Menschen in die Muttermilch übergeht. Aufgrund der unzureichenden Datenlage dürfen stillende Mütter Atomoxetin nicht anwenden

Hinweise für die Pflege

- Zu Beginn und regelmäßig im weiteren Behandlungsverlauf sollten Pulsfrequenz und Blutdruck kontrolliert werden
- Achten Sie auf gesteigerte Reizbarkeit, Wut, Depression oder suizidale Gedanken
- In regelmäßigen Abständen sollten Körpergewicht und Wachstum (bei Kindern) gemessen werden
- Auf Zeichen einer Leberschädigung achten: Juckreiz, dunkler Urin, Gelbsucht, Druckschmerz im oberen rechten Quadranten, unerklärliche grippeähnliche Symptome
- Atomoxetin-Kapseln dürfen nicht geöffnet werden (Pulver kann die Augen reizen)
- Um Bauchschmerzen, Übelkeit und Erbrechen zu vermindern, sollte Atomoxetin zu oder nach einer Mahlzeit gegeben werden

Hinweise für Patienten

- Ausführliche Patienteninformationen: siehe Seite 586

Wechselwirkungen

- Klinisch relevante Interaktionen werden in Tabelle 51. Atomoxetin: Wechselwirkungen aufgeführt
- Zusätzliche Informationen über die Kombinationsbehandlung finden Sie im Kapitel zum interagierenden Wirkstoff

Tabelle 51. Atomoxetin: Wechselwirkungen

Substanz	Beispiel	Wechselwirkungen
Antiarrhythmika	Chinidin	• Anstieg der Atomoxetin-Plasmaspiegel und verlängerte HWZ durch Hemmung des Abbaus durch CYP 2D6
Antidepressiva		
SSRI	Paroxetin, Fluoxetin	• Anstieg der Atomoxetin-Plasmaspiegel und verlängerte HWZ durch Hemmung des Abbaus durch CYP 2D6
NDRI	Bupropion	• Anstieg der Atomoxetin-Plasmaspiegel und verlängerte HWZ durch Hemmung des Abbaus durch CYP 2D6
MAO-Hemmer (irreversibel)	Tranylcypromin	• Nicht kombinieren, frühestens 2 Wochen nach Absetzen der MAO-Hemmer

Tabelle 51. Atomoxetin: Wechselwirkungen (Fortsetzung)

Substanz	Beispiel	Wechselwirkungen
Antiretrovirale Wirkstoffe		
Nicht nukleosidischer Reverse-Transkriptaseinhibitor (NNRTI)	Delavirdin	• Anstieg der Atomoxetin-Plasmaspiegel durch Hemmung des Abbaus durch CYP 2D6
Proteasehemmer	Ritonavir	• Anstieg der Atomoxetin-Plasmaspiegel durch Hemmung des Abbaus durch CYP 2D6
Antitussivum	Dextromethorphan	• Kompetitive Hemmung des Dextromethorphan-Abbaus via CYP 2D6; Plasmaspiegel beider Medikamente können erhöht werden
β-Agonist	Salbutamol	• Potenzierung kardiovaskulärer UAW mit Anstieg des Blutdruckes und Tachykardie
Psychostimulanzien	Methylphenidat, Amphetamin und ähnliche Wirkstoffe	• Mögliche Verstärkung therapeutischer und unerwünschter Wirkungen wie arterielle Hypertonie und Tachykardie. Die Kombination wird dennoch von einigen Behandlungsleitlinien der ADHS empfohlen nach probatorischer Gabe beider Wirkstoffe in Monotherapie
QTc-verlängernde Substanzen	Antiarrhythmika (z. B. Amiodaron, Sotalol), Antimalariamittel (z. B. Chloroquin, Mefloquin), Antipsychotika (z. B. Quetiapin, Ziprasidon), Dolasetron, Methadon, Tacrolimus	• Mögliche additive QTc-Zeit-verlängernde Effekte

Tabelle 52. Psychostimulanzien: Vergleichende Übersicht

	Methylphenidat	Dexmethylphenidat*	Dextroamphetamin/Amphetaminsalze*/ Methamphetamin*/Lisdexamphetamin	Atomoxetin
Pharmakologie	Hemmt selektiv die präsynaptischen Transporter (d. h. Wiederaufnahme) für Dopamin (DA) und Noradrenalin (NA) – in Abhängigkeit der normalen neuronalen Aktivität Erhöhte Konzentrationen von DA und NA im synaptischen Spalt	Hemmt selektiv die präsynaptischen Transporter (d. h. Wiederaufnahme) für DA und NA – in Abhängigkeit der normalen neuronalen Aktivität Erhöhte Konzentrationen von DA und NA im synaptischen Spalt	Kompetitive Hemmung und Pseudosubstrat für präsynaptische Transporter (d. h. Wiederaufnahme) für DA, NA und 5-HT (primär DA). Hauptwirkungen sind: (1) Depletion des vesikulären DAs, (2) Umkehrung präsynaptischer DA-Transporter und (3) Hemmung präsynaptischer DA-Transporter	Selektive Blockade der Wiederaufnahme von NA; erhöht NA und DA im präfrontalen Kortex

Tabelle 52. Psychostimulanzien: Vergleichende Übersicht (Fortsetzung)

	Methylphenidat	**Dexmethylphenidat***	**Dextroamphetamin/Amphetaminsalze*/ Methamphetamin*/Lisdexamphetamin**	**Atomoxetin**
Dosierung				
ADHS	Einschleichende Dosierung (initial 5–10 mg) bis zur individuell zu bestimmenden Tageshöchstdosis mit einem kurz wirksamen Methylphenidat-Präparat (Kinder und Jugendliche bis 60 mg und Erwachsene bis 80 mg (Medikinet adult® und Ritalin adult®) zu empfehlen, aber auch am Anfang Methylphenidat-Retardpräparate ohne Aufdosierung möglich; bei kurz wirksamen Präparaten Dosis über den Tag verteilen; spätere Einnahmezeitpunkte vermeiden; Retardpräparate ermöglichen einmalige Tagesgabe; kurz wirksame und retardierte Präparate kombinierbar; Dosierungen für Erwachsene, Kinder und Jugendliche gleich: Methylphenidat sollte 1 mg/kg Körpergewicht (KG) nicht überschreiten; Medikinet adult® und Ritalin adult®: Beginn mit 10 mg, wöchentlich um 10 mg/Tag steigern; Maximaldosis: 80 mg/Tag; Einnahme vorzugsweise morgens, aber auch noch mittags möglich	Alter >6 Jahre: Mit 2,5 mg 2-mal täglich beginnen und wöchentlich in 2,5–5 mg Schritten bis auf max. 20 mg/Tag (aufgeteilte Dosierungen, im Abstand von mindestens 4h) Übliche Dosierung: 5–20 mg/Tag aufgeteilt auf 2 Dosen Beim Wechsel von Methylphenidat sollte die Startdosis die Hälfte der Methylphenidatdosis entsprechen	*Dextroamphetamin* Alter 3–5 Jahre: Mit 2,5 mg beginnen und wöchentlich um 2,5 mg steigern Alter >6 Jahre: Mit 5 mg beginnen und wöchentlich um 5 mg steigern Übliche Dosierung: Dextroamphetamin: 2,5–40 mg/Tag oder 0,1–0,8 mg/kg/KG (aufgeteilte Dosierung); Dextroamphetamin/Amphetaminsalze: Adderall®: mit 2,5–5 mg beginnen und um 2,5–5 mg alle 3–7 Tage bis auf max. 30 mg/Tag steigern (Gabe alle 4–7 Stunden), bei Erwachsenen bis max. 40 mg/Tag (aufgeteilte Dosierung) Adderall XR®: 10–30 mg morgens *Methamphetamin* Beginn mit 5 mg 2-mal täglich und um 5 mg/Woche steigern; übliche Dosierung: 20–25 mg/Tag in mehreren Dosen; Gradumet® wird 1-mal täglich gegeben *Lisdexamphetamin* Kinder ≥ 6 Jahre, Jugendliche und Erwachsene: einschleichender Beginn mit 20–30 mg/Tag 1-mal morgens, Auftitrierung um 10–20 mg alle 7 Tage bis maximal 70 mg	Dosierung ist gewichtsabhängig Kinder und Jugendliche bis 70 kg KG: Initialdosis ca. 0,5 mg/kg KG/Tag für mindestens 7 Tage, dann Dosis entsprechend der klinischen Wirksamkeit auftitrieren, empfohlene Erhaltungsdosis etwa 1,2 mg/kg KG Erwachsene, Kinder und Jugendliche > 70 kg KG: Initialdosis 40 mg für mindestens 7 Tage, dann Dosis entsprechend der klinischen Wirksamkeit ggf. auf 80 mg erhöhen, maximale Tagesdosis 100 mg Höhere Tagesdosen zeigen keinen zusätzlichen therapeutischen Nutzen Gesamte Tagesdosis kann morgendlich eingenommen werden; bei fehlendem Ansprechen und mangelnder Verträglichkeit Dosis auf den Morgen und den späten Nachmittag verteilen; langsam aufdosieren
Depression	–	–	Dextroamphetamin: 5–60 mg/Tag	-
Narkolepsie	Zulassung gilt nur für Ritalin®: 10–60 mg/Tag (übliche Dosierung 10 mg 2–3-mal/Tag)	–	Dextroamphetamin: 5–60 mg/Tag	-

Tabelle 52. Psychostimulanzien: Vergleichende Übersicht (Fortsetzung)

	Methylphenidat	**Dexmethylphenidat***	**Dextroamphetamin/Amphetaminsalze*/ Methamphetamin*/Lisdexamphetamin**	**Atomoxetin**
Pharmakokinetik				
Bioverfügbarkeit	30 % (Schwankungsbreite 11–52 %)	22–25 %	Dextroamphetamin: >90 % Metamphetamin: 65–70 % Lisdexamphetamin: 96,4 %	63–94 %
Max. Plasmaspiegel	Tabletten: 0,3–4 Std. Retardpräparate: 1–7 Std. Concerta®: 1 Std. (1. Gipfel) 6,8 Std. (2. Gipfel) Medikinet retard®: 2 Std. (1. Gipfel) 6 Std. (2. Gipfel)	1–1,5 Std. (nüchtern)	Dextroamphetamin: Tabletten 1–4 Std., Ölkapseln: 6–10 Std. Dextroamphetamin/Amphetaminsalze: Adderall®: Tabletten 1–2 Std. Adderall XR®: 7 Std. Lisdexamphetamin: 1 Std., D-Amphetamin: 3,5 Std.	1–2 Std. CYP 2D6 „poor metabolizer“: 3–4 Std.
Bindung an Plasmaproteine	8–15 %	12–15 %	12–15 %	Atomoxetin: 98 % Hydroxyatomoxetin-Metabolit: 69 %
Eintritt der Wirkung	0,5–2 Std., die Aufnahme aus dem Gastrointestinaltrakt erfolgt langsam und unvollständig	0,5–2 Std.	0,5–2 Std., vollständige Aufnahme aus dem Gastrointestinaltrakt Dextroamphetamin/Amphetaminsalze: Adderall®: Saccharat- und Aspartat-Salze haben einen verzögerten Wirkeintritt	Um bis zu 4 Wochen verzögert, anschließend kontinuierliche Wirkung unter regelmäßiger Einnahme
Eliminations-halbwertszeit	Herkömmliche Tabletten: Im Mittel 2,9 Std. (ca. 2–4 Std.) Ritalin-SR® und Concerta®: Im Mittel 3,4 Std.	2,2 Std.	Dextroamphetamin: 6–8 Std. bei saurem pH, 18,6–33,6 Std. bei alkalischem pH Dextroamphetamin/Amphetaminsalze: Adderall®: 6–8 Std. Metamphetamin 6,5–15 Std. Lisdexamphetamin: < 1 Std.; D-Amphetamin (nach Konversion): 10–13 Std.	Atomoxetin = 5 Std. (CYP 2D6 „poor metabolizer“ = 21,6 Std.) Hydroxyatomoxetin = 6–8 Std. (CYP 2D6 „poor metabolizer“ = 34–40 Std.)
Wirkdauer	Herkömmliche Tabletten: 3–5 Std., SR-Tabletten: theoretisch 5–8 Std., praktisch jedoch 3–5 Std., langsam freisetzende Kapseln: 8–12 Std.	6–7 Std.	Dextroamphetamin: Tabletten 4–5 Std., Ölkapseln 7–8 Std. Dextroamphetamin/Amphetaminsalze: Adderall®: Tabletten 5–7 Std., XR 12 Std. Methamphetamin: 6–12 Std.; die Wirkung kann nach hohen Dosen bis zu 24 Std. andauern Lisdexamphetamin: bis zu 13 Std.	Ca. 24 Std.

Tabelle 52. Psychostimulanzien: Vergleichende Übersicht (Fortsetzung)

	Methylphenidat	Dexmethylphenidat*	Dextroamphetamin/Amphetaminsalze*/ Methamphetamin*/Lisdexamphetamin	Atomoxetin
Verstoffwechselung	Hepatisch verstoffwechselt über CES1A1 zu minimal aktiven Metaboliten Schwacher Inhibitor von CYP 2D6	Durch Deesterifikation (Lösung der Esterverbindung)	Metabolisiert durch CYP 2D6 (Nebenweg) (Lisdexamphetamin wird enzymatisch gespalten zu aktivem D-Amphetamin auf Erythrozyten)	Metabolisiert vorrangig durch CYP 2D6, aber auch durch CYP 2C19
Leberschaden	Keine Dosisanpassung	Keine Dosisanpassung	Keine Dosisanpassung	Mittelschwer: Dosis um 50 % reduzieren Schwer: Dosis um 75 % reduzieren
Niereninsuffizienz	Keine Dosisanpassung	?	Verminderte Ausscheidung	Keine Dosisanpassung
Interaktion mit Nahrung	Concerta®: T_{max} um 1 Std. verzögert, C_{max} um 10–30 % reduziert	–	Resorbierter Anteil vermindert	T_{max} um 3 Std. verzögert
Fettige Mahlzeit	Ritalin® und Ritalin retard®: T_{max} verzögert	T_{max} verzögert	Lisdexamphetamin: Keine Veränderung	C_{max} um 37 % erniedrigt
Unerwünschte Arzneimittelwirkungen (UAW; dosisabhängig)				
ZNS-UAW	Nervosität (16 %), Ängstlichkeit, Schlafstörungen (bis zu 28 %), Ruhelosigkeit, gesteigerte Aktivität, Reizbarkeit (bis zu 26 %), Kopfschmerzen (bis zu 14 %), Weinerlichkeit, Benommenheit (10 %), Rebound-Depression, kann Exazerbation von Psychosen oder Manien auslösen (siehe Vorsichtsmaßnahmen auf Seite 387) Fallberichte von suizidalen Gedanken, Halluzinationen und psychotischem oder gewalttätigem Verhalten unter Concerta® Tourette-Syndrom, Tics (bei bis zu 10 % – überwiegend bei höheren Dosierungen) Sozialer Rückzug, Abgestumpftheit, Traurigkeit und Reizbarkeit bei Kindern mit autistischen Störungen	Benommenheit, Kopfschmerzen, Fieber (5 %) Gelenkschmerzen, Dyskinesien (siehe Vorsichtsmaßnahmen auf Seite 387)	Nervosität, Schlafstörungen, Überaktivität, Ruhelosigkeit, Ängstlichkeit, emotionale Labilität, Manie (unter hohen Dosierungen), Dysphorie, Reizbarkeit, Kopfschmerzen, Verwirrtheit, Verkennungen, Rebound-Depression; Exazerbation von Psychosen oder Manien (siehe Vorsichtsmaßnahmen auf Seite 387) Kopfschmerzen Tremor, Tourette-Syndrom, Tics – zumeist bei hohen Dosierungen	Schlafstörungen, Schwindel, Abgeschlagenheit, Kopfschmerzen, emotionale Labilität Weniger häufig: Benommenheit, Reizbarkeit, Depression, Tremor, Aggressivität Fallberichte psychotischer/manischer Symptomatik (Halluzinationen, Verkennungen und Manie) bei Kindern und Jugendlichen ohne entsprechende Vorgeschichte Fallberichte von Tics; in klinischen Studien zeigten sich jedoch eher eine Verbesserung der Tic-Häufigkeit bei Patienten mit vorbestehender Tic-Störung

Tabelle 52. Psychostimulanzien: Vergleichende Übersicht (Fortsetzung)

	Methylphenidat	**Dexmethylphenidat***	**Dextroamphetamin/Amphetaminsalze*/ Methamphetamin*/Lisdexamphetamin**	**Atomoxetin**
Gastrointestinale UAW	Bauchschmerzen (bis zu 23 %), Übelkeit, Erbrechen und Diarrhoe (> 10 %), Appetitlosigkeit (bis zu 41 % – dosisabhängig)	Bauchschmerzen (15 %), Übelkeit, Appetitlosigkeit (6 %)	Bauchschmerzen (häufig), Übelkeit, Erbrechen, Appetitlosigkeit	Epigastrische Schmerzen, Übelkeit, Erbrechen, Appetitlosigkeit
Kardiovaskuläre UAW	Anstieg der Pulsfrequenz und des Blutdruckes zu Beginn der Behandlung, Schwindel (13 %), Hypotonie, Palpitationen (siehe Vorsichtsmaßnahmen auf Seite 387)	Anstieg von Pulsfrequenz und Blutdruck zu Beginn der Therapie (siehe Vorsichtsmaßnahmen auf Seite 387)	Anstieg von Pulsfrequenz und Blutdruck zu Beginn der Therapie, Schwindel, Palpitationen (siehe Vorsichtsmaßnahmen auf Seite 387)	Geringer Anstieg von Pulsfrequenz und Blutdruck zu Beginn der Therapie (siehe Vorsichtsmaßnahmen auf Seite 387)
Anticholinerge UAW	Mundtrockenheit, verschwommenes Sehen	Verschwommenes Sehen	Mundtrockenheit, Geschmacksstörung, verschwommenes Sehen	Mundtrockenheit, Obstipation, Mydriasis, Harnverhalt
Endokrine UAW	Wachstumsverzögerung (Körperlänge und Körpergewicht); kann zu Beginn der Behandlung auftreten, normalisiert sich jedoch weitgehend im Verlauf der Therapie (sofern nicht langfristig hohe Dosierungen verwendet werden), Gewichtsabnahme	Wachstumsverzögerung, Gewichtsverlust	Wachstumsverzögerung (Körperlänge und Körpergewicht); kann zu Beginn der Behandlung auftreten, in der Regel lässt diese Wirkung im Verlauf der Behandlung nach (insofern nicht chronisch hohe Dosierungen verwendet werden), Gewichtsabnahme, Impotenz, veränderte Libido	Sexuelle Dysfunktion, Gewichtsabnahme
Sonstige UAW	Infektionen der oberen Atemwege: Pharyngitis (4 %), Sinusitis (3 %), Rhinitis (13 %), Husten (4 %), Fieber, Hautausschlag, Leukopenie, pathologische Blutbildveränderungen, Anämie, Haarausfall, Priapismus	Husten, Infektionen der oberen Atemwege, Priapismus	Urtikaria, Anämie	Fallberichte von Leberschädigung mit erhöhtem GOT/GPT und Bilirubin bei Kindern und Erwachsenen Juckreiz, Rhinitis, Priapismus
Überdosierung/ Toxizität	ZNS-Überstimulation mit Erbrechen, agitiertem Verhalten, Tremor, Hyperreflexie, Krämpfen, Verwirrung, Halluzinationen, Delir, kardiovaskuläre Störungen, (z. B. arterielle Hypertonie, Tachykardie); Fallberichte von epileptischen Anfällen Supportive symptomatische Maßnahmen sollten ergriffen werden	ZNS-Überstimulation mit Erbrechen, agitiertem Verhalten, Tremor, Hyperreflexie, epileptische Anfälle, Verwirrung, Halluzinationen, Delir, kardiovaskuläre Störungen, (z. B. arterielle Hypertonie, Tachykardie) Supportive symptomatische Maßnahmen sollten ergriffen werden	Ruhelosigkeit, Schwindel, Steigerung der Reflexe, Tremor, Schlafstörungen, Reizbarkeit, Übergriffigkeit, Halluzinationen, Panikattacken, kardiovaskuläre Störungen, Kreislaufzusammenbruch, epileptische Anfälle, Koma Supportive symptomatische Maßnahmen sollten ergriffen werden	Ängstlichkeit, Zittern, Mundtrockenheit; Fallberichte von epileptischen Anfällen und QTc-Zeit-Verlängerung Supportive symptomatische Maßnahmen sollten ergriffen werden

Tabelle 52. Psychostimulanzien: Vergleichende Übersicht (Fortsetzung)

	Methylphenidat	Dexmethylphenidat*	Dextroamphetamin/Amphetaminsalze*/ Methamphetamin*/Lisdexamphetamin	Atomoxetin
Schwangerschaft	Nur begrenzte Daten zur Anwendung von Methylphenidat bei Schwangeren; Spontanberichte von kardiorespiratorischer Toxizität bei Neugeborenen, insbesondere wurde von fetaler Tachykardie und Atemnot berichtet; in tierexperimentellen Studien nur bei maternal toxischen Dosen Reproduktionstoxizität; Methylphenidat nicht zur Anwendung während der Schwangerschaft empfohlen, es sei denn, Verschiebung der Behandlung nach klinischer Einschätzung größeres Risiko für die Schwangerschaft	Unbedenklichkeit nicht gesichert	Bei hohen Dosierungen zeigte sich ein embryotoxisches und teratogenes Potenzial; Amphetamin wurde im Tierversuch mit bleibenden Veränderungen des zentralen noradrenergen Systems bei Nachkommen in Zusammenhang gebracht Erhöhtes Risiko für Frühgeburt und niedriges Geburtsgewicht; bei Neugeborenen wurden Entzugssymptome beobachtet	Unbedenklichkeit nicht gesichert, nur begrenzt klinische Daten bei exponierten Schwangerschaften Atomoxetin darf während der Schwangerschaft nicht angewendet werden, es sei denn, der mögliche Nutzen rechtfertigt das mögliche Risiko für den Fötus
Stillzeit	Methylphenidat in Muttermilch einer mit Methylphenidat behandelten Frau nachgewiesen; ein Fall eines Säuglings bekannt, der unspezifische Gewichtsabnahme während des Anwendungszeitraums entwickelte, sich nach Absetzen der Methylphenidat-Behandlung durch die Mutter aber erholte und wieder zunahm; Risiko für das gestillte Kind kann nicht ausgeschlossen werden, Entscheidung muss getroffen werden, ob abgestillt oder Methylphenidat-Behandlung unterbrochen oder abgesetzt werden soll, wobei Nutzen des Stillens für das Kind und Nutzen der Therapie für die Mutter gegeneinander abgewogen werden müssen	Keine Daten vorhanden	Geht in die Muttermilch über; Stillen nicht empfohlen	Bislang wurden keine Erfahrungsberichte publiziert; Fallberichte von 2 gestillten Säuglingen, die keine schweren unerwünschten Wirkungen erlitten Es ist nicht bekannt, ob der Wirkstoff beim Menschen in die Muttermilch übergeht. Aufgrund der unzureichenden Datenlage dürfen stillende Mütter Atomoxetin nicht anwenden

* in Deutschland nur über eine internationale Apotheke erhältlich

α_2-Agonisten

Wirkstoff	Handelsnamen Deutschland	Handelsnamen Österreich	Handelsname Schweiz	Kommentar
Clonidin (in USA Zulassung für ADHS-Behandlung)	Catapresan®, Clonidin ratiopharm®, Clonidin retard ratiopharm®, Clonistada®	Catapresan®, Clonidin ratiopharm®	Catapresan®	Sicherheit und Wirksamkeit bei Kindern nicht untersucht Dosierungsempfehlungen für Jugendliche > 50 kg
Guanfacin (in USA/Kanada Zulassung für ADHS-Behandlung auch bei Erwachsenen)	Intuniv® (retardiertes Guanfacin)	Intuniv® (retardiertes Guanfacin)	Intuniv® (retardiertes Guanfacin)	

Indikationen

- Arterielle Hypertonie – sofern nicht durch ein Phäochromozytom bedingt
- ADHS: Gemäß einer Metaanalyse führen α_2-Agonisten zu einer leichten Verbesserung von Übererregbarkeit, agitiertem Verhalten, Aggressivität, Impulsivität und Schlafstörungen bei Kindern und Jugendlichen; sinnvoll bei Patienten mit komorbider Tic-Störung oder Störung des Sozialverhaltens; geringe Wirkung auf Aufmerksamkeitsproblematik
- Einige günstige Effekte bei Kombination mit Psychostimulanzien möglich; lindert Psychostimulanzien-bedingte Schlafstörungen (Achtung: siehe Wechselwirkungen auf Seite 389)
- Kann zu einer Verbesserung des Verhaltens und der Impulsivität in Verwendung als Monotherapie oder in Kombination mit Methylphenidat führen (Achtung: siehe Wechselwirkungen auf Seite 389)
- Autismus – kann bei Kindern und Erwachsenen in der Reduktion von Hyperarousal und in der Kontrolle einiger Verhaltensauffälligkeiten wirksam sein
- Menopausale Hitzewallungen
- Generalisierte Angststörung, Panikattacken, Phobien und Zwangsstörungen: Eingeschränkte Wirksamkeit; kann bei sozialer Phobie Wirkung von SSRI und trizyklischen Antidepressiva augmentieren; kann bei Hyperarousal, Hypervigilanz, Aggressivität und Reizbarkeit bei PTBS hilfreich sein
- Kann Antipsychotika-assoziierte Asthenie und einige Symptome von Spätdyskinesien verbessern
- Clonidin kann einen durch Clozapin bedingten Speichelfluss reduzieren
- Heroin-, Kokain- und Nikotinentzug: Reduktion von Hyperaktivität, Tremor und Schwitzen, verbessert Wohlbefinden des Patienten. Häufig gemeinsam mit Opioidantagonisten (z. B. Naltrexon) verabreicht

Allgemeine Hinweise

- Reduziert hyperaktive/impulsive und aggressive Symptome bei ADHS; weniger bzw. nicht wirksam bei einer bestehenden Aufmerksamkeitsproblematik; wird gegenüber Psychostimulanzien insgesamt als weniger wirksam eingestuft, daher Wirkstoffe der zweiten Wahl, kann jedoch bei manchen Patienten, die auf eine Psychostimulanzienbehandlung nicht hinreichend angesprochen haben oder Patienten mit komorbider Tic-Störung, von Nutzen sein
- Bei Angststörungen ist die Response auf die psychischen Symptome besser als auf die somatischen; die anxiolytische Wirkung ist eher kurzanhaltend

Pharmakologie

- Mechanismus bei der Behandlung von ADHS ist unbekannt; agonistische Wirkung auf α_{2A}-Rezeptoren im präfrontalen Kortex scheint das Signal-Rausch-Verhältnis positiv zu beeinflussen
- Clonidin ist ein relativ unselektiver α_2-Adrenorezeptoragonist (α_{2A}-, α_{2B}- und α_{2C}- Rezeptoren). Zusätzliche Affinität zu Imidazolin-Rezeptoren, welche zur sedierenden und hypotensiven Wirkung beitragen könnte
- Guanfacin wirkt selektiver auf postsynaptische α_{2A}-Rezeptoren im präfrontalen Kortex. Geringer ausgeprägte sedierende und hypotensive Wirkung im Vergleich zu Clonidin
- Sowohl Clonidin als auch Guanfacin stimulieren α_2-Adrenorezeptoren im Hirnstamm, wodurch die sympathische Weiterleitung aus dem ZNS reduziert wird und der periphere Gefäßwiderstand, renale Gefäßwiderstand, Herzfrequenz und Blutdruck erniedrigt werden

Dosierung

- ADHS:
  - Sofortwirksames Clonidin: 3–10 µg/kg KG/Tag (0,05–0,4 mg/Tag) aufgeteilt in 3–4 Dosen
  - Retardiertes Clonidin: initial 0,1 mg/Tag, wöchentlich nicht höher als 0,1 mg/Tag aufdosieren, maximal 0,4 mg/Tag je nach klinischer Response. Dosen > 0,1 mg/Tag sollten gleichmäßig aufgeteilt werden oder es sollte der größere Anteil der geteilten Dosis vor dem Schlafengehen verabreicht werden
  - Sofortwirksames Guanfacin: 0,5–4 mg/Tag in zweimal täglicher Gabe aufgeteilt
  - Retardiertes Guanfacin: Initial 1 mg einmal täglich, wöchentlich nicht mehr als 1 mg aufdosieren je nach Response, maximal 4 mg/Tag bei Kindern (als Monotherapie oder in Kombination mit einem Stimulans) oder Jugendlichen (in Kombination mit einem Stimulans) und 7 mg/Tag bei Jugendlichen als Monotherapie. Klinische Response ist assoziiert mit gewichtsbasierten Dosierungen von 0,05–0,08 mg/kg/Tag. Dosierungen bis zu 0,12 mg/kg/Tag können sich als zusätzlich wirksam erweisen
- Dissoziales Verhalten, Aggressionen: Clonidin: Kinder 0,1–0,4 mg/Tag als Tabletten (sofort wirksames Clonidin: in 3–4 Einzeldosen); Erwachsene 0,4–0,6 mg/Tag
- Angststörungen: Clonidin: 0,15–0,5 mg/Tag (sofort wirksames Clonidin: in 3–4 Einzeldosen)
- Drogenabhängigkeit: Sofortwirksames Clonidin: 0,1–0,3 mg drei- bis viermal täglich für bis zu 7 Tage; Nikotinentzug: 0,1 mg zweimal täglich bis zu 0,4 mg/Tag für 3–4 Wochen
- Tic-Störungen: Sofortwirksames Clonidin: 3–5 µg/kg KG/Tag aufgeteilt in 2–4 Einzeldosen; sofortwirksames Guanfacin: 0,5 mg dreimal täglich bis maximal 4 mg/Tag aufgeteilt in 3 Einzeldosen[14]

Pharmakokinetik

- Clonidin wird oral und subkutan gut resorbiert
- Spitzenplasmaspiegel von oralem Clonidin wird nach 1–3 Stunden (sofortwirksames Clonidin) bzw. 7–8 Stunden (retardiertes Clonidin) erreicht
- Die Plasmaeliminationshalbwertszeit beträgt 8–12 Stunden bei Kindern und 12–20 Stunden bei Erwachsenen; bei Patienten mit eingeschränkter Nierenfunktion schwankt die Eliminationshalbwertszeit zwischen 18 und 41 Stunden; die Eliminationshalbwertszeit ist dosisabhängig
- Guanfacin wird über CYP 3A4 verstoffwechselt; Spitzenplasmaspiegel wird nach 1–4 Stunden (sofortwirksames) bzw. 5 Stunden (retardiertes) bei Kindern und Jugendlichen und 4–8 Stunden bei Erwachsenen erreicht; HWZ ist 14–18 Stunden bei Kindern und Jugendlichen und 10–30 Stunden bei Erwachsenen
- Bioverfügbarkeit ist bei retardiertem Guanfacin im Vergleich zu sofortwirksamen Guanfacin reduziert, daher wird die Dosierung der Substanzen als nicht untereinander austauschbar empfohlen

Beginn und Dauer der Wirkung

- Die Wirkung von sofortwirksamem Clonidin tritt innerhalb von 30–60 Minuten ein und hält über einen Zeitraum von 6–10 Stunden an

Unerwünschte Arzneimittelwirkungen (UAW)

- Häufig zu Beginn der Behandlung: Sedierung, Schwindel, Bradykardie, Hypotonie (Blutdruck und Puls überwachen) – diese UAW können durch die Verwendung retardierter Präparate reduziert werden
- Weitere UAW: Ängstlichkeit, Reizbarkeit, Gedächtnisstörungen, Kopfschmerzen, Mundtrockenheit, Energieverlust
- Agitiertheit kann verstärkt werden, Depressionen möglich
- Fallberichte von Manien unter Guanfacin[15]

Absetzphänomene

- Absetzreaktionen treten nach abruptem Absetzen nach längerfristiger Behandlung auf (über 1–2 Monate)
- Um Rebound-Hypertension und Schlaflosigkeit oder Tic-Rebound bei Patienten mit Tourette-Syndrom zu vermeiden, langsam ausschleichen [Dosisreduktion um ca. 25 % alle 3–7 Tage]
- Fallberichte von Rebound-Psychosen unter beiden Substanzen

Anwendungsbeschränkungen und Vorsichtsmaßnahmen

- Es gibt 4 Fallberichte plötzlicher Todesfälle unter der Kombination von Clonidin mit Methylphenidat, kausaler Zusammenhang nicht eindeutig;[16] VORSICHT bei Kombination mit Psychostimulanzien
- Vorsichtige Anwendung bei Patienten mit kardiovaskulären und/oder zerebrovaskulären Erkrankungen, chronischer Leber- oder Niereninsuffizienz oder Erkrankungen, die zu einer Synkopenneigung führen
- Vorsicht bei der Verordnung und Übertragung von Clonidin-Dosierungen: Großes Potenzial für Verrutschen der Dezimalstelle mit dem Risiko einer 10-fachen Überdosierung beim Umrechnen der Dosierungseinheiten von µg und mg

Überdosierung und Toxizität

- Symptome einer Überdosierung bzw. Intoxikation treten innerhalb 60 Minuten nach Medikamenteneinnahme auf und können über einen Zeitraum von 48 Stunden oder länger anhalten
- Die Symptomatik besteht aus einer vorübergehenden arteriellen Hypertonie, gefolgt von Hypotonie, Bradykardie, Schwächegefühl, Blässe, Sedierung, Erbrechen, Hypothermie; kann sich weiterentwickeln zu ZNS-Dämpfung, abgeschwächten oder erloschenen Muskeleigenreflexen, Apnoe, Atemdepression, Reizleitungsstörungen des Herzens, epileptischen Anfällen und Koma

Behandlung

- Supportive symptomatische Behandlung

Behandlung von Kindern und Jugendlichen

- Detaillierte Angaben zur Behandlung von Kindern und Jugendlichen finden Sie im *Handbuch Psychopharmaka für das Kindes- und Jugendalter*[8]
- Kinder verstoffwechseln Clonidin schneller als Erwachsene und benötigen daher häufigere Einzeldosen (in der Regel drei- bis viermal/Tag)
- Kinder verstoffwechseln Guanfacin schneller als Erwachsene und benötigen daher häufigere Einzeldosen (zwei- bis dreimal/Tag)

Behandlung von älteren Patienten

- Vorsicht bei der Behandlung von Patienten mit kardiovaskulären Erkrankungen oder chronischer Niereninsuffizienz

Schwangerschaft

- Siehe auch Seite 585 für weitere Informationen bezüglich Medikamentengebrauch in der Schwangerschaft und Auswirkungen auf die Muttermilch
- Clonidin: Im Tierversuch zeigten sich teratogene Wirkungen; keine ausreichende Studienlage über die Wirkung bei schwangeren Frauen
- Clonidin passiert die Placentaschranke und kann bei den Feten die Pulsfrequenz senken. Postpartal kann es vorübergehend zu einem Blutdruckanstieg beim Neugeborenen kommen
- Guanfacin: Keine ausreichende Studienlage über die Wirkung bei Schwangeren

Stillzeit

- Clonidin geht in die Muttermilch über; Wirkungen beim Kind nicht bekannt
- Es ist nicht bekannt, ob Guanfacin in die Muttermilch übergeht
- Bei Einnahme durch stillende Mütter sollte engmaschig auf Schläfrigkeit und Sedierung beim gestillten Säugling geachtet werden

Hinweise für die Pflege

- Clonidin und Guanfacin sollten wegen des Risikos einer Rebound-Hypertonie und Schlafstörungen nicht plötzlich abgesetzt werden
- Retardpräparate sollten im Ganzen geschluckt werden und nicht geteilt, gekaut oder zermörsert werden
- Wirkstoffe sollten mit einem ganzen Glas Wasser eingenommen werden. Patienten sollten darauf hingewiesen werden, auf eine ausreichende Trinkmenge zu achten, es sei denn, es besteht aus einem anderen Grund eine Beschränkung der Trinkmenge
- Auf potenzielle Interaktionen mit anderen ZNS-dämpfenden Wirkstoffen achten. Kein abruptes Absetzen, Dosis langsam ausschleichen
- Reduzierte Bioverfügbarkeit von retardierten Präparaten im Vergleich zu nicht retardierten Präparaten; Präparate sind nicht austauschbar

Hinweise für Patienten

- Ausführliche Patienteninformationen: siehe Seite 586

Wechselwirkungen

- Klinisch relevante Interaktionen werden in Tabelle 53. Clonidin: Wechselwirkungen aufgeführt
- Zusätzliche Informationen über die Kombinationsbehandlung finden Sie im Kapitel zum interagierenden Wirkstoff

Tabelle 53. Clonidin: Wechselwirkungen

Substanz	Beispiele	Wechselwirkungen
Antibiotika	Clarithromycin, Erythromycin	• Verminderte Clearance und erhöhte Plasmaspiegel von Guanfacin durch Hemmung von CYP 3A4
	Rifampicin	• Reduzierte Plamaspiegel von Guanfacin durch Induktion von CYP 3A4; Achten Sie auf Symptome und Zeichen einer veränderten Wirksamkeit
Antidepressiva	Bupropion	• Das Absetzen von Clonidin kann zu einem starken Anstieg zirkulierender Katecholamine führen; Vorsicht bei der Kombination mit noradrenerg oder dopaminerg wirkenden Antidepressiva
	Imipramin, Desipramin, SNRI	• Hemmung des antihypertensiven Effekts des α_2-Agonisten durch die Antidepressiva
Antihypertensiva	HCT, Ramipril	• Verstärkung der blutdrucksenkenden Wirkung
Antikonvulsiva	Carbamazepin	• Reduzierte Plasmaspiegel von Guanfacin durch Induktion von CYP 3A4; Achten Sie auf Symptome und Zeichen einer geänderten Wirksamkeit
	Valproinsäure	• Erhöhte Valproat-Plasmaspiegel; ggf. durch Konkurrenz zwischen Valproat und Guanfacinmetabolit (3-Hydroxy-Guanfacin) für glukuronidierende Enzyme
Antimykotika	Itrakonazol, Ketoconazol	• Verminderte Clearance und erhöhte Plasmaspiegel von Guanfacin durch Hemmung von CYP 3A4
Betablocker	Propranolol	• Verstärkung der Bradykardie
Psychostimulanzien	Methylphenidat	• Verstärkung der Wirkungen auf Hyperaktivität und aggressives Verhalten im Rahmen der ADHS-Symptomatik
ZNS-depressive Substanzen	Antihistaminika, Alkohol, Benzodiazepine, Zolpidem, Zopiclon	• Verstärkung der ZNS-dämpfenden Wirkung

Augmentationsstrategien in der Behandlung der ADHS

Nichtansprechen auf ADHS-Behandlung

- Diagnose überprüfen
- Patienten-Compliance überprüfen (mit Eltern bzw. Betreuern sprechen; überprüfen, ob Rezeptanforderungen dem Behandlungsplan entsprechen und abgleichen, ob Anzahl der verbleibenden Tabletten mit dem Zeitpunkt der Rezeptausstellung übereinstimmen)
- Überprüfen Sie, ob sich die gegebene Dosis im therapeutischen Bereich befindet. Stellen Sie die Dosierung so ein, dass Spitzenspiegel zu den Tageszeiten auftreten, an denen die Symptome am prominentesten sind
- Wenn das Medikament trotz ausreichender Compliance keine ausreichende Wirkung zeigt, Wechsel auf ein anderes Psychostimulans in Erwägung ziehen

Faktoren, die den Therapieerfolg beeinträchtigen können

- Komorbide somatische oder psychische Störungen, z. B. Angststörung, bipolar-affektive Störung, Störung des Sozialverhaltens, Autismus-Spektrum-Störung, Lernbehinderung
- Gleichzeitig gegebene Medikamente (z. B. Antipsychotika) können Wechselwirkungen verursachen und die Wirksamkeit beeinträchtigen (siehe Wechselwirkungen, Seite 390)
- Enzyminduktoren (z. B. Carbamazepin) führen zu niedrigeren Methylphenidat- oder Guanfacinplasmaspiegeln
- Ein ausgeprägter Konsum ansäuernder Substanzen (z. B. Fruchtsäfte, Vitamin C) kann die Wirksamkeit von amphetaminhaltigen Zubereitungen vermindern
- Substanzkonsum (einschließlich Alkohol und Marihuana) kann die Behandlung erschweren; die Patienten sollte angehalten werden, Substanzmissbrauch zu beenden, um Behandlungserfolg zu optimieren
- Eine nicht ausreichende Wirksamkeit bei Atomoxetin kann durch ultraschnelle Verstoffwechselung über CYP 2D6 bedingt sein
- Unerwünschte Arzneimittelwirkungen
- Das Ansprechen auf eine Behandlung kann auch durch psychosoziale Faktoren beeinflusst werden; nicht medikamentöse Behandlungsmaßnahmen können die Wahrscheinlichkeit eines Therapieerfolgs erhöhen (z. B. verhaltenstherapeutische Interventionen, Psychotherapie und Psychoedukation)

Augmentationsverfahren

Methylphenidat/ Dexmethylphenidat/ Dextroamphetamin + α_2-Agonist

- Verstärkung der Wirkung auf die Symptome Hyperaktivität, aggressives Verhalten, Stimmungsschwankungen und Schlafstörungen; Studien zeigen Ansprechraten von 50–80 %; sinnvoll bei Patienten mit komorbid bestehender Tic-Störung, Störung des Sozialverhaltens sowie oppositionellem Verhalten [Pulsfrequenz, Blutdruck sowie EKG-Kontrollen durchführen]
- Die Retardpräparate von Clonidin und Guanfacin haben eine Zulassung der FDA/Health Canada für die kombinierte Anwendung mit Psychostimulanzien

Psychostimulanzien + Antidepressiva

- Die Kombination mit Trizyklika (Imipramin, Nortriptylin) kann bei therapierefraktären Patienten oder Patienten mit einer zusätzlich bestehenden Enuresis oder Bulimie sinnvoll sein; möglicherweise Reduktion von Bewegungsstörungen bei Patienten mit Tic-Störungen; UAW treten jedoch häufiger auf, z. B. kardiovaskuläre, gastrointestinale und anticholinerge UAW sowie Gewichtszunahme. Nur vorsichtige Verordnung bei Patienten, bei denen die Gefahr einer Überdosierung (Intoxikation) möglich ist

- SSRI oder SNRI können bei erwachsenen Patienten mit komorbid bestehenden affektiven Störungen oder Angststörungen (z. B. PTBS) wirksam sein
- Bupropion wurde zur Verstärkung der Wirksamkeit von Psychostimulanzien verwendet, besonders bei Patienten mit komorbider affektiver Störung, Substanzstörung oder Störung des Sozialverhaltens. Bupropion kann möglicherweise Hautreaktionen auslösen, zu einer Verstärkung von Tics führen oder das Risiko epileptischer Anfälle erhöhen

Atomoxetin + Psychostimulanzien

- Anwendung bei Patienten, die eine Teilremission der Symptome unter maximal vertragener Stimulansdosierung und Atomoxetin als Monotherapie, erfahren haben. Kombination ermöglicht Verwendung einer niedrigeren Dosis der Psychostimulanzien und eine bessere Kontrolle der Symptome über den kompletten Tagesverlauf (v. a. früh und spät)
- Achten Sie auf Blutdruckänderungen, Tachykardie, Gewichtsabnahme und stagnierende Wachstumsentwicklung

Psychostimulanzien + Antipsychotika

- Antipsychotika der 2. Generation und 3. Generation (niedrige Dosierungen von Risperidon, Aripiprazol) waren bei Patienten mit komorbiden Störungen der Impulskontrolle, Aggressionen, Hyperaktivität und Tics wirksam. Ausreichende Kontrolle des metabolischen Status unter Behandlung mit einem Antipsychotikum; treten exzessive Erhöhungen von Blutdruck, Gewicht, Cholesterin, Triglyzeride oder Nüchternglukose auf, sollte die Behandlung mit dem Antipsychotikum beendet werden. Stimulanzien reduzieren nicht die Wirkungen von Antipsychotika auf metabolische Parameter und Gewicht[17]

Psychostimulanzien + Phasenprophylaktika

- Einsatz dieser Kombination bei Patienten mit komorbider bipolar-affektiver Störung, Störung des Sozialverhaltens, Impulskontrollstörung und aggressivem Verhalten. Seltene Fallberichte bei Kindern existieren zu Lithium, Carbamazepin, und Valproat – Wechselwirkungen sollten bedacht werden (siehe Wechselwirkungen, Seite 390); eingeschränkte Wahrscheinlichkeit eines therapeutischen Nutzens

Psychostimulanzien + Buspiron

- Offene Studien geben Hinweise darauf, dass Buspiron in einer Dosis von 15–30 mg/Tag zu einer Verbesserung von Wutanfällen, Impulsivität, Unaufmerksamkeit und Störungen des Sozialverhaltens beitragen kann

Weiterführende Literatur

Literatur

1. Jasinski DR, Krishnan S. Human pharmacology of intravenous lisdexamfetamine dimesylate: Abuse liability in adult stimulant abusers. J Psychopharmacol. 2009;23(4):410–418. doi:10.1177/0269881108093841
2. Weiss MG, Surman CBH, Elbe D. Stimulant 'rapid metabolizers': Wrong label, real phenomena. Atten Def Hyperact Disord. 2018;10(2):113–118. doi:10.1007/s12402-017-0242-9
3. Karapinar U, Saglam O, Dursun E, et al. Sudden hearing loss associated with methylphenidate therapy. Eur Arch Otorhinolaryngol. 2014;271(1):199–201. doi:10.1007/s00405-013-2763-y
4. Warren AE, Hamilton RM, Bélanger SA, et al. Cardiac risk assessment before the use of stimulant medications in children and youth: A joint position statement by the Canadian Paediatric Society, the Canadian Cardiovascular Society, and the Canadian Academy of Child and Adolescent Psychiatry. Can J Cardiol. 2009;25(11):625–630. Retrieved from https://www.ncbi.nlm.nih.gov/pmc/articles/PMC2776560/
5. Vetter VL, Elia J., Erickson C, et al. Cardiovascular monitoring of children and adolescents with heart disease receiving medications for attention deficit/hyperactivity disorder [corrected]: A scientific statement from the American Heart Association Council on Cardiovascular Disease in the Young Congenital Cardiac Defects Committee and the Council on Cardiovascular Nursing. Circulation. 2008;117(18):2407–2423. doi:10.1161/CIRCULATIONAHA.107.189473
6. Health Canada. ADHD drugs may increase risk of suicidal thoughts and behaviours in some people; benefits still outweigh risks. RA-52759, March 30, 2015. Retrieved from http://healthycanadians.gc.ca/recall-alert-rappel-avis/hc-sc/2015/52759a-eng.php
7. Bandelow B, Heise CA, Banaschewski T, Rothenberger A. Handbuch Psychopharmaka für das Kindes- und Jugendalter, Göttingen: Hogrefe, 2006

8. Cohen SC, Mulqueen JM, Ferracioli-Oda E, et al. Meta-analysis: Risk of tics associated with psychostimulant use in randomized, placebo-controlled trials. J Am Acad Child Adolesc Psychiatry. 2015; 54(9): 728–736. doi:10.1177/0269881108093841
9. Swanson JM, Flockhart D, Udrea D, et al. Clonidine in the treatment of ADHD: questions about safety and efficacy. J Child Adolescent Psychopharmacol 1995; 5(4): 301–304. doi:10.1089/cap.1995.5.301
10. Yang R, Li R, Gao W, et al. Tic symptoms induced by atomoxetine in treatment of ADHD: A case report and literature review. J Dev Behav Pediatr. 2017;38(2):151–154. doi:10.1097/DBP.0000000000000371
11. FDA. Postmarket reviews: Atomoxetine. FDA Drug Saf Newsl. 2009;2(1). Retrieved from http://www.fda.gov/Drugs/DrugSafety/DrugSafetyNewsletter/ucm110235.htm#AtomoxetineMarketedasStrattera:SeriousLiverInjury
12. Abali O, Yilmaz O. Atomoxetine induced hypothermia: A case report. Psychopharmacol Bull. 2011;44(2):88–90. Retrieved from https://www.ncbi.nlm.nih.gov/pmc/articles/PMC5044483/
13. Wernicke JF, Adler L, Spencer T, et al. Changes in symptoms and adverse events after discontinuation of atomoxetine in children and adults with attention deficit/hyperactivity disorder: A prospective, placebo-controlled assessment. J Clin Psychopharmacol. 2004; 24(1): 30–35
14. Scahill L, Chappell PB, Kim YS et al. A placebo-controlled study of guanfacine in the treatment of children with tic disorders and attention deficit hyperactivity disorder. Am J Psychiatry. 2001 Jul;158(7):1067–1074. doi:10.1176/appi.ajp.158.7.1067
15. Elbe D, Perel-Panar C, Wicholas L. Manic reaction in a child induced by guanfacine-extended release. J Child Adolesc Psychopharmacol. 2016;26(6):566–567. doi:10.1089/cap.2016.0050
16. Diak I-L, Mathis MV. Death with the concomitant use of clonidine or guanfacine and amphetamine/dextroamphetamine or dexmethylphenidate or dextroamphetamine or lisdexamfetamine or methylphenidate [FDA review. 2010]. Retrieved from http://www.fda.gov/downloads/AdvisoryCommittees/CommitteesMeetingMaterials/PediatricAdvisoryCommittee/UCM317388.pdf
17. Penzner JB, Dudas M, Saito E, et al. Lack of effect of stimulant combination with second-generation antipsychotics on weight gain, metabolic changes, prolactin levels, and sedation in youth with clinically relevant aggression or oppositionality. J Child Adolesc Psychopharmacol. 2009;19(5):563–573. doi:10.1177/0269881108093841

Zusätzlich empfohlene Literatur

- Andrade C. Risk of major congenital malformations associated with the use of methylphenidate or amphetamines in pregnancy. J Clin Psychiatry. 2018;79(1):18f12108. doi:10.4088/JCP.18f12108
- Bangs ME, Tauscher-Wisniewski S, Polzer J, et al. Meta-analysis of suicide-related behavior events in patients treated with atomoxetine. J Am Acad Child Adolesc Psychiatry. 2008;47(2):209–218. doi:10.1097/chi.0b013e31815d88b2
- Canadian ADHD Practice Guidelines (4th ed.). CADDRA 2018. Retrieved from https://www.caddra.ca/wp-content/uploads/CADDRA-Guidelines-4th-Edition_-Feb2018.pdf
- Childress AC, Berry SA. Pharmacotherapy of attention-deficit hyperactivity disorder in adolescents. Drugs. 2012;72(3):309–325. doi: 10.2165/11599580-000000000-00000
- Childress AC, Sallee FR. Attention-deficit/hyperactivity disorder with inadequate response to stimulants: Approaches to management. CNS Drugs. 2014;28(2):121–129. doi: 10.1007/s40263-013-0130-6
- Cortese S, Brown TE, Corkum P, et al. Assessment and management of sleep problems in youths with attention-deficit/hyperactivity disorder. J Am Acad Child Adolesc Psychiatry. 2013;52(8):784–796. doi: 10.1016/j.jaac.2013.06.001
- Elbe D, MacBride A, Reddy D. Focus on lisdexamfetamine: A review of its use in child and adolescent psychiatry. J Can Acad Child Adolesc Psychiatry. 2010;19(4): 303–314. Retrieved from http://www.ncbi.nlm.nih.gov/pmc/articles/PMC2962544/
- Elbe D, Reddy D. Focus on guanfacine extended-release: A review of its use in child and adolescent psychiatry. J Can Acad Child Adolesc Psychiatry. 2014;23(1):48–60. Retrieved from http://www.ncbi.nlm.nih.gov/pmc/articles/PMC3917669/
- Findling RL, McBurnett K, White C, et al. Guanfacine extended release adjunctive to a psychostimulant in the treatment of comorbid oppositional symptoms in children and adolescents with attention-deficit/hyperactivity disorder. J Child Adolesc Psychopharmacol. 2014;24(5):245–252. doi:10.1089/cap.2013.0103

- Lopez PL, Torrente FM, Ciapponi A. Cognitive-behavioural interventions for attention deficit hyperactivity disorder (ADHD) in adults. Cochrane Database Syst Rev. 2018;(3):CD010840. doi:10.1002/14651858.CD010840.pub2
- Man KKC, Ip P, Chan EW, et al. Effectiveness of pharmacological treatment for attention-deficit/hyperactivity disorder on physical injuries: A systematic review and meta-analysis of observational studies. CNS Drugs. 2017;31(12):1043–1055. doi:10.1007/s40263-017-0485-1
- Newcorn JH, Kratochvil CJ, Allen AJ, et al. Atomoxetine and osmotically released methylphenidate for the treatment of attention deficit hyperactivity disorder: Acute comparison and differential response. Am J Psychiatry. 2008;165(6):721–730. doi:10.1176/appi.ajp.2007.05091676
- Padilha SCOS, Virtuoso S, Tonin FS, et al. Efficacy and safety of drugs for attention deficit hyperactivity disorder in children and adolescents: A network meta-analysis. Eur Child Adolesc Psychiatry. 2018;27(10):1335–1345. doi:10.1007/s00787-018-1125-0
- Palumbo DR, Sallee FR, Pelham WE Jr, et al. Clonidine for attention-deficit/hyperactivity disorder: I. Efficacy and tolerability outcomes. J Am Acad Child Adolesc Psychiatry. 2008;47(2):180–188. doi:10.1097/chi.0b013e31815d9af7
- Royal College of Psychiatrists in Scotland. ADHD in adults: Good practice guidelines. Retrieved from https://www.rcpsych.ac.uk/docs/default-source/members/divisions/scotland/adhd_in_adultsfinal_guidelines_june2017.pdf?sfvrsn=40650449_2
- Rostain AL. Attention-deficit/hyperactivity disorder in adults: Evidence-based recommendations for management. Postgrad Med. 2008;120(3), 27–38. doi:10.3810/pgm.2008.09.1905
- Stein MA. Treating adult ADHD with stimulants. CNS Spectr. 2008;13(9 Suppl 13):8–11
- Storebø OJ, Ramstad E, Krogh HB, et al. Methylphenidate for children and adolescents with attention deficit hyperactivity disorder (ADHD). Cochrane Database Syst Rev. 2015;11:CD009885. doi:10.1002/14651858.CD009885.pub2
- Torgersen T, Gjervan B, Lensing MB, et al. Optimal management of ADHD in older adults. Neuropsychiatr Dis Treat. 2016;12:79–87. doi:10.2147/NDT.S59271
- Wolraich ML, Brown L, Brown RT et al. ADHD: Clinical practice guideline for the diagnosis, evaluation and treatment of attention-deficit/hyperactivity disorder in children and adolescents. Pediatrics 2011;128(5):1007–1022. doi:10.1542/peds.2011-2654
- Williams AE, Giust JM, Kronenberger, WG et al. Epilepsy and attention-deficit hyperactivity disorder: Links, risks, and challenges. Neuropsychiatr Dis Treat. 2016;12:287–296. doi:10.2147/NDT.S81549

ANTIDEMENTIVA

Klasseneinteilung

Substanzklasse	Wirkstoff	Seite
Cholinesterasehemmer	Donepezil, Galantamin, Rivastigmin	siehe Seite 413
NMDA-Glutamat-Antagonist	Memantin	siehe Seite 421
Andere Antidementiva	Piracetam, Pyritinol	siehe Seite 430
Zerebrale Vasotherapeutika	Chemische und pflanzliche Mittel, die hauptsächlich der Durchblutungsförderung dienen; z. B. Ginkgo-biloba-Extrakt	siehe Seite 555

Allgemeine Hinweise

- Im Folgenden werden nur diejenigen Substanzen als Antidementiva bezeichnet, für die in mindestens zwei Doppelblindstudien eine Wirkung bei demenziellen Abbauprozessen nachgewiesen werden konnte
- Andere Substanzen, die ehemals in der Behandlung von Demenzerkrankungen Anwendung gefunden haben (der Kalziumkanalblocker Nimodipin, die Ergot-Derivate Codergocrin und Nicergolin) haben heutzutage keinen Stellenwert mehr in der Behandlung von Demenzen und werden daher nicht näher erläutert
- Zielsymptome der Behandlung mit Antidementiva: Einbußen bei Konzentration, Gedächtnis, Orientierung und Kritik- und Urteilsfähigkeit bei demenziellen Erkrankungen. Erfolgskriterien sind Verbesserungen dieser Symptome, aber auch das Aufhalten oder Verlangsamen eines fortschreitenden Prozesses
- Da die Ursachen der Alzheimer-Demenz und anderer Demenzerkrankungen nicht hinlänglich bekannt sind, können auch über die potenziellen Wirkmechanismen der verschiedenen Antidementiva nur Vermutungen angestellt werden
- Neben der medikamentösen Behandlung mit Antidementiva ist eine internistische Basistherapie von anderen Erkrankungen, die eine Demenzerkrankung komplizieren oder eine sekundäre Demenz verursachen, unerlässlich. Ferner kommt eine zusätzliche medikamentöse Behandlung mit anderen Psychopharmaka dann in Betracht, wenn andere psychische Störungen hinzukommen (z. B. Depression, Wahn, Halluzinationen). Zusätzlich können auch andere Therapieverfahren, wie z. B. Verfahren zur Erhaltung kognitiver Fähigkeiten (Hirnleistungstraining), Soziotherapie oder psychotherapeutische Maßnahmen zum Einsatz kommen

Rechtliche Hinweise

Verordnung von Antidementiva zu Lasten der Krankenkassen:

- Nach der Arzneimittel-Richtlinie (AM-RL) vom 04. 02. 2021 dürfen Arzneimittel, bei denen der Behandlungserfolg wegen individuell unterschiedlichen Ansprechens nicht vorhersehbar ist, nur mit einer besonderen Erfolgskontrolle längerfristig verordnet werden (Wirtschaftlichkeitsgebot)

- Als Erfolg einer antidementiven Behandlung kann angesehen werden, wenn sich die hirnorganischen Fähigkeiten des Patienten bessern, ein langsam progredienter Verlauf durch das Medikament aufgehalten oder ein rasch progredienter Verlauf signifikant verlangsamt wird. Die Arzneimittel-Richtlinie enthält keine Vorgaben, welche Messinstrumente zur Erfolgskontrolle eingesetzt werden. Hierzu sollten die entsprechenden Leitlinien herangezogen werden. Der Behandlungserfolg muss also nicht notwendigerweise mit neuropsychologischen Tests ermittelt werden. Jedoch empfiehlt es sich, solche Tests anzuwenden (z. B. MMST – Mini-Mental-Status-Test oder ADAS-cog – Alzheimer's Disease Assessment Scale – Cognitive Subscale, DemTect [Demenz-Detektions-Test]). Für die Überprüfung der Alltagsbewältigung dient beispielsweise der Test Activities of Daily Living (ADL). Der klinische Gesamteindruck lässt sich beispielsweise mit CIBIC-plus (Clinician Interview Based Impression of Change plus Caregiver Input) messen. Die Beurteilung des Therapieerfolges obliegt dem ärztlichen Ermessen. Um einen Verlauf beurteilen zu können, muss der Test vor und nach der Behandlung angewendet werden
- Für die Cholinesterasehemmer und Memantine wird ein Therapieversuch von 24 Wochen Dauer zugestanden, bei den übrigen Antidementiva 12 Wochen. Damit wird der Tatsache Rechnung getragen, dass die für die Zulassung der Cholinesterasehemmer und Memantine herangezogenen Studien eine höhere wissenschaftliche Qualität besitzen und eine höhere individuelle Ansprechrate zu erwarten ist als bei den übrigen Antidementiva. Nach erfolgreichem Therapieversuch ist eine Weiterverordnung zulässig. Art, Dauer und Ergebnis des Einsatzes von Antidementiva sind zu dokumentieren
- Nach den AM-RL können Durchblutungsmittel (Vasotherapeutika) nicht mehr zur Behandlung hirnorganischer Psychosyndrome zu Lasten der Krankenkassen verordnet werden

Cholinesterasehemmer

Verfügbare Substanzen

Wirkstoff	Handelsnamen Deutschland	Handelsnamen Österreich	Handelsnamen Schweiz	Dosierungsform und Stärken
Donepezil	Aricept®	Aricept®	Aricept®	Tabletten: 5 mg, 10 mg
Rivastigmin	Exelon®, Prometax®, Nimvastid®	Exelon®	Exelon®	Kapseln: 1,5; 3; 4,5; 6 mg Lösung: 2 mg/ml Pflaster: 4,6, 9,5 und 13,3 mg je 24 Std.
Galantamin	Reminyl®, Galnora®	Reminyl®, Galnora®	Reminyl®	Kapseln: 8, 16, 24 mg (ret.) Lösung: 4 mg/ml

Indikationen

- Demenz vom Alzheimer-Typ – leichte, mittelschwere (Galantamin, Donepezil, Rivastigmin) und schwere Alzheimer-Demenz (Memantin). Symptomatische Behandlung bei leichter bis mittelschwerer Erkrankung; keine Beweise für eine positive Wirkung auf den zugrunde liegenden neurodegenerativen Pathomechanismus, gewisse positive Effekte auf einige Kennzeichen der Demenz (z. B. Volumenverlust des Hippocampus)
- Demenz bei Morbus Parkinson – leichte bis mittelschwere Erkrankung (Rivastigmin)

Weitere Indikationen:

- Gedächtnisstörungen nach Schädelhirntrauma
- Galantamin und Donepezil können eine Verbesserung von Kognition und Verhalten und Stabilisierung oder Verbesserung von Alltagsfunktionen bewirken
- Schizophrenie – Galantamin (als Monotherapie oder in Kombination mit Memantin) kann eine Verbesserung selektiver kognitiver Beeinträchtigungen bei Patienten mit einer Schizophrenie bewirken. Galantamin zeigt eine dosisabhängige Erhöhung der Aktivität und Freisetzung von Dopamin im präfrontalen Kortex; diese Effekte konnten unter Donepezil oder Rivastigmin nicht beobachtet werden[1]
- Umkehrung der neuromuskulären Blockade von Muskelrelaxanzien vom Curare-Typ durch Galantamin
- Substanzbezogene Störungen – vorläufige Daten zeigen auf, dass Galantamin (im Rahmen seiner allosterisch potenzierenden Wirkung auf nikotinerge Acetylcholinrezeptoren, v. a. α_7- und $\alpha_4\beta_2$-Subtypen) in der Behandlung von Abhängigkeitserkrankungen wirksam sein kann (Kokain, Opioide und Nikotin)[2]
- Autismus-Spektrum-Störung: Doppelblindstudien zeigten eine Verbesserung von Verhaltensstörungen, Aufmerksamkeit, Kommunikation und Interaktion[3]
- Donepezil soll die Sterblichkeit während des Krankenhausaufenthaltes in Folge einer Pneumonie unter älteren, demenzerkrankten Japanern gesenkt haben

Allgemeine Hinweise

- Diese Wirkstoffe können Verhaltensauffälligkeiten (wie Apathie, Depression, Ängstlichkeit, Enthemmung, abweichendes motorisches Verhalten, wahnhafte Verkennungen und Halluzinationen) sowie Kognition verbessern. Wirkungen verschwinden bei Absetzen des Wirkstoffes. Response nach Re-Initiierung der Behandlung ist oft geringer ausgeprägt als bei initialer Behandlung
- In doppelblinden, Placebo-kontrollierten Studien bei Patienten mit leichter oder mittelschwerer Alzheimer-Demenz konnten Besserungen (d.h. geringere Abnahme der kognitiven Fähigkeiten) nachgewiesen werden. Bei ca. 25 % der Patienten zeigte sich eine signifikante Verbesserung von Aufmerksamkeit, Interesse, Orientierung, Kommunikation und Gedächtnis (es besteht Uneinigkeit darüber, ob Antidementiva aufgrund ihrer eingeschränkten Wirksamkeit regelmäßig angewandt werden sollen)[4]
- Eine systematische Übersicht der Ergebnisse von randomisierten Placebo-kontrollierten Studien zeigte einen statisch signifikanten, wenn zugleich nur mäßigen, Effekt von Donepezil, Rivastigmin und Galantamin in der Behandlung von Verhaltensauffälligkeiten und psychischen Symptome der Alzheimer-Demenz[5]
- Signifikanter Nutzen von Donepezil im Anfangsstadium der Alzheimer-Demenz; früher Behandlungsbeginn kann die kognitive Leistungsfähigkeit verbessern; additive Wirkung bei kombinierter Therapie mit Memantin bei Patienten mit mittelschwerer bis schwerer Alzheimer-Demenz
- Die Besserung ist im Durchschnitt nur mäßig; der Nutzen ist teilweise erst nach 6–12-wöchiger regelmäßiger Behandlung erkennbar. In Langzeitstudien zeigten Patienten, die mit Cholinesterase-Hemmern behandelt wurden, eine Verbesserung der kognitiven Fähigkeiten nach 6 Monaten, anschließend zeigte sich eine Abnahme
- Wirkstoffe sollten nicht nur aufgrund des zunehmenden Schweregrades der Demenzerkrankung abgesetzt werden
- Eine Doppelblindstudie, die über 2000 Patienten mit leichter bis mittelschwerer Demenz umfasste, zeigte, dass die Behandlung mit Galantamin mit einer signifikanten Senkung der Mortalitätsrate und einer Verbesserung in Kognition und Alltagsfähigkeiten assoziiert war, welche über 2 Jahre anhielten[6]
- Wirtschaftliche Analysen deuten darauf hin, dass ein früher Behandlungsbeginn im Anfangsstadium der Alzheimer-Demenz kostenneutral ist, da die behandelten Patienten weniger lange schwer betroffen sind und der Zeitpunkt, zu dem sie in eine Pflegeeinrichtung kommen, verzögert ist
- Fehlendes Ansprechen auf einen Wirkstoff ergibt keine Rückschlüsse auf das Ansprechen auf einen anderen Wirkstoff; offene Studien deuten darauf hin, dass ca. 50 % der Patienten, die unter einem Wirkstoff einen Verlust der Wirksamkeit zeigten, auf einen anderen Wirkstoff gut respondierten
- Cholinesterase-Hemmer fördern lebhafte Träume und außerkörperliche Erfahrungen
- Vaskuläre Demenz: Kein Nutzen von Donepezil oder Galantamin auf die kognitive Leistungsfähigkeit. Gemäß aktueller Studienlage ist die Wirksamkeit von Cholinesterase-Hemmern auf kognitive Funktionen und Alltagsfähigkeiten bei Patienten mit Chorea Huntington, zerebraler autosomal-dominanter Arteriopathie mit subkortikalen Infarkten und Leukenzephalopathie (CADASIL), Multipler Sklerose, progressiver supranukleärer Blickparese oder frontotemporaler Demenz (FTD) unklar. Allerdings sind Cholinesterase-Hemmer mit mehr gastrointestinalen unerwünschten Arzneimittelwirkungen (UAW) assoziiert als Placebo. Eine Verschlechterung einer FTD kann auftreten
- Kein Nutzen in der Behandlung einer leichten kognitiven Beeinträchtigung (engl.: „mild cognitive impairment“, MCI)

Pharmakologie

- Siehe Seite 425, Tabelle 56. Cholinesterasehemmer: Übersicht
- Es wird vermutet, dass es durch die Hemmung der Acetylcholinesterase zu einer Erhöhung der Acetylcholinkonzentration im synaptischen Spalt kommt. Sowohl Donepezil als auch Galantamin sind reversible Hemmstoffe der Acetylcholinesterase, die nicht kovalent am Enzym binden. Rivastigmin dagegen bewirkt eine pseudo-irreversible Hemmung.[7] Eine klinische Verbesserung ist bei 40–70 %-iger Hemmung der Cholinesterase zu erwarten (in präklinischen Studien zeigte sich hierdurch ein Anstieg der extrazellulären Acetylcholinkonzentrationen im Hippocampus und Kortex)
- Nikotinerge Acetylcholinrezeptoren regulieren kognitive Funktionen, wie Aufmerksamkeit, und erhöhen die Freisetzung von Neurotransmittern im Gehirn

- Galantamin ist zudem ein positiver allosterischer Modulator der α_7- und $\alpha_4\beta_2$-Subtypen nikotinerger Rezeptoren, der direkt zu einer erhöhten Freisetzung von Acetylcholin und Aktivierung postsynaptischer nikotinerger Rezeptoren führen kann, oder indirekt auf die Freisetzung anderer Neurotransmitter (v.a. Glutamat und Dopamin) wirken kann. Galantamin erhöht dosisabhängig die dopaminerge Aktivität und Freisetzung im präfrontalen Kortex und Hippocampus
- Cholinesterase-Hemmer, die weniger selektiv wirken (z.B. Rivastigmin), sind ggf. wirksamer in der Behandlung einer fortgeschrittenen Demenz

Dosierung

- Siehe Seite 425, Tabelle 56. Cholinesterasehemmer: Übersicht
- Galantamin, Rivastigmin: Die Behandlung sollte mit einer niedrigen Dosierung begonnen werden, um das Auftreten von UAW zu reduzieren
- Wirkungen auf Kognition und Alltagsfunktionen sind dosisabhängig; die Auswirkung auf Verhaltensauffälligkeiten ist dahingegen nicht dosisabhängig
- Rivastigmin-Pflaster setzen, je nach Wirkstärke, den Wirkstoff in der Geschwindigkeit 4,6 mg/24 Stunden bzw. 9,5 mg/24 Stunden oder 13,3 mg/24 Stunden frei. Beim Wechsel vom oralen Präparat wird für Patienten, die < 6 mg/Tag einnehmen, die Wirkstärke 4,6 mg und für Patienten mit höheren Dosierungen die Wirkstärke 9,5 mg empfohlen; das Pflaster kann am Tag nach der letzten oralen Einnahme aufgeklebt werden
- Bei Patienten, die Galantamin oder Rivastigmin mehr als ein paar Tage nicht eingenommen haben, sollte mit der kleinsten Dosierung wieder begonnen werden (d.h. 4 mg zweimal täglich bei Galantamin und 1,5 mg ein- oder zweimal täglich bei Rivastigmin), um das Risiko für starkes Erbrechen zu reduzieren; Dosis sollte über 2 Monaten auf die Erhaltungsdosis auftitriert werden
- Für die Dosierung bei Patienten mit Nieren- und/oder Leberinsuffizienz siehe Seite 425, Tabelle 56. Cholinesterasehemmer: Übersicht

Pharmakokinetik

- Siehe Seite 425, Tabelle 56. Cholinesterasehemmer: Übersicht
- Die Dauer der Cholinesterase-Hemmung entspricht nicht der Plasmahalbwertszeit des Wirkstoffes; die HWZ von Rivastigmin ist 1–2 Stunden, die Cholinesterase-Hemmung dauert jedoch bis zu 10 Stunden an
- Donepezil und Galantamin sind Substrate von CYP 2D6 und CYP 3A4
- Plasmaspiegel von Rivastigmin sind ca. 30 % höher bei älteren männlichen Patienten im Vergleich zu jungen Erwachsenen
- Rivastigmin-Pflaster führen zu niedrigeren Spitzenspiegeln, halten dafür einen gleichmäßigeren Spiegel aufrecht als oral verabreichtes Rivastigmin
- Die Exposition von Galantamin bei Patienten mit mittelschwerer bis schwerer Niereninsuffizienz ist deutlich erhöht gegenüber gesunden Kontrollpersonen; die Exposition ist bei Patienten mit mittelschwerer Leberinsuffizienz um ca. 30 % erhöht[8]

Pharmakogenetik

- Galantamin
  - Eine genetische Testung wird vor der Behandlung mit Galantamin empfohlen. Ca. 7 % der Bevölkerung hat eine genetische Variation, die zu einer reduzierten Aktivität des CYP-2D6-Isoenzyms führt. Betroffene Personen werden als schlechte Metabolisierer (engl.: „poor metabolizers") bezeichnet. Galantaminplasmaspiegel sind höher bei „poor metabolizers" im Vergleich zu Patienten mit einer ungestörten Verstoffwechselung (d.h. die Bioverfügbarkeit von unverändertem Galantamin ist um 35 % erhöht, die mittlere Clearance um 25 % reduziert)
  - Eine Anpassung der Dosierung ist meist nicht notwendig bei Patienten, die als „poor metabolizer" gelten, da der Wirkstoff meist nach individueller Verträglichkeit dosiert wird
- Donepezil
  - Patienten mit einer reduzierten oder verlangsamten Aktivität von CYP 2D6 („intermediate" bzw. „poor metabolizer") zeigen i.d.R. eine ausgeprägtere Response auf Donepezil als schnelle Metabolisierer (engl.: „rapid metabolizers"). Die Analyse von CYP-2D6-Allelvarianten könnte hilfreich sein, Alzheimer-Patienten, die mit einer höheren Wahrscheinlichkeit auf Donepezil respondieren, zu erkennen[9]

- In Trägern des Allels APOE-ε_4 konnte ein Nukleotid-Polymorphismus rs1080985 im CYP-2D6-Gen identifiziert werden, der dazu führt, dass die G-Allelträger eine erhöhte Wahrscheinlichkeit für eine Non-Response auf Donepezil haben[10]
- G-Allelträger haben ein 3-fach erhöhtes Risiko für ein schlechtes Ansprechen auf eine Behandlung mit Donepezil

Unerwünschte Arzneimittelwirkungen (UAW)

- Siehe Seite 425, Tabelle 56. Cholinesterasehemmer: Übersicht
- Es besteht ein erhöhtes Risiko für UAW, wenn Cholinesterase-Hemmer in Kombination mit Antipsychotika, Antihypertensiva oder Wirkstoffen, die auch im GI-Trakt wirken, verabreicht werden[11]
- Die häufigsten UAW sind durch die cholinomimetische Wirkung bedingt: Übelkeit, Erbrechen, Diarrhoe, Obstipation (Rivastigmin) und Appetitlosigkeit – treten vor allem zu Beginn der Behandlung auf und stehen im Zusammenhang mit einer schnellen Aufdosierung
- Häufigeres Auftreten bei Patienten > 85 Jahre und bei Frauen
- Gastrointestinale UAW (z. B. Krämpfe, Übelkeit, Erbrechen, Diarrhoe) sind dosisabhängig, treten häufiger während einer Dosiserhöhung auf und verschwinden meist nach einiger Zeit; sie werden häufiger unter dem nicht selektiven Inhibitor Rivastigmin als unter Donepezil oder Galantamin beobachtet [Berichten nach sprechen die Symptome auf eine kurzfristige Gabe von Domperidon 10 mg dreimal täglich an – Achten Sie auf das Auftreten anticholinerger UAW]; weniger UAW werden unter niedrigdosiertem Rivastigmin-Pflaster als unter Kapseln oder hochdosierten Pflastern beobachtet bei vergleichbarer Wirksamkeit[12]
- Es gibt Berichte über das Auftreten von Hepatitis unter Rivastigmin
- Eine Kohortenstudie, welche die Verwendung von Cholinesterase-Hemmern bei älteren dementen Patienten untersucht hat, ergab ein erhöhtes Risiko für Synkopen, Bradykardie, Sturz-assoziierte Verletzungen und Hüftfrakturen;[13] Schwindel und Stürze wurden bei 3–7 % der Patienten beobachtet[7]
- Andere UAW (z. B. das ZNS oder die Atemwege betreffend) treten häufiger während der Erhaltungstherapie auf und haben keine eindeutige Dosisabhängigkeit; Verwirrung (> 4 %) unter Rivastigmin und Galantamin
- Aggressivität und Halluzinationen wurden unter Verwendung von Rivastigmin berichtet. Hautauschlag des Körperstamms unter Donepezil
- Berichte von disseminierten kutanen Hypersensitivitätsreaktionen in Zusammenhang mit Rivastigmin
- Lokale Hautreaktionen (Rötung, Juckreiz, Irritation, Schwellung) bei Verwendung des Rivastigmin-Pflasters
- Gewichtsabnahme, wahrscheinlicher unter hohen Dosen

Absetzphänomene

- Abrupte Verschlechterung der kognitiven Funktionen und des Verhaltens nach plötzlichem Absetzen sind bekannt – Empfehlung, dass die Dosis um 25–50 % alle 1–2 Wochen unter engmaschiger Überwachung reduziert wird

Anwendungsbeschränkungen und Vorsichtsmaßnahmen

- In folgenden Fällen ist Vorsicht geboten:
  - Bekannte Überempfindlichkeit gegen das Arzneimittel
  - Anamnestisch bekannte oder genetische Prädisposition für Synkopen, Bradykardie, Bradyarrhythmie, Sick-Sinus-Syndrom, bekannte Leber- oder Nierenfunktionsstörung, Harnverhalt, kardiale Erregungsleitungsstörungen, Herzinsuffizienz, koronare Herzkrankheit, Asthma, COPD, Magenulzera oder erhöhtes Risiko für Magenulzera bzw. -blutungen (z. B. durch die kombinierte Verwendung von NSAR oder hoher Dosen von ASS)
  - Bei Patienten, die Wirkstoffe einnehmen, die die Herzfrequenz signifikant senken
- Cholinomimetika können Harnverhalt auslösen oder verstärken
- Bei allen Patienten sollte das Risiko für UAW auf die kardiale Reizweiterleitung, inklusive Bradykardie und AV-Block, in Betracht gezogen werden aufgrund der vagotonen Wirkungen auf den Sinus- und AV-Knoten

- Galantamin: Achten Sie auf respiratorische UAW bei Patienten mit schwerem Asthma oder COPD
- Rivastigmin: Einzelfallberichte von disseminierten kutanen Hypersensitivitätsreaktionen, die unabhängig der Darreichungsform auftraten (oral oder transdermal). Behandlung sollte beendet werden, im Falle, dass sich solche Hautreaktionen darstellen. Patienten und Betreuende sollten hierauf hingewiesen werden
- Bei Patienten, die lokale Hautreaktionen im Sinne einer allergischen Kontaktdermatitis nach Applikation des Pflasters zeigen und weiterhin Rivastigmin benötigen, sollten erst auf das orale Präparat umgestellt werden nach erfolgter negativer allergischer Diagnostik und unter engmaschiger medizinischer Überwachung. Einige Patienten, die auf Rivastigmin-Pflaster überempfindlich reagiert haben, zeigen eine Unverträglichkeit von Rivastigmin unabhängig von der Darreichungsform
- Übelkeit und Erbrechen: Beobachten Sie die Patienten engmaschig zu Beginn der Behandlung und nach Dosiserhöhungen
- Gastrointestinale Ulzera und Blutungen: Achten Sie auf Zeichen einer aktiven oder okkulten gastrointestinalen Blutung, v.a. bei Patienten mit einem erhöhten Risiko für Ulzera
- Anästhesie: Potenzierung der muskelrelaxierenden Wirkung von Succinylcholin und ähnlichen Substanzen
- Epilepsie: Cholinesterasehemmer können generalisierte epileptische Anfälle begünstigen. Patienten mit einer Alzheimer-Demenz sollten diesbezüglich engmaschig beobachtet werden aufgrund einer erniedrigten Krampfschwelle
- Lungenerkrankungen: Vorsichtige Verordnung bei Patienten mit Asthma oder COPD
- Erhöhtes Mortalitätsrisiko unter Galantamin bei Patienten mit leichter kognitiver Beeinträchtigung (MCI)

Kontraindikationen

- Donepezil darf bei Patienten mit einer bekannten Überempfindlichkeit gegen Donepezil, andere Piperidindevirate oder gegen einen in der Präparatzusammensetzung enthaltenen Hilfsstoffe nicht angewendet werden
- Galantamin darf bei schwerer Leber- und Nierenfunktionsstörung (CrCl < 9 ml/min) nicht angewendet werden
- Eine lokale Hautreaktion am ehemaligen Applikationsort des Rivastigmin-Pflasters kann auf das Vorliegen einer allergischen Kontaktdermatitis hinweisen, im Falle, dass ein Allergietest negativ ausfällt

Überdosierung und Toxizität

- Eine Überdosierung kann eine cholinerge Krise auslösen, die durch folgende, typische parasympathikomimetische Symptome gekennzeichnet ist: Übelkeit, Erbrechen, Hypersalivation, Schwitzen, Hypotension, Halluzinationen, Bradykardie, Synkope, Atemdepression und epileptische Anfälle; zunehmende Muskelschwäche kann tödlich sein, wenn die Atemmuskulatur betroffen ist. Atypische Reaktionen (Hypertension, Tachykardie) sind ebenfalls beschrieben
- Krankenhauseinweisungen und Todesfälle durch das Aufkleben mehrerer Rivastigmin-Pflaster gleichzeitig sind selten. Patienten und Betreuende sollten über die korrekte Anwendungsform und Dosierung aufgeklärt werden

Behandlung

- Allgemeine supportive Maßnahmen sollten eingeleitet werden
- Therapie: Atropin in individueller Dosierung, initial beim Erwachsenen 1–2 mg i.v., weitere Verabreichung in Abhängigkeit der Klinik. Zur Wirksamkeit einer Dialyse liegen keine Erfahrungen vor
- Bei asymptomatischer Überdosierung von Rivastigmin: Medikament für 24 Stunden pausieren, anschließend Wiederaufnahme der Behandlung. Aufgrund der kurzen HWZ von Rivastigmin (Plasmahalbwertszeit von ca. 3,4 Stunden nach Aufkleben des Pflasters, Wirkung der Acetylcholinesterase-Hemmung für ca. 9 Stunden) liegen zur Wirksamkeit einer Dialyse bei der Behandlung einer cholinergen Krise keine Erfahrungen vor

Behandlung von Kindern und Jugendlichen

- Es liegen keine gut kontrollierten Studien zur Sicherheit und Wirksamkeit von Donepezil bei Kindern vor

Behandlung von älteren Patienten

- Vorsicht bei der Anwendung von > 5 mg Donepezil/Tag – Achten Sie vermehrt auf UAW
- Plasmaspiegel von Galantamin sind bei älteren Patienten im Vergleich zu jungen gesunden Personen um 30–40 % erhöht
- Erhöhtes Mortalitätsrisiko unter Galantamin bei Patienten mit leichter kognitiver Beeinträchtigung – die Anwendung sollte vermieden werden

Schwangerschaft

- Donepezil: Es liegen keine hinreichenden Daten über die Anwendung bei Schwangeren vor
- Tierexperimentelle Studien haben keine teratogene Wirkung, aber eine peri- und postnatale Toxizität gezeigt. Potenzielles Risiko für den Menschen ist nicht bekannt
- Donepezil sollte in der Schwangerschaft nicht verwendet werden, es sei denn, dies ist eindeutig erforderlich
- Rivastigmin: Bei trächtigen Tieren überschritten Rivastigmin und bzw. oder dessen Metaboliten die Plazentaschranke. Es ist unbekannt, ob dies für Menschen zutrifft. Es existieren keine klinischen Daten über exponierte Schwangere. In peri-/postnatalen Studien an Ratten wurde eine verlängerte Tragzeit aufgezeigt
- Rivastigmin darf nicht während der Schwangerschaft angewendet werden, es sei denn, dies ist eindeutig erforderlich
- Galantamin: Für Galantamin existieren keine klinischen Daten über exponierte Schwangere
- Tierexperimentelle Studien haben eine Reproduktionstoxizität beobachtet. Bei Anwendung in der Schwangerschaft ist Vorsicht geboten

Stillzeit

- Donepezil: Donepezil geht in die Milch von Ratten über. Es ist nicht bekannt, ob Donepezil beim Menschen in die Muttermilch übergeht und es wurden keine Studien an stillenden Frauen durchgeführt. Daher sollten Frauen, die Donepezil einnehmen, nicht stillen
- Rivastigmin: Bei Tieren wird Rivastigmin mit der Muttermilch ausgeschieden. Es ist nicht bekannt, ob Rivastigmin beim Menschen in die Muttermilch übergeht; daher dürfen Patientinnen während einer Behandlung mit Rivastigmin nicht stillen
- Galantamin: Es ist unbekannt, ob Galantamin beim Menschen in die Muttermilch übergeht; Studien an stillenden Frauen wurden nicht durchgeführt. Daher sollen Patientinnen während einer Behandlung mit Galantamin nicht stillen

Hinweise für die Pflege

- Raten Sie den Patienten, die Medikation wie verordnet einzunehmen; die Erhöhung der Dosis verursacht UAW, das Auslassen der Einnahme vermindert den Nutzen
- Patienten sollten darüber aufgeklärt werden, die Medikation nicht plötzlich abzusetzen. Dies kann zu Veränderungen des Verhaltens und/oder der Aufmerksamkeit führen
- Anticholinerge Arzneimittel (u. a. auch rezeptfrei erhältliche Antiemetika) schwächen die Wirkung der Cholinomimetika ab und sollten daher nicht zusätzlich verabreicht werden
- Rivastigmin-Pflaster sollten erst unmittelbar vor der Anwendung geöffnet werden. Das erste Rivastigmin-Pflaster sollte am Tag nach der letzten oralen Einnahme erfolgen. Das Pflaster sollte täglich an einer anderen Lokalisation am unteren oder oberen Rücken, Oberarm oder Brust aufgeklebt werden; falls die Gefahr besteht, dass der Patient das Pflaster selbst entfernt, sollte das Pflaster an einer schlecht erreichbaren Lokalisation aufgeklebt werden. **Entfernen Sie das Pflaster nach 24 Stunden und vor der Applikation eines neuen Pflasters** – Falten Sie das Pflaster so, dass die klebenden Seiten verdeckt sind, ehe Sie es wegwerfen; anschließend Hände waschen

- Der Patient sollte darüber aufgeklärt werden, dass die Anwendung eines Rivastigmin-Pflasters die Fahrtüchtigkeit einschränken kann
- Der Patient sollte darüber aufgeklärt werden, dass die die Einnahme von Rivastigmin umgehend beendet und ein Arzt aufgesucht werden sollte, falls sich ein Hautausschlag entwickelt

Hinweise für Patienten

- Ausführliche Patienteninformationen: siehe Seite 586

Wechselwirkungen

- Klinisch relevante Interaktionen werden in Tabelle 54. Cholinesterasehemmer: Wechselwirkungen aufgeführt
- Zusätzliche Informationen über die Kombinationsbehandlung finden Sie im Kapitel zum interagierenden Wirkstoff

Tabelle 54. Cholinesterasehemmer: Wechselwirkungen

Substanzklasse		Beispiel	Wechselwirkung
Donepezil	**Antiarrhythmika**	Chinidin	• Inhibition des Abbaus von Donepezil über CYP 2D6
	Antibiotika	Clarithromycin, Erythromycin	• Inhibition des Abbaus von Donepezil über CYP 2D6
	Anticholinergika	Benzatropin, Diphenhydramin	• Antagonisierung der Wirkung
	Antidepressiva		
	SSRI	Fluoxetin, Paroxetin	• Können Plasmaspiegel von Donepezil erhöhen durch Hemmung des Abbaus über CYP 2D6. Fallberichte über fulminante Hepatitis unter Kombination mit einer hohen Sertralindosis • Fallberichte vermehrter UAW des GI-Trakts und ZNS sowie EPS unter Paroxetin und Donepezil
	Antikonvulsiva	Carbamazepin, Phenytoin, Phenobarbital	• Beschleuniger Abbau von Donepezil, verminderte Wirksamkeit
	Antimykotika	Intraconazol, Ketoconazol	• Inhibition des Abbaus von Donepezil über CYP 3A4
	Antipsychotika	Risperidon	• Verstärkung von EPS; Verschlechterung bei Morbus Parkinson
	Antituberkulotika	Rifampicin	• Beschleunigter Abbau und verminderte Wirksamkeit von Donepezil
	Betablocker	Propranolol	• Begünstigung von Bradykardien; erhöhtes Risiko für Bronchospasmen
	Cholinergika (Parasympathikomimetika)	Bethanechol	• Synergistische Wirkungen: vermehrte Übelkeit, Erbrechen und Diarrhoe
	Muskelrelaxatien	Succinylcholin, Suxamethonium	• Verlängerte neuromuskuläre Blockade

Tabelle 54. Cholinesterasehemmer: Wechselwirkungen (Fortsetzung)

Substanzklasse		Beispiel	Wechselwirkung
Galantamin	**Antiarrhythmika**	Chinidin	• Verminderte Clearance von Galantamin (um 25–30 %) durch Hemmung von CYP 2D6
	Antibiotika	Clarithromycin, Erythromycin	• Erhöhte Bioverfügbarkeit (um 10 %) durch Hemmung von CYP 3A4
	Anticholinergika	Benzatropin, Diphenhydramin	• Antagonisierung der Wirkung
	Antidepressiva	Bupropion	• Erhöhte Plasmaspiegel von Galantamin durch Hemmung des Abbaus; erhöhtes Risiko für epileptische Anfälle
		Fluvoxamin	• Verminderte Clearance von Galantamin (um 25–30 %) durch Hemmung von CYP 2D6
		Paroxetin	• Erhöhte Bioverfügbarkeit von Galantamin (um 40 %) durch Hemmung von CYP 2D6
	Antimykotika	Ketoconazol	• Erhöhte Bioverfügbarkeit von Galantamin (um 30 %) durch Hemmung von CYP 3A4
	Antiretrovirale Wirkstoffe	Proteasehemmer – Nelfinavir, Ritonavir	• Erhöhte Plasmaspiegel von Galantamin durch Hemmung von CYP 3A4 • Erhöhtes Risiko für cholinerge UAW
	Betablocker	Propranolol	• Begünstigung von Bradykardien; erhöhtes Risiko für Bronchospasmen
	H_2-Antagonist	Cimetidin	• Erhöhte Bioverfügbarkeit von Galantamin (um 16 %)
	Muskelrelaxanzien	Succinylcholin, Suxamethonium	• Verlängerte neuromuskuläre Blockade
	NSAR	Ibuprofen	• Erhöhtes Blutungsrisiko
Rivastigmin	**Anticholinergika**	Benzatropin, Diphenhydramin	• Antagonisierung der Wirkung
	Antipsychotika	Haloperidol	• Verstärkung von EPS
	Betablocker	Propranolol	• Begünstigung von Bradykardien; erhöhtes Risiko für Bronchospasmen
	Muskelrelaxanzien	Succinylcholin, Suxamethonium	• Verlängerte neuromuskuläre Blockade
	Tabakrauch		• Um 23 % erhöhte Clearance von Rivastigmin

Verfügbare Substanzen

Wirkstoff	Handelsnamen Deutschland	Handelsnamen Österreich	Handelsnamen Schweiz	Dosierungsform und Stärken
Memantin	Axura®, Ebixa®	Axura®, Ebixa®	Axura®, Ebixa®	Tabletten: 5/10/15/20 mg Lösung: 10 mg/ml

Indikationen

- Demenz vom Alzheimer-Typ: Symptomatische Behandlung bei Patienten mit mittelschwerer bis schwerer Erkrankung (Memantin zeigt auch eine eingeschränkte Wirksamkeit bei leichter Demenz)[14]
- Vaskuläre Demenz: Doppelblindstudien ergeben einen Nutzen hinsichtlich kognitiver Funktionen
- Alzheimer-Demenz: Reduktion von wahnhaften Verkennungen, Agitation/Aggressivität und Psychose bei Patienten mit mittelschwerer bis schwerer Erkrankung und Verbesserung von Verhaltens- und psychischen Symptomen der Demenz („Behavioural and Psychological Symptoms of Dementia“, BPSD)[15,16]
- Lewy-Körperchen-Demenz: Verbesserung des Gesamtzustandes und Verhaltensauffälligkeiten bei Patienten mit mittelschwerer bis schwerer Erkrankung in Doppelblindstudien
- Schmerzen: Nutzen von Memantin in der Reduktion neuropathischer Schmerzen in Doppelblindstudien, auch bei Fibromyalgie
- Zwangsstörungen: Widersprüchliche Daten zur Augmentation eines SSRI mit Memantin[17,18,19]
- Therapieresistente bipolar affektive Störung: Memantin als Zusatztherapie kann eine antimanische und stimmungsstabilisierende Wirkung zeigen
- Schizophrenie: Einige randomisierte, kontrollierte Studien und Metaanalysen ergeben Hinweise darauf, dass die Augmentation mit Memantin 20 mg/Tag Verbesserung von anhaltender Negativsymptomatik und kognitiver Beeinträchtigung sowie eine allgemeine Verbesserung der Psychopathologie bei Schizophrenie bewirken kann[20,1]
- Autismus-Spektrum Störungen: Doppelblinde und offene Studien zeigen Verbesserungen im Verhalten, Aufmerksamkeit, Kommunikation und Interaktionen

Allgemeine Hinweise

- Memantin und Cholinesterase-Hemmer haben additive Effekte bei Patienten mit mittelschwerer bis schwerer Alzheimer-Demenz; signifikante Verzögerung der Aufnahme in einer Pflegeeinrichtung[21]
- Modifikation der progressiven Symptomverschlechterung des Gesamtzustandes sowie von Kognition, Funktion und Verhalten bei Patienten mit mittelschwerer bis schwerer Alzheimer-Demenz in einer 28-wöchigen Studie
- Klinische Studien zeigen ein geringeres Risiko für virale Infektionen aufgrund der antiviralen Eigenschaften von Memantin (gleiche Wirkstoffklasse wie Amantadin)
- Die Behandlung mit Memantin ist im Vergleich zu Donepezil mit einer erhöhten Lebenserwartung assoziiert[22]
- Frontotemporale Demenz: Kein Nutzen von Memantin auf Kognition oder Verhalten

Pharmakologie

- Die N-Methyl-D-Aspartat (NMDA)-hemmenden Eigenschaften von Memantin tragen zur Aufrechterhaltung der neuronalen Funktionen durch eine selektive Blockade der toxisch-exzitatorischen Wirkung bei, die mit einer veränderten Glutamattransmission in Zusammenhang stehen (blockiert exzessive extrasynaptische Aktivität des NDMA-Subtypen des Glutamatrezeptors, bei geringer Beeinflussung normaler synaptischer Aktivität)
- Erhöhung von Dopamin, dadurch antidyskinetische und antivirale Eigenschaften

Dosierung

- Siehe Seite 425, Tabelle 56. Cholinesterasehemmer: Übersicht
- Beginn mit 5 mg/Tag morgens für 7 Tage, im Folgenden wöchentliche Steigerung der Dosis um 5 mg/Tag bis zum Erreichen der empfohlenen Erhaltungsdosis von 20 mg/Tag als Einmalgabe empfohlen (siehe Seite 425, Tabelle 56. Cholinesterasehemmer: Übersicht)
- Da Memantin überwiegend über die Nieren ausgeschieden wird, sollten folgenden Dosisanpassungen bei Patienten mit Niereninsuffizienz vorgenommen werden:
  - Bei leichter Niereninsuffizienz (CrCl 50–80 ml/min): Keine Dosisanpassung notwendig
  - Bei mittelschwerer Niereninsuffizienz (CrCl 30–49 ml/min): Gabe von 10 mg/Tag. Bei guter Verträglichkeit kann, nach mindestens 7-tägiger Einnahme und in Abhängigkeit der klinischen Wirksamkeit, die Dosis auf 20 mg/Tag erhöht werden
  - Bei schwerer Niereninsuffizienz (CrCl 15–29 ml/min): Dosis sollte nicht 10 mg/Tag überschreiten

Pharmakokinetik

- Siehe Seite 425, Tabelle 56. Cholinesterasehemmer: Übersicht
- Alkalisierung des Urins (z. B. bei hohem Gebrauch von Antazida oder drastischer Veränderung der Ernährungsgewohnheiten) kann die renale Elimination von Memantin reduzieren – kontrollieren Sie den pH-Wert des Urins
- Das CYP 450 Enzym System spielt keine signifikante Rolle bei der Metabolisierung von Memantin
- Die terminale Eliminationshalbwertszeit ist um 18 %, 41 % bzw. 95 % reduziert bei Patienten mit leichter, mittelschwerer bzw. schwerer Niereninsuffizienz im Vergleich zu gesunden Kontrollpersonen
- Passiert bereitwillig die Blut-Hirn-Schranke und im Liquor nachweisbar innerhalb 30 Minuten nach der Einnahme

Unerwünschte Arzneimittelwirkungen (UAW)

- Siehe Seite 425, Tabelle 56. Cholinesterasehemmer: Übersicht
- Am häufigsten treten auf: Verwirrtheit, Agitation, Schlafstörungen, Paranoia, leichter bis mittelstarker Schwindel und Kopfschmerzen
- Harninkontinenz und Harnwegsinfekte (Fallberichte)
- Störungen des blutbildenden und lymphatischen Systems (Agranulozytose, Panzytopenie, thrombotisch-thrombozytopenische Purpura – Fallberichte)
- Fallberichte von Absetzphänomenen nach abruptem Absetzen von Memantin[23]
- Symptome des Absetzsyndroms: Schlafstörungen, aggressives Verhalten, Enthemmung und wahnhafte Verkennungen
- Auftreten der Symptome ≥ 2 Tage nach dem Absetzen

Anwendungsbeschränkungen und Vorsichtsmaßnahmen

- Memantin sollte vorsichtig angewendet werden unter Umständen, die zu einer Erhöhung des Urin-pH-Wertes führen (inklusive Veränderungen der Ernährungsgewohnheiten, Einnahme von Medikamenten und Gesamtzustand des Patienten). Alkalischer Urin kann zu einer verminderten Ausscheidung von Memantin führen, welches erhöhte Plasmaspiegeln und vermehrte UAW bedingt

- Es gibt keine systematischen Studien über die Anwendung von Memantin bei Patienten mit einer Epilepsie
- Die Kombination von Memantin mit anderen NMDA-Antagonisten (Amantidin, Ketamin, Dextromethorphan) ist nicht ausreichend untersucht und sollte vorsichtig erfolgen

Kontraindikationen

- Die Anwendung bei Patienten mit schweren Nierenfunktionsstörungen wird nicht empfohlen

Überdosierung

- Überdosierung von bis zu 400 mg führt zu ZNS-Symptomen wie motorische Unruhe, Somnolenz, Stupor, optische Halluzinationen, epileptische Anfälle und Bewusstlosigkeit
- Behandlung: Symptomatisch; die Ansäuerung des Urins kann die Elimination von Memantin beschleunigen

Behandlung von Kindern und Jugendlichen

- Kein Nutzen bei Kindern und Jugendlichen mit Autismus-Spektrum-Störungen

Behandlung von älteren Patienten

- Vorsicht bei Patienten mit verminderter Nierenfunktion
- Achten Sie engmaschig auf das Auftreten von UAW

Schwangerschaft

- Klinische Daten zur Anwendung von Memantin während der Schwangerschaft liegen nicht vor; Tierstudien zeigten ein Potenzial zur Verminderung des intrauterinen Wachstums bei einer Exposition, die identisch oder leicht höher war als die beim Menschen. Das Risiko für den Menschen ist nicht bekannt. Memantin darf nicht während der Schwangerschaft angewendet werden, es sei denn, dies ist eindeutig erforderlich

Stillzeit

- Ob Memantin in die Muttermilch übergeht, ist nicht bekannt; angesichts des lipophilen Charakters ist jedoch von dieser Annahme auszugehen. Frauen, die Memantin einnehmen, dürfen nicht stillen

Hinweise für die Pflege

- Reduzieren Sie den Gebrauch von Antazida (z. B. Aluminium/Magnesium-haltige Produkte), um eine Alkalisierung des Urins (pH > 8) und somit die verminderte Ausscheidung und verstärkte Wirkung von Memantin zu vermeiden – Kontrolle des Urin-pHs wird gelegentlich empfohlen

Hinweise für Patienten

- Ausführliche Patienteninformationen: siehe Seite 586

Wechselwirkungen

- Klinisch relevante Interaktionen werden in Tabelle 55. NMDA-Glutamat-Antagonist: Wechselwirkungen aufgeführt
- Zusätzliche Informationen über die Kombinationsbehandlung finden Sie im Kapitel zum interagierenden Wirkstoff

Tabelle 55. NMDA-Glutamat-Antagonist: Wechselwirkungen

Medikamentenklasse	Beispiel	Wechselwirkungen
Alkalisierende Wirkstoffe	Antazida, Natriumbikarbonat, Karboanhydrasehemmer	• Erhöhte Plasmaspiegel von Memantin durch um 80 % reduzierte Elimination bei pH>8
Antiarrhythmika	Procainamid, Chinidin	• Erhöhte Plasmaspiegel von Memantin durch Konkurrenz um die Ausscheidung über den organischen Kationentransporter-2 in der Niere
Antidiabetika	Metformin	• Theoretische Möglichkeit für erhöhte Plasmaspiegel von Memantin durch Konkurrenz um die Ausscheidung über den organischen Kationentransporter-2 in der Niere, eine Studie hat jedoch gezeigt, dass Memantin keine Auswirkung auf die Pharmakodynamik von Metformin oder Glibenclamid hatte
Antiinfektiva	Trimethoprim	• Erhöhte Plasmaspiegel von Memantin durch Konkurrenz um die Ausscheidung über den organischen Kationentransporter-2 in der Niere
Antikoagulanzien	Warfarin	• Auf Erhöhung des INR oder Prothrombinzeit achten
Antikonvulsiva	Valproat	• Synergistische Wirkung in der Unterdrückung von epileptischen Anfällen im Tierversuch
Antimalariamittel	Chinin	• Erhöhte Plasmaspiegel von Memantin durch Konkurrenz um die Ausscheidung über den organischen Kationentransporter-2 in der Niere
Dextromethorphan		• Gefahr verstärkter UAW durch additive NDMA-Rezeptor-Blockade, KOMBINATION VERMEIDEN
Diuretika	Hydrochlorothiazid (HCT)	• Ausscheidung von Hydrochlorothiazid kann vermindert sein; Bioverfügbarkeit von HCT um 20 % vermindert
H_2-Antagonisten	Cimetidin, Ranitidin	• Erhöhte Plasmaspiegel von Memantin durch Konkurrenz um die Ausscheidung über den organischen Kationentransporter-2 in der Niere
NMDA-Antagonisten	Amantadin, Dextromethorphan, Ketamin	• Bei Kombination mit anderen NMDA-Antagonisten Gefahr verstärkter UAW, KOMBINATION VERMEIDEN, da es hierzu aktuell keine systematischen Studien gibt
Tabakrauch		• Erhöhte Plasmaspiegel von Memantin durch Konkurrenz um die Ausscheidung über den organischen Kationentransporter-2 in der Niere

Tabelle 56. Cholinesterasehemmer: Übersicht

	Donepezil	Galantamin	Rivastigmin	Memantin
Pharmakologie	Reversible Hemmung der Acetylcholinesterase (AChE) AChE > Butylcholinesterase (BuChE) Bindet an die AChE des Gehirns, hat kaum periphere Wirkung auf Acetycholin (z. B. im Serum, am Herzen oder im Dünndarm)	Reversible Hemmung der AChE AChe > BuChE Allosterischer Modulator zentraler Nikotinrezeptoren (erhöht die präsynaptische Freisetzung von Acetylcholin)	Parasympathomimetikum und reversible Hemmung der AChE Therapeutische Effekte vermutlich mittels Verstärkung der cholinergen Funktion über die Erhöhung der Konzentration von Acetylcholin durch reversible Hemmung von dessen Hydrolyse durch Cholinesterasen	Nicht kompetitiver NMDA-Rezeptor-Antagonismus durch effektivere Bindung am NMDA-Rezeptor als Mg^{2+}-Ionen. Schützt somit vor chronisch erhöhten Glutamatkonzentrationen. Zudem antagonistische Wirkung auf den 5-HT_3-Rezeptor vergleichbar zur Bindungsstärke am NMDA-Rezeptor und niedrigerer antagonistischer Wirkung am nikotinergen Acetylcholinrezeptor
Dosierung	Zu Beginn: 5 mg/Tag zur Nacht als Einmalgabe; tägliche 5 mg-Dosis mindestens einen Monat aufrechterhalten zur Beurteilung des frühesten klinischen Ansprechens auf die Behandlung sowie bis Erreichen von Steady-State-Konzentrationen Nach einmonatiger klinischer Beurteilung der Behandlung mit 5 mg/Tag kann die Dosis auf 10 mg/Tag (Einmaldosis pro Tag) erhöht werden Empfohlene Maximaldosis pro Tag: 10 mg Dosen > 10 mg/Tag wurden in klinischen Studien nicht untersucht	Zu Beginn: 8 mg/Tag als empfohlene Anfangsdosis zum Essen über einen Zeitraum von 4 Wochen Bei Gabe als Lösung Tagesgesamtdosis auf 2 Einnahmezeitpunkte (auch morgens und abends) verteilen; langsame Dosissteigerung um 8 mg alle 4 Wochen bis Erreichen der Erhaltungsdosis von 16 mg/Tag bzw. 24 mg/Tag Bei mittelschwerer Nieren- oder Leberfunktionsstörung (Child-Pugh-Klasse B): max. 16 mg/Tag; Anwendung bei CrCl < 9 ml/min oder Child-Pugh-Klasse C vermeiden	Zu Beginn: 2-mal 1,5 mg/Tag (morgens und abends zu den Mahlzeiten), Kapseln im Ganzen schlucken; Dosissteigerung bei guter Verträglichkeit alle 2 Wochen auf zunächst 3 mg 2-mal täglich, weitere Dosissteigerungen auf 4,5 mg und dann 6 mg 2-mal täglich im Abstand von jeweils 2 Wochen möglich; Erhaltungsdosis 6–12 mg/Tag verteilt auf 2 Einnahmezeitpunkte; Bei Unterbrechung der Behandlung > 3 Tage: Wiederbeginn mit 2-mal 1,5 mg und anschließende Dosistitration Pflaster: Applikation auf intakter Haut alle 24 Stunden, Erneuerung des Pflasters alle 24 Stunden Beginn der Behandlung mit 4,6 mg/24 Std. Nach mindestens 4 Wochen kann bei guter Verträglichkeit auf 9,5 mg/24 Std. erhöht werden, welches der niedrigsten wirksamen Dosierung entspricht. Bei guter Verträglichkeit und nur nach einer Behandlungsdauer von mindestens 6 Monate kann die Dosis auf die maximale Dosierung von 13,3 mg/24 Std. gesteigert werden	Beginn mit 5 mg/Tag morgens für 7 Tage, im Folgenden wöchentliche Steigerung der Dosis um 5 mg/Tag bis zum Erreichen der empfohlenen Erhaltungsdosis von 20 mg/Tag als Einmalgabe empfohlen Bei Niereninsuffizienz siehe Dosierung auf Seite 422; Keine Dosisanpassung bei Leberinsuffizienz nötig

Tabelle 56. Cholinesterasehemmer: Übersicht (Fortsetzung)

	Donepezil	Galantamin	Rivastigmin	Memantin
			Leichte bis mittelschwere Alzheimer-Demenz und Morbus Parkinson: 9,5 mg/24 Std. oder 13,3 mg/24 Std. Bei Unterbrechung der Behandlung >3 Tage sollte erneut mit 4,6 mg/24 Std. aufdosiert werden Beim Wechsel von der oralen Aufnahme auf das Pflaster sollte die Stärke 4,6 mg/24 Std. für Patienten, die <6 mg/Tag einnehmen gewählt werden. Keine Dosissteigerung für 4 Wochen. Die Stärke 9,5 mg/24 Std. kann angewandt werden bei Patienten mit oraler Dosis >6 mg/Tag. Pflaster am Tag nach der letzten oralen Einnahme aufkleben Dosisanpassungen für Patienten mit leichter bis mittelschwerer Leberfunktionsstörung oder niedrigem Körpergewicht (<50 kg) bedenken	
Pharmakokinetik				
Bioverfügbarkeit	100 %; unabhängig der Nahrungsaufnahme	90 %; Nahrung senkt C_{max} um 25 % und verzögert T_{max} um 1,5 Stunden	36 %; Nahrung verzögert Resorption, senkt C_{max} und erhöht die Bioverfügbarkeit um 25 %	100 %; unabhängig von der Nahrungsaufnahme
Zeit zum Spitzen-Plasmaspiegel (T_{max})	10 mg Tablette: 3–4 Stunden 20 mg Tablette: 8 Stunden	1 Stunde	Oral: 1,4–2,6 Stunden Pflaster: 10–16 Stunden nach erster Gabe	3–8 Stunden
Plasma-Protein-Bindung	96 % v. a. an Albumin (75 %) und saures α_1-Glykoprotein (21 %). Interaktion mit anderen Wirkstoffen, die eine hohe Proteinbindung aufweisen (z. B. Digoxin, Warfarin) ist unwahrscheinlich	28–34 %	40 %	Ca. 45 %. Interaktion mit anderen Wirkstoffen, die eine hohe Proteinbindung aufweisen (z. B. Digoxin, Warfarin) ist unwahrscheinlich

Tabelle 56. Cholinesterasehemmer: Übersicht (Fortsetzung)

	Donepezil	Galantamin	Rivastigmin	Memantin
Plasma-Halbwertszeit	70–80 Stunden bei gesunden Erwachsenen; Verlängerung nach mehrfacher Verabreichung	7–8 Stunden	Oral: 1–2 Stunden (bei jüngeren und älteren Patienten) Pflaster: 3 Stunden nach Entfernen des Pflasters	Eliminationshalbwertszeit von 60–100 Stunden
Lebererkrankung	Clearance bei Patienten mit Leberzirrhose um etwa 20 % reduziert	Clearance bei Patienten mit Lebererkrankung um etwa 25–30 % reduziert	Clearance bei Patienten mit Lebererkrankung um etwa 60 % reduziert	Keine Dosisanpassung bei Patienten mit leichter oder mittelschwerer Leberfunktionsstörung
Nierenerkrankung	Niereninsuffizienz hat keinen Einfluss auf die Clearance	Bei mittelschwerer bis schwerer Niereninsuffizienz ist die Bioverfügbarkeit um 37 % bzw. 67 % reduziert 20 % verminderte Clearance bei Frauen	Clearance um 65 % reduziert bei mittelschwerer Niereninsuffizienz	Clearance ist von der Nierenfunktion abhängig (siehe Dosierung auf Seite 422)
Alter				Pharmakokinetik ist bei älteren und jüngeren Patienten vergleichbar
Metabolismus	Abbau über CYP 2D6 und 3A4, Glukuronidierung. Auswirkung von CYP-2D6-Genotypen: 31,5 % langsamere Clearance bei „poor metabolizers", 24 % beschleunigte Clearance bei „ultrarapid metabolizers" 4 Hauptmetaboliten, wovon 2 aktiv sind	Abbau über CYP 2D6 und 3A4 (Inhibitoren beider Stoffwechselwege können eine moderate Erhöhung der Bioverfügbarkeit von Galantamin bedingen)	Abbau durch Esterasen – geringes Risiko für Arzneimittelinteraktionen Phenolischer Metabolit hat ca. 10 % der Aktivität der Muttersubstanz	Renale Ausscheidung. Das hepatische CYP-450-System spielt keine bedeutende Rolle Renale Ausscheidung deutlich erniedrigt bei alkalischem Urin (pH > 8) Keine pharmakokinetischen Interaktionen mit Wirkstoffen, die über das CYP-System verstoffwechselt werden, zu erwarten
Unerwünschte Arzneimittelwirkungen (UAW)				
Gastrointestinale UAW	5–10 %: Übelkeit, Erbrechen, Diarrhoe, Obstipation, Magenbeschwerden > 2 %: Appetitlosigkeit und Gewichtsabnahme	10–30 %: Übelkeit, Erbrechen 5–10 %: Durchfall 5–10 %: Appetitlosigkeit > 1 %: Flatulenz	10–30 %: Übelkeit, Erbrechen, Diarrhoe, abdominelle Schmerzen > 30 %: Appetitlosigkeit (mit Gewichtsabnahme, v. a. bei Frauen)	> 5 %: Diarrhoe 2–10 %: Obstipation
ZNS-UAW	5–10 %: Müdigkeit, Kopfschmerzen Bis zu 18 %: Schlafstörungen 2–5 %: abnorme Träume, Alpträume, Agitation, Somnolenz, Agitation, Erregung, Depression	5–10 %: Schlafstörungen, Kopfschmerzen, Depressionen, Müdigkeit, Agitation 2–5 %: Sedierung, Tremor < 1 %: Paranoia, Delir, Ataxie, Schwindel, Hypertonie, epileptische Anfälle	> 2–10 %: Kopfschmerzen > 5 %: Sedierung, Asthenie > 2 %: Ängstlichkeit, Schlafstörungen, Aggressivität, Halluzinationen > 1 %: Tremor, Ataxie, Gleichgewichtsstörungen	5–20 %: Schlafstörungen, Agitation > 2 %: Kopfschmerzen, Verwirrtheit < 2 %: Abgeschlagenheit Fallberichte von lebhaften Träumen, Alpträumen und Halluzinationen

Tabelle 56. Cholinesterasehemmer: Übersicht (Fortsetzung)

	Donepezil	Galantamin	Rivastigmin	Memantin
	< 2 %: Ruhelosigkeit, Aggressivität, Reizbarkeit 1 %: transitorische ischämische Attacken (TIA), Hypokinese, epileptische Anfälle Alpträume können durch Umstellung der Gabe von zur Nacht auf morgens gebessert werden Schnelles Auftreten manischer Symptome bei Patienten mit bipolarer Störung Fallbericht von Delir Verschlechterung eines Parkinsonismus und abnormaler Bewegungen (Restless Legs, Stottern) Fallbericht eines Pisa-Syndroms	Fallberichte von verstärktem REM-Schlaf, „luzides Träumen"	Fallberichte von epileptischen Anfällen Fallbericht eines Pisa-Syndroms	
Kardiovasuläre UAW	2–10 %: Schwindelanfälle < 2 %: Synkope, Vorhofflimmern, Blutdruckabfall < 1 %: Arrhythmie, AV-Block (I°), Torsade-de-pointes-Tachykardie, Herzinsuffizienz, symptomatische Bradykardie, Tachykardie (supraventrikulär), tiefe Beinvenenthrombose (TVT)	5–10 %: Schwindelanfälle > 2 %: Bradykardie, Synkopen (dosisabhängig) > 1 %: Thoraxschmerzen < 1 %: Ödeme, Vorhofflimmern Fallbericht einer QTc-Zeit-Verlängerung	10–20 %: Schwindel 2–5 %: Synkopen	10–20 %: Schwindel 2–5 %: Synkopen
Respirationstrakt	> 5 %: verstopfte Nase < 2 %: Dyspnoe < 1 %: Lungenstauung, Pneumonie, Schlafapnoe	> 2 %: verstopfte Nase	> 2 %: verstopfte Nase < 2 %: Dyspnoe < 1 %: Infektionen der oberen Atemwege	> 2 %: Husten
Augen/Ohren	< 2 %: unscharfes Sehen < 1 %: trockene Augen, Glaukom	–	> 2 %: Tinnitus	–
Dermatologische UAW	2–10 %: Rötungen (Flushing) < 2 %: Juckreiz und Urtikaria	–	> 5 %: vermehrtes Schwitzen Flushing, Hautreaktionen (z. B. Hautausschlag, Rötung, lokale Inflammation nach Pflasteranwendung) Disseminierte kutane Hypersensitivitätsreaktion (unabhängig von der Darreichungsform)	Fallberichte von epidermaler Nekrolyse

Tabelle 56. Cholinesterasehemmer: Übersicht (Fortsetzung)

	Donepezil	Galantamin	Rivastigmin	Memantin
Urogenitaltrakt	< 2 %: Harndrang, Nykturie < 1 %: Prostatahypertrophie > 5 % Inkontinenz	> 5 %: Harnwegsinfekte (HWI) > 2 %: Hämaturie > 1 %: Inkontinenz < 1 %: Harnverhalt	> 5 %: HWI > 2 %: Harndrang, Inkontinenz	> 5 %: Inkontinenz > 2 %: HWI < 1 %: gesteigerte Libido
Muskel/Skelett	5–10 %: Muskelkrämpfe, Schmerzen < 2 %: Arthritis	5–10 %: Muskelkrämpfe	< 1 %: Arthalgie, Myalgie, Schmerzen	< 1 %: erhöhter Muskeltonus
Leber	–	–	Fallberichte von Hepatitis	Erhöhte Leberenzyme (GPT) Fallbericht eines Leberversagen
Sonstige UAW	< 2 %: Exsikkose < 1 %: Blutbildveränderungen, Ikterus, Nierenversagen	2–5 %: Anämie < 1 %: Blutbildveränderungen	< 1 %: Exsikkose, Hypokaliämie < 1 %: Nasenbluten	Fallbericht einer aplastischen Anämie Fallberichte von Pankreatitiden und Nierenversagen

Andere Antidementiva

Verfügbare Substanzen

Wirkstoff	Handelsnamen Deutschland	Handelsnamen Österreich	Handelsnamen Schweiz
Piracetam	Cerepar N®, Nootrop®, Normabrain®, Piracetam AL®, u.a.	Cerebryl®, Nootropil®, Pirabene®, u.a.	Nootropil®
Pyritinol	Encephabol®	Encephabol®	–

Indikationen

Zugelassene Indikationen:

- Zur symptomatischen Behandlung chronischer hirnorganisch bedingter Leistungsstörungen im Rahmen eines therapeutischen Gesamtkonzeptes bei demenziellen Syndromen mit der Leitsymptomatik: Gedächtnisstörungen, Konzentrationsstörungen, Denkstörungen, vorzeitige Ermüdbarkeit und Antriebs- und Motivationsmangel, affektive Störungen

Anmerkung: Die für Piracetam und Pyritinol vorliegenden Studien sind nicht bei Patienten mit Demenzen nach heutiger Definition durchgeführt worden; auch entsprechen diese Studien nicht den heutigen methodologischen Anforderungen. Daher werden in der Demenzbehandlung heute die Acetylcholinesterasehemmer und Memantin empfohlen. Die Behandlung mit Piracetam ist gemäß der PRISCUS-Liste sogar als potenziell inadäquat zu werten

Weitere Indikationen von Piracetam:

- Unterstützende Therapie bei chronischen Folgezuständen nach ischämischen Hirninfarkt im Carotis-Stromgebiet
- Adjuvante Behandlung von Myoklonus-Syndromen kortikalen Ursprungs
- Unterstützende Behandlung postkommotioneller Syndrome mit den Leitsymptomen Schwindel und Kopfschmerzen (Zustand nach Gehirnerschütterung)
- Unterstützende Behandlung von Kindern mit Legasthenie, die nicht durch eine intellektuelle Retardierung (Minderbegabung), mangelnde Schulbildung oder unzureichende familiäre/soziale Verhältnisse erklärbar sind

Pharmakologie

- Vermutete Wirkmechanismen: Die Antidementiva Piracetam und Pyritinol haben ein ähnliches Wirkspektrum, wobei sie einen pathologisch verminderten Hirnstoffwechsel verbessern können (Glukose- und Sauerstoffutilisation, Proteinbiosynthese, Nukleinsäurestoffwechsel, Phospholipidstoffwechsel). Außerdem fördern sie die kortikale Acetylcholinfreisetzung und die cholinerge Transmission. In Tierversuchen kam es zu einer Besserung der Erregungsübertragung und -fortleitung in verschiedenen Hirnregionen. Beim Menschen kommt es zu einer Durchblutungszunahme in ischämischen Hirnarealen und Besserung der Fließeigenschaften des Blutes. Im EEG zeigt sich eine Verstärkung der Alpha-Komponenten und eine Verminderung der Theta- und Delta-Komponenten; insgesamt Besserung von Vigilanz und Antrieb

Dosierung

- Siehe Seite 433, Tabelle 57. Andere Antidementiva: Übersicht
- Die Behandlungsdauer richtet sich nach dem Krankheitsbild. Therapeutische Erfolge sind meist erst nach 3–4-wöchiger Behandlung festzustellen, der optimale Effekt lässt sich in der Regel nach 6–12 Wochen sichern. Die Behandlungsdauer bei der Behandlung chronischer Erkrankungen sollte bis zur Wirksamkeitsbeurteilung mindestens 8 Wochen betragen; nach 12 Wochen Behandlung sollte überprüft werden, ob eine Weiterbehandlung noch angezeigt ist

Piracetam:
- Zweimal tägliche Einnahme von einer Tablette (entsprechend 2,4 g); ggf. Erhöhung auf zweimal tägliche Einnahme von 4,8 g
- Keine Dosisanpassung bei eingeschränkter Leberfunktion
- Dosisanpassung bei Niereninsuffizienz:
  - Leichte Niereninsuffizienz (CrCl 50–79 ml/min): 2/3 der normalen Tagesdosis, 2 oder 3 Einzelgaben
  - Mittelschwere Niereninsuffizienz (CrCr 30–49 ml/min): 1/3 der normalen Tagesdosis, 2 Einzelgaben
  - Schwere Niereninsuffizienz (CrCl < 30 ml/min): 1/6 der normalen Tagesdosis (Einmalgabe)
  - Dialysepflichtige Patienten: Kontraindiziert!

Pyrinitol:
- Dosierung in Abhängigkeit von dem Schweregrad der Erkrankung und dem Therapieansprechen des Patienten
- Dreimal tägliche Einnahme von 200 mg Pyritinol
- Eine Anpassung bei eingeschränkter Leber- und/oder Nierenfunktion wird nicht empfohlen

Pharmakokinetik

- Siehe Seite 433, Tabelle 57. Andere Antidementiva: Übersicht

Unerwünschte Arzneimittelwirkungen (UAW)

Piracetam

- ZNS-UAW: Nervosität, Aggressivität, Schlafstörungen, Hyperkinesie (häufig), Depression, Somnolenz (gelegentlich), Kopfschmerzen, Schlafstörungen, epileptische Anfälle, Ataxie, gesteigerte psychomotorische Aktivität, Angst, Verwirrtheit, Halluzinationen (Häufigkeit nicht bekannt)
- Gastrointestinale UAW: Diarrhö, Übelkeit, Erbrechen (Häufigkeit unbekannt)
- Kardiovaskuläre UAW: Senkung oder Steigerung des Blutdruckes (gelegentlich)
- Endokrinologische/metabolische UAW: Gewichtszunahme (häufig)
- Urogenitale UAW: Libidozunahme, gesteigerte Sexualität (gelegentlich)
- Sonstige UAW: Schweißausbrüche (sehr selten), allergische Reaktionen, hämorrhagische Erkrankung, Quincke-Ödem, Dermatitis (Häufigkeit nicht bekannt)

Pyritinol

1. Häufig Überempfindlichkeitsreaktionen unterschiedlicher Schweregrade, meist als Ausschläge an Haut und Schleimhaut, Juckreiz, Übelkeit, Erbrechen, Durchfall, Temperaturanstieg
2. Häufig Schlafstörungen
3. Gelegentlich verstärkte Erregbarkeit, Appetitverlust, Kopfschmerzen, Schwindel, Müdigkeit
4. Gelegentlich Störungen der Geschmacksempfindung, Leberfunktionsstörungen (z. B. Transaminasenanstieg, Cholestase)

5. In Einzelfällen Muskel- und Gelenkschmerzen, Leukopenie (in Einzelfällen bis zur Agranulozytose), Lichen planus, blasenbildende Pemphigus-ähnliche Hautreaktionen, Haarausfall

Bei Patienten mit rheumatoider Arthritis (chronischem Gelenkrheumatismus) besteht eine vermutlich krankheitsbedingte Empfindlichkeit gegenüber Pyritinol. Daher treten bei diesen Patienten die (1), (4) und (5) genannten UAW häufiger auf. Darüber hinaus können bei diesen Patienten UAW auftreten, wie sie für antirheumatische Basistherapeutika typisch sind:

6. Häufig Proteinurie (in Einzelfällen bis zum nephrotischen Syndrom), Stomatitis
7. Gelegentlich Eosinophilie, Thrombopenie, vermehrtes Auftreten von antinukleären Antikörpern
8. Einzelfälle: Nagelablösung, Dyspnoe, myasthenische Symptome, Parästhesien, Polymyositis, Cholestase und Hepatitis, Hämaturie, Auftreten von LE-Zellen, autoimmunes hypoglykämisches Syndrom

→ **HINWEIS: In den unter (1) und (4) bis (8) genannten Fällen ist das Medikament sofort abzusetzen und, wenn erforderlich, eine symptomorientierte Therapie einzuleiten. Bei Patienten mit chronischem Gelenkrheumatismus sollten regelmäßige klinische und laborchemische Kontrolluntersuchungen durchgeführt werden; diese Patienten haben vermutlich eine krankheitsbedingte erhöhte Empfindlichkeit gegenüber verschiedenen SH-haltigen Verbindungen, so auch gegen Pyritinol**

Kontraindikationen

- Bekannte Überempfindlichkeit gegenüber Pyritinol bzw. Piracetam oder einen der weiteren Bestandteile

Piracetam:
- Piracetam darf bei Patienten mit zerebralen Blutungen (z. B. hämorrhagischem Insult) nicht angewendet werden
- Bei Patienten mit terminaler Niereninsuffizienz darf Piracetam nicht angewendet werden
- Piracetam darf nicht angewendet werden bei Patienten mit Chorea Huntington

Anwendungsbeschränkungen und Vorsichtsmaßnahmen

Piracetam:
- Vorsicht bei psychomotorischer Unruhe
- Aufgrund des Einflusses von Piracetam auf die Thrombozytenaggregation ist Vorsicht geboten
- Eingeschränkte Nierenfunktion (genaue Überwachung bzw. Dosisreduktion)
- Bei bekannter Epilepsie ist eine Anwendung möglich, wenn die Antikonvulsiva-Therapie beibehalten wird

Pyritinol:
- Vorgeschädigte Niere
- Schwere Leberfunktionsstörungen
- Schwere Blutbildveränderungen
- Akute oder anamnestisch bekannte Autoimmunerkrankungen, wie z. B. systemischer Lupus erythematodes, Myasthenia gravis, Pemphigus
- Hinweis: Bei bekannter Überempfindlichkeit gegenüber Penicillamin können aufgrund der chemischen Verwandtschaft zu Pyritinol (Thiolgruppe) ähnliche UAW auftreten

Überdosierung

Piracetam:
- Im Rahmen einer Überdosierung ist mit einem vermehrten Auftreten der o. g. UAW zu rechnen
- Behandlung: Magenspülung, Auslösen von Erbrechen; ggf. Hämodialyse (50–60 %-ige Entfernung nach 4-stündiger Dialyse); kein Antidot bekannt

Pyritinol:
- Insgesamt liegen wenig Erfahrungen vor; Toxizität ist anhand von Tierstudien als gering einzuschätzen
- Mögliche Symptome sind: Psychomotorische Erregung, Schlafstörungen, Somnolenz, Temperaturanstieg, Übelkeit, Erbrechen und Durchfall, Kopfschmerz und Schwindel, Gelenkschmerzen sowie Störungen der Geschmacksempfindung

Schwangerschaft

Piracetam:
- Bisher keine Hinweise auf embryotoxische oder teratogene Effekte; Erfahrungen beim Menschen liegen nicht vor
- Überwindung der Plazentaschranke; im fetalen Plasma fanden sich ca. 70–90 % der maternalen Plasmakonzentration
- Piracetam sollte in der Schwangerschaft nicht angewendet werden, außer wenn der Nutzen größer ist als die Risiken und der klinische Zustand der Schwangeren eine Behandlung mit Piracetam erfordert

Pyritinol:
- Keine Hinweise auf eine schädigende Wirkung auf den Fetus
- Strenge Indikationsstellung

Stillzeit

- Piracetam geht in die Muttermilch über und sollte nicht während der Stillzeit angewendet werden
- Pyritinol: Strenge Indikationsstellung

Wechselwirkungen

Piracetam:
- Bei gleichzeitiger Gabe mit anderen ZNS-stimulierenden Arzneimitteln ist eine Wirkungsverstärkung zu erwarten. Möglicherweise kommt es zu Wechselwirkungen mit Antipsychotika (Verstärkung von Hyperkinesen); bei gleichzeitiger Gabe von Schilddrüsenhormonen bei Hypothyreose ist möglicherweise mit einer Verstärkung der Hormonwirkung zu rechnen

Pyritinol:
- Bei gleichzeitiger Gabe von antirheumatischen Basistherapeutika (Penicillamin, Goldpräparate, Sulfasalazin) ist mit einer Verstärkung der UAW zu rechnen. Bei dieser Kombination ist daher entsprechende Vorsicht geboten

Tabelle 57. Andere Antidementiva: Übersicht

Substanz	Chemische Struktur	Dosierung	Pharmakokinetik			
			Maximale Plasmakonzentration	Terminale Eliminationshalbwertszeit	Proteinbindung	Metabolismus
Piracetam	Oxopyrrolidin	Zu Beginn: 2,4 g/Tag, verteilt auf mehrere Einzeldosen Höchstdosis: 4,8 g/Tag, verteilt auf mehrere Einzeldosen	30 Minuten; 100 % Bioverfügbarkeit und Resorption unabhängig von der Nahrungsaufnahme	4,4–7,1 Stunden	15 %	Keine Biotransformation; Piracetam wird nach Einzelgabe innerhalb von 24–30 Stunden über die Niere fast vollständig ausgeschieden

Tabelle 57. Andere Antidementiva: Übersicht (Fortsetzung)

Substanz	Chemische Struktur	Dosierung	Pharmakokinetik			
			Maximale Plasmakonzentration	Terminale Eliminationshalbwertszeit	Proteinbindung	Metabolismus
Pyritinol	Verwandtschaft mit Penicillamin (Thiolgruppe)	3-mal 200 mg/Tag	30–60 Minuten; 100 % Resorption, im Mittel 54 % Bioverfügbarkeit (Wechselwirkungen mit Nahrungsaufnahme, First-pass-Effekt)	2,5 Stunden (2–8 Stunden)	20–40 %	Schnelle Metabolisierung (Leber); bevorzugte Ausscheidung über die Niere (nach 24 Stunden etwa 72,4–74,2 % in Form von Konjugaten); Pyridine (aktiver Metabolit, der auch über die Niere ausgeschieden wird)

Weiterführende Literatur

Literatur

1. Koola MM, Buchanan RW, Pillai A, et al. Potential role of the combination of galantamine and memantine to improve cognition in schizophrenia. Schizophr Res. 2014;157(1–3):84–89. doi:10.1016/j.schres.2014.04.037
2. Sofuoglu M, DeVito EE, Waters AJ, et al. Cognitive enhancement as a treatment for drug addictions. Neuropharmacology. 2013;64:452–463. doi:10.1016/j.neuropharm.2012.06.021
3. Rossignol DA, Frye RE. The use of medications approved for Alzheimer's disease in autism spectrum disorder: A systematic review. Front Pediatr. 2014;2:87. doi:10.3389/fped.2014.00087
4. Qaseem A, Snow V, Cross JT Jr, et al. Current pharmacologic treatment of dementia: A clinical practice guideline from the American College of Physicians and the American Academy of Family Physicians. Ann Intern Med. 2008;148(5):370–378. doi:10.7326/0003-4819-148-5-200803040-00008
5. Rodda J, Morgan S, Walker Z. Are cholinesterase inhibitors effective in the management of the behavioral and psychological symptoms of dementia in Alzheimer's disease? A systematic review of randomized, placebo-controlled trials of donepezil, rivastigmine and galantamine. Int Psychogeriatr. 2009;21(5):813–824. doi:10.1017/S1041610209990354
6. Hager K, Baseman AS, Nye JS, et al. Effects of galantamine in a 2year, randomized, placebo-controlled study in Alzheimer's disease. Neuropsychiatr Dis Treat. 2014;10:391–401. doi:10.2147/NDT.S57909Corrigendum in: Neuropsychiatr Dis Treat. 2014;10:1997-1998. doi:10.2147/NDT.S71540
7. Ali TB, Schleret TR, Reilly BM, et al. Adverse effects of cholinesterase inhibitors in dementia, according to the pharmacovigilance databases of the United-States and Canada. PLoS One. 2015;10:e0144337. doi:10.1371/journal.pone.0144337
8. Pasqualetti G, Tognini S, Calsolaro V, et al. Potential drug–drug interactions in Alzheimer patients with behavioral symptoms. Clin Interv Aging. 2015;10:1457–1466. doi:10.2147/CIA.S87466
9. Seripa D, Bizzarro A, Pilotto A, et al., Role of cytochrome P4502D6 functional polymorphisms in the efficacy of donepezil in patients with Alzheimer's disease. Pharmacogenet Genomics. 2011;21(4):225–230. doi:10.1097/FPC.0b013e32833f984c
10. Xiao T, Jiao B, Zhang W, et al. Effect of the CYP 2D6 and APOE polymorphisms on the efficacy of donepezil in patients with Alzheimer's disease: A systematic review and meta-analysis. CNS Drugs. 2016;30(10):899–907. doi:10.1007/s40263-016-0356-1
11. Pariente A, Sanctussy DJ, Miremont-Salamé G, et al. Factors associated with serious adverse reactions to cholinesterase inhibitors: A study of spontaneous reporting. CNS Drugs. 2010:24(1):55–63. doi:10.2165/11530300-000000000-00000
12. Birks J, Grimley Evans J, Iakovidou V, et al. Rivastigmine for Alzheimer's disease. Cochrane Database Syst Rev. 2009;2:CD001191. doi:10.1002/14651858.CD001191.pub2
13. Gill SS, Anderson GM, Fischer HD, et al. Syncope and its consequences in patients with dementia receiving cholinesterase inhibitors: A population-based cohort study. Arch Intern Med. 2009;169(9):867–873. doi:10.1001/archinternmed.2009.43

14. Di Santo SG, Prinelli F, Adorni F, et al. A meta-analysis of the efficacy of donepezil, rivastigmine, galantamine, and memantine in relation to severity of Alzheimer's disease. J Alzheimers Dis. 2013;35(2):349–361. doi:10.3233/JAD-122140
15. Kishi T, Matsunaga S, Iwata N. The effects of memantine on behavioral disturbances in patients with Alzheimer's disease: A meta-analysis. Neuropsychiatr Dis Treat. 2017;13:1909–1928. doi:10.2147/NDT.S142839
16. Matsuzono K, Yamashita T, Ohta Y, et al. Clinical benefits of memantine treatment for Alzheimer's disease in the Okayama Memantine Study II (OMS II). J Alzheimers Dis. 2015;47(2):487–493. doi:10.3233/JAD-150094
17. Aboujaoude E, Barry JJ, Gamel N. Memantine augmentation in treatment-resistant obsessive–compulsive disorder: An open-label trial. J Clin Psychopharmacol. 2009;29(1):51–55. doi:10.1097/JCP.0b013e318192e9a4
18. Rynn M, Puliafico A, Heleniak C, et al. Advances in pharmacotherapy for pediatric anxiety disorders. Depression and Anxiety 2011;28(1):76–87. doi:10.1002/da.20769
19. Stewart S, Jenike EA, Hezel DM, et al. A single-blinded case-control study of memantine in severe obsessive–compulsive disorder. J Clin Psychopharmacol. 2010;30(1):34–39. doi:10.1097/JCP.0b013e3181c856de
20. Andrade C. Memantine as an augmentation treatment for schizophrenia: Limitations of meta-analysis for evidence-based evaluation of research. J Clin Psychiatry. 2017;78(9):e1307–e1309. doi:10.4088/JCP.17f11998
21. Lopez OL, Becker JT, Wahed AS, et al. Long-term effects of the comcomitant use of memantine with cholinesterase inhibition in Alzheimer disease. J Neurol Neurosurg Psychiatry. 2009;80(6):600–607. doi:10.1136/jnnp.2008.158964
22. Lazzeroni LC, Halbauer JD, Ashford JW, et al. Memantine is associated with longer survival than donepezil in a Veterans Affairs prescription database, 1997 to 2008. J Alzheimers Dis. 2013;36(4):791–798. doi:10.3233/JAD-130662
23. Kwak YT, Han IW, Suk SH, et al. Two cases of discontinuation syndrome following cessation of memantine. Geriatr Gerontol Int. 2009;9(2):203–205. doi:10.1111/j.1447-0594.2009.00519.x

Zusätzlich empfohlene Literatur

- Abe Y, Shimokado K, Fushimi K. Donepezil is associated with decreased in-hospital mortality as a result of pneumonia among older patients with dementia: A retrospective cohort study. Geriatr Gerontol Int. 2018;18(2):269–275. doi:10.1111/ggi.13177
- Ballard D, Corbett A. Management of neuropsychiatric symptoms in people with dementia. CNS Drugs. 2010;24(9):729–739. doi:10.2165/11319240-000000000-00000
- Baskys A, Cheng JX. Pharmacological prevention and treatment of vascular dementia: Approaches and perspectives. Exp Gerontol. 2012;47(11):887–891. doi:10.1016/j.exger.2012.07.002
- Deardorff WJ, Feen E, Grossberg GT. The use of cholinesterase inhibitors across all stages of Alzheimer's disease. Drugs Aging. 2015;32(7):537–547. doi:10.1007/s40266-015-0273-x. doi:10.1007/s40266-015-0273-x
- Emre M, Tsolaki M, Bonuccelli U, et al. Memantine for patients with Parkinson's disease dementia or dementia with Lewy bodies: A randomized, double-blind, placebo-controlled trial. Lancet Neurol. 2010;9(10):969–977. doi:10.1016/S1474-4422(10)70194-0
- Feldman HH, Pirttila T, Dartigues JF, et al. Analyses of mortality risk in patients with dementia treated with galantamine. Acta Neurol Scand. 2009;119(1):22–31. doi:10.1111/j.1600-0404.2008.01047.x
- Herrmann N, Lanctot K, Hogan DB. Pharmacological recommendations for the symptomatic treatment of dementia: The Canadian Consensus Conference on the Diagnosis and Treatment of Dementia 2012. Alzheimers Res Ther. 2013;5(Suppl 1):S5. doi:10.1186/alzrt201
- Huang F, Fu Y. A review of clinical pharmacokinetics and pharmacodynamics of galantamine, a reversible acetylcholinesterase inhibitor for the treatment of Alzheimer's disease, in healthy subjects and patients. Curr Clin Pharmacol. 2010;5(2):115–124. doi:10.2174/157488410791110805
- Jones RW. A review comparing the safety and tolerability of memantine with the acetylcholinesterase inhibitors. Int J Geriatr Psychiatry. 2010;25(6):547–553. doi:10.1002/gps.2384
- Li Y, Hai S, Zhou Y, et al. Cholinesterase inhibitors for rarer dementias associated with neurological conditions. Cochrane Database Syst Rev. 2015;(3):CD009444. doi:10.1002/14651858.CD009444.pub3
- Lockhart IA, Mitchell SA, Kelly S. Safety and tolerability of donepezil, rivastigmine and galantamine for patients with Alzheimer's disease: Systematic review of the 'real-world' evidence. Dement Geriatr Cogn Disord. 2009;28(5):389–403. doi:10.1159/000255578

- McGuinness B, O'Hare J, Craig D, et al. Cochrane review on 'statins for the treatment of dementia'. Int J Geriatr Psychiatry. 2013;(28)2:119–126. doi:10.1002/gps.3797
- O'Brien JT, Holmes C, Jones M, et al. Clinical practice with anti-dementia drugs: A revised (third) consensus statement from the British Association for Psychopharmacology. J Psychopharmacol. 2017;31(2):147–168. doi:10.1177/0269881116680924
- Pasqualetti G, Tognini S, Calsolaro V, et al. Potential drug–drug interactions in Alzheimer patients with behavioral symptoms. Clin Interv Aging. 2015;10:1457–1466. doi:10.2147/CIA.S87466
- Xia P, Chen HS, Zhang D, et al. Memantine preferentially blocks extrasynaptic over synaptic NMDA receptor currents in hippocampal autapses. J Neurosci. 2010;30(33):11246–11250. doi:10.1523/JNEUROSCI.2488-10.2010
- Zekry D, Gold G. Management of mixed dementia. Drugs Aging. 2010:27(9):715–728. doi:10.2165/11538250-000000000-00000

TRIEBDÄMPFENDE ARZNEIMITTEL

In diesem Kapitel wird nur die Anwendung von Cyproteron zur Triebdämpfung bei Sexualdeviationen abgehandelt, nicht aber weitere Indikationen wie die palliative Therapie des fortgeschrittenen Prostatakarzinoms, Therapie von schweren Formen der Akne, u. a.

Verfügbare Substanzen

Wirkstoff	Handelsnamen Deutschland	Handelsnamen Österreich	Handelsnamen Schweiz
Cyproteron	Androcur® 10 mg/50 mg/Androcur®-Depot, 300 mg, Cyproteronacetat beta 50 mg/100 mg, Cyproteron TAD® 50 mg/100 mg, Virilit® 50 mg	Androcur® 50 mg/Androcur®-Depot 300 mg	Androcur® 10 mg/50 mg/Androcur®-Depot 100 mg, Androbas® 50 mg

Indikationen

Zugelassene Indikationen:

- Triebdämpfung bei Hypersexualität und Sexualdeviationen (z. B. bei Sexualstraftätern oder bei inadäquatem Sexualverhalten dementer Patienten)
- Behandlungsbedürftig sind sexuelle Verhaltensabweichungen, wenn ein Leidensdruck besteht. Voraussetzung für eine Therapie ist der Behandlungswunsch des Patienten

Allgemeine Hinweise

- Obwohl es wenige kontrollierte Doppelblindstudien gibt, zeigen alle unkontrollierten Studien hierzu eine signifikante Wirksamkeit der Triebdämpfung. Es wäre somit sehr unwahrscheinlich, dass dieser Effekt zufällig ist
- Die Pharmakotherapie bei Sexualdeviation sollte von einer psychotherapeutischen Behandlung begleitet werden, um Compliance und Outcome zu verbessern[1,2]
- Außerdem ist die Behandlung komorbider psychiatrischer Störungen wichtig
- Cyproteron ist wirksam in der Reduktion des Sexualtriebes bei nicht gewalttätigen Sexualstraftätern
- Evidenz für die Wirksamkeit serotonerger Wirkstoffe (z. B. SSRI) ist umstritten und unzureichend. SSRI sollten NICHT als Monotherapie bei schweren Sexualstraftätern angewandt werden
- Antipsychotika: Chlorpromazin ist weniger wirksam als Benperidol, das eine deutliche libidosenkende Wirkung aufweist
- Der Opioidantagonist Naltrexon (100–200 mg/Tag) stellt eine mögliche erste Behandlungsoption bei jugendlichen Sexualstraftätern dar
- Eine Kombinationsbehandlung mit einem peripheren Androgenblocker wie Finasterid kann bei Hochrisiko-Patienten zur zusätzlichen Testosteron-Blockade unterstützend gegeben werden (Off-label use)
- In anderen Ländern sind außerdem GnRH (Gonadotropin-Releasing-Hormon)-Analoga (Goserelin, Leuprorelin) und Gestagene (Medroxyprogesteron) zur Triebdämpfung zugelassen
- Vor Behandlungsbeginn sowie später in jährlichen Abständen sollte konsiliarisch ein Internist/Endokrinologe eingeschaltet werden; eine Knochendichtemessung sollte durchgeführt werden
- Bei Sexualstraftätern kann die Behandlung zur gerichtlichen Auflage gemacht werden, z. B., um eine Entlassung aus dem Maßregelvollzug bzw. Lockerungen zu erreichen

- Cyproteron führt bei Männern zur Hemmung der Spermatogenese und zur Sterilität. Die Sterilität ist nach Absetzen nach ca. 4–6 Monaten reversibel
- Der Behandlungserfolg tritt in 35–95 % der Fälle ein, abhängig von der Art der sexuellen Störung und der Motivation des Patienten
- Cyproteron führt bei einigen Patienten trotz hoher Dosierung und über 90 %-iger Reduktion des Testosteronspiegels nicht zu einem Behandlungserfolg

Pharmakologie

- Cyproteron ist eine steroidale Substanz und hat antiandrogene, gestagene und antigonadotrope Wirkungen
- *Antiandrogene Wirkung:* Cyproteron verhindert die Wirkung von endogen gebildeten und exogen zugeführten Androgenen an den Erfolgsorganen durch kompetitive Hemmung der Androgenrezeptoren. Es kommt zu einer Blockade der Translokation des DHT-Rezeptor-Komplexes in den Zellkern. Die Spermatogenese wird dosisabhängig gehemmt; Testosteron-Plasmaspiegel sinken innerhalb von 2–4 Wochen. Langfristig kann es zu einer Erhöhung der Androgenspiegel kommen, jedoch ohne zwangsläufige Erhöhung des sexuellen Triebs
- *Gestagene Wirkung:* Cyproteron ist etwa hundertmal stärker wirksam als Progesteron (Clausberg-Test im Tierversuch)
- *Antigonadotrope Wirkung:* Cyproteron hat einen zentral hemmenden Effekt. Wegen dieser antigonadotropen Wirkung kommt es nicht zum gegenregulatorischen Anstieg der LH- und FSH-Sekretion. In der Folge kommt es zu einer Abnahme von Testosteron und Estrogenen im Plasma. Im Tierversuch bewirkt Cyproteron eine Hemmung des Hodenwachstums

Dosierung

- Zur Anfangsbehandlung beträgt die Tagesdosis im Allgemeinen zweimal 1 Tablette (Tagesdosis 100 mg). Zeichnet sich nach etwa 4 Wochen noch keine Besserung ab, kann die Dosis auf zweimal 2 Tabletten (Tagesdosis 200 mg) oder vorübergehend bis zu dreimal 2 Tabletten (Tagesdosis 300 mg) täglich erhöht werden
- Kontrolle des Testosteronspiegels (alle 2 Wochen)
- Bei Hinweis auf ein pathologisches Sexualverhalten notwendige Schritte einleiten
- Wenn ein befriedigendes Behandlungsergebnis erreicht ist, sollte versucht werden, mit der möglichst niedrigsten Dosis auszukommen; häufig genügen zweimal ½ Tablette (Tagesdosis 50 mg). Zur Überprüfung einer Zustandsbesserung soll die Dosis stufenweise reduziert werden; dabei ist in Abständen von jeweils einigen Wochen die Tagesdosis um ½ Tablette (25 mg) oder 1 Tablette (50 mg) zu vermindern. Um den Therapieeffekt zu stabilisieren, ist es erforderlich, Cyproteron über längere Zeit zu geben, wenn möglich unter gleichzeitiger Anwendung psychotherapeutischer Maßnahmen
- Depotgabe: Alle 10–14 Tage 1 Ampulle (300 mg) tief i. m. Ist in Ausnahmefällen die Wirkung ungenügend, können alle 10–14 Tage 2 Ampullen (entsprechend 600 mg) gegeben werden, und zwar am besten je 1 Ampulle in den rechten und linken großen Gesäßmuskel (M. glutaeus maximus). Um den Therapieeffekt zu stabilisieren, ist es erforderlich, das Depot über längere Zeit zu geben, wenn möglich unter gleichzeitiger Anwendung psychotherapeutischer Maßnahmen
- Hat sich ein befriedigender Behandlungserfolg eingestellt, sollte die Dosis reduziert werden. Die Reduktion bzw. das Absetzen muss allmählich geschehen
- Eine wöchentliche Gabe hat sich bei einigen Patienten als notwendig herausgestellt, um eine ausreichende Verhaltenskontrolle sowie eine konstante Testosteronsuppression zu erreichen. Durch einen Testosterontest kann die notwendige Dosis ermittelt werden
- Die Tabletten sollten nach den Mahlzeiten mit ausreichend Flüssigkeit eingenommen werden

Pharmakokinetik

- Cyproteron wird rasch und vollständig über einen weiten Dosisbereich resorbiert; nach oraler Gabe von 50 mg Cyproteron werden etwa 3–4 Stunden später maximale Wirkstoffspiegel erreicht (maximale Wirkstoffspiegel im Serum bei Depotgabe nach etwa 2–3 Tagen)
- Absolute Bioverfügbarkeit ca. 88 %
- Proteinbindung ca. 96 %
- Eliminationshalbwertszeit: Oral – 33–42 Stunden; Depot – 4 Tage
- Verstoffwechselung über CYP 3A4; renale Clearance unbekannt

Unerwünschte Arzneimittelwirkungen (UAW)

- Bei Männern kommt es zur Hemmung der Spermatogenese, die im Allgemeinen mit Infertilität einhergeht und nach Absetzen in der Regel reversibel ist (kann bis zu 20 Monate andauern)
- Gelegentlich kann es zu vorübergehenden inneren Unruhezuständen, depressiver Verstimmung, Müdigkeit, Antriebsminderung, Konzentrationsstörungen und suizidalen Gedanken kommen
- Verminderung der Körperbehaarung und der Talgproduktion
- Gewichtszu- oder -abnahme
- Gynäkomastie bei Männern häufig (15–20 %), gelegentlich mit starker Berührungsempfindlichkeit der Mamillen (reversibel nach Behandlungsende)
- Lebertoxische Reaktionen (Gelbsucht, Hepatitis und Leberversagen), in einigen Fällen mit tödlichem Ausgang, wurden bei Patienten beobachtet, die mit Cyproteron in Dosierungen von 100 mg/Tag und mehr behandelt wurden (insbesondere bei Therapie des Prostatakarzinoms); bei Lebertoxizität Cyproteron absetzen
- In seltenen Fällen gutartige, seltener bösartige Tumoren der Leber, zu deren möglichen Komplikationen lebensgefährliche Blutungen in die Bauchhöhle gehören können
- Gefühl der Kurzatmigkeit (bei Männern häufig)
- Auftreten von kardiovaskulären Komplikationen; über das Auftreten von thromboembolischen Ereignissen liegen Berichte vor
- Bei Diabetikern sind in Einzelfällen Blutzuckeranstiege beobachtet worden [Blutzuckerkontrolle]
- Verminderte Knochendichte; wie auch bei anderen antiandrogenen Wirkstoffen kann die Langzeitanwendung bei Männern in sehr seltenen Fällen zu Osteoporose führen
- Vitamin B_{12}-Mangel
- Blutbildveränderungen wurden beobachtet (Fälle von Anämie). Deshalb sollte bei Männern das Blutbild während der Behandlung regelmäßig kontrolliert werden
- Hyperkalziämie, veränderte Lipidspiegel im Plasma
- **Anwendungsbeschränkungen aufgrund des Risikos für Meningeome** in 2020: Aufgrund des Auftretens von Meningeomen (einzeln und multipel) in Verbindung mit der Anwendung von Cyproteronacetat (hauptsächlich bei Dosen von 25 mg/Tag und darüber) ist die Anwendung von Cyproteronacetat bei Patienten mit einem Meningeom oder einer Meningeomanamnese kontraindiziert, bleibt aber für die Indikation der palliativen Therapie des metastasierenden oder lokal fortgeschrittenen inoperablen Prostatakarzinoms unverändert

Kontraindikationen

- Leberkrankheiten (Dubin-Johnson-Syndrom, Rotor-Syndrom, frühere oder bestehende Lebertumoren, allerdings nur, wenn diese nicht Metastasen eines Prostatakarzinoms sind)
- Frühere oder aktuell bestehende thromboembolische Prozesse – vorsichtige Anwendung bei Rauchern (erhöhtes Risiko für Thromboembolien)
- Bekannte Störung der Hypophyse

- Bekannte oder vermutete maligne Erkrankungen
- Bestehende Meningeome bzw. Meningeome in der Vorgeschichte
- Schwere chronische Depressionen
- Schwerer Diabetes mellitus mit Gefäßveränderungen
- Sichelzellanämie
- Kinder und Jugendliche (vor Abschluss der Pubertät); ein ungünstiger Einfluss auf die reifenden endokrinen Funktionskreise oder das Längenwachstum ist nicht auszuschließen

Vorsichtsmaßnahmen

- Patienten, deren Tätigkeit erhöhte Konzentration erfordert (z. B. Teilnahme am Straßenverkehr, Bedienen von Maschinen) müssen berücksichtigen, dass Cyproteron zu Müdigkeit, Antriebsminderung und Konzentrationsstörung führen kann
- Vorsicht bei Patienten mit Diabetes mellitus; kann zu einer veränderten Verstoffwechselung von Kohlenhydraten führen; Veränderungen des Blutzuckerspiegels und der Glukosetoleranz sind möglich
- Alkohol kann die antiandrogene Wirkung herabsetzen (Verminderung des triebdämpfenden Effektes möglich)
- Wenn starke Oberbauchschmerzen, eine Lebervergrößerung oder Anzeichen einer intraabdominellen Blutung auftreten, sollte ein Lebertumor ausgeschlossen werden
- Bei Auftreten von Meningeomen muss die Behandlung beendet werden

Überdosierung und Toxizität

- Studien zur akuten Toxizität nach Gabe von Einzeldosen haben gezeigt, dass Cyproteronacetat als praktisch nicht toxisch einzustufen ist. Ebenso wenig ist eine akute Intoxikation nach einmaliger versehentlicher Einnahme eines Vielfachen der für die Behandlung erforderlichen Dosis zu erwarten

Kontrolluntersuchungen

- Kontrollen vor Behandlungsbeginn: Serumtestosteronspiegel, Prolaktin, LH (Luteinisierungshormon), FSH (Follikelstimulierendes Hormon), Cortisol, Leberfunktion, Hämoglobin, Blutbild, Blutzucker, Blutdruck, Gewicht
- Maßnahmen während der Behandlung: Kontrolle des Testosteron-, LH- und Prolaktinspiegels alle 6 Monate; Gewichts- und Blutdruckkontrollen alle 3 Monate, Leberfunktion, Kohlenhydratstoffwechsel bei Diabetikern, Kontrolle der Nebennierenrinde

Hinweise für Patienten

- Das Medikament sollte regelmäßig eingenommen werden, um die therapeutische Wirkung aufrechtzuerhalten
- Veränderungen der Stimmung oder Verhaltensänderungen sollten dem Arzt berichtet werden
- Vorsicht: Das Reaktionsvermögen kann beeinträchtigt sein (z. B. aktive Teilnahme am Straßenverkehr, Bedienen von gefährlichen Maschinen)
- Wenn die Behandlung zur gerichtlichen Auflage gemacht wurde, kann das eigenmächtige Absetzen des Medikaments schwerwiegende rechtliche Folgen haben
- Wechselwirkungen mit anderen Wirkstoffen
- Ausführliche Patienteninformation: siehe Seite 586

Wechselwirkungen

- Alkohol: Vorsicht, Alkohol setzt die triebdämpfende Wirkung von Cyproteron herab
- Antidiabetika: Der Bedarf an Antidiabetika kann sich durch Beeinflussung der Glukosetoleranz ändern

Weiterführende Literatur

Literatur

1. Codispoti VL. Pharmacology of sexually compulsive behavior. Psychiatr Clin North Am. 2008;31(4):671–679. doi:10.1016/j.psc.2008.06.002
2. Khan O, Ferriter M, Huband N, et al. Pharmacological interventions for those who have sexually offended or are at risk of offending. Cochrane Database Syst Rev. 2015;(2):CD007989. doi:10.1002/14651858.CD007989.pub2

Zusätzlich empfohlene Literatur

- Bradford JMW. The neurobiology, neuropharmacology and pharmacological treatment of the paraphilias and compulsive sexual behaviour. Can J Psychiatry. 2001;46(1):26–34
- Briken P, Hill A, Berner W. Pharmacotherapy of paraphilias with long-acting agonists of luteinizing hormone-releasing hormone. A systematic review. J Clin Psychiatry. 2003;64(8):890–897
- Briken P, Kafka MP. Pharmacological treatments for paraphilic patients and sexual offenders. Curr Opin Psychiatry. 2007;20(6):609–613
- Hsieh AC, Ryan CJ. Novel concepts in androgen receptor blockade. Cancer J. 2008;14(1):11–14
- Saleh FM, Berlin FS. Sex hormones, neurotransmitters, and psychopharmacological treatments in men with paraphilic disorders. J Child Sex Abuse. 2003;12(3–4):233–253

MISSBRÄUCHLICH VERWENDETE SUBSTANZEN

Allgemeine Hinweise

- Dieses Kapitel gibt einen Überblick über die am häufigsten missbräuchlich verwendeten Substanzen, hat aber nicht den Anspruch auf Vollständigkeit. Zur Behandlung von Intoxikationen wird auf pharmakologische oder anästhesiologische Fachbücher verwiesen
- Umgangssprachlich verwendete Bezeichnungen für im Straßenverkauf erhältliche Drogen ändern sich oft und variieren je nach Land, Region und Drogensubkultur

Substanzklasse	Beispielsubstanzen	Seite
(Ethyl-)Alkohol	Wein, Bier	siehe Seite 446
Halluzinogene	LSD (Lysergsäurediäthylamid), Cannabis, Phenzyklidin	siehe Seite 458
Psychostimulanzien	Amphetamine, Methylamphetamin („crystal meth"), Kokain, Sympathomimetika (z. B. Koffein)	siehe Seite 452
Opioide	Morphin, Heroin, Pentazocin	siehe Seite 468
Inhalativa/Aerosole	Klebstoffe, Farbverdünner	siehe Seite 474
Gammahydroxibutyrat (GHB)		siehe Seite 476
Nikotin	Zigaretten/E-Zigaretten, Zigarren	siehe Seite 481
Sedativa/Hypnotika	Benzodiazepine (z. B. Flunitrazepam), Barbiturate	siehe Seite 479

Definitionen

Drogenmissbrauch

- Akute oder langfristige Einnahme jeglicher Substanzen, die (a) keinen erkennbaren medizinischen Nutzen haben und/oder (b) ohne adäquate medizinische Indikation oder in inadäquater Dosierung eingenommen werden
- Drogenmissbrauch geht häufig mit schädlichen Folgen für den Betroffenen, wie auch für seine Umwelt einher

Drogenabhängigkeit

- *Psychische Abhängigkeit:* Verlangen nach einer wiederholten bzw. kontinuierlichen Einnahme einer Substanz, um einen bestimmten gewünschten Effekt zu erreichen oder unangenehme Gefühle zu vermeiden
- *Körperliche Abhängigkeit:* Ein physiologischer Zustand der Gewöhnung an eine Substanz mit Toleranzentwicklung und Auftreten von Entzugssymptomen bei Beendigung der Substanzeinnahme

Sucht

- Der wiederholte Konsum einer Substanz ist mit einem ausgeprägten Verlangen verbunden, trotz schädigender Wirkung

Toleranzentwicklung

- Phänomen, bei dem ständig die Dosis gesteigert werden muss, um einen gleichbleibenden Effekt zu erzielen

Allgemeine Hinweise

- Die Wirkung missbräuchlich verwendeter Drogen hängt von einer Reihe von Faktoren ab:
  1. Dosis
  2. Potenz und Reinheit der Droge
  3. Darreichungsform
  4. Vorerfahrung des Benutzers (diese beeinflusst sowohl die körperliche als auch psychologische Wirkung einer Substanz)
  5. Gegenwärtige Lebensumstände, familiäres und soziales Umfeld, gleichzeitige Einnahme anderer Substanzen
  6. Persönlichkeit
  7. Genetische Prädisposition des Benutzers
  8. Alter
  9. Vorliegen einer psychiatrischen Erkrankung, z.B. Angststörung, Depression oder Persönlichkeitsstörung, Stress, vulnerable Phasen zirkadianer oder ultradianer Rhythmen, Erwartungshaltungen und gegenwärtige Gefühlslage
- Trotz wiederholter Anwendung der gleichen Substanz können unterschiedliche Erfahrungen zu unterschiedlichen Zeitpunkten gemacht werden. Sowohl angenehme als auch unangenehme Wirkungen können zugleich auftreten
- Viele illegale Drogen sind mit anderen Chemikalien versetzt; die chemische Zusammensetzung entspricht nicht immer den Erwartungen des Käufers; Potenz und Reinheit der Straßendrogen variieren erheblich
- Es ist umstritten, ob missbräuchlich verwendete Substanzen bei sonst gesunden Personen zu psychiatrischen Erkrankungen führen können oder ob sie den Ausbruch einer latenten psychiatrischen Erkrankung bei Menschen mit prämorbider Psychopathologie fördern können. Viele Abhängigkeitserkrankte konsumieren mehrere Substanzen gleichzeitig, so dass oft schwer beurteilbar ist, durch welche Substanz eine psychiatrische Erkrankung verursacht wurde. Nach repräsentativen Studien liegt bei mindestens 50 % der Drogenabhängigen eine weitere psychiatrische Erkrankung vor. Bestimmte psychiatrische Erkrankungen, wie Persönlichkeitsstörungen, Angsterkrankungen, Depressionen und Psychosen stellen Risikofaktoren für die Entwicklung einer Abhängigkeitserkrankung dar
- Bei schizophrenen Patienten wurde ein Zusammenhang zwischen Drogenmissbrauch und frühem Krankheitsbeginn, verminderter Ansprechbarkeit der Positivsymptomatik auf Medikation und schlechter sozialer Integration festgestellt; bei Patienten mit einer bipolaren Störung kann ebenfalls ein schlechtere Therapieansprechen beobachtet werden

Nachweis von missbräuchlich verwendeten Substanzen

- Der Nachweis von missbräuchlich verwendeten Substanzen im Urin hängt von der Dosierung und Applikationsart, Metabolisierung sowie Eigenschaften der Screening- und Bestätigungs-Assays ab; zum Beispiel:
  - Amphetamine können im Urin bis zu 5 Tage nachgewiesen werden
  - Cannabis (delta-9-THC) kann bis zu 2–4 Tage nach akuter Anwendung und bis zu 1–3 Monate bei chronischer Anwendung nachgewiesen werden
  - Kokain und seine Metabolite können bis zu 1,5 Tage nach i.v.-Gebrauch, bis zu 1 Woche nach Verwendung auf verschiedene Applikationsweisen und bis zu 3 Wochen nach Anwendung sehr hoher Dosen im Urin nachgewiesen werden
  - Heroin und seine Metabolite können bis zu 1,5 Tage nach parenteraler oder intranasaler Darreichung im Urin nachgewiesen werden
  - Verschreibungspflichtige Wirkstoffe können gelegentlich falsch-positiv aufgrund von Interferenzen mit den Assays (z.B. Quetiapin bei Amphetamin) nachgewiesen werden

Pharmakologie

- Wissenschaftliche Daten haben dargelegt, dass die meisten missbräuchlich verwendeten Substanzen (außer Halluzinogene) zu einer vermehrten Verfügbarkeit von Dopamin im Nucleus accumbens führen. Dies ist mit der belohnenden Wirkung sowie dem Craving – dem Verlangen nach der Substanz – assoziiert
- Belohnende Wirkungen von missbräuchlich verwendeten Substanzen werden auch mit einer Wirkung auf das endogene Opioidsystem in Verbindungen gebracht. Nicht nur Opioide, sondern praktisch alle missbräuchlich verwendeten Substanzen beeinflussen direkt oder indirekt das endogene Opioidsystem

Unerwünschte Wirkungen

- Siehe entsprechende Kapitel der Einzelsubstanzen
- Die unerwünschten Wirkungen sind oft unvorhersehbar und hängen von der Potenz und Reinheit der eingenommenen Droge ab
- Bei Personen mit entsprechender Prädisposition können psychische Störungen nach Drogeneinnahme mit einer höheren Wahrscheinlichkeit auftreten
- Renale, kardiorespiratorische, neurologische und gastrointestinale Komplikationen und Enzephalopathien können nach Einnahme bestimmter Substanzen auftreten
- I.v.-abhängige Patienten haben ein erhöhtes Risiko für Infektionen wie Hepatitis B und C und HIV, aber auch Endokarditis und Weichteilentzündungen
- Unreinheiten illegaler Drogen (besonders bei Inhalation oder Injektion) können Gewebe- und Organschäden hervorrufen (Blutgefäße, Herzklappen, Nieren, Lungen und Leber)
- Es kann eine psychische Abhängigkeit auftreten; hierbei kreisen Gedanken und Aktivitäten des Abhängigen um die Droge
- Körperliche Abhängigkeit mit Toleranzentwicklung und Entzugsphänomenen bei abrupter Beendigung des Konsums

Absetzphänomene

- Siehe hierzu Kapitel zu den jeweiligen Einzelsubstanzen
- Identifizierung der missbräuchlich verwendeten Substanzen ist von großer Bedeutung; einige Substanzen können potenziell lebensbedrohliche Entzugssymptome auslösen (z. B. Alkohol, Barbiturate), wohingegen dies bei anderen Substanzen eher weniger der Fall ist (z. B. Opioide, Stimulanzien); toxikologische Untersuchungen können bei der Identifizierung hilfreich sein, insbesondere wenn der Verdacht auf den Konsum mehrerer Substanzen besteht

Behandlung

Akutbehandlung

- Die Behandlung von substanzgebundenen Störungen stellt eine Herausforderung in der Behandlung psychisch kranker Patienten dar. Die Behandlung sollte idealerweise eine Kombination pharmakologischer und psychosozialer Maßnahmen umfassen
- Siehe entsprechende Kapitel der Einzelsubstanzen
- Die Diagnostik sollte unbedingt eine psychopathologische Befunderhebung sowie eine körperliche und neurologische Untersuchung umfassen. Zudem sollte eine umfassende Drogenanamnese erhoben werden; wenn möglich, sollte eine Fremdanamnese erfolgen
- Bei schweren Verläufen sollte ein Monitoring der Vitalwerte und des Flüssigkeitshaushaltes erfolgen
- Die Behandlung von Unruhezuständen sollte zunächst mittels Gesprächsintervention erfolgen. Bleibt diese erfolglos, kann eine pharmakologische Intervention erwogen werden. Dabei sind unbedingt mögliche Wechselwirkungen zu beachten, z. B. eine additive ZNS-Dämpfung
- Niederpotente Antipsychotika sollte aufgrund anticholinerger Nebenwirkungen, Hypotension und Tachykardie vermieden werden

Langzeitbehandlung

- Komorbide psychiatrische Störungen bei abhängigen Personen können sowohl den Behandlungserfolg der Abhängigkeit als auch der psychiatrischen Erkrankung negativ beeinflussen

Weiterführende Literatur

- American Psychiatric Association. Practice guideline and resources for treatment of patients with substance use disorders, 2nd ed. Am J Psychiatry 2006;163(8 Suppl); 1–276. Retrieved from http://www.psychiatryonline.com/pracGuide/pracGuideTopic_5.aspx
- Forray A, Foster D. Substance use in the perinatal period. Curr Psychiatry Rep. 2015;17(11):91. doi:10.1007/s11920-015-0626-5
- New South Wales Ministry of Health. Clinical guidelines for the management of substance use during pregnancy, birth and the postnatal period. 2014. Retrieved from http://www.health.nsw.gov.au/mhdao/programs/da/Publications/substance-use-during-pregnancy-guidelines.pdf
- Trachtenberg AI, Fleming MF. Diagnosis & treatment of drug abuse in family practice. National Institute On Drug Abuse. Retrieved from http://archives.drugabuse.gov/diagnosis-treatment/diagnosis.html

Alkohol

Allgemeine Hinweise

- Bis zu 50 % von Patienten mit einer Alkoholabhängigkeit erfüllen zusätzlich die Kriterien einer Depression
- Begleiterscheinungen: Entzugssymptome, körperliche Gewalt, Kontrollverlust, heimliches Trinken, veränderte Toleranz, reduzierte Leistungsfähigkeit im Beruf, verändertes Sozialverhalten, erhöhtes Risiko für Schlaganfälle und Verletzung bzw. Tod nach Verkehrsunfällen
- Alkohol agiert mit zahlreichen Neurotrasmittersystemen und wird als „CNS disorganizer" bezeichnet[1]

Pharmakologische und psychische Wirkungen

- Die Wirkung von Alkohol korreliert eng mit dem Alkoholspiegel im Blut; beeinträchtigtes Urteilsvermögen und Impulsivität können bereits bei einem Spiegel von 4–6 mmol/l (20–30 mg/100 ml) auftreten; bei einem Blutalkoholspiegel von 17 mmol/l (80 mg/100 ml) treten eine verwaschene Sprache, Koordinations- und Gleichgewichtsstörungen und verminderte Aufmerksamkeit auf. Höhere Alkoholkonzentrationen können kognitive Defizite verstärken und Aggressivität und anterograde Amnesien auslösen („blackouts")
- Die Wirkung tritt innerhalb von ca. 15 Minuten ein und erreicht nach 30–60 Minuten ihr Maximum. Die renale Elimination beträgt ca. 10 g Alkohol pro Stunde (entspricht ca. 30 ml Spirituosen oder 1 Flasche von normalem Bier). Die Blutalkoholkonzentration fällt um 3–7 mmol/l pro Stunde (ca. 15 mg/100 ml)

Akute Wirkung

- Enthemmung, Entspannung, Euphorie, Erregtheit, Sedierung, Einschränkungen der kognitiven Leistung, der Urteilsfähigkeit und des Gedächtnisses, Wahrnehmungs- und motorische Funktionsstörungen, Verlangsamung der Reaktionszeit

→ **Alkoholkonsum vermindert den hepatischen Abbau gleichzeitig eingenommener Medikamente durch kompetitive Hemmung mikrosomaler Enzyme**

Chronische Wirkung

- Chronischer Alkoholkonsum erhöht die Fähigkeit der Leber, Alkohol abzubauen und führt zu einer Toleranzentwicklung im ZNS. Es kann zu physischer und psychischer Abhängigkeit kommen. Eine Leberzirrhose geht mit vermindertem Alkoholabbau einher

→ **Chronischer Alkoholkonsum verstärkt den hepatischen Abbau gleichzeitig eingenommener Medikamente**

Körperliche Wirkungen

- Tremor der Hände, Sodbrennen, Durchfälle, morgendliche Übelkeit und Erbrechen, Polyurie, Impotenz, Pankreatitis, Kopfschmerzen, Hepatomegalie, Polyneuropathie

Psychische Wirkungen

- Gedächtnisausfälle („Filmriss"), Alpträume, Schlafstörungen, Halluzinationen, Paranoia, verminderte intellektuelle Leistungsfähigkeit, Demenz, Wernicke-Korsakow-Syndrom sowie andere organisch bedingte psychische Störungen

Pharmakokinetik

- Alkohol wird im Magen langsam absorbiert, im oberen Abschnitt des Dünndarms schnelle Absorption
- Ungefähr 10 % des konsumierten Alkohols werden durch den First-Pass-Effekt eliminiert (weniger bei Frauen); Anteil vermindert bei erhöhtem Konsum
- Alkohol wird im Flüssigkeitshaushalt verteilt (keine Fettlöslichkeit); Blutalkoholspiegel ist abhängig von Geschlecht, Alter und Körperfettanteil
- Alkohol wird vorwiegend in der Leber abgebaut über die Alkoholdehydrogenase, CYP 2E1 und CYP-450-Reduktase. Außerdem Verstoffwechselung über CYP 3A4 und 1A2. Erhöhung der Aktivität von CYP 2E1 um das Zehnfache

Überdosierung	• Bei Einnahme von mehr als 20 g Ethanol pro Tag bei Frauen und mehr als 40–60 g pro Tag bei Männern kann es zu toxischen Wirkungen kommen[2] • Das Risiko einer Intoxikation erhöht sich bei Kombination mit anderen ZNS-dämpfenden Substanzen • Symptome: ZNS-Depression, verminderte oder erloschene Reflexe, kardiale Störungen, zunächst überwärmte Haut, im weiteren Verlauf Zyanose, Hypoglykämie, Hypothermie, periphere Vasodilatation, Shock, Ateminsuffizienz, Koma
Absetzphänomene	• Treten nach chronischer Einnahme auf • Die Entzugssymptome treten in der Regel innerhalb von 5–7 Stunden nach dem Absetzen des Alkohols auf
Leichtes Entzugssyndrom	• Schlafstörungen, Reizbarkeit und Kopfschmerzen • In der Regel vorübergehend und selbstlimitierend
Schweres Entzugssyndrom	• Phase I: Beginnt innerhalb von Stunden nach Absetzen; hält 3–5 Tage an. Symptome: Tremor, Tachykardie, Schwitzen, labiler Blutdruck, Übelkeit, Erbrechen, Angst • Phase II: Wahrnehmungsstörungen (in der Regel optische oder akustische Halluzinationen) • Phase III: Tritt bei 10–15 % der unbehandelten Entzugssyndrome auf. Symptome: Epileptische Anfälle (in der Regel tonisch-klonisch), die ½–4 Minuten anhalten und in einen Status epilepticus übergehen können • Phase IV: Delirium tremens (Beginn in der Regel nach 72 Stunden) als Spätkomplikation eines unbehandelten Alkoholentzugssyndroms. Symptome: Epileptische Anfälle, autonome Hyperaktivität, Hyperthermie, Desorientierung, Suggestibilität, Nesteln, Akoasmen, Halluzinationen. Die Mortalität in dieser Phase beträgt 15–20 %; Mortalität kann durch frühen Beginn einer Behandlung eines Alkoholentzugssyndroms verhindert werden • Bei Patienten mit Thiamin-(Vitamin B_1-)Mangel kann eine Wernicke-Enzephalopathie auftreten
Protrahiertes Abstinenzsyndrom	• Mäßiggradige Entzugssyndrome, die Wochen bis Monate anhalten (Schlafstörung, Angst, Reizbarkeit, Stimmungslabilität) • Kognitive Funktionseinschränkungen, die durch chronischen Alkoholkonsum bedingt sind, halten i. d. R. einige Woche nach Beendigung des Konsums an • In dieser Phase besteht ein hohes Rückfallrisiko • Die hepatische Metabolisierung kann nach Beendigung des Alkoholkonsums vermindert sein
Vorsichtsmaßnahmen	• Erhöhtes Risiko einer Medikamententoxizität in Patienten mit Alkohol-bedingter Leberfunktionsstörung oder Zirrhose • Risiko und Art der Arzneimittelinteraktionen sind unterschiedlich bei akutem vs. chronischem Alkoholkonsum
Schwangerschaft	• Bei Kindern, deren Mütter in der Schwangerschaft Alkohol getrunken haben, kann ein fetales Alkoholsyndrom mit geistiger Retardierung, Kleinwuchs, Reizbarkeit, Gesichtsanomalien und anderen Fehlbildungen auftreten; Neugeborene sollten regelmäßig untersucht werden, da eine frühzeitige Intervention sich vorteilhaft auf die Lernentwicklung auswirkt • Bei Neugeborenen können Entzugssymptome auftreten; wenn Mutter bei der Geburt intoxikiert ist, können diese 24–48 Stunden postpartal auftreten
Stillzeit	• In der Muttermilch werden 90–95 % des Blutspiegels erreicht; daher kann längeres Stillen schädlich für das Neugeborene sein

Behandlung

- Bei akuter Intoxikation sollte eine Stimulation durch äußere Reize verringert werden. Die Alkoholwirkung nimmt mit sinkendem Blutalkoholspiegel ab (mit einer Rate von 3–7 mmol/l pro Stunde)
- Entzugserscheinungen nach chronischer Alkoholeinnahme können wie folgt behandelt werden:
  - Thiamin (Vitamin B_1) (50–100 mg oral oder i. m. für mindestens 3 Tage) um ein Wernicke-Korsakoff-Syndrom zu behandeln oder vorzubeugen (Evidenzgrad 3)
  - Clomethiazol, siehe Seite 488; bei Kontraindikationen für Clomethiazol können stattdessen Phenobarbital oder eine Kombination aus Haloperidol und Diazepam (als Krampfschutz) gegeben werden
  - Eventuell Benzodiazepine zur symptomatischen Behandlung und Vorbeugung von epileptischen Anfällen (Chlordiazepoxid, Lorazepam, Diazepam oder Oxazepam); diese Wirkstoffe reduzieren die Mortalität, die Dauer der Symptome und sind mit geringeren Komplikationen im Vergleich zu Antipsychotika assoziiert (Evidenzgrad 1); allerdings kann hierdurch mit einer geringen Wahrscheinlichkeit eine Benzodiazepinabhängigkeit gefördert werden; Loading-Dose-Strategie mit Diazepam (d. h. Patient erhält Diazepam bis er eine leichte Sedierung erreicht hat, Evidenzgrad 3); die lange Halbwertszeit von Diazepam verhindert ein Wiederauftreten von Entzugssymptomen und eventuelle Alkoholentzugskrampfanfälle; solange noch eine Alkoholintoxikation besteht, besteht ein erhöhtes Risiko für eine Atemdepression
  - Wasserzufuhr und Ausgleich des Elektrolythaushaltes
  - Hochpotente Antipsychotika (z. B. Haloperidol, Risperidon) zur Behandlung von Verhaltensauffälligkeiten und Halluzinationen (Evidenzgrad 3)
  - Betablocker können zusammen mit Benzodiazepinen verwendet werden zur Behandlung anhaltender vegetativer Symptome wie Hypertension und Tachykardie (Evidenzgrad 3)
- Durch SSRI (z. B. Fluoxetin) oder Buspiron konnte eine Reduktion des Alkoholkonsums um 9–17 % erreicht werden; auch das Verlangen nach Alkohol ließ nach. Buspiron kann vorteilhaft bei komorbider Angststörung sein
- Naltrexon und Acamprosat können bei der Rückfallprävention nach Alkoholentgiftung sinnvoll sein (Naltrexon siehe Seite 499, Acamprosat siehe Seite 492); die Wirksamkeit ist verbessert in Kombination mit psychosozialer Intervention
- Bei Kontraindikation für Clomethiazol oder Benzodiazepine kann alternativ auch mit Carbamazepin entgiftet werden: Initial z. B. 20 ml Saft (400 mg) ab 1,5 ‰, danach dreimal 200 mg oder dreimal 300 mg Tabletten (Kontraindikation siehe Seite 350–351)

Wechselwirkungen

- Klinisch relevante Interaktionen werden in Tabelle 58. Alkohol: Wechselwirkungen aufgeführt
- Zusätzliche Informationen über die Kombinationsbehandlung finden Sie im Kapitel zum interagierenden Wirkstoff

Tabelle 58. Alkohol: Wechselwirkungen

Wirkstoffgruppe	Beispiele	Wechselwirkungen
Analgetika	Paracetamol	• Chronischer exzessiver Alkoholkonsum erhöht die Wahrscheinlichkeit einer Paracetamol-induzierten Hepatotoxizität durch die vermehrte Bildung toxischer Metabolite über die Induktion von CYP 2E1
	ASS	• Erhöhtes Risiko für gastrointestinale Blutungen; verminderte Spitzenplasmakonzentration von ASS • ASS kann die Alkoholkonzentration im Blut durch reduzierte Oxidierung des Ethanols durch Alkoholdehydrogenasen erhöhen
	NSAR	• Erhöhtes Risiko für gastrointestinale Blutungen

Tabelle 58. Alkohol: Wechselwirkungen (Fortsetzung)

Wirkstoffgruppe	Beispiele	Wechselwirkungen
Anästhetika	Propofol	• Bei chronischem Alkoholkonsum ist die Propofoldosis bis Erreichen einer Narkose erhöht
	Enfluran, Halothan	• Chronischer Alkoholkonsum erhöht das Risiko einer Leberschädigung
Antibiotika	Cephalosporine, Metronidazol	• Disulfiram-ähnliche Wirkung mit Übelkeit, Hypotension, Flush-Symptomatik, Kopfschmerzen, Tachykardie
	Doxicyclin	• Chronischer Alkoholkonsum kann zu einer Induktion der Metabolisierung führen und somit zu einer verminderten Serumkonzentration von Doxycyclin
Antikoagulanzien	Warfarin	• Chronischer Alkoholkonsum kann zu einer Erhöhung oder Erniedrigung des INRs führen – engmaschiges Monitoring des INRs
Antikonvulsiva	Barbiturate, Carbamazepin, Phenytoin	• Additive ZNS-Wirkung • Chronischer Alkoholkonsum kann die Verstoffwechselung von Carbamazepin und Phenytoin induzieren
Antidepressiva	Trizyklische Antidepressiva	• Additive ZNS-Wirkung, Verschlechterung der psychomotorischen Leistungsfähigkeit • Gestörte Verstoffwechselung des Antidepressivums
	NaSSA	• Additive ZNS-Dämpfung
	Irreversible MAO-Hemmer	• Mögliches Risiko einer hypertensiven Krise bei gleichzeitiger Einnahme von Bier oder Wein aufgrund des Tyramingehalts (siehe Seite 94)
Antidiabetika	Glyburid, Chlorpropamid, Tolbutamid	• Erröten, Schwitzen, Palpitationen oder Kopfschmerzen durch die Bildung von Acetaldehyd; Disulfiram-ähnliche Wirkung • Akuter Alkoholkonsum vermindert die Verstoffwechselung von Tolbutamid, chronischer Konsum führt zu einer Erhöhung • Erhöhtes Risiko für Hypoglykämien
Antihypertensiva		
Alpha$_1$-Blocker, Betablocker	Atenolol, Metoprolol, Prazosin	• Akuter Alkoholkonsum kann eine additive hypotensive Wirkung haben, wohingegen ein chronisch mittelgradig bis stark erhöhter Alkoholkonsum zu einem erhöhten Blutdruck und verminderten Wirkung einer antihypertensiven Medikation führen kann
Kalziumkanalblocker	Verapamil	• Erhöhte Ethanol-Konzentration durch reduzierten Abbau
Antimykotika	Metronidazol, Griseofulvin, Ketoconazol	• Disulfiram-ähnliche Wirkung
Antipsychotika	Haloperidol, Olanzapin, Quetiapin	• Additive ZNS-Dämpfung • Die intramuskuläre Applikation von Olanzapin ist bei alkoholintoxikierten Patienten mit einer signifikant reduzierten Sauerstoffsättigung assoziiert • Extrapyramidale UAW können durch Alkohol verstärkt werden
Antivirale Wirkstoffe	Abacavir	• Erhöhte AUC von Abacavir (um 41 %)
Anxiolytika	Benzodiazepine (z. B. Alprazolam, Diazepam, Lorazepam)	• Potenzierung der ZNS-Dämpfung • Atemdepression (insbesondere Lorazepam)
	Buspiron	• Kombinierte Anwendung mit Alkohol kann Müdigkeit und Schwächegefühl auslösen

Tabelle 58. Alkohol: Wechselwirkungen (Fortsetzung)

Wirkstoffgruppe	Beispiele	Wechselwirkungen
Cannabis		• Potenzierung der ZNS-Effekte; ausgeprägte additive Auswirkung auf die Fahrtüchtigkeit
Chloralhydrat		• Additive Verstärkung der ZNS-Dämpfung; erhöhter Metabolitplasmaspiegel des Chloralhydrats (Trichloroethanol) und des Blutethanols
Clomethiazol		• Potenzierung der ZNS-Dämpfung (Cave: Atemdepression)
Disulfiram		• Erröten, Schwitzen, Palpitationen, Kopfschmerzen durch Acetaldehydsyndrom
Glutethimid		• Erhöhte Blutalkoholkonzentration; verminderte Glutethimidkonzentration
H_2-Blocker	Cimetidin, Ranitidin	• Inhibibierung der Alkoholdehydrogenase im Magen, reduzierte First-Pass-Metabolisierung von Alkohol und schnellere Magenpassage – erhöhte Bioverfügbarkeit von Alkohol
Hypnotika	Chloralhydrat	• Potenzierung von ZNS-Effekte. Vorsicht bei der Anwendung hoher Dosierungen (Atemdepression) • Erhöhte Plasmaspiegel der Metabolite von Chloralhydrat (Trichloroethanol), die wiederum den Abbau von Alkohol hemmen und zu einer Erhöhung der Blutalkoholspiegels führen
Immunsuppressiva	Methotrexat	• Erhöhtes Risiko einer Leberschädigung
	Pimecrolimus, Tacrolimus	• Erröten
Kardiovaskulär wirksame Substanzen	Guanethidin, Hydralazin, Methyldopa, Nitroglycerin	• Vermehrtes Schwindelgefühl nach dem Aufstehen
Opioide	Alle Opiode	• Additive ZNS-Wirkung; Vorsicht bei hohen Dosen (Atemdepression!)
	Retardpräparate	• Alkohol kann zu einer beschleunigten Freisetzung führen; Vorsicht geboten
	Methadon	• Additive ZNS-Depression
Prokinetisch wirksame Substanzen	Metoclopramid	• Schnellere Resorption des Alkohols durch beschleunigte Magenpassage
Stimulanzien	Koffein	• Koffein kann einige ZNS-Effekte antagonisieren, es führt jedoch nicht zu einer vollständigen Ausnüchterung; ggf. ist die Gefahr für Unfälle sogar erhöht
	Kokain	• Additive Effekte; erhöhte Herzfrequenz; variable Wirkung auf den Blutdruck
	Methylphenidat	• Alkohol kann zu erhöhten Spiegeln von Methylphenidat führen (AUC um 25 % erhöht, Spitzenserumkonzentration um 40 % erhöht), kann zu einer Verstärkung der ZNS-Effekte des Methylphenidats führen
Tuberkulostatika	Isoniazid	• Verstärkte Hepatotoxizität • Tyramin-haltige alkoholhaltige Getränke können eine hypertensive Reaktion auslösen (MAO-Hemmer) • Disulfiram-ähnliche Wirkung

Tabelle 58. Alkohol: Wechselwirkungen (Fortsetzung)

Wirkstoffgruppe	Beispiele	Wechselwirkungen
Vitamin C (Ascorbinsäure)		• Erhöhte Ethanol-Clearance
ZNS-depressive Substanzen	Sedierende Antihistaminika, Muskelrelaxanzien, Baldrian	• Potenzierung von ZNS-Effekten. Vorsicht bei hoher Dosierung (Risiko der Atemdepression)

Weiterführende Literatur

Literatur

1. Costardi JV, Nampo RA, Silva GL, et al. A review on alcohol: From the central action mechanism to chemical dependency. Rev Assoc Med Bras (1992). 2015;61(4):381–387. doi:10.1590/1806-9282.61.04.381
2. Butt P, Beirness D, Gliksman L, et al. (2011). Alcohol and health in Canada: A summary of evidence and guidelines for low-risk drinking. Ottawa, ON: Canadian Centre on Substance Abuse. Retrieved from http://www.ccsa.ca/2011%20CCSA%20Documents/2011-Summary-of-Evidence-and-Guidelines-for-Low-Risk%20Drinking-en.pdf

Zusätzlich empfohlene Literatur

- Alcohol-related drug interactions. Pharmacist's Letter/Prescriber's Letter. 2008;24(1):240106
- Centre for Addiction and Mental Health. Exposure to psychotropic medications and other substances during pregnancy and lactation: A handbook for health care providers. Toronto (Canada): Centre for Addiction and Mental Health, 2007
- Korpi ER, den Hollander B, Farooq U, et al. Mechanisms of action and persistent neuroplasticity by drugs of abuse. Pharmacol Rev. 2015;67(4):872–1004. doi:10.1124/pr.115.010967
- Lev-Ran S, Balchand K, Lefebvre L, et al. Pharmacotherapy of alcohol use disorders and concurrent psychiatric disorders: A review. Can J Psychiatry. 2012;57(6):342–349. Retrieved from http://publications.cpa-apc.org/media.php?mid=1300
- National Institute on Alcohol Abuse and Alcoholism. Clinical Guidelines-Related Resources. Bethesda, MD: National Institute on Alcohol Abuse and Alcoholism. Retrieved from http://www.niaaa.nih.gov/Publications/EducationTrainingMaterials/Pages/guide.aspx

Psychostimulanzien

Pharmakologische und psychische Wirkungen

- Abhängig von der Art der verwendeten Substanz, der Dosierung und der Art der Einnahme
- Schneller Wirkungseintritt, besonders bei parenteraler Gabe
- Akute Toxizität tritt bei Amphetamindosen zwischen 5–630 mg auf; chronische Anwender nehmen bis zu 1.000 mg/Tag ein
- Die psychischen Symptome einer akuten Überdosierung sind in der Regel innerhalb 1–4 Wochen nach Absetzen der Amphetamine rückläufig

Körperliche Wirkungen

- Erhöhter Blutdruck, Tachykardie, erhöhte Atemfrequenz, Temperaturanstieg, Schwitzen, Gesichtsblässe, Tremor, verminderter Appetit, erweiterte Pupillen, Antriebssteigerung, Schlafstörungen, verstärkte Sinneswahrnehmungen, verstärktes oder vermindertes sexuelles Verlangen/Libido

Psychische Wirkungen

- Euphorie, erhebende Gefühle, Wachheit, gesteigerte Leistungsfähigkeit, Exazerbation von Zwangssymptomen
- Methamphetamin kann Verfolgungswahn und Halluzinationen bei nicht schizophrenen Patienten induzieren unter Verwendung sehr hoher Dosen

Hohe Dosierung

- Angst, Unruhe, Panikattacken, Größenideen, Wahn, optische, akustische und taktile Halluzinationen, Verfolgungsideen, Manie, Delir, gesteigertes Machtgefühl, Gewalttätigkeit
- Fieber, Schwitzen, Kopfschmerzen, Erröten, Gesichtsblässe, Hyperaktivität, Stereotypien, kardiale Arrhythmien, respiratorisches Versagen, Koordinationsstörungen, Kollaps, intrazerebrale Blutung, Krampfanfälle, Tod

Chronischer Gebrauch

- Verminderter Appetit, Gewichtsverlust, abdominelle Schmerzen, Erbrechen, Harnverhalt, Hautausschlag, erhöhtes Risiko für Schlaganfälle, Bluthochdruck, wechselnde Herzfrequenz, Impotenz, Kopfschmerzen, Angst, Verfolgungswahn, Gewalttätigkeit, Karies der Zähne
- In Bezug auf die physischen Wirkungen kann sich Toleranz entwickeln, allerdings kann eine Vulnerabilität für Psychosen länger bestehen bleiben
- Chronische Einnahme hoher Dosen kann eine körperliche Abhängigkeit verursachen; eine psychische Abhängigkeit tritt häufig schon bei regelmäßiger Einnahme niedriger Dosen auf
- Nach Amphetaminentzug kommt es rasch zu einem Rückgang der Symptome; Psychosen können jedoch einen chronischen Verlauf nehmen

Medizinische Komplikationen

- Exazerbation einer vorbestehenden Hypertonie oder Arrhythmie
- Schlaganfälle und Retinaverletzung durch Vasospasmus, besonders bei „crack" und „ice"
- Zerebrale Nebenwirkungen unter Methamphetamin: Vaskulopathie mit oder ohne parenchymalem Infarkt, hypertensive Enzephalopathie, Hirnblutung
- Kann zu schweren Folgen einer Infektionserkrankung führen, z. B. neurologischer Beteiligung bei einer HIV-Infektion

Absetzphänomene

- Symptome sind den einer Depression sehr ähnlich: Depression, Anhedonie, Angst, Hypersomnie, Müdigkeit, Reizbarkeit, Konzentrationsschwierigkeiten, Verlangen nach der Substanz, suizidale Gedanken, Mordgedanken

Behandlung

- Beruhigende Gespräche und unterstützende Maßnahmen, Stärkung der Selbstsicherheit des Patienten
- Supportives Vorgehen bei übermäßiger sympathischer Aktivierung (z. B. Blutdruck, Körpertemperatur); Monitoring der Flüssigkeitszufuhr, Elektrolyte, auf ein potenzielles Serotoninsyndrom achten

- Bei starker Unruhe und Suizidalität können Benzodiazepine (z. B. Diazepam, Lorazepam) angewandt werden
- Bei psychotischen Symptomen hochpotente Antipsychotika (z. B. Haloperidol); niedrigpotente Antipsychotika vermeiden
- Nicht pharmakologische Maßnahmen sind die Hauptpfeiler in der Behandlung einer Stimulanzienabhängigkeit
- Wirkstoffe, die aktuell untersucht werden (inhomogene Ergebnislage): GABAerge Wirkstoffe (z. B. Vigabatrin, Baclofen, Topiramat), Modafinil, Disulfiram, Cannbidiol

Wechselwirkungen

- Siehe Tabelle 59. Psychostimulanzien: Wechselwirkungen
- Zusätzliche Informationen über die Kombinationsbehandlung finden Sie im Kapitel zum interagierenden Wirkstoff

Tabelle 59. Psychostimulanzien: Wechselwirkungen

Wirkstoffgruppe		Beispiel	Wechselwirkungen
Alle Psychostimulanzien	**Antipsychotika**		• Verminderte Wirkung der Stimulanzien
	Irreversible MAO-Hemmer	Tranylcypromin	• Herzrasen, Kopfschmerzen, Blutdruckanstieg, Tachykardie, Unruhe, Anfälle; Kombination vermeiden; Berichte eines Serotoninsyndrom in Kombination mit MDA und MDMA
Amphetamine	**Antidepressiva**	Im Allgemeinen	• Verstärkte antidepressive Wirkung • Erhöhter Blutdruck
		Trizyklische Antidepressiva	• Verstärkte stimulierende Wirkung; erhöhte Plasmaspiegel von Amphetaminen • Vermehrte kardiovaskuläre Wirkungen
		(Irreversible) MAO-Hemmer	• Freisetzung großer Noradrenalinmengen bei gleichzeitiger Blockierung der Metabolisierung von Monoaminen durch MAO-Hemmer → hypertensive Reaktion
	Antihypertensiva	Guanethidin	• Umkehr der hypotensiven Wirkung
	Antipsychotika	Chlorpromazin	• Verminderte Wirkung beider Wirkstoffe • Antipsychotika können viele Symptome einer Intoxikation mit Stimulanzien antagonisieren (z. B. Angst, Aggression, optische oder akustische Halluzinationen, Psychose) und haben additive UAW (z. B. Schlaflosigkeit, Unruhe, Tremor)
	Wirkstoffe zur Ansäuerung von Urin	Ammoniumchlorid	• Vermehrte Elimination von Amphetaminen aufgrund einer verminderten renal tubulären Resorption und verstärkten Elimination
	Wirkstoffe zur Alkalisierung von Urin	Natriumbikarbonat	• Verlängerte pharmakologische Wirkung von Amphetaminen durch verminderte Ausscheidung des unveränderten Wirkstoffes über den Urin

Tabelle 59. Psychostimulanzien: Wechselwirkungen (Fortsetzung)

Wirkstoffgruppe		Beispiel	Wechselwirkungen
Kokain	**Alkohol**		• Additive Effekte; erhöhter Puls; variable Wirkung auf den Blutdruck
	Antibiotika	Clarithromycin, Erythromycin	• Kombination kann zu einer Kokainüberdosierung führen durch Hemmung der Metabolisierung über CYP 3A4 mit Rhabdomyolyse, Arrhythmien und kardiovasklärem Kollaps[1]
	Antidepressiva	SSRI	• Vermindertes Craving
		Trizyklika: Desipramin	• Senkung der Krampfschwelle • Erhöhter Puls und diastolischer Blutdruck (um 20–30 %); erhöhtes Risiko für Arrhythmien
	Antimykotika	Ketoconazol	• Kombination kann zu einer Kokainüberdosierung führen durch Hemmung der Metabolisierung über CYP 3A4 mit Rhabdomyolyse, Arrhythmien und kardiovaskulärem Kollaps[1]
	Antipsychotika	Clozapin, Risperidon, Ziprasidon	• Fallberichte von EPS, v. a. Dystonien unter gleichzeitiger Anwendung von Risperidon und Ziprasidon, ggf. aufgrund einer verminderten Verfügbarkeit von Dopamin durch chronischen Kokaingebrauch; Fallbericht unter Clozapin mit dosisabhängiger Erhöhung der Kokainkonzentration nach intranasaler Applikation, positive Wirkung des Kokain waren reduziert
	Antiretrovirale Wirkstoffe		
	Nicht nukleosidische Reverse-Transkriptase-Inhibitoren (NNRTI)	Nevirapin	• Potenziell verstärkte Metabolisierung von Kokain zum hepatotoxischen Metaboliten Norkokain über CYP 3A4[1]
	Proteasehemmer	Efaviranz, Indinavir, Ritonavir	• Kombination kann zu einer Kokainüberdosierung führen durch Hemmung der Metabolisierung über CYP 3A4 mit Rhabdomyolyse, Arrhythmien und kardiovaskulärem Kollaps
	Barbiturate		• Fallberichte über erhöhte Hepatotoxizität
	Betablocker	Propranolol	• Kann die Schwere eines Kokain-induzierten Herzinfarktes erhöhen
	Cannabis		• Gesteigerter Puls; erhöhter Blutdruck nur bei hoher Dosierung beider Substanzen • Erhöhte Plasmaspiegel von Kokain und Verstärkung der subjektiven Euphorie
	Disulfiram		• Erhöhte Plasmaspiegel (3-fach) und Halbwertszeit (60 %) von Kokain mit möglicherweise erhöhtem Risiko kardiovaskulärer Komplikationen
	Katecholamine	Noradrenalin	• Potenzierung der vasokonstriktorischen Wirkung und kardialen Stimulation
	Opioide	Heroin, Morphin	• Kann zu einer Verstärkung der subjektiven Euphorie durch Kokain führen
	Sympatholytika	Yohimbin	• Verstärkte Wirkung von Kokain auf den Blutdruck

Tabelle 60. Psychostimulanzien: Übersicht

Substanz	Besonderheiten
Amphetamin, D-Amphetamin (siehe auch Seite 383) Wird oral als Tablette oder Kapsel eingenommen, z. T. injiziert oder geschnupft Umgangssprachlich: „ice“	• Wirkung über Freisetzung von Monoaminen (Noradrenalin, Serotonin, Dopamin) aus zentralen und peripheren Neuronen • Wirkeintritt: 30 Minuten nach oraler Einnahme • Somatische Symptome: Erhöhter Puls, schnellerer Stoffwechsel, verminderter Appetit, Gewichtsabnahme, schnelle Atmung, Tremor, Koordinationsstörungen • ZNS-Wirkung: Euphorie, vermehrte Wachsamkeit, Angst, Schlaflosigkeit, Reizbarkeit, Ruhelosigkeit, Panik, impulsives und aggressives Verhalten • Aktive Substanzeinnahme kann aufgrund eines Erschöpfungszustandes mit nachfolgendem exzessivem Schlafen durchbrochen werden • Exzessive Dosierungen können zu Herzversagen, Koma, epileptischen Anfällen, Delir, Psychose und Tod führen • Schwangerschaft: Anstieg des Risikos für Frühgeburten; Entzugssymptome und Verhaltensauffälligkeiten (Übererregbarkeit) beim Kind
Methamphetamin Eingenommen als Tabletten, Kapseln, Flüssigkeit, injiziert Umgangssprachlich: „speed“, „crystal meth“, „meth“, „crystal“	• Synthetische Droge (chemisch mit Amphetamin und Ephedrin verwandt); kann aus einfachen Haushaltsprodukten selber hergestellt werden • Verstärkt die Freisetzung von Dopamin, Noradrenalin und Serotonin[2] • Sehr schneller Wirkeintritt; kann bis zu 10–12 Stunden anhalten • Die potente Wirkung wird oft als „rush“ bezeichnet; wird als Droge in Clubs verwendet, um Wachsamkeit, Energie, Euphorie und den sozialen Umgang zu verbessern; wirkt aphrodisierend und führt zum Verlust von Hemmungen • Als „run“ wird die mehrfach tägliche Einnahme über mehrere Tage hinweg bezeichnet • Vermengung mit Cannabis und anschließender Inhalation oder Injektion • Somatische Symptome: Tachykardie, Tachypnoe, Diaphorese, Hyperthermie, Mydriasis, Hypertension; Berichte von Schlaganfällen • ZNS-Wirkung: Angst, Agitation, Verwirrtheit, Schlaflosigkeit, Delir, Halluzinationen, Verfolgungswahn, Gewalt, starke psychische Abhängigkeit und Sucht • Chronische Anwendung kann zu Gewichtsverlust, Bruxismus, kardiovaskulären Komplikationen, verminderte Lungenfunktion, pulmonale Hypertension, schlechtem Zahnstatus („meth mouth“), Stimmungsschwankungen, verminderte kognitive Leistungsfähigkeit, Angst, Psychose mit suizidalen und Mordgedanken; können Monate nach Beendigung der Einnahme persistieren; sind assoziiert mit neuronaler Schädigung
Crystal („ice“) besteht aus Methamphetamin, das mit einem Lösungsmittel von Unreinheiten befreit wurde. Anschließend wird es in einer Glaspfeife geraucht, inhaliert oder injiziert	• Nutzer haben ein hohes Risiko für sexuell übertragbare Erkrankungen durch Verlust von Hemmungen und Zunahme riskanter Verhaltensweisen (z. B. „needle sharing“, ungeschützter Geschlechtsverkehr, multiple Geschlechtspartner) • Missbrauch von Methamphetaminen kann zu einer verminderten Gedächtnisleistung, vermindertem Lernvermögen, Hypervigilanz, psychomotorische Unruhe, Reizbarkeit und Aggressivität führen. Chronische Anwendung kann zu einem psychotischen Zustand mit Delir, Halluzinationen und Wahnvorstellungen führen • Toxische Wirkung: Arrhythmien, Hypertension, Herzinsuffizienz, Hyperthermie, epileptische Anfälle, Enzephalopathie, Rhabdomyolyse (siehe Komplikationen auf Seite 400) • Nach plötzlicher Beendigung der Einnahme Auftreten von Entzugssymptomen mit Punctum maximum nach 2–3 Tagen: Gastrointestinale Beschwerden, Kopfschmerzen, Depression, Reizbarkeit, verminderte Konzentration • Die Einnahme von Methamphetaminen während der Schwangerschaft ist mit einem verminderten Geburtsgewicht assoziiert; Entzugssymptome können beim Neugeborenen auftreten, auch eine Entwicklungsverzögerung
Kokain Extrakt aus Blättern der Cocapflanze Blätter werden gekaut, Aufnahme über die Schleimhäute, als Pulver	• Verhindert die Wiederaufnahme von Dopamin und Serotonin • Wirkungseintritt und Plasmahalbwertszeit variiert abhängig von der Aufnahmeart (i. v.-Gabe: max. Plasmaspiegel innerhalb von 30 Sekunden, Halbwertszeit 54 Minuten; geschnupft: Spitzenwerte innerhalb von 15–30 Minuten, Halbwertszeit 75 Minuten) • Metabolisierung über Hydrolyse zu den Hauptmetaboliten, die über den Urin ausgeschieden werden (Benzoylecgonin)

Tabelle 60. Psychostimulanzien: Übersicht (Fortsetzung)

Substanz	Besonderheiten
Orale Aufnahme, wird geschnupft, geraucht, injiziert Umgangssprachlich: „Koks", „Schnee" „Crack": Kokainbase, wesentlich potenter als Kokain	• „Crack" entspricht einer basenfreien und potenteren Form des Kokains (wird inhaliert) • Wird oft mit Amphetamin, Ephedrin, Procain, Xylocain oder Lidocain verfälscht • In Kombination mit Heroin („dynamite", „speedballs") oder Morphin zur Verstärkung der Wirksamkeit eingenommen – Auftreten taktiler Halluzinationen • In Kombination mit Flunitrazepam zur Modulation der stimulierenden Wirkung • ZNS-Wirkung: Schnelleinsetzende Euphorie, vermehrte Wachsamkeit, Schlaflosigkeit, Angst, Agitation, Wahnwahrnehmungen, Halluzinationen • Somatische Symptome: Übelkeit, Erbrechen, Kopfschmerzen, Tachykardie, Hypertension, Brustschmerzen, Pyrexie, Diaphorese, Mydriasis, Ataxie, Anorexie, taktile Halluzinationen • Toleranzentwicklung für manche Wirkungen (Appetit), aber erhöhte Sensitivität (umgekehrte Toleranzentwicklung) für andere Wirkungen (epileptische Anfälle, Psychose) • Starke psychische und körperliche Abhängigkeit wurde bei Crackanwendern beobachtet; Entzugssymptome können über Wochen bis Monate anhalten • Depression häufig nach der Drogeneinnahme; dies führt zu wiederholtem Gebrauch • Chronisch Abhängige können Panikattacken und Paranoia entwickeln: Bei wiederholtem Missbrauch oder bei Verwendung hoher Dosen kann die Euphorie durch Dysphorie, Reizbarkeit, aggressives Verhalten, Paranoia und Delir ausgelöst werden • Kokain-Schnupfen kann zu verstopfter, ständig laufender Nase, Ekzem an den Nasenlöchern und einer Atrophie der Nasenschleimhaut führen • Sexuelle Dysfunktionen sind häufig • Chronische Verwendung von „crack" kann zu mikrovaskulären Veränderungen in den Augen und in der Lunge führen; respiratorische Symptome, Asthma, Blutungen in der Lunge und Lungenödem • Dehydration kann durch Störung der Temperaturregulation entstehen; als Folge können epileptische Anfälle auftreten • Toxische Wirkung: Hypertension, paroxysmale atriale Tachykardie, Hyperreflexie, unregelmäßige Atmung, Hyperthermie, epileptische Anfälle, Bewusstlosigkeit, Tod; Todesfälle kommen bei i.v.-Einnahme häufiger vor • Schwangerschaft: Spontanaborte, häufigere Frühgeburten. Säuglinge haben ein geringeres Geburtsgewicht, sind kleiner und haben einen geringeren Kopfumfang, Unruhe, Essstörungen, EEG-Veränderungen, epileptische Anfälle, Urogenitalstörungen • Stillen während Intoxikation mit Kokain: Reizbarkeit, Erbrechen, Diarrhoe, Unruhe, epileptische Anfälle des Säuglings
KHAT Blätter werden gekaut	• Blätter der Pflanze Catha edulis, die in Afrika und im Mittleren Osten wächst • Cathinon ist der Wirkstoff, der maßgeblich für die psychoaktive Wirkung verantwortlich ist • Symptome treten innerhalb von 3 Stunden auf und halten ca. 90 Minuten an • Akute Symptome: Euphorie, Erregung, Größenideen, erhöhter Blutdruck, Erröten • Chronische Anwendung kann zu Angst, Agitation, Verwirrtheit, Dysphorie, Aggressivität, optischen Halluzinationen und Verfolgungswahn führen
Methylphenidat Tabletten werden gemörsert und geschnupft, geschluckt oder injiziert	• Siehe Seite 383 • Hohe Dosen können zu einer Psychose, epileptischen Anfällen, Hirninfarkt und Herzinsuffizienz führen

Tabelle 60. Psychostimulanzien: Übersicht (Fortsetzung)

Substanz	Besonderheiten
Sympathomimetika Ephedrin, Phenylpropanolamin, Koffein Eingenommen als Kapseln, Tabletten	• Werden oft für Amphetamine gehalten und als Kapseln oder Tabletten angeboten, die Amphetaminzubereitungen ähneln • Dosierung der einzelnen Zutaten ist sehr variabel • Nach massiven Überdosen kann es zum Tod durch Hirninfarkt kommen
Synthetische Cathinone **Mephedron** (4-Methylmethcathinon), **Methylon** (3,4-Methylenedioxymethcathinon), **MDPV** (3,4-Methylenedioxypyrovaleron), Flephedron, Ethylcathinon Werden als Kapseln, Tabletten oder als weißes kristallines Pulver verkauft, kann dann anschließend geschluckt, geschnupft oder injiziert werden Umgangssprachlich: „bath salts" („Badesalze")	• Mephedrone und Methylon: Nicht spezifische Substrate von Dopamin-, Noradrenalin- und Serotonin-Transportern, verhindern so deren Wiederaufnahme • MDPV: Spezifische Hemmung von Dopamin- und Noradrenalin-Transportern • Wirkung ähnlich zu anderen Stimulanzien wie Kokain, Methamphetamin: Euphorie, Erregung, Angst, Agitation, Verwirrtheit, Psychose, epileptische Anfälle • ZNS-Wirkungen halten bis zu 3–4 Stunden an, wohingegen somatische Symptome (z. B. Tachykardie, Hypertension) 6–8 Stunden anhalten • Höhere Dosierungen können Panikattacken, Verfolgungswahn, Verwirrtheit, Wahnvorstellungen, extreme Agitation teilweise bis hin zu gewalttätigem Verhalten, suizidale Gedanken und Handlungen auslösen • Somatische Symptome: Tachykardie, Hypertension, Vasokonstriktion, Schlaflosigkeit, gesteigerte Reflexe, erhöhte Körpertemperatur, Schüttelfrost, Schwitzen, Mydriasis, Kopfschmerzen, Tinnitus • Berichte von starkem Craving und Sucht • Entzugssymptome: Depression, Müdigkeit, Kopfschmerzen, Angst, posturale Hypotension, stark rotunterlaufene Augen; Klingen meist innerhalb von 4–8 Stunden wieder ab

Weiterführende Literatur

Literatur

1. Wynn GH, Cozza KL, Zapor MJ, et al. Med-psych drug-drug interactions update. Antiretrovirals, part III: Antiretrovirals and drugs of abuse. Psychosomatics. 2005;46(1):79–87. doi:10.1176/appi.psy.46.1.79
2. Kish SJ. Pharmacologic mechanism of crystal meth. CMAJ. 2008;178(13):1679–1682. doi:10.1503/cmaj.071675

Zusätzlich empfohlene Literatur

- Coppola M, Mondola R. Synthetic cathinones: Chemistry, pharmacology and toxicology of a new class of designer drugs of abuse marketed as "bath salts" or "plant food". Toxicol Lett. 2012;211(2):144–149. doi:10.1016/j.toxlet.2012.03.009
- Karila L, Gorelick D, Weinstein A, et al. New treatments for cocaine dependence: A focused review. Int J Neuropsychopharmacol. 2008;11(3):425–438. doi:10.1017/S1461145707008097
- Maxwell JC. Emerging research on methamphetamine. Int Drug Therapy Newsletter. 2006;41(3):17–24
- Panenka WJ, Procyshyn RM, Lecomte T, et al. Methamphetamine use: A comprehensive review of molecular, preclinical and clinical findings. Drug Alcohol Depend. 2013;129(3):167–179. doi:10.1016/j.drugalcdep.2012.11.016
- Shorter D, Kosten TR. Novel pharmacotherapeutic treatments for cocaine addiction. BMC Med. 2011;9:119. doi:10.1186/1741-7015-9-119

Halluzinogene

Allgemeine Hinweise

- Cannabis ist die weltweit am häufigsten missbräuchlich verwendete illegale Droge
- Der Terminus „medizinischer Cannabis“ impliziert die Verwendung der ganzen unverarbeiteten Pflanze oder ihrer Extrakte, um eine Erkrankung oder ein Symptom zu behandeln; wird üblicherweise durch einen legalen Händler bereitgestellt
- Verfügbare Produkte:
  - CB_1-Rezeptoragonisten: Tetrahydrocannabidol (THC), Dronabinol, Nabilone, Nabiximols (THC + CBD)
- Cannabinoid-Modulator:
  - Cannabidiol (CBD)

Pharmakologische und psychische Wirkungen

- Abhängig von der eingenommenen Substanz sowie der Darreichungsform (siehe Einzelsubstanzen)
- Die Wirkungen treten sehr schnell ein und halten zwischen ca. 30 Minuten (z. B. bei DMT) bis zu mehreren Tagen (z. B. PCP) an

Körperliche Wirkungen

- Erhöhter Blutdruck, Tachykardie, erweiterte Pupillen, Übelkeit, Schwitzen, Flush, Kälteschauer, Hyperventilation, Koordinationsstörungen, Muskelschwäche, Zittern, Benommenheitsgefühl

Anwendung von medizinischem Cannabis

- Medizinisches Cannabis wird bei folgenden Erkrankungen eingesetzt:
  - Chronische bzw. neuropathische Schmerzen
  - Muskelspasmen bei Multipler Sklerose
  - Chemotherapie-induzierte Übelkeit
  - Appetitsteigerung bei Personen mit HIV/AIDS
  - Tourette-Syndrom (verbesserter Schlaf, Besserung von Tics)
  - Neuere Hinweise deuten auf eine antipsychotische und antikonvulsive Wirkung von Cannabidiol hin
  - Hinsichtlich der Anwendung von Cannabis bei PTBS gibt es sowohl Berichte der Verbesserung als auch der Verschlechterung von Symptomen[1,2]
- Die Wirkung ist bei keiner dieser Indikationen ausreichend durch Doppelblindstudien belegt
- Nach dem Sozialgesetzbuch (SGB) V, § 31 Arznei- und Verbandmittel-Verordnungsermächtigung haben Versicherte mit einer schwerwiegenden Erkrankung Anspruch auf Versorgung mit Cannabis in Form von getrockneten Blüten oder Extrakten in standardisierter Qualität und auf Versorgung mit Arzneimitteln mit den Wirkstoffen Dronabinol oder Nabilon, wenn (1) eine allgemein anerkannte, dem medizinischen Standard entsprechende Leistung (a) nicht zur Verfügung steht oder (b) im Einzelfall nach der begründeten Einschätzung der Ärzte unter Abwägung der zu erwartenden Nebenwirkungen und unter Berücksichtigung des Krankheitszustandes nicht zur Anwendung kommen kann, und (2) eine nicht ganz entfernt liegende Aussicht auf eine spürbare positive Einwirkung auf den Krankheitsverlauf oder auf schwerwiegende Symptome besteht

Psychische Wirkungen

- Wahrnehmungsstörungen, Veränderung des Körpergefühls, Aufmerksamkeits- und Kurzzeitgedächtnisstörungen, gestörtes Zeitgefühl, Depersonalisation, Euphorie, mystische oder religiöse Gefühle, Größenwahn, Angst, Panik, Wahrnehmungsstörungen, Halluzinationen (vorwiegend visuell), unberechenbares Verhalten, Aggressivität

Hohe Dosierung	• Verwirrtheit, Unruhe, Aufregung, Angst, emotionale Labilität, Panik, Manie, Verfolgungswahn, „Horrortrip" • Herzinsuffizienz und Atemdepression (Meskalin), Blutdruckabfall, epileptische Anfälle und Koma (PCP)
Chronischer Gebrauch	• Ängstlichkeit, Depression, Persönlichkeitsveränderungen • Toleranzentwicklung (Tachyphylaxie) kann bei regulärer Einnahme auftreten (Ausnahme: DMT); auch eine „umgekehrte Toleranz" (Hypersensitivität) wurde beschrieben • Verworrenheit, wahnhaftes Erleben und Halluzinationen können bis zu mehreren Monaten nach Absetzen der Droge anhalten • „Flashbacks" (wiederkehrende psychotische Symptome) können noch Jahre nach Absetzen der Droge auftreten • Kohortenstudien suggerieren, dass der chronische Gebrauch von Cannabis bei Jugendlichen mit einem 5-fach erhöhtem Risiko für Depressionen und Angststörungen sowie einem erhöhten Risiko einer Psychose mit frühem Beginn assoziiert ist • Bei schizophrenen Patienten kann der regelmäßige Gebrauch von Marihuana bzw. Haschisch das Risiko für Spätdyskinesien bei Antipsychotikabehandlung erhöhen • Der chronische Gebrauch von Cannabis kann zu anhaltenden Gedächtnisstörungen führen[3]

Absetzphänomene

- Häufige Entzugssymptome bei chronischen Cannabis-Nutzern: Reizbarkeit, Unruhe, Angst, Schlafstörungen, verminderter Appetit oder Gewichtsabnahme, Magenschmerzen, Zittern/Tremor, Schwitzen, Fieber, Kälteschauer

Behandlung

- Der Patient sollte durch Gespräche beruhigt werden; angsterregende Stimuli sollten vermieden werden
- Ggf. können supportive Maßnahmen notwendig sein; Überwachen der Flüssigkeitszufuhr und der Elektrolyte, auf ein Serotoninsyndrom achten
- In schweren Fällen sollte der „Trip" so schnell wie möglich medikamentös beendet werden. Dies reduziert die Auftretenswahrscheinlichkeit von Flashbacks oder Rückfällen in der Zukunft. In weniger schweren Fällen kann ein beruhigendes Gespräch ausreichen
- Vermeiden Sie niedrigpotente Antipsychotika mit anticholinergen und α-adrenergen Wirkungen (z. B. Chlorpromazin), da sonst Blutdruckabfall, Tachykardie, Orientierungsstörung oder epileptische Anfälle auftreten können
- Beim Auftreten psychotischer Symptome hochpotente Antipsychotika (z. B. Haloperidol) einsetzen
- Bei Unruhe kann die Verabreichung von Benzodiazepinen (z. B. Diazepam, Lorazepam) erwogen werden
- Propranolol und Vitamin C können die PCP-Wirkung abschwächen und seine Ausscheidung beschleunigen

Wechselwirkungen

- Klinisch relevante Interaktionen werden in Tabelle 61. Missbräuchlich verwendete Substanzen: Wechselwirkungen aufgeführt
- Zusätzliche Informationen über die Kombinationsbehandlung finden Sie im Kapitel zum interagierenden Wirkstoff

Tabelle 61. Missbräuchlich verwendete Substanzen: Wechselwirkungen

Wirkstoffgruppe		Beispiel	Wechselwirkungen
Cannabis	**Anticholinergika**	Atropin, Benztropin, Oxybutynin	• Erhöhter Puls und/oder Hypertension
	Antidepressiva	Trizyklika: Desipramin MAO-Hemmer: Tranylcypromin	• Fallberichte von Tachykardien, Schwindelgefühl, Stimmungsschwankungen und Delir in Kombination • Kardiale Komplikationen bei Kindern und Jugendlichen • Vorsicht: Cannabis erhöht den Serotoninspiegel und kann zu einem Serotoninsyndrom führen
	Antipsychotika	Chlorpromazin, Thioridazin	• Wirkstoffe mit anticholinerger und α_1-adrenerger Wirkung können zu einer Hypotension und Verwirrtheit führen
	Antiretrovirale Wirkstoffe Proteasehemmer	Indinavir, Nelfinavir	• Inhaliertes Marijuana kann zu einer reduzierten AUC (um 17 %) von Indinavir führen, sowie einer Reduktion von C_{max} von Nelfinavir um 21 %; keine Auswirkung auf Viruslast
	Barbiturate		• Additive Wirkung mit verstärkter Angst und Halluzinationen
	ZNS-depressive Substanzen	Alkohol, Benzodiazepine, Hypnotika, Opioide	• Potenzierung der ZNS-Wirkung; vermindert Urteilsvermögen
	Disulfiram		• Synergistische ZNS-Stimulation, Hypomanie
	Lithium		• Verminderte Clearance von Lithium
	Opioide	Morphin	• THC blockiert exzitatorische Potenziale durch Morphin
	Rauchen (Tabak)		• Additive Wirkung auf die Induktion von CYP 1A2; additive Wirkung kann zu einer Pulserhöhung sowie zusätzlich stimulierenden Wirkung führen
	Stimulanzien	Kokain	• Erhöhter Puls; erhöhter Blutdruck unter Einnahme hoher Dosen beider Substanzen; erhöhter Plasmaspiegel von Kokain und vermehrte Angabe von subjektiver Euphorie
Ketamin	**Antiretrovirale Wirkstoffe** Proteasehemmer	Nelfinavir, Ritonavir	• Erhöhte Spiegel von Ketamin, möglicherweise durch Hemmung der Verstoffwechselung
	Benzodiazepine	Diazepam	• Prolongierte Wirkung von Diazepam durch verminderten Abbau • Benzodiazepine können die antidepressive Wirkung von Ketamin vermindern. Eine Dämpfung der Ketaminwirkung bei gleichzeitiger Benzodiazepineinnahme wird ebenfalls postuliert
	NMDA-Rezeptor Antagonist	Memantin	• Sollten nicht kombiniert werden da UAW verstärkt auftreten können; additive Wirkung der NMDA-Rezeptor-Blockade
	Opioide	Morphin	• Additive atemdepressive Wirkung; Ketamin hat eine geringere atemdepressive Wirkung als Morphin

Tabelle 61. Missbräuchlich verwendete Substanzen: Wechselwirkungen (Fortsetzung)

Wirkstoffgruppe		Beispiel	Wechselwirkungen
LSD	**Antidepressiva**	SSRI: Fluoxetin, Sertralin, Paroxetin	• Berichte von Grand-mal-Anfällen • Wiederauftreten oder Verschlechterung von Flashbacks in Kombination mit Fluoxetin, Sertralin und Paroxetin
	Antiretrovirale Wirkstoffe		
	Proteasehemmer	Ritonavir	• Erhöhte LSD-Spiegel durch Hemmung der Metabolisierung möglich
MDA/MDMA	**Alkohol**		• MDMA kann zu einer Abschwächung der durch Alkohol bedingten Sedierung führen, bei Weiterbestehen der impulsivitätsfördernden Wirkung von Alkohol mit Verschlechterung der Psychomotorik
	Antidepressiva	SSRI: Fluoxetin	• Verminderte pharmakologische Wirkung von MDA
	Antiretrovirale Wirkstoffe		
	Proteasehemmer	Ritonavir	• Fallberichte von erhöhten Plasmaspiegeln von MDMA durch Hemmung der Verstoffwechselung über CYP 2D6; Todesfälle
	Phosphodiesterase-Typ-5-Hemmer	Sildenafil	• Anekdotische Berichte von starken Kopfschmerzen und Priapismus mit anschließender notfallmäßigen Intervention nach dem Missbrauch von Sildenafil und MDMA
Phencyclidin (PCP)	**Mittel zur Ansäuerung von Harn**	Cranberrysaft, Ammoniumchlorid	• Vermehrte Ausscheidung von PCP
	Antiretrovirale Wirkstoffe		
	Proteasehemmer	Ritonavir	• Erhöhte Spiegel von PCP durch möglicherweise gehemmte Metabolisierung

Tabelle 62. Halluzinogene: Übersicht

Substanz	Besonderheiten
Cannabis **Marihuana** Zerstoßene Blätter, Stamm und Blüten der weiblichen Hanfpflanze, (Cannabis sativa) wird geraucht (Zigaretten, „joint“ oder Wasserpfeife) Umgangssprachlich: „Gras“, „pot“, „ganja“ **Haschisch** Harz der Blüten und der Blätter; potenter als Marihuana Geraucht oder in Keksen u.Ä. mitgebacken Umgangssprachlich: „Hasch“, „shit“, „khif“, „dope“	• Es gibt mehr als 70 pflanzliche Cannabinoide; delta-9-Tetrahydrocannabiol (THC) ist der aktive Inhaltsstoff; Konzentration: 5–11 % in Marihuana und bis zu 28 % in Haschisch; hochpotente Varianten zunehmend häufig • Cannabidiol (CBD) ist der zweite häufige psychoaktive Wirkstoff in Cannabis; Konzentration typischerweise zwischen 0–13 % • First-pass-Metabolisierung von THC in seinen psychotrop wirksamen Metaboliten 11-OH-THC; HWZ zwischen 24–36 Stunden für unregelmäßige Nutzer und bis zu 10 Tage für häufige Nutzer. THC und CBD werden hauptsächlich über CYP 3A4 verstoffwechselt, zusätzlich auch über 2D6, 2C9 und 2C19. Schwacher Hemmstoff von 3A4, 2C9 und 2C19 • Induktion von CYP 1A2 durch Aktivierung des aromatischen Hydrokarbonrezeptors • Die Wirkung tritt schnell ein und hält für mehrere Stunden an. Da THC im Fettgewebe akkumuliert, kann die Wirkung bis zu 4 Wochen anhalten, ehe die Wirkstoffe wieder in die Blutbahn gelangen; Effekte können anhaltend sein • Ergebnisse von kontrollierten Kurzzeitstudien geben Hinweise darauf, dass das Rauchen von Cannabis positive Effekte auf neuropathische Schmerzen, Appetit und kalorische Aufnahme (v. a. in Patienten mit geringer Muskelmasse) und zur Verbesserung von

Tabelle 62. Halluzinogene: Übersicht (Fortsetzung)

Substanz	Besonderheiten
	Muskelspasmen und Schmerzen bei Patienten mit einer Multiplen Sklerose haben kann[4]; die Wirkungen sind nicht ausreichend durch Doppelblindstudien belegt • THC kann eine positive Wirkung auf chemotherapieinduzierte Übelkeit/Erbrechen haben • Ein Review zweier Studien ergibt Hinweise auf eine positive Auswirkung von Cannabis auf die Häufigkeit und Schwere[5] von Tics bei Patienten mit Tourette Syndrom • Toleranzentwicklung und psychische Abhängigkeit können auftreten; umgekehrte Toleranz (Hypersensitivität) wurde in Einzelfällen beschrieben • Wird manchmal mit anderen Substanzen wie PCP, Opium oder Heroin kombiniert, um die Effekte zu verstärken • ZNS-Wirkung: Die meisten Anwender berichten Euphorie, ein Gefühl des gestärkten Selbstvertrauens und Entspannung; einige werden jedoch auch dysphorisch, ängstlich, agitiert und misstrauisch. Kann zu psychotischen Symptomen mit Verwirrtheit, Halluzinationen und emotionaler Labilität führen. Langfristiger oder übermäßiger Gebrauch kann evtl. zu schweren und potenziell irreversiblen Psychosen führen • Als Akuteffekt kann ein verstärktes Verlangen nach Süßigkeiten auftreten • Chronischer Gebrauch: Bronchitis, Gewichtszunahme, blutunterlaufene Augen, Energieverlust, Apathie, verworrenes Denken, verminderte Urteilsfähigkeit, Testosteronmangel bei Männern; erhöhtes Risiko für Depression, Angst und Schizophrenie • Zusammenhang zwischen Cannabisgebrauch und einem frühen Manifestationsalter von Psychosen; Cannabis als Risikofaktor für Psychosen bei jungen Personen[6] • Exogenes THC wird modulierend auf die Freisetzung von Neurotransmittern (u.a. Dopamin und Glutamat) durch eine Interaktion mit spezifischen Cannabinoid-Rezeptoren, die sich in verschiedenen Bereichen des Gehirns befinden[7] • Cannabiszigaretten haben einen höheren Teergehalt als normale Zigaretten und sind potenziell karzinogen • Schwangerschaft: Reduktion des fetalen Gewichtes möglich • Stillen: Kann in einer erhöhten Konzentration in der Muttermilch vorhanden sein
Synthetische Cannabinoide Psychotrope Chemikalien, die in einem Lösungsmittel aufgelöst werden, und auf pflanzliches Material aufgetragen werden; werden meist geraucht oder als Tee zubereitet	• Synthetische „designer drugs", die der Wirkung von Cannabis ähneln • Enthalten eine Mischung von Kräutern und synthetischen Cannabinoiden. Hierunter: Cannabicyclohexanol, JWH-018, JWH-073, JWH-200, CP-47,497 oder HU-210; Chemikalien sind häufig variable und die Konzentrationen unvorhersehbar[8] • Werden als „synthetisches Marihuana" verkauft • Somatische Wirkung: Haben ein 2–3-fach erhöhtes Risiko für sympathomimetische Wirkungen wie Tachykardie und Hypertension im Vergleich zu THC; Erbrechen; hohe Dosierung mit dem Auftreten von epileptischen Anfällen und Herzinfarkten assoziiert[9,10] • Verunreinigung mit (1-(5-Fluoropentyl)-1H-indol-3-yl)(2,2,3,3-Tetramethylcyclopropyl) Methanon kann zu einem akuten Nierenversagen führen • ZNS-Wirkung: Gehobene Stimmung, Entspannung, veränderte Wahrnehmung, Angst, Agitation, Verwirrtheit, Verfolgungswahn, Halluzinationen; Psychosen können prolongiert auftreten • Regelmäßige Nutzer können Symptome einer Abhängigkeit sowie eines Entzuges entwickeln
Ketamin (Ketanest®) Anästhetikum für ambulante Operationen Wird oral als Kapsel, Tablette, Puder, Kristalle und Lösung eingenommen, zum Teil injiziert, geschnupft Umgangssprachlich: „K", „special K", „Vitamin K"	• NMDA-Rezeptor Antagonist, verhindert Aktivierung von Glutamat-Rezeptoren sowie die Wiederaufnahme von Monoaminen (Serotonin, Noradrenalin, Dopamin) • Wird auf Feiern verwendet und ist auch häufig bei Vergewaltigungen („date rapes") involviert; ein Großteil der Nutzer verwendet Ketamin sporadisch und nimmt auch andere Substanzen ein • Injektion von Dosierungen zwischen 60 und 100 mg; hierunter bleibt das Bewusstsein bei beginnender Desorientiertheit erhalten

Tabelle 62. Halluzinogene: Übersicht (Fortsetzung)

Substanz	Besonderheiten
	• Wirkung tritt innerhalb von 60 Sekunden ein (i.v.-Anwendung) und nach 10–20 Minuten bei oraler Einnahme; überwiegende Verstoffwechselung über CYP 2B6 aber auch 3A4 und 2C9. Schwacher Hemmstoff von 3A4 • Somatische Wirkung: Erhöhter Puls und Blutdruck, Übelkeit Erbrechen, erhöhter Muskeltonus, Nystagmus, Stereotypien, verminderte motorische Funktionen, Taubheit; synthetisches Ketamin ist mit schweren Harnwegsinfektionen und Blasenkontrollstörungen assoziiert • ZNS-Wirkung: Traum-ähnlicher Zustand, Depersonalisation, Verwirrtheit, Feindseligkeit, mildes Delir, Halluzinationen, Amnesie • Toxische Wirkung: Schweres Delir, Atemnot, Bewusstlosigkeit, Katatonie • Die Anwendung von Ketamin oder Esketamin i.v. kann bei Patienten mit einer therapieresistenten Depression wirksam sein (siehe Abschnitt Ketamin auf Seite 101)
Lysergsäurediäthylamid (LSD) Halbsynthetische Droge, die von den Mutterkornalkaloiden abgeleitet ist; weißes Pulver, als Tablette, Kapsel, Flüssigkeit eingenommen, wird geschnupft, geraucht, inhaliert, injiziert Umgangssprachlich: „acid"	• Agonist am 5-HT_{2A}-Rezeptor • Wirkung tritt nach weniger als einer Stunde ein und hält über 2–18 Stunden an • Somatische Symptome: Mydriasis, Übelkeit, Appetitlosigkeit, Muskelverspannung, Hyperthermie, Hypertonie, Schwächegefühl, Taubheit, Tremor • ZNS-Wirkung: Agitation, optische Halluzinationen, kann zu Suizidalität, Dysphorie und gewalttätigen Handlungen bis zu Tötungsdelikten führen; Panik und psychotische Reaktionen können mehrere Tage anhalten • Flashbacks können noch lange nach der letzten Drogeneinnahme auftreten • Schnelle Toleranzentwicklung, Auftreten einer psychischen Abhängigkeit • Wird auch in Kombination mit Kokain, Meskalin oder Amphetaminen eingenommen, um die Wirkung zu verlängern • Schwangerschaft: Erhöhtes Risiko von Spontanaborten und kongenitalen Fehlbildungen wurde in Einzelfällen beobachtet
Meskalin (3,4,5-Trimethoxyphenethylamin) Wird aus Peyotl-Kakteen gewonnen; das reine Produkt ist selten erhältlich Kaktusblüten werden getrocknet, dann zerteilt, zerhackt oder zermahlen; wird als Puder, Kapsel, Tablette eingenommen, inhaliert oder injiziert	• Bindet an 5-HT_{2A}-Rezeptoren mit partialagonistischer Wirkung und wirkt am 5-HT_{2C}-Rezeptor • Weniger potent als LSD, eine Kreuztoleranz wurde beschrieben • Langsamer Wirkungseintritt, Wirkungsdauer 10–18 Stunden • Somatische Symptome: Euphorie, zeitliche Desorientiertheit, gestörte Realitätswahrnehmung mit intensiver Farbwahrnehmung, Leichtigkeit, Kopfschmerzen, trockene Haut, erhöhte Körpertemperatur und Puls, Hypotension oder Hypertension, Taubheit, Tremor, Schwindel, Übelkeit, kardiale und respiratorische Insuffizienz • ZNS-Wirkung: Angst, Desorientiertheit, Realitätsverlust, Flashbacks • Abhängigkeit wurde bisher nicht beschrieben, aber Toleranzentwicklung tritt rasch auf
Morning Glory-Samen Der aktive Inhaltsstoff ist LSD; nur $^{1}/_{10}$ so potent wie LSD Samenkörner werden gegessen, zermahlen, zerstampft oder eingeweicht eingenommen oder als Lösung injiziert	• Wirkung nach 30–90 Minuten beim Verzehr der Samen, sofort bei Injektion einer Lösung • Kommerziell verwendete Samen werden mit Insektiziden, Fungiziden oder anderen Chemikalien behandelt und können giftig sein
Phencyclidin (PCP) Hochaffiner NMDA-Antagonist Übliches Anästhetikum, das in der Veterinärmedizin eingesetzt wird	• Wirkeintritt nach wenigen Minuten, die Wirkung kann mehrere Tage anhalten (Halbwertszeit 18 Stunden) • Wird häufig im Straßenverkauf als eine andere Droge ausgegeben und verkauft (da die Synthese einfach ist) • Eine fehlerhafte Synthese kann zu einem Produkt führen, das abdominelle Krämpfe, Erbrechen, Koma und Tod verursacht • Todesfälle können nach nicht behandelbaren epileptischen Anfällen und hypertensiven Krisen mit nachfolgender intrakranieller Blutung auftreten

Tabelle 62. Halluzinogene: Übersicht (Fortsetzung)

Substanz	Besonderheiten
Wird gehandelt als Pulver, als Block, als Kristalle; eingenommen in Tablettenform, als Kapseln, Flüssigkeit, inhaliert, geschnupft, injiziert (i.m. oder i.v.) Umgangssprachlich: „angel", „dust"	• Kann zu Apathie, Verwirrtheit, Depersonalisation, Isolationsgefühl, Gleichgültigkeit gegenüber Schmerz, Delir, Orientierungsstörung mit Amnesie, Schizophrenie-ähnlichen Psychosen und zu Gewalt (auch Autoaggression) führen • Erbrechen, Schwitzen oder Ataxie können auftreten • Flashbacks möglich • Psychische Abhängigkeit möglich • Schwangerschaft: Toxische Schäden bei Neugeborenen wurden beschrieben • Stillen: Die Substanz geht in hoher Konzentration in die Muttermilch über und ist bei starkem Missbrauch noch Wochen nachweisbar
Psilocybin Aus dem Pilz *Psilocybe mexicana* gewonnen Wird als getrockneter Pilz, weiße Kristalle, als Pulver, Kapseln, Injektion verwendet; roh gegessen, gekocht oder als Teesud verwendet Umgangssprachlich: „magic mushrooms"	• Chemisch mit LSD oder DMT verwandt • Wirkungseintritt innerhalb 30 Minuten, hält mehrere Stunden an • Partialagonistische Wirkung am 5-HT_{1A}- und 5-HT_{2A}-Rezeptor • Wirkung: Übelkeit, Erbrechen, veränderte zeitliche Wahrnehmung (einige Nutzer meinen einen längeren Rausch gehabt zu haben, als es tatsächlich der Fall war), Nervosität, Paranoia, Flashbacks • Schnelle Toleranzentwicklung; Kreuztoleranz tritt in Verbindung mit LSD auf • Kann mit dem Fliegenpilz verwechselt werden; gefährliche Pilzvergiftung möglich
Salvia divinorum Aus der Gattung der Minzgewächse Blätter werden gekaut oder gemörsert, wobei der Saft dann als Tee getrunken oder geraucht wird Umgangssprachlich: „magic mint"	• Der für die Wirkung verantwortliche Bestandheit ist Salvinorin A – ein potenter **κ**-Opioidrezeptor-Agonist • Bei oraler Anwendung ist die Wirkung von der Absorption von Salvinorin A über die Mundschleimhaut abhängig, da der Wirkstoff im GI-Trakt inaktiviert wird. Bei Absorption über die Mundschleimhaut tritt eine Wirkung nach 5–10 Minuten ein, mit einer maximalen Wirkung nach 1 Stunde. Die Wirkung klingt nach 2 Stunden wieder ab. Bei Inhalation tritt die Wirkung nach 30 Sekunden auf, erreicht nach 5–10 Minuten ihren Höhepunkt und klingt nach 20–30 Minuten ab. Deutlich potenter beim Rauchen • Die gemeinsame Anwendung mit Cannabis führt zu einer Verlängerung der Wirkung • Somatische Symptome: Ataxie, inkohärente Sprache, hysterisches Lachen, Bewusstlosigkeit • ZNS-Wirkung: Veränderte Wahrnehmung; kann bei einer Dosis von mehr als 1 mg dramatische, teilweise beängstigende halluzinogene Erlebnisse auslösen
Tryptamine **Dimethyltryptamin (DMT), 5-Methy-di-isopropyl-tryptamin (5-MeO-DIPT)** Synthetische, chemisch dem Psilocybin ähnliche Substanz Eingeweicht zusammen mit Petersilie, getrocknet und geraucht, verwendet als Flüssigkeit (Tee), injiziert	• In einigen Pflanzen in Südamerika enthalten • Wirkung sehr variabel und abhängig von der eingenommenen Menge; Wirkung tritt nahezu umgehend ein nach Einnahme von DMT auf und halten 30–60 Minuten an (werden auch „businessman's trip" genannt aufgrund der kurzen Wirkung) • Wird schnell von Magensäure inaktiviert • Wird oft mit Cannabis vermengt • ZNS-Wirkung: Angst und Panik sind häufig aufgrund des schnellen Wirkeintritts; können intensive optische Halluzinationen bedingen, verminderte Wahrnehmung der Umgebung
Drogen mit halluzinogenen und stimulierende Eigenschaften – **2,5-Dimethoxy-4-Methylamphetamin (STP/DOM)** Chemisch mit Meskalin und Amphetamin verwandt Orale Einnahme Umgangssprachlich: „peace"	• Wirkung hält 16–24 Stunden an • Potenter als Meskalin, jedoch schwächer als LSD • „Bad trips" treten häufig auf. Bei Menschen mit psychiatrischen Vorerkrankungen kann es zu langanhaltenden psychotischen Reaktionen kommen • Toleranzentwicklung möglich; keine Hinweise auf eine Abhängigkeitsentwicklung • Anticholinerge Wirkungen, Erschöpfung, epileptische Anfälle, Unruhe und Delir möglich

Tabelle 62. Halluzinogene: Übersicht (Fortsetzung)

Substanz		Besonderheiten
	3,4-Methylen-Dioxyamphetamin (MDA) Chemisch mit Meskalin und Amphetamin verwandt Orale Einnahme als Flüssigkeit, Pulver oder Tablette; als Injektion Umgangssprachlich: „Adam“	• Die Wirkung tritt nach 30–60 Minuten nach oraler Gabe ein (gebräuchliche Dosis 60–120 mg, rascher bei Injektionen); hält bis zu 8 Stunden an • ZNS-Wirkung: Halluzinationen und Wahrnehmungsstörungen sind selten; Gefühl des inneren Friedens und der Ruhe kann auftreten • Hohe Dosierungen: Hyperreagilibität auf externe Stimuli, Unruhe, Halluzinationen, gewalttätiges Verhalten, Delir, epileptische Anfälle, Koma
	Ecstasy (3,4-Methyl-Dioxymethamphetamin [MDMA]) Umgangssprachlich: „XTC“	• Typische Dosis: 50–150 mg • Wirkeintritt nach 30–60 Minuten; Wirkdauer 3–6 Stunden; HWZ beträgt ca. 8 Stunden. Überwiegende Metabolisierung über CYP 2D6 aber auch CYP 1A2, 2B6 und 3A4. Kann die eigenen Verstoffwechselung hemmen über CYP 2D6; bei langsamen CYP-2D6-metabolizern können Zeichen einer Intoxikation bereits bei niedrigerer Dosierung auftreten aufgrund der Akkumulationseffekte • Wird häufig auf „raves“ verwendet • ZNS-Wirkung: Wachsamkeit, gesteigerte Energie und verminderte Ermüdbarkeit, Gefühle der Euphorie gekoppelt mit Derealisations- und Depersonalisationserleben, Gedächtnisstörungen, gesteigerte taktile Sinneswahrnehmung (a. e. aufgrund der Freisetzung von Serotonin) • Häufige somatische Wirkungen: Erhöhter Blutdruck und Puls, verbesserte Ausdauer und sexuellen Erregbarkeit, vermehrte Speichelproduktion, Mydriasis, Bruxismus, Trismus, erhöhter Muskeltonus, Kopfschmerzen, unruhige Beine, Verschwommensehen, Mundtrockenheit, Harnverhalt, Übelkeit, verminderter Appetit und Durst, vermindertes Schlafbedürfnis • Schwere körperliche Reaktionen: Hypertension, Tachykardie, Arrhythmien, Hyperthermie, epileptische Anfälle; gefolgt von Hypotension, ischämischer Schlaganfall, Hirnblutung und Koma; Tod kann auch als Folge der exzessiven körperlichen Betätigung sein mit disseminierter intravasale Koagulation, Rhabdomyolyse, Hyponatriämie, akutes Nieren- und Leberversagen, multiples Organversagen • Hohe Dosen können das Auftreten von Panikattacken, Halluzinationen, paranoider Psychose, Aggressivität und Flashbacks begünstigen • Nachträgliche Wirkungen: Appetitlosigkeit, Müdigkeit, Muskelschmerzen, Erschöpfung, Reizbarkeit, Angst und Depression (halten 1–2 Tagen an aufgrund der langen HWZ von 8 Stunden) • Toleranzentwicklung bei chronischer Anwendung aufgrund der euphorisierenden Wirkung • Regelmäßige chronische Anwendung kann zu Stimmungsschwankungen, Depression, Impulsivität, fehlende Impulskontrolle, Gedächtnisstörungen und Parkinsonismus führen; eine psychische Abhängigkeit ist möglich • Kann das Immunsystem beeinträchtigen und ein vermehrtes Auftreten von Infektionskrankheiten bedingen
	Benzylpiperazin (BZP) und 3-Trifluoromethyphenylpiperazin (3-TFMPP)	• Wird als spezielle Lösung bzw. „natürliche“ Alternative zu anderen, gefährlicheren Drogen angeboten • Ähnlicher Mechanismus wie MDMA; BZP verursacht eine ähnliche Wirkung wie Amphethamine • Übliche Dosierung 50–200 mg BZP • Wirkung hält 4–8 Stunden an • Verstoffwechselung über CYP 2D6 und COMT • Somatische Symptome: Übelkeit, Hyperthermie, erhöhter Blutdruck, erweiterte Pupillen, Kribbeln der Haut, verminderter Appetit • ZNS-Wirkung: Wachsamkeit, Euphorie, Paranoia • Hohe Dosierung: Halluzinationen, Atemdepression, Nephrotoxizität, epileptische Anfälle • Entzugssymptome: Übelkeit, Kopfschmerzen, Erschöpfung, „Katergefühl“, Verwirrtheit, Schlafstörungen

Tabelle 62. Halluzinogene: Übersicht (Fortsetzung)

Substanz	Besonderheiten
N-Äthyl-3,4-methylen-Dioxyamphetamin (MDE) Umgangssprachlich: „Eva"	• Wirkungseintritt innerhalb von 30 Minuten; Wirkdauer: 3–4 Stunden • Wirkung wie MDMA (siehe oben)
NBOMes (N-2-Methoxy-benzyl substituierte 2C Klasse von Halluzinogenen) Sublinguale und buccale Anwendung, zudem geschnupft. Wird meist über die Mundschleimhaut aufgenommen	• 25I-NBOMe wurde ursprünglich als Radiomarker für PET-Untersuchungen synthetisiert • Potenter Agonist am 5-HT_{2A}-Rezeptor mit stimulierenden und halluzinogenen Eigenschaften – Potenz variable je nach Produkt (leichte Synthese) • Die Wirkung von 25I-NBOMe hält meist 6–10 Stunden an bei sublingualer oder bukkaler Anwendung und 4–6 Stunden bei inhalativer Anwendung. Wirkdauer kann je nach Dosis deutlich länger sein (bis zu 12 Stunden) • Wirkung ist ähnlich zu LSD, aber potenter; Toleranzentwicklung möglich • Somatische Symptome: Tachykardie, Hyperpyrexie, Mydriasis, Verstärkung der Libido • ZNS-Wirkung: Gesteigerte Sinneswahrnehmung, optische und akustische Halluzinationen, Euphorie • Bei Einnahme höherer Dosen können Übelkeit, Hypertension, Verwirrtheit, Paranoia, Agitation, Aggressivität, epileptische Anfälle, Leukozytose, CK-Erhöhung, metabolische Azidose, akutes Nierenversagen und Tod auftreten
Nutmeg Der aktive Inhaltsstoff ist verwandt mit Trimethoxyamphetamin und Meskalin Die Samen werden im Ganzen oder gemahlen verzehrt oder „geschnupft"	• Langsamer Wirkungseintritt; Wirkungsdauer über mehrere Stunden (dosisabhängig) • Den Halluzinationen gehen üblicherweise Übelkeit, Erbrechen, Durchfall und Kopfschmerzen voraus • Somatische Symptome: Lichtscheu, Sedierung, Durst und „Kater" können auftreten
Paramethoxyamphetamin (PMA) Synthetische Droge als Pulver oder Kapseln oral eingenommen	• Wird oft als MDA verkauft; hat jedoch stärkere halluzinogene oder stimulierende Wirkungen • Verstoffwechselung über CYP 2D6 • Führt zu starkem Blutdruck- oder Pulsanstieg, Luftnot. Hochtoxische Substanz. Epileptische Anfälle, Koma und Todesfälle wurden beobachtet
Trimethoxyamphetamin (TMA) Synthetische Substanz, mit Meskalin verwandt Wird oral als Pulver eingenommen oder Injektion	• Wirkungseintritt nach 2 Stunden • Wird oft als MDA angeboten • Potenter als Meskalin • Höhere Toxizität bei Injektion oder höheren Dosen • Kann zu Wutausbrüchen und aggressiven Handlungen führen

Weiterführende Literatur

Literatur

1. Yarnell, S. The use of medicinal marijuana for posttraumatic stress disorder: A review of the current literature. Prim Care Companion CNS Disord. 2015;17(3): doi:10.4088/PCC.15r01786
2. Wilkinson ST, Stefanovics E, Rosenheck RA. Marijuana use is associated with worse outcomes in symptom severity and violet behavior in patients with posttraumatic stress disorder. J Clin Psychiatry. 2015;76(9):1174–1180. doi:10.4088/JCP.14m09475

3. Ganzer F, Bröning S, Kraft S, et al. Weighing the evidence: A systematic review on long-term neurocognitive effects of cannabis use in abstinent adolescents and adults. Neuropsychol Rev. 2016;26(2):186–222. doi:10.1007/s11065-016-9316-2
4. American Medical Association. Use of cannabis for medicinal purposes. Report 3 of the Council on Science and Public Health (I-09). Retrieved from http://www.ama-assn.org/ama1/pub/upload/mm/443/csaph-report3-i09.pdf
5. Curtis A, Clarke CE, Rickards HE. Cannabinoids for Tourette's syndrome. Cochrane Database Syst Rev. 2009;4:CD006565. doi:10.1002/14651858.CD006565.pub2
6. González-Pinto A, Vega P, Ibáñez B, et al. Impact of Cannabis and other drugs on age at onset of psychosis. J Clin Psychiatry. 2008;69:1210–1216
7. Fernandez-Espejo E, Viveros MP, Núñez L, et al. Role of cannabis and endocannabinoids in the genesis of schizophrenia. Psychopharmacology. 2009;206(4):531–549. doi:10.1007/s00213-009-1612-6
8. Albertson TE, Chenoweth JA, Colby DK et al. The changing drug culture: Emerging drugs of abuse and legal highs. FP Essent. 2016;441:18–24
9. Forrester MB, Kleinschmidt K, Schwarz E, et al. Synthetic cannabinoids and marijuana exposures reported to poison centers. Hum Exp Toxicol. 2012;31:1006–1011. doi:10.1177/0960327111421945
10. Curtis A, Clarke CE, Rickards HE. Cannabinoids for Tourette's syndrome. Cochrane Database Syst Rev. 2009;4:CD006565. doi:10.1002/14651858.CD006565.pub2

Zusätzlich empfohlene Literatur

- Centre for Addiction and Mental Health (Toronto, Canada). Information about drugs and addiction: Hallucinogens. Retrieved from http://www.camh.net/About_Addiction_Mental_Health/Drug_and_Addiction_Information/hallucinogens_dyk.html
- Coulston CM, Perdices M, Tennant CC. The neuropsychology of cannabis and other substance use in schizophrenia: Review of the literature and critical evaluation of methodological issues. Aust NZ J Psychiatry. 2007;41(11):869–884. doi:10.1080/00048670701634952
- European Monitoring Centre for Drugs and Drug Addiction. Understanding the "Spice" phenomenon. Luxembourg: Office for Official Publications of the European Communities, 2009. doi:10.2810/2706. Retrieved from http://www.emcdda.europa.eu/attachements.cfm/att_80086_EN_Spice%20Thematic%20paper%20—%20final%20version.pdf
- Fantegrossi WE, Murnane KS, Reissiq CJ. The behavioral pharmacology of hallucinogens. Biochem Pharmacol. 2008;75(1):17–33. doi:10.1016/j.bcp.2007.07.018
- Lopez-Moreno JA, González-Cuevas G, Moreno JA, et al. The pharmacology of the endocannabinoid system: Functional and structural interactions with other neurotransmitter systems and their repercussions in behavioral addiction. Addict Biol. 2008;13(2):160–187. doi:10.1111/j.1369-1600.2008.00105.x
- McGrath J, Welham J, Scott J, et al. Association between cannabis use and psychosis-related outcomes using sibling pair analysis in a cohort of young adults. Arch Gen Psychiatry. 2010;67(5):440–447. doi:10.1001/archgenpsychiatry.2010.6
- National Institute on Drug Abuse. Drug Facts: MDMA (Ecstasy or Molly). Bethesda, MD: US Department of Health and Human Services/National Institutes of Health, 2013. Retrieved from http://www.drugabuse.gov/publications/drugfacts/mdma-ecstasy-or-molly

Opioide

Allgemeine Hinweise

- Bei Opioidabhängigen werden gehäuft komorbide psychiatrische Erkrankungen, z. B. Alkoholanhängigkeit, Persönlichkeitsstörungen, Angsterkrankungen und Depressionen, beobachtet. Es ist meist unklar, ob diese Folge oder Ursache der Opioidabhängigkeit sind
- Die missbräuchliche Anwendung verschreibungspflichtiger Opioide (z. B. Oxycodon, Codein) ist relativ hoch unter der Allgemeinbevölkerung
- Polytoxikomanie und gleichzeitige Benzodiazepinabhängigkeit sind bei i. v.-Opioidabhängigen besonders häufig
- Hohe Inzidenz von Überdosierung und Todesfällen nach illegalem Gebrauch/Missbrauch von verschreibungspflichtigen Opioiden (z. B. Oxycodon, Fentanyl, Hydromorphon). Viele „verschreibungspflichtige" Opioide stammen aus illegaler Herstellung in Asien
- In vielen Ländern ist Naloxon als Nasenspray oder Injektionslösung frei verkäuflich verfügbar

Pharmakologische und psychische Wirkungen

- Variabel je nach Art und Darreichungsform der eingenommenen Substanz, sowie die Kombination mit anderen Wirkstoffen
- Ältere Patienten sind hinsichtlich der Wirkungen und UAW der Opioide empfindlicher

Körperliche Wirkungen

- Analgesie, „Kick"-Gefühl, danach Entspannung, Verlangsamung von Puls und Atmung, erhöhte Körpertemperatur, Mundtrockenheit, verengte Pupillen, verminderte gastrointestinale Motilität

Psychische Wirkungen

- Euphorie (bei i. v.-Gabe), Gefühl der Genugtuung und Befriedigung, Sedierung

Hohe Dosierung

- Ateminsuffizienz, kardiovaskuläre Komplikationen, Koma und Tod
- Die Verordnung höherer Dosen von Opioiden bei Patienten mit chronischen, nicht Tumor-bedingten Schmerzen ist mit einer erhöhten Mortalität assoziiert[1]

Chronischer Gebrauch

- Energieverlust, Antriebsmangel, Aufmerksamkeitsstörungen, motorische Verlangsamung, Sedierung, verwaschene Sprache
- Toleranzentwicklung und physische Abhängigkeit; Entzugssymptome
- Kreuztoleranz mit anderen Opioiden möglich

Absetzphänomene

- Symptome: Gähnen, laufende Nase, Niesen, Tränenfluss, erweiterte Pupillen, Vasodilatation, Tachykardie, erhöhter Blutdruck, Erbrechen und Durchfall, Unruhe, Tremor, Kälteschauer, Sträuben der Haare, Knochenschmerzen, abdominelle Schmerzen und Krämpfe, Anorexie, Angst, Reizbarkeit, Schlaflosigkeit
- Die akute Symptomatik kann 10–14 Tage anhalten (bei Methadon länger)

Behandlung

- Opioidentzüge sind in der Regel nicht lebensbedrohlich; das abrupte Absetzen der Opioide wird von manchen opioidabhängigen Personen vertragen
- Nicht opioide Alternativen (z. B. Benzodiazepine, Antipsychotika) wirken in der Regel nicht
- Medikamente werden aus den folgenden Gründen eingesetzt:
  - um den toxischen Effekt der eingesetzten Opioide zu antagonisieren (z. B. Naloxon oder Naltrexon – diese Substanzen können die Entzugssymptome verstärken)

- um die akuten Entzugssymptome zu lindern (z. B. Doxepin, Clonidin, Methadon)
- um einen Entzug zu unterstützen oder eine Therapie bei abhängigen Personen erst zu ermöglichen. Auch in Form einer Erhaltungstherapie im Rahmen einer überwachten Entzugsbehandlung (z. B. Methadon, Buprenorphin)

Wechselwirkungen

- Klinisch relevante Interaktionen werden in Tabelle 63. Opioide: Wechselwirkungen aufgeführt
- Zusätzliche Informationen über die Kombinationsbehandlung finden Sie im Kapitel zum interagierenden Wirkstoff

Tabelle 63. Opioide: Wechselwirkungen

Wirkstoffgruppe	Beispiel	Wechselwirkungen
Antibiotika	Clarithromycin, Erythromycin	• Erhöhte Plasmaspiegel von Fentanyl, Afentanyl durch verminderte Metabolisierung via CYP 3A4, dies führt zu einer prolongierten analgetischen Wirkung und vermehrten UAW • Erhöhte Plasmaspiegel von Oxycodon (AUC um das 2-fache erhöht in jungen Patienten und um das 2,3-fache erhöht in älteren Patienten) durch die Hemmung von CYP 3A4 durch Clarithromycin
Antikonvulsiva	Carbamazepin	• Carbamazepin beschleunigt den Abbau von Codein, Fentanyl, Oxycodon und Tramadol über CYP 3A4. Kann zu einer verminderten Wirksamkeit der analgetischen Wirkung von Fentanyl, Oxycodon und Tramadol führen, wohingegen die analgetische Wirkung des Codeins ggf. durch die vermehrte Produktion von Normorphin, ein potenterer Metabolit des Codeins, potenziert wird
	Phenytoin	• Phenytoin ist ebenfalls ein Induktor von CYP 3A4 und kann ähnliche Interkationen wie Carbamazepin bedingen. Phenytoin kann zu einer vermehrten Produktion von Norpethidin führen (AUC um 25 % erhöht), ein toxischer Metabolit der für zahlreiche UAW (z. B. epileptische Anfälle, Myoklonien, Tremor) verantwortlich ist über Induktion von CYP 3A4
Antidepressiva	MAO-Hemmer, RIMA	• Erhöhte Erregbarkeit, Schwitzen und Hypotension (v. a. in Kombination mit Meperidin und Pentazocin); kann die Entstehung einer Enzephalopathie, epileptische Anfälle, Atemdepression und Serotoninsyndrom begünstigen
	Doxepin, Fluoxetin, Imipramin, Maprotilin, Paroxetin, Venlafaxin	• Verminderte Wirksamkeit durch Hemmung von CYP 2D6; muss zum aktiven Metaboliten Morphin über CYP 2D6 metabolisiert werden für eine therapeutische Wirkung
Antiemetika	Metclopramid (MCP)	• MCP erhöht die Absorption von oral appliziertem Morphin, dessen (sedierende) Wirkung somit schneller eintritt • Die Verminderung der gastrointestinalen Motilität durch Opioide kann die motilitätsfördernde Wirkung des MCPs antagonisieren
	Ondansetron	• In 4 von 5 kontrollierten Studien wurde gezeigt, dass die Gabe von Ondansetron die Wirksamkeit von Tramadol vermindert. Tramadol kann zu einer Verminderung von Schmerzen durch eine Verstärkung der Serotoninwirkung am 5-HT_3-Rezeptor im spinalen Hinterhorn führen, wohingegen Ondansetron hier antagonisierend wirkt
Antihistaminerge Wirkstoffe	Tripelennamin, Cyclizin	• „Hochgefühl“ unter Opioiden bei Kombination mit Opium; Euphorie
Antipsychotika	Antipsychotika der ersten Generation (Haloperidol, Perphenazin)	• Verminderte Wirksamkeit von Codein durch Hemmung von CYP 2D6; muss zum aktiven Metaboliten Morphin via CYP 2D6 verstoffwechselt werden, um therapeutisch wirksam zu sein

Tabelle 63. Opioide: Wechselwirkungen (Fortsetzung)

Wirkstoffgruppe	Beispiel	Wechselwirkungen
Antiretrovirale Wirkstoffe		
Proteasehemmer	Ritonavir	• Verminderte Clearance des Opioids durch verminderte Metabolisierung, dies führt zu einem erhöhten Plasmaspiegel (Vorsicht in Kombination mit Fentanyl, Meperidin, Propoxyphen)
Antituberkulostatika	Rifampicin	• Rifampicin kann die Verstoffwechselung von Codein, Fentanyl, Morphin, Oxycodon und Tramadol via CYP 2D6 und/oder 3A4 induzieren
ZNS-depressive Substanzen	Alkohol, sedierende Antihistamika, Benzodiazepine, Muskelrelaxanzien	• Additive ZNS-Wirkung; kann atemdepressiv wirken
Dextromethorphan		• Verminderte Wirksamkeit von Codein durch Hemmung von CYP 2D6, muss zum aktiven Metaboliten Morphin metabolisiert werden
H_2-Antagonist	Cimetidin	• Verstärkte Wirkung von Opioiden und vermehrtes Auftreten von UAW durch verminderte Metabolisierung; 22 % verminderte Clearance von Meperidin
Opioidantagonisten	Naloxon, Naltrexon, Nalmefen	• Die Behandlung mit Opioidantagonisten kann bei opioidabhängigen Patienten ein schweres Entzugssyndrom auslösen. Anzeichen (Änderungen der Bewusstseinslage wie Verwirrtheit, Somnolenz und Halluzinationen) können sich innerhalb von 5 Minuten entwickeln und bis zu 48 Stunden anhalten. Ein Flüssigkeitsverlust durch Erbrechen und Diarrhö kann intravenöse Flüssigkeitszufuhr erfordern. Die Behandlung sollte symptomatisch erfolgen und kann die Gabe von Opioiden und Nicht-Opioiden einschließen. Um ein Entzugssyndrom zu verhindern, müssen Patienten vor der Behandlung mit Naltrexon mindestens 7–10 Tage heroinfrei und mindestens 10 Tage methadonfrei sein. Vor der Anwendung von Naltrexon wird ein Naloxon-Provokationstest empfohlen. Das durch Naloxon ausgelöste Entzugssymptom ist von kürzerer Dauer bei Naltrexon
Stimulanzien	Kokain	• Kann die euphorisierende Wirkung von Kokain potenzieren

Tabelle 64. Opioide: Übersicht

Substanz	Besonderheiten
Heroin Diacetylmorphin, synthetisches Morphinderivat Kann i.v. und s.c. injiziert, geraucht, inhaliert und oral eingenommen werden Umgangssprachlich: „H", „Schnee", „brown sugar"	• Wirkungseintritt fast unmittelbar nach i.v. Injektion, hält einige Stunden an; Wirkungseintritt 15–60 Minuten nach oraler Gabe • Risiko einer unbeabsichtigten Überdosierung, da im Straßenverkauf unterschiedliche Heroinkonzentrationen angeboten werden • Körperliche Abhängigkeit und Toleranz können bereits nach 2-wöchiger Anwendung auftreten; Entzugssymptome treten innerhalb von 8–12 Stunden nach der letzten Dosierung auf und erreichen nach 48–72 Stunden ihr Punctum maximum; können bis zu 10 Tage anhalten • Somatische Symptome: Schmerzreduktion, Übelkeit, Obstipation, Gangunsicherheit, Atemdepression

Tabelle 64. Opioide: Übersicht (Fortsetzung)

Substanz	Besonderheiten
	• ZNS-Wirkung: Euphorie, Müdigkeit, Verwirrtheit • Toxizität: Sinusbradykardie oder -tachykardie, Hypertension oder Hypotension, Palpitationen, Synkope, Atemdepression, Koma, Tod • Schwangerschaft: Hohe Rate von Spontanaborten, frühzeitigen Wehen und Totgeburten. Die betroffenen Säuglinge sind oft klein und haben ein erhöhtes Mortalitätsrisiko; Entzugssymptome bei Neugeborenen möglich • Stillen: Tremor, Unruhe, Erbrechen und verminderte Nahrungsaufnahme des Säuglings
Morphin (z. B. Morphin-Merck®) Hauptwirkstoff der Opiumkapsel Eingenommen als Puder, Kapsel, Tablette, Flüssigkeit oder injiziert	• Gleicher Effekt wie bei Heroin, aber langsameres Anfluten und längere Wirkung • Wirkungseintritt nach 15–60 Minuten bei oraler Gabe, Wirkungsdauer 1–8 Stunden; hauptsächlich via UGT1A3 und 2B7 metabolisiert; Hemmung von UGT2B7[2] • Somatische Symptome: Schmerzreduktion, Übelkeit, Obstipation; bei hohen Dosen Atemdepression, Bewusstlosigkeit, Koma • ZNS-Wirkung: Benommenheit, Verwirrtheit, Euphorie möglich • Ausgeprägtes Abhängigkeitspotenzial (zweithöchstes nach Heroin) aufgrund der starken euphorisierenden und analgetischen Wirkung
Methadon (L-Polamidon®, siehe auch Seite 513) Wird von Süchtigen mit Benzodiazepinen kombiniert, um die Wirkung zu verstärken und um die Entzugssymptome abzuschwächen Bei kontrollierter Methadongabe meist mit Orangensaft verabreicht Umgangssprachlich: „Pola"	• Wird zum Entzug und zur Entgiftung von Opioidabhängigen eingesetzt (siehe Seite 513), aber auch missbräuchlich eingenommen • Wirkungseintritt 30–60 Minuten nach oraler Gabe, Wirkungsdauer 7–48 Stunden • Die chronische Anwendung verursacht Obstipation, Verschwommensehen, Schwitzen, Libidoverlust, Menstruationsstörungen, Gelenk- und Knochenschmerzen, Schlafstörungen • Körperliche Abhängigkeit und Toleranzentwicklung können auftreten; Entzugssymptome erreichen nach 72–96 Stunden ihren Höhepunkt und halten bis zu 14 Tage an • Schwangerschaft: Dosierung muss während der Schwangerschaft angepasst werden (Dosisreduktion zwischen der 14.–32. SSW, Dosiserhöhung kurz vor dem Geburtstermin). Entzugssymptome bei Neugeborenen möglich • Stillen: Geringe Mengen gehen in die Muttermilch über; idealerweise sollte vor der Einnahme von Methadon oder 2–6 Stunden danach gestillt werden
Opium Harzige Präparation unreifer Kapseln der Mohnblume; als dunkelbraune Klumpen oder Pulver verkauft Wird als Lösung eingenommen oder geraucht	• Enthält verschiedene Alkaloide, unter anderem Morphin (6–12 %) und Kodein (0,5–1,5 %) • Somatische Symptome: Übelkeit häufig, Obstipation • ZNS-Wirkung: Müdigkeit, Verwirrtheit, Euphorie, Benommenheit
Andere häufig missbräuchlich verwendete Opioide und verwandte Arzneimittel **Kodein** (Methylmorphin; z. B. Codipront®, Bronchicum Mono®, Codeinum phospho-ricum®, Codicaps mono®, Dicton®, Tricodein®, Codein Knoll®, Tricodein Solco®, u. a.) Meist oral oder als Flüssigkeit eingenommen oder injiziert	• Natürlich vorkommendes Alkaloid der Opiumkapsel • Wird hauptsächlich über UGT2B7 aber auch CYP 2D6 und 3A4 verstoffwechselt. Hemmung der Metabolisierung über UGT2B7[2] • Codein wird über CYP 2D6 in seinen aktiven Metaboliten Morphon verstoffwechselt. Ein signifikanter Anteil der Bevölkerung sind langsame oder schnelle Metabolisierer von CYP 2D6, so dass eine unvorhersehbar Opioidwirkungen oder UAW auftreten können, bei ultraschnellen Metabolisierern können toxische Wirkungen auftreten • Häufiger Inhaltsstoff von verschreibungspflichtigen Analgetika und Hustenmitteln

Tabelle 64. Opioide: Übersicht (Fortsetzung)

Substanz		Besonderheiten
		• Somatische Wirkung: Schmerzreduktion, Obstipation • ZNS-Wirkung: Euphorie, Müdigkeit, Verwirrtheit • Toxische Wirkung: Atemdepression und -stillstand, Vigilanzminderung, Koma, Tod • Langsame Toleranzentwicklung; physische Abhängigkeit ist selten, Entzugssymptome nur bei chronischer Hochdosierung
	Dextromethorphan Orale Anwendung	• Hohe Dosen können Agitation, Euphorie, veränderte Wahrnehmung, Ataxie, Nystagmus, Hypertension, Tachykardie, Sehstörungen und Desorientiertheit verursachen; kann bis hin zu Panikattacken, Wahnvorstellungen, psychotisches/manisches Verhalten, Halluzinationen, Verfolgungswahn und epileptische Anfälle reichen • Bei Kombinationspräparaten muss die Wirkung der anderen Inhaltsstoffe beachtet werden
	Fentanyl (Fentanyl-Janssen®, Fentanyl-Hexal®)	• Sofortiger Wirkungseintritt bei i.v.-Injektion, Wirkungsdauer 30–60 Minuten. Bei i.m.-Injektion langsamerer Wirkungseintritt, Wirkungsdauer bis zu 120 Minuten; die Anwendung von Hitze am Applikationsort kann zu einer schnelleren Absorption des Wirkstoffes und stärkeren Wirkung führen • Vornehmlich über CYP 3A4 verstoffwechselt[2]; verminderte Verstoffwechselung bei Kombination mit potenten CYP-3A4-Hemmer • Somatische Wirkung: Schwindel, Mundtrockenheit, Obstipation, gastrointestinale Beschwerden • ZNS-Wirkung: Sedierung, Verwirrtheit, Euphorie (rasch einsetzend) • Berichte von Überdosierung in Kindern, die wegen inadäquater Aufbewahrung oder Entsorgung versehentlich exponiert wurden. Kleinkinder können die Pflaster für Verbandsmaterial, Sticker oder Tattoos halten • In hohen Dosen Muskelrigidität (inklusive der Atemmuskulatur) und Atemdepression, Bewusstlosigkeit, Koma • Analoga des Fentanyls (z.B. Carfentanyl) können 1.000-fach potenter sein und somit zu einer vermehrten Atemdepression führen
	Hydrocodon (Dicodid®)	• Codein-ähnlich, aber stärker wirksam • Inhaltsstoff von verschreibungspflichtigen Hustenmitteln • Wird von Opioidabhängigen als Ersatzdroge verwendet aufgrund der einfachen Verfügbarkeit und Reinheit des Produkts • Primäre Metabolisierung über CYP 2D6, 3A4 und UGT[2] • Gleiche körperliche, ZNS und toxische Wirkung wie Codein • Schnelle Toleranzentwicklung • Letale Dosis 0,5–1,0 g
	Hydromorphon (Dilaudid®) Orale Einnahme	• Halbsynthetisches Opioid • Metabolisierung über UGT1A3[2] • Geringere UAW als bei anderen Opioiden; in höherer Dosierung stärker toxisch wegen seiner starken atemdepressiven Wirkung
	Levorphanol	• Synthetisches Opioidanalgetikum mit ähnlicher Wirkung wie Morphin • Hohe Dosen können kardiale Arrhythmien, Hypotension, Atemdepression und Koma verursachen

Tabelle 64. Opioide: Übersicht (Fortsetzung)

Substanz		Besonderheiten
	Pethidin (Dolantin®) Synthetisches Opioidderivat Orale Einnahme und Injektion möglich	• Der Metabolit Normeperidin ist hochtoxisch; verantwortlich für die Akkumulation und epileptische Anfälle bei chronischer Einnahme • In hoher Dosierung: Orientierungsstörungen, Halluzinationen, Atemdepression, Stupor und Koma • Risiko des Serotoninsyndroms unter kombinierter Anwendung mit serotonergen Wirkstoffen (SSRI, SNRI, Linezolid, etc.) und MAO-Hemmer
	Oxycodon Orale Anwendung; Tabletten werden gekaut, gemörsert und anschließend geschnupft, Puder wird vor Injektion gekocht	• Halbsynthetisches Derivat • In Kombination mit anderen analgetisch wirksamen Substanzen oder als Einzelsubstanz • Metabolisierung über CYP 2D6, 3A4 und UGT[2] • Hohes Missbrauchspotenzial • Körperliche Wirkung: Übelkeit, Obstipation; hohe Dosen können zu Atemdepression und Koma führen • ZNS-Wirkung: Müdigkeit, Desorientiertheit, Euphorie
	Pentazocin (Fortral®) Orale Einnahme und Injektion	• Hat agonistische und antagonistische Eigenschaften • Häufige Injektionen können zu Gewebeschäden an der Injektionsstelle führen

Weiterführende Literatur

Literatur

1. Gomes T, Mamdani MM, Dhalla IA, et al. Opioid dose and drug-related mortality in patients with nonmalignant pain. Arch Intern Med. 2011;171(7):686–691. doi:10.1001/archinternmed.2011.117
2. Wynn GH, Cozza KL, Zapor MJ, et al. Med-psych drug-drug interactions update. Antiretrovirals, part III: Antiretrovirals and drugs of abuse. Psychosomatics. 2005;46(1):79–87

Zusätzlich empfohlene Literatur

- National Opioid Use Guideline Group (NOUGG). Canadian guideline for safe and effective use of opioids for chronic non-cancer pain. 2010. Retrieved from http://nationalpaincentre.mcmaster.ca/opioid/
- Preda A. Opioid abuse. Medscape Reference [Article updated: December 1, 2014]. Retrieved from http://emedicine.medscape.com/article/287790-overview
- Smelson DA, Dixon L, Craig T, et al. Pharmacological treatment of schizophrenia and co-occuring substance use disorders. CNS Drugs. 2008;22(11):903–916. doi:10.2165/00023210-200822110-00002

Inhalativa/Aerosole

Allgemeine Hinweise

- Bei Abhängigen finden sich häufig komorbide psychische Störungen, insbesondere Alkoholabhängigkeit, Depressionen und dissoziale Persönlichkeitsstörungen
- Werden als „Drogen der Armen“ angesehen. Wird häufig von Kindern in der Dritten Welt benutzt, um das Hungergefühl zu dämpfen
- Werden häufig von Kindern und Jugendlichen verwendet
- Meist episodische Anwendung; Trends bestimmen die aktuell genutzte Substanz; häufiger komorbider Missbrauch anderer Substanzen
- Missbrauch von Nitraten ist in der Clubszene häufig; Amylnitrat wird konsumiert, um die sexuelle Erregbarkeit und Orgasmen zu fördern; kann zu einem vorübergehenden Verlust sozialer Hemmung führen und somit zu vermehrtem Risikoverhalten (z. B. sexuelle Praktiken)

Missbräuchlich verwendete Substanzen

- Flüchtige Gase und Lösungsmittel: Klebstoff, Benzin, Toluen, Druckertinte, Reinigungsmittel, Benzol, Azeton, Amylnitrit usw.
- Aerosole: Deodoranzien, Haarspray
- Butan, Propan
- Anästhetika: Lachgas, Chloroform, Äther

Einnahmemöglichkeiten

- „Bagging“: Die Flüssigkeit oder das Gas wird in einen Ballon oder in eine Plastiktüte gefüllt
- „Sniffing“: Mund und Nase werden über ein Behältnis mit dem Gas gehalten („Sniffen“)
- „Huffing“: Ein getränktes Tuch wird über Mund und Nase gehalten
- „Torching“: Gase werden aus einem Feuerzeug inhaliert; die ausgeatmete Luft wird danach angezündet

Pharmakologische und psychische Wirkungen

- Abhängig von der eingenommenen Droge bzw. Substanz
- Gase werden eingeatmet; der Gebrauch von Plastiktüten kann zum Ersticken führen
- Rascher Wirkungseintritt, kurze Wirkungsdauer (Minuten bis eine Stunde) durch schnellen Übergang in die Blutbahn über die Lunge bis in das ZNS

Körperliche Wirkungen

- Sedierung, Schwindel, verwaschene Sprache, motorische Störungen, Muskelschwäche, Krämpfe, Lichtempfindlichkeit, Kopfschmerzen, Übelkeit/Erbrechen, Speichelfluss, Niesen, Husten, Luftnot, verminderte Atem- und Herzfrequenz, Blutdruckabfall
- Todesfälle können insbesondere durch Herzstillstand oder bei Bewusstlosigkeit durch Aspiration von Erbrochenem eintreten

Psychische Wirkungen

- Wechselnde Bewusstseinslagen, eingeschränktes Urteilsvermögen, Gedächtnisstörungen, Halluzinationen, Euphorie, Unruhe, lebhafte Fantasien, Gefühl der Unbesiegbarkeit, Delir

Hohe Dosierung

- Bewusstlosigkeit, epileptische Anfälle, kardiale Arrhythmien, Tod

Chronischer Gebrauch

- Müdigkeit, chronische Kopfschmerzen, Enzephalopathie, Hörverlust, Sehstörungen, Sinusitis, Rhinitis, Laryngitis, Nieren- und Leberschäden, Gewichtsabnahme, Knochenmarksschäden, kardiale Arrhythmien, chronische Lungenerkrankungen
- Denkstörungen, Gedächtnisstörungen, Depression, Reizbarkeit, Aggression, Verfolgungsideen
- Toleranzentwicklung möglich, psychische Abhängigkeit häufig

Überdosierung	• ZNS: Akute und chronische Folgeschäden möglich (z. B. Ataxie und periphere Neuropathie) • Kardial: Myokardinfarkt möglich, besonders beim Gebrauch halogenierter Lösungsmittel • Niere: Azidose, Hypokaliämie • Leber: Hepatitis, Lebernekrose • Knochenmarksdepression (vor allem mit Benzol und Nitrooxid) • Versehentliche Erstickung durch Plastiktüten
Schwangerschaft	• Geht mit einem erhöhten Risiko für Fehlgeburt, Missbildungen, niedriges Geburtsgewicht und plötzlichem Kindstod einher; in einer Metaanalyse aus 10 Studien zeigten 5 Studien ausgeprägte Fehlbildungen der Kinder • Es gibt Hinweise darauf, dass eine pränatale Exposition zu langfristigen neurologischen Defiziten hinsichtlich kognitiver Leistungsfähigkeit, Sprache und motorischer Fähigkeiten führen kann • Residuale Entzugssymptome werden bei den Kindern von Müttern, die während der Schwangerschaft flüchtige Substanzen genutzt haben, berichtet. Symptome beim Kind umfassen exzessives und hoch-töniges Schreien, Hyperreflexie, Tremor, Hypotonie und schlechte Nahrungsaufnahme
Stillzeit	• Es besteht das Risiko, dass die eingeatmeten Stoffe in die Muttermilch gelangen und somit auf das Kind übertragen werden, mit entsprechenden unerwünschten Wirkungen
Behandlung	• Beruhigende Gespräche • Die Wirkung der Substanzen ist meist von kurzer Dauer
Wechselwirkungen	• Klinisch relevante Interaktionen werden in Tabelle 63. Opioide: Wechselwirkungen aufgeführt • Zusätzliche Informationen über die Kombinationsbehandlung finden Sie im Kapitel zum interagierenden Wirkstoff

Tabelle 65. Inhalativa/Aerosole: Wechselwirkungen

Wirkstoffgruppe	Beispiel	Wechselwirkungen
ZNS-depressive Substanzen	Alkohol, Benzodiazepine, Hypnotika, Opioide	• Additive ZNS-Dämpfung, vermindertes Urteilsvermögen, Fehlerkennung der Realität

Weiterführende Literatur

- Centre for Addiction and Mental Health (Toronto, Canada). Resources for Professionals: Inhalants. Available from: http://www.camh.net/Publications/Resources_for_Professionals/Pregnancy_Lactation/per_inhalants.html (Accessed July 11, 2008)

Gammahydroxybutyrat (GHB)

Indikationen

- Narkolepsie: Orale Behandlung von Kataplexie und Tagesmüdigkeit (Zulassung als Xyrem® in der Schweiz)
- Hat in Europa Anwendung in der Behandlung der Alkoholabhängigkeit gefunden (Dosis von 50 mg/Tag)
- Wird als Sedativum und in der Opioidentzugsbehandlung verwendet

Allgemeine Hinweise

- Wird als Pulver, das mit einer Flüssigkeit vermengt wird, missbraucht; wird meist oral eingenommen; hat einen salzigen oder seifigen Geschmack
- Wird wegen seiner halluzinogenen und euphorisierenden Wirkung bei Tanzveranstaltungen („raves") verwendet
- Metaanalysen, die die Anwendung von GHB in der Behandlung einer Alkoholabhängigkeit untersucht haben, haben ergeben, dass GHB eine bessere Wirksamkeit als Naltrexon und Disulfiram bei der Aufrechterhaltung der Abstinenz sowie eine bessere Wirkung gegen Alkohol-Craving als Disulfiram oder Placebo hat. Einzelne Studien lassen auf eine ähnliche Wirksamkeit wie Benzodiazepine in der Behandlung von Entzugssymptomen schließen[1]
- Sollte nicht in Kombination mit Alkohol oder anderen Wirkstoffen mit ZNS-depressiver Wirkung eingenommen werden (Gefahr der Atemdepression)
- GHB wurde als Anästhetikum entwickelt, jedoch wegen der geringen analgetischen Wirkung und des erhöhten Risikos für epileptische Anfälle nicht eingesetzt
- Wird illegal als gesundheitsförderndes Lebensmittel, Aphrodisiakum oder Muskelaufbaustoff angeboten unter dem generischen Namen „Natriumoxybat"
- Wird aufgrund des schnellen Wirkeintritts, der disinhibierenden Wirkung auf willkürliche Muskeln und anterograden Amnesie für Ereignisse, die während des Rausches auftreten, als „date rape drug" verwendet
- Chronische Einnahme kann zu psychischer Abhängigkeit führen
- Dosen bis 2 g führen zu Tiefschlaf; bei 10 mg/kg KG anxiolytische, amnestische, muskelrelaxierende Wirkung; ab > 60 mg/kg KG Koma
- *Umgangsprachliche Bezeichnungen:* „Liquid ecstasy", „liquid X"

Pharmakologie

- Im Körper produzierter natürlicher Stoff, Metabolit der Gamma-Hydroxy-Buttersäure (GABA); Wirkung an $GABA_B$-Rezeptoren und Potenzierung von GABAergen Effekten
- Vermindert Kataplexie
- Einige Wirkungen von GHB werden durch Opioid-Rezeptor-Antagonisten blockiert

Pharmakologische und psychische Wirkungen

- Tiefschlaf tritt bei Dosen von 2 g auf
- Anxiolytische Wirkung, Muskelrelaxation und Amnesie nach der Einnahme von 10 mg/kg Körpergewicht
- Vermehrter REM-Schlaf und Slow-Wave-Schlaf nach der Einnahme von 20–30 mg/kg Körpergewicht
- Stimuliert Slow-Wave-Schlaf (Phase 3 und 4) und vermindert Phase 1 Schlaf; REM-Schlaf lässt bei kontinuierlicher Einnahme nach
- Vorsicht: Dosierung über 60 mg/kg Körpergewicht können zu Anästhesie, Atemdepression und Koma führen
- Chronische Einnahme kann zu psychischer Abhängigkeit führen

Pharmakokinetik

- Rasche orale Resorption, maximale Plasmaspiegel werden nach 20–60 Minuten erreicht
- Nahrungsaufnahme führt zu einer signifikant verminderten Bioverfügbarkeit
- Eliminationshalbwertszeit ca. 20–30 Minuten; kann nach 2–8 Stunden nicht mehr im Blut und nach 8–12 nicht mehr im Urin nachgewiesen werden

Nebenwirkungen

Körperliche Nebenwirkungen

- Nach der Einnahme einer hohen Dosierung: Häufiges Auftreten von „drop attacks" in denen das Opfer die Kontrolle über die willkürlichen Muskeln verliert und zu Boden gleitet und sich somit nicht gegen den Täter wehren kann
- Müdigkeit, Schwindel, Übelkeit, Erbrechen, Hypotension, Bradykardie, Hypothermie, Ataxie, Nystagmus, Hypotonie, Tremor, Muskelspasmen, epileptische Anfälle, verminderte Atemfrequenz; in der Regel sistieren die Symptome innerhalb von 7 Stunden, der Schwindel kann allerdings bis zu zwei Wochen anhalten
- Die Einnahme hoher Dosen kann zu Bewusstlosigkeit und Koma führen (insbesondere in Kombination mit Alkohol)

Psychische Nebenwirkungen

- Sedierung, Verwirrtheit, Gedächtnisverlust, Euphorie und Halluzinationen, gesteigertes Wohlbefinden, Enthemmung; kann auch Agitation und Aggression auslösen

Absetzphänomene

- Treten ca. 1–6 Stunden nach abruptem Absetzen auf und können nach chronischer Anwendung 5–15 Tage anhalten
- Entzugssymptome: Übelkeit, Erbrechen, Schlafstörungen, Angst, Verwirrtheit, Tremor; nach chronischer Anwendung auch milde Tachykardie und Hypertension; kann bis hin zu einem Delir mit optischen und akustischen Halluzinationen voranschreiten

Überdosierung

- Geringe therapeutische Breite; Kombination mit Alkohol gefährlich
- Wegen der unbekannten Reinheit und Konzentration des eingenommenen Produktes kann es zu akzidentellen Überdosierungen kommen
- Symptome: Bradykardie, epileptische Anfälle, Apnoe, plötzliches (reversibles) Koma mit plötzlichem Erwachen und Gewaltausbrüchen
- Berichte von Koma nach Einnahme einer Dosis >60 mg/kg Körpergewicht (4 g)
- Berichte über einige Todesfälle durch Ateminsuffizienz

Behandlung

- Es steht kein Antidot zur Verfügung

Schwangerschaft

Stillzeit

- Wirkung unbekannt

Wechselwirkungen

- Klinisch relevante Interaktionen werden in Tabelle 66. Gammahydroxybutyrat (GHB): Wechselwirkungen aufgeführt
- Zusätzliche Informationen über die Kombinationsbehandlung finden Sie im Kapitel zum interagierenden Wirkstoff

Tabelle 66. Gammahydroxybutyrat (GHB): Wechselwirkungen

Wirkstoffgruppe	Beispiel	Wechselwirkungen
Antiretrovirale Wirkstoffe Proteasehemmer	Ritonavir-Saquinavir-Kombinationspräparat	• GHB-Toxizität – kann zu Bradykardien, Atempression und epileptischen Anfällen führen
Benzodiazepine	Diazepam	• Benzodiazepine können in der Behandlung des GHB-Entzugs verwendet werden; sie können theoretisch die Atemdepression verstärken
ZNS-depressive Substanzen	Alkohol	• Synergistische ZNS-depressive Effekte können auftreten, v. a. bei hoher GHB-Dosierung mit der Folge einer Atemdepression
Cannabis		• Verstärkte pharmakologische Wirkungen
Psychostimulanzien	Amphetamine	• Verstärkte pharmakologische Wirkungen

Weiterführende Literatur

Literatur

1. Leone MA, Vigna-Taglianti F, Avanzi G, et al. Gamma-hydroxybutyrate (GHB) for treatment of alcohol withdrawal and prevention of relapses. Cochrane Database Syst Rev. 2010;(2):CD006266. doi:10.1002/14651858.CD006266.pub2

Zusätzlich empfohlene Literatur

- Gahlinger PM. Club Drugs: MDMA, gamma-hydroxybutyrate (GHB), rohypnol, and ketamine. Am Fam Physician. 2004;69(11):2619–2627. Retrieved from http://www.aafp.org/afp/2004/0601/p2619.html
- National Institute on Drug Abuse. Drug Facts: Club drugs (GHB, ketamine, and rohypnol). Bethesda, MD: US Department of Health and Human Services/National Institutes of Health, 2014. Retrieved from. http://www.drugabuse.gov/publications/drugfacts/club-drugs-ghb-ketamine-rohypnol

Flunitrazepam/Rohypnol

Allgemeine Hinweise

- Ist in Deutschland, Österreich und der Schweiz ein zugelassener Wirkstoff aus der Gruppe der Benzodiazepine
- Wird als „date rape drug" verwendet aufgrund des schnellen Wirkeintritts, der disinhibierenden Wirkung auf willkürliche Muskeln und anterograden Amnesie für Ereignisse, die während des Rausches auftreten
- Potenzierung der Wirkung bei gleichzeitiger Einnahme von Alkohol
- *Umgangsprachliche Bezeichnung:* „Roofies"

Einnahmemöglichkeiten

- Wird in das Getränk eines nichtsahnenden Opfers gemischt
- Wird in der Dosierung 1–2 mg gekauft (legale hergestellte Tabletten enthalten blaue oder grüne Farbstoffe, um Getränke anzufärben); wird häufig illegal hergestellt
- Orale Aufnahme, geschnupft oder injiziert

Pharmakologie

- Schnell wirksames Benzodiazepin, ähnliche Struktur wie Clonazepam
- Siehe Pharmakologie von Benzodiazepinen auf Seite 297

Pharmakokinetik

- Wirkung tritt nach 30 Minuten ein, erreicht nach 2 Stunden ihren Höhepunkt und hält bis zu 8 Stunden an

Unerwünschte Wirkungen

Körperliche Wirkungen

- Schwindel, Verschlechterung motorischer Fähigkeiten, „gummiartige" Beine, Schwächegefühl, Gleichgewichtsstörungen, Sehstörungen, blutunterlaufene Augen, Dysarthrie, Harnverhalt
- Verminderter Blutdruck und Puls, langsame Atmung; kann Atemdepression bzw. -stillstand verursachen

Psychische Wirkungen

- Schneller Bewusstseinsverlust und Amnesie; Residualsymptome: Schläfrigkeit, Erschöpfung, Verwirrtheit, Gedächtnisstörungen, vermindertes Urteilungsvermögen, reduzierte Inhibition
- Im Falle, dass die Konsumenten Erinnerungen haben, werden diese häufig als Dissoziation von Kopf und Körper beschrieben – ein Gefühl der Machtlosigkeit, Lähmung und Unfähigkeit, Widerstand zu leisten

Überdosierung

- Siehe Überdosierung bei Benzodiazepine auf Seite 300

Wechselwirkungen

- Siehe Seite 302, Tabelle 36. Benzodiazepine: Wechselwirkungen

Weiterführende Literatur

- American Psychiatric Association. Practice guideline and resources for treatment of patients with substance use disorders, 2nd ed. Am J Psychiatry 2006;163(8 Suppl); 1–276. Retrieved from http://www.psychiatryonline.com/pracGuide/pracGuideTopic_5.aspx
- Gahlinger PM. Club Drugs: MDMA, gamma-hydroxybutyrate (GHB), rohypnol, and ketamine. Am Fam Physician. 2004;69(11):2619–2627. Retrieved from http://www.aafp.org/afp/2004/0601/p2619.html

Nikotin/Tabak

Allgemeine Hinweise

- Umgangssprachliche Bezeichnungen: E-Zigaretten: Vape, Hookah; Wasserpfeife: Shisha
- E-Zigaretten werden batteriebetrieben und ähneln einer traditionellen Zigarette. Anstelle von Tabak enthalten E-Zigaretten Kartuschen, die mit Nikotin und anderen Chemikalien gefüllt sind, die bei der Verbrennung zu Dampf bzw. Wasserdampf umgewandelt werden, die wiederum von Nutzer inhaliert werden. Die Flüssigkeit steht in vielen verschiedenen Geschmacksrichtung (Tabak, Kaffee, Frucht) zur Verfügung. Der Nikotingehalt ist stark variabel, und die Exposition hängt von der Inhalation des Nutzers und dessen Erfahrung ab. Aktuell gibt es wenig wissenschaftliche Arbeiten zu den Gesundheitsrisiken von E-Zigaretten[1]
- E-Zigaretten werden insbesondere von Jugendlichen verwendet, so dass an einigen Orten von „Epidemie-ähnlichen" Ausmaßen gesprochen wird. Junge Nutzer von E-Zigaretten haben ein erhöhtes Risiko, im späteren Leben traditionelle Zigaretten zu rauchen; bei denjenigen, die beide Produkte verwenden, kann es zu einem vermehrten Konsum beider Produkte kommen, anstatt, dass die Verwendung traditioneller Zigaretten den Ersatz der E-Zigarette darstellt
- Vermehrtes Rauchen steht im Zusammenhang mit einer Vielzahl psychiatrischer Erkrankungen wie Schizophrenie, Depression und Angststörungen; dies führt zu einer hohen Morbiditäts- und Mortalitätsrate[2]
- Das Rauchen von Tabak ist einer der führenden Gründe für frühes Versterben in entwickelten Ländern; Tabakrauch enthält mehr als 4.000 Chemikalien, von denen ca. 50 % kanzerogen sind[3]
- Mit Rauchen assoziierte Erkrankungen: Krebs (Lunge, Zervix, Pankreas, Nieren, Blase, Magen), Herz-Kreislauf-Erkrankungen, Emphysem, Pneumonie, COPD, Aortenaneurysma, akute myeloische Leukämie, Katarakt und Zahnfleischerkrankungen

Pharmakologische und psychische Wirkungen

- Nikotin ist ein Alkaloid, das in der Familie der Nachtschattengewächse (Solanaceae) enthalten ist. Es entspricht ca. 0,6–3,0 % des Trockengewichtes von Tabak. In niedriger Konzentration wirkt Nikotin stimulierend und ist eines der Hauptursachen der abhängigkeitsfördernden Wirkung des Tabakrauchens (eine durchschnittliche Zigarette enthält ungefähr 1 mg Nikotin, das vom Nutzer absorbiert wird)
- Nikotin bindet an nikotinerge Acetylcholinrezeptoren und stimuliert so die Freisetzung zahlreicher chemischer Botenstoffe wie Acetylcholin, Noradrenalin, Adrenalin, Vasopressin, Arginin, Dopamin, autokrine Stoffe und β-Endorphin. Diese Freisetzung von Neurotransmittern ist für einen Großteil der Wirkung des Nikotins verantwortlich. Nikotin scheint durch die Bereitstellung von Acetylcholin die Aufmerksamkeit und das Gedächtnis zu verbessern. Die Bereitstellung von Acetylcholin und Noradrenalin scheint die Wachsamkeit zu fördern. Die Erhöhung der Konzentration von Noradrenalin führt zu einem verstärkten Arousal. Schmerzen werden durch die vermehrte Verfügbarkeit von Acetylcholin und β-Endorphin gemindert

Pharmakokinetik

- Rasche orale Resorption, maximale Plasmaspiegel werden nach 20–60 Minuten erreicht
- Nach der Aufnahme wird Nikotin schnell über die Blutbahn im Körper verteilt und passiert die Blut-Hirn-Schranke. Es dauert durchschnittlich 7 Sekunden, bis Nikotin nach der Inhalation im Gehirn anflutet
- Die Menge des absorbierten Nikotins ist von vielen Faktoren abhängig: Tabakart, Inhalation des Rauches, Verwendung eines Filters. Bei tabakhaltigen Produkten, die oral oder nasal verwendet werden, werden meist deutlich höhere Mengen Nikotin aufgenommen

- Nikotin wird über die Leber verstoffwechselt, überwiegend über CYP 2A6 und 2B6. Ein Hauptmetabolit ist Cotinin; andere primäre Metabolite sind Nikotin *N'*-Oxid, Nornikotin, Nikotinisomethoniumion, 2-Hydroxynikotin und Nikotinglukuronide. Glukuronidierung und oxidative Metabolisierung des Nikotins in Cotinin werden beide durch Menthol gehemmt, daher führt der (verbotene) Zusatz von Menthol in Zigaretten zu einer verlängerten Halbwertszeit des Nikotins *in vivo*
- Die Halbwertszeit von Nikotin im menschlichen Körper beträgt ca. 2 Stunden

Überdosierung

- Eine Nikotinüberdosierung durch Rauchen alleine kann nicht erreicht werden. Verwendet die Person zusätzlich weitere nikotinhaltige Produkte (Pflaster, Kaugummi), ist eine Überdosierung allerdings möglich
- Es gibt Fallberichte einer Nikotinvergiftung in Säuglingen und kleinen Kindern durch Verwendung von nikotinhaltigem Kaugummi, Pflaster und E-Zigaretten

Absetzphänomene

- Etwa 40 % aller Raucher versuchen jedes Jahr, mit dem Rauchen aufzuhören, wobei nur 4–7 % beim ersten Versuch erfolgreich sind; die meisten werden innerhalb der ersten Woche rückfällig. Motivationale Interventionstechniken (Unterstützung, Bestärkung) scheinen eine positive Wirkung auf die Wahrscheinlichkeit der Aufrechterhaltung der Abstinenz zu haben[4]
- Entzugssymptome durch Nikotin erreichen nach wenigen Tagen ihren Höhepunkt und verschwinden in der Regel nach einigen Wochen; einige Symptome können jedoch über mehrere Monate persistieren[5]
  - Entzugssymptome, die einige Tage bis Wochen anhalten: Schwindel, Unruhe, Angst, Schlaflosigkeit, Reizbarkeit, Frust, Wut, Konzentrationsschwierigkeiten, Schläfrigkeit, Husten, trockener Hals oder Mund, Obstipation, Blähungen, schlechter Atem
  - Entzugssymptome, die einige Wochen bis Monate anhalten: Verstärkter Appetit, Erschöpfung, „Langeweile", gedrückte Stimmung, Anhedonie, Verlangen nach Tabak, Exazerbation vorbestehender psychiatrischer Erkrankungen
- Viele Verhaltensfaktoren können auch die Schwere der Entzugssymptome beeinflussen. Bei einigen Personen geht das Gefühl, der Geruch und die Ansicht einer Zigarette sowie das Ritual des Erhalts, der Handhabung, des Zündens und des Rauchens der Zigarette mit dem angenehmen Gefühl des Rauchens einher und können den Entzug und das Craving verstärken. Verhaltenstherapie kann Raucher dabei unterstützen, Umwelttrigger zu erkennen und Strategien zu entwickeln, diese zu umgehen oder zu vermeiden

Schwangerschaft

- Rauchen (oder Passivrauchen) während der Schwangerschaft führt zu einem niedrigen Geburtsgewicht. Zudem haben die Neugeborenen mehr gesundheitliche Probleme, da durch das Rauchen das Baby verschiedene Chemikalien und Kanzerogene aussetzt wird, die zu einer verminderten Sauerstoff- und Nährstoffversorgung führen
- Das Risiko einer Fehlgeburt und Komplikationen während der Geburt ist bei Raucherinnen erhöht
- Kinder, deren Mütter rauchen, können vermehrt an Ohrentzündungen, Erkältungen und anderen Atemwegsstörungen leiden; Langzeitfolgen bei Kindern: Verminderte Fruchtbarkeit, Typ-2-Diabetes, Adipositas, Hypertension, Lern- und Schlafstörungen und Verhaltensauffälligkeiten[6]
- Kinder, die regelmäßig Passivrauchen ausgesetzt werden, haben eine um 50 % erhöhte Wahrscheinlichkeit, Probleme mit der Lunge bzw. der Atmung zu entwickeln (z. B. Asthma)[7]

Behandlung

- Tabakabhängigkeit ist ein chronisches Problem, das meistens mit mehrfachen Versuchen des Aufhörens einhergeht. Verhaltenstherapie, Beratung und unterstützende Maßnahme können den Erfolg verbessern
- Einige Wirkstoffe sind als Rauchentwöhnungsmittel wirksam[4]
  - Bupropion (siehe Seite 27)
  - Nikotinersatzprodukte (Kaugummi, Pflaster, Inhalator; siehe Seite 521)
  - Partialagonist/antagonist – Vareniclin (siehe Seite 521)
  - Präparate der zweiten Wahl: Nortriptylin (siehe Seite 66) und Clonidin (siehe Seite 402)

Wechselwirkungen

- Polyzyklische Kohlenwasserstoffe gehören zu den primär karzinogen wirkenden Stoffen in Tabakrauch (insbesondere Lungenkrebs). Sie sind potente Induktoren der CYP-Enzyme 1A2 und möglicherweise auch 2E1
- VORSICHT: Nach Rauchentwöhnung kann eine Anpassung (im Sinne einer Reduktion) der interagierenden Wirkstoffe notwendig sein[8]
- Klinisch relevante Interaktionen werden in Tabelle 67. Nikotin/Tabak: Wechselwirkungen aufgeführt

Tabelle 67. Nikotin/Tabak: Wechselwirkungen

Wirkstoffgruppe	Beispiel	Wechselwirkungen
Alkohol		• Positive Korrelation zwischen dem Rauchen von Zigaretten und dem Trinken von Alkohol; Alkohol potenziert die belohnende Wirkung des Nikotins
Antidepressiva	Fluvoxamin	• Verminderte Plasmaspiegel von Fluvoxamin (um 25 %) durch erhöhte Metabolisierung über CYP 1A2
	Trizyklika (Amitriptylin, Imipramin)	• Erhöhte Clearance der Antidepressiva durch Induktion von CYP 1A2
Antipsychotika	Clozapin, Olanzapin	• Verminderte Plasmaspiegel des Antipsychotikums durch erhöhte Metabolisierung über CYP 1A2. Dosisanpassung wird nicht routinemäßig bei Rauchern empfohlen allerdings brauchen Raucher ggf. eine höhere Dosis, um wirksam zu sein. Vorsicht geboten, wenn ein Patient mit dem Rauchen aufhört, da der Plasmaspiegel des Antipsychotikums ansteigen kann (Fallbericht schwerer Clozapintoxizität nach dem Rauchstopp; Plasmaspiegelanstieg zwischen 72–261 % möglich); Monitoring des Clozapinspiegels und Anpassung der Dosierung
	Chlorpromazin, Thioridazin	• Verminderte Plasmaspiegel von Chlorpromazin (um 24 %) und Thioridazin (um 46 %) durch Induktion von CYP 1A2. Ähnliche Interaktion auch bei anderen Phenothiazinen möglich. Vorsicht, wenn ein Patient mit dem Rauchen aufhört, da die Plasmaspiegel des Antipsychotikums ansteigen; Monitoring der Antipsychotikaspiegel und Anpassung der Dosierung
Benzodiazepine	Chlordiazepoxid, Diazepam	• Erhöhte Clearance der Benzodiazepine aufgrund der Enzyminduktion
Koffein		• Verstärkte Verstoffwechselung des Koffeins
Cannabis		• Additive Induktion von CYP 1A2; additive Pulserhöhung und stimulierende Wirkung
Kortikosteroide	Inhalative Präparate	• Verminderte Wirksamkeit inhalativer Kortikosteroide bei Rauchern

Tabelle 67. Nikotin/Tabak: Wechselwirkungen (Fortsetzung)

Wirkstoffgruppe	Beispiel	Wechselwirkungen
Hormone	Orale Kontrazeptiva	• Erhöhtes Risiko schwere kardiovaskulärer Komplikation in Frauen über 35 Jahre, die mehr als 15 Zigaretten am Tag rauchen
Insulin		• Schnellerer Wirkeintritt und höhere Spiegel des Insulins bei Rauchern
Theophyllin		• Verminderte Plasmaspiegel von Theophyllin durch Induktion von CYP 1A2

Weiterführende Literatur

Literatur

1. Schroeder MJ, Hoffman AC. Electronic cigarettes and nicotine clinical pharmacology. Tob Control. 2014;23(Suppl. 2):ii30–ii35. doi:10.1136/tobaccocontrol-2013-051469
2. Lawrence D, Mitrou F, Zubrick R. Smoking and mental illness: Results from population surveys in Australia and the United States. BMC Public Health 2009;9:285. doi:10.1186/1471-2458-9-285
3. Health Canada. Tobacco scientific facts. Retrieved from http://www.hc-sc.gc.ca/hc-ps/tobac-tabac/fact-fait/facts-faits-eng.php
4. Fiore MC, Jaen CR, Baker TB, et al. Clinical Practice Guideline: Treating tobacco use and dependence: 2008 Update. Rockville, MD: U.S. Department of Health and Human Services/Public Health Service, 2008. Retrieved from http://www.surgeongeneral.gov/tobacco/treating_tobacco_use08.pdf
5. Nides M. Update on pharmacologic options for smoking cessation treatment. Am J Med. 2008;121(4 Suppl 1); S20–S31. doi:10.1016/j.amjmed.2008.01.016
6. Bruin JE, Gerstein HC, Holloway AC. Long-term consequences of fetal and neonatal nicotine exposure: A critical review. Toxicol Sci. 2010;116(2):364–374. doi:10.1093/toxsci/kfq103
7. Public Health Agency of Canada. Smoking and Pregnancy. Retrieved from http://www.phac-aspc.gc.ca/hp-gs/know-savoir/smoke-fumer-eng.php
8. Kroon LA. Drug interactions with smoking. Am J Health Syst Pharm. 2007;64(18):1917–1921. doi:10.2146/ajhp060414

Zusätzlich empfohlene Literatur

- National Institute on Drug Abuse. Tobacco Addiction. Bethesda, MD: US Department of Health and Human Services/National Institutes of Health, 2009. Retrieved from http://www.drugabuse.gov/researchreports/nicotine/nicotine.html
- Laniado-Laborín R. Smoking cessation intervention: An evidence-based approach. Postgrad Med. 2010;122(2):74–82. doi:10.3810/pgm.2010.03.2124
- Ruddock B. Focus on treating tobacco use and dependence. Therapeutic Options. Drug Information and Research Centre, Ontario Pharmacists' Association. 2008 TO1–4. Retrieved from http://www.dirc.ca [subscription required]
- Pagliaro LA, Pagliaro AM. Pagliaro's comprehensive guide to drugs and substances of abuse (2nd ed.) Washington, DC: American Pharmacists Association, 2009
- Stead LF, Lancaster T. Behavioural interventions as adjuncts to pharmacotherapy for smoking cessation. Cochrane Database Syst Rev. 2012;12:CD009670. doi:10.1002/14651858.CD009670.pub2

BEHANDLUNG DES SUBSTANZMISSBRAUCHS UND MITTEL ZUR RAUCHERENTWÖHNUNG

Klasseneinteilung

- Mittel zur Behandlung des Substanzkonsums sowie zur Raucherentwöhnung können wie folgt unterteilt werden:

Abhängigkeitserkrankung	Zugelassene Wirkstoffe	Handelsnamen Deutschland	Handelsnamen Österreich	Handelsnamen Schweiz	Seite
Alkohol	Clomethiazol	Distraneurin®	Distraneurin®	Distraneurin®	Siehe Seite 488
	Disulfiram*	Antabus®	Antabus®	Antabuse®	Siehe Seite 495
	Acamprosat	Campral®	Campral®	Campral®	Siehe Seite 492
	Naltrexon	Adepend®	Adepend®	Naltrexin®	Siehe Seite 499
	Nalmefen	Selincro®	Selincro®	Selincro®	Siehe Seite 504
Cannabis	Keine				
Kokain, Amphetamine	Keine				
Opioid	Methadon	L-Polamidon®, Methaddict®	Heptadon®	Ketalgin®, Methadon Streuli®	Siehe Seite 513
	Buprenorphin	Subutex®, Buvidal®	Subutex®, Buvidal®	Subutex®, Buvidal®	Siehe Seite 507
	Buprenorphin/Naloxon	Suboxone®	Suboxone®	Suboxone®	Siehe Seite 507
	Naltrexon	Nemexin®	Nemexin®	Naltrexin®	Siehe Seite 499
Tabak	Bupropion**	Zyban®	Zyban®	Zyban®	Siehe Seite 529
	Nikotinersatztherapie	Nikotinpflaster, -kaugummis, -lutschpastillen, -inhalator	Nikotinpflaster, -kaugummis, -lutschpastillen, -inhalator	Nikotinpflaster, -kaugummis, -lutschpastillen, -inhalator	Siehe Seite 521
	Vareniclin	Champix®	Champix®	Champix®	Siehe Seite 521

* Die Zulassung für Disulfiram wurde vom Hersteller zurückgenommen. Das Medikament kann nur über Auslandsapotheken bestellt werden und wird nicht erstattet; ** Bupropion wird im Kapitel Noradrenalin-Dopamin-Wiederaufnahmehemmer (NDRI) auf Seite 27 abgehandelt

Tabelle 68. Behandlung des Substanzmissbrauchs/Raucherentwöhnung: Übersicht über nicht zugelassene Wirkstoffe

Abhängigkeits-erkrankung	Nicht zugelassene Wirkstoffe, dessen Nutzen untersucht wird	Anmerkungen
Alkohol	Baclofen	• Kontrovers diskutiert, neuere Studien und Metaanalysen zweifeln Wirksamkeit an
	Gabapentin	• Es gibt Hinweise, dass Gabapentin eine wirksame Behandlungsoption darstellt; eine limitierte Ergebnislage zeigt eine Wirksamkeit in der Behandlung des Alkoholentzugssyndroms
	Pregabalin	• Eine Auswertung der Studienlage zeigt eine rückfallprophylaktische Wirkung bei Alkoholabhängigkeit; widersprüchliche Ergebnisse werden für die Behandlung des Entzugssyndrom angegeben; bessere Wirksamkeit bei Patienten mit komorbider generalisierter Angststörung
	Natriumoxybat	• Natriumoxybat ist das Natriumsalz der γ-Hydroxybuttersäure (GHB). Wird in Italien und Österreich im Rahmen der Entzugsbehandlung und Rückfallprophylaxe (limitierte Evidenz) verwendet; Warnung vor Atemdepression und Abhängigkeit
	Topiramat	• Es gibt Hinweise, dass Topiramat eine effektive Behandlungsoption der Alkoholabhängigkeit darstellt; limitierte Ergebnislage hinsichtlich der Wirksamkeit bei Entzugssymptomen
	Vareniclin	• Vorläufige Ergebnisse weisen auf einen Nutzen bei der Behandlung einer komorbiden Tabak- und Alkoholabhängigkeit hin
Cannabisprodukte	Dronabinol	• Agonistische Wirkung, verbesserte Compliance und Reduktion von Entzugssymptomen; allerdings keine Verbesserung im Vergleich zu Placebo hinsichtlich der weiterführenden Abstinenz
	Gabapentin	• Proof-of-Concept-Studie zeigte Wirkung während des Entzugs, Verminderung des Konsums und Cravings und Verbesserung kognitiver Funktionsfähigkeiten
	N-Acetylcystein	• Möglicherweise wirksam in der Behandlung von Cannabis-Craving (begrenzte Effektstärke)
	Nabilon	• Agonistische Wirkung, bisher keine überzeugenden Studienergebnisse
	Nabiximols	• Agonistische Wirkung während des Cannabisentzuges. Verbesserung von Entzugssymptomen; allerdings keine Verbesserung gegenüber Placebo hinsichtlich der längerfristigen Reduktion des Cannabiskonsums
Kokain, Amphetamine	Gemischte Amphetaminsalze	• Inhomogene Studienlage, Reduktion der verwendeten Kokainmenge, insbesondere bei Patienten mit komorbidem ADHS
	Disulfiram	• Limitierte Evidenzlage in Form von Fallberichten hinsichtlich eines verminderten Konsums von Kokain und Alkohol bei Patienten, die beide Substanzen konsumieren
	Methamphetamin (oral)	• Limitierte Evidenzlage, Fallberichte über eine gewisse Reduktion des Konsums und Craving von Kokain • Eine einzelne Studie zeigt Wirksamkeit bei komorbidem ADHS und kokainbedingten Störungen
	Methylphenidat	• Inhomogene Studienlage; reduziertes Craving wird beobachtet, infolgedessen auch reduzierter Konsum
	N-Acetylcystein	• Kann potenziell zu einer verbesserten Aufrechterhaltung der Abstinenz beitragen, limitierte Effektstärke

Tabelle 68. Behandlung des Substanzmissbrauchs/Raucherentwöhnung: Übersicht über nicht zugelassene Wirkstoffe (Fortsetzung)

Abhängigkeits-erkrankung	Nicht zugelassene Wirkstoffe, dessen Nutzen untersucht wird	Anmerkungen
Opioide	Clonidin	• Möglicherweise sinnvoll als adjuvante Behandlung zu Buprenorphin zur Verbesserung der Abstinenzdauer
	Injizierbare Opioidagonisten – Zulassung in Kanada	• Fachärztlich begleitete Behandlung über ein spezielles Programm bei schwer opioidabhängigen Patienten, bei denen andere therapeutische Behandlungsansätze (z. B. Behandlung mit einem adäquat dosierten oralen Opioidagonisten) bislang erfolglos waren
	Lofexidin – Zulassung in den USA	• Zulassung nur für die Linderung von Entzugssymptomen nach abruptem Absetzen von Opioiden bei erwachsenen Patienten; Anwendung über einen Zeitraum von 14 Tagen
	Orale, retardierte Morphinpräparate	• Mögliche Behandlung für Personen, die schlecht auf Buprenorphin + Naloxon oder Methadon angesprochen haben
Tabak	Nortriptylin	• Wirkt ähnlich wie Bupropion bei ähnlicher Wirksamkeit
	E-Zigaretten	• Die britische National Institute for Health and Care Excellence (NICE) befürwortet die Verwendung von E-Zigaretten im Rahmen der Gefahrenreduktion; trotz einiger Sicherheitsbedenken können E-Zigaretten bei der Raucherentwöhnung helfen, wobei die Evidenzlage unzureichend ist

Allgemeine Hinweise

- Bisher sind keine Wirkstoffe zur Entzugsbehandlung zugelassen (Ausnahme: Clomethiazol zur Behandlung akuter Entzugssymptomatik unter kontrollierten stationären Bedingungen). Das langsame Ausschleichen von Benzodiazepinen wird als Standardbehandlung im Rahmen des Alkoholentzuges angesehen, während Clonidin einen festen Stellenwert in der Opioid- und Tabakentgiftungsbehandlung hat. Methadon und Buprenorphin werden bei einer Opioidentgiftungsbehandlung verwendet, um Entzugssymptome zu lindern
- Liegt bei dem Patienten neben der substanzbezogenen Störung eine komorbide psychiatrische Erkrankung vor („Doppeldiagnose“), so wird eine kombinierte Behandlung beider Störungen empfohlen, unabhängig vom aktuellen psychischen Gesundheitszustand
- In Anbetracht der unzureichenden Evidenzlage durch randomisierte Studien basiert die Behandlung komorbider Störungen oft auf den Empfehlungen klinischer Leitlinien für Personen ohne zusätzliche psychiatrische Diagnosen

Clomethiazol

Verfügbare Substanzen

Wirkstoff	Handelsname Deutschland	Handelsname Österreich	Handelsname Schweiz
Clomethiazol	Distraneurin®	Distraneurin®	Distraneurin®

Indikationen

Zugelassene Indikationen:
- Behandlung von Prädelir, Delirium tremens und akuter Entzugssymptomatik unter kontrollierten stationären Bedingungen
- Behandlung von Verwirrtheits-, Erregungs- und Unruhezuständen bei Patienten mit hirnorganischem Psychosyndrom im höheren Lebensalter unter kontrollierten stationären Bedingungen
- Behandlung von schweren Schlafstörungen im höheren Lebensalter bei unzureichenden alternativen Behandlungsmöglichkeiten

Allgemeine Hinweise

- Enge Verwandtschaft mit dem Thiazolteil des Vitamin-B_1-Moleküls
- Clomethiazol bedingt sehr häufig eine erhöhte Bronchialsekretion. Es sollte daher nur mit besonderer Vorsicht bei Patienten mit eingeschränkter Atemfunktion (z. B. bei Asthma bronchiale) oder akuten Bronchial- oder Lungenerkrankungen angewandt werden
- Die Anwendung von Clomethiazol kann sich negativ auf das Reaktionsvermögen auswirken – die Fähigkeit zur aktiven Teilnahme am Straßenverkehr oder das Bedienen von Maschinen kann erheblich beeinträchtigt sein

Pharmakologie

- Verstärkung der Wirkung der inhibitorischen Neurotransmitter GABA und Glycin, insbesondere am Chloridionenkanal des $GABA_A$-Rezeptors
- Antikonvulsive, sedierende und hypnotische Wirkung

Dosierung

- Verfügbar als Kapsel und als Mixtur; eine Kapsel (192 mg) ist therapeutisch äquivalent mit 6 ml Mixtur (189 mg)
- Die Dosierung sollte nicht nach einem starren Schema, sondern flexibel nach Sedierungsgrad und Schwere der Entzugssymptome erfolgen. Ziel ist, den Patienten so zu sedieren, dass er weiterhin ansprechbar bleibt
- Behandlung von Prädelir, Delirium tremens und akuter Entzugssymptomatik unter kontrollierten stationären Bedingungen:
  - Beginn mit 2–4 Kapseln bzw. 10–20 ml Mixtur; falls nach 30–60 Minuten keine ausreichende Sedierung erreicht wird, können zusätzlich 2 Kapseln bzw. 10 ml verabreicht werden; ist die Wirkung hierunter weiterhin unzureichend, können erneut 2 Kapseln bzw. 10 ml verabreicht werden. Die Gabe von 6–8 Kapseln bzw. 30–40 ml Lösung innerhalb eines 2-stündigen Zeitraums sollte nicht überschritten werden. Tageshöchstdosis: 24 Kapseln, in Ausnahmefällen auch höher; bei zu starker Sedierung Dosisreduktion, nach Plateauphase von ca. 3 Tagen ausschleichend absetzen

Pharmakokinetik

- Rasche Resorption nach oraler Anwendung; ausgeprägter First-Pass-Effekt
- Nach der Einnahme von 2 Kapseln beträgt die Bioverfügbarkeit 5–60 % bei gesunden Erwachsenen; bei Lebererkrankungen und höherer Dosierung ist mit einem deutlichen Anstieg der Bioverfügbarkeit zu rechnen

- Umfassende Verstoffwechselung in der Leber überwiegend durch CYP 3A4 und CYP 2A6; nur zu 1 % unverändert über Niere ausgeschieden
- Clomethiazol hemmt CYP 2E1
- C_{max} wird nach 90 Minuten (Kapsel) bzw. 60 Minuten (Mixtur) erreicht
- Eliminationshalbwertszeit: 2,3–5 Stunden; bei Leberfunktionsstörung Verlängerung bis auf 9 Stunden
- Plasmaproteinbindung 60–70 %

Anwendung

- Clomethiazol sollte nur während der Entzugsbehandlung im kontrollierten stationären Setting zur Linderung von Entzugssymptomen und Behandlung bzw. Vorbeugung eines Alkoholentzugsdelirs/-krampfanfalls verwendet werden
- Da Clomethiazol ein hohes Abhängigkeitspotenzial besitzt, sollte die Behandlung ausschließlich während der stationären Entzugsbehandlung stattfinden. Eine Behandlungsdauer von 14 Tagen sollte nicht überschritten werden. Eine darüber hinausgehende Behandlung (z. B. bei anhaltendem Delir) bedarf einer sorgfältigen Kosten-Nutzen-Abwägung
- Clomethiazol sollte anschließend wegen möglicher Absetzsymptome ausschleichend über mehrere Tage ausdosiert werden

Unerwünschte Arzneimittelwirkungen (UAW)

- Sehr häufiges Auftreten einer vermehrten Speichel- und Bronchialsekretion, in seltenen Fällen schwerwiegende Atem- und Kreislaufdepression, insbesondere bei bereits bestehender eingeschränkter Atemfunktion – eine Folge hiervon kann das vermehrte Auftreten von Entzündungen der oberen Atemwege und der Lunge sein
- Clomethiazol kann bereits bei niedriger Dosierung starke Müdigkeit, Benommenheit, Kopfschmerzen, Herzklopfen, Missempfindungen, Hautausschläge und Bindehautentzündungen auslösen
- Gastrointestinale Symptome (Magenschmerzen, Sodbrennen, Übelkeit, Erbrechen) treten gelegentlich auf und klingen in der Regel nach wenigen Tagen ab
- UAW der Atemwege (Brennen im Hals und Nase, Schnupfengefühl, Hustenreiz) sind meist vorübergehend
- Atemdepression und Herzstillstand – insbesondere bei hoher Dosierung
- Einzelfallberichte von Blutdruckabfall, Anstieg der Serumtransaminasen, Ikterus, cholestatischer Hepatitis, allergischer Reaktionen
- Ein abruptes Absetzen – auch nach kurzer Anwendung – kann mit Entzugssymptomen einhergehen: Innere Unruhe, Angstzustände, Schlafstörungen, Halluzinationen, epileptische Anfälle

Vorsichtsmaßnahmen

- Clomethiazol sollte nur mit besonderer Vorsicht an stationäre Patienten mit eingeschränkter Atemfunktion (z. B. Asthma bronchiale) oder akuten Bronchial- oder Lungenerkrankungen verordnet werden
- Bei Patienten japanischer Herkunft kann die Clearance von Clomethiazol vermindert sein – ggf. benötigen diese Patienten eine niedrigere Dosierung
- Bei Patienten mit Leberfunktionsstörungen ist die Halbwertszeit deutlich erhöht – vorsichtige Anwendung!

Kontraindikationen

- Akute Intoxikation mit Alkohol, Sedativa, Hypnotika, Analgetika oder Psychopharmaka – Gefahr des Kreislaufkollapses mit tödlichem Ausgang
- Respiratorische Insuffizienz und chronisch obstruktive Lungenerkrankungen – Gefahr der Atemdepression

Überdosierung

- Symptome einer Überdosierung treten v. a. bei der zusätzlichen Einnahme von anderen ZNS-dämpfenden Wirkstoffen (z. B. Alkohol) oder bei Vorliegen einer Leberfunktionsstörung auf
- Symptome sind vergleichbar mit einer Barbituratüberdosierung – Atemdepression, Herz-Kreislauf-Depression bis hin zum Herzstillstand, Hypotension, Koma
- Fälle mit tödlichem Ausgang sind bekannt

Behandlung

- Ein Antidot ist nicht bekannt
- Symptomatisches Vorgehen: Freihalten der Atemwege, ggf. Intubation, Sauerstoffzufuhr, Unterstützung des Kreislaufes. Der verstärkten Speichelsekretion kann eventuell mit Atropin i. v. entgegengewirkt werden
- Hämoperfusion über Kohlenstoffsäulen ist wirkungslos

Behandlung von Kindern und Jugendlichen

- Keine Zulassung; wird nicht empfohlen

Behandlung von älteren Patienten

- Bei älteren Patienten (69–91 Jahre) ist die Eliminationshalbwertszeit mit 5,1–15,33 Stunden erheblich verlängert als bei jüngeren Patienten; C_{max} kann in dieser Altersgruppe bis zu 5-fach erhöht sein bei verminderter Clearance. Bei älteren Patienten sollte die Anwendung und Aufdosierung daher vorsichtig erfolgen. Im geriatrischen Indikationsbereich werden regelmäßige ärztliche Kontrollen vorausgesetzt
- Bei eingeschränkter Leber- und/oder Nierenfunktion sollte eine Dosisanpassung erfolgen

Schwangerschaft

- Siehe auch Seite 585 für Informationen zur Anwendung während der Schwangerschaft und Stillzeit
- Die sichere Anwendung beim Menschen ist nicht ausreichend untersucht
- In tierexperimentellen Studien zeigte sich Reproduktionstoxizität
- Eine Anwendung während der Schwangerschaft wird nicht empfohlen

Stillzeit

- Clomethiazol liegt in der Muttermilch in der gleichen Konzentration wie im mütterlichen Blut vor. Von einer Verwendung in der Stillzeit ist abzuraten

Hinweise für die Pflege

- Die Anwendung von Clomethiazol kann sich negativ auf das Reaktionsvermögen auswirken – die Fähigkeit zur aktiven Teilnahme am Straßenverkehr oder das Bedienen von Maschinen kann erheblich beeinträchtigt sein. Weisen Sie die Patienten unbedingt hierauf hin
- Das abrupte Absetzen von Clomethiazol kann starke Entzugssymptome auslösen, daher sollte die Ausdosierung schrittweise über mehrere Tage hinweg erfolgen
- Innerhalb der ersten 4 Behandlungstage sollte eine 2-stündliche Überwachung des Patienten erfolgen. Ab dem 5. Tag 3-stündlich, ab dem 6. Tag 4-stündlich und ab dem 7. Tag 6-stündlich. Hierbei sollte auf Entzugssymptome, aber auch auf UAW geachtet werden, um so die weitere Dosierung zu bestimmen
- Achten Sie auf Zeichen einer respiratorischen Insuffizienz bzw. einer Atemdepression
- Da Clomethiazol ein hohes Abhängigkeitspotenzial hat, sollte es ausschließlich im kontrollierten stationären Setting angewandt werden

Hinweise für Patienten	• Ausführliche Patienteninformationen zu Clomethiazol: siehe Seite 586

Wechselwirkungen	• Klinisch relevante Interaktionen werden in Tabelle 69. Clomethiazol: Wechselwirkungen aufgeführt • Zusätzliche Informationen über die Kombinationsbehandlung finden Sie im Kapitel zum interagierenden Wirkstoff

Tabelle 69. Clomethiazol: Wechselwirkungen

Wirkstoffgruppe	Beispiel	Wechselwirkungen
Betablocker	Propranolol	• Fallbericht einer ausgeprägten Bradykardie bei Kombinationsanwendung
H_2-Rezeptor-Antagonist	Cimetidin	• Durch die Hemmung von CYP 3A4 durch Cimetidin kann es zu einem verminderten Abbau von Clomethiazol mit entsprechendem Anstieg des Plasmaspiegels und Wirkverstärkung kommen
Substrate von CYP-2E1-Isoenzym	Halothan, Enfluran	• Erhöhte Spiegel des CYP-2E1-Substrates durch Hemmung der Verstoffwechselung durch Clomethiazol
ZNS-depressive Substanzen	Alkohol, Benzodiazepine, Z-Substanzen	• Additive ZNS-dämpfende Wirkung mit Gefahr der Atemdepression und des Herzstillstands

Acamprosat

Verfügbare Substanzen

Wirkstoff	Handelsname Deutschland	Handelsname Österreich	Handelsname Schweiz
Acamprosat	Campral®	Campral®	Campral®

Indikationen

Zugelassene Indikation:

- Alkoholabhängigkeit: „Anti-Craving-Substanz“; zur Unterstützung der Aufrechterhaltung der Abstinenz nach erfolgter Entzugsbehandlung; verhindert Rückfälle; nur indiziert im Rahmen eines therapeutischen Gesamtkonzepts, das auch begleitende psycho- und soziotherapeutische Maßnahmen einschließt

Allgemeine Hinweise

- Metaanalysen haben gezeigt, dass mit Acamprosat behandelte Patienten signifikant höhere Langzeit-Abstinenzraten haben als mit Placebo behandelte Patienten
- Eine vorherige Entgiftung von Alkohol mit dem Ziel der vollständigen Abstinenz (versus kontrolliertes Trinken) verbessert die Therapieerfolge unter Acamprosat
- Acamprosat kann bei Patienten unwirksam sein, die zu Beginn der Behandlung noch einen aktiven Alkoholkonsum betreiben. Acamprosat ist nicht für die Behandlung des akuten Alkoholentzugssyndroms und Delirium tremens geeignet. Die Behandlung sollte unmittelbar nach dem Alkoholentzug begonnen werden, für ein Jahr durchgeführt werden und auch während Rückfällen fortgesetzt werden
- Die Behandlung sollte im Rahmen eines Gesamtbehandlungsplans in Kombination mit psycho- und soziotherapeutischen Maßnahmen erfolgen
- Die Ergebnisse bezüglich einer Kombinationsbehandlung von Acamprosat und Naltrexon waren im Hinblick auf verstärkte Wirksamkeit und Abstinenzerfolg uneinheitlich (siehe Wechselwirkungen: Seite 494). Acamprosat kann hilfreicher sein, um die Abstinenz aufrechtzuerhalten, da es dysphorische Zustände reduziert, die bei manchen Patienten zum Rückfall führen, wohingegen Naltrexon die als positiv empfundenen Wirkungen des Alkohols reduziert
- Acamprosat kann in Kombination mit Disulfiram verwendet werden, um Rückfälle zu verhindern
- Die alkoholabstinenzfördernde Wirkung von Acamprosat konnte bisher bei Patienten mit multiplem Substanzgebrauch nicht nachgewiesen werden

Pharmakologie

- Modulierende Wirkung am N-Methyl-D-Aspartat (NMDA)-Rezeptor, vermindert die Aktivität am NDMA-Rezeptor
- Vermindert übermäßig exzitatorische Wirkung des Dopamins
- Wiederherstellung des Glutamatgleichgewichts und Modulierung der übermäßigen Erregbarkeit nach einem Alkoholentzug; vermindert Wirkung von Glutamat
- Schwache Hemmung präsynaptischer $GABA_B$-Rezeptoren im Nucleus accumbens; Stimulation des inhibitorischen GABAergen Systems

Dosierung	• Erwachsene ≥ 60 kg Körpergewicht: 6 Tabletten bzw. 1998 mg Acamprosat, die auf 3 Einzeldosen von jeweils 2 Tabletten verteilt und zu den Mahlzeiten eingenommen werden (morgens, mittags und abends); < 60 kg: 4 Tabletten bzw. 1332 mg Acamprosat, die auf 3 Einzeldosen von 1 bis 2 Tabletten verteilt und zu den Mahlzeiten eingenommen werden (2 Tabletten morgens, eine mittags und eine abends); um unerwünschte gastrointestinale Wirkungen zu minimieren, kann die Dosierung gradueller gesteigert werden (Start mit 333 mg dreimal täglich und Dosiserhöhung um eine Tablette pro Woche, bis die Zieldosis erreicht ist) • Leberinsuffizienz: Keine Dosisanpassung nötig • Niereninsuffizienz: 333 mg dreimal täglich bei CrCl zwischen 30–50 ml/min; sollte nicht angewandt werden bei Patienten mit CrCl < 30 ml/min
Pharmakokinetik	• Bioverfügbarkeit = 11 %; Nahrungsaufnahme reduziert die Bioverfügbarkeit um 20 % (klinisch nicht signifikant) • T_{max} = 3–9 Stunden nach Erreichen des Steady-State • Steady-State wird nach 5–7 Tagen erreicht • Geringe Plasmaproteinbindung • Halbwertszeit = 20–33 Stunden • Wird nicht über die Leber abgebaut und primär unverändert über die Niere ausgeschieden – keine Interaktionen mit CYP-Enzymen
Anwendung	• Die Therapie mit Acamprosat sollte unmittelbar nach erfolgter Entgiftungsbehandlung begonnen werden. Die empfohlene Behandlungsdauer beträgt ein Jahr, wobei die Therapie mit Acamprosat im Falle eines Rezidivs nicht unterbrochen werden sollte • Nicht geeignet zur Behandlung der Symptome des Alkoholentzugs
Unerwünschte Arzneimittelwirkungen (UAW)	• Häufige bis sehr häufige UAW: Übelkeit, Erbrechen, Blähungen, Diarrhoe (dosisabhängig und lassen meist im Verlauf nach), Kopfschmerzen, Asthenie, Juckreiz, makulopapulöses Ekzem, verminderte Libido • Depression, Angst, Schlafstörungen, suizidale Gedanken werden berichtet • Gelegentlich: Schwindel, verstärkte Libido, Appetitlosigkeit, Xerostomie, Hyperhidrose, metallischer Geschmack • Synkope, Palpitationen, periphere Ödeme • Gewichtszunahme, Myalgie, Diaphorese • Berichte eines akuten Nierenversagens
Vorsichtsmaßnahmen	• Acamprosat ist nicht bei der Linderung von Entzugssymptomen wirksam
Kontraindikationen	• Bei Patienten mit schwerer Niereninsuffizienz (CrCl < 30 ml/min) wurden Anzeichen einer Akkumulation von Acamprosat beobachtet. In solchen Fällen soll das Medikament nicht verabreicht werden
Überdosierung	• Diarrhoe nach der Einnahme von 56 g • Supportive Maßnahmen

Behandlung von Kindern und Jugendlichen

- Wird nicht empfohlen

Behandlung von älteren Patienten

- Vorsicht bei der Anwendung bei Patienten mit reduzierter Nierenfunktion

Schwangerschaft

- Siehe auch Seite 585 für Informationen zur Anwendung während der Schwangerschaft und Stillzeit
- Die sichere Anwendung ist beim Menschen nicht ausreichend untersucht. Anwendung kann während der Schwangerschaft nach sorgfältiger Risiko-Nutzen-Bewertung in dem Fall erfolgen, wenn die Patientin nicht auf den Konsum von Alkohol ohne Behandlung mit Acamprosat verzichten kann und wenn das Risiko einer Alkoholfetopathie oder anderweitige Teratogenität entsprechend erhöht ist
- In Tierstudien werden teratogene Wirkungen angedeutet
- Die Anwendung wird während der Schwangerschaft nicht empfohlen

Stillzeit

- Gemäß tierexperimentellen Studien wird Acamprosat in die Milch laktierender Tiere ausgeschieden. Es ist nicht bekannt, ob Acamprosat in die menschliche Muttermilch übergeht; über Auswirkung auf den Säugling liegen keine hinreichenden Erkenntnisse vor. Frauen dürfen daher während der Behandlung mit Acamprosat nicht stillen

Hinweise für die Pflege

- Die Behandlung mit Acamprosat sollte Bestandteil eines therapeutischen Gesamtkonzepts sein, das zusätzlich auch psychosoziale Intervention anbietet
- Die Tabletten sind mit einer magensaftresistenten Schicht überzogen und sollten daher im Ganzen geschluckt werden (Tabletten nicht brechen, beißen, mörsern)
- Bei den Patienten sollte auf Zeichen einer Depression und Suizidalität geachtet werden
- Diarrhoen treten sehr häufig zu Beginn der Behandlung auf, sind dosisabhängig und in der Regel selbstlimitierend
- Der Compliance kommt einer herausragenden Rolle in der Wirksamkeit von Acamprosat zu

Hinweise für Patienten

- Ausführliche Patienteninformationen zu Acamprosat: siehe Seite 586

Wechselwirkungen

- Klinisch relevante Interaktionen werden in Tabelle 70. Acamprosat: Wechselwirkungen aufgeführt
- Zusätzliche Informationen über die Kombinationsbehandlung finden Sie im Kapitel zum interagierenden Wirkstof

Tabelle 70. Acamprosat: Wechselwirkungen

Verwendetes Medikament	Beispiel	Wechselwirkungen
Opioidantagonist	Naltrexon	• Erhöhte Konzentration von Acamprosat; C_{max} wird um 33 % und die Bioverfügbarkeit um 25 % erhöht; keine Veränderung der Konzentration von Naltrexon oder seines Metaboliten (6-β-Naltrexon). Keine Dosisanpassung notwendig

Disulfiram

Verfügbare Substanzen

Wirkstoff	Handelsname Deutschland	Handelsname Österreich	Handelsname Schweiz
Disulfiram	– nicht zugelassen –	Antabus®	Antabus®

Indikationen

Indikation:
- Aversionstherapie als Adjuvans zur Rückfallprophylaxe bei Alkoholabhängigkeit. In Deutschland ist das Medikament nicht mehr zugelassen; es kann nur über Auslandsapotheken bestellt werden und wird nicht erstattet

Weitere Indikationen:
- Bei Vorliegen einer Alkoholabhängigkeit und komorbider posttraumatischer Belastungsstörung kann die Anwendung eine positive Auswirkung auf die Behandlung haben

Allgemeine Hinweise

- Disulfiram behandelt nicht die Kernproblematik einer Alkoholabhängigkeit
- Nach Einnahme von Disulfiram führt die Einnahme von Alkohol zu einer unangenehmen Disulfiram-Alkohol-Reaktion, so dass Alkohol als aversiver Reiz konditioniert wird; klinische Wirksamkeit eingeschränkt aufgrund geringer Compliance
- Die überwachte Einnahme von Disulfiram kann eine kurzfristige Wirkung zeigen; Langzeitwirkung auf Abstinenz bedarf weiterer Untersuchungen
- Die Behandlung mit Disulfiram sollte Bestandteil eines therapeutischen Gesamtkonzepts sein, das auch psychosoziale Interventionen einschließt (Evidenzgrad 1[1])

Pharmakologie

- Disulfiram inhibiert den Alkoholabbau durch eine irreversible Hemmung der Aldehyd-Dehydrogenase. Der akkumulierende Acetaldehyd löst eine subjektiv unangenehme Reaktion (Disulfiram-Alkohol-Reaktion) mit folgenden Symptomen aus: Kopfschmerzen, Schwitzen, Gesichtsrötung, Verschlucken, Übelkeit, Erbrechen, Tachykardie, Hypotension
- Das Ausmaß der Disulfiram-Alkohol-Reaktion ist abhängig von der Menge des konsumierten Alkohols
- Kann 10–20 Minuten nach Alkoholkonsum auftreten und mehrere Stunden anhalten; kann theoretisch so lange anhalten, bis der Alkohol vollständig abgebaut wurde
- Kann die Dopaminkonzentration im Gehirn durch die Hemmung Dopamin-metabolisierender Enzyme erhöhen (Dopamin-β-Hydroxylase)
- Verminderte Konzentration von Noradrenalin; dies könnte eine Rolle in der Anti-Craving-Wirkung spielen

Dosierung

- Zieldosis nach Aufdosierung 200–500 mg/Tag, wirksame Dosis individuell sehr unterschiedlich; Erhaltungstherapie kann Monate bis Jahre notwendig sein
- Keine Dosisanpassung bei Nieren- oder Leberfunktionseinschränkung. Sollte vorsichtig bei Patienten mit akuter oder chronischer Nephritis oder Leberzirrhose angewendet werden

Pharmakokinetik

- Stark fettlöslich; Bioverfügbarkeit von 80 %
- Wird über mehrere Schritte über CYP 3A4/5, 1A2, 2B6, 2E1 und Flavin-abhängige Monooxygenasen zu aktiven Metaboliten verstoffwechselt
- Selektive Hemmung von CYP 2E1 sowohl bei akuter als auch chronischer Einnahme; bei einer chronischen Einnahme können auch andere Enzyme (z. B. CYP 1A2, 3A4 und P-gp) gehemmt werden

Beginn und Dauer der Wirkung

- Wirkungseintritt: bis zu 12 Stunden
- Wirkungsdauer: bis zu 14 Tage, wegen der langsamen Reaktivierung der Aldehyd-Dehydrogenase

Unerwünschte Arzneimittelwirkungen (UAW)

- Müdigkeit und Antriebsmangel (sehr häufig), Depression, Desorientiertheit, Unruhe, Erregung, Psychose
- Auswirkung auf den Körper: Neurotoxizität in Abhängigkeit von Dosis und Dauer der Therapie (z. B. zentrale und periphere Neuropathie, Bewegungsstörungen); Optikusneuritis, Kopfschmerzen, Schwindel, Hautausschlag, milde gastrointestinale Beschwerden, Impotenz, Knoblauchähnlicher oder metallischer Geschmack im Mund
- Transienter Anstieg der Transaminasen, Bilirubin und der alkalischen Phosphatase in bis zu 30 % der Patienten; selten Hepatitis. Die Leberfunktion sollte vor Beginn und regelmäßig während der Behandlung überprüft werden sowie bei Auftreten erster Anzeichen einer Leberfunktionsstörung
- Reversible Enzephalopathie und toxische Enzephalopathie mit epileptischen Anfällen und Koma können auftreten; meist nur nach einer Überdosierung beobachtet worden

Vorsichtsmaßnahmen

- Die Behandlung mit Disulfiram sollte nicht bei alkoholintoxikierten Patienten oder nicht innerhalb 36 Stunden nach letztem Alkoholkonsum erfolgen
- Sollte eine Reaktion auf Alkohol auftreten, so sollten supportive Maßnahmen angewandt werden; bei schwerer Hypotension können blutdrucksteigernde Mittel notwendig sein
- Vorsichtige Anwendung bei Patienten mit Erkrankungen der Lunge, Leber und Nieren, Epilepsie, Diabetes mellitus, Hypothyreodismus
- Patienten mit eingeschränkter Leberfunktion oder Patienten, denen die Aufrechterhaltung der Abstinenz nicht gelingt, sollten kein Disulfiram einnehmen
- Patienten sollten nach Beendigung der Behandlung mit Disulfiram für weitere 2 Wochen kein Alkohol konsumieren

Kontraindikationen

- Akute Intoxikation mit Alkohol, Sedativa, Hypnotika, Analgetika oder Psychopharmaka
- Überempfindlichkeit, schwere Leberinsuffizienz, floride Ulzera, Stenosen der Koronararterien, Herzinsuffizienz, psychotische Störungen, Epilepsien
- Einnahme anderer alkoholhaltiger Mittel
- Gleichzeitige Einnahme von Metronidazol, Cephalosporinen, Chloramphenicol, MAO-Hemmer, Isoniazid, Amitriptylin

Überdosierung

- Die Reaktion auf Alkohol ist abhängig von der Dosierung des Disulfirams sowie der Menge des konsumierten Alkohols; schwere Reaktionen können mit Atemdepression, Kreislaufkollaps, Arrhythmien, epileptische Anfälle und Tod einhergehen

Kontrolluntersuchungen und Laborwerte	• Kontrolle der Leberfunktionsparameter vor Therapiebeginn und 10–14 Tage nach Beginn der Behandlung • Kontrolle des großen Blutbildes
Behandlung von Kindern und Jugendlichen	• Detaillierte Angaben zur Behandlung von Kindern und Jugendlichen finden Sie im *Handbuch Psychopharmaka für das Kindes- und Jugendalter*[2]
Behandlung von älteren Patienten	• Kardiovaskuläre Verträglichkeit nimmt mit zunehmendem Alter ab, daher kann die Reaktion nach Alkoholkonsum entsprechend schwerer ausfallen
Schwangerschaft	• Siehe auch Seite 585 für Informationen zur Anwendung während der Schwangerschaft und Stillzeit • Die sichere Anwendung ist beim Menschen nicht ausreichend untersucht; unzureichende Datenlage hinsichtlich der mütterlichen Anwendung während der Schwangerschaft. Die Anwendung von Disulfiram während der Schwangerschaft wird nicht empfohlen
Stillzeit	• Disulfiram tritt in die Muttermilch über. Das Stillen soll während der Behandlung unterbrochen werden
Hinweise für die Pflege	• Der Patient sollte über die Zielsetzung des Medikaments und über die Folgen eines Alkoholkonsums während der Behandlung ausreichend informiert sein. Eine schriftliche Einverständniserklärung wird empfohlen • Der Patient sollte alle Produkte (Nahrungsmittel und Arzneimittel) vermeiden, die Alkohol enthalten (u. a. Hustensaft, Mundspülung, alkoholhaltige Soßen; auch die Verwendung alkoholhaltiger Tinkturen oder Lösungsmittel können eine Reaktion hervorrufen) • Eine tägliche, ununterbrochene Gabe wird empfohlen, bis der Patient genug Selbstkontrolle für die Bewältigung der Alkoholabhängigkeit ohne Disulfiram besitzt • Die Medikation sollte nicht allein eingenommen werden, ohne ausreichende Motivation und supportive Therapie wird die Behandlung nicht erfolgreich sein. Das Medikament kann die alkoholbezogene Störung nicht heilen, aber als zusätzlicher Motivationsfaktor wirken • Der Patient sollte einen Ausweis bei sich tragen, auf dem die Einnahme von Disulfiram vermerkt wird • Eine Reaktion zwischen Disulfiram und Alkohol hält in der Regel 30–60 Minuten an, kann jedoch auch prolongiert bis zum vollständigen Abbau des Alkohols anhalten
Hinweise für Patienten	• Ausführliche Patienteninformationen: siehe Seite 586
Wechselwirkungen	• Klinisch relevante Interaktionen werden in Tabelle 71. Disulfiram: Wechselwirkungen aufgeführt • Zusätzliche Informationen über die Kombinationsbehandlung finden Sie im Kapitel zum interagierenden Wirkstoff

Tabelle 71. Disulfiram: Wechselwirkungen

Verwendetes Medikament	Beispiel	Wechselwirkungen
Alkohol		• Disulfiram-Alkohol-Reaktion (Tachykardie, Atemnot, Hypotension, Erröten); Fallberichte von Herzinfarkten
Antibiotika	Clarithromycin	• Fallbericht einer toxischen epidermalen Nekrolyse
	Metronidazol	• Auftreten einer akuten Psychose, Ataxie, Verwirrtheitszustände möglich
Antidepressiva		
SSRI	Sertralin (orales Konzentrat, Lösung)	• Enthält Alkohol und kann Disulfiram-Alkohol-Reaktion auslösen
Trizyklische Antidepressiva	Amitriptylin	• Erhöhung des Plasmaspiegels des Antidepressivums aufgrund reduzierter Metabolisierung; Berichte von Neurotoxizität
Irreversibler MAO-Hemmer	Tranylcypromin	• Fallbericht eines Delirs und Psychose unter Kombinationsbehandlung
Antikoagulanzien	Warfarin	• Erhöhung des INR aufgrund reduzierter Metabolisierung
Antikonvulsiva	Phenytoin	• Erhöhte Blutspiegel von Phenytoin; Toxizität aufgrund des verminderten Abbaus (Carbamazepin- und Phenobarbitalspiegel werden nicht signifikant beeinflusst)
Antiparasitäre Wirkstoffe	Tinidazol	• Kann die unerwünschten, toxischen Wirkungen von Disulfiram verstärken
Antiretrovirale Wirkstoffe		
Proteasehemmer	Amprenavir-Lösung	• Berichte über Toxizität – Lösung enthält Propylenglykol; Metabolisierung über Aldehyd-Dehydrogenase wird gehemmt
	Ritonavir-Lösung	• Alkohol-ähnliche Reaktion möglich (Lösung enthält Alkohol)
	Tipranavir	• Vermehrte toxische Wirkungen des Tipranavirs
Antituberkulotika	Isoniazid	• Gangunsicherheit, Koordinationsstörungen, Verhaltensstörungen durch verminderten Abbau von Isoniazid über CYP 2E1
Benzodiazepine	Diazpeam, Alprazolam, Chlordiazepoxid, Triazolam	• Höhere Wirksamkeit des Benzodiazepins durch verminderte Clearance (trifft nicht auf Oxazepam, Temazepam und Lorazepam zu)
Koffein		• Um 24–30 % verminderte Koffein-Clearance aufgrund einer schwachen Hemmung von CYP 1A2; dies kann zu einer vermehrten Reizbarkeit, Schlafstörungen und Ängstlichkeit führen; Koffeinkonsum sollte reduziert werden
Kokain		• Erhöhter Plasmaspiegel (3–6-fach) und Halbwertszeit (um 60 %); erhöhtes Risiko kardiovaskulärer UAW
Muskelrelaxantien	Tizanidin	• Erhöhte Plasmaspiegel von Tizanidin mit der Folge Hypotension, Bradykardie und vermehrte Schläfrigkeit
Stimulanzien	Dextroamphetamin	• Disulfiram kann die Verstoffwechselung und Ausscheidung von Dextroamphetamin hemmen; Dextroamphetamin ist kontraindiziert bei Patienten mit einem schädlichen Gebrauch von Alkohol in der Vorgeschichte
	Methylphenidat	• Fallbericht einer Psychose-ähnlichen Episode bei gleichzeitiger Einnahme, ggf. aufgrund der hemmenden Wirkung von Disulfiram auf die Dopamin-β-Hydroxylase, dessen verminderte Verfügbarkeit in Zusammenhang mit ADHS und psychotischen Symptomen assoziiert worden ist
Theophyllin		• Disulfiram (ein schwacher Hemmstoff von CYP 1A2) kann eine minimale dosisabhängige Reduktion der Theophyllin-Clearance bedingen; könnte bei Theophyllin aufgrund der geringen therapeutischen Breite klinisch relevant sein und eine Dosisreduktion notwendig machen

Naltrexon

Verfügbare Substanzen

Wirkstoff	Handelsname Deutschland	Handelsname Österreich	Handelsname Schweiz
Naltrexon	Adepend®, Nemexin®	Adepend®, Nemexin®	Naltrexin®, Nemexin®

Indikationen

Zugelassene Indikationen:

- Zur Reduktion des Rückfallrisikos bei Alkoholabhängigkeit, als adjuvante Behandlung in der Abstinenz und zur Minderung des Verlangens nach Alkohol
- Naltrexon zeigt darüber hinaus bei nicht abstinenzmotivierten Patienten trinkmengenreduzierende Eigenschaften (Indikation nur für Adepend® geltend)
- Entwöhnungsbehandlung bei Opioidabhängigkeit, im Anschluss an erfolgte Entgiftung (Indikation nur für Nemexin® und Naltrexon-neuraxpharm® geltend)

Weitere Indikationen:

- Inkonsistente Studienlage hinsichtlich der Wirksamkeit in der Behandlung von Anorexia und Bulimia nervosa
- Nach Fallberichten bei Binge-Eating-Störung wirksam
- Nach offenen und Doppelblindstudien in der Behandlung von Impulskontrollstörungen (z. B. Kleptomanie, Spielsucht, Kaufsucht, Internet-Sexsucht) wirksam
- Nach Untersuchungen bei Trichotillomanie wirksam
- Nach offenen Studien kann Naltrexon zur Behandlung von jugendlichen Sexualstraftätern eingesetzt werden (100–200 mg/Tag)
- In einer doppelt-verblindeten randomisiert-kontrollierten Studie konnte gezeigt werden, dass die Kombination Bupropion (300 mg)/Naltrexon (50 mg) mit einer deutlich verbesserten Abstinenzrate im Vergleich zu Bupropion 300 mg/Placebo nach 7-wöchiger Behandlungsphase assoziiert war[3]
- Die alleinige oder Kombinationsanwendung mit Vareniclin kann zu einem verminderten Alkohol- und Tabakkonsum führen bei Personen mit hohem Alkoholkonsum[4]

Allgemeine Hinweise

- Es wird empfohlen, die Behandlung in Kombination mit psychosozialen Interventionen durchzuführen
- Metaanalysen weisen auf variable Effekte auf die Abstinenz hin: Mittelgradige Verminderung der Anzahl der Tage mit hohem Alkoholkonsum nachgewiesen; ist ggf. wirkungsvoller bei Patienten, die ein hohes Verlangen nach Alkohol haben[1] und bei Männern mit einer positiven Familienanamnese für Alkoholabhängigkeit; gemäß einer Doppelblindstudie lag kein dauerhafter Erfolg bei Männern mit chronischer schwerer Alkoholabhängigkeit vor
- Die Compliance des Patienten spielt eine bedeutende Rolle in der Wirksamkeit von Naltrexon
- Heterogene Studienlage für die Kombination mit Acamprosat hinsichtlich einer verbesserten Wirksamkeit und Abstinenzerfolg (siehe Interaktionen auf Seite 503); Naltrexon führt zu einem kontrollierten Alkoholkonsum, wohingegen Acamprosat in der Aufrechterhaltung der Abstinenz wirksamer ist

- Craving nach Opioiden oder Entzugssymptome werden nicht gemindert. Vor der Behandlung muss eine Entgiftung stattgefunden haben
- Löst keine Euphorie aus

Pharmakologie

- Synthetischer, langwirksamer Antagonist an verschiedenen Opioidrezeptoren des ZNS; höchste Affinität zum µ-Opioidrezeptor – hemmt die positive Verstärkung erhöhter Endorphinkonzentrationen während des Alkoholkonsums
- Blockiert den Craving-Mechanismus im Gehirn, in dem das durch Alkohol ausgelöste Hochgefühl gedämpft wird; die positiv verstärkende Wirkung des Alkohols wird durch Blockade des Opioidsystems beendet; wirkt abstinenzfördernd und senkt das Rückfallrisiko
- Blockiert die Wirkung anderer Opioidagonisten

Dosierung

Oral

- Alkoholabhängigkeit: Übliche Dosis 50 mg/Tag, Einnahme durch den Patienten selbst oder supervidiert (Beginn mit 25 mg, falls nach 1 Stunde keine Entzugssymptome auftreten, restliche 25 mg verabreichen)
- Opioidabhängigkeit: Vor Beginn der Behandlung mit Naltrexon muss der Patient zuvor von Opioiden entgiften und für 7–10 Tage opioidfrei sein. Naltrexon kann bei Opioidabhängigen zu lebensbedrohlichen Entzugssymptomen führen. Die Anwendung von Naltrexon darf nicht begonnen werden, bevor ein Naloxon-Provokationstest durchgeführt wurde und ein negatives Ergebnis vorliegt. Vor Beginn der Behandlung mit Naltrexon muss das Testergebnis durch eine Urinuntersuchung bestätigt werden. Die Behandlung mit Naltrexon muss mit niedrigen Dosierungen begonnen werden. Die Initialdosis sollte 25 mg betragen, gefolgt von der üblichen Dosis von 50 mg Naltrexon am nächsten Tag. Bei Überwachung des Therapieverlaufs kann die Dosierung auch wie folgt angepasst werden: Gabe von 100 mg Naltrexon montags und mittwochs und 150 mg Naltrexon freitags als Einmalgabe

Injektion

- In Deutschland, Österreich und der Schweiz nicht zugelassen. Zulassung in den USA als i.m.-Depotmedikation (Vivitrol®) zur Behandlung der Alkohol- und Opioidabhängigkeit
- Die retardierte Injektionslösung wird als Mikrosphären hergestellt und als 380 mg-Bolus alle 4 Wochen i.m. gluteal injiziert
- Niereninsuffizienz: Mild – keine Anpassung der Dosis; mittelschwer bis schwer – keine Dosisanpassung laut Herstellerkennzeichnung, allerdings wurde die Verträglichkeit bei Patienten mit mittelschwer bis schwerer Niereninsuffizienz nicht untersucht
- Leberinsuffizienz: Keine Anpassung der Dosis laut Herstellerkennzeichnung; allerdings kann eine 5–10-fache erhöhte Bioverfügbarkeit bei Patienten mit Leberzirrhose beobachtet werden

Pharmakokinetik

Oral

- Rasche, vollständige Resorption aus dem Gastrointestinaltrakt
- Unterliegt einem ausgeprägten First-Pass-Metabolismus – nur 20 % der Substanz erreichen die systemische Zirkulation
- Hohes Verteilungsvolumen im Körper; nur 21–28 % sind proteingebunden
- Wirkungseintritt innerhalb von 15–30 Minuten bei chronisch Morphinabhängigen
- Die Wirkdauer ist dosisabhängig; die Blockade der Opioidrezeptoren hält ca. 24–72 Stunden an
- Wird in der Leber (allerdings nicht über CYP 450) verstoffwechselt; Hauptmetabolit 6-β-Naltrexon wirkt als Opioidantagonist
- Eliminationshalbwertszeit 96 Stunden: Ausscheidung vorwiegend über die Nieren

- Vorsicht bei Verordnung an Patienten mit eingeschränkter Nierenfunktion
- Bioverfügbarkeit von Naltrexon 5- bis 10-fach erhöht bei Leberzirrhose

Injektion

- Die erste Konzentrationsspitze wird 2 Stunden nach der Injektion erreicht, die Zweite nach 2–3 Tagen; Wirkeintritt nach 48 Stunden
- Eliminationshalbwertszeit beträgt 5–10 Tage und ist abhängig von Polymererosion; anhaltende Plasmakonzentrationen für mindestens 30 Tage

Unerwünschte Arzneimittelwirkungen (UAW)

- Häufig bei Einnahme von oralem Naltrexon: Übelkeit und Erbrechen (ca. 10 % – treten häufiger bei Frauen auf; können durch langsamere Aufdosierung vermindert werden), Dysphorie
- Häufig bei der Anwendung von injizierbarem Naltrexon (nur USA): Übelkeit, Kopfschmerzen, Schläfrigkeit, Schmerzen; Empfindlichkeit an der Injektionsstelle mit Schwellung, Blutergüsse, Juckreiz oder Verhärtungen; Entzündungen der Weichteile, Hämatome, Abszessbildung, Nekrosen können auftreten
- Gastrointestinale UAW: Abdominelle Schmerzen, Krämpfe, Dyspepsie, Appetitlosigkeit, Gewichtsabnahme – häufiger bei Frauen
- ZNS-UAW: Schlaflosigkeit, Angst, Depression, Nervosität, Müdigkeit, Verwirrtheit; Fallberichte von Panikattacken, Suizidgedanken und Suizidversuchen
- Somatische UAW: Kopfschmerzen (6,6 %), Gelenk- und Muskelschmerzen oder -steifigkeit
- Nach Fallberichten dosisabhängige Leberenzymanstiege und hepatozelluläre Schäden möglich
- Eosinophilie, Fallberichte von eosinophiler Pneumonie
- Fallberichte allergischer Pneumonien nach Injektion

Absetzphänomene

- Bisher keine Daten verfügbar

Vorsichtsmaßnahmen

- Weil Naltrexon ein Opioidantagonist ist, darf es nicht an Patienten verabreicht werden, die in den letzten 10 Tagen Opioide (einschließlich Tramadol) eingenommen haben; es könnte sonst ein schwerwiegendes Opioidentzugssyndrom auftreten
- Vor Beginn der Behandlung mit Naltrexon muss die Anwendung von Opioiden ausgeschlossen sein. Zu diesem Zweck wird die Durchführung eines Naloxon-Provokationstests empfohlen. Die durch Naloxon ausgelösten Entzugssymptome sind kürzer anhaltend als die durch Naltrexon bedingten. Folgendes Vorgehen wird empfohlen:
  - Intravenöse Gabe von 0,2 mg Naloxon
  - Treten innerhalb von 30 Sekunden keine UAW auf, so können weitere 0,6 mg Naloxon i. v. verabreicht werden
  - Kontinuierliche Beobachtung des Patienten für 30 Minuten. Treten in dieser Zeit Entzugssymptome bei Patienten auf, so darf die Behandlung mit Naltrexon nicht begonnen werden
  - Der Naloxon-Provokationstest sollte nicht bei Patienten mit relevanten Entzugssymptomen oder bei Patienten mit positivem Urintest auf Opioide durchgeführt werden
- Keine Anwendung bei Patienten mit Lebererkrankungen
- Versuche der Konsumenten, die Naltrexonblockade mit hohen Dosen von Opioidagonisten (z. B. Morphin) zu überwinden, können zu Atemdepression und Todesfällen führen
- Nach einer Injektion sollten Patienten auf Schwellung, Schmerzen, Induration, Blutergüsse, Juckreiz und Rötung an der Injektionsstelle achten, die zunehmen oder innerhalb von 2 Wochen nicht selbstlimitierend sind. Es gibt zahlreiche Berichte von Reaktionen an der Injektionsstelle wie Verhärtungen, Entzündungen des Unterhautzellgewebes, Hämatome, Abszesse und Nekrosen

- Patienten, die zuvor mit Naltrexon behandelt worden sind, reagieren bei Abbruch der Behandlung mit Naltrexon bereits auf geringere Opioiddosen als bisher. Die längere Anwendung von Opioidantagonisten kann zu einer Erhöhung der Empfindlichkeit der Opioidrezeptoren führen, die durch längeren Opioidkonsum unempfindlich geworden sind. Es kann durch die erhöhte Empfindlichkeit zu lebensbedrohlichen Zuständen kommen (akzidentelle Überdosierung). Eine erhöhte Rate an Intoxikationen und Todesfällen wurde bei der Selbstverabreichung relativ niedriger Opioiddosen unmittelbar nach Beendigung einer Therapie mit Naltrexon mehrfach beschrieben

Kontraindikationen

- Akute Opioid-, Alkohol-, Sedativa-, Hypnotika-, Analgetika- oder Psychopharmakaintoxikation
- Patienten, die Opioide (einschl. Opioidanalgetika) erhalten oder sich im akuten Opioidentzug befinden
- Akute Hepatitis oder schwere Leberfunktionsstörungen
- Schwere Niereninsuffizienz
- Patienten mit Entzugssymptomen nach der Gabe von Naloxon – vorher Naloxon-Provokationstest durchführen

Überdosierung

- Erfahrungen beim Menschen liegen nicht vor; in einem Fall gab es bei einer Dosis von 800 mg über eine Woche keine Hinweise auf Toxizität
- Gefahr einer schwerwiegenden lokalen Reaktion an der Injektionsstelle, wenn die Injektion subkutan oder in Fett- anstelle in Muskelgewebe appliziert wird

Kontrolluntersuchungen und Laborwerte

- Überprüfung der Leberfunktion vor Therapiebeginn empfohlen
- Monatliche Kontrollen der Leberwerte in den ersten 6 Monaten nach Behandlungsbeginn
- Kann zu falsch positiven Ergebnissen von Opioid-Immunoassays führen

Behandlung von Kindern und Jugendlichen

- Die Anwendung von Naltrexon bei Patienten unter 18 Jahren wird in Deutschland nicht empfohlen
- Wurde bei Kindern mit Aggressionen, selbstverletzendem Verhalten, Autismus und geistiger Retardierung untersucht (Dosis: 0,5–2 mg/kg/Tag)
- Die Wirkung trat bereits innerhalb der ersten Stunde nach Verabreichung auf
- Detaillierte Angaben zur Behandlung von Kindern und Jugendlichen finden Sie im *Handbuch Psychopharmaka für das Kindes- und Jugendalter*[2]

Behandlung von älteren Patienten

- Bisher keine Daten verfügbar

Schwangerschaft

- Siehe auch Seite 585 für Informationen zur Anwendung während der Schwangerschaft und Stillzeit
- Bisher keine gut kontrollierten Studien bei schwangeren Frauen verfügbar
- Sollte während der Schwangerschaft nur angewandt werden, wenn der potenzielle Nutzen die potenziellen Risiken für das ungeborene Kind rechtfertigt
- In Tierstudien wurden embryozide und fetotoxische Wirkungen nachgewiesen bei der Verabreichung der 30–60-fachen Dosierung

Stillzeit	• Naltrexon und sein Hauptmetabolit (6-β-Naltrexon) gehen in sehr niedrigen Konzentrationen in die Muttermilch über • Die Wirkung auf das gestillte Kind ist unbekannt. Aufgrund der potenziell tumorfördernden Wirkung von Naltrexon in Tierversuchen und der potenziellen schwerwiegenden unerwünschten Wirkungen beim gestillten Säugling sollte die Entscheidung über das Abstillen oder das Absetzen von Naltrexon unter gründlicher Risiko-Nutzen-Abwägung getroffen werden, je nachdem, wie sehr die Mutter von der Naltrexon Einnahme profitiert. In Deutschland sollte Naltrexon während der Stillzeit nicht angewendet werden
Hinweise für die Pflege	• Naltrexon sollte im Rahmen eines umfassenden Therapieprogramms in Verbindung mit einer Psychotherapie oder einem Selbsthilfeprogramm eingesetzt werden • Da Naltrexon nicht das Verlangen nach Opioiden vermindert und auch Entzugssymptome nicht unterdrückt, kann es zu Complianceproblemen kommen. Die Patienten müssen vor der Naltrexontherapie eine Entzugsbehandlung durchführen • Die Patienten sollten ein Schriftstück mit sich führen, aus dem die Naltrexonbehandlung hervorgeht • Patienten, die eine Injektionsbehandlung mit langwirksamem Naltrexon erhalten, sollten davor gewarnt werden, dass die Einnahme hoher Opioiddosen zu schwerwiegenden UAW, Koma oder Tod führen kann • Sollte ein Patient den Termin für die Injektion verpassen, sollte schnellstmöglich ein Ersatztermin vereinbart werden • Raten Sie den Patienten, dass sie einen Arzt aufsuchen sollen, wenn sie unter Luftnot oder Husten leiden • Achten Sie auf Hinweise einer Depression oder Suizidalität • Die Einnahme von Naltrexon kann zu falsch positiven Ergebnissen von Opioid-Immunoassays führen
Hinweise für Patienten	• Ausführliche Patienteninformationen: siehe Seite 586
Wechselwirkungen	• Klinisch relevante Interaktionen werden in Tabelle 72. Naltrexon: Wechselwirkungen aufgeführt • Zusätzliche Informationen über die Kombinationsbehandlung finden Sie im Kapitel zum interagierenden Wirkstoff

Tabelle 72. Naltrexon: Wechselwirkungen

Substanz	Beispiel	Wechselwirkungen
Acamprosat		• Erhöhte Konzentrationen von Acamprosat; C_{max} um 33 %, Bioverfügbarkeit um 25 % erhöht; unter dieser Kombination wurden bisher keine klinisch relevanten unerwünschten Wirkungen berichtet
Insulin		• Erhöhter Insulinbedarf wird berichtet unter der Behandlung mit Naltrexon (unklarer Mechanismus und klinische Signifikanz)
Opioide	Kodein, Methadon, Morphin, etc.	• Verminderte Wirksamkeit der Opioide; kann ein Opioidentzugssyndrom auslösen

Nalmefen

Verfügbare Substanzen

Wirkstoff	Handelsname Deutschland	Handelsname Österreich	Handelsname Schweiz
Nalmefen	Selincro®	Selincro®	Selincro®

Indikationen

Zugelassene Indikationen:

- Zur Reduktion des Alkoholkonsums bei alkoholabhängigen Patienten mit Alkoholkonsum auf hohem Risikoniveau (>60 g/Tag für Männer bzw. >40 g/Tag für Frauen), bei denen keine körperlichen Entzugserscheinungen vorliegen und für die keine sofortige Entgiftung erforderlich ist

Allgemeine Hinweise

- Es wird empfohlen, die Behandlung in Kombination mit kontinuierlicher psychosozialer Unterstützung, ausgerichtet auf Therapieadhärenz und Reduktion des Alkoholkonsums, durchzuführen
- Die Behandlung mit Nalmefen ist nicht für Patienten geeignet, die eine sofortige Abstinenz anstreben
- Vor Beginn der Behandlung sollte der Patient für etwa 2 Wochen seinen Alkoholkonsum dokumentieren. Verbleibt der Alkoholkonsum nach der initialen Untersuchung weiterhin auf hohem Risikoniveau, so kann die Behandlung mit Nalmefen erwogen werden
- Studien haben gezeigt, dass die stärkste Besserung während der ersten 4 Behandlungswochen eintritt
- Die Wirkung von Nalmefen sollte regelmäßig reevaluiert werden. Die Anwendung von Nalmefen über einen Zeitraum länger als 12 Monate sollte mit Vorsicht erfolgen (fehlende klinische Daten)

Pharmakologie

- Selektiver Opioidrezeptorligand mit antagonistischer Wirkung am μ- und am δ-Rezeptor; partiell agonistische Wirkung am κ-Rezeptor
- Vermindert den Alkoholkonsum, möglicherweise durch Modulation mesolimbisch-mesokortikaler Funktionen

Dosierung

- Die Einnahme von Nalmefen erfolgt einmal täglich (18 mg) bei Bedarf; Anwendungsdauer: 6–12 Monate; maximale Dosis: 1 Tablette mit 18 mg/Tag
- Nalmefen wird bei Bedarf eingenommen – die Einnahme erfolgt an Tagen, an denen der Patient ein erhöhtes Risiko verspürt, Alkohol zu konsumieren. Die Einnahme sollte idealerweise 1–2 Stunden vor dem voraussichtlichen Zeitpunkt des Konsums erfolgen. Die Einnahme nach Beginn des Alkoholkonsums ist ebenfalls möglich
- Niereninsuffizienz: Eine Dosisanpassung für Patienten mit leichter oder mittelschwerer Nierenfunktionsstörung ist nicht notwendig. Anwendung bei Patienten mit schwerer Nierenfunktionsstörung wird nicht empfohlen
- Leberinsuffizienz: Keine Anpassung der Dosis für Patienten mit einer leichten bis mittelschweren Leberinsuffizienz; Anwendung bei Patienten mit schwerer Leberfunktionsstörung wird nicht empfohlen

Pharmakokinetik

- Rasche Resorption aus dem Gastrointestinaltrakt und schnelles Überwinden der Blut-Hirn-Schranke
- T_{max} = 1,5 Stunden; C_{max} = 16,5 ng/ml
- Bioverfügbarkeit: 41 %; Aufnahme fettreicher Nahrung erhöht die Gesamtexposition (AUC) um 30 % und C_{max} um 50 %
- Plasmaproteinbindung: 30 %
- Schnelle Metabolisierung zum Hauptmetaboliten (Nalmefen-3-O-Glucuronid) überwiegend über das Enzym UGT2B7
- Eliminationshalbwertszeit: 12,5 Stunden; Ausscheidung vorwiegend über die Nieren

Unerwünschte Arzneimittelwirkungen (UAW)

- Gastrointestinale UAW: Verminderter Appetit, Übelkeit, Erbrechen, Mundtrockenheit
- Psychiatrische und neurologische UAW: Schlaflosigkeit, Schlafstörungen, Verwirrtheit, Ruhelosigkeit, Somnolenz, Kopfschmerzen, Tremor, Hypästhesien, Unwohlsein, Aufmerksamkeitsstörungen, Parästhesien, Asthenie, Ermüdung, emotionale Beeinträchtigung, verminderte Libido
- Kardiale UAW: Tachykardie, Palpitationen
- Sonstige UAW: Insbesondere zu Beginn der Behandlung können selten Halluzinationen und Dissoziationen beobachtet werden – meist leichter bis mittelschwerer Ausprägung und von kurzer Dauer (wenige Stunden bis wenige Tage)

Vorsichtsmaßnahmen

- Sollte ein Patient, der mit Nalmefen behandelt wird, in einer Notfallsituation Opioide benötigen, so kann die hierfür benötigte Dosis eventuell höher sein als üblich. Bei dem Patienten sollte engmaschig auf UAW geachtet werden
- Bei geplanter Opioidbehandlung sollte Nalmefen einer Woche vor Beginn der Anwendung abgesetzt werden
- Nalmefen sollte nicht Patienten mit einer instabilen psychischen Komorbidität verordnet werden
- Vorsichtige Anwendung bei Patienten mit einer positiven Anamnese für epileptische Anfälle (inklusive im Rahmen des Alkoholentzuges). Es liegen hierzu nur begrenzt Daten vor
- Erhöhte Vorsicht bei Patienten mit kardiovaskulären Vorerkrankungen
- Vorsichtige Anwendung bei Patienten mit eingeschränkter Nieren- und/oder Leberfunktion

Überdosierung

- Tritt selten auf, da Nalmefen eine große therapeutische Breite hat – selbst hohe Dosen werden relativ gut vertragen (Bericht über Einnahme einer Einzeldosis von 450 mg ohne Auftreten einer relevanten Symptomatik)
- Symptomatisches Vorgehen im Falle einer Überdosierung

Kontraindikationen

- Patienten, die Opioide erhalten oder sich im akuten Opioidentzug befinden
- Schwere Leber- und/oder Niereninsuffizienz (CrCl < 30 ml/min)
- Kürzlich aufgetretene akuten Alkoholentzugserscheinungen (Halluzinationen, epileptische Anfälle, Delirium tremens)

Behandlung von Kindern und Jugendlichen

- Keine Zulassung; Sicherheit und Wirksamkeit bei Kindern und Jugendlichen ist nicht untersucht worden, es liegen keine Daten vor
- Detaillierte Angaben zur Behandlung von Kindern und Jugendlichen finden Sie im *Handbuch Psychopharmaka für das Kindes- und Jugendalter*[2]

Behandlung von älteren Patienten

- Keine spezifischen Studiendaten verfügbar; keine Hinweise auf relevant veränderte Pharmakokinetik. Eine Dosisanpassung wird nicht empfohlen

Schwangerschaft

- Siehe auch Seite 585 für Informationen zur Anwendung während der Schwangerschaft und Stillzeit
- Bisher keine gut kontrollierten Studien verfügbar
- Reproduktionstoxizität konnte in tierexperimentellen Studien gezeigt werden – die Anwendung in der Schwangerschaft wird nicht empfohlen

Stillzeit

- Keine Daten verfügbar, ob Nalmefen in die menschliche Muttermilch übergeht – ein Risiko für das stillende Kind kann nicht ausgeschlossen werden, daher sollte der Anwendung von Nalmefen während der Stillzeit eine gründliche Risiko-Nutzen-Erwägung vorausgehen

Hinweise für die Pflege

- Nalmefen sollte von einer kontinuierlichen psychosozialen Unterstützung begleitet werden
- Nalmefen ist nicht für Patienten geeignet, deren Therapieziel die vollständige und sofortige Alkoholabstinenz ist
- Die Einnahme von Nalmefen kann eine verminderte Wirksamkeit von Opioid-Agonisten bedingen
- Eine Behandlung mit Nalmefen kann dabei helfen, die Folgeschäden eines erhöhten Alkoholkonsums zu reduzieren

Hinweise für Patienten

- Ausführliche Patienteninformationen: siehe Seite 586

Wechselwirkungen

- Klinisch relevante Interaktionen werden in Tabelle 73. Nalmefen: Wechselwirkungen aufgeführt
- Zusätzliche Informationen über die Kombinationsbehandlung finden Sie im Kapitel zum interagierenden Wirkstoff

Tabelle 73. Nalmefen: Wechselwirkungen

Substanz	Beispiel	Wechselwirkungen
Alkohol		• Keine klinisch relevanten pharmakokinetischen Interaktionen bekannt – die gleichzeitige Einnahme verhindert die berauschende Wirkung von Alkohol nicht
Hemmstoffe von UGT2B7	Diclofenac, Fluconazol, Medroxyprogesteronacetat	• Anstieg des Plasmaspiegels von Nalmefen, insbesondere bei längerer Anwendung – bei gelegentlicher Anwendung wahrscheinlich unproblematisch
Induktoren von UGT2B7	Dexamethason, Omeprazol, Phenobarbital, Rifampicin	• Abfall des Plasmaspiegels von Nalmefen auf subtherapeutische Konzentrationen
Opioide	Kodein, Methadon, Morphin, etc.	• Verminderte Wirksamkeit von Opioidagonisten

Buprenorphin

Verfügbare Substanzen

Wirkstoff	Handelsname	Darreichungsform und Dosierungsstärken
Buprenorphin	Subutex®	Sublingual-Tabletten: 0,4/2/8 mg
	Buvidal®	Depot-Injektionslösung: 64/96/128 mg/l Fertigspritze; monatlich Depot-Injektionslösung: 6/16/24/32 mg/l Fertigspritze; wöchentlich
	Buprenorphin-neuraxpharm®	Transdermales Pflaster: 5/10/20 µg/h, Wechsel alle 7 Tage
Buprenorphin/Naloxon	Suboxone®	Sublingual-Tabletten: 2 mg/0,5 mg, 8 mg/2 mg, 16 mg/4 mg

Indikationen

Zugelassene Indikationen:
- Substitutionstherapie bei Opioidabhängigkeit im Rahmen medizinischer, sozialer und psychotherapeutischer Maßnahmen; wird auch in Kombination mit Naloxon verwendet

Weitere Indikationen:
- Auch bei Opioidentgiftungsbehandlungen einsetzbar, hierbei sukzessive Dosisreduktionen – Sublingualtabletten
- Behandlung von mäßig starken nicht malignen Schmerzen, wenn ein Opioid zum Erreichen einer adäquaten Analgesie erforderlich ist– transdermales Pflaster
- Es gibt Hinweise darauf, dass Buprenorphin bei Symptomen einer PTBS bei Patienten mit einer komorbiden chronischen Schmerzstörung und Opioidmissbrauch wirksam ist[5]

Allgemeine Hinweise

- Buprenorphin vermindert den Opioidkonsum und das Craving nach Opioiden; Verwendung im Rahmen medizinischer, sozialer und psychotherapeutischer Maßnahmen; nur unter Aufsicht eines Arztes mit Erfahrung in der Behandlung drogenabhängiger Patienten
- Um zu verhindern, dass Buprenorphin missbräuchlich in hohen Dosen zerstoßen und intravenös injiziert wird, kann das Präparat Suboxone® verordnet werden, das Buprenorphin und Naloxon in einem Verhältnis von 4:1 enthält. Naloxon ist bei oraler Gabe praktisch unwirksam; bei missbräuchlicher i. v.-Anwendung kommt seine Wirkung jedoch zum Tragen; der „Kick“ wird verhindert und es kommt zu Entzugssymptomen
- Die Buprenorphin Depot-Injektion wird in der Behandlung von Patienten mit Opioidabhängigkeit verwendet, nachdem Patienten, die zuvor noch kein Buprenorphin erhalten haben, eine 4 mg Dosis Buprenorphin sublingual erhalten und eine Stunde lang beobachtet werden sollten, bevor erstmalig wöchentliches Buvidal® angewendet wird, um die Verträglichkeit von Buprenorphin sicherzustellen
- Buprenorphin ist ebenso wirksam wie mittlere Dosen von Methadon. Bei Patienten mit stärkerer körperlicher Abhängigkeit ist Methadon vorzuziehen

- Buprenorphin sollte bei der Behandlung von Patienten mit einer geringer ausgeprägten Abhängigkeit, weniger chaotischen Lebensumständen und/oder Kodeinabhängigkeit bevorzugt werden
- Unter der Therapie wurden Verbesserungen der psychosozialen Anpassung und des sozialen Funktionsniveaus beobachtet
- Buprenorphin führt wegen der partialagonistischen Aktivität nur zu minimalen Entzugssymptomen

Pharmakologie

- Buprenorphin ist ein Partialagonist am μ-Opioidrezeptor mit langsamer Rezeptorkinetik und ein κ-Opioidrezeptor-Antagonist (Naloxon ist ein reiner Opioidantagonist)
- Die opioidagonistischen Wirkungen nehmen mit höheren Dosen von Buprenorphin linear zu, bis zur Erreichung eines Plateaus („ceiling effect"); geringeres Risiko einer tödlichen Überdosierung
- Falls Buprenorphin von Patienten eingenommen wird, die eine körperliche Opioidabhängigkeit haben, führt die partialagonistische Wirkung zum Auftreten von Entzugssymptomen. Wird dahingegen Buprenorphin während des Opioidentzugs eingenommen, so führt die partialagonistische Wirkung zu einer Linderung der Entzugssymptome
- Falls ein Patient von einer Methadon-Erhaltungstherapie auf Buprenorphin umgestellt werden soll, wird empfohlen, dass die Methadondosis auf 30 mg/Tag oder weniger reduziert wird, bevor die Buprenorphin-Behandlung begonnen wird, um Entzugssymptome zu minimieren[1]

Dosierung

- Die Dosierung von Buprenorphin orientiert sich am Auftreten von Entzugssymptomen; sie muss entsprechend der jeweiligen individuellen Situation und dem subjektiven Empfinden eingestellt werden; nach Einstellung der Dosis niedrigstmögliche Erhaltungsdosis anstreben; Ziel der Behandlung: vollständige Unterdrückung von Entzugssymptomen
- Behandlungsphasen (Induktionsphase, Stabilisierungsphase, Erhaltungsphase)
- Die erste Dosis Buprenorphin sollte erst beim Auftreten von Opioidentzugssyndrom, in der Regel frühestens ca. 6–8 Stunden nach letzter Heroininjektion, 24–36 Stunden nach letzter Methadoneinnahme, verabreicht werden
- Initialdosis beträgt 0,8 mg bis 4 mg Buprenorphin, bei ausreichender Behandlungsdosis gehen Entzugssymptome innerhalb von 60 Minuten nachhaltig zurück, bei persistierenden Entzugssymptomen sollte die Erstdosis nochmals verabreicht werden
- Nachuntersuchungen sollten in 2–4 stündlichen Intervallen stattfinden. Bei persistierenden Entzugssymptomen sollten 4–8 mg Buprenorphin bis zur maximalen Tagesdosis von 24 mg verabreicht werden
- Die kumulative Tagesdosis des 1. Tages sollte am 2. Tag als Einmalgabe morgens gegeben werden; bei weiterhin vorliegender Entzugssymptomatik: Tagesdosis und maximale tägliche Einzeldosis von 24 mg Buprenorphin erhöhen, bei Intoxikationszeichen: Dosisreduktion
- Alternierende Gabe: Aufgrund der pharmakokinetischen Eigenschaften von Buprenorphin mit langer Halbwertszeit kann die klinische Wirksamkeit abhängig von der Dosierung 48–72 Stunden anhalten. Nach Erreichen einer stabilen Erhaltungsdosis kann alternierend doppelte (für ein 2-Tagesintervall) oder dreifache (für ein 3-Tagesintervall) Tagesdosis von Buprenorphin unter Aufsicht verabreicht werden; Dosiseinstellung unter ärztlicher Aufsicht; während der Einstellung auf doppelte bzw. dreifache Dosis 3–4 Stunden auf mögliche Überdosierungssymptome hin überwachen; vor Erhöhung von Buprenorphindosis sicherer Ausschluss gleichzeitiger Anwendung von anderen zentral dämpfenden Stoffen (z. B. Benzodiazepinen) obligat
- Transdermales Pflaster: Als Initialdosis niedrigste Dosis Buprenorphin (5 μg/Stunde) transdermales Pflaster wählen; dabei Opioidanamnese sowie aktuellen Allgemeinzustand und klinischen Zustand des Patienten berücksichtigen; Dosis entsprechend der Symptomatik nach drei Tagen erhöhen, wenn Maximalwirkung der jeweiligen Wirkstärke erreicht ist; weitere Dosissteigerungen anhand Notwendigkeit weiterer Schmerzlinderung und entsprechend analgetischen Ansprechens

- Suboxone®: Empfohlene Initialdosis bei Erwachsenen und Jugendlichen über 15 Jahren beträgt 1-2 Sublingualtabletten 2 mg/0,5 mg; gemäß individuellem Bedarf am ersten Tag 1-2 weitere Sublingualtabletten 2 mg/0,5 mg verabreichen; zu Therapiebeginn tägliche Überwachung der Dosierung empfohlen, um effektive Dosistitration entsprechend der klinischen Wirkung zu gewährleisten; im Laufe der folgenden Tage entsprechend individuell erzielter klinischer Wirkung durch schrittweise Dosisanpassung auf Erhaltungsdosis einstellen; Dosistitration erfolgt in Schritten von 2–8 mg Buprenorphin auf der Grundlage der Neubewertung des klinischen und psychologischen Status des Patienten und darf maximale tägliche Einzeldosis von 24 mg Buprenorphin nicht übersteigen
- Buprenorphin-Depotinjektion: Verabreichung der ersten Dosis bei Auftreten eindeutiger Entzugssymptome. Bei Patienten, die kurzwirksame Opioide (z. B. Morphin, Heroin) eingenommen haben wird die erste Dosis frühestens 6 Stunden nach dem letzten Konsum verabreicht. Verwendet der Patient langwirksamen Opioide (z. B. Methadon), so sollte die erste Gabe nach frühestens 24 Stunden erfolgen (max. 30 mg/Tag). Vor der Anwendung eines Depotpräparates sollte die Verträglichkeit von oralem Buprenorphin geprüft werden. Bevor auf monatliche Injektionen von Buprenorphin Depot umgestellt wird, müssen zu Beginn der Behandlung wöchentliche Dosen appliziert worden sein
- Niereninsuffizienz: Keine Dosisanpassung notwendig
- Leberinsuffizienz: Keine Dosisanpassung bei leichter bis mittelschwerer Funktionseinschränkung. Bei schwerer Funktionsstörung der Leber sollte Buprenorphin unter Vorsicht verwendet werden – eine niedrigere Startdosis sowie ein langsameres Aufdosieren sollte erfolgen. Auf UAW und Toxizität sollte geachtet werden

Pharmakokinetik

- Sublinguales Buprenorphin hat eine mittelgradige Bioverfügbarkeit, während im Kombinationspräparat das beigefügte Naloxon eine geringe Bioverfügbarkeit hat und somit kaum wirkt. Bei sublingualer Gabe von Suboxone® dominiert der opioidagonistische Effekt des Buprenorphins
- Maximale Plasmaspiegel werden nach 3–4 Stunden erreicht; C_{max} und Bioverfügbarkeit steigen bei Dosiserhöhung linear an
- Buprenorphin wird stark an Plasmaproteine gebunden (96 %), vorwiegend an α- und β-Globulin
- Buprenorphin wird über CYP 3A4 zu seinem aktiven Metaboliten Norbuprenorphin sowie zu anderen inaktiven glukoronidierten Metaboliten abgebaut
- Halbwertzeit von Buprenorphin: 24–60 Stunden (Mittelwert 37 Stunden); Halbwertzeit von Naloxon 1–2 Stunden (durchschnittlich)

Unerwünschte Arzneimittelwirkungen (UAW)

- Die meisten UAW treten innerhalb der ersten 2–3 Behandlungstage auf und sind dosisabhängig
- Nach der ersten Dosis kann es zu Entzugssymptomen kommen, siehe Pharmakologie auf Seite 508
- Häufig: Asthenie, Kopfschmerzen, Schlafstörungen, Übelkeit, Erbrechen, Obstipation, Schwitzen, ZNS-Depression, Verlängerung des QTc-Intervalls im EKG, Palpitationen, orthostatische Hypotension, Schmerzzustände
- Erhöhung der Leberenzyme; Fälle von Hepatitis, akutes Leberversagen insbesondere bei gleichzeitigem i. v.-Missbrauch. Die Leberfunktion sollte regelmäßig kontrolliert werden
- Aufgrund des Ceiling-Effektes besteht ein geringeres Risiko einer Atemdepression sowie Überdosierung als bei Methadon

Absetzphänomene

- Bei chronischer Behandlung und bei Kombination mit Naloxon kann es zu Entzugssymptomen kommen
- Entzugssymptome sind geringer ausgeprägt und treten ggf. erst später auf als bei kompletten Opioidantagonisten wie Methadon
- Entzugssymptome: Übelkeit/Erbrechen, Diarrhoe, Muskelschmerzen und -krämpfe, Schwitzen, Tränenfluss, laufende Nase, erweiterte Pupillen, Gähnen, Craving, leichtes Fieber, dysphorische Stimmung, Schlaflosigkeit, Reizbarkeit

Vorsichtsmaßnahmen

- Buprenorphin kann bei opioidabhängigen Patienten Entzugssymptome auslösen (siehe Pharmakologie auf Seite 508)
- Eine chronische Anwendung führt zu einer Opioidabhängigkeit, die sich in Entzugssymptomen nach abruptem Absetzen oder rascher Dosisverminderung zeigen kann
- Buprenorphin kann missbräuchlich verwendet werden. Wenn die Sublingual-Tabletten von opioidabhängigen Patienten zerstoßen und injiziert werden, kommt es bis zu einem überwiegenden Effekt des Naloxons, wodurch ein Entzugssyndrom ausgelöst werden kann
- Vorsichtige Anwendung bei Patienten mit Lungenfunktionsstörungen oder (schweren) Lebererkrankungen, Alkoholabhängigkeit und Delir sowie bei Opioid-naiven Personen
- Die Entgiftung von Buprenorphin kann schneller erfolgen als die Entgiftung von Methadon; Dosisreduktion um 2–4 mg alle 1–2 Wochen

Überdosierung

- Sehr hohe Dosierungen können eine Atemdepression auslösen. Diese kann später auftreten und länger anhaltend sein als unter anderen Opioiden. Die Aufhebung der Wirkung durch Naloxon ist erschwert aufgrund der sehr hohen Bindekapazität des Buprenorphin am Opioid-Rezeptor[1]
- Buprenorphin ist bei Überdosierungen wegen der geringeren Bioverfügbarkeit und des Ceiling-Effekts der agonistischen Wirkung sicherer als reine Agonisten
- Symptome einer Überdosierung: Stecknadelpupillen, Sedierung, Blutdruckabfall. Atemdepression und Todesfälle wurden berichtet, insbesondere bei missbräuchlicher intravenöser Verwendung von Buprenorphin bzw. bei Kombination mit Alkohol und anderen Opioiden
- Behandlung: Symptomatisch
  - Auf Atemdepression achten
  - Naloxon wirkt möglicherweise nicht ausreichend gegen die Atemdepression

Behandlung von Kindern und Jugendlichen

- Buprenorphin Sublingualtabletten und transdermales Pflaster: Dürfen bei Kindern und Jugendlichen unter 18 Jahren nicht angewendet werden
- Suboxone®: Zur Behandlung von Erwachsenen und Jugendlichen über 15 Jahren bestimmt, die einer Suchtbehandlung zugestimmt haben
- Buprenorphin Depotinjektion: Die Behandlung ist für Erwachsene und Jugendliche ab 16 Jahren bestimmt

Behandlung von älteren Patienten

- Bei älteren Patienten treten Verwirrtheit und Schläfrigkeit häufiger auf
- Häufigere atemdepressive Wirkung
- Eine Langzeitanwendung wird nicht empfohlen

Schwangerschaft

- Siehe auch Seite 585 für Informationen zur Anwendung während der Schwangerschaft und Stillzeit
- In Tierstudien wurden teratogene Effekte beobachtet; entsprechende Wirkungen beim Menschen sind nicht bekannt
- Nach Studien, die Buprenorphin mit Methadon verglichen, kann Buprenorphin bei schwangeren Frauen mit Opioidabhängigkeit angewendet werden
- Bei Neugeborenen können Entzugssymptome meist innerhalb von 1–2 Tagen nach der Geburt auftreten. Diese halten im Durchschnitt 4 Tage an
- Die Kombination Buprenorphin/Naloxon wird während der Schwangerschaft nicht empfohlen

Stillzeit

- Buprenorphin geht in die Muttermilch über; während der Stillzeit wird eine Behandlung mit Buprenorphin nicht empfohlen

Hinweise für die Pflege	
	• Buprenorphin ist ein Opioid; die Abgabe wird kontrolliert • Buprenorphin sollte in Kombination mit psychotherapeutischen und psychosozialen Maßnahmen angewendet werden • Die Tabletten sollten nicht in die Hand genommen werden, sondern direkt von einem Becher in den Mund gereicht werden. Sie werden unter die Zunge gelegt werden, bis sie sich auflösen (Dauer: 2–10 Minuten). Wenn vor der Einnahme Flüssigkeit getrunken wird, kann der Auflösungsprozess beschleunigt werden.[1] Wenn Tabletten gekaut oder geschluckt werden, wird die Wirksamkeit des Medikaments vermindert. Der Patient sollte mindestens 5 Minuten lang nicht trinken, damit das Medikament absorbiert werden kann • Weisen Sie den Patienten darauf hin, dass er niemals seine Dosis ohne Absprache mit dem Arzt erhöhen sollte. Höhere Dosen können ein Entzugssyndrom hervorrufen; die missbräuchliche Verwendung kann zur Überdosierung führen • Eine Kombination von Buprenorphin mit Benzodiazepinen, anderen Schlafmitteln oder Alkohol kann zu einer ausgeprägten ZNS-Dämpfung führen

Hinweise für Patienten	
	• Ausführliche Patienteninformationen: siehe Seite 586

Wechselwirkungen	
	• Klinisch relevante Interaktionen werden in Tabelle 74. Buprenorphin: Wechselwirkungen aufgeführt

Tabelle 74. Buprenorphin: Wechselwirkungen

Substanz	Beispiel	Wirkungen
Antibiotika	Erythromycin, Clarithromycin	• Erhöhter Buprenorphinspiegel durch verminderten Abbau über CYP 3A4
Antidepressiva		
SSRI	Citalopram	• Verstärkung der QTc-verlängernden Wirkung
Trizyklische Antidepressiva	Amitriptylin	• Kann eine additive Verschlechterung psychomotorischer Fähigkeiten und Atemdepression bedingen
Reversible MAO-Hemmer	Moclobemid	• Kann die unerwünschten oder toxischen Wirkungen der MAO-Hemmer verstärken
Antikonvulsiva	Carbamazepin, Phenytoin, Phenobarbital	• Verminderter Buprenorphinspiegel durch vermehrten Abbau über CYP 3A4
Antimykotika	Ketoconazol	• Erhöhte C_{max} und Bioverfügbarkeit von Buprenorphin durch verminderten Abbau über CYP 3A4
Antipsychotika	Quetiapin	• Verstärkung der QTc-verlängernden Wirkung

Tabelle 74. Buprenorphin: Wechselwirkungen (Fortsetzung)

Substanz	Beispiel	Wirkungen
Antiretrovirale Wirkstoffe		
Nicht nukleosidische Reverse-Transkriptase-Hemmer	Efavirenz	• Verminderter Buprenorphinspiegel (50 % AUC) durch CYP-3A4-Induktion, mögliche klinische Relevanz
Proteasehemmer	Atazanavir	• Erhöhter Buprenorphinspiegel und verminderter Atazanavirspiegel
	Indinavir, Ritonavir, Saquinavir	• Erhöhter Buprenorphinspiegel durch verminderten Abbau über CYP 3A4
Anxiolytika	Benzodiazepine	• Atemdepression, Koma und Todesfälle nach missbräuchlicher intravenöser Gabe oder hohen Dosen Buprenorphin in Kombination mit Benzodiazepinen
Opioide	Morphin, Meperidin, Fentanyl	• Niedrige Buprenorphindosen können die analgetischen Effekte aufheben • Bei höheren Dosen kommt es zu einer synergistischen Wirkung; erhöhtes Risiko einer ZNS- oder Atemdepression
	Methadon	• Kann Entzugserscheinungen auslösen
Tuberkulostatika	Rifampicin	• Verminderter Buprenorphinspiegel (70 % Bioverfügbarkeit, 38 % C_{max}) durch verstärkten Abbau über CYP 3A4; auf Opioidentzugssyndrom achten
ZNS-depressive Substanzen	Alkohol, Antipsychotika	• ZNS-Dämpfung; unter der Kombination sind Todesfälle aufgetreten

Methadon

Verfügbare Substanzen

Wirkstoff	Handelsname Deutschland	Handelsname Österreich	Handelsnamen Schweiz
Methadon	L-Polamidon®, Methaddict®	Heptadon®	Ketalgin, Methadon Streuli®

Indikationen

Zugelassene Indikationen:

- Zur Substitutionsbehandlung bei Opioidabhängigkeit im Rahmen medizinischer, sozialer und psychotherapeutischer Maßnahmen
- Langwirksames Analgetikum für schwere und schwerste Schmerzzustände

Allgemeine Hinweise

- Methadon wird in der Behandlung opioidabhängiger Patienten verwendet, die eine Erhaltungstherapie wünschen
- Vorteile:
  - Oral anwendbar; wegen der langen Halbwertszeit einmal tägliche Gabe ausreichend
  - Unterdrückt durch andere Opioide hervorgerufene Entzugssymptome
  - Unterdrückt chronisches Verlangen nach Opioiden, ohne eine Toleranzentwicklung zu fördern
  - Führt bei oraler Einnahme in adäquater Dosierung reduziert zu Euphorie wegen des langsamen Wirkeintritts
- Patienten in Methadonsubstitution verbleiben länger in therapeutischer Behandlung, zeigen einen reduzierten Gebrauch illegaler Opioide und halten ihre soziale Stabilität aufrecht
- Ein Beikonsum anderer abhängigkeitserzeugender Substanzen ist häufig (bis zu 80 %)
- Wenn die Einnahme des Methadons nicht überwacht wird, verkaufen opioidabhängige Patienten das ihnen zur Verfügung gestellte Methadon oft auf dem Schwarzmarkt

Rechtliche Hinweise

- Methadon ist ein Opioid, d.h. bei der Verordnung zur Substitutionsbehandlung sind die Richtlinien der Bundesärztekammer zum Einsatz von Substitutionsmitteln, die Bestimmungen des Betäubungsmittelgesetzes (BtMG) und der Betäubungsmittelverschreibungsverordnung (BtMVV) zu beachten. Für die Substitutionstherapie sind u.a. Zubereitungen mit Levomethadon und Methadon zugelassen. Der verordnende Arzt muss suchtmedizinisch qualifiziert sein und die in der Richtlinie der Bundesärztekammer festgelegten Vorgaben (Therapieziel, Therapiekonzept, Bewertung und Kontrolle des Therapieverlaufes) obligat berücksichtigen. Substitutionsmittel werden ausschließlich auf Betäubungsmittel-(BtM-) Rezepten verordnet
- Zu Beginn einer Substitutionsbehandlung nimmt der Patient das Substitutionsmittel in der Regel in der Arztpraxis unter Sicht ein, zudem erfolgen unangemeldete Kontrollen des häufig durchgeführten Beikonsums anderer abhängigkeitserzeugender Substanzen. Bei Erfolg der Substitutionsbehandlung kann der Arzt eine sogenannte „Take-Home-Vergabe" initiieren, sobald folgende Kriterien erfüllt sind:
  - Regelmäßige Wahrnehmung der notwendigen ärztlichen Kontakte
  - Abschluss der Einstellung auf das Substitutionsmittel
  - Ausschluss von Risiken für Eigen- und Fremdgefährdung
  - Kein Beikonsum anderer abhängigkeitserzeugender Substanzen (durch unangekündigte Urinkontrollen zu überprüfen)

  - Kein Verstoß gegen getroffene Vereinbarungen
  - Nach erfolgter psychosozialer Stabilisierung
- Bei der „Take-Home-Verschreibung" überlässt der Arzt dem Patienten das Substitutionsmittel zur eigenverantwortlichen Einnahme in der Regel für 7 Tage – in begründeten Einzelfällen sogar für 30 Tage. „Take-Home"-Rezepte sind persönlich vom Arzt an den Patienten auszuhändigen
- Während der „Take-Home"-Verschreibung soll der Arzt einmal pro Woche persönlichen Kontakt mit dem Patienten haben und notwendige Untersuchungen durchführen (beispielweise Urinkontrollen auf Beigebrauch), zudem soll auch einmal pro Woche die Einnahme des Substitutionsmittels unter Kontrolle erfolgen. Substitutionsmittel, die zur Mitgabe dem Patienten ausgehändigt werden, sind in Einzeldosen und kindersicher verpackt abzugeben
- Häufig werden Substitutionsmittel als Rezepturarzneimittel verordnet. Da Substitutionsmittel nicht zur intravenösen Anwendung bestimmt sein dürfen, wird viskose Grundlösung zugesetzt

Pharmakologie

- Synthetisches Opioid mit agonistischer Wirkung am μ-Opioid-Rezeptor
- Levomethadon (L-Polamidon®) besitzt die doppelte effektive und analgetische Potenz wie Methadonrazemat, bei Dosierungsangaben unbedingt beachten!
- Analgetische und sedierende Eigenschaften – ähnlich wie bei anderen Opioiden, jedoch mit längerer Wirkdauer
- Vermindert Symptome im Rahmen eines Opioidentzugssyndroms und blockiert dabei die euphorisierende Wirkung anderer eingenommener Opioide

Dosierung

- Die Dosis muss individuell angepasst werden, so dass einerseits keine Opioidentzugssymptome und kein Opioidverlangen, andererseits aber auch keine übermäßige Sedierung oder Atemdepression auftreten
- Methadonrazemat: Zu Beginn am 1. Tag 30–40 mg morgens (niedrigere Dosis, falls Risikofaktoren für eine Intoxikation vorliegen sollten oder die Toleranzschwelle unklar ist). Bei unzureichender Wirkung können am Abend des 1. Tages oder 10–12 Stunden nach der ersten Gabe zusätzlich 20–50 mg verabreicht werden. Hierbei sollte auf Zeichen einer Überdosierung geachtet werden. Am Folgetag wird die Gesamtdosis des Vortrags als Einmalgabe morgens verabreicht. Bei weiterhin unzureichender Wirkung kann die Dosis schrittweise um 10–20 mg erhöht werden, bis eine stabile Erhaltungsdosis und das Sistieren der Entzugssymptome erreicht sind. In den ersten Tagen nach Therapiebeginn akkumuliert der Wirkstoff, daher sollte die Dosis nicht zu rasch gesteigert werden. Erhaltungsdosis bis zu 120 mg. Die höchste empfohlene Dosis, die nur in seltenen Fällen angewendet werden sollte, beträgt 150 mg/Tag
- Ein Absetzen der Substitution muss langsam ausschleichend in kleinen Schritten über mehrere Wochen bis Monate durchgeführt werden und orientiert sich ebenfalls an klinischen/individuellen Maßstäben. Beim Absetzen von Methadon sollte die Dosis um nicht mehr als 10 % alle 10–14 Tage reduziert werden
- Levomethadon (L-Polamidon®): Zur Vermeidung von Überdosierungen werden am 1. Tag morgens 15–20 mg Levomethadon (entsprechend 3–4 ml Lösung) verordnet. Bei unzureichender Wirkung wird am Abend des ersten Tages die zusätzlich erforderliche Menge von 10–25 mg Levomethadon (2–5 ml Lösung) eingenommen. Am Folgetag wird die Gesamtdosis des Vortrags als Einmalgabe morgens verabreicht. Bei weiterhin unzureichender Wirkung kann die L-Polamidon®-Dosis sukzessiv um 5–10 mg gesteigert werden, bis eine stabile Erhaltungsdosis und das Sistieren der Entzugssymptome erreicht sind, Erhaltungsdosis kann bis zu 60 mg betragen (entsprechend 12 ml Lösung), in Einzelfällen auch deutlich höher liegen (gefährdender Beikonsum aber sicher ausgeschlossen!)

Pharmakokinetik

- Bioverfügbarkeit 36–100 %
- Maximale Plasmaspiegel werden nach 2–3 Stunden erreicht
- Proteinbindung: 85–90 %
- Eliminationshalbwertszeit: 8–59 Stunden (im Durchschnitt 25 Stunden); die Wirkdauer verlängert sich bei chronischer Gabe; $T_{1/2}$ ist länger als die Zeit, in der Methadon seine Wirkung entfaltet (4–8 Stunden)
- Halbwertszeit der analgetischen Wirkung entspricht 4–8 Stunden nach Einnahme einer einzelnen Dosis; kann bei wiederholter Einnahme länger sein
- Abbau hauptsächlich durch die Leber über CYP 3A4 und 2B6, zu einem kleinen Anteil auch über CYP 2C19, 2D6 und andere Enzyme – siehe Interaktionen auf Seite 518
- Hemmung von P-gp
- Plasmaspiegelmessungen sind außer unter speziellen Umständen nicht hilfreich (obwohl es einen bedeutenden Zusammenhang zwischen Dosis und Plasmaspiegel gibt)
- Es müssen häufige unangekündigte Urin-Drogenscreenings erfolgen, um den Konsum illegaler Substanzen sowie die Therapiecompliance von Methadon nachzuweisen

Beginn und Dauer der Wirkung

- Die Wirkung tritt nach 30–60 Minuten ein
- Die Wirkdauer ist bei chronischer Verwendung verlängert

Unerwünschte Arzneimittelwirkungen (UAW)

ZNS-UAW

- Benommenheit, Schlafstörungen, Euphorie, Dysphorie, Verwirrtheit, kognitive Defizite, Depression, epileptische Anfälle und Schwäche. Gegenüber den sedierenden und analgetischen Wirkungen kann sich eine Toleranz entwickeln
- Bei chronischer Anwendung: Schlafstörungen, Verminderung psychomotorischer und kognitiver Leistungsfähigkeit
- Kopfschmerzen

Anticholinerge UAW

- Schwitzen, Hitzewallungen
- Chronische Obstipation

Kardiovaskuläre UAW

- Schwindel, Benommenheit, Hyotension
- Fallberichte über QTc-Verlängerung und Torsade de pointes – erhöhtes Risiko bei der Einnahme hoher Dosen (> 150 mg/Tag), Akkumulation des Wirkstoffes bei Patienten mit vorbestehender Herzerkrankung, in Kombination mit anderen Wirkstoffen, die eine QTc-Zeit-Verlängerung begünstigen, oder mit Wirkstoffen, die die Verstoffwechselung von Methadon über CYP 3A4 (siehe Interaktionen auf Seite 520) hemmen [Anfertigung eines EKGs vor Therapiebeginn; regelmäßige EKG-Kontrollen und falls die Dosis auf >150 mg/Tag gesteigert wird]

Endokrinologische und metabolische UAW

- Amenorrhoe, verminderte Libido
- Hypokaliämie, Hypomagnesiämie, Gewichtszunahme

Gastrointestinale UAW

- Übelkeit, Erbrechen, Appetitminderung
- Obstipation

Urologische und sexuelle UAW

- Impotenz, Ejakulationsstörungen

Muskuloskelettale UAW

- Schmerzen in den Knochen und Gelenken

Sonstige UAW

- Selten: Lungenödem, Atemdepression

Absetzphänomene

- Nach einem abrupten oder schnellen Absetzen kann es zum Opioidentzugssyndrom mit folgenden Symptomen inklusive ZNS-Effekten kommen: Unruhe, Agitation, Schlafstörungen, Kopfschmerzen; autonome Effekte: erhöhter Blutdruck, gesteigerte Herzfrequenz, erhöhte Körpertemperatur und verstärkte Atemfrequenz, Tränenfluss, Schwitzen, Obstipation, Juckreiz, „Gänsehaut“; neurologische Effekte: Muskelzuckungen, Krämpfe, Tremor; gastrointestinale Effekte: Übelkeit, Erbrechen, Diarrhoe, Appetitlosigkeit
- Diese Symptome beginnen in der Regel 24–48 Stunden nach der letzten Dosis, erreichen ihr Maximum nach 72 Stunden und können bis zu 6–7 Wochen anhalten
- Falls keine Änderung der Dosis vorgenommen wurde, sollte an Arzneimittelinteraktionen als Ursache der Entzugssymptome gedacht werden

Behandlung

- Wiederherstellung der Dosis auf frühere Dosierung (falls die Dosis für mehr als 3 Tage nicht verabreicht wurde, sollte diese wieder langsam aufdosiert werden); Stabilisierung des Patienten und engmaschiges Monitoring bei langsamer Aufdosierung
- Evtl. Gabe von Clonidin zur Linderung von Entzugssymptomen

Vorsichtsmaßnahmen

- Methadon verfügt über eine hohes psychisches und körperliches Abhängigkeitspotenzial, daher treten Entzugssymptome nach abruptem Absetzen auf – die Dosis sollte langsam ausgeschlichen werden
- Vor der Verordnung von Methadon sollte ein EKG angefertigt werden; EKG-Kontrollen 30 Tage nach Beginn der Behandlung und anschließend regelmäßig oder falls der Patient eine unklare Synkope oder einen unklaren epileptischen Anfall erleidet. Falls die QTc-Zeit > 500 ms beträgt, sollte eine Dosisreduktion oder Abbruch der Behandlung erwogen werden. Patienten, die an einer strukturellen Herzerkrankung, Arrhythmien oder rezidivierenden Synkopen leiden, sollten nicht mit Methadon behandelt werden
- Aufgrund der langen Halbwertszeit kann Methadon bis auf gefährliche Konzentrationen akkumulieren, wenn die Dosissteigerung zu schnell erfolgt, ohne dass zwischenzeitlich eine Evaluation der Wirkung im Steady-State erfolgt. Die maximale atemdepressive Wirkung tritt erst später auf und hält länger an als die maximale analgetische Wirkung
- Die Entgiftung von Methadon kann ein langwieriger Prozess von ca. 12 Wochen sein. Die Dosis sollte um weniger als 10 % alle 10–14 Tage reduziert werden je nachdem, wie dies vom Patienten toleriert wird. Clonidin kann beim Auftreten von Entzugssymptomen Abhilfe verschaffen

Überdosierung

- Symptome einer Überdosierung sind: Atemdepression, stecknadelkopfgroße Pupillen, Muskelschwäche, Hypotonie, Bradykardie, feuchtkalte Haut. In schweren Fällen kann es zu Zyanose, Koma, schwerer Atemdepression, Kreislaufkollaps und Herzstillstand kommen

Behandlung von Kindern und Jugendlichen

- Detaillierte Angaben zur Behandlung von Kindern und Jugendlichen finden Sie im *Handbuch Psychopharmaka für das Kindes- und Jugendalter*[2]
- Methadon wurde bei postoperativen Schmerzen bei Kindern angewendet (0,2 mg/kg Körpergewicht); die Wirkung hält länger an als bei Morphin. Das Medikament muss ausgeschlichen werden (um 5–10 % alle 1–2 Tage reduzieren), falls es länger als 5–7 Tage verabreicht worden ist. Es muss kontinuierlich auf das Auftreten von Entzugssymptomen geachtet werden

Behandlung von älteren Patienten

- Methadon besitzt ein hohes Potenzial für Arzneimittelinteraktionen und ist zudem mit einer Verlängerung der QTc-Zeit assoziiert. Es kann zudem eine Herausforderung sein, die richtige Methadondosis zu finden, da es eine hohe interindividuelle pharmakokinetische Variabilität zeigt, insbesondere bei gebrechlichen, älteren Patienten,[6] mit einem erhöhten Akkumulationsrisiko aufgrund der langen Halbwertszeit

Schwangerschaft

- Siehe auch Seite 585 für Informationen zur Anwendung während der Schwangerschaft und Stillzeit
- Eine Methadonbehandlung während der Schwangerschaft vermindert das Risiko perinataler und postnataler Mortalität bei Säuglingen von heroinabhängigen Müttern. Es ist nicht mit einer verschlechterten postnatalen Entwicklung vergesellschaftet
- In der Schwangerschaft sollte eine Dosisanpassung erfolgen: Zwischen der 14. und 32. SSW sollte eine Dosisreduktion und kurz vor der Geburt eine Dosiserhöhung erfolgen. Im Anschluss an die Geburt sollte eine Dosisreduktion vorgenommen werden. Es sollte regelmäßig eine Re-Evaluation erfolgen
- Akute Entzugssymptome treten bei 60 % der Neugeborenen auf (keine Dosisabhängigkeit); weitere Beobachtungen zeigten das Vorkommen von Otitis media, neurologische Befunde mit Hörstörungen, geistigen und motorischen Entwicklungsverzögerungen sowie Augenerkrankungen

Stillzeit

- Methadon geht in geringen Mengen in die Muttermilch über. Die Entscheidung über das Stillen sollte vom Arzt auf Basis einer Einzelfallprüfung getroffen werden und wenn ja, kurz vor der Methadongabe oder 2–6 Stunden nach der Gabe erfolgen

Hinweise für die Pflege

- Methadon muss in ausreichender Dosis als Erhaltungstherapie verabreicht werden, um einen Rückfall zu verhindern. Eine Langzeitbehandlung kann notwendig sein. Ein kurzzeitiger Abbruch der Behandlung kann zum Rückfall führen
- Methadon unterliegt dem Betäubungsmittelgesetz und muss gemäß den gesetzlichen Bestimmungen verordnet und ausgehändigt werden. Es liegt auch in flüssiger Form als Lösung vor. In der Regel erhalten die Patienten das Methadon vom Pflegepersonal in einem Krankenhaus oder in einer Arztpraxis, wobei sie das Medikament in Anwesenheit des Pflegepersonals (z. B. in Orangensaft) trinken müssen, unter anderem, um einen illegalen Weiterverkauf des Methadons zu verhindern. Nur stabilisierte Patienten dürfen eine Dosis für mehrere Tage erhalten
- Vor Erhalt der Medikation sollte jedes Mal auf Zeichen einer Intoxikation geachtet werden (u. a. Schläfrigkeit, Dysarthrie, Vergesslichkeit, Konzentrationsstörungen, Desorientiertheit, Ataxie). Ein Patient, der intoxikiert erscheint, sollte kein Methadon erhalten – der Arzt sollte in diesem Fall umgehend informiert werden
- Weisen Sie Ihre Patienten an, ein Dokument bei sich zu tragen, auf dem die Methadoneinnahme vermerkt ist
- Sollte ein Patient einen oder mehrere Vergabetermine versäumen, so kann dies auf einen Rückfall oder anderweitige klinische Instabilität hinweisen; Vorsicht geboten aufgrund des potenziellen Toleranzverlustes gegenüber dem Methadon
- Informieren Sie den verordnenden Arzt, falls mehr als zwei Methadondosen versäumt wurden oder der Patient andere Substanzen eingenommen hat

Hinweise für Patienten

- Ausführliche Patienteninformationen: siehe Seite 586

Wechselwirkungen

- Klinisch relevante Interaktionen werden in Tabelle 75. Methadon: Wechselwirkungen aufgeführt
- Zusätzliche Informationen über die Kombinationsbehandlung finden Sie im Kapitel zum interagierenden Wirkstoff

Tabelle 75. Methadon: Wechselwirkungen

Substanzklasse	Beispiel	Wechselwirkungen
Alkohol		• Akuter Alkoholgebrauch vermindert die Verstoffwechselung und erhöht die Plasmaspiegel von Methadon – dies kann zu einer Intoxikation und Atemdepression führen • Chronischer Alkoholgebrauch kann zu einem beschleunigten Abbau und verminderten Plasmaspiegeln von Methadon führen • Verstärkte ZNS-Dämpfung
Antazida	Al/Mg-Antazida	• Verminderte Absorption von Methadon
Antiarrhythmika	Chinidin	• Mögliches Risiko einer QTc-Zeit-Verlängerung
Antibiotika	Ciprofloxacin	• Fallbericht von erhöhten UAW von Methadon (Sedierung, Verwirrtheit und Atemdepression) aufgrund der Hemmung von CYP 1A2 und CYP 3A4
Antidepressiva		
Trizyklische Antidepressiva	Amitriptylin	• Schwindelgefühl, Euphorie verstärkt; möglicherweise wird die euphorisierende Wirkung des Methadons durch die Antidepressiva verstärkt; es wurde ein Missbrauch der Kombination Amitriptylin und Methadon beobachtet
SSRI	Fluvoxamin	• Um 10–100 % erhöhte Methadonplasmaspiegel bei Kombination mit Fluvoxamin durch (1) verminderte Clearance, (2) verminderte Metabolisierung durch Hemmung von CYP 3A4 und (3) kompetitive Hemmung von CYP 2D6
Antikonvulsiva	Phenytoin, Carbamazepin, Barbiturate	• Verminderte Methadonplasmaspiegel durch verstärkten Abbau über CYP 3A4 und CYP 2B6 (Phenytoin und Barbiturate) und über CYP 3A4 (Carbamazepin). Phenytoinspiegel können um 50 % erhöht sein
Antimykotika	Fluconazol	• Um 27 % erhöhte Maximal- und um 48 % erhöhte Talspiegel; Abbau um 24 % vermindert durch Hemmung von CYP 3A4; kann QTc-Verlängerung verstärken
	Itraconazol	• Fallbericht von QTc-Verlängerung mit Torsade de pointes nach der Einnahme von zwei Dosen Itraconazol (200 mg)[7] • Kann zu einer Erhöhung des Methadonspiegels führen
	Ketoconazol	• Kann Serumspiegel von Methadon erhöhen
	Voriconazol	• Erhöhte Methadonspiegel (um 47 % erhöhte Bioverfügbarkeit); Fallberichte von Torsade de pointes
Antipsychotika	Risperidon	• Fallberichte über Auslösung eines Entzugssyndroms (Wirkmechanismus unklar)
Anitretrovirale Wirkstoffe		
Nicht nukleosidische Reverse-Transkriptase-Hemmer (NNRTI)	Delavirdin	• Erhöht wahrscheinlich den Methadonspiegel durch Hemmung von CYP 3A4
	Efavirenz, Nevirapin	• Erhöhte Clearance und verminderte Bioverfügbarkeit von Methadon (um bis zu 60 % bei Efavirenz und Nevirapin) aufgrund von Enzyminduktion – Auftreten von Entzugssymptomen innerhalb von 7–10 Tagen

Tabelle 75. Methadon: Wechselwirkungen (Fortsetzung)

Substanzklasse	Beispiel	Wechselwirkungen
Nukleosidische Reverse-Transkriptase-Hemmer (NRTI)	Abacavir	• Abacavirspiegel um 34 % vermindert, Clearance bleibt jedoch unverändert • Methadonspiegel um 23 % vermindert – kann zu Entzugssymptomen führen
	Didanosin, Stavudin	• Verminderte Bioverfügbarkeit der antiretroviralen Wirkstoffe aufgrund Inaktivierung im GI-Trakt durch Methadon (C_{max} und Bioverfügbarkeit um 66 % bzw. 63 % vermindert für Didanosin und 44 % bzw. 25 % für Stavudin)
	Zidovudin	• Hemmung der Verstoffwechselung von Zidovudin durch Methadon Bioverfügbarkeit um 43 % vermindert)
Proteasehemmer	Amprenavir	• Bioverfügbarkeit, C_{max} und C_{min} von Amprenavir um 30 %, 27 % bzw. 25 % vermindert • Methadonspiegel um durchschnittlich 35 % vermindert in Kombination mit Amprenavir/Abacavir
	Indinavir	• Variable Wirkungen auf C_{max} von Indinavir • Bioverfügbarkeit von Methadon um 40 % reduziert
	Lopinavir/Ritonavir	• Bioverfügbarkeit von Methadon um 36 % reduziert aufgrund einer vermehrten Clearance (bedingt durch Lopinavir) – kann zu Entzugssymptomen führen
	Nelfinavir	• Bioverfügbarkeit von Nelfinavir-Metaboliten um 53 % vermindert – ungewisse klinische Signifikanz
	Ritonavir	• Variable Wirkungen auf Clearance von Methadon
	Ritonavir/Saquinavir	• Verdrängung von Methadon aus der Proteinbindung und verminderte Bioverfügbarkeit des R- und L-Methadons
Antituberkulotika	Isoniazid	• Verminderter Abbau und erhöhte Plasmaspiegel von Methadon durch Hemmung von CYP 3A4
	Rifampicin	• Um bis zu 50 % verminderte Plasmaspiegel von Methadon durch verstärkten Abbau über CYP 2D6 und CYP 3A4; Entzugssymptome möglich
Benzodiazepine	Diazepam, Clonazepam	• Erhöhtes Risiko einer Atemdepression • Kombinierte Anwendung kann den Behandlungserfolg negativ beeinflussen,[8] allerdings kann eine Senkung der Ängstlichkeit auch mit der Möglichkeit einer Dosisreduktion des Methadons einhergehen
	Diazepam	• Bei Kombination mit Methadon wurde ein Opioid-„High" beobachtet
Buprenorphin		• Verminderter Abbau des Methadons durch Inhibition von CYP 3A4
Disulfiram		• Verminderte Methadonclearance
Grapefruitsaft		• Verminderter Abbau von Methadon durch Inhibition von CYP 3A4 und P-gp
H_2-Antagonist	Cimetidin	• Verminderte Methadonclearance; Apnoe unter Kombinationsbehandlung (Fallberichte)
Harnalkalisierende Wirkstoffe	Natriumbikarbonat	• Verminderte Ausscheidung von Methadon
Harnansäuernde Wirkstoffe	Vitamin C	• Erhöhte Ausscheidung von Methadon
Hypnotika	Zolpidem	• Verminderter Abbau von Methadon durch Inhibition von CYP 3A4

Tabelle 75. Methadon: Wechselwirkungen (Fortsetzung)

Substanzklasse	Beispiel	Wechselwirkungen
Johanniskraut		• Verminderte Methadon-Plasmaspiegel, Entzugssymptome wurden berichtet
Opioide	Butorphanol, Nallbuphin, Pentazocin	• Auftreten von Entzugssymptomen aufgrund der partialantagonischen Wirkungen dieser Opioide
	Morphin	• Analgetische Wirkung des Opioids ist vermindert; eine Dosiserhöhung kann notwendig sein
Opioidantagonist	Naltrexon	• Verminderte analgetische Wirkung, kann eine Entzugssyndrom bedingen
Psychostimulans	MDMA	• Verminderter Abbau des Methadons durch Inhibition von CYP 2D6
QTc-verlängernde Substanzen		• Für bestimmte Hochrisikokombinationen kann eine Umstellung von Methadon auf Buprenorphin notwendig sein

Wirkstoffe zur Nikotin-/Tabakentwöhnung

Verfügbare Substanzen

Wirkstoff	Wirkstoffklasse	Applikationsart/Dosierung	Handelsname
Nikotin	Nikotinersatzprodukte	Transdermales Pflaster: 7 mg/24 Std., 14 mg/24 Std., 21 mg/24 Std.	Nicotinell®
		Transdermales Pflaster: 10 mg/16 Std., 15 mg/16 Std., 25 mg/16 Std.	Nicorette®
		Lutschpastillen: 1 mg, 2 mg	Nicotinell®
		Lutschpastillen: 2 mg, 4 mg	Nicorette®
		Kaugummi: 2 mg, 4 mg	Nicotinell®
		Kaugummi: 2 mg	Nicorette®
		Sublingual Spray: 1 mg/Sprühstoß	Nicorette®
		Inhalator mit Patrone: 15 mg	Nicorette®
		Elektronische (E-) Zigaretten	
Vareniclin	Partialagonist am nikotinischen ACh-Rezeptor	Tabletten: 0,5 mg, 1 mg	Champix®
Bupropion	Antidepressivum	Tabletten: 150 mg	Elontril®, Zyban®, siehe Seite 27

Indikationen

Zugelassene Indikationen
- Raucherentwöhnung bei Erwachsenen

Allgemeine Hinweise

- Die gewählte Behandlungsstrategie sollte in Abhängigkeit der persönlichen Präferenzen, Kontraindikationen und Vorsichtsmaßnahmen hinsichtlich potenzieller unerwünschter Arzneimittelwirkungen und Arzneimittelinteraktionen des Patienten getroffen werden sowie unter Berücksichtigung bisheriger Erfahrungen, Verfügbarkeit des Produkts und Kosten
- Unabhängig von der gewählten Behandlungsstrategie beträgt die Wahrscheinlichkeit, eine 12-monatige Abstinenz zu erreichen, 25 % oder weniger
- Die Erfolgsaussichten von Therapien zur Raucherentwöhnung sind bei der Kombination von verhaltenstherapeutischen Maßnahmen und Pharmakotherapie besser
- Einige Kombinationen der Präparate können erfolgreich zur Aufrechterhaltung der Abstinenz (siehe Vorsichtsmaßnahmen auf Seite 526) eingesetzt werden:[9,10,11]
  - Langfristige Anwendung (mehr als 14 Wochen) eines Nikotinpflasters + Nikotinkaugummi, -lutschpastille oder -spray
  - Nikotinpflaster (6–14 Wochen) + Nikotininhalator (bis zu 6 Monate)
  - Nikotinpflaster (6–14 Wochen) + Bupropion (bis zu 14 Wochen)

- Die Kombination eines Nikotinpflasters mit zusätzlicher Einnahme akut wirksamer Nikotinersatzprodukte ist erfolgreicher als die Anwendung nur eines der Nikotinersatzstoffe
- Die langfristige Anwendung (bis zu 6 Monate) der Präparate kann bei Rauchern, die anhaltende Entzugssymptome erleiden oder in der Vergangenheit bereits einen Rückfall im Rahmen der Raucherentwöhnung hatte, vorteilhaft sein
- Es gibt Hinweise darauf, dass E-Zigaretten im Vergleich zu Placebo-E-Zigaretten Rauchern langfristig dabei helfen können, mit dem Rauchen aufzuhören[12]
- Die Verwendung von Wasserpfeifen im Rahmen der Raucherentwöhnung stellt eine mögliche Option dar, bedarf jedoch weiterer Untersuchungen[13]

Wechselwirkungen

- Klinisch relevante Interaktionen werden in Tabelle 76. Wirkstoffe zur Nikotin-/Tabakentwöhnung: Wechselwirkungen aufgeführt

Tabelle 76. Wirkstoffe zur Nikotin-/Tabakentwöhnung: Wechselwirkungen

	Substanzklasse	Beispiel	Wechselwirkungen
Wechselwirkung mit Nikotinersatzprodukten	**Analgetika**	Paracetamol, Pentazocin	• Erhöhte Spiegel des Analgetikums durch Hemmung der Verstoffwechselung nach Rauchstopp
		Propoxyphen	• First-pass-Verstoffwechselung vermindert; eine höhere Dosis kann notwendig sein
	Adrenerge Agonisten	Isoproterenol, Phenylephrin	• Eine Dosiserhöhung kann notwendig sein aufgrund einer verminderten Konzentration zirkulierender Kateecholamine nach Rauchstopp
	Adrenerge Antagonisten	Labetalol, Prazosin	• Eine Senkung der Dosis kann notwendig sein aufgrund einer verminderten Konzentration zirkulierender Katecholamine nach Rauchstopp
	Antidepressiva	Imipramin	• Erhöhte Spiegel des Antidepressivums aufgrund der Hemmung der Verstoffwechselung nach Rauchstopp
	Antipsychotika	Clozapin, Olanzapin	• Rauchen bedingt eine Induktion von CYP 1A2, was niedrigere Konzentrationen von Clozapin und Olanzapin bedingt. Rauchstopp oder eine Reduktion des Rauchens kann daher zu einer Spiegelerhöhung dieser Wirkstoffe führen. Es sollte auf das vermehrte Auftreten von UAW geachtet werden
	Betablocker	Propranolol	• Erhöhte Spiegel des Betablockers durch Hemmung der Verstoffwechselung nach Rauchstopp
	Koffein		• Höhere Spiegel des Koffeins durch Hemmung der Verstoffwechselung nach Rauchstopp
	Insulin		• Ggf. kann eine Dosisreduktion des Insulins nach Rauchstopp notwendig sein
	Partialagonisten des Nikotinrezeptors	Vareniclin	• Die Kombination kann zu einem verstärkten Auftreten von UAW wie Übelkeit, Kopfschmerzen, Erbrechen, Schwindel, Dyspepsie und Erschöpfung führen
	Theophyllin		• Erhöhte Theophyllinspiegel durch Hemmung der Verstoffwechselung nach Rauchstopp

Tabelle 76. Wirkstoffe zur Nikotin-/Tabakentwöhnung: Wechselwirkungen (Fortsetzung)

	Substanzklasse	Beispiel	Wechselwirkungen
Wechselwirkungen mit Vareniclin	**Alkohol**		• Der Konsum von Alkohol kann zu einem vermehrten Auftreten psychiatrischer UAW führen
	H_2-Blocker	Cimetidin, Ranitidin	• Um 29 % erhöhte Vareniclinspiegel aufgrund einer verminderten renalen Clearance
	Nikotinersatzprodukte	Transdermales Nikotinpflaster	• Die Kombination kann zu einem verstärkten Auftreten von UAW wie Übelkeit, Kopfschmerzen, Erbrechen, Schwindel, Dyspepsie und Erschöpfung führen

Für Wechselwirkungen mit Bupropion, siehe Seite 32, Tabelle 2. Bupropion: Wechselwirkungen

Tabelle 77: Vergleich der Behandlungsoptionen zur Unterstützung einer Nikotin-/Tabakentwöhnung

	Nikotinersatzprodukte	Vareniclin	Bupropion
Allgemeine Hinweise	• Das Nikotin in Nikotinersatzprodukten gelangt langsamer in die Blutbahn als beim Rauchen • Ein zu langsames oder zu schnelles Kauen/Lutschen führt zu schwankenden Plasmaspiegeln bei der Verwendung von Kaugummi/Lutschpastillen • *Nikotininhalator:* Nachahmung der Hand-zu-Mund-Bewegung des Rauchens (dient u.a. als Coping Mechanismus) • *Nasenspray:* Schnellste Bereitstellung von Nikotin • Wirkt nicht der Gewohnheit/Befriedigung des Rauchens entgegen • Adhärenz am höchsten für Nikotinpflaster, moderat für Nikotinkaugummi, -lutschpastille und -inhalator, niedrig für Nikotin-Nasenspray	• Vermindert Craving und Entzugssymptome • Signifikante Reduktion des Ausmaßes der Befriedigung und des psychischen Belohnungsgefühls beim Rauchen • Metaanalysen weisen darauf hin, dass die Verwendung von Varencilin zur Raucherentwöhnung der Nutzung von Bupropion und Nikotinersatzprodukten überlegen ist	• Vermindert Craving und Entzugssymptome • Wirksam bei Patienten mit zusätzlich vorliegender Depression • Kann in Kombination mit Nikotinersatzprodukten verwendet werden • Reduziert die Gewichtszunahme nach Rauchstopp • Kann bei kardiovaskulär vorerkrankten Patienten angewandt werden
Pharmakologie	• Direkter Nikotinersatz • Liefert Nikotin, das am nikotinergen Acetylcholinrezeptor bindet	• Partialagonistische Wirkung am $\alpha_4\beta_2$-nikotinergen Acetylcholin-Rezeptor (zu einem geringeren Grad als Nikotin), bei gleichzeitiger Verhinderung der Bindung von Nikotin am Rezeptor (antagonistische Wirkung)	• Blockiert die Wiederaufnahme von Dopamin und Noradrenalin • Nicht kompetitive Hemmung von Nikotinrezeptoren im Gehirn
Pharmakokinetik	• *Kaugummi und Lutschpastille:* Absorptionsrate ist abhängig davon, wie schnell gekaut oder gelutscht wird; Zeit bis Spitzenkonzentration = 25 Minuten; Nikotinspiegel im Blut stabilisiert sich, wenn die Produkte alle 30 Minuten verwendet werden • Verstoffwechselung über die Leber und teilweise über die Nieren und Lunge; Halbwertszeit im Plasma = 120 Minuten. Bei Niereninsuffizienz können höhere Spiegel auftreten • *Inhalator:* Spitzenplasmaspiegel wird nach 20-minütiger durchgehender Verwendung erreicht; Halbwertszeit des Hauptmetaboliten, Cotinin, beträgt 15–20 Stunden	• Spitzenspiegel werden nach 3–4 Stunden erreicht; Bioverfügbarkeit unabhängig von der Nahrungsaufnahme • Steady-State wird nach 4 Tagen erreicht • Proteinbindung beträgt 20 % • Eliminationshalbwertszeit = 17–24 Stunden • Wird zu 92 % unverändert über den Urin ausgeschieden	• Siehe Seite 28

Tabelle 77: Vergleich der Behandlungsoptionen zur Unterstützung einer Nikotin-/Tabakentwöhnung (Fortsetzung)

	Nikotinersatzprodukte	Vareniclin	Bupropion
	• *Pflaster:* Variabilität der Absorptionsrate über den GI-Trakt spielt keine Rolle; reduzierte First-Pass-Metabolisierung; Wirkung lässt nach 20–24 Stunden nach. Nikotin wird langsam und gleichmäßig bereitgestellt • *Spray:* Absorption erfolgt sehr schnell • *E-Zigaretten:* Können ähnliche oder höhere Mengen Nikotin zur Verfügung stellen als normale Zigaretten; der durchschnittliche Spitzenspiegel scheint niedriger zu sein als bei Tabakanwendung[14]		
Dosierung	• *Kaugummi:* Schritt 1: Beginn mit 2–4 mg pro Stunde für 6 Wochen (optimal sind 8–12 Nikotinkaugummis pro Tag, max. 25 Stück/Tag bezogen auf die 2 mg Dosierung (50 mg) oder 15 Stück/Tag bezogen auf die 4 mg Dosierung (60 mg); 2 mg bei Rauchern, die < 20 Zigaretten/Tag rauchen Schritt 2 in den Wochen 7–12: Anzahl der Kaugummis allmählich auf 0 reduzieren; Anwendung sollte mindestens 4–6 Wochen dauern, nachfolgend sollte Anzahl der Kaugummis bis zur 12. Woche reduziert werden.; Therapie > 6 Monate wird nicht empfohlen • *Lutschpastille:* Zu Beginn alle 1–2 Stunden 1 Lutschtablette; 2–4 mg, bei starken Rauchern oder wenn innerhalb der ersten 30 Minuten nach dem Aufstehen geraucht wird; übliche Dosierung beträgt 8–12 Lutschtabletten pro Tag; Anwendungsdauer über mindestens 3 Monate; nach 3 Monaten Anzahl der Lutschtabletten nach und nach reduzieren • *Inhalator:* Eine Patrone enthält 15 mg Nikotin und kann bis zu 7 Zigaretten ersetzen; bei Rauchern von mehr als 20 Zigaretten/Tag 4 bis maximal 6 Patronen täglich, bei Rauchern von bis zu 20 Zigaretten/Tag 3–4 Patronen täglich; empfohlene Behandlungsdauer von 3 Monaten, anschließend durch Verringerung der täglichen Dosis während 6–8 Wochen schrittweise absetzen • *Pflaster:* Bei Beginn der Behandlung muss das Rauchen gänzlich eingestellt werden! 25 mg/16 Stunden bzw. 21 mg/24 Stunden: Einstiegspflaster für Raucher von mehr als 20 Zigaretten pro Tag; 15 mg/16 Stunden bzw. 14 mg/24 Stunden Einstiegspflaster für Raucher von bis zu 20 Zigaretten am Tag und für die zweite Phase der Entwöhnung bei Rauchern von mehr als 20 Zigaretten pro Tag; 10 mg/16 Stunden bzw. 7 mg/24 Stunden Pflaster für die letzte Phase der Entwöhnung; für die Raucherentwöhnung wird das Nikotinpflaster 12 Wochen lang genutzt und dabei nach und nach die Nikotinzufuhr reduziert, indem auf Nikotinpflaster mit geringerer Stärke umgestiegen wird	• 0,5 mg/Tag für 3 Tage, dann 0,5 mg zweimal täglich für 4 Tage, anschließend 1 mg zweimal täglich (1–0–1) für 3 Monate • Bei Patienten, die am Ende der 12 Wochen das Rauchen erfolgreich aufgegeben haben, kann eine weitere Behandlung über 12 Wochen mit zweimal täglich 1 mg Vareniclin zur Aufrechterhaltung der Abstinenz in Erwägung gezogen werden • In einigen Studien war die zweimal tägliche Einnahme von 0,5 mg gleichermaßen wirksam wie die zweimal tägliche Einnahme von 1 mg • Bei einer CrCl < 30 ml/min sollte die maximale Dosis 0,5 mg zweimal täglich betragen	• 150 mg 1–0–0 für 6 Tage, dann 150 mg 1–0–1 (Abstand von mindestens 8 Stunden); empfohlene Behandlungsdauer für 7–9 Wochen

Tabelle 77: Vergleich der Behandlungsoptionen zur Unterstützung einer Nikotin-/Tabakentwöhnung (Fortsetzung)

	Nikotinersatzprodukte	Vareniclin	Bupropion
Dosierung	• *Spray:* Während der Behandlung sollte das Rauchen vollständig eingestellt sein! Schritt 1 in den Wochen 1–6: 1 Sprühstoß in der Mundhöhle 1–2-mal/Stunde, maximal 2 Sprühstöße hintereinander, maximal 4 Sprühstöße/Stunde und insgesamt maximal 64 Sprühstöße/Tag; pro Sprühstoß wird 1 mg Nikotin bereitgestellt Schritt 2 in den Wochen 7–9: mit Verringerung der Anzahl von Sprühstößen pro Tag beginnen, am Ende von Woche 9 nur noch die Hälfte der in Schritt 1 durchschnittlich angewendeten Anzahl von Sprühstößen pro Tag Schritt 3 in den Wochen 10–12: Anzahl der Sprühstöße pro Tag weiter verringern, in Woche 12 nicht mehr als 4 Sprühstöße pro Tag Eine mehr als 6 Monate dauernde regelmäßige Anwendung des Sprays zur Anwendung in der Mundhöhle wird nicht empfohlen		
Dosierungshinweise	• Bei der Verwendung des Kaugummis, der Lutschpastille oder des Inhalators sollte 15 Minuten vor und nach der Anwendung nichts gegessen oder getrunken werden (außer Wasser); säurehaltige Getränke vermindern die Absorption • *Kaugummi:* Kaugummi langsam kauen bis zu einem Kribbeln, dann sollte das Kaugummi für 30–60 Sekunden buccal gelagert werden; dies sollte für 30 Minuten wiederholt werden • *Lutschpastille:* Sollte von einer Seite der Mundhöhle zur anderen beim Lutschen geschoben werden, um ein langsames Auflösen zu gewährleisten über einen Zeitraum von 20–30 Minuten; nicht kauen oder im Ganzen schlucken • *Spray:* Applikation in die Mundhöhle oder in die seitliche Wangentasche, ohne dabei zu schlucken, einzuatmen, Lippen zu benetzen, zu essen oder zu trinken	• Beginn der Behandlung 1–2 Wochen vor Rauchstopp • Einnahme mit Nahrung, um Übelkeit vorzubeugen • Die zweite Dosis sollte zum Abendessen eingenommen werden, um Schlafstörungen zu verhindern • Gesamtdauer der Behandlung beträgt 3–6 Monate	• Beginn der Behandlung, während der Patient noch raucht; innerhalb der ersten zwei Behandlungswochen wird ein „Rauchverzichtstag" festgelegt, an dem der Patient mit dem Rauchen aufhört, vorzugsweise in der zweiten Woche
Abstinenzrate nach 6 Monaten	• 13–17 %	• 26 %	• 16,5 %
Unerwünschte Wirkungen	• *Kaugummi oder Lutschpastille:* Kieferschmerzen, Reizung im Rachen, Geschmacksstörungen, Stomatitis, Gingivitis, Schluckauf (10 %), Dyspepsie, Übelkeit, Kopfschmerzen (11 %), Schwindel, Schlafstörungen • *Inhalator:* Reizungen des Mundes und des Rachens (kurze Inhalationen verursachen weniger Reizungen als lange Inhalationen), Niesen, Rhinitis, Pharyngitis • *Pflaster:* Lokale Hautreizungen, Schlafstörungen, lebhafte Träume, Kopfschmerzen	• Übelkeit (30 %), Erbrechen, Kopfschmerzen (15 %), ungewöhnliche Träume (13 %), Somnolenz, Bewusstseinsverlust, Flatulenz, Obstipation, Mundtrockenheit, Schwindel, Stürze, ungewöhnliche Spasmen und Bewegungen; selten treten Überempfindlichkeitsreaktionen inklusive Angioödem, Stevens-Johnson-Syndrom und Erythema multiforme auf[15]	• Siehe Seite 28 • Insomnie, Agitation, Kopfschmerzen, Mundtrockenheit (10 %), Konzentrationsstörungen, Schwindel, Übelkeit • Berichte von Verhaltensauffälligkeiten, Verwirrtheit, Feindseligkeit, Agitation, gedrückte Stimmung und suizidale Gedanken und Handlungen

Tabelle 77: Vergleich der Behandlungsoptionen zur Unterstützung einer Nikotin-/Tabakentwöhnung (Fortsetzung)

	Nikotinersatzprodukte	**Vareniclin**	**Bupropion**
	• *Spray:* Reizungen in Mund oder Hals, Husten, verstopfte Nase, Sinusitis • Über 100 Studien bestätigten, dass Nikotinersatzprodukte nicht mit einem erhöhten Risiko für maligne Tumore assoziiert sind	• Berichte von Verhaltensauffälligkeiten, Verwirrtheit, Angst, Feindseligkeit, Agitation, Unruhe, Psychose, gedrückte Stimmung und suizidale Gedanken und Handlungen[15] • Möglicher Zusammenhang mit Herzinfarkten, epileptischen Anfällen und Diabetes[15]	
Beenden der Therapie	• Langsames Ausschleichen der Nikotinersatzprodukte, um Entzugssymptomen vorzubeugen • Die Dosis des Inhalators sollte in den letzten 2–3 Monaten der Anwendung reduziert werden	• Wird meist nach 12-wöchiger Einnahme abgesetzt	• Wird meist nach 7–9-wöchiger Behandlung abgesetzt. Wird von einigen Patienten für bis zu 12 Monate angewandt
Vorsichtsmaßnahmen	• Vorsichtige Anwendung bei Patienten mit kürzlich stattgehabtem Myokardinfarkt, schweren Arrhythmien und instabiler Angina pectoris • Vorsichtige Anwendung bei Patienten mit endokrinologischen Störungen (z. B. Diabetes, Hyperthyreoidismus) durch Freisetzung von Katecholaminen • Nikotinspray sollte nicht von Patienten mit schweren Erkrankungen der Atemwege verwendet werden; Gefahr der Abhängigkeit • Rauchen während einer Behandlung mit Nikotinersatzprodukten kann zu einer Nikotinintoxikation führen mit: Kopfschmerzen, Übelkeit, Erbrechen, abdominelle Schmerzen, Diarrhoe, vermehrter Speichelfluss, Schwitzen, Hitzewallungen, Palpitationen • Eine Nikotinabhängigkeit kann von Zigaretten auf Kaugummi verlagert werden	• Vorsichtige Anwendung bei Patienten mit zugrundliegender psychiatrischer Erkrankung oder Patienten, die gefährliche Maschinen bedienen • Dosisreduktion bei Niereninsuffizienz • Auftreten von schweren psychiatrischen UAW (inklusive Depressionen, suizidalen Gedanken, Suizid) ist möglich	–
Kontraindikationen	• Instabile/unzureichend behandelte Herzerkrankungen • Hauterkrankungen, die sich durch die Applikation eines Pflasters verschlechtern könnten	• Instabile Herzerkrankungen • Sollte nicht von Piloten, Fluglotsen, LKW- oder Busfahrern verwendet werden aufgrund einer möglichen Einschränkung der Fahrtüchtigkeit	• Anorexie, Bulimie, epileptische Anfälle, Konsum größerer Mengen Alkohol, Behandlung mit einem MAO-Hemmer
Kinder und Jugendliche	• Es gibt wenig Hinweise dafür, dass die Anwendung von Nikotinersatzprodukten bei Jugendlichen wirksam ist	• Wenig Daten	• Wirksamkeit bei Jugendlichen wird berichtet
Schwangerschaft	• In Leitlinien wird auf eine mögliche Nutzung von Nikotinersatzprodukten während der Schwangerschaft und des Stillens hingewiesen.[16] Diese Produkte werden insgesamt mit deutlich weniger Risiken als Rauchen assoziiert. Die Verwendung sollte auch anderen oralen Wirkstoffen zur Raucherentwöhnung vorgezogen werden. Nikotinpflaster sollten über Nacht entfernt werden	• Wird nicht empfohlen	• Wird nicht empfohlen

Weiterführende Literatur

Literatur

1. American Psychiatric Association. Practice guideline and resources for treatment of patients with substance use disorders, 2nd ed. Am J Psychiatry 2006;163(8 Suppl); 1–276. Retrieved from http://www.psychiatryonline.com/pracGuide/pracGuideTopic_5.aspx
2. Bandelow B, Heise CA, Banaschewski T, Rothenberger A. Handbuch Psychopharmaka für das Kindes- und Jugendalter, Göttingen: Hogrefe, 2006
3. Mooney ME, Schmitz JM, Allen S, et. al. Bupropion and naltrexone for smoking cessation: A double-blind randomized placebo-controlled clinical trial. Clin Pharmacol Ther. 2016;100(4):344–352. doi:10.1002/cpt.402
4. Ray LA, Courtney KE, Ghahremani DG, et al. Varenicline, low dose naltrexone, and their combination for heavy-drinking smokers: Human laboratory findings. Psychopharmaoclogy (Berl). 2014;231(19):3843–3853. doi:10.1007/s00213-014-3519-0
5. Seal KH, Maguen S, Bertenthal D, et al. Observational evidence for buprenorphine's impact on posttraumatic stress symptoms in veterans with chronic pain and opioid use disorder. J Clin Psychiatry. 2016;77(9):1182–1188. doi:10.4088/JCP.15m09893
6. van Ojik AL, Jansen PA, Brouwers JR, et al. Treatment of chronic pain in older people: Evidence-based choice of strong-acting opioids. Drugs Aging. 2012;29(8): 615–625. doi:10.2165/11632620-000000000-00000
7. NoorZurani MH, Vicknasingam B, Narayanan S. Itraconazole-induced torsade de pointes in a patient receiving methadone substitution therapy. Drug Alcohol Rev. 2009;28(6):688–690. doi:10.1111/j.1465-3362.2009.00128.x
8. Brands B, Blake J, Marsh DC, et al. The impact of benzodiazepine use on methadone maintenance treatment outcomes. J Addict Dis. 2008;27(3):37–48. doi:10.1080/10550880802122620
9. Fiore MC, Jaen CR, Baker TB, et al. Clinical Practice Guideline: Treating tobacco use and dependence: 2008 Update. Rockville, MD: U.S. Department of Health and Human Services/Public Health Service, 2008. Retrieved from http://www.surgeongeneral.gov/tobacco/treating_tobacco_use08.pdf
10. Caldwell BO, Crane J. Combination nicotine metered dose inhaler and nicotine patch for smoking cessation: A randomized controlled trial. Nicotine Tob Res. 2016;18(10):1944–1951. doi:10.1093/ntr/ntw093
11. Hollands GJ, McDermott ms, Lindson-Hawley N, et al. Interventions to increase adherence to medications for tobacco dependence. Cochrance Database Syst Rev. 2015;2:CD009164. doi:10.1002/14651858.CD009164.pub2
12. McRobbie H, Bullen C, Hartmann-Boyce J, et al. Electronic cigarettes for smoking cessation and reduction. Cochrane Database Syst Rev. 2014;(12):CD010216. doi:10.1002/14651858.CD010216.pub2
13. Maziak W, Jawad M, Jawad S, et al. Interventions for waterpipe smoking cessation. Cochrane Database Syst Rev. 2015;(7):CD005549. doi:10.1002/14651858. CD005549.pub3
14. St. Helen G, Havel C, Dempsey DA, et al. Nicotine delivery, retention and pharmacokinetics from various electronic cigarettes. Addiction. 2016;111(3):535–544. doi:10.1111/add.13183
15. Moore TJ, Cohen MR, Furberg CD. Strong safety signal seen for new varenicline risks. Horsham, PA: Institute for Safe Medication Practices, 2008. Retrieved from http://www.ismp.org/docs/vareniclinestudy.asp
16. National Institute for Health and Clinical Excellence (NICE). Smoking cessation services in primary care, pharmacies, local authorities and workplaces, particularly for manual working groups, pregnant women and hard to reach communities. London, UK: NICE, 2008. Retrieved from http://www.nice.org.uk/nicemedia/pdf/PH010guidance.pdf

Zusätzlich empfohlene Literatur

- Amato L, Davoli M, Vecchi S, et al. Cochrane systematic reviews in the field of addiction: What's there and what should be. Drug Alcohol Depend. 2011;113(2–3): 96–103. doi:10.1016/j.drugalcdep.2010.08.003
- Anderson AL, Li SH, Markova D, et al. Bupropion for the treatment of methamphetamine dependence in non-daily users: A randomized, double-blind, placebo-controlled trial. Drug Alcohol Depend. 2015;150:170–174. doi:10.1016/j.drugalcdep.2015.01.036
- Asevedo E, Mendes AC, Berk M, et al. Systematic review of N-acetylcysteine in the treatment of addictions. Rev Bras Psiquiatr. 2014;36(2):168–175. doi:10.1590/1516-4446-2013-1244
- Brezing CA, Levin FR. The current state of pharmacological treatments for cannabis use disorder and withdrawal. Neuropsychopharmacology. 2018;43(1):173–194. doi:10.1038/npp.2017.212

- Bogen DL, Perel JM, Helsel JC, et al. Pharmacologic evidence to support clinical decision making for peripartum methadone treatment. Psychopharmacology (Berl). 2013;225(2):441–451. doi:10.1007/s00213-012-2833-7
- Cahill K, Stevens S, Lancaster T. Pharmacological Treatments for Smoking Cessation. JAMA. 2014;311(2):193–194. doi:10.1001/jama.2013.283787
- Canadian Action Network for the Advancement, Dissemination and Adoption of Practice-informed Tobacco Treatment (CAN-ADAPTT), Centre for Addiction and Mental Health. Canadian smoking cessation clinical practice guideline. Toronto, ON: Author, 2011. Retrieved from https://www.nicotinedependenceclinic.com/English/CANADAPTT/Guideline/Introduction.aspx
- Carpenter MJ, Jardin BF, Burris JL, et al. Clinical strategies to enhance the efficacy of nicotine replacement therapy for smoking cessation: A review of the literature. Drugs. 2013;73(5):407–426. doi:10.1007/s40265-013-0038-y
- Cleary BJ, Reynolds K, Eogan M, et al. Methadone dosing and prescribed medication use in a prospective cohort of opioid-dependent pregnant women. Addiction. 2013;108(4):762–770. doi:10.1111/add.12078
- Coleman T, Chamberlain C, Davey MA, et al. Pharmacological interventions for promoting smoking cessation during pregnancy. Cochrane Database Syst Rev. 2015;12:CD010078. doi:10.1002/14651858.CD010078.pub2
- College of Physicians and Surgeons of Ontario methadone maintenance treatment program standards and clinical guidelines (4th ed.). Toronto, ON: CPSO, 2011. Retrieved from http://www.cpso.on.ca/uploadedFiles/members/MMT-Guidelines.pdf
- Ebbert JO, Hatsukami DK, Croghan IT, et al. Combination varenicline and bupropion SR for tobacco-dependence treatment in cigarette smokers: A randomized trial. JAMA. 2014;311(2):155–163. doi:10.1001/jama.2013.283185
- Ehret GB, Desmeules JA, Broers B. Methadone-associated long QT syndrome: Improving pharmacotherapy for dependence on illegal opioids and lessons learned for pharmacology. Expert Opin Drug Saf. 2007;6(3):289–303. doi:10.1517/14740338.6.3.289
- Evins AE, Cather C, Pratt SA, et al. Maintenance treatment with varenicline for smoking cessation in patients with schizophrenia and bipolar disorder: A randomized clinical trial. JAMA. 2014;311(2):145–154. doi:10.1001/jama.2013.285113
- Franck J, Jayaram-Lindström N. Pharmacotherapy for alcohol dependence: Status of current treatments. Curr Opin Neurobiol. 2013;23(4):692–699. doi:10.1016/j.conb.2013.05.005
- Furieri FA, Nakamura-Palacios EM. Gabapentin reduces alcohol consumption and craving: A randomized, double-blind, placebo-controlled trial. J Clin Psychiatry. 2007;68(11)1691–1700
- Galanter M, Kleber HD, Brady KT. The American Psychiatric Publishing textbook of substance abuse treatment (5th ed.). Arlington, VA: American Psychiatric Publishing, 2015
- Gibbons RD, Mann JJ. Varenicline, smoking cessation, and neuropsychiatric adverse events. Am J Psychiatry. 2013;170(12):1460–1467. doi:10.1176/appi.ajp.2013.12121599
- Gowing L, Ali R, White JM. Opioid antagonists under heavy sedation or anaesthesia for opioid withdrawal. Cochrane Database Syst Rev. 2010;(1):CD002022. doi:10.1002/14651858.CD002022.pub3
- Grant JE, Kim SW, Hartman BK. A double-blind, placebo-controlled study of the Opioide antagonist naltrexone in the treatment of pathological gambling urges. J Clin Psychiatry. 2008;69:783–789
- Gryczynski J, Jaffe JH, Schwartz RP, et al. Patient perspectives on choosing buprenorphine over methadone in an urban, equal-access system. Am J Addict. 2013;22(3):285–291. doi:10.1111/j.1521-0391.2012.12004.x
- Harrison-Woolrych M, Paterson H, Tan M. Exposure to the smoking cessation medicine varenicline during pregnancy: A prospective nationwide cohort study. Pharmacoepidemiol Drug Saf. 2013;22(10):1086–1092. doi:10.1002/pds.3489
- Hartmann-Boyce J, Stead LF, Cahill K, et al. Efficacy of interventions to combat tobacco addiction: Cochrane update of 2013 reviews. Addiction. 2014;109(9):1414–1425. doi:10.1111/add.12633
- Iacobucci G. Doctors should advise smokers on using e-cigarettes, says NICE. BMJ. 2018;360: k1449. doi:10.1136/bmj.k1449
- Jones HE, Kaltenach K, Heil SH, et al. Neonatal abstinence syndrome after methadone or buprenorphine exposure. N Engl J Med. 2010;363(24):2320–2331. doi:10.1056/NEJMoa1005359
- Jørgensen CH, Pedersen B, Tønnesen H. The efficacy of disulfiram for the treatment of alcohol use disorder. Alcohol Clin Exp Res. 2011;35(10):1749–1758. doi:10.1111/j.1530-0277.2011.01523.x
- Kalra G, De Sousa A, Shrivastava A. Disulfiram in the management of alcohol dependence: A comprehensive clinical review. Open J Psychiatr. 2014;4(1):43–52. doi:10.4236/ojpsych.2014.41007
- Kowalczyk W, Phillips K, Jobes M, et al. Clonidine maintenance prolongs opioid abstinence and decouples stress from craving in daily life: A randomized controlled trial with ecological momentary assessment. Am J Psychiatry. 2015;172(8):760–767. doi:10.1176/appi.ajp.2014.14081014

- Krantz MJ, Martin J, Stimmel B, et al. QTc interval screening in methadone treatment: The CSAT Consensus Guideline. Ann Intern Med. 2009;150(6):387–395. doi:10.7326/0003-4819-150-6-200903170-00103
- Levin FR, Mariani JJ, Brooks DJ, et al. Dronabinol for the treatment of cannabis dependence: A randomized, double-blind, placebo-controlled trial. Drug Alcohol Depend. 2011;116(1–3):142–150. doi:10.1016/j.drugalcdep.2010.12.010
- Lingford-Hughes AR, Welch S, Peters L, et al. BAP updated guidelines: Evidence-based guidelines for the pharmacological management of substance abuse, harmful use, addiction and comorbidity: recommendations from BAP. J Psychopharmacol. 2012;26(7):899–952. doi:10.1177/0269881112444324
- Mason BJ, Crean R, Goodell V, et al. A proof-of-concept randomized controlled study of gabapentin: Effects on cannabis use, withdrawal and executive function deficits in cannabis-dependent adults. Neuropsychopharmacology. 2012;37(7):1689–1698. doi:10.1038/npp.2012.14
- Mason BJ, Heyser CJ. The neurobiology, clinical efficacy and safety of acamprosate in the treatment of alcohol dependence. Expert Opin Drug Saf. 2010;9(1):177–188. doi:10.1517/14740330903512943
- Mattick RP, Breen C, Kimber J, et al. Buprenorphine maintenance versus placebo or methadone maintenance for opioid dependence. Cochrane Database Syst Rev. 2014;(2):CD002207. doi: 10.1002/14651858.CD002207.pub4
- McCance-Katz EF, Sullivan LE, Nallani S. Drug interactions of clinical importance among the opioids, methadone and buprenorphine, and other frequently prescribed medications: A review. Am J Addict. 2010;19(1):4–16. doi:10.1111/j.1521-0391.2009.00005.x
- Mills EJ, Wu P, Lockhart I, et al. Comparisons of high-dose and combination nicotine replacement therapy, varenicline, and bupropion for smoking cessation: A systematic review and multiple treatment meta-analysis. Ann Med. 2012;44(6): 588–597. doi:10.3109/07853890.2012.705016
- Mooney ME, Herin DV, Schmitz JM, et al. Effects of oral methamphetamine on cocaine use: A randomized, double-blind, placebo-controlled trial. Drug Alcohol Depend. 2009;101(1–2):34–41. doi:10.1016/j.drugalcdep.2008.10.016
- Murphy L, Isaac P, Janecek E, et al. Buprenorphine for the treatment of opioid dependence. Pharmacy Connection. 2012;Winter:21–29. Retrieved from http://www.ocpinfo.com/client/ocp/OCPHome.nsf/web/Buprenorphine
- O'Malley SS, Zweben A, Fucito LM, et al. Effect of varenicline combined with medical management on alcohol use disorder with comorbid cigarette smoking: A randomized clinical trial. JAMA psychiatry. 2018;75(2):129–138. doi:10.1001/jamapsychiatry.2017.3544
- Palpacuer C, Laviolle B, Boussageon R, et al. Risks and benefits of nalmefene in the treatment of adult alcohol dependence: A systematic literature review and meta-analysis of published and unpublished double-blind randomized controlled trials. PLoS Med. 2015;12(12):e1001924. doi:10.1371/journal.pmed.1001924
- Pani PP, Trogu E, Vacca R, et al. Disulfiram for the treatment of cocaine dependence. Cochrane Database Syst Rev. 2010;1:CD007024. doi:10.1002/14651858.CD007024.pub2
- Ray LA, Chin PF, Miotto K. Naltrexone for the treatment of alcoholism: Clinical findings, mechanisms of action, and pharmacogenetics. CNS Neurol Disord Drug Targets. 2010;9(1):13–22. doi:10.2174/187152710790966704
- Rezaei F, Emami M, Zahed S, et al. Sustained-release methylphenidate in methamphetamine dependence treatment: A double-blind and placebo-controlled trial. Daru. 2015;23:2. doi:10.1186/s40199-015-0092-y
- Riggs P, Levin F, Green AI, et al. Comorbid psychiatric and substance abuse disorders: Recent treatment research. Subst. Abuse. 2008;29(3):51–63. doi:10.1080/08897070802218794
- Rolland B, Paille F, Gillet C, et al. Pharmacotherapy for alcohol dependence: The 2015 recommendations of the French Alcohol Society, issued in partnership with the European Federation of Addiction Societies. CNS Neurosci Ther. 2016;22(1):25–37. doi:10.1111/cns.12489
- Rose AK, Jones A. Baclofen: Its effectiveness in reducing harmful drinking, craving, and negative mood. A meta-analysis. Addiction. 2018;113(8):1396–1406. doi:10.1111/add.14191
- Rösner S, Hackl-Herrwerth A, Leucht S, et al. Acamprosate for alcohol dependence. Cochrane Database Syst Rev. 2010;9:CD004332. doi:10.1002/14651858.CD004332.pub2
- Rösner S, Hackl-Herrwerth A, Leucht S, et al. Opioid antagonists for alcohol dependence. Cochrane Database Syst Rev. 2010;12:CD001867. doi:10.1002/14651858.CD001867.pub3
- Salehi M, Emadossadat A, Kheirabadi GR, et al. The effect of buprenorphine on methamphetamine cravings. J Clin Psychopharmacol. 2015;35(6):724–727. doi:10.1097/JCP.0000000000000408
- Soghoian S, Wiener SW, Diaz-Alcala JE. Disulfiram toxicity. eMedicine; 2016. Retrieved from http://emedicine.medscape.com/article/814525-overview
- Vaz LR, Leonardi-Bee J, Aveyard P, et al. Factors associated with smoking cessation in early and late pregnancy in the Smoking, Nicotine, and Pregnancy Trial: A trial of nicotine replacement therapy. Nicotine Tob Res. 2014;16(4)381–389. doi:10.1093/ntr/ntt156
- Wilcox CS, Oskooilar N, Erickson JS, et al. An open-label study of naltrexone and bupropion combination therapy for smoking cessation in overweight and obese subjects. Addict Behav. 2010;35(3):229–234. doi:10.1016/j.addbeh.2009.10.017

NEUE, NICHT ETABLIERTE BEHANDLUNGSFORMEN BEI PSYCHISCHEN ERKRANKUNGEN

Verfügbare Substanzen

Einige Medikamente, die in der Regel zur Behandlung medizinischer Erkrankungen eingesetzt werden, erwiesen sich in der Behandlung psychischer Störungen als erfolgreich. In diesem Kapitel werden neue Behandlungsformen psychischer Erkrankungen besprochen, deren Wirksamkeit bei den speziellen Indikationen noch nicht durch eine ausreichende Anzahl kontrollierter Studien belegt worden ist. Als Grundregel muss gelten, dass nicht etablierte Therapieformen Patienten mit anderweitig eindeutig therapieresistenten Störungen vorbehalten sein sollten. Der behandelnde Arzt sollte beachten, dass es möglicherweise medizinrechtliche Probleme bei der Verordnung von Medikamenten in nicht zugelassenen Indikationen geben kann

Tabelle 78. Nicht etablierte Behandlungsformen: Übersicht

	ADHS	Angststörung/ PTBS	Bipolare Störung	Demenz	Depression	Schizophrenie	Abhängigkeitserkrankungen
Adrenerge Substanzen							
Betablocker (Seite 531)		+/W (Atenolol, Propranolol)			+/S/W (Pindolol)		
Schilddrüsenhormone (Seite 532)			W/S		+/S		
Prazosin (Seite 534)		+ (PTBS)					
Doxazosin (Seite 535)		VD (PTBS)					
Anti-inflammatorische Substanzen							
Celecoxib (Seite 535)			VD/W		+/S	S/W	
Glukokortikoide (Seite 536)		VD/W (PTBS)					
Minocyclin (Seite 537)					+/S	+/S	
Pioglitazon/Rosiglitazon (Seite 538)					VD/S		
Statine (Seite 538)					VD/S/W		
Dopaminerge Substanzen							
Armodafinil (Seite 539)			+/S				
Modafinil (Seite 539)	+				+/S		
Pramipexol (Seite 540)			+/S		+/S		

Tabelle 78. Nicht etablierte Behandlungsformen: Übersicht (Fortsetzung)

	ADHS	Angststörung/ PTBS	Bipolare Störung	Demenz	Depression	Schizophrenie	Abhängigkeitserkrankungen
GABAerge Substanzen							
Baclofen (Seite 541)							W (Alkohol)
Natriumoxybat (Seite 542)							+ (Alkohol)
Hormone							
Östrogen/Progesteron (Seite 543)				W	+/S/W	+/S (Frauen)	
Raloxifen (Seite 545)						+/VD/S/W	
Testosteron (Seite 546)				VD/W	S/W		
NMDA-Substanzen							
D-Cycloserin (Seite 547)	.	S/W					
Dextromethorphan/Chinidin (Seite 548)				+/VD			
Ketamin (Seite 548)					+		
Pregnenolon (Seite 549)						S/W	
Riluzol (Seite 550)		+/S/W			S/W		
5-HT$_3$ Antagonisten		+/S (Granisetron, Ondansetron)				+/VD/S (Granisetron, Ondansetron, Tropisetron)	
Verschiedene Substanzen							
ACE-Hemmer/ARB (Seite 551)		+			VD/W		
Allopurinol (Seite 552)			S/W (Manie)			S/W	
Selegilin (Seite 553)					+		

+ = Wirkung nachgewiesen, W = widersprüchliche Ergebnisse, S = synergistische/zusätzliche Effekte, VD = vorläufige Daten, PTBS = Posttraumatische Belastungsstörung, ADHS = Aufmerksamkeitsdefizit-Hyperaktivitätsstörung, ARB = Angiotensin-II-Rezeptorblocker

Adrenerge Substanzen

Betablocker, z. B. Propranolol

Betablocker haben membranstabilisierende, GABA-mimetische und präsynpatisch serotoninantagonistische (am 5-HT$_{1a}$-Rezeptor) Eigenschaften

Angststörungen/PTBS

- Es wird angenommen, dass die Hemmung der Gedächtniskonsolidierung durch das Eingreifen in die Proteinsynthese zu erklären ist. Anxiolytische Effekte resultieren eher aus der peripheren, autonomen als aus der zentralnervösen Aktivität

- Propranololdosis: bis zu 320 mg/Tag; Atenolol: 50 mg/Tag
- Propranolol und Atenolol wirken positiv auf somatische oder autonom vermittelte Angstsymptome (z. B. Tremor, Herzklopfen), wie sie bei Bühnenangst oder akuter Panik auftreten
- Hinweise auf eine Wirksamkeit bei Erwachsenen und Kindern mit PTBS – die Gabe von Propranolol nach einem traumatischen Ereignis zeigt keine Auswirkungen auf die Inzidenz von PTBS, obwohl physiologische Reaktionen im Allgemeinen abgeschwächt werden; eine frühe Verabreichung wurde mit verminderten Intrusionen und einem reduzierten Schweregrad der PTBS im Verlauf assoziiert. Eine aktuelle doppelblinde, Placebo-kontrollierte, randomisierte Studie mit 60 Erwachsenen mit PTBS zeigte positive Effekte für eine Gabe von Propranolol 90 Minuten vor einer kurzen Behandlungssitzung mit Reaktivierung der traumatischen Erinnerung (einmal wöchentlich für 6 Wochen)
- Metaanalysen weisen auf einen begrenzten Nutzen von Propranolol bei der Langzeitbehandlung von Angststörungen hin; kein Vorteil gegenüber Benzodiazepinen bei der Behandlung von Panikstörungen mit oder ohne Agoraphobie
- Vorsicht bei Patienten mit anamnestisch bzw. familienanamnestisch bekannten kardiovaskulären Problemen, Alkoholkonsum oder Asthma (Propranolol)

Literatur

- Argolo FC, Cavalcanti-Ribeiro P, Netto LR, et al. Prevention of posttraumatic stress disorder with propranolol: A meta-analytic review. J Psychosom Res. 2015;79(2):89–93. doi:10.1016/j.jpsychores.2015.04.006
- Brunet A, Saumier D, Liu A, et al. Reduction of PTSD symptoms with pre-reactivation propranolol therapy: A randomized controlled trial. Am J Psychiatry. 2018;175(5):427–433. doi:10.1176/appi.ajp.2017.17050481
- de Kleine RA, Rothbaum BO, van Minnen A. Pharmacological enhancement of exposure-based treatment in PTSD: A qualitative review. Eur J Psychotraumatol. 2013;4:21626. doi:10.3402/ejpt.v4i0.21626
- Steenen SA, van Wijk AJ, van der Heijden GJMG, et al. Propranolol for the treatment of anxiety disorders: Systematic review and meta-analysis. J Psychopharmacol. 2016; 30(2):128–139. doi:10.1177/0269881115612236

Depression

- Pindolol (5-HT_{1A}- und 5-$HT_{1B/1D}$-Rezeptorantagonist): Dosierung: zweimal 2,5–20 mg/Tag
- Nach einer Metaanalyse kann Pindolol das Ansprechen auf Antidepressiva beschleunigen, erhöht jedoch nicht die Wirksamkeit der SSRI bei Non-Respondern. Die Daten sind widersprüchlich, da die mangelnde Wirksamkeit in manchen Studien dosisbedingt gewesen oder auf einer unzureichenden zentralnervösen 5-HT_{1A}-Rezeptorbesetzung beruhen kann
- Mit Betablockern kann eine durch SSRI verursachte Akathisie behandelt werden

Literatur

- Connolly KR, Thase ME. If at first you don't succeed: A review of the evidence for antidepressant augmentation, combination and switching strategies. Drugs. 2011;71(1):43–64. doi:10.2165/11587620-000000000-00000
- Liu Y, Zhou X, Zhu D, et al. Is pindolol augmentation effective in depressed patients resistant to selective serotonin reuptake inhibitors? A systematic review and meta-analysis. See comment in PubMed Commons below Hum Psychopharmacol. 2015;30(3):132–142. doi:10.1002/hup.2465
- Martiny K, Lunde M, Bech P, et al. A short-term double-blind randomized controlled pilot trial with active or placebo pindolol in patients treated with venlafaxine for major depression. Nord J Psychiatry. 2012;66(3):147–154. doi:10.3109/08039488.2012.674553
- Portella MJ, de Diego-Adeliño J, Ballesteros J, et al. Can we really accelerate and enhance the selective serotonin reuptake inhibitor antidepressant effect?: A randomized clinical trial and a meta-analysis of pindolol in nonresistant depression. J Clin Psychiatry. 2011 Jul;72(7):962–969. doi:10.4088/JCP.09m05827blu

Schilddrüsenhormone

Modulieren adrenerge Rezeptorfunktionen, erhöhen die Effektivität vorhandener Katecholamine, steigern den Stoffwechsel

Depression

- Die Behandlung mit Levothyroxin führt zu einer Abnahme entzündlicher Zytokine, welchen eine Rolle in der Pathogenese der Depression beigemessen wird
- Dosierung: Liothyronin (Trijodthyronin; T_3): 0,005–0,05 mg/Tag; L-Thyroxin (T_4): 0,15–0,5 mg/Tag

- Es wird angenommen, dass die Augmentation mit T_3 aufgrund der individuellen Unterschiede im Schilddrüsenhormon-Stoffwechsel wirksamer ist als mit T_4
- Bei therapierefraktärer Depression können Schilddrüsenhormone die Wirkung der Antidepressiva potenzieren. Eine positive Wirkung wurde bei therapieresistenten Patienten (60 %) innerhalb der ersten 2 Wochen beobachtet; möglicherweise bei Frauen wirksamer als bei Männern; ein Abbruch des Heilversuches wird empfohlen, wenn sich nach 3 Wochen kein Ansprechen zeigt
- Eine Metaanalyse von 8 Studien (davon 4 Doppelblindstudien) mit T_3-Augmentation zeigte bei Patienten, die auf eine Behandlung mit TZA nicht angesprochen hatten, eine absolute Responserate von 23 %. Die Evidenz für die Augmentation einer SSRI-Behandlung ist begrenzt
- Eine Fallserie mit höherer T_3-Dosis (0,1 mg/Tag) über einen längeren Zeitraum zeigte eine Symptomverbesserung bei 14 von 17 therapieresistenten Patienten
- Möglicherweise behandelt T_3 eine subklinische Hypothyreose; die Konzentration freier Schilddrüsenhormone ist mit dem Schweregrad der Depression assoziiert und hat einen Einfluss auf das Behandlungsergebnis
- Eine Doppelblindstudie legt nahe, dass Liothyronin EKT-induzierte Gedächtnisstörungen bei depressiven Patienten verhindern kann
- Eine Augmentation mit T_3 bei bestehender L-Thyroxin Behandlung depressiver Patienten mit Hypothyreose zeigte keine Vorteile
- Vorübergehende unerwünschte Arzneimittelwirkungen: Schwitzen, Zittern, Nervosität, Angst, Tachykardie
- Kann zur Exazerbation einer Manie führen

Literatur

- Berent D, Zboralski K, Orzechowska A, et al. Thyroid hormones association with depression severity and clinical outcome in patients with major depressive disorder. Mol Biol Rep. 2014;41(4):2419–2425. doi:10.1007/s11033-014-3097-6
- Garlow SJ, Dunlop BW, Nemeroff CB. The combination of triiodothyronine (T3) and sertraline is not superior to sertraline monotherapy in the treatment of major depressive disorder. J Psychiatr Res. 2012;46(11):1406–1413. doi:10.1016/j.jpsychires.2012.08.009
- Joffe RT. Hormone treatment of depression. Dialogues Clin Neurosci. 2011;13(1):127–138. Retrieved from http://www.dialogues-cns.com/publication/hormone-treatment-of-depression/
- Mohagheghi A, Arfaie A, Amiri S, et al. Preventive effect of liothyronine on electroconvulsive therapy-induced memory deficit in patients with major depressive disorder: A double-blind controlled clinical trial. Biomed Res Int. 2015;2015:503918. doi:10.1155/2015/503918
- Mowla A, Kalantarhormozi MR, Khazraee S. Clinical characteristics of patients with major depressive disorder with and without hypothyroidism: A comparative study. J Psychiatr Pract. 2011;17(1):67–71. doi:10.1097/01.pra.0000393848.35132.ff
- Strawbridge R, Carter B, Marwood L, et al. Augmentation therapies for treatment-resistant depression: systematic review and meta-analysis. Br J Psychiatry 2019;214(1):42–51
- Tayde PS, Bhagwat NM, Sharma P, et al. Hypothyroidism and depression: Are cytokines the link? Indian J Endocrinol Metab. 2017; 21(6):886–892. doi:10.4103/ijem.IJEM_265_17

Bipolare Störung

- Die Verabreichung von supraphysiologischen Dosen soll depressive Symptome verbessern, indem Teile des anterioren limbischen Netzwerks moduliert werden
- Dosierung: Liothyronin (T_3): durchschnittlich 0,0904 mg/Tag, Bereich: 0,001–0,188 mg/Tag; L-Thyroxin (T_4): 0,3–0,5 mg/Tag)
- Kontroverse Ergebnisse; das Ansprechen auf die Behandlung zeigt sich meist innerhalb der ersten 2 Wochen
- Studien zu spezifischen Subgruppen der bipolaren Störung (Rapid Cycling, gemischte oder depressive bipolare Störung) haben Assoziationen mit Schilddrüsenautoantikörpern berichtet. Möglicherweise beruht die Wirkung auf der Behandlung einer klinisch nicht apparenten Hypothyreose; es wurde ein Zusammenhang zwischen erhöhtem T_3-Hormon und bipolarer affektiver Störung berichtet, betroffene Patienten weisen 2,55-mal häufiger eine Schilddrüsenfehlfunktion auf
- Hohe Dosen von L-Thyroxin sind Berichten zufolge eine wirksame Augmentation zur Erhaltungstherapie bei affektiven Störungen, die auf andere Phasenprophylaktika nicht ansprachen
- Linderung der Symptome und Verlängerung der Intervalle vor allem bei weiblichen Patienten mit Rapid Cycling; kontroverse Ergebnisse bei Männern; ergänzend zu anderen Therapien der bipolaren Störung

- Eine retrospektive Untersuchung von 159 Patienten berichtete eine Verbesserung der depressiven Symptomatik bei 84 % der Patienten mit therapieresistenter depressiver Episode bei bipolarer Störung durch eine Augmentation mit T_3; 33 % der Patienten erreichten eine Remission
- Eine aktuelle Übersichtsarbeit fasst die Evidenz einer Augmentation mit T_3 bei bipolarer Depression wie folgt zusammen: (1) Verbesserung bei 56 %, 75 % bzw. 79 % der Patienten in drei offenen Studien, (2) Verbesserung bei 89 % der Patienten in einer retrospektiven Studie, (3) Verbesserung bei 66 % der Patienten in einer Studie mit Prä-Post-Design (mirror-image design). In der vergleichenden Studie schnitt T_3 signifikant besser ab als Placebo. Die einzige randomisierte Doppelblindstudie zeigte keinen wesentlichen Unterschied zwischen T_3 und Placebo
- Es wird empfohlen, die Knochenmineraldichte bei postmenopausalen Frauen unter chronischer T_4-Therapie regelmäßig zu überprüfen

Literatur

- Bocchetta A, Traccis F, Mosca E, et al. Bipolar disorder and antithyroid antibodies: Review and case series. Int J Bipolar Disord. 2016;4(1):5. doi:10.1186/s40345-016-0046-4
- Chakrabarti S. Thyroid functions and bipolar affective disorder. J Thyroid Res. 2011;2011:306367. doi:10.4061/2011/306367
- Chen PH, Huang YJ. Remission of classic rapid cycling bipolar disorder with levothyroxine augmentation therapy in a male patient having clinical hypothyroidism. Neuropsychiatr Dis Treat. 2015;11:339–342. doi:10.2147/NDT.S76973
- Khemka D, Ali JA, Koch CA. Primary hypothyroidism associated with acute mania: Case series and literature review. Exp Clin Endocrinol Diabetes. 2011;119(8):513–7. doi:10.1055/s-0031-1277137
- Krishna VN, Thunga R, Unnikrishnan B, et al. Association between bipolar affective disorder and thyroid dysfunction. Asian J Psychiatr. 2013;6(1):42–45. doi:10.1016/j.ajp.2012.08.003
- Parmentier T, Sienaert P. The use of triiodothyronine (T3) in the treatment of bipolar depression: A review of the literature. J Affect Disord. 2018;229:410–414. doi:10.1016/j.jad.2017.12.071
- Stamm TJ, Lewitzka U, Sauer, et al. Supraphysiologic doses of levothyroxine as adjunctive therapy in bipolar depression: a randomized, double-blind, placebo-controlled study. J Clin Psychiatry. 2014;75(2):162–168. doi:10.4088/JCP.12m08305

Prazosin

α_1-adrenerger Antagonist

PTBS

- Dosierung: schrittweise Titration bis zu 20 mg/Tag; es wurden Dosen bis zu 48 mg/Tag verwendet (erfordert aufgrund der kurzen Halbwertszeit eine zwei- bis viermal/Tag Dosierung)
- Eine hohe noradrenerge Aktivität ist bei PTBS mit Hyperarousal, intrusiven Alpträumen und Schlafstörungen assoziiert und wird wahrscheinlich durch die Stimulation von α_1-adrenergen Rezeptoren im präfrontalen Kortex vermittelt
- Eine Metaanalyse kommt zu dem Schluss, dass Alpträume, Schlafstörungen (Hyperarousal, Gesamtschlafzeit und -qualität) im Rahmen einer PTBS und der Schweregrad der PTBS signifikant auf eine Behandlung mit Prazosin ansprechen
- Die Anwendung von Prazosin tagsüber soll traumabezogene Stresssymptome lindern
- Fallserien berichten über eine erfolgreiche Anwendung von hochdosiertem (bis zu 30 und 45 mg) Prazosin bei PTBS mit komorbiden therapieresistenten affektiven Störungen
- In einer retrospektiven Studie wurde berichtet, dass Prazosin bei Jugendlichen (Durchschnittsalter 13,4 ± 2,9 Jahre; 82 % weiblich) mit PTBS, von denen 76 % eine Vorgeschichte von sexuellem Missbrauch und 65 % mindestens eine komorbide psychiatrische Störung hatten, gut vertragen wurde und mit Verbesserungen bei Alpträumen und Schlaf einherging; bei Kindern wurden Dosisbereiche von 1–4 mg täglich verwendet
- Haupt-UAW sind Hypotonie, Kopfschmerzen, Schläfrigkeit und Übelkeit

Literatur

- Akinsanya A, Marwaha R, Tampi RR. Prazosin in children and adolescents with posttraumatic stress disorder who have nightmares: A systematic review. J Clin Psychopharmacol. 2017;37(1):84–88. doi:10.1097/JCP.0000000000000638
- De Berardis D, Marini S, Serroni N, et al. Targeting the noradrenergic system in posttraumatic stress disorder: A systematic review and meta-analysis of prazosin trials. Curr Drug Targets. 2015;16(10):1094–1106. doi:10.2174/1389450116666150506114108

- George KC, Kebejian L, Ruth LJ, et al. Meta-analysis of the efficacy and safety of prazosin versus placebo for the treatment of nightmares and sleep disturbances in adults with posttraumatic stress disorder. J Trauma Dissociation. 2016;17(4):494–510. doi:10.1080/15299732.2016.1141150
- Keeshin BR, Ding Q, Presson AP, et al. Use of prazosin for pediatric PTSD-associated nightmares and sleep disturbances: A retrospective chart review. Neurol Ther. 2017;6(2):247–257. doi:10.1007/s40120-017-0078-4
- Koola MM, Varghese SP, Fawcett JA High-dose prazosin for the treatment of post-traumatic stress disorder. Ther Adv Psychopharmacol. 2014;4(1):43–47. doi:10.1177/2045125313500982
- Singh B, Hughes AJ, Mehta G, et al. Efficacy of prazosin in posttraumatic stress disorder: A systematic review and meta-analysis. Prim Care Companion CNS Disord. 2016;18(4). doi:10.4088/PCC.16r01943

Doxazosin

α_1-adrenerger Antagonist

PTBS

- Dosierung: 4–16 mg/Tag (längere Halbwertszeit als Prazosin, 16–30 Stunden, kann einmal/Tag verabreicht werden
- Eine retrospektive Studie bei Patienten mit PTBS und/oder emotional-instabiler Persönlichkeitsstörung zeigte eine signifikante Reduktion traumabezogener Alpträume unter der Behandlung mit Doxazosin; 25 % zeigten nach 12 Wochen eine volle Remission hinsichtlich der Alpträume
- Eine Pilotstudie bei Kriegsveteranen ergab Hinweise zur Wirksamkeit von Doxazosin in retardierter Form

Literatur

- Roepke S, Danker-Hopfe H, Repantis D, et al. Doxazosin, an α-1-adrenergic-receptor antagonist, for nightmares in patients with posttraumatic stress disorder and/or borderline personality disorder: A chart review. Pharmacopsychiatry. 2017;50(1):26–31. doi:10.1055/s-0042-107794
- Rodgman C, Verrico CD, Holst M, et al. Doxazosin XL reduces symptoms of posttraumatic stress disorder in veterans with PTSD: A pilot clinical trial. J Clin Psychiatry. 2016;77(5):e561–e565. doi:10.4088/JCP.14m09681
- Smith C, Koola MM. Evidence for using doxazosin in the treatment of posttraumatic stress disorder, Psychiatr Ann. 2016;46(9):553–555. doi:10.3928/00485713-20160728-01

Anti-inflammatorische Substanzen

Celecoxib

Es gibt Hinweise darauf, dass Entzündungsprozesse und Immunreaktionen an der Pathophysiologie der Depression sowie der Schizophrenie beteiligt sind

Depression

- Dosierung: 200–400 mg/Tag
- Offene und doppelblinde Studien zeigen positive Effekte von Celecoxib bei der Behandlung von Patienten mit leichter/mittelschwerer Depression und komorbider internistischer Erkrankung
- Vier Studien zeigen einen Nutzen einer Augmentationsbehandlung mit Celecoxib im Vergleich zu Antidepressiva + Placebo; eine Studie berichtete, dass höhere Werte des pro-inflammatorischen Markers IL-6 ein besseres antidepressives Ansprechen auf die Augmentation mit Celecoxib vorhersagten

Literatur

- Andrade C. Antidepressant augmentation with anti-inflammatory agents. J Clin Psychiatry. 2014;75(9):975–977. doi:10.4088/JCP.14f09432
- Faridhosseini F, Sadeghi R, Farid L, et al. Celecoxib: A new augmentation strategy for depressive mood episodes. A systematic review and meta-analysis of randomized placebo-controlled trials. Hum Psychopharmacol. 2014;29(3):216–223. doi:10.1002/hup.2401

- Köhler O, Krogh J, Mors O, et al. Inflammation in depression and the potential for anti-inflammatory treatment. Curr Neuropharmacol. 2016;14(7):732–742. doi:10.2174/1570159X14666151208113700
- Majd M, Hashemian F, Hosseini SM, et al. A randomized, double-blind, placebo-controlled trial of celecoxib augmentation of sertraline in treatment of drug-naive depressed women: A pilot study. Iran J Pharm Res. 2015;14(3):891–899. Retrieved from https://www.ncbi.nlm.nih.gov/pmc/articles/PMC4518118/s

Bipolare Störung

- Der Nutzen von NSAR bei bipolarer Depression bleibt unklar, da klinische Studien widersprüchliche Ergebnisse zeigten; gleiches gilt für einen möglichen Nutzen bei der Behandlung der Manie

Literatur

- Rosenblat JD, McIntyre RS. Bipolar disorder and immune dysfunction: Epidemiological findings, proposed pathophysiology and clinical implications. Brain Sci. 2017;7(11):pii:E144. doi:10.3390/brainsci7110144

Schizophrenie

- Neuroinflammatorische Prozesse werden bei der Pathogenese der Schizophrenie impliziert. Systematische, quantitative Reviews und Metaanalysen belegen eine Alteration von Zytokinen bei Patienten mit Schizophrenie im Vergleich zu Kontrollen
- Eine Metaanalyse von 5 randomisierten, doppelblinden, Placebo-kontrollierten Studien zur NSAR-Augmentation (4 mit Celecoxib, 1 mit ASS) von Antipsychotika zeigte, dass NSAR die Symptomschwere bei Schizophrenie möglicherweise verringern können; neuere Reviews raten von der Verwendung von Aspirin (1000 mg/Tag) ab
- Zwei aktuelle Metaanalysen von 8 bzw. 6 randomisierten kontrollierten Studien berichten, dass Celecoxib als Zusatztherapie wirksam und sicher bei der Verbesserung psychotischer Symptome zu sein scheint, insbesondere bei der ersten Episode einer Schizophrenie (first-episode schizophrenia)

Literatur

- Andrade C. Anti-inflammatory strategies in the treatment of schizophrenia. See comment in PubMed Commons below Expert Rev Clin Pharmacol. 2016;9(2):161–163. doi:10.1586/17512433.2016.1095086
- Marini S, De Berardis D, Vellante F, et al. Celecoxib adjunctive treatment to antipsychotics in schizophrenia: A review of randomized clinical add-on trials. Mediators Inflamm. 2016;2016:3476240. doi:10.1155/2016/3476240
- Zheng W, Cai DB, Yang XH, et al. Adjunctive celecoxib for schizophrenia: A meta-analysis of randomized, double-blind, placebo-controlled trials. J Psychiatr Res. 2017;92:139–146. doi:10.1016/j.jpsychires.2017.04.004

Glukokortikoide

Glukokortikoiden wird eine mögliche Rolle bei der Hemmung des Abrufs von früheren aversiven Lernerfahrungen zugesprochen

PTBS

- Hydrocortison: Studien bei PTBS-Patienten zur Augmentation einer Expositionstherapie mit Hydrocortison zeigten unterschiedliche Ergebnisse
- Eine Doppelblindstudie legt nahe, dass die Gabe von niedrigdosiertem Hydrocortison (zweimal 20 mg/Tag) innerhalb von 24 Stunden nach einem Trauma ein vielversprechender Ansatz zur Prävention einer PTBS sein könnte; insbesondere in Bezug auf Vermeidungsverhalten; eine Metaanalyse zeigte, dass Hydrocortison das Risiko einer PTBS reduziert. Eine Augmentation einer längeren Expositionstherapie mit Hydrocortison führte zu einer stärkeren Reduktion der PTBS-Symptome
- Cortisol (bis zu 25 mg), verabreicht vor einer Expositionstherapie, reduziert phobische Ängste, einschließlich sozialer Phobie; Cortisol beeinflusst PTBS-relevante Gedächtnisprozesse; möglicherweise eine wirksame Behandlungsstrategie zur Reduktion von Intrusionen
- Die perioperative Verabreichung von intravenösem Dexamethason während einer Herzoperation hatte im Vergleich zu Placebo keinen positiven oder negativen Einfluss auf die Prävalenz von PTBS und Depression
- Eine 3-Jahres-Nachbeobachtung zur Bestimmung der kumulativen Inzidenz von Angstzuständen oder Depressionen bei 48.207 Patienten, die auf einer Intensivstation behandelt wurden (und vor Aufnahme einen Einzelwirkstoff oder eine Kombination aus Statinen, NSAR oder Glukokortikoiden [1440 Patienten] einnahmen), zeigte keine Unterschiede zwischen den Gruppen

Literatur

- de Kleine RA, Rothbaum BO, van Minnen A. Pharmacological enhancement of exposure-based treatment in PTSD: A qualitative review. Eur J Psychotraumatol. 2013;4:21626. doi:10.3402/ejpt.v4i0.21626

- Delahanty DL, Gabert-Quillen C, Ostrowski SA, et al. The efficacy of initial hydrocortisone administration at preventing posttraumatic distress in adult trauma patients: a randomized trial. CNS Spectr. 2013;18(2):103–111. doi:10.1017/S1092852913000096
- Holz E, Lass-Hennemann J, Streb M, et al. Effects of acute cortisol administration on perceptual priming of trauma-related material. PLoS One. 2014;9(9):e104864. doi:10.1371/journal.pone.0104864
- Kok L, Hillegers MH, Veldhuijzen DS, et al. The effect of dexamethasone on symptoms of posttraumatic stress disorder and depression after cardiac surgery and intensive care admission: Longitudinal follow-up of a randomized controlled trial. Crit Care Med. 2016;44(3):512–520. doi:10.1097/CCM.0000000000001419
- Medici CR, Gradus JL, Pedersen L, et al. No impact of preadmission anti-inflammatory drug use on Rrsk of depression and anxiety after critical illness. Crit Care Med. 2017;45(10):1635–1641. doi:10.1097/CCM.0000000000002571
- Sijbrandij M, Kleiboer A, Bisson JI, et al. Pharmacological prevention of post-traumatic stress disorder and acute stress disorder: A systematic review and meta-analysis. Lancet Psychiatry. 2015;2(5):413–421. doi:10.1016/S2215-0366(14)00121-7
- Yehuda R, Bierer LM, Pratchett LC, et al. Cortisol augmentation of a psychological treatment for warfighters with posttraumatic stress disorder: Randomized trial showing improved treatment retention and outcome. Psychoneuroendocrinology. 2015;51:589–597. doi:10.1016/j.psyneuen.2014.08.004

Minocyclin

Antibiotikum mit entzündungshemmenden und neuroprotektiven Eigenschaften (u. a. verstärkte Neurogenese, antioxidative Effekte, Anti-Glutamat-Exzitotoxizität und Herunterregulierung pro-inflammatorischer Substanzen); blockiert die Neurotoxizität von N-Methyl-D-Aspartat (NMDA)-Antagonisten, übt Wirkungen auf die NMDA-Signalwege aus; schützt vor dem Verlust grauer Substanz; moduliert frontotemporale Bereiche, die an der Pathophysiologie der Schizophrenie beteiligt sind

Depression

- Dosierung: 200 mg/Tag
- In einer Doppelblindstudie wurde berichtet, dass eine Behandlung mit 100 mg Minocyclin zweimal/Tag bei HIV/AIDS-Patienten mit leichter bis mittelschwerer depressiver Episode sicher und wirksam war
- Eine an mehreren Standorten durchgeführte, 12-wöchige, doppelblinde, Placebo-kontrollierte Pilotstudie zur Augmentation mit Minocyclin bei therapieresistenten Patienten zeigte eine Verbesserung der depressiven Symptomatik (HAMD- und CGI-Scores)
- 18 klinische Studien (einschließlich veröffentlichter und unveröffentlichter randomisierter kontrollierter Studien, offener Studien, laufender klinischer Studien und eines Fallberichts) wurden ausgewertet; 3 randomisierte kontrollierte Studien wurden analysiert, es zeigte sich eine ausgeprägte antidepressive Wirkung und gute Verträglichkeit von Minocyclin im Vergleich zu Placebo

Literatur

- Emadi-Kouchak H, Mohammadinejad P, Asadollahi-Amin A, et al. Therapeutic effects of minocycline on mild-to-moderate depression in HIV patients: A double-blind, placebo-controlled, randomized trial. Int Clin Psychopharmacol. 2016;31(1):20–26. doi:10.1097/YIC.0000000000000098
- Husain MI, Chaudhry IB, Husain N, et al. Minocycline as an adjunct for treatment-resistant depressive symptoms: A pilot randomised placebo-controlled trial. J Psychopharmacol. 2017;31(9):1166–1175. doi:10.1177/0269881117724352
- Miyaoka T, Wake R, Furuya M, et al. Minocycline as adjunctive therapy for patients with unipolar psychotic depression: An open-label study. Prog Neuropsychopharmacol Biol Psychiatry. 2012;37(2):222–226. doi:10.1016/j.pnpbp.2012.02.002
- Rosenblat JD, McIntyre RS. Efficacy and tolerability of minocycline for depression: A systematic review and meta-analysis of clinical trials. J Affect Disord. 2018;227:219–225. doi:10.1016/j.jad.2017.10.042
- Soczynska JK, Kennedy SH, Alsuwaidan M, et al. A pilot, open-label, 8week study evaluating the efficacy, safety and tolerability of adjunctive minocycline for the treatment of bipolar I/II depression. Bipolar Disord. 2017;19(3):198–213. doi:10.1111/bdi.12496

Schizophrenie

- Dosierung: 200 mg/Tag
- Doppelblindstudien und Fallserien deuten auf einen Nutzen als Augmentationstherapie bei positiven und negativen Symptomen hin; eine signifikante Verbesserung des BPRS-Faktors Angst/Depression wurde durch die Zugabe von Minocyclin zur Clozapin-Therapie beobachtet
- Zwei aktuelle Metaanalysen von 8 bzw. 6 RCT zeigten eine signifikante Überlegenheit der begleitenden Minocyclin-Behandlung gegenüber Placebo sowohl bei positiven als auch bei negativen Symptomen

- In einer Studie wurde eine Verbesserung der Aufmerksamkeit und des Gedächtnisses sowie ein Rückgang der extrapyramidalen UAW berichtet
- Gut verträglich, mit wenigen UAW

Literatur

- Chaudhry IB, Hallak J, Husain N, et al. Minocycline benefits negative symptoms in early schizophrenia: A randomised double-blind placebo-controlled clinical trial in patients on standard treatment. J Psychopharmacol. 2012;26(9):1185–1193. doi:10.1177/0269881112444941
- Chaves C, Marque CR, Maia-de-Oliveira JP, et al. Effects of minocycline add-on treatment on brain morphometry and cerebral perfusion in recent-onset schizophrenia. Schizophr Res. 2015;161(2–3):439–445. doi:10.1016/j.schres.2014.11.031
- Kelly DL, Sullivan KM, McEvoy JP, et al. Adjunctive minocycline in clozapine-treated schizophrenia patients with persistent symptoms. J Clin Psychopharmacol. 2015;35(4):374–381. doi:10.1097/JCP.0000000000000345
- Solmi M, Veronese N, Thapa N, et al. Systematic review and meta-analysis of the efficacy and safety of minocycline in schizophrenia. CNS Spectr. 2017;22(5):415–426. doi:10.1017/S1092852916000638
- Xiang YQ, Zheng W, Wang SB, et al. Adjunctive minocycline for schizophrenia: A meta-analysis of randomized controlled trials. Eur Neuropsychopharmacol. 2017;27(1):8–18. doi:10.1016/j.euroneuro.2016.11.012

Pioglitazon/Rosiglitazon

Selektive Agonisten des nuklearen Transkriptionsfaktors Peroxisom-Proliferator-aktivierter Rezeptor gamma (PPAR-γ); haben entzündungshemmende Eigenschaften

Depression

- Dosis: Pioglitazon 30 mg/Tag; Rosiglitazon 8 mg/Tag
- Rosiglitazon wurde 2010 aufgrund von damaligen Hinweisen auf ein erhöhtes Risiko für kardiovaskuläre UAW in Deutschland vom Markt genommen
- In vier doppelblinden, randomisierten, kontrollierten Studien erwies sich Pioglitazon, entweder allein oder als Zusatztherapie, als wirksamer als Placebo und konnte eine Remission der Depression induzieren. Das Ansprechen war mit einer Verbesserung von 3 Biomarkern der Insulinresistenz (Homeostatic Model Assessment [HOMA-IR], oraler Glukosetoleranztest und Nüchternplasmaglukose) und einem entzündlichen Biomarker (IL-6) unter 21 untersuchten Biomarkern verbunden
- Jüngere Patienten sprechen möglicherweise besser an
- Pioglitazon wurde mit verschiedenen UAW in Verbindung gebracht, darunter einem erhöhten Risiko für Frakturen, Gewichtszunahme und kardiovaskuläre Ereignisse

Literatur

- Colle R, de Larminat D, Rotenberg S, et al. Pioglitazone could induce remission in major depression: A meta-analysis. Neuropsychiatr Dis Treat. 2016;13:9–16. doi:10.2147/NDT.S121149
- Colle R, de Larminat D, Rotenberg S, et al. PPAR-γ agonists for the treatment of major depression: A review. Pharmacopsychiatry. 2017;50(2):49–55. doi:10.1055/s-0042-120120
- Lin KW, Wroolie TE, Robakis T, et al. Adjuvant pioglitazone for unremitted depression: Clinical correlates of treatment response. Psychiatry Res. 2015;230(3):846–852. doi:10.1016/j.psychres.2015.10.013

Statine

HMG-CoA-Reduktase-Hemmer, die die Entzündungsreaktion modulieren, indem sie die Cholesterinsynthese in der Leber verringern

Depression

- Dosierung: Lovastatin 30 mg/Tag; Simvastatin 20 mg/Tag
- Bisher widersprüchliche Daten zum Nutzen einer Augmentation mit Statinen zur Behandlung von Depressionen

Literatur

- Köhler O, Krogh J, Mors O, et al. Inflammation in depression and the potential for anti-inflammatory treatment. Curr Neuropharmacol. 2016;14(7):732–742. doi:10.2174/1570159X14666151208113700
- Köhler-Forsberg O, Gasse C, Berk M, et al. Do statins have antidepressant effects? CNS Drugs. 2017;31(5):335–343. doi:10.1007/s40263-017-0422-3

Armodafinil

R-Enantiomer von Modafinil. Wirkmechanismus: siehe Modafinil

Bipolare Störung

- Dosierung: 150–200 mg/Tag
- Doppelblinde, Placebo-kontrollierte Studien bei Patienten mit bipolarer Depression ergaben, dass die zusätzliche Gabe von Armodafinil die Symptome der Depression besserte; eine Übersichtsarbeit zeigte eine Odds Ratio von 1,47 (95 % CI, 1,20–1,81; p=.0002) für Armodafinil/Modafinil
- Zu den UAW gehören Kopfschmerzen, Übelkeit, Durchfall, Angstzustände und Schlaflosigkeit
- Schwacher Induktor von CYP 1A2 und CYP 3A4; schwacher Inhibitor von CYP 2C19. Es wurden Wechselwirkungen mit Carbamazepin durch die gegenseitige Induktion von CYP 3A4 berichtet

Literatur

- Calabrese JR, Frye MA, Yang R, et al. Efficacy and safety of adjunctive armodafinil in adults with major depressive episodes associated with bipolar 1 disorder: A randomized, double-blind, placebo-controlled, multicenter trial. J Clin Psychiatry. 2014;75(10):1054–1061. doi:10.4088/JCP.13m08951
- Darwish M, Bond M, Yang R, et al. Evaluation of the potential for pharmacokinetic drug-drug interaction between armodafinil and carbamazepine in healthy adults. Clin Ther. 2015;37(2):325–337. doi:10.1016/j.clinthera.2014.09.014
- Frye MA, Amchin J, Bauer M, et al. Randomized, placebo-controlled, adjunctive study of armodafinil for bipolar I depression: Implications of novel drug design and heterogeneity of concurrent bipolar maintenance treatments. Int J Bipolar Disord. 2015;3(1):34. doi:10.1186/s40345-015-0034-0
- Ketter TA, Amchin J, Frye MA, et al. Long-term safety and efficacy of armodafinil in bipolar depression: A 6month open-label extension study. J Affect Disord. 2016;197:51–57. doi:10.1016/j.jad.2016.02.050
- McIntyre RS, Lee Y, Zhou AJ, et al. The efficacy of psychostimulants in major depressive episodes: A systematic review and meta-analysis. J Clin Psychopharmacol. 2017;37(4):412–418. doi:10.1097/JCP.0000000000000723
- Niemegeers P, Maudens KE, Morrens M, et al. Pharmacokinetic evaluation or armodafinil for the treatment of bipolar depression. Expert Opin Drug Metab Toxicol. 2012;8(9):1189–1198. doi:10.1517/17425255.2012.708338
- Szmulewicz AG, Angriman F, Samamé C, et al. Dopaminergic agents in the treatment of bipolar depression: A systematic review and meta-analysis. Acta Psychiatr Scand. 2017;135(6):527–538. doi:10.1111/acps.12712

Modafinil

Der genaue Wirkmechanismus ist unklar. Modafinil erhöht den Dopaminspiegel im Striatum und im Nucleus accumbens, den Noradrenalinspiegel im Hypothalamus und im ventrolateralen präoptischen Nucleus sowie den Serotoninspiegel in der Amygdala und im frontalen Kortex. Zudem aktiviert Modafinil glutamaterge Schaltkreise und hemmt die GABAerge Neurotransmission

Depression

- Dosierung: 100–400 mg/Tag
- Eine Übersicht doppelblinder, offener und retrospektiver Studien kam zu dem Schluss, dass Modafinil die Restmüdigkeit und Sedierung bei Patienten, die Antidepressiva erhalten, lindern kann; Verbesserung von exekutiven Funktionen, Schläfrigkeit, Konzentration, Stimmung und Motivation möglich
- Doppelblinde und offene Studien berichteten von einer Wirkung bei Patienten mit atypischer Depression
- Eine Metaanalyse ergab einen signifikanten Nutzen der Modafinil-Augmentation in Bezug auf die Verbesserung der Depression, der Müdigkeit und der Remissionsraten bei Patienten mit unipolarer und bipolarer Depression
- In einer Placebo-kontrollierten Studie war die Kombination aus Phasenprophylaktikum + Modafinil bei der Behandlung einer bipolaren Depression der Kombination mit Placebo überlegen, ohne das Risiko einer Manie zu erhöhen
- Haupt-UAW sind Kopfschmerzen und Übelkeit; Gewichtsverlust wurde berichtet

- Niedriges Missbrauchspotenzial
- Schwacher Induktor von CYP 1A2, 2B6 und 3A4; kann die Plasmakonzentration von Medikamenten vermindern, die durch diese Enzyme abgebaut werden

Literatur

- Abolfazli R, Hosseini M, Ghanizadeh A, et al. Double-blind randomized parallel-group clinical trial of efficacy of the combination fluoxetine plus modafinil versus fluoxetine plus placebo in the treatment of major depression. Depress Anxiety. 2011;28(4):297–302. doi:10.1002/da.20801
- Goss AJ, Kaser M, Costafreda SG, et al. Modafinil augmentation therapy in unipolar and bipolar depression: A systematic review and meta-analysis of randomized controlled studies. J Clin Psychiatry. 2013;74(11):1101–1107. doi:10.4088/JCP.13r08560
- Kleeblatt J, Betzler F, Kilarski LL, et al. Efficacy of off-label augmentation in unipolar depression: A systematic review of the evidence. Eur Neuropsychopharmacol. 2017;27(5):423–441. doi:10.1016/j.euroneuro.2017.03.003

ADHS

- Dosierung: 100–425 mg/Tag in aufgeteilten Dosen
- Positive Ergebnisse in offenen und doppelblinden Studien bei Kindern im Alter von 5–15 Jahren. Kann Unaufmerksamkeit, Hyperaktivität/Impulsivität und oppositionelles Verhalten bessern. Alternative Therapieoption, wenn Anorexie die Anwendung von Psychostimulanzien einschränkt
- Eine aktuelle Metaanalyse von fünf veröffentlichten randomisierten, doppelblinden, Placebo-kontrollierten Kurzzeitstudien bei Kindern und Jugendlichen zeigte eine deutliche Verbesserung der ADHS-Symptome (zu Hause und in der Schule) mit Modafinil
- Erhöhtes Risiko für UAW im Vergleich zu Methylphenidat, Dextroamphetamin und Atomoxetin
- Modafinil und kognitive Verhaltenstherapie werden bei Patienten mit bipolarer Störung und ADHS als Therapie der zweiten Wahl angesehen
- Eine Placebo-kontrollierte, doppelblinde Studie bei Erwachsenen mit ADHS zeigte eine höhere Wirksamkeit für Modafinil (mittlere Dosis 206,8 mg/Tag) im Vergleich zu Dextroamphetamin
- Eine weitere Studie zeigte negative Ergebnisse für Modafinil (Dosierungen: 255, 340, 425 oder 510 mg/Tag) im Vergleich zu Placebo
- Häufige unerwünschte Wirkungen sind: Schlaflosigkeit, Kopfschmerzen, Übelkeit, Nervosität, Bluthochdruck, verminderter Appetit und Gewichtsverlust; bei Kindern und Jugendlichen wurden schwere dermatologische Reaktionen beobachtet

Literatur

- Arnold VK, Feifel D, Earl CQ, A 9week, randomized, double-blind, placebo-controlled, parallel-group, dose-finding study to evaluate the efficacy and safety of modafinil as treatment for adults with ADHD. J Atten Disord. 2014;18(2):133–144. doi: 10.1177/1087054712441969
- Bond DJ, Hadjipavlou G, Lam RW, et al. The Canadian Network for Mood and Anxiety Treatments (CANMAT) task force recommendations for the management of patients with mood disorders and comorbid attention-deficit/hyperactivity disorder. Ann Clin Psychiatry. 2012;24(1):23–37. Retrieved from http://www.aacp.com/Abstract.asp?AID=10217
- Keen D, Hadijikoumi I. ADHD in children and adolescents. Clin Evid. 2011;2011:0312. Retrieved fromhttp://www.ncbi.nlm.nih.gov/pmc/articles/PMC3217800/
- Wang SM, Han C, Lee SJ, et al. Modafinil for the treatment of attention-deficit/hyperactivity disorder: A meta-analysis. J Psychiatr Res. 2017;84:292–300. doi:10.1016/j.jpsychires.2016.09.034

Pramipexol

D_2/D_3-Dopamin-Rezeptoragonist; neuroprotektiv; verbessert die Schlafarchitektur

Depression

- Dosierung: 0,375–3 mg/Tag
- Nach einigen offenen und doppelblinden Studien bei bi- und unipolarer Depression als Monotherapie oder in Kombination mit TZA oder SSRI wirksam. Hohe Effektstärke (0,6–1,1); niedrige Rate für Umschläge in Manie bei bipolaren Patienten (1 % Manie, 5 % Hypomanie)
- In einer Doppelblindstudie wurde ein geringer, aber statistisch signifikanter Nutzen für die Augmentation mit Pramipexol bei therapieresistenter Depression unter Verwendung eines linearen Mixed-effects-Regressionsmodells festgestellt; es wurde jedoch kein statistisch signifikanter Unterschied bei der Last-Observation-Carried-Forward-Analyse gefunden
- Es liegen Daten zur Wirksamkeit von Pramipexol als Augmentationsbehandlung zu Antidepressiva bei therapieresistenten Patienten vor; bei einigen Patienten ist eine höhere Dosis erforderlich (3 mg/Tag)

- Eine vergleichende retrospektive Studie zeigte einen Nutzen von Pramipexol bei der Behandlung von 14 Patienten mit therapieresistenter Depression, in Kombination mit EKT oder nach teilweisem Ansprechen auf EKT; ein Patient wurde hypomanisch
- Positive Effekte bei verschiedenen Depressionssymptomen bei Patienten mit Morbus Parkinson
- Häufig unerwünschte Arzneimittelwirkungen wie Übelkeit, Sedierung und Schwindel; Berichte über zwanghaftes Verhalten und Psychose

Literatur

- Cusin C, Iovieno N, Iosifescu DV, et al. A randomized, double-blind, placebo-controlled trial of pramipexole augmentation in treatment-resistant major depressive disorder. J Clin Psychiatry. 2013;74(7):e636–e41. doi:10.4088/JCP.12m08093
- Escalona R, Fawcett J. Pramipexole in treatment-resistant depression, possible role of inflammatory cytokines. Neuropsychopharmacology. 2017;42(1):363. doi:10.1038/npp.2016.217
- Fawcett J, Rush AJ, Vukelich J, et al. Clinical experience with high-dosage pramipexole in patients with treatment-resistant depressive episodes in unipolar and bipolar depression. Am J Psychiatry. 2016;173(2):107–111. doi:10.1176/appi.ajp.2015.15060788
- Gauthier C, Souaiby L, Advenier-Iakovlev E, et al. Pramipexole and electroconvulsive therapy in treatment-resistant depression. Clin Neuropharmacol. 2017;40(6): 264–267. doi:10.1097/WNF.0000000000000253
- Harada T, Ishizaki F, Horie N, et al. New dopamine agonist pramipexole improves parkinsonism and depression in Parkinson's disease. Hiroshima J Med Sci. 2011;60(4):79–82
- Pae CU. Pramipexole augmentation in treatment-resistant major depressive disorder. Expert Rev Neurother. 2014;14(1):5–8. doi:10.1586/14737175.2014.864556
- Tundo A, de Filippis R, Proietti L. Pharmacologic approaches to treatment resistant depression: Evidences and personal experience. World J Psychiatry. 2015;5(3):330–341. doi:10.5498/wjp.v5.i3.330

Bipolare Störung

- Fallbericht zur Wirksamkeit in Kombination mit einem Phasenprophylaktikum bei einem Patienten mit therapieresistenter depressiver Episode bei Rapid Cycling
- Eine Doppelblindstudie zeigte eine 60 % Besserung bei Bipolar-II-Patienten bei Zugabe zur Lithiumtherapie

Literatur

- Dell'Osso B, Ketter TA. Assessing efficacy/effectiveness and safety/tolerability profiles of adjunctive pramipexole in bipolar depression: Acute versus long-term data. Int Clin Psychopharmacol. 2013;28(6):297–304. doi:10.1097/YIC.0b013e3283639015
- Hegde A, Singh A, Ravi M, et al. Pramipexole in the treatment of refractory depression in a patient with rapid cycling bipolar disorder. Indian J Psychol Med. 2015; 37(4):473–474. doi:10.4103/0253-7176.168614
- Mah L, Zarate CA Jr, Nugent AC, et al. Neural mechanisms of antidepressant efficacy of the dopamine receptor agonist pramipexole in treatment of bipolar depression. Int J Neuropsychopharmacol. 2011;14(4):545–551. doi:10.1017/S1461145710001203
- Szmulewicz AG, Angriman F, Samamé C, et al. Dopaminergic agents in the treatment of bipolar depression: A systematic review and meta-analysis. Acta Psychiatr Scand. 2017;135(6):527–538. doi:10.1111/acps.12712

GABAerge Substanzen

Baclofen

$GABA_B$-Rezeptoragonist

Alkoholabhängigkeit

- Übliche Dosierung: 30 mg; bis zu 400 mg/Tag bei refraktären Patienten
- Widersprüchliche Daten zur Wirksamkeit; in einigen Studien zeigte sich keine Überlegenheit im Vergleich zu Placebo
- Als Therapie der zweiten Wahl in einer Dosis von 300 mg zur Rückfallprophylaxe und Reduzierung des Alkoholkonsums in den Empfehlungen der French Alcohol Society aus dem Jahr 2015 aufgeführt, herausgegeben in Zusammenarbeit mit der European Federation of Addiction Societies

- Berichten zufolge sicher bei Patienten mit Leberzirrhose anwendbar
- Vorsicht wegen möglicher affektsteigernder Wirkungen, Missbrauchspotenzial und möglicher Intoxikationen
- Zu den wichtigsten UAW gehören Schläfrigkeit, Schwindel, Euphorie, Depression, Kopfschmerzen, Parästhesien, Sprachstörungen, Ataxie und Schlaflosigkeit – verstärkt bei höheren Dosen

Literatur

- Ghosh S, Bhuyan D. Baclofen abuse due to its hypomanic effect in patients with alcohol dependence and comorbid major depressive disorder. Clin Psychopharmacol Neurosci. 2017;15(2):187–189. doi:10.9758/cpn.2017.15.2.187
- Liu J, Wang LN. Baclofen for alcohol withdrawal. Cochrane Database Syst Rev. 2017;(8):CD008502. doi:10.1002/14651858.CD008502.pub5
- Palpacuer C, Duprez R, Huneau A, et al. Pharmacologically controlled drinking in the treatment of alcohol dependence or alcohol use disorders: A systematic review with direct and network Metaanalyses on nalmefene, naltrexone, acamprosate, baclofen and topiramate. Addiction. 2018;113(2):220–237. doi:10.1111/add.13974
- Reynaud M, Aubin HJ, Trinquet F, et al. A randomized, placebo-controlled study of high-dose baclofen in alcohol-dependent patients – the ALPADIR study. Alcohol Alcohol. 2017;52(4):439–446. doi:10.1093/alcalc/agx030
- Rolland B, Paille F, Gillet C, et al. Pharmacotherapy for alcohol dependence: The 2015 recommendations of the French Alcohol Society, issued in partnership with the European Federation of Addiction Societies. See comment in PubMed Commons below CNS Neurosci Ther. 2016;22(1):25–37. doi:10.1111/cns.12489
- Shukla L, Shukla T, Bokka, S, et al. Correlates of Baclofen Effectiveness in Alcohol Dependence. Indian J Psychol Med. 2015;37(3):370–373. doi:10.4103/0253-7176.162913
- Soyka M, Müller CA. Pharmacotherapy of alcoholism – an update on approved and off-label medications. Expert Opin Pharmacother. 2017;18(12):1187–1199. doi:10.1080/14656566.2017.1349098

Natriumoxybat

Der aktive Metabolit von Natriumoxybat ist Gammahydroxybuttersäure (GHB) und Agonist am GABA$_B$-Rezeptorkomplex sowie dem GHB-Rezeptor

Alkoholabhängigkeit

- Dosierung: 50 mg/kg dreimal/Tag
- Randomisierte, kontrollierte Studien weisen darauf hin, dass Natriumoxybat zur Behandlung eines Alkoholentzugssyndroms mindestens so wirksam ist wie Diazepam oder Clomethiazol und die Entzugssymptomatik rasch lindert. Zudem scheint Natriumoxybat mindestens so wirksam wie Naltrexon oder Disulfiram bei der Aufrechterhaltung der Abstinenz bei alkoholabhängigen Patienten zu sein
- In einem Bericht über 7 Patienten, die mit Natriumoxybat in Kombination mit Nalmefen 18 mg/Tag behandelt wurden, erreichten zwei Patienten während des ersten Monats der kombinierten Behandlung eine Alkoholabstinenz, 5 waren in der Lage, Episoden mit stark erhöhtem Konsum zu unterdrücken und 2 reduzierten den Konsum
- Patienten mit Alkoholabhängigkeit und Borderline-Persönlichkeitsstörung oder früherer Heroin- oder Kokainabhängigkeit sind aufgrund des erhöhten Missbrauchspotenzials eher nicht für eine Therapie mit Natriumoxybat geeignet

Literatur

- Caputo F, Maremmani AG, Addolorato G, et al. Sodium oxybate plus nalmefene for the treatment of alcohol use disorder: A case series. J Psychopharmacol. 2016;30(4):402–409. doi:10.1177/0269881116629126
- Keating GM. Sodium oxybate: A review of its use in alcohol withdrawal syndrome and in the maintenance of abstinence in alcohol dependence. Clin Drug Investig. 2014;34(1):63–80. doi:10.1007/s40261-013-0158-x
- Skala K, Caputo F, Mirijello A, et al. Sodium oxybate in the treatment of alcohol dependence: From the alcohol withdrawal syndrome to the alcohol relapse prevention. Expert Opin Pharmacother. 2014;15(2):245–257. doi:10.1517/14656566.2014.863278

Östrogen/Progesteron

Östrogene erhöhen die zentrale Bioverfügbarkeit von Noradrenalin, Serotonin und Acetylcholin. Sie können die Zahl der Bindungsstellen für Antidepressiva in den Thrombozyten erhöhen; Östrogene verändern auch die Dopaminsynthese, erhöhen den Dopaminumsatz und modulieren die Empfindlichkeit der Dopaminrezeptoren. Progesteron erhöht die serotonerge Aktivität. Chronische Östrogengabe verstärkt die Aktivität von Progesteron im ZNS

Depression

- Dosierung: transdermales Östrogen 100 µg/Tag, konjugierte Östrogene 0,625 mg/Tag für 21 Tage, gefolgt von Progesteron 5 mg/Tag
- Widersprüchliche Daten; eine Übersicht berichtet von einer antidepressiven Wirksamkeit bei perimenopausalen, nicht jedoch postmenopausalen Frauen
- Eine Reihe von Studien berichtet übereinstimmend von der Wirksamkeit einer Östrogentherapie zur Verbesserung der Stimmung bei Frauen in der Perimenopause. Die Wirksamkeit bei Depression im Allgemeinen oder in der Postmenopause ist jedoch eher fraglich
- Eine Doppelblindstudie zeigte, dass eine Hormonersatztherapie bei Frauen in der Postmenopause die Kognition nicht, wie zuvor angenommen, veränderte; jedoch wurden positive Effekte auf die Stimmung mit kleiner bis mittlerer Effektgröße nach 4 Jahren Anwendung von konjugierten Östrogenen (nicht nach transdermalem Östradiol) festgestellt
- Eine offene Studie legt nahe, dass die Serum-Prolaktinkonzentration mit der depressiven Symptomatik bei Frauen in den Wechseljahren korreliert
- Eine Metaanalyse berichtet, dass eine längere Exposition gegenüber endogenen Östrogenen (d.h. spätere Menopause und eine längere reproduktive Phase) mit einem geringeren Risiko für Depressionen im späteren Leben verbunden ist; zunehmende Hinweise aus der Grundlagenforschung und der klinischen Forschung deuten darauf hin, dass Schwankungen der Ovarialhormone und der daraus abgeleiteten Neurosteroide zu Veränderungen in der Regulierung der Stressachse durch GABA führen, wodurch eine größere Anfälligkeit für Depressionen entsteht
- Die maximale Wirkung kann u.U. erst nach 4 Wochen eintreten

Literatur

- Georgakis MK, Thomopoulos TP, Diamantaras AA, et al. Association of age at menopause and duration of reproductive period with depression after menopause: A systematic review and meta-analysis. JAMA Psychiatry. 2016;73(2):139–149. doi:10.1001/jamapsychiatry.2015.2653
- Gleason CE, Dowling NM, Wharton W, et al. Effects of hormone therapy on cognition and mood in recently postmenopausal women: Findings from the randomized, controlled KEEPS-cognitive and affective study. PLoS Med. 2015;12(6):e1001833. doi:10.1371/journal.pmed.1001833
- Gordon JL, Girdler SS, Meltzer-Brody SE et al. Ovarian hormone fluctuation, neurosteroids, and HPA axis dysregulation in perimenopausal depression: A novel heuristic model. Am J Psychiatry. 2015;172(3):227–236. doi:10.1176/appi.ajp.2014.14070918
- Kornstein SG, Toups M, Rush AJ,et al. Do menopausal status and use of hormone therapy affect antidepressant treatment response? Findings from the Sequenced Treatment Alternatives to Relieve Depression (STAR*D) study. J Womens Health (Larchmt). 2013;22(2):121–131. doi:10.1089/jwh.2012.3479
- Rubinow DR, Johnson SL, Schmidt PJ et al. Efficacy of estradiol in perimenopausal depression: So much promise and so few answers. Depress Anxiety. 2015;32(8):539–549. doi:10.1002/da.22391
- Scali J, Ryan J, Carrière I, et al. A prospective study of hormone therapy and depression in community-dwelling elderly women: The Three City Study. J Clin Psychiatry. 2010;71(12):1673–1679. doi:10.4088/JCP.09m05188blu
- Slopien R, Slopien A, Warenik-Szymankiewicz A. Serum prolactin concentration and severity of depression symptoms in climacteric women. Clin Exp Obstet Gynecol. 2015;42(6):749–751
- Toffol E, Heikinheimo O, Partonen T. Hormone therapy and mood in perimenopausal and postmenopausal women: A narrative review. Menopause. 2015;22(5):564–578. doi:10.1097/GME.0000000000000323

Demenz

- Östrogen verbessert die cholinerge Aktivität, vermindert neuronale Zellverluste, verbessert den Blutfluss, hat antiinflammatorische Eigenschaften und reduziert Cholesterin. Östradiol wirkt neurotrophomodulatorisch an cholinergen Neuronen des basalen Vorderhirns, von denen angenommen wird, dass sie am Lernen und Gedächtnis beteiligt sind
- Postmenopausale Frauen, die mit Östrogenen allein oder in Kombination mit Gestagenen behandelt wurden, hatten höhere Ruhe-Cortisol-Konzentrationen als Kontrollen. Die basale Cortisol-Konzentration war ein schwacher Prädiktor für Lernen und Gedächtnis; höheres Cortisol war mit besserem Gedächtnisabruf und weniger Gedächtnisfehlern assoziiert
- Mehrere Studien und große Beobachtungsstudien bei Frauen kurz nach Eintritt der Menopause zeigten, dass eine Hormonsubstitution entweder einen neutralen oder positiven Effekt auf Kognition und Stimmung hat. Im Gegensatz dazu zeigten mehrere große Studien mit Frauen im Alter von 65 Jahren und älter negative kognitive Effekte und keinen Nutzen für die Stimmung – zusammenfassend kontroverse Datenlage
- Der Zeitpunkt der Östrogeneinnahme könnte wichtig sein; eine kurzfristige Hormonsubstitution um die Menopause (kurz vorher) könnte eine sinnvolle Strategie sein, um die Entwicklung einer Demenz zu verhindern
- Der Zusammenhang zwischen endogenen Sexualhormonen und objektiven sowie subjektiven Messungen der kognitiven Funktion wurde bei 3.044 Frauen untersucht, die in einer prospektiven Kohortenstudie bis zu 23 Jahre lang beobachtet wurden. Die Plasmaspiegel von Östron, Östronsulfat, Östradiol, Androstendion, Testosteron, Dehydroepiandrosteron (DHEA) und Dehydroepiandrosteronsulfat (DHEA-S) wurden zwischen 1989 und 1990 gemessen, neuropsychologische Tests wurden zwischen 1999 und 2008 durchgeführt, und die Patientinnen wurden 2012 zur subjektiven Kognition befragt; es gab keine eindeutigen Assoziationen zwischen endogenen Hormonspiegeln in der Lebensmitte und der Kognition im späteren Leben, obwohl höhere Plasma-Östronspiegel mit einer besseren kognitiven Funktion assoziiert waren
- Eine retrospektive Analyse von 489.105 finnischen Frauen, die eine postmenopausale Hormontherapie (HT) erhielten, zeigte, dass das Risiko, an einer vaskulären Demenz zu sterben, bei der Anwendung einer systemischen HT (nur Östradiol oder Östradiol-Gestagen-Kombination) im Vergleich zu Nicht-Anwendern um 37–39 % reduziert war (weniger als 5 oder ≥ 5 Jahre Exposition). Das Risiko, an einer Alzheimer Demenz zu sterben, war bei einer systemischen HT-Anwendung von weniger als 5 Jahren nicht reduziert, aber es war leicht reduziert (15 %), wenn die HT-Exposition mehr als 5 Jahre betrug. Das Alter bei Beginn der systemischen HT-Anwendung (unter 60 vs. ≥ 60 Jahre) hatte keinen Einfluss auf die Verringerung des Sterberisikos

Literatur

- Christensen A, Pike CJ. Menopause, obesity and inflammation: Interactive risk factors for Alzheimer's disease. Front Aging Neurosci. 2015;7:130. doi:10.3389/fnagi.2015.00130
- Engler-Chiurazzi EB, Singh M, Simpkins JW. From the 90's to now: A brief historical perspective on more than two decades of estrogen neuroprotection. Brain Res. 2016;1633:96–100. doi:10.1016/j.brainres.2015.12.044
- Gleason CE, Dowling NM, Wharton W, et al. Effects of hormone therapy on cognition and mood in recently postmenopausal women: Findings from the randomized, controlled KEEPS-cognitive and affective study. PLoS Med. 2015;12(6):e1001833. doi:10.1371/journal.pmed.1001833
- Hampson E, Duff-Canning SJ. Salivary cortisol and explicit memory in postmenopausal women using hormone replacement therapy. Psychoneuroendocrinology. 2016;64:99–107. doi:10.1016/j.psyneuen.2015.11.009
- Imtiaz B, Tuppurainen M, Rikkonen T, et al. Postmenopausal hormone therapy and Alzheimer disease: A prospective cohort study. Neurology. 2017;88(11):1062–1068. doi:10.1212/WNL.0000000000003696
- Koyama AK, Tworoger SS, Eliassen AH, et al. Endogenous sex hormones and cognitive function in older women. Alzheimers Dement. 2016;12(7):758–765. doi:10.1016/j.jalz.2015.12.010
- Mikkola TS, Savolainen-Peltonen H, Tuomikoski P, et al. Lower death risk for vascular dementia than for Alzheimer's disease with postmenopausal hormone therapy users. J Clin Endocrinol Metab. 2017;102(3):870–877. doi:10.1210/jc.2016-3590
- Pike CJ. Sex and the development of Alzheimer's disease. J Neurosci Res. 2017; 95(1–2): 671–680. doi:10.1002/jnr.23827
- Uchoa MF, Moser VA, Pike CJ. Interactions between inflammation, sex steroids, and Alzheimer's disease risk factors. Front Neuroendocrinol. 2016;43:60–82. doi:10.1016/j.yfrne.2016.09.001

Schizophrenie

- Dosierung: Konjugierte Östrogene 0,625 mg/Tag; Östradiol oral = 50–200 µg/Tag; 17β-Östradiol transdermal 100–200 µg/Tag
- Die Beobachtung, dass Frauen einen späteren Beginn und geringere Symptome der Schizophrenie haben und dass es einen Anstieg der Diagnoserate nach der Menopause gibt, hat zu der Hypothese geführt, dass Östrogene eine protektive Wirkung haben könnten; Frauen benötigen im Allgemeinen niedrigere Dosen eines Antipsychotikums, obwohl eine Abnahme der antipsychotischen Wirksamkeit nach der Menopause festgestellt wurde
- Eine Literaturübersicht zeigte, dass die Östrogen-Augmentation bei Patienten mit Schizophrenie eine signifikante Wirkung auf allgemeine, positive und negative Symptome zeigte. Subgruppenanalysen ergaben signifikante Ergebnisse für Östrogene bei prämenopausalen Frauen für Gesamt-, Positiv- und Negativsymptome
- Ein weiteres Review legt nahe, dass eine zusätzliche Hormontherapie während der Perimenopause bei Frauen mit Schizophrenie psychotische und kognitive Symptome verbessert und auch affektive Symptome lindern kann. Vasomotorische, urogenitale und Schlafsymptome wurden ebenfalls reduziert
- Das Risiko für Brustkrebs und kardiovaskuläre Erkrankungen muss berücksichtigt werden

Literatur

- Brzezinski A, Brzezinski-Sinai NA, Seeman MV. Treating schizophrenia during menopause. Menopause. 2017;24(5):582–588. doi:10.1097/GME.0000000000000772
- Gogos A, Sbisa AM, Sun J, et al. A role for estrogen in schizophrenia: Clinical and preclinical findings. Int J Endocrinol. 2015;2015:615356. doi:10.1155/2015/615356
- González-Rodríguez A, Catalán R, Penadés R, et al. Antipsychotic response worsens with postmenopausal duration in women with schizophrenia. J Clin Psychopharmacol. 2016;36(6):580–587. doi:10.1097/JCP.0000000000000571
- Heringa SM, Begemann MJ, Goverde AJ, et al. Sex hormones and oxytocin augmentation strategies in schizophrenia: A quantitative review. Schizophr Res. 2015;168(3):603–613. doi:10.1016/j.schres.2015.04.002
- McGregor C, Riordan A, Thornton J. Estrogens and the cognitive symptoms of schizophrenia: Possible neuroprotective mechanisms. Front Neuroendocrinol. 2017;47:19–33. doi:10.1016/j.yfrne.2017.06.003
- Searles S, Makarewicz JA, Dumas JA. The role of estradiol in schizophrenia diagnosis and symptoms in postmenopausal women. Schizophr Res. 2018;196:35–38. doi:10.1016/j.schres.2017.05.024

Raloxifen

Selektiver Östrogenrezeptor-Modulator. Bindet am Östrogenrezeptor alpha (ESR-α), verbessert Gedächtnis und Aufmerksamkeit und normalisiert die kortikale und hippokampale Aktivität

Schizophrenie

- Dosis: 60–120 mg/Tag
- Eine Übersicht über veröffentlichte Studien zur ergänzenden Behandlung mit Raloxifen bei Männern und Frauen mit Schizophrenie zeigte gemischte Ergebnisse hinsichtlich der Verbesserung von Kognition und weiterer Schizophreniesymptome; der Nutzen hängt möglicherweise vom Alter des Patienten, der Dosierung und der Dauer der Behandlung ab
- Die begleitende Behandlung mit Raloxifen zeigte bei Männern und Frauen mit Schizophrenie positive Effekte auf Aufmerksamkeit/Verarbeitungsgeschwindigkeit und Gedächtnis
- Doppelblinde Placebo-kontrollierte Studien zeigen widersprüchliche Ergebnisse mit Raloxifen (120 mg/Tag) als Ergänzung zu Antipsychotika bei postmenopausalen Frauen: Während sich kein Effekt bei schwerer psychotischer Dekompensation zeigte, wurden positive Effekte bei therapierefraktärer Schizophrenie beobachtet
- Abwägung: Geringe Erhöhung des Risikos für venöse Thromboembolien und Endometriumkarzinom

Literatur

- Kulkarni J, Gavrilidis E, Gwini SM, et al. Effect of adjunctive raloxifene therapy on severity of refractory schizophrenia in women: A randomized clinical trial. JAMA Psychiatry. 2016;73(9):947–954. doi:10.1001/jamapsychiatry.2016.1383
- Usall J, Huerta-Ramos E, Labad J, et al. Raloxifene as an adjunctive treatment for postmenopausal women with schizophrenia: A 24week double-blind, randomized, parallel, placebo-controlled trial. Schizophr Bull. 2016;42(2):309–317. doi:10.1093/schbul/sbv149
- Weickert TW, Weickert CS. Raloxifene improves cognition in schizophrenia: Spurious result or valid effect? Front Psychiatry. 2017;8:202. doi:10.3389/fpsyt.2017.00202

- Weiser M, Levi L, Burshtein S, et al. Raloxifene plus antipsychotics versus placebo plus antipsychotics in severely ill decompensated postmenopausal women with schizophrenia or schizoaffective disorder: A randomized controlled trial. J Clin Psychiatry. 2017 Jul;78(7):e758–e765. doi:10.4088/JCP.15m10498
- Zhu XM, Zheng W, Li XH, et al. Adjunctive raloxifene for postmenopausal women with schizophrenia: A meta-analysis of randomized, double-blind, placebo-controlled trials. Schizophr Res. 2018;197:288–293. doi:10.1016/j.schres.2018.01.017

Testosteron

Testosteron ist ein $GABA_A$-Rezeptor-Modulator und inhibiert zentralnervöse $5\text{-}HT_3$-Rezeptoren

Depression

- Testosteronkonzentrationen (gesamt, frei und bioverfügbar) waren bei depressiven Männern über 45 Jahren erniedrigt; keine Assoziation bei älteren Frauen
- Dosierung: 400 mg i.m. alle 2 Wochen; Testosteron-Transdermal-Gel 1 % (10 mg/Tag), Dehydroepiandrosteron (DHEA) 30–50 mg/Tag; die Art der Verabreichung kann eine Rolle beim Ansprechen auf die Behandlung spielen
- Hohe Rate (56 %) von Depression/depressiven Symptomen bei Männern mit grenzwertig erniedrigten Testosteronwerten
- Eine prospektive Längsschnittstudie mit 3.179 älteren Männern, die zu Beginn der Studie keine klinisch signifikanten depressiven Symptome aufwiesen, zeigte, dass niedriges Serum-Gesamttestosteron, nicht aber freies Testosteron, mit dem Auftreten von Depressionen über 8,4–10,9 Jahre assoziiert war
- Eine Metaanalyse der Daten zeigte einen signifikant positiven Einfluss von Testosteron auf die Stimmung; der Effekt war bei Männern unter 60 Jahren und bei unterschwelligen Depressionen größer
- Daten deuten auf einen Nutzen als Augmentationsstrategie bei Männern mit niedrig-normalem Serum-Testosteron, die auf SSRI nicht ansprechen, hin
- Negative Ergebnisse erbrachte eine Doppelblindstudie bei hypogonadalen Männern mit Depression
- Eine Studie mit 103 Frauen zeigte einen Zusammenhang zwischen postpartaler Depression und anhaltend hohen Serum-Testosteronspiegeln 24–28 Stunden nach der Geburt (im Vergleich zu Kontrollen); Östradiol- und Progesteronspiegel zeigten keine signifikanten Unterschiede

Literatur

- Amanatkar HR, Chibnall JT, Seo BW, et al. Impact of exogenous testosterone on mood: A systematic review and meta-analysis of randomized placebo-controlled trials. Ann Clin Psychiatry. 2014;26(1):19–32. Retrieved from http://www.aacp.com/Abstract.asp?AID=11620
- Aswathi A, Rajendiren S, Nimesh A, et al. High serum testosterone levels during postpartum period are associated with postpartum depression. Asian J Psychiatr. 2015;17:85–88. doi:10.1016/j.ajp.2015.08.008
- Ford AH, Yeap BB, Flicker L, et al. Prospective longitudinal study of testosterone and incident depression in older men: The Health In Men Study. Psychoneuroendocrinology. 2016;64:57–65. doi:10.1016/j.psyneuen.2015.11.012
- Giltay EJ, van der Mast RC, Lauwen E, et al. Plasma testosterone and the course of major depressive disorder in older men and women. Am J Geriatr Psychiatry. 2017;25(4):425–437. doi:10.1016/j.jagp.2016.12.014
- Khera M, Bhattacharya RK, Blick G, et al. The effect of testosterone supplementation on depression symptoms in hypogonadal men from the Testim Registry in the US (TRiUS). Aging Male. 2012;15(1):14–21. doi:10.3109/13685538.2011.606513

Demenz

- Die normale altersbedingte Abnahme von Testosteron bei Männern ist mit einem erhöhten Risiko für verschiedene Krankheiten, einschließlich Alzheimer-Demenz, verbunden
- Hypogonadale Männer scheinen von einer Testosteron-Supplementierung nicht zu profitieren, aber kleine, kurzfristige Interventionsstudien bei eugonadalen Männern mit und ohne kognitive Beeinträchtigungen zeigten vielversprechende Ergebnisse
- Eine randomisierte, Placebo-kontrollierte Crossover-Studie zeigte eine leichte Verbesserung der globalen Kognition durch eine Testosteronbehandlung bei älteren Männern
- Die Spiegel von Testosteron, Dihydrotestosteron, Östradiol, Östron, SHBG, LH und FSH wurden bei Männern im Alter von 70 Jahren und älter zu Studienbeginn (2005–2007; n = 1.705), nach zwei (2007–2009; n = 1.367) und fünf Jahren (2010–2013; n = 958) gemessen; eine Veränderung aller untersuchten Hormone, mit Ausnahme von Östradiol, war signifikant mit einem kognitiven Abbau verbunden. Männer, die zu Beginn der Studie eine Demenz hatten, wiesen ein signifikant stärkeres Absinken des Serumtestosteronspiegels auf

Literatur

- Carcaillon L, Brailly-Tabard S, Ancelin ML, et al. Low testosterone and the risk of dementia in elderly men: Impact of age and education. Alzheimers Dement. 2014;10(5 Suppl.):S306–S314. doi:10.1016/j.jalz.2013.06.006
- Giagulli VA, Guastamacchia E, Licchelli B, et al. Serum testosterone and cognitive function in ageing male: Updating the evidence. Recent Pat Endocr Metab Immune Drug Discov. 2016;10(1):22–30. doi:10.2174/1872214810999160603213743
- Hsu B, Cumming RG, Waite LM, et al. Longitudinal relationships between reproductive hormones and cognitive decline in older men: The Concord Health and Ageing in Men Project. J Clin Endocrinol Metab. 2015;100(6):2223–2230. doi:10.2174/1871527315666151110125704
- Pike CJ. Sex and the development of Alzheimer's disease. J Neurosci Res. 2017; 95(1–2): 671–680. doi:10.1002/jnr.23827
- Uchoa MF, Moser VA, Pike CJ. Interactions between inflammation, sex steroids, and Alzheimer's disease risk factors. Front Neuroendocrinol. 2016;43:60–82. doi:10.1016/j.yfrne.2016.09.001
- Wahjoepramono EJ, Asih PR, Aniwiyanti V, et al. The effects of testosterone supplementation on cognitive functioning in older men. CNS Neurol Disord Drug Targets. 2016;15(3):337–343. doi:10.1016/j.jalz.2013.06.006

NMDA-Substanzen

D-Cycloserin

„Superagonist" an NMDA-Rezeptoren mit GluN2C-Untereinheiten; agiert unter bestimmten Umständen als Antagonist an NMDA-Rezeptoren mit GluN2B-Untereinheiten

Angsterkrankungen

- Studien an Tieren und an Patienten mit Angststörungen zeigten eine Verbesserung der Gedächtniskonsolidierung nach einmaliger oder intermittierender Gabe von D-Cycloserin
- Dosierung: 50–500 mg/Tag
- Einzelne Studien haben vielversprechende Ergebnisse berichtet, aber Metaanalysen stellen den Nutzen von D-Cycloserin bei der Verstärkung verhaltenstherapeutischer Effekte zur Therapie von Angststörungen (Erwachsene, Kinder und Jugendliche), PTBS, Panikstörung, sozialer Phobie, spezifischer Phobie und Zwangsstörung in Frage; die Wirksamkeit wird durch die gleichzeitige Einnahme von Antidepressiva nicht verändert
- Eine Metaanalyse legt nahe, dass D-Cycloserin die Geschwindigkeit oder Effizienz einer Expositionsbehandlung erhöhen kann
- Nach vorläufigen Daten kann eine intermittierende Therapie Angst- und Negativsymptome bei Schizophrenie verbessern und in Kombination mit kognitiver Verhaltenstherapie für Wahnvorstellungen das Lernen verbessern
- Möglicher Nutzen bei Autismus-Spektrum-Störungen hinsichtlich des Trainings sozialer Fähigkeiten
- Unerwünschte Wirkungen sind Sedierung, Kopfschmerzen, erhöhte Ängstlichkeit und Unruhe

Literatur

- Bürkner PC, Bittner N, Holling H, et al. D-cycloserine augmentation of behavior therapy for anxiety and obsessive-compulsive disorders: A meta-analysis. PLoS One. 2017;12(3):e0173660. doi:10.1371/journal.pone.0173660
- Goff DC. D-cycloserine in schizophrenia: New strategies for improving clinical outcomes by enhancing plasticity. Curr Neuropharmacol. 2017;15(1):21–34 doi:10.2174/1570159X14666160225154812
- Hofmeijer-Sevink MK, Duits P, Rijkeboer MM, et al. No effects of D-cycloserine enhancement in exposure with response prevention therapy in panic disorder with agoraphobia: A double-blind, randomized controlled Trial. J Clin Psychopharmacol. 2017;37(5):531–539. doi:10.1097/JCP.0000000000000757
- Mataix-Cols D, Fernández de la Cruz L, Monzani B, et al. D-cycloserine augmentation of exposure-based cognitive behavior therapy for anxiety, obsessive-compulsive, and posttraumatic stress disorders: A systematic review and meta-analysis of individual participant data. JAMA Psychiatry. 2017;74(5):501–510. doi:10.1001/jamapsychiatry.2016.3955
- McGuire JF, Wu ms, Piacentini J, et al. A meta-analysis of D-cycloserine in exposure-based treatment: Moderators of treatment efficacy, response, and diagnostic remission. J Clin Psychiatry. 2017;78(2):196–206. doi:10.4088/JCP.15r10334

- Ori R, Amos T, Bergman H, et al. Augmentation of cognitive and behavioural therapies (CBT) with d-cycloserine for anxiety and related disorders. Cochrane Database Syst Rev. 2015;5:CD007803. doi:10.1002/14651858.CD007803.pub2
- Wink LK, Minshawi NF, Shaffer RC, et al. D-cycloserine enhances durability of social skills training in autism spectrum disorder. Mol Autism. 2017;8:2. doi:10.1186/s13229-017-0116-1

Dextromethorphan-Chinidin

Dextromethorphan ist ein NMDA-Rezeptor-Antagonist. Chinidin hemmt den schnellen First-Pass-Metabolismus von Dextromethorphan und erhöht dadurch dessen Plasmaspiegel; in den USA und der EU zugelassen (Nuedexta; in Deutschland, Österreich und der Schweiz nicht im Handel verfügbar) zur Behandlung des pseudobulbären Affektes (PBA – unkontrollierbare Episoden von Weinen und/oder Lachen)

Demenz

- Agitation und Aggression waren bei Patienten mit Alzheimer-Demenz unter der Therapie im Vergleich zu Placebo (doppelblinde Studie) signifikant reduziert; auch bei Medikation der zuvor mit Placebo behandelten Patienten
- Scheint auch bei PBA bei Demenz zu wirken (offene Studie)
- Unerwünschte Ereignisse waren Stürze, Kopfschmerzen, Harnwegsinfektionen und Diarrhoe; kognitive Beeinträchtigungen, Sedierung oder klinisch signifikante QTc-Zeit-Verlängerungen traten nicht auf

Literatur

- Cummings JL, Lyketsos CG, Peskind ER, et al. Effect of dextromethorphan-quinidine on agitation in patients with Alzheimer disease dementia: A randomized clinical trial. JAMA. 2015;314(12):1242–1254. doi:10.1001/jama.2015.10214
- Doody RS, D'Amico S, Cutler AJ, et al. An open-label study to assess safety, tolerability, and effectiveness of dextromethorphan/quinidine for pseudobulbar affect in dementia: PRISM II results. CNS Spectr. 2016;21(6):450–459. doi:10.1017/S1092852915000620

Ketamin

Nicht kompetitiver NMDA-Rezeptor-Antagonist; hat ein komplexes pharmakologisches Profil und beeinflusst zahlreiche Rezeptoren; antidepressive Wirkungen scheinen mit einer Erhöhung der glutamatergen Neurotransmission im präfrontalen Kortex verbunden zu sein

Depression

- Dosierung: 0,1–0,75 mg/kg, verabreicht über 2–100 Minuten (intravenös in subanästhetischer Dosierung); intranasale Dosis: 50–80 mg alle 2–3 Tage; sublingualer Sirup 8–16 mg/Tag; andere Verabreichungsformen: oral, transmukosal, intramuskulär und subkutan
- Das S-Enantiomer von racemischem Ketamin (Esketamin) ist für die Behandlung therapieresistenter depressiver Episoden zugelassen (siehe Seite 101)
- Schnelle antidepressive Wirkung von niedrigdosiertem intravenösem Ketamin bei schweren depressiven Störungen, bipolarer Depression und Depression mit Suizidgedanken; die Behandlung führt zu einer schnellen Reduktion von Suizidalität
- Eine Metaanalyse bestätigt die Wirksamkeit von Ketamin bei depressiven Störungen (unipolare und bipolare Depression) sowohl in der Mono- als auch in der Kombinationstherapie, mit und ohne EKT. Ähnlich wie bei entsprechenden Cochrane-Reviews wurde die Evidenz durch einen möglichen Bias und kleine Fallzahlen als limitiert angesehen
- Ketamin scheint keinen unspezifischen stimmungsaufhellenden Effekt zu haben, sondern wirkt gezielt auf Kernsymptome der Depression wie gedrückte Stimmung, Suizidalität, Hilflosigkeit und Wertlosigkeit
- Bei Kombination mit Propofol während einer EKT-Behandlung zeigten sich unterschiedliche Ansprechraten
- Die antidepressive Wirkung ist vorübergehend (Eintritt innerhalb von Stunden nach der Verabreichung, Höhepunkt nach ca. einem Tag, Wiederauftreten der Symptomatik nach 3–21 Tagen); der Nutzen kann über Wochen bis Monate aufrechterhalten werden, wenn die Ketamin-Sitzungen in Abständen von 2–4 Tagen fortgesetzt werden; Fallserien deuten darauf hin, dass D-Cycloserin das Ansprechen auf Ketamin verlängern kann
- Wiederholte Infusionen von intravenösem Ketamin (bis zu 0,75 mg/kg) wurden zur Ergänzung einer Therapie bei behandlungsresistenten Depressionen eingesetzt, wobei über ein kurzzeitiges Ansprechen, insbesondere nach wiederholten Infusionen, berichtet wurde

- Zu den unerwünschten Arzneimittelwirkungen gehören ein vorübergehender Anstieg des Blutdrucks und der Herzfrequenz, Benommenheit, Sedierung, Verwirrung, emotionale Abstumpfung und dissoziative Symptome; akute Beeinträchtigungen des Arbeits-, episodischen und semantischen Gedächtnisses wurden sowohl bei Konsumenten als auch bei gesunden Probanden berichtet und können bei chronischem Gebrauch anhalten. Fallbericht über eine Manie bei einem Patienten mit unipolarer Depression
- Medikamente, die CYP 2B6 und CYP 3A4 induzieren, können die Ketaminexposition verringern, Inhibitoren können die Ketaminexposition erhöhen; gleichzeitige Einnahme von Benzodiazepinen kann die antidepressive Wirkung von Ketamin vermindern, Medikamente (wie Lamotrigin), die die glutamaterge Signalübertragung hemmen, können die unerwünschten Wirkungen von Ketamin verringern
- Es bestehen Bedenken hinsichtlich eines Missbrauchspotenzials von Ketamin; Fallbericht über eine Depression nach chronischem Missbrauch von Ketamin

Literatur

- Andrade C. Ketamine for depression, 1: Clinical summary of issues related to efficacy, adverse effects, and mechanism of action. J Clin Psychiatry. 2017;78(4):e415–e419. doi:10.4088/JCP.17f11567
- Andrade C. Ketamine for depression, 2: Diagnostic and contextual indications. J Clin Psychiatry. 2017;78(5):e555–e558. doi:10.4088/JCP.17f11629
- Andrade C. Ketamine for depression, 4: In what dose, at what rate, by what route, for how long, and at what frequency? J Clin Psychiatry. 2017;78(7):e852–e857. doi:10.4088/JCP.17f11738
- Andrade C. Ketamine for depression, 5: Potential pharmacokinetic and pharmacodynamic drug interactions. J Clin Psychiatry. 2017;78(7):e858–e861. doi:10.4088/JCP.17f11802
- Banwari G, Desai P, Patidar P, et al. Ketamine-induced affective switch in a patient with treatment-resistant depression. Indian J Pharmacol. 2015;47(4):454–455. doi:10.4103/0253-7613.161277
- Cusin C, Ionescu DF, Pavone KJ, et al. Ketamine augmentation for outpatients with treatment-resistant depression: Preliminary evidence for two-step intravenous dose escalation. See comment in PubMed Commons below Aust N Z J Psychiatry. 2017;51(1):55–64. doi:10.1177/0004867416631828
- Ionescu DF, and Papakostas GI. Experimental medication treatment approaches for depression. Transl Psychiatry. 2017;7(3):e1068. doi:10.1038/tp.2017.33
- Li CT, Chen MH, Lin WC, et al. The effects of low-dose ketamine on the prefrontal cortex and amygdala in treatment-resistant depression: A randomized controlled study. Hum Brain Mapp. 2016;37(3):1080–1090. doi:10.1002/hbm.23085
- Mathew SJ, Shah A, Lapidus K, et al. Ketamine for treatment-resistant unipolar depression: Current evidence. CNS Drugs. 2012;26(3):189–204. doi:10.2165/11599770-000000000-00000
- Sanacora G, Frye, MA, McDonald W, et al. A consensus statement on the use of ketamine in the treatment of mood disorders. JAMA Psychiatry. 2017;74(4):399–405. doi:10.1001/jamapsychiatry.2017.0080

Pregnenolon

Neurosteroid; moduliert exzitatorische, glutamaterge NMDA-Rezeptoren (reduziert die Reaktion des $GABA_A$-Rezeptors)

Schizophrenie

- Dosierung: 30–50 mg/Tag
- Vorläufige Studien deuten auf eine vielversprechende Wirkung als Augmentationstherapie bei Schizophrenie und schizoaffektiver Störung hin; Wirksamkeit auf positive und negative Symptome
- Eine niedrigdosierte Augmentation (30 mg/Tag) zeigte zudem eine signifikante Verbesserung von extrapyramidalmotorischen Störungen sowie der Aufmerksamkeit und des Arbeitsgedächtnisses
- Eine doppelblinde Studie, in der Pregnenolon 50 mg mit L-Theanin 400 mg (im Vergleich zu Placebo) zur Ergänzung aktueller Antipsychotika bei Patienten mit chronischer Schizophrenie oder schizoaffektiver Störung eingesetzt wurde, zeigte eine signifikante Verbesserung von Negativsymptomen wie Affektverflachung, Alogie und Anhedonie. Zudem Abnahme ängstlicher Stimmung, Anspannung und kardiovaskulärer Symptome sowie Zunahme der allgemeinen Funktionsfähigkeit
- Eine randomisierte doppelblinde Studie bei 82 stationären Patienten mit chronischer Schizophrenie erbrachte negative Ergebnisse

Literatur

- Kardashev A, Ratner Y, Ritsner ms. Add-on pregnenolone with L-theanine to antipsychotic therapy relieves negative and anxiety symptoms of schizophrenia: An 8week, randomized, double-blind, placebo-controlled trial. Clin Schizophr Relat Psychoses. 2015 Jul 28. [Epub ahead of print]. doi:10.3371/CSRP.KARA.070415
- Kashani L, Shams N, Moazen-Zadeh E, et al. Pregnenolone as an adjunct to risperidone for treatment of women with schizophrenia: A randomized double-blind placebo-controlled clinical trial. J Psychiatr Res. 2017;94:70–77. doi:10.1016/j.jpsychires.2017.06.011
- Keller WR, Kum LM, Wehring HJ, et al. A review of anti-inflammatory agents for symptoms of schizophrenia. J Psychopharmacol. 2013;27(4):337–342. doi:10.1177/0269881112467089

Riluzol

Riluzol inaktiviert spannungsabhängige Natriumkanäle an glutamatergen Nervenendigungen und blockiert dadurch die glutamaterge Neurotransmission, blockiert einige der postsynaptischen Effekte von Glutaminsäure durch nicht kompetitive Blockade der NMDA-Rezeptoren und blockiert die GABA-Wiederaufnahme

Angsterkrankungen/ Zwangsstörung

- Dosierung: 50–100 mg zweimal/Tag
- Mehrere Studien haben eine Wirksamkeit bei der Behandlung von Zwangsstörungen, Trichotillomanie, Essstörungen und Skin-Picking gezeigt
- Offene Studien, Fallserien und Doppelblindstudien deuten auf einen Nutzen der Riluzol-Augmentation bei Erwachsenen mit behandlungsresistenter Zwangsstörung hin; die Daten sind widersprüchlich, da in einer anderen Doppelblindstudie keine signifikante klinische Besserung, sondern nur ein Trend festgestellt wurde. Kein Hinweis auf einen Nutzen bei der Behandlung von Kindern unter Maximaldosierung
- Offene Studien haben eine Wirksamkeit als alleinige Behandlung oder als Augmentation bei generalisierter Angststörung gezeigt
- Riluzol wird von Erwachsenen und Kindern gut vertragen; häufige unerwünschte Arzneimittelwirkungen sind Kopfschmerzen, Übelkeit und Müdigkeit. Erhöhung der Transaminasen (führte nicht zum Absetzen); Fälle von Pankreatitis bei Kindern

Literatur

- Coric V, Milanovic S, Wasylink S, et al. Beneficial effects of the antiglutamatergic agent riluzole in a patient diagnosed with obsessive-compulsive disorder and major depressive disorder. Psychopharmacology (Berl). 2003;167:219–220. doi:10.1007/s00213-003-1396-z
- Emamzadehfard S, Kamaloo A, Paydary K, et al. Riluzole in augmentation of fluvoxamine for moderate to severe obsessive-compulsive disorder: Randomized, double-blind, placebo-controlled study. Psychiatry Clin Neurosci. 2016;70(8):332–341. doi:10.1111/pcn.12394
- Grant PJ, Joseph LA, Farmer CA, et al. 12week, placebo-controlled trial of add-on riluzole in the treatment of childhood-onset obsessive-compulsive disorder. Neuropsychopharmacology. 2014;39(6):1453–1459. doi:10.1038/npp.2013.343
- Grant P, Song JY, Swedo SE. Review of the use of the glutamate antagonist riluzole in psychiatric disorders and a description of recent use in childhood obsessive-compulsive disorder. J Child Adolesc Psychopharmacol. 2010;20(4):309–315. doi:10.1089/cap.2010.0009
- Pittenger C, Bloch MH, Wasylink S, et al. Riluzole augmentation in treatment-refractory obsessive-compulsive disorder: A pilot randomized placebo-controlled trial. J Clin Psychiatry. 2015;76(8):1075–1084. doi:10.4088/JCP.14m09123
- Rynn M, Puliafico A, Heleniak C, et al. Advances in pharmacotherapy for pediatric anxiety disorders. Depress Anxiety. 2011;28:76–87. doi:10.1002/da.20769

Depression

- Dosierung: 50–200 mg/Tag
- Doppelblinde und offene Studien sowie Fallberichte berichten eine Wirksamkeit von Riluzol als Augmentationstherapie bei mittelschwerer Depression
- In einer doppelblinden, Placebo-kontrollierten Studie an Patienten mit bipolarer Depression zeigte sich kein Nutzen von Riluzol im Vergleich zu Placebo

Literatur

- Ionescu DF, Papakostas GI. Experimental medication treatment approaches for depression. Transl Psychiatry. 2017;7(3): e1068. doi:10.1038/tp.2017.33
- Park LT, Lener ms, Hopkins M, et al. A double-blind, placebo-controlled, pilot study of riluzole Mmnotherapy for acute bipolar depression. J Clin Psychopharmacol. 2017;37(3):355–358. doi:10.1097/JCP.0000000000000693
- Salardini E, Zeinoddini A, Mohammadinejad P, et al. Riluzole combination therapy for moderate-to-severe major depressive disorder: A randomized, double-blind, placebo-controlled trial. J Psychiatr Res. 2016;75:24–30. doi:10.1016/j.jpsychires.2016.01.003

5-HT_3-Antagonisten

Granisetron, Ondansetron, Tropisetron

5-HT_3-Rezeptor-Antagonisten verursachen eine erhöhte Freisetzung von Noradrenalin, Acetylcholin und Serotonin in verschiedenen Schaltkreisen des Gehirns

Zwangsstörung

- Dosis: Ondansetron 1–8 mg/Tag; Granisetron 1 mg zweimal/Tag
- Granisetron wurde 2020 in Deutschland und 2013 in der Schweiz vom Markt genommen, ist aber in Österreich erhältlich
- Ondansetron wurde als Augmentation einer Therapie mit SSRI bei Patienten mit Zwangsstörungen in mehreren Studien, Granisetron in einer Studie angewendet. Beide Medikamente zeigten eine Wirksamkeit in offenen Studien und eine Überlegenheit gegenüber Placebo in doppelblinden Studien

Literatur

- Andrade C. Ondansetron augmentation of serotonin reuptake inhibitors as a treatment strategy in obsessive-compulsive disorder. J Clin Psychiatry. 2015;76(1):e72–e75. doi:10.4088/JCP.14f09704
- Serata D, Kotzalidis GD, Rapinesi C, et al. Are 5HT_3 antagonists effective in obsessive-compulsive disorder? A systematic review of literature. Hum Psychopharmacol. 2015;30(2):70–84. doi:10.1002/hup.2461

Schizophrenie

- Dosis: Granisetron 1 mg zweimal/Tag, Ondansetron 4–16 mg, oder Tropisetron 5–20 mg in Kombination mit Antipsychotika
- Eine Metaanalyse ergab einen Nutzen von 5-HT_3-Antagonisten bei Patienten mit „stabiler" Schizophrenie hinsichtlich der Negativsymptomatik und der generellen Psychopathologie, ohne dass sich ein Einfluss auf die Positivsymptomatik zeigte
- Die primäre UAW bei Kombination war Obstipation

Literatur

- Andrade C. Nonsteroidal anti-inflammatory drugs and 5HT_3 serotonin receptor antagonists as innovative antipsychotic augmentation treatments for schizophrenia. J Clin Psychiatry. 2014;75(7):e707–e709. doi:10.4088/JCP.14f09292
- Garay RP, Bourin M, de Paillette E, et al. Potential serotonergic agents for the treatment of schizophrenia. See comment in PubMed Commons below Expert Opin Investig Drugs. 2016;25(2):159–170. doi:10.1517/13543784.2016.1121995

Verschiedene Substanzen

ACE-Hemmer/ Angiotensin1-Rezeptor-Blocker (ARB)

Es wird angenommen, dass der Renin-Angiotensin-Weg an der Vermittlung von Stress und Angst und möglicherweise Depression beteiligt ist (zusätzlich zu seiner Wirkung auf die kardiovaskuläre Regulierung)

Angsterkrankungen/ PTBS

- Es bestehen Daten zu einem Zusammenhang zwischen der Verschreibung eines ACE-Hemmers oder ARB und verminderten Symptomen einer PTBS. Andere Blutdruckmedikamente (z. B. Betablocker, Calciumkanalblocker und Diuretika) zeigen keine ähnlichen Effekte
- Das Renin-Angiotensin-System könnte bei der PTBS eine Rolle spielen, da die Einnahme von ACE-Hemmern/ARB mit geringeren Symptomen assoziiert wurde. Personen mit einem bestimmten Polymorphismus im ACE-Gen (CC rs4311-Genotyp) scheinen mehr zu profitieren
- Eine Metaanalyse von 11 Studien ergab, dass ACE-Hemmer und ARB im Vergleich zu Placebo oder anderen blutdrucksenkenden Medikamenten mit einer verbesserten allgemeinen Lebensqualität, positivem Wohlbefinden und geringerer Angst assoziiert waren

Literatur

- Brownstein DJ, Salagre E, Köhler C, et al. Blockade of the angiotensin system improves mental health domain of quality of life: A meta-analysis of randomized clinical trials. Aust N Z J Psychiatry. 2018;52(1):24–38. doi:10.1177/0004867417721654
- Khoury NM, Marvar PJ, Gillespie CF, et al. The rennin-angiotensin pathway in posttraumatic stress disorder: Angiotensin-converting enzyme inhibitors and angiotensin receptor blockers are associated with fewer traumatic stress symptoms. J Clin Psychiat. 2012;73(6):849–855. doi:10.4088/JCP.11mo07316
- Nylocks KM, Michopoulos V, Rothbaum AO, et al. An angiotensin-converting enzyme (ACE) polymorphism may mitigate the effects of angiotensin-pathway medications on posttraumatic stress symptoms. Am J Med Genet B Neuropsychiatr Genet. 2015;168B(4):307–315. doi:10.1002/ajmg.b.32313

Depression

- Vorläufige Daten deuten auf eine Rolle des Angiotensin-Systems bei der Pathophysiologie der Depression hin; ACE-Hemmer und ARB sollen oxidativen und entzündlichen Stress reduzieren und die Neurogenese fördern
- Fallberichte und Beobachtungsstudien zeigen, dass ACE-Hemmer und ARB positive Effekte auf Depressionen haben können, während andere Antihypertensiva dies nicht tun; bisher keine Placebo-kontrollierten Doppelblindstudien
- Die Daten sind widersprüchlich; in einer randomisierten Placebo-kontrollierten Studie bei 284 Patienten mit koronarer Herzkrankheit und Depression sagte die Verwendung von ACE-Hemmern ein schlechteres Ansprechen auf Citalopram voraus

Literatur

- Vian J, Pereira C, Chavarria V, et al. The renin–angiotensin system: A possible new target for depression. BMC Med. 2017;15(1):144. doi:10.1186/s12916-017-0916-3

Allopurinol

Xanthinoxidase-Hemmer, der möglicherweise die Konzentration von Adenosin, einem Neuromodulator dopaminerger und glutamaterger Systeme, erhöht. Hat eventuell wegen seiner antioxidativen Eigenschaften neuroprotektive Effekte

Bipolare Störung

- Dosierung: 300 mg ein- bis zweimal/Tag
- Erhöhte Harnsäurespiegel wurden bei Medikamenten-naiven Patienten mit bipolarer Störung während ihrer ersten manischen Episode beobachtet; ein Zusammenhang zwischen manischen Symptomen, Harnsäureausscheidung, Hyperurikämie und Gicht wurde beschrieben
- Bei Patienten mit akuter Manie war die Wahrscheinlichkeit einer Remission nach 4 Wochen in der Behandlungsgruppe (Valproat 15–20 mg/kg + 300 mg Allopurinol zweimal täglich) 23-mal höher als in der Kontrollgruppe (Valproat 15–20 mg/kg + Placebo)
- Es wurden zwei Metaanalysen von 5 Studien durchgeführt; diese bestätigen, dass Allopurinol eine gewisse Wirksamkeit als Augmentationstherapie bei der Behandlung akuter manischer Episoden haben könnte, insbesondere bei Patienten mit ausgeprägten Symptomen
- In einer Doppelblindstudie wurden negative Ergebnisse berichtet. In einigen Studien zeigten Probanden mit eingeschränktem Koffeinkonsum ein stärkeres Ansprechen im Vergleich zu Koffeinkonsumenten

Literatur

- Bartoli F, Crocamo C, Clerici M, et al. Allopurinol as add-on treatment for mania symptoms in bipolar disorder: Systematic review and meta-analysis of randomised controlled trials. Br J Psychiatry. 2017;210(1):10–15. doi:10.1192/bjp.bp.115.180281
- Chen AT, Malmstrom T, Nasrallah HA. Allopurinol augmentation in acute mania: A meta-analysis of placebo-controlled trials. J Affect Disord. 2018;226:245–250. doi:10.1016/j.jad.2017.09.034
- Jahangard L, Soroush S, Haghighi M, et al. In a double-blind, randomized and placebo-controlled trial, adjuvant allopurinol improved symptoms of mania in in-patients suffering from bipolar disorder. Eur Neuropsychopharmacol. 2014;24(8):1210–1221. doi:10.1016/j.euroneuro.2014.05.013
- Weiser M, Burshtein S, Gershon AA et al. Allopurinol for mania: A randomized trial of allopurinol versus placebo as add-on treatment to mood stabilizers and/or antipsychotic agents in manic patients with bipolar disorder. Bipolar Disord. 2014;16(4):441–447. doi:10.1111/bdi.12202

Schizophrenie

- Dosierung: 300 mg ein- bis zweimal/Tag
- Obwohl Doppelblindstudien und Fallserien darauf hindeuteten, dass die Zugabe von Allopurinol zu einem Antipsychotikum bei therapieresistenten Patienten zu einer Verbesserung der Positivsymptome führt, zeigte ein systematisches Review, dass Allopurinol bei allen primären Endpunkten bei Schizophrenie keine Überlegenheit gegenüber Placebo zeigte
- Bei 3 % der Patienten treten Hautausschläge auf. Berichte über frühe Leukozytose, Eosinophilie und Erhöhung der Transaminasen liegen vor

Literatur

- Hirota T, Kishi T. Adenosine hypothesis in schizophrenia and bipolar disorder: A systematic review and meta-analysis of randomized controlled trial of adjuvant purinergic modulators. Schizophr Res. 2013;149(1–3):88–95. doi:10.1016/j.schres.2013.06.038
- Weiser M, Gershon AA, Rubenstein K, et al. A randomized controlled trial of allopurinol vs. placebo added on to antipsychotics in patients with schizophrenia or schizoaffective disorder. Schizophr Res. 2012;138(1):35–38. doi:10.1016/j.schres.2012.02.014

Selegilin

Selegilin ist ein Monoaminoxidase-B-Inhibitor und als transdermales Pflaster in den USA zur Behandlung depressiver Episoden zugelassen. Durch die MAO-B-Hemmung wird der Dopaminabbau gehemmt, bei höheren Dosierungen wird auch MAO-A inhibiert

Depression

- In Deutschland ist Selegilin nur zur Behandlung bei Morbus Parkinson zugelassen, nicht für Depression
- Metaanalysen aus randomisierten und kontrollierten Studien belegen die Wirksamkeit von Selegilin auf depressive Episoden, atypische Depressionen und Depression bei Morbus Parkinson
- Bei Selegilin muss, wie bei der Einnahme von irreversiblen MAO-Hemmern, eine spezielle Diät eingehalten werden

Literatur

- Huang YH, Chen JH, Loh EW, et al. The effect of monoamine oxidase-B inhibitors on the alleviation of depressivesymptoms in Parkinson's disease: meta-analysis of randomized controlled trials. Ther Adv Psychopharmacol. 2021 Jan 18;11:2045125320985993. doi: 10.1177/2045125320985993
- Pae CU, Patkar AA, Jang S, et al. Efficacy and safety of selegiline transdermal system (STS) for the atypical subtype of major depressive disorder: pooled analysis of 5 short-term, placebo-controlled trials. CNS Spectr. 2014 Aug;19(4):324-9. doi: 10.1017/S1092852913000655
- Robinson DS, Gilmor ML, Yang Y, et al. Treatment effects of selegiline transdermal system on symptoms of major depressive disorder: a meta-analysis of short-term, placebo-controlled, efficacy trials. Psychopharmacol Bull. 2007;40(3):15-28.PMID: 18007565

PHYTOPHARMAKA

Allgemeine Hinweise

- Obwohl Pharmakotherapie in den meisten Indikationen als Behandlung der ersten Wahl empfohlen wird, verwenden Patienten zunehmend Phytopharmaka. Diese Verwendung ist zumeist selbstverordnet (60 %) und erfolgt oftmals ohne Wissen der ärztlichen Behandler (75 %). In einer Studie verwendeten 34 % der Probanden Phytopharmaka zur Behandlung einer affektiven Störung, die Hälfte davon nahm zusätzlich ärztlich verordnete verschreibungspflichtige Pharmaka ein. In einer anderen Studie konnte belegt werden, dass 63 % der stationär wegen einer psychiatrischen Erkrankung aufgenommenen Patienten innerhalb der letzten zwölf Monate alternativmedizinische Therapien verwendet hatten. 79 % dieser Patienten hatten dieses nicht ihren ärztlichen Behandlern mitgeteilt. Der weit verbreitete Gebrauch von Phytopharmaka bei psychiatrischen Erkrankungen erfordert, dass die Behandler Chancen, Risiken und relevante Wechselwirkungen kennen
- Der Schwerpunkt dieses Kapitels liegt auf dem Wirksamkeitsnachweis und der Sicherheit einiger oft verwendeter Phytopharmaka. Da bei den meisten Substanzen die optimale Wirkdosis unbekannt ist, werden die bestuntersuchte Dosis und die diskutierten Wirkmechanismen dargestellt
- Für Phytopharmaka gelten in Deutschland nicht die gleichen strengen gesetzlichen Regelungen für die Medikamentenzulassung wie für andere Pharmaka. Wirksamkeitsnachweise in Form von Doppelblindstudien liegen nicht immer vor; für toxikologische Untersuchungen bestehen weniger strenge Vorschriften
- Da es sich bei Phytopharmaka nicht um chemisch definierte Substanzen handelt, kann es Unterschiede bei der Extraktion geben, so dass eine vergleichbare Qualitätskontrolle wie bei anderen Pharmaka nicht möglich ist. Die Produkte können durch andere Pflanzen oder Chemikalien verunreinigt sein
- Manche der hier aufgeführten Substanzen sind in Form von Nahrungsergänzungsmitteln verfügbar; auch hier gelten die genannten Einschränkungen hinsichtlich der mangelnden Daten zur Verträglichkeit

Tabelle 79. Phytopharmaka: Übersicht

Phytopharmakon	ADHS	Alzheimer	Angst	Bipolare Störung	Depression	Schizophrenie	Schlafstörungen
Ginkgo biloba (Seite 555)		W/+	VD/+			VD/S/+	
Melatonin (Seite 557)							W/+
Omega-3-Fettsäuren (Seite 558)	W	VD		W/S/+	W/S/+	W	
S-Adenosyl-L-Methionin (Seite 561)					W/S/+		
Johanniskraut (Seite 563)			VD/W		+/lmD		
Silexan (Seite 563)			+				

Tabelle 79. Phytopharmaka: Übersicht (Fortsetzung)

Phytopharmakon	ADHS	Alzheimer	Angst	Bipolare Störung	Depression	Schizophrenie	Schlafstörungen
Baldrian (Seite 565)			VD				W/+
Vitamine (Seite 566)							
Vitamin B		VD			VD/S	VD/+	
Vitamin B_9		VD			VD/S		
Vitamin C		VD				VD	
Vitamin E		W				VD/S	

+ = positive Befunde, VD = vorläufige Daten, W = widersprüchliche Studienlage, S = synergistische/zusätzliche Effekte, SB = Sicherheitsbedenken, lmD = nur leichte und mittelschwere Depressionen

Für die folgenden Phytopharmaka bzw. Nahrungsergänzungsmittel liegen kontrollierte Untersuchungen zur Wirksamkeit vor, die allerdings z. T. methodische Mängel aufweisen:

- Ginkgo biloba
- Inositol
- Melatonin
- Omega-3-Fettsäuren
- S-Adenosyl-L-Methionin (SAM)
- Silexan (Lavendelölextrakt)
- Johanniskraut (Hypericum perforatum)
- Baldrian (Valeriana edulis und Valeriana officinalis)
- Vitamine C, E und B_6

Ginkgo biloba

Verfügbare Präparationen

Handelsnamen Deutschland	Handelsnamen Österreich	Handelsnamen Schweiz
Duogink®, Gingobeta®, gingko von ct®, Ginkgo Stada®, Ginkgopur®, Kaveri®, Rökan®, Tebonin®	Ceremin®, Tebofortan®, Teborin®	Demonataur® Gingko, Geriaforce®, Gingosol®, Oxivel Ginkgo-Dragées®, Oxivel Ginkgo-Tonic®, Symfona N®, Tanakene®, Tebofortin®

Allgemeine Hinweise

- Aktive Ginkgolide aus den Nüssen und Blättern des ältesten Laubbaums der Welt, des Ginkgo-Baums. Standardisierte Produkte enthalten Flavon-Glykoside (24 %) und Terpenoide (6 %). Die aktiven Substanzen sollen zu einer Vasodilatation und zu einem verstärkten Blutfluss in Kapillargefäßen und Endarterien führen, antioxidative Eigenschaften haben (freie-Radikal-Fänger) oder die cholinerge Transmission durch eine Acetylcholinesterasehemmung fördern. Eine Plättchenaggregationshemmung wird durch eine Hemmung des plättchenaktivierenden Faktors und Hemmung der kollagen- und ADP-induzierten Plättchenaggregation erreicht. Gingko-Präparate zeigten neuroprotektive Effekte wie die Reduktion des zytotoxischen Effektes von β-Amyloid auf hippocampale Neurone und werden häufig von älteren Patienten verwendet. Eine Verschreibungsfähigkeit ist in weiten Teilen Europas gegeben
- Nebenwirkungen (selten): Ängstlichkeit, Nervosität, emotionale Labilität, Depression, Kopfschmerzen, Schwindel, Herzrasen, gastrointestinale Beschwerden, Kontaktdermatitis, allergische Hautreaktionen. Spontanes Auftreten von Hämatomen und Blutungen wurden beobachtet. Sehr hohe Dosen können Unruhe, Diarrhoe, Übelkeit und Erbrechen auslösen. Krampfanfälle wurden berichtet (Ginkgo kann den GABA-Spiegel senken)
- Zur Vermeidung gastrointestinaler Beschwerden wird eine Startdosis von 20 mg täglich empfohlen
- Kann die Thrombozytenaggregation hemmen; Vorsicht bei einer gleichzeitigen Behandlung mit Antikoagulanzien, nicht steroidalen Antiphlogistika oder Acetylsalizylsäure, Wirkungsverstärkung und Blutungsneigung möglich
- Die Blutungszeit kann verlängert werden, die klinische Relevanz wird noch kontrovers diskutiert
- Wechselwirkungen: hemmt CYP 2C9 und 2C19; kann mit Medikamenten Wechselwirkungen haben, die über diese Isoenzyme verstoffwechselt werden. Reduziert den Omeprazolspiegel um 42 %. Hemmt den Abbau von Warfarin, dieser pharmakokinetische Effekt scheint bei Phenprocoumon möglich, jedoch klinisch nicht relevant zu sein. Potenziert die Wirkungen von Medikamenten, die die Krampfschwelle senken

Alzheimer-Demenz

- Der bestuntersuchte Dosisbereich liegt bei 120–240 mg/Tag verteilt auf 2–3 Einnahmezeitpunkte; für eine wirksame Therapie ist eine Behandlung über 6–8 Wochen notwendig
- Einige kontrollierte Studien weisen darauf hin, dass Ginkgo-Extrakte die Durchblutung fördern, Thrombosen vermindern und kognitive Leistungen bei Demenz, chronischer zerebrovaskulärer Insuffizienz und Hirntraumata verbessern können. Besserungen ergaben sich bei Gedächtnis, Konzentration, Ermüdbarkeit, Angst und depressiver Verstimmung (widersprüchliche Daten)
- Nach einer Metaanalyse und randomisierten kontrollierten Studien zeigten sich Besserungen des Gedächtnisses bei Alzheimer- und vaskulärer Demenz; widersprüchliche Daten

Literatur

- Birks J, Grimley EJ. Cochrane Database Syst Rev. 2002;4:CD 003120
- Saw JT, Bahari MB, Ang HH, Lim YH. Potential drug-herb interaction with antiplatelet/anticoagulant drugs. Complement Ther Clin Pract. 2006 Nov;12(4):236–41
- Mazza M, Capuano A, Bria P, et al. Ginkgo biloba and donepezil: a comparison in the treatment of Alzheimer's dementia in a randomized placebo-controlled double-blind study. Eur J Neurol. 2006;13(9):981–985
- Mintzer JE. The Search for Better Noncholinergic Treatment Options for Alzheimer's Disease. Clin Psychiatry. 2003;64 Suppl 9:S18–S22
- Scott GN, Elmer GW. Update on natural product-drug interactions. Am J Health Syst Pharm. 2002;59(4):339–347
- Scott GN. Pharmacist's Letter 2005;21:210910
- Nasab NM, Bahrammi MA, Nikpour, et al. Efficacy of rivastigmine in comparison to ginkgo for treating Alzheimer's dementia. J Pak Med Assoc. 2012;62(7):677–680
- Singh V, Singh SP, Chan K. Review and meta-analysis of usage of ginkgo as an adjunct therapy in chronic schizophrenia. Int J Neuropsychopharmacol. 2010; 13(2):251–271. doi:10.1017/S1461145709990654
- Weinmann S, Roll S, Schwarzbach C, et al. Effects of Ginkgo biloba in dementia: Systematic review and meta-analysis. BMC Geriatr. 2010;10:14. doi:10.1186/1471-2318-10-14
- Woelk H, Arnoldt KH, Kieser M, et al. Ginkgo biloba special extract EGb 761 in generalized anxiety disorder and adjustment disorder with anxious mood: A randomized, double-blind, placebo-controlled trial. J Psychiatr Res. 2007;41(6):472–480. doi:10.1016/j.jpsychires.2006.05.004

- Yuan Q, Wang C, Shi J, et al. Effects of Ginkgo biloba on dementia: An overview of systematic reviews. J Ethnopharmacol. 2017;195:1–9. doi:10.1016/j.jep.2016.12.005
- Zhang WF, Tan YL, Zhang XY, et al. Extract of ginkgo biloba treatment for tardive dyskinesia in schizophrenia: A randomized, double-blind, placebo-controlled trial. J Clin Psychiatry. 2011;72(5):615–621. doi:10.4088/JCP.09m05125yel
- Solomon PR, Adams F, Silver A, et al. JAMA. 2002;288(7):835–840

Schizophrenie

- Dosis: dreimal 120–360 mg/Tag
- Nach einer Doppelblindstudie kann Ginkgo die Wirkung von Haloperidol auf positive und negative Symptome bei therapierefraktären Patienten verstärken und EPS abmildern

Literatur

- Atmaca M, Tezcan E, Kuloglu M, et al. Psychiatry Clin Neurosci. 2005;59(6):652–656

Angststörungen

- Nach einer Doppelblindstudie besserte ein Ginkgo-Extrakt Angstsymptome bei Patienten mit generalisierter Angststörung oder Anpassungsstörungen
- Die meist verwendete Dosis liegt zwischen 240–480 mg täglich

Literatur

- Woelk H, Arnoldt KH, Kieser M, Hoerr R. Ginkgo biloba special extract EGb 761® in generalized anxiety disorder and adjustment disorder with anxious mood: A randomized, double-blind, placebo-controlled trial. J Psychiatr Res. 2007;41(6):472–80

Melatonin

Allgemeine Hinweise

- Melatonin ist ein Hormon, das in der Zirbeldrüse synthetisiert wird, um zirkadiane Rhythmen zu steuern. Es findet auch Anwendung zur Behandlung des Jetlags. Es gibt keine bekannte Standardisierung für Melatonin. Die Synthese und Freisetzung von Melatonin werden von Dunkelheit stimuliert und von Licht gehemmt. Melatonin wirkt auf Melatonin-MT_1- und MT_2-Rezeptoren im Nucleus suprachiasmaticus. Die Wirkung wird in einem Effekt auf die zirkadiane Rhythmik und den Schlafanstoß gesehen. Die Spitzen in der physiologischen Melatoninausschüttung liegen zwischen 02.00 Uhr und 04.00 Uhr nachts. Im Alter zwischen 1-3 Jahren sind die Melatonin-Konzentrationen am höchsten

Primäre Insomnie

- Dosierung: Bei Schlafstörungen werden 0,3–10 mg täglich empfohlen, die 30–120 Minuten vor dem Schlafen eingenommen werden. Eine exogene Melatoninzufuhr scheint keinen Effekt auf die endogene Produktion oder Sekretion zu haben. Die Spitzenkonzentrationen werden innerhalb von 60 Minuten erreicht, es gibt eine Metabolisierung in der Leber mit einer Eliminationshalbwertszeit zwischen 20 und 50 Minuten. Bei Einschlafstörungen empfehlen sich Galeniken mit schneller Freisetzungskinetik, bei Durchschlafstörungen sind retardierte Formulierungen sinnvoller
- Effekte von Melatonin auf den Schlaf sind gering ausgeprägt, die klinische Signifikanz ist fraglich
- Bei der primären Insomnie wurde gezeigt, dass Melatonin die Schlaflatenz bei kurzfristiger Anwendung (4 Wochen oder kürzer) um 15 Minuten verkürzen kann. Die klinische Signifikanz ist fraglich
- Eine Metaanalyse von 19 Studien zeigte, das Melatonin bei Patienten mit primären Schlafstörungen im Vergleich zu Placebo signifikant den Schlaf verbessern konnte: die Einschlaflatenz wurde um 7–9 Minuten verkürzt, die gesamte Schlafdauer wurde um 8,25 Minuten verlängert, die Schlafqualität nahm zu. Untersuchungen mit längerer Dauer und höheren Dosierungen zeigten größere Effekte
- Melatonin könnte bei älteren Patienten eine höhere Wirkstärke haben, da es in dieser Patientengruppe gelegentlich verringerte Melatoninausschüttungen nachts gibt. Bei Patienten mit Schlafstörungen und Demenz wurde kein Effekt gefunden
- Melatonin könnte für Insomnie-Patienten von Nutzen sein, bei denen konventionelle Hypnotika problematisch sind

- Es gibt Einzelfallberichte, nach denen Melatonin Benzodiazepinentzugssyndrome mindern kann. Ein möglicher Zusammenhang wäre auf pathophysiologischer Ebene zu postulieren, da der Entzug von Benzodiazepinen die nächtliche Melatoninproduktion vermindert
- Es gibt Hinweise auf einen Nutzen für Dosierungen von 2–10 mg täglich bei Kindern mit ADHS oder Autismus-Spektrum-Störungen und Kindern mit neurologischen und Verhaltensstörungen, die unter schwerer Schlaflosigkeit leiden
- Unerwünschte Wirkungen sind selten. Melatonin ist wahrscheinlich am sichersten bei kurzzeitigem Einsatz in Dosierungen von täglich 5 mg oder weniger. Bei höheren Dosierungen wurden Bauchkrämpfe, Kopfschmerzen, Schwindel, Tagesmüdigkeit und erhöhte Reizbarkeit beschrieben. Bei sehr hohen Dosierungen über 75 mg täglich können depressive Symptome, Koagulationsstörungen und die Hemmung der Ovulation auftreten
- Wechselwirkungen: Vorsicht bei Patienten mit Antikoagulation. Sedierende zentralnervöse Substanzen wie Benzodiazepinen oder Alkohol sollten vermieden werden

Literatur

- Bendz LM, Scates AC. Melatonin treatment for insomnia in pediatric patients with attention-deficit/hyperactivity disorder. Ann Pharmacother. 2010;44(1):185–191. doi:10.1345/aph.1M365
- Ferracioli-Oda E, Qawasmi A, Bloch MH. Meta-analysis: Melatonin for the treatment of primary sleep disorders. PLoS One. 2013;8(5):e63773. doi:10.1371/journal.pone.0063773
- Wasdell MB, Jan JE, Bomben MM, et al. A randomized, placebo-controlled trial of controlled release melatonin treatment of delayed sleep phase syndrome and impaired sleep maintenance in children with neurodevelopmental disabilities. J Pineal Res. 2008 Jan;44(1):57–64.doi: 10.1111/j.1600-079X.2007.00528.x

Omega-3-Fettsäuren

Allgemeine Hinweise

- Omega-3-Fettsäuren sind in Fischölen (z. B. Makrelen, Heilbutt oder Lachs ca. 1 g pro 100 g Fisch), Blattgemüse, Nüssen und in Leinsamen- oder Rapsöl enthalten. Sie können nicht vom Körper synthetisiert werden. Sie sollen die Membranzusammensetzung an Neuronensynapsen und die Signalübertragung oder die Monoaminoxidase beeinflussen können. 20 % des Trockengewichtes des Gehirns und 33 % des Fettgehaltes bestehen aus Omega-3-Fettsäuren. Ein Mangel an Omega-3-Fettsäuren wurde in vielen Studien mit einer Vielzahl psychiatrischer Erkrankungen in Zusammenhang gebracht. Zu den Omega-3-Fettsäuren gehören Arachidon- (AA), Eicosapentaen- (EPA) und Docosahexaensäure (DHA). Die Verträglichkeit ist bei 3–4 g täglich gut, gelegentlich werden gastrointestinale Symptome wie ein fischiger Nachgeschmack oder Aufstoßen berichtet (zur Vermeidung: Kühlung oder Einnahme zu den Mahlzeiten). Der Effekt von Antihypertensiva kann verstärkt werden. Das Blutungsrisiko kann bei Dosierungen über 3 g täglich erhöht sein, das LDL-Cholesterin kann in diesem Dosisbereich um 5–10 % erhöht werden

Bipolare Störung

- Dosierung: 1–2 g EPA täglich
- Nach vorläufigen Doppelblindstudien hatten Patienten mit einer bipolaren Störung, die zu ihrer üblichen Medikation Fischölpräparate einnahmen, längere Remissionsphasen als placebo-behandelte Patienten
- Nach epidemiologischen Daten gibt es einen Zusammenhang zwischen dem Konsum von Meeresfrüchten und einer geringeren Lebenszeitprävalenz von Depressionen oder Bipolar-I- und Bipolar-II-Störungen
- Ein Review integrierte fünf Studien unterschiedlicher Qualität. Eine qualitativ hochwertige Studie über 12 Wochen zeigte positive Effekte der Augmentation von konventionellen Stimmungsstabilisatoren mit 1 g EPA täglich auf Depression, aber nicht auf Manie. Eine andere Studie fand nach 16 Wochen keinen Effekt von 6 g EPA täglich zusätzlich zur konventionellen Therapie auf depressive oder manische Symptome gegenüber konventioneller Therapie plus Placebo
- Nach Fallberichten kam es nach der Einnahme von Omega-3-Fettsäuren-haltigen Nahrungsergänzungsmitteln zu Hypomanie, Manie oder gemischten Episoden

Literatur

- Ciappolino V, Delvecchio G, Agostoni C, et al. The role of n-3 polyunsaturated fatty acids (n-3PUFAs) in affective disorders. J Affect Disord. 2017;224:32–47. doi:10.1016/j.jad.2016.12.034
- Freeman MP, Hibbeln JR, Wisner KL, et al. Omega-3 fatty acids: evidence basis for treatment and future research in psychiatry. J Clin Psychiatry. 2006;67(12):1954–1967
- Hibbeln JR. Fish consumption and major depression. Lancet 1998;351:1213
- Noaghiul S, Hibbeln JR. Cross-national comparisons of seafood consumption and rates of bipolar disorders. Am J Psychiatry. 2003;160(12):2222–2227
- Osher Y, Bersudsky Y, Belmaker RH. Omega-3 eicosapentaenoic acid in bipolar depression: Report of a small open-label study. J Clin Psychiatry. 2005;66(6):726–729

Depression

- Dosierung: 1–4 g (EPA und DHA) täglich
- Epidemiologische Studien zeigten einen statistischen Zusammenhang zwischen hohem Fischkonsum und verminderter Depressionshäufigkeit
- Die Evidenz in der Depressionsbehandlung ist widersprüchlich, was durch die unterschiedlichen Präparate, Diagnosen (mit oder ohne Komorbidität), unterschiedliche Studiendauer und Schweregrade bedingt ist
  - Bessere Behandlungseffekte wurden bei Patienten mit ärztlicher Diagnosestellung gefunden (Im Vergleich zu selbstdiagnostizierter Depression)
  - In einem 19 Studien betrachtendem Review zeigten Patienten mit einem Präparat mit über 60 % EPA einen signifikanten Effekt, der bei Dosierungen unter 60 % EPA nicht mehr signifikant war
  - Eine Cochrane-Metaanalyse von 26 RCT zeigte einen geringen bis moderaten Effekt von Omega-3-Fettsäuren zur Behandlung einer Depression mit fraglicher klinischer Relevanz
- Bei der Verwendung zusätzlich zur konventionellen Therapie zeigten sich widersprüchliche Ergebnisse:
  - Patienten mit Sertralin (50 mg) plus Omega-3-Fettsäuren (55 % EPA, 2 g täglich) hatten keinen Nutzen gegenüber Sertralin plus Placebo
  - Patienten mit Omega-3-Fettsäuren (80 % EPA, 2 g täglich) plus Citalopram (8 Wochen) zeigten eine signifikante Reduktion in den HAMD-Werten im Vergleich zu Placebo
  - Bei Behandlung mit 1 g EPA oder 20 mg Fluoxetin oder einer Kombination beider Substanzen (8 Wochen) war die Kombination nach 4 Wochen signifikant wirksamer
- Es gibt Hinweise auf eine Korrelation zwischen einer Unterversorgung mit Omega-3-Fettsäuren und depressiven Symptomen in der Schwangerschaft und im Wochenbett; eine Studie mit 126 Frauen mit erhöhtem Depressionsrisiko fand jedoch keinen Unterschied bei depressiven Symptomen zwischen EPA-, DHA- und Placebo-Gruppe

Literatur

- Appleton KM, Sallis HM, Perry R, et al. Omega-3 fatty acids for depression in adults. Cochrane Database Syst Rev. 2015;(11):CD004692. doi:10.1002/14651858.CD004692.pub4
- Bloch MH, Hannestad J. Omega-3 fatty acids for the treatment of depression: Systematic review and meta-analysis. Mol Psychiatry. 2012;17(12):1272–1282. doi:10.1038/mp.2011.100
- Gertsik L, Poland RE, Bresee C, et al. Omega-3 fatty acid augmentation of citalopram treatment for patients with major depressive disorder. J Clin Psychopharmacol. 2012;32(1):61–64. doi:10.1097/JCP.0b013e31823f3b5f
- Jazayeri S, Tehrani-Doost M, Keshavarz SA, et al. Comparison of therapeutic effects of omega-3 fatty acid eicosapentaenoic acid and fluoxetine, separately and in combination, in major depressive disorder. Aust N Z J Psychiatry. 2008;42(3):192–198. doi:10.1080/00048670701827275
- Lin PY, Mischoulon D, Freeman MP, et al. Are omega-3 fatty acids antidepressants or just mood-improving agents? The effect depends upon diagnosis, supplement preparation, and severity of depression. Mol Psychiatry. 2012;17(12):1161–1163. doi:10.1038/mp.2012.111
- Martins JG, Bentsen H, Puri BK. Eicosapentaenoic acid appears to be the key omega-3 fatty acid component associated with efficacy in major depressive disorder: A critique of Bloch and Hannestad and updated meta-analysis. Mol Psychiatry. 2012;17(12):1144–1149. doi:10.1038/mp.2012.25
- Mozurkewich EL, Clinton CM, Chilimigras JL, et al. The Mothers, Omega-3, and Mental Health Study: a double-blind, randomized controlled trial. Am J Obstet Gynecol 2013;208:313.e1–9

- Ravindran AV, Lam RW, Filteau MJ, et al. Canadian Network for Mood and Anxiety Treatments (CANMAT) Clinical guidelines for the management of major depressive disorder in adults. V. Complementary and alternative medicine treatments. J Affect Disord. 2009;117(Suppl. 1):S54–64. doi:10.1016/j.jad.2009.06.040
- Ross BM, Seguin J, Sieswerda LE. Omega-3 fatty acids as treatments for mental illness: Which disorder and which fatty acid? Lipids Health Dis. 2007;6:21. doi:10.1186/1476-511X-6-21
- Syblette ME, Ellis SP, Geant AL, et al. Meta-analysis of the effects of eicosapentaenoic acid (EPA) in clinical trials in depression. J Clin Psych. 2011;72(12):1577–1584. doi:10.4088/JCP.10m06634

Schizophrenie

- Dosierung: 1–4 g (EPA und DHA) täglich
- Vorläufige Daten lassen auf einen Zusammenhang zwischen einem starken Konsum von Omega-3-Fettsäuren und geringer ausgeprägten Symptomen einer Schizophrenie schließen; eine Metaanalyse kam allerdings zum Schluss, dass die bisherigen Ergebnisse widersprüchlich sind. Es wird angenommen, dass Ethyleicosapentanoat die Phospholipase A_2 hemmt, die bei Schizophrenen in ihrer Aktivierung gesteigert zu sein scheint, und möglicherweise für die bei Schizophrenen gefundene Depletion von Arachnoidsäure und roten Zellphopholipiden verantwortlich ist
- In einer kleinen, doppelblinden, placebo-kontrollierten, randomisierten Studie über 6 Monate verbesserte eine tägliche Behandlung mit 2,2 g EPA und DHA den Funktionszustand im PANSS-Score bei Patienten mit erstmaliger schizophrener Erkrankung
- Eine Metaanalyse über 6 Studien kam zum Ergebnis, dass EPA Symptome einer Schizophrenie nicht verbessert
- Ein systematischer Review über 8 Studien mit Behandlungsdauer zwischen 6–16 Wochen mit EPA gegen Placebo beschrieb eine geringeren Dosisbedarf von Antipsychotika, um vergleichbare Behandlungsergebnisse zu erreichen
- Eine randomisierte, placebo-kontrollierte Studie berichtete bei Jugendlichen bzw. jungen Erwachsenen unter 1,2 g Ethyleicosapentanoat täglich eine geringere Progressionsrate von unterschwelligen psychotischen Symptomen zum Vollbild einer erstmaligen Psychose
- Berichte über Besserung einer tardiven Dyskinesie
- Eine Mischung aus EPA und DHA (180:120 mg) und den Vitaminen E und C (400 IU:500 mg) zweimal täglich für 4 Monate besserte den psychopathologischen Befund bei Schizophrenen signifikant
- Nach einer Übersicht über Doppelblindstudien kann Ethyleicosapentanoat (2 g/Tag) die Wirkung von Clozapin bei therapierefraktären Patienten augmentieren

Literatur

- Amminger GP, Schäfer MR, Papageorgiou K, et al. Long-chain omega-3 fatty acids for indicated prevention of psychotic disorders: A randomized, placebo-controlled trial. Arch Gen Psychiatry. 2010;67(2):146–154. doi:10.1001/archgenpsychiatry.2009.192
- Arvindakshan M, Ghate M, Ranjekar PK, et al. Supplementation with a combination of omega-3 fatty acids and antioxidants (vitamins E and C) improves the outcome of schizophrenia. Schizophr Res. 2003;62(3):195–204
- Emsley R, Myburgh C, Oosthuizen P, et al. Randomized, placebo-controlled study of ethyl-eicosapentaenoic acid as supplemental treatment in schizophrenia. Am J Psychiatry. 2002;159(9):1596–1598
- Fenton WS, Dickerson F, Boronow J, et al. A placebo-controlled trial of omega-3 fatty acid (ethyl eicosapentaenoic acid) supplementation for residual symptoms and cognitive impairment in schizophrenia. Am J Psychiatry. 2001;158(12):2071–2074
- Freeman MP, Hibbeln JR, Wisner KL, et al. Omega-3 fatty acids: evidence basis for treatment and future research in psychiatry. J Clin Psychiatry. 2006;67(12):1954–1967
- Kontaxakis VP, Ferentinos PP, Havaki-Kontaxakis BJ, et al. Randomized controlled augmentation trials in clozapine-resistant schizophrenic patients: a critical review. Eur Psychiatry. 2005;20:409–415
- Pawelczyk T, Grancow-Grabka M, Kotlicka-Antczak M, et al. A randomized controlled study of the efficacy of si-month supplementation with concentrated fish oil rich in omega-3 polyunsaturated fatty acids in first episode schizophrenia. J Psychiatr Res. 2016;73:34–44. doi:10.1016/j.jpsychires.2015.11.013
- Peet M, Horrobin DF, Study Group E-EM. A dose-ranging exploratory study of the effects of ethyl-eicosapentaenoate in patients with persistent schizophrenic symptoms. J Psychiatr Res. 2002;36(1):7–18

Alzheimer-Demenz

- Dosierung: 1–4 g (EPA und DHA) täglich
- Daten zeigen einen Zusammenhang zwischen einem ausgeprägten Konsum ungesättigter Fettsäuren und einem verminderten Risiko für kognitive Leistungseinbußen
- Epidemiologische Studien zeigen Hinweise darauf, dass Omega-3-Fettsäuren die kognitive Leistungsfähigkeit bei prädemenziellen Syndromen verbessern, nicht jedoch bei Demenzen

Literatur

- Kalmijn S, Launer LJ, Ott A, et al. Dietary fat intake and the risk of incident dementia in the Rotterdam Study. Ann Neurol. 1997;42:776–782
- Montgomery P, Richardson AJ. Omega-3 fatty acids for bipolar disorder. Cochrane Database Syst Rev. 2008;2:CD005169. doi:10.1002/14651858.CD005169.pub2
- Morris MC, Evans DA, Bienias JL, et al. Dietary fats and the risk of incident Alzheimer disease. Arch Neurol. 2003;60(7):940–946
- Morris MC, Evans DA, Tangney CC, et al. Fish consumption and cognitive decline with age in a large community study. Arch Neurol. 2005;62(12):1849–1853
- Solfrizzi V, Colacicco AM, Introno AD, et al. Dietary intake of unsaturated fatty acids and age-related cognitive decline: a 8.5-year follow-up of the Italian Longitudinal Study on Aging. Neurobiol Aging. 2006;27(11):1694–1704
- Solfrizzi V, Frisardi V, Capurso C, et al. Dietary fatty acids and predementia syndromes. ScientificWorldJournal. 2009;9:792–810

ADHS

- Verabreicht in Form von Efamol (Nachtkerzenöl) oder DHA
- Es wird vermutet, dass ein Mangel an hochungesättigten Fettsäuren mit Verhaltens- und Lernstörungen bei ADHS im Zusammenhang steht
- Ein Review über 13 Studien mit insgesamt 1011 Probanden beschrieb eine geringe Evidenz für die Wirksamkeit von Fischöl in Monotherapie bei Kindern bzw. Jugendlichen mit ADHS
- Eine Kombination aus Omega-3-Fettsäuren (400 mg Fischöl) und Omega-6-Fettsäuren (100 mg Nachtkerzenöl) mit einer Dosierung von 6 Kapseln täglich zeigte den besten Effekt zur Behandlung von ADHS-Symptomen

Literatur

- Arnold LE, Pinkham SM, Votolato N. Does zinc moderate essential fatty acid and amphetamine treatment of attention-deficit/hyperactivity disorder? J Child Adolesc Psychopharmacol. 2000;10(2):111–117
- Gillies D, Sinn JKH, Lad SS, et al. Polyunsaturated fatty acids (PUFA) for attention deficit hyperactivity disorder (ADHD) in children and adolescents. Cochrane Database Syst Rev. 2012;(7):CD007986. doi:10.1002/14651858.CD007986.pub2
- Hamazaki T, Hirayama S. The effect of docosahexaenoic acid-containing food administration on symptoms of attention-deficit/hyperactivity disorder—a placebo-controlled double-blind study. Eur J Clin Nutr. 2004;58(3):467–473
- Richardson AJ, Puri BK. A randomized double-blind, placebo-controlled study of the effects of supplementation with highly unsaturated fatty acids on ADHD-related symptoms in children with specific learning difficulties. Prog Neuropsychopharmacol Biol Psychiatry. 2002;26(2):233–239
- Schuchardt JP, Huss M, Stauss-Grabo M, et al. Significance of long-chain polyunsaturated fatty acids (PUFAs) for the development and behaviour of children. Eur J Pediatr. 2010;169(2):149–164. doi:10.1007/s00431-009-1035-8
- Voigt R, Llorente A, Jensen C, et al. A randomized, double-blind, placebo-controlled trial of docosahexaenoic acid supplementation in children with attention-deficit/hyperactivity disorder. J Pediatr. 2001;139(2):189–196

S-Adenosyl-L-Methionin (SAM)

Allgemeine Hinweise

- S-Adenosyl-L-Methionin (SAM) ist eine essenzielle, schwefelhaltige Aminosäure, die eine Rolle bei der Methylierung von Monoaminen (Dopamin, Noradrenalin, Serotonin) spielt, deren Störung eine pathophysiologische Bedeutung bei Depression und Demenz haben könnte. SAM wird als Faktor bei der Erhöhung des Umsatzes von Monoaminen diskutiert. Eine wichtige Nahrungsquelle stellt tierisches Eiweiß dar. SAM wird häufig als nicht verschreibungspflichtige Substanz zur Behandlung der Depressionen und Osteoarthritis eingesetzt. Bei Patienten mit Depression wurden niedrige Serum- und Liquorkonzentrationen von SAM beschrieben

- Ein Wirkeintritt kann innerhalb von 10 Tagen erwartet werden, die Wirkung könnte von der Folat- und Vitamin B_{12}-Versorgung abhängen. SAM ist gut verträglich, bei höheren Dosierungen wurden gastrointestinale Effekte, Kopfschmerzen, Tachykardie, Ängstlichkeit, innere Unruhe, Schlaflosigkeit und Ermüdung beschrieben. Eine bipolare Störung gilt als Kontraindikation, da es Hinweise auf eine Induktion manischer Phasen gibt. Denkbar wäre aufgrund des Wirkmechanismus eine Auslösung eines Serotoninsyndroms in Kombination mit SSRI. SAM kann Levodopa über Methylierung schneller inaktivieren, was zu einer Wirkungsabschwächung von Levodopa führen kann. Der empfohlene Dosisbereich bei leichter bis mittlerer depressiver Episode liegt bei 800 mg täglich, bei schwerer depressiver Episode 1600 mg täglich, auf 2–3 Einnahmezeitpunkte verteilt

Depression

- Nach einem systematischen Review von 6 Studien mit bis zu 8 Wochen Studiendauer ist die Wirksamkeit zur Behandlung leichter bis mittelgradiger Depression vergleichbar der von trizyklischen Antidepressiva und effektiver als Placebo
- Vorläufige Daten legen nahe, dass SAM (800 mg täglich für 6 Wochen) zur Behandlung von SSRI-Nonrespondern eine verträgliche und wirksame Augmentationsstrategie sein kann
- Eine 3-armige Studie mit SAM (1600–3200 mg), Escitalopram (10–20 mg) oder Placebo über 12 Wochen zeigte keinen Unterschied in der Responserate
- Ein Cochrane-Review von 8 randomisierten, kontrollierten Studien verglich 2016 SAM mit Placebo, Desipramin, Escitalopram und Imipramin:
  - Eine Symptomveränderung unter SAM oder Placebo wurde nicht gesehen
  - SAM, Imipramin und Escitalopram unterschieden sich nicht in der Wirksamkeit
  - SAM war als Augmentation zu einer SSRI-Therapie Placebo überlegen
  - In Ermangelung qualitativ hochwertiger Studien wurde weiterer Forschungsbedarf zur Frage der Depressionsbehandlung mit SAM gesehen
- Ein anderer Review zeigte 2017, dass in 12 von 19 placebo-kontrollierten Studien SAM signifikant effektiver als Placebo und vergleichbar zu Trizyklika war

Literatur

- Bazzan AJ, Zabrecky G, Monti DA, et al. Current evidence regarding the management of mood and anxiety disorders using complementary and alternative medicine. Expert Rev. Neurother. 2014;14(4):411–423. doi:10.1586/14737175.2014.892420
- Bottiglieri T. Folate, vitamin B_{12}, and S-adenosylmethionine. Psychiatr Clin North Am. 2013;36(1):1–13. doi:10.1016/j.psc.2012.12.001
- Carpenter DJ. St. John's wort and S-adenosyl methionine as "natural" alternatives to conventional antidepressants in the era of the suicidality boxed warning: What is the evidence for clinically relevant benefit? Altern Med Rev. 2011;16(1):17–39. Retrieved from http://www.altmedrev.com/publications/16/1/17.pdf
- Galizia I, Oldani L, Macritchie K, et al. S-adneosylmethionine (SAMe) for depression in adults. Cochrane Database Syst Rev. 2016;(10):CD011286. Retrieved from doi:10.1002/14651858.CD011286.pub2
- Mischoulon D, Price LH, Carpenter LL, et al. A double-blind, randomized, placebo-controlled clinical trial of S-adenosyl-L-methionine (SAMe) versus escitalopram in major depressive disorder. J Clin Psychiatry. 2014;75(4):370–376. doi:10.4088/JCP.13m08591
- Natural Medicines Database: SAMe Monograph. Retrieved from http://www.naturaldatabase.com
- Papakostas GI, Mischoulon D, Shyu I, et al. S-adenosyl methionine (SAMe) augmentation of serotonin reuptake inhibitors for antidepressant nonresponders with major depressive disorder: A double-blind, randomized clinical trial. Am J Psychiatry. 2010; 167(8):889–891. doi:10.1176/appi.ajp.2009.09081198
- Ravindran AV, Lam RW, Filteau MJ, et al. Canadian Network for Mood and Anxiety Treatments (CANMAT) Clinical guidelines for the management of major depressive disorder in adults. V. Complementary and alternative medicine treatments. J Affect Disord. 2009;117(Suppl. 1):S54–64. doi:10.1016/j.jad.2009.06.040
- Ravindran AV, da Silva TL. Complementary and alternative therapies as add-on to pharmacotherapy for mood and anxiety disorders: A systematic review. J Affect Disord. 2013;150(3):707–719. doi:10.1016/j.jad.2013.05.042
- Sharma A, Gerbarg P, Bottiglieri T, et al. S-adenosylmethionine for neuropsychiatric disorders: A clinician-oriented review of research. J Clin Psychiatry. 2017;78(6): e656–e667. doi:10.4088/JCP.16r11113

Silexan

Allgemeine Hinweise

- Silexan (Lavendelöl aus Lavandula angustifolia) ist seit 2009 zur Behandlung von Unruhezuständen bei ängstlicher Verstimmung zugelassen. Es wird vermutet, dass die Wirkung zumindest teilweise durch die Inhaltsstoffe Linalool und Linalylazetat vermittelt wird. Die Aktivität präsynaptischer spannungsabhängiger Kalzium-Kanäle wird reduziert. Ähnlich wie bei einer SSRI-Therapie führt Silexan zur Abnahme der Serotonin-Rezeptordichte im menschlichen Gehirn. Der Effekt ist nicht mit Flumazenil antagonisierbar, erfolgt also nicht über die Benzodiazepin-Bindungsstelle. Die übliche Dosierung liegt bei 80–160 mg täglich. Es wurden keine klinisch relevanten Wechselwirkungen über das Cytochrom-System oder das p-Glycoprotein beschrieben. Als unerwünschter Effekt wurden von 10 % der Probanden Aufstoßen berichtet

Angst/Depression

- Nach einem systematischen Review aus 2012 von 15 Studien, von denen lediglich zwei als methodisch gut bewertet wurden, konnte in 7 Studien eine Verbesserung angstbezogener Skalenwerte gegenüber Placebo beobachtet werden
- Eine Studie aus 2016 mit 312 Patienten mit gemischter Symptomatik aus Angst und Depression beschrieb eine signifikante Verbesserung in HAMA- und MADRS-Werten gegenüber Placebo
- Eine 10-wöchige Studie mit 221 ambulanten Patienten mit „subsyndromaler Angst“ entsprechend F41.9 zeigte eine signifikante Verbesserung der HAMA-Werte und der Schlafqualität gegenüber Placebo

Generalisierte Angststörung

- Bei 77 Patienten konnte in einer randomisierten Vergleichsstudie 2010 nach einer Behandlungsdauer von 6 Wochen mit Lorazepam oder 80 mg Silexan täglich eine vergleichbare Reduktion in den HAMA-Werten beschrieben werden. Die Studie hatte keine ausreichende Teststärke, um die Gleichwirksamkeit von Silexan und Lorazepam zu belegen; die Dosis von Lorazepam war mit 0,5 mg/Tag wahrscheinlich zu niedrig
- Eine Studie mit 539 Patienten, die auf 160 mg bzw. 80 mg/Tag Silexan, 20 mg/Tag Paroxetin oder Placebo randomisiert wurden, fand 2014 nach 10 Wochen Behandlungsdauer eine signifikante Verbesserung in den HAMA-Werten unter den aktiven Substanzen gegenüber der Placebogruppe

Literatur

- Kasper S et al.: Efficacy of Silexan in mixed anxiety-depression – A randomized, placebo-controlled trial. Eur Neuropsychopharmacol 2016;26:331–340
- Kasper S et al.: Lavender oil preparation Silexan is effective in generalized anxiety disorder – a randomized, double-blind comparison to placebo and paroxetine. International Journal of Neuropsychopharmacology 2014, 17: 859–869
- Kasper S et al.: Silexan, an orally administered Lavandula oil preparation, is effective in the treatment of ‚subsyndromal‘ anxiety disorder: a randomized, double-blind, placebo controlled trial. Int Clin Psychopharmacol 2010 25: 277–287
- Müller WE et al.: Pharmakologische Grundlagen der therapeutischen Anwendung von Silexan. Psychopharmakotherapie 2015;22:3–14
- Perry R et al.: Is lavender an anxiolytic drug? A systematic review of randomised clinical trials. Phytomedicine 2012; 19: 825–835
- Woelk H, Schläfke S.: A multi-center, double-blind, randomised study of the Lavender oil preparation Silexan in comparison to Lorazepam for generalized anxiety disorder. Phytomedicine 2010, 17: 94–99

Johanniskraut (Hypericum perforatum)

Allgemeine Hinweise

- Trocken- und Fluidextrakte des Johanniskrauts (Hypericum perforatum) enthalten mehrere hundert verschiedene Substanzen. Es ist nicht genau bekannt, welche dieser Substanzen antidepressiv wirkt. Möglicherweise tragen bis zu 7 Einzelsubstanzen zum Effekt bei. Die Extrakte werden auf Hypericin standardisiert; zumindest Hypericin und Hyperforin zeigten eine antidepressive Wirkung. Eine Wiederaufnahmehemmung von Serotonin, Noradrenalin, Dopamin, GABGA und Glutamat wurde ebenso wie ein schwächerer Effekt auf die Monoaminrezeptoren beschrieben

- Die Verträglichkeit ist besser als bei konventionellen Antidepressiva. Gastrointestinale Symptome, Unruhe, Schlaflosigkeit, Verwirrtheit, Erschöpfung und bei Dosierungen von 2–4 g täglich und individueller Empfindlichkeit auch Photosensitivität können beobachtet werden. Ein Switch von Depression zu Manie/Hypomanie kann auftreten. Als Kontraindikationen sind bekannte Photosensitivität, Therapie mit Ciclosporin, Indinavir u. a. Proteasehemmer in der Anti-HIV-Behandlung, schwere Depression, bipolare affektive Störung, Alzheimer-Erkrankung und Schizophrenien (Fallberichte über eine Psychoseauslösung liegen vor) zu nennen

Angststörung

- Unzureichende Datenlage und widersprüchliche Ergebnisse

Depression

- Zugelassene Indikation: Depressionen, depressive Verstimmungszustände
- Ein mäßig ausgeprägter Effekt bei leichten und mittelschweren Depressionen wurde in Doppelblindstudien gezeigt, die allerdings z. T. methodische Mängel aufweisen. Einige methodisch saubere Studien zeigten keinen Unterschied zu Placebo. Eine Cochrane-Metaanalyse aus 2008 von 29 Studien zeigte eine Wirkung bei leichten und mittleren Depressionen bei besserer Verträglichkeit als klassische Antidepressiva. Eine neuere Metaanalyse aus 2017 von 27 Studien mit bis zu 12 Wochen Studiendauer stützte diese Befunde. In zwei methodisch guten Studien konnte kein Effekt in der Behandlung schwerer Depression gezeigt werden. Zur Langzeitwirkung liegen keine Daten vor, auch nicht zur Frage der Add-on-Gabe zu konventionellen Antidepressiva
- Verfügbare Arzneimittel enthalten auf unterschiedliche Weise gewonnene Extrakte. Studien zur Dosisfindung liegen bisher nicht vor; daher können verlässliche Angaben zu optimalen Dosierungen nicht gemacht werden. Als Maßstab für die Wirkstärke wird derzeit der Gehalt an Gesamthypericin herangezogen, ohne dass allerdings ein Nachweis vorliegt, dass Hypericin antidepressive Wirkungen hat
- Zur Pharmakokinetik und Bioverfügbarkeit der unterschiedlichen Extrakte sind keine Daten vorhanden
- Vorsichtig dosieren bei Kombination mit Beruhigungs-, Schlaf- oder Schmerzmitteln (evtl. verstärkende Wirkung). Vorsicht: bei gleichzeitigem Gebrauch mit Antihypertensiva kann es zur Verstärkung der Blutdrucksenkung kommen
- Wechselwirkungen sind häufig, der Einsatz ist daher bei Einnahme anderer Pharmaka zu vermeiden. Da Hinweise für eine MAO-hemmende Wirkung bestehen, sollten tyraminhaltige Nahrungsmittel, Sympathikomimetika oder serotonerge Medikamente vermieden werden. Induziert die Isoenzyme CYP 3A4, 2C9 und 1A2 sowie den P-Glykoprotein-Transporter. Nach zwei Fallberichten kann die Plasmakonzentration von Cyclosporin so vermindert werden, dass es zu Abstoßungsreaktionen kommt. Kann die Plasmaspiegel von Indinavir (um 57 %; AUC), Digoxin (25 %; AUC), Theophyllin, Amitriptylin, Opioiden und Warfarin reduzieren. Kann zu Blutungen und Schwangerschaft bei Behandlung mit oralen Kontrazeptiva führen. Weitere Interaktionen mit Medikamenten, die durch diese Enzyme abgebaut werden, sind möglich. Es liegen Fallberichte über ein Serotoninsyndrom bei Kombination mit serotonergen Medikamenten vor
- Im Allgemeinen sollten Kinder unter 12 Jahren nicht mit Johanniskrautextrakten behandelt werden. Strenge Indikationsstellung in der Schwangerschaft

Literatur

- Izzo AA, Ernst E. Interactions between herbal medicines and prescribed drugs: An updated systematic review. Drugs. 2009;69(13):1777–1798. doi:10.2165/11317010-000000000-00000
- Linde K, Berner MM, Kriston L. St John's wort for major depression. Cochrane Database Syst Rev. 2008;(4):CD000448. doi:10.1002/14651858.CD000448.pub3
- Natural Medicines Database: St. John's wort monograph. Retrieved from http://www.naturaldatabase.com
- Ng QX, Venkatanarayanan N, Ho CY. Clinical use of Hypericum perforatum (St. John's wort) in depression: A meta-analysis. J Affect Disord. 2017;210:211–221. doi:10.1016/j.jad.2016.12.048
- Sarris J, Kavanagh DJ. Kava and St. John's wort: Current evidence for use in mood and anxiety disorders. J Altern Complement Med. 2009;15(8):827–836. doi:10.1089/acm.2009.0066

Baldrian

Verfügbare Substanzen

Wirkstoff	Handelsnamen Deutschland	Handelsnamen Österreich	Handelsnamen Schweiz
Valeriana officinalis	Baldriantinktur „Hetterich“®, Baldrivit®, Euvegal®, Luvased®, Muranorm®, Baldrian-Dispert®, Sedonium®	Baldrian-Dispert®, Baldrian-Dragees AMA®, Baldrian „Drei Herzblätter“-Dragees®, Baldrian „Merckle“-Tropfen®, Baldrianetten®	Baldrisedon®, ReDormin®, Valverde®, Zeller Schlaf®

Allgemeine Hinweise

- Extrakt aus den Wurzeln, Rhizomen und Ausläufern der Pflanze *Valeriana officinalis*. Die Bestandteile, denen eine sedierende Eigenschaft zugeschrieben wird, sind die Valepotriate, Sequisterpene (z. B. Valerensäure) und Pyridinalkaloide. Die relativen Proportionen dieser Bestandteile unterscheiden sich zwischen den Spezies. Die aktiven Bestandteile sollen an zentrale GABA-Rezeptoren binden, die GABA-Freisetzung erhöhen und die Wiederaufnahme reduzieren und möglicherweise darüber eine ZNS-Dämpfung und Muskelrelaxation hervorrufen. Er findet bereits Erwähnung bei Schlafstörungen in den Schriften von Hippokrates und Galen. Baldrian ist oft untersucht worden; zumeist ist die Studienqualität jedoch unzureichend

Angststörung

- Eine Studie verglich Baldrian (mittlere Tagesdosis 81,3 mg), Diazepam (mittlere Tagesdosis 6,5 mg) und Placebo über 4 Wochen. Unter Baldrian und Diazepam konnte eine signifikante Reduktion des HAMA-Wertes beobachtet werden; für Baldrian zeigte sich kein Unterschied zu Placebo
- Eine placebo-kontrollierte Pilotstudie aus 2017 mit 51 HIV-Patienten konnte unter Efavirenz und 530 mg Baldrian täglich nach 4 Wochen eine reduzierte Angstsymptomatik belegen

Benzodiazepinentzug

- Ein Nutzen in der symptomatischen Behandlung des Benzodiazepinentzugssyndroms ist möglich; die Studienlage ist jedoch schlecht:
  - Bei 19 Patienten mit chronischer Insomnie wurden über zwei Wochen die Benzodiazepine reduziert
  - Nach zwei Wochen unter Placebo oder 300 mg Baldrian täglich war die Einschlaflatenz in der Placebogruppe höher

Schlafstörungen

- Systematische Übersichtsarbeiten und 18 randomisierte, kontrollierte Studien berichteten eine subjektive Verbesserung der Schlafqualität bei Befragung mit dichotomer Antwortmöglichkeit (Ja/Nein), eine Wirkung auf objektivierbare Parameter konnte nicht gefunden werden. Unterschiede in der Einschlaflatenz und der Schlafqualität konnten bei Untersuchung mittels visueller Analog-Skala nicht bestätigt werden
- Eine andere aktuelle Metaanalyse über 14 randomisierte, kontrollierte Studien fand keine Verbesserung gegenüber Placebo bei Einschlaflatenz, Schlafdauer und Schlafqualität
- Einige placebo-kontrollierte Crossover-Studien zeigten eine Verbesserung der Schlafqualität, eine Abnahme der Einschlaflatenz und der Häufigkeit des zwischenzeitlichen Erwachens, andere Studien konnten dieses nicht bestätigen. Ein besseres Ansprechen war bei Frauen und Personen über 40 Jahren festzustellen
- Einige placebo-kontrollierte Studien zeigten Besserungen der Schlafqualität, Verminderung der Schlaflatenz und Verminderung der Aufwachperioden. Einige Studien zeigte keine nachweisbare Wirkung. Die Wirksamkeit bei Frauen und Personen unter 40 Jahren war besonders ausgeprägt. Eine systematische Übersicht der klinischen Studien kam zu dem Schluss, dass Baldrian eine gering ausgeprägte schlaffördernde Wirkung hat, dass aber endgültige Schlüsse wegen des Fehlens guter Studien nicht möglich sind
- Eine doppelblinde Crossover-Studie mit Polysomnographie über 4 Nächte zeigte für zwei Baldrianpräparate (*V. edulis* und *V. officinalis*) einen verlängerten REM-Schlaf und verkürzte Stadien I und II; *V. edulis* verminderte auch die Wachphasen

- Nach vorläufigen Daten bei stressinduzierter Insomnie wirksam
- Nach vorläufigen Daten Besserung der Schlaflatenz und -qualität bei hyperaktiven Kindern
- Nebenwirkungen (selten): Übelkeit, Erregbarkeit, Sehstörungen, Kopfschmerzen, morgendliche Lethargie, Juckreiz und lebhafte Träume bei höherer Dosierung. Leberfunktionsstörungen wurden berichtet. Bei Patienten mit anamnestisch bekannter Leberinsuffizienz mit Vorsicht anwenden; regelmäßige Leberfunktionstests werden empfohlen. Vier Fälle von Hepatotoxizität wurden unter einem Baldrianprodukt beobachtet
- Kann die Wirkungen anderer ZNS-dämpfender Pharmaka verstärken, daher Kombination mit Benzodiazepinen oder anderen zentral dämpfenden Medikamenten vermeiden
- Die Fahrtüchtigkeit unter Baldrian war im Vergleich zu Placebo nicht eingeschränkt
- Die Verträglichkeit ist bei Einsatz bis zu 6 Wochen Dauer gut, Entzugssymptome (auch Delir) und kardiale Komplikationen wurden nach abruptem Absetzen nach chronischer Anwendung beobachtet
- Dosis: 200–1200 mg/Tag, Regeldosis 400–900 mg/Tag

Literatur

- Ahmadi M, Khalili H, Abbasian L, et al. Effect of valerian in preventing neuropsychiatric adverse effects of efavirenz in HIV-positive patients. Ann Pharmacother. 2017;51(6):457–464. doi:10.1177/1060028017696105
- Bent S, Padula A, Moore D, et al.: Valerian for sleep: a systematic review and meta-analysis. Am J Med. 2006;119(12):1005–1012
- Fernández-San-Martín MI, Masa-Font R, Palacios-Soler L, et al. Effectiveness of valerian on insomnia: A meta-analysis of randomized placebo-controlled trials. Sleep Med. 2010;11(6):505–511. doi:10.1016/j.sleep.2009.12.009
- Francis AJ, Dempster RJ.: Effect of valerian, Valeriana edulis, on sleep difficulties in children with intellectual deficits: randomised trial. Phytomedicine. 2002;9(4):273–279
- Herrera-Arellano A, Luna-Villegas G, Cuevas-Uriostegui L, et al.: Polysomnographic evaluation of the hypnotic effect of Valeriana edulis standardized extract in patients suffering from insomnia. Planta Med. 2001;67(8):695–699
- Leach MJ, Page AT. Herbal medicine for insomnia: A systematic review and meta-analysis. Sleep Med Rev. 2015;24:1–12. doi:10.1016/j.smrv.2014.12.003
- Natural Medicines Comprehensive Database: Valerian monograph. Retrieved from http://www.naturaldatabase.com
- Poyares DR, Guilleminault C, Ohayon MM, Tufik S. Can valerian improve the sleep of insomniacs after benzodiazepine withdrawal? Prog Neuropsychopharmacol Biol Psychiatry. 2002 Apr;26(3):539–45
- Stevinson C, Ernst E. Valerian for insomnia: A systematic review of randomized clinical trials. Sleep Med. 2000;1:91–99
- Thomas K, Canedo J, Perry P, et al. Effects of valerian on subjective sedation, field sobriety testing and driving simulator performance. Accid Anal Prev. 2016;92:240–244. doi:10.1016/j.aap.2016.01.019
- Tonary A, Jack S, Cunningham D, et al. Natural health products and adverse reactions: Update. Canadian Adverse Reaction Newsletter. 2009;19(1):2–3

Vitamine

Allgemeine Hinweise

- Folsäure (Vitamin B_9) ist ein wasserlösliches Vitamin mit natürlichen Vorkommen in Blattgemüse, Früchten und Hülsenfrüchten. Es ist verfügbar als Folsäure, Folinsäure (synonym: Leukovorin) und 5MTHF (5-Methyltetrahydrofolat). Folsäuremangel wurde mit Schizophrenie, Depression und kognitivem Abbau assoziiert. Niedrige Folsäurespiegel wurden mit kortikaler Atrophie in Verbindung gebracht, insbesondere bei neokortikalen Läsionen mit Bezug zur Alzheimer-Erkrankung. Folsäure übertritt als L-Methylfolat die Blut-Hirn-Schranke und aktiviert Enzyme, die der Synthese von Dopamin, Serotonin und Noradrenalin dienen. Folsäure ist an der Methylierung von Homocystein und an der Synthese von Methionin und S-Adenyl-L-Methionin (SAM) beteiligt. Sie senkt den Homocysteinspiegel, der mit der Exazerbation mehrerer psychiatrischer Symptome in Zusammenhang gebracht wird

Schizophrenie

- Es wird nach Fallberichten vermutet, dass Ascorbinsäure (Vitamin C) in Dosen bis 8 mg/Tag dopaminantagonistisch wirkt und die Wirkung von Antipsychotika verstärken kann (auch verminderter Abbau des Antipsychotikums möglich). Eine Nahrungsergänzung mit Vitamin C zur Therapie mit atypischen Antipsychotika konnte in Fallberichten die Ascorbinsäureserumspiegel erhöhen, oxidativen Stress reduzieren und die BPRS-Werte verbessern
- Die Datenlage zur Behandlung von Spätdyskinesien mit Vitamin E ist widersprüchlich, möglicherweise kann Vitamin E vor einer Verschlechterung von Spätdyskinesien schützen. Eine Mischung aus EPA und DHA (180:120 mg) und Vitaminen E und C (400 IU:500 mg) zweimal täglich für 4 Monate besserte den psychopathologischen Befund bei Schizophrenen signifikant
- Bei Schizophrenie-Patienten wurden niedrige Vitamin-D- und Vitamin-B-Serumspiegel beobachtet. Vitamin B_6 (2000 IU/Tag) wirkt als Antioxidans und Freie-Radikale-Fänger, könnte darüber einen Einfluss auf die Pathogenese der Schizophrenie haben. Eine vorläufige Auswertung von gepoolten Daten aus 18 randomisierten, kontrollierten Studien zeigte, dass eine Nahrungsergänzung mit den Vitaminen B_6, B_8 und B_{12} schizophrene Symptome signifikant im Vergleich zu den Kontrollgruppen reduzieren konnte. Eine kürzere Erkrankungsdauer war dabei mit einer höheren Effektstärke assoziiert

Alzheimer-Demenz

- Es konnte gezeigt werden, dass Vitamin E den mit Beta-Amyloid-Proteinen assoziierten Zelltod reduziert
- Es gibt widersprüchliche Erkenntnisse in Hinblick darauf, ob die Einnahme von Antioxidanzien das Risiko, an einer Alzheimer-Demenz zu erkranken, mindern kann. Bei Personen, die Vitamin C und E mit oder ohne zusätzliche Multivitaminpräparate einnahmen, wurde eine geringere Prävalenz gefunden
- Menschen mit einer höheren Zufuhr von Vitamin D und Vitamin B_{12} hatten signifikant geringere Amyloid-Ablagerung im Gehirn
- Eine Metaanalyse von 106 Studien zeigte signifikant niedrigere Konzentrationen von 6 Vitaminen im Plasma bei Alzheimer-Patienten im Vergleich zu gesunden Kontrollpersonen, dieses zeigte sich u.a. für die Vitamine A, B_{12}, C, D, E und Folsäure
- Vitamin E (2000 IU/Tag) soll die Progression von mittelgradigen Alzheimer-Erkrankungen wegen seiner antioxidativen Wirkungen an den Neuronen verlangsamen; eine Besserung kognitiver Funktionen wurde nicht gesehen
- Unter einer Kombination von mindestens 1000 IU/Tag mit Donepezil oder Selegilin (bis zu 5 mg/Tag) wurde ein signifikant geringerer kognitiver Abbau beobachtet
- Einer metaanalytischen Auswertung nach gab es keine Evidenz für die Wirksamkeit von Vitamin E zur Prävention oder der Behandlung der Alzheimer-Erkrankung oder des mild cognitive impairment
- Eine Längsschnittstudie bei Älteren zeigte, dass eine über die empfohlene Dosis hinaus erhöhte Folsäurezufuhr das Risiko einer Alzheimer-Erkrankung signifikant reduzierte
- Eine Vitamin B-Nahrungsergänzung konnte das Serum-Homocystein (ein potenzieller Risikofaktor für kognitive Defizite) in vier randomisierten, kontrollierten Studien senken, allerdings ohne Effekt auf die MMSE-Ergebnisse

Depression

- Zur Wirkungsverstärkung von Antidepressiva: 200–500 µg Folat täglich
- Vitamin B_9 (Folsäure):
  - Obwohl ein Zusammenhang zwischen Folsäuremangel und Depression bekannt ist, gibt es kaum Studien (zumeist zu Multivitaminpräparaten)
  - In einer kleinen systematischen Übersicht wurde eine kontrollierte randomisierte Studie beschrieben, in der Folat zusammen mit Antidepressivagabe Residualsymptome der Depression reduzieren konnte. Dieser Effekt war bei Personen mit initial niedrigerem Folsäureserumspiegel ausgeprägter, zudem größere Responseraten bei Frauen
  - Es gibt Berichte über eine Wirksamkeit von 5-Methyltetrahydrofolat als Monotherapie oder Augmentation in Doppelblind-Studien
  - Ein Review berichtete über eine Reduktion des HAM-D-Wertes um durchschnittlich 2,65 Punkte durch Add-On von Folat zum Antidepressivum

Literatur

- Akhondzadeh S, Gerbarg PL, Brown, RP. Nutrients for prevention and treatment of mental health disorders. Psychiatr Clin North Am. 2013;36(1):25–36. doi:10.1016/j.psc.2012.12.003
- Brown HE, Roffman JL. Emerging treatments in schizophrenia: Highlights from recent supplementation and prevention trials. Harv Rev Psychiatry. 2016;24(2):e1–e7. doi:10.1097/HRP.0000000000000101
- Cherniack EP, Troen BR, Florez HJ, et al. Some new food for thought: The role of vitamin D in the mental health of older adults. Curr Psychiatry Rep. 2009;11(1):12–19. doi:10.1007/s11920-009-0003-3
- Farina N, Isaac GM, Clark AR, et al. Vitamin E for Alzheimer's dementia and mild cognitive impairment. Cochrane Database Syst Rev. 2012;11:CD002854. doi:10.1002/14651858.CD002854.pub3
- Fava M, Mischoulon D. Evidence for folate in combination with antidepressants at initiation of therapy. J Clin Psychiatry. 2010;71(11):e31. doi:10.4088/JCP.8157tx4c
- Fava M, Mischoulon D. Folate in depression: Efficacy, safety, differences in formulations, and clinical issues. J Clin Psychiatry. 2009;70(Suppl. 5):12–17. doi:10.4088/JCP.8157su1c.03
- Fenech M. Vitamins associated with brain aging, mild cognitive impairment, and Alzheimer Disease: Biomarkers, epidemiological and experimental evidence, plausible mechanisms, and Kkowledge gaps. Adv Nutr. 2017;8(6):958–970. doi:10.3945/an.117.015610
- Firth J, Stubbs B, Sarris J, et al. The effects of vitamin and mineral supplementation on symptoms of schizophrenia: A systematic review and meta-analysis. Psychol Med. 2017;47(9):1515–1527. doi:10.1017/S0033291717000022
- Humble MB, Gustafsson S, Bejerot S. Low serum levels of 25hydroxyvitamin D (25-OHD) among psychiatric out-patients in Sweden: Relations with season, age, ethnic origin and psychiatric diagnosis. J Steroid Biochem Mol Biol. 2010;121(1–2):467–470. doi:10.1016/j.jsbmb.2010.03.013
- Zhang DM, Ye JX, Mu JS, et al. Efficacy of vitamin B supplementation on cognition in elderly patients with cognitive-related diseases. J Geriatr Psychiatry Neurol. 2017;30(1):50–59. doi:10.1177/0891988716673466

Allgemeine Hinweise

- Das Ansprechen auf Psychopharmaka wird von einer Vielzahl von Faktoren wie Alter, Geschlecht, ethnischer Herkunft, Ernährungsstatus, Rauchverhalten oder Substanzkonsum beeinflusst. Zusätzlich gibt es nun eine gute Studienlage bezüglich der Rolle der genetischen Ausstattung für die individuelle Response auf Psychopharmaka.[1] Auch vor dem Hintergrund der Verfügbarkeit von Testungsmöglichkeiten[2] ist das Wissen über diese Zusammenhänge für die klinischen Entscheidungen relevant. Die Verwendung spezialisierter Datenbanken eröffnet Möglichkeiten, ist aber oft zeitaufwändig und erfordert teilweise Spezialwissen. Im folgenden Kapitel werden genetische Polymorphismen mit Bezug zur Metabolisierung, zum Ansprechen und zu unerwünschten Arzneimittelwirkungen von gebräuchlichen Psychopharmaka dargestellt. Die Informationen basieren auf Veröffentlichungen von Health Canada/Santé Canada (HCSC; https://www.canada.ca/en/health-canada.html), der US Food and Drug Administration (FDA)[3], des Clinical Pharmacogenetics Implementation Consortium (CPIC)[4,5], der Dutch Pharmacogenetics Working Group (DPWG)[6], der PharmGKB Datenbank[7] sowie der US National Library of Medicine – National Institutes of Health Datenbanken
- Die hier gegebenen Informationen bezüglich pharmakokinetischer Effekte von CYP 2C9, CYP 2C19, CYP 2D6 und CYP-3A4-Enzymen, die für die Metabolisierung einer Vielzahl relevanter Psychopharmaka relevant sind, betreffen häufig polymorphe Gene, die die Erbinformation für diese Enzyme codieren. Weiterführende Informationen bezüglich dieser Polymorphismen sind von der Pharmacogene Variation (PharmVar) Consortium database (https://www.pharmvar.org/) erhältlich
- Informationen zu genetischen Polymorphismen, die pharmakodynamische Bedeutung für Psychopharmaka haben, wurden in diese Übersicht aufgenommen, wenn sie eindeutig, reproduzierbar und statistisch signifikant sind. Die hier gelisteten Gene können von molekulargenetischen Labors untersucht werden. Eine Liste der Labors und der Untersuchungsmöglichkeiten sind in der Genetic Test Registry database (https://www.ncbi.nlm.nih.gov/gtr/) und der International Society of Genetic Genealogy (ISOGG) (https://isogg.org/wiki/List_of_DNA_testing_companies) einsehbar
- Bezüge zur geografischen, ethnischen oder populationsgenetischen Verteilung der Geno- und Phänotypen (z. B. „Kaukasier") beziehen sich auf die übliche Verwendung dieser Begriffe und nicht notwendigerweise auf die 1000Genomes-Terminologie (http://www.internationalgenome.org/)
- Für ein Screening von Arzneimittelwechselwirkungen und von Einflüssen pharmakogenetischer Varianten ist die Arbeit mit Interaktionsdatenbanken sinnvoll, die allerdings kostenpflichtig sind. Beispielhaft sind hier http://www.mediq.ch und http://www.medpicker.com genannt
- Liste der Gene:
  - ANKK1: Ankyrin repeat and kinase domain containing 1-Gen
  - COMT: Katechol-O-methyltransferase
  - CYP 2C9: Cytochrom P450, Unterfamilie IIC, Polypeptid 9
  - CYP 2C19: Cytochrom P450, Unterfamilie IIC, Polypeptid 19
  - CYP 2D6: Cytochrom P450, Unterfamilie IID, Polypeptid 6
  - CYP 3A4: Cytochrom P450, Unterfamilie IIIA, Polypeptid 4HTR1A – 5Hydroxytryptaminrezeptor 1A
  - DRD2: Dopaminrezeptor D_2
  - HTR1A: 5Hydroxytryptaminrezeptor 1A
  - HTR2A: 5 Hydroxytryptaminrezeptor 2A
  - HTR2C: 5 Hydroxytryptaminrezeptor 2C
  - OPRM1: Opioidrezeptor, MU-1
  - TPH2: Tryptophanhydroxylase 2

Tabelle 80. Einfluss des Genotypes auf die Pharmakokinetik von Psychopharmaka

Biomarker	**CYP 2D6**				**CYP 2C19**			
Phänotypen	Ultraschnelle Metabolisierer	Extensive Metabolisierer	Intermediäre Metabolisierer	Langsame Metabolisierer	Ultraschnelle Metabolisierer	Extensive Metabolisierer	Intermediäre Metabolisierer	Langsame Metabolisierer
Definition des Phänotyps	Duplikation funktionaler Allele	Zwei Allele voller/reduzierter Funktion oder zwei Allele reduzierter Funktion; oder ein funktionsfähiges und ein vermindert bzw. dysfunktionales Allel	Ein vermindert funktionsfähiges und ein dysfunktionales Allel	Zwei dysfunktionale Allele	Zwei funktionsgesteigerte Allele oder ein voll funktionsfähiges und ein funktionsgesteigertes Allel	Zwei voll funktionsfähige Allele	Ein voll funktionsfähiges und ein dysfunktionales Allel	Zwei dysfunktionale Allele
Klinische Auswirkung	Wirkung vermindert	Wirkung im Erwartungsbereich	Risiko der Phänokonversion#	UAW, Intoxikationen	Wirkung vermindert	Wirkung im Erwartungsbereich	Risiko der Phänokonversion#	UAW, Intoxikationen
Vorkommen##								
Afroamerikaner	1,0–2,4	24,0–90,0	ND	0,0–19,0	ND	75,0	25,0	7,0
Kaukasier	0,7–5,6	33,4–83,8	1,0–2,0	3,0–10,0	20,0	87,0	13,0	2,0
Ostasiaten	0,9–1,3	8,0–49,0	38,1–70,0	0,0–1,0	0,3–4,0	50–61,8	~50,0	15,2–24,0
Latinos	2,2–6,6	ND	ND	ND	17,2	70,0–90,0	ND	ND
Araber, Äthiopier	21,0–29,0	ND	3,0–9,0	1,0–2,0	ND	ND	ND	ND

Substanzen mit Inhibitionswirkung auf CYP 2D6 oder CYP 2D19 können die Metabolisierung auf das Niveau eines langsamen Metabolisierers absenken, ## Phänotyp-Häufigkeiten innerhalb verschiedener geografischer/ethnischer Gruppen (in % der Population)[8,9,10,11,12], ND = Keine verfügbaren Daten

Tabelle 81. Empfehlungen und Leitlinen zur pharmakogenomisch begründeten Dosisanpassung[1]

Pharmaka und Genotypen mit Einfluss auf ihren Metabolismus	**Empfehlungen**
Aripiprazol	
Langsame Metabolisierer für CYP 2D6	• Dosis zunächst halbieren, dann Anpassung nach klinischem Effekt
Langsame Metabolisierer für CYP 2D6, gleichzeitige Anwendung von Inhibitoren von CYP 3A4	• Bei Patienten mit gleichzeitiger Gabe von Pharmaka mit starkem oder moderatem Inhibitionseffekt auf CYP 3A4 Dosisanpassung auf 25 % der üblichen Dosis

[1] Die Tabelle zeigt Effekte der Genotypen auf die Metabolisierung verschiedener Psychopharmaka. Die Anmerkungen beziehen sich auf die Empfehlungen und Leitlinien zur Dosisanpassung von Health Canada/Santé Canada (HCSC), der US Food and Drug Administration (FDA), dem Clinical Pharmacogenetics Implementation Consortium (CPIC) und der Dutch Pharmacogenetics Working Group (DPWG). Freie Felder zeigen das Fehlen verfügbarer Daten an

Tabelle 81. Empfehlungen und Leitlinen zur pharmakogenomisch begründeten Dosisanpassung (Fortsetzung)

Pharmaka und Genotypen mit Einfluss auf ihren Metabolismus	Empfehlungen
Atomoxetin	
Langsame Metabolisierer für CYP 2D6	• 10-fach erhöhte AUC und 5-fach erhöhte C_{max} im Vergleich zu extensiven Metabolisierern • Beginn mit 0,5 mg/kg/Tag. Erhöhung zur Zieldosis von 1,2 mg/kg/Tag nur, wenn nach 4 Wochen keine Response bei guter Verträglichkeit beobachtet wird
Gleichzeitige Anwendung von Inhibitoren von CYP 2D6	• Bei Kindern und Jugendlichen bis zu 70 kg Körpergewicht Beginn mit 0,5 mg/kg/Tag, Erhöhung zur Zieldosis von 1,2 mg/kg/Tag nur, wenn nach 4 Wochen keine Response bei guter Verträglichkeit beobachtet wird
Ultraschnelle Metabolisierer für CYP 2D6	• Wirkungsverlust erwartbar, Alternativtherapie prüfen (z.B. Methylphenidat)
Carbamazepin	
HLA-A und HLA-B	• Träger von HLA-A*3101 haben ein erhöhtes Risiko von unerwünschten Wirkungen unter Carbamazepin • Patienten mit genetischem Bezug zur Risikopopulation (v.a. asiatisch) sollten vor der Therapie auf das Vorliegen des HLA-B*1502-Allels untersucht werden, da dieses das Risiko der Dermatotoxizität erheblich erhöht
Cariprazin	
Langsame Metabolisierer für CYP 2D6	• Kein klinisch relevanter Effekt auf die Pharmakokinetik von Cariprazin
Gleichzeitige Anwendung von Inhibitoren von CYP 3A4	• Cariprazindosis halbieren, wenn zusätzlich ein starker Inhibitor von CYP 3A4 verabreicht wird
Citalopram	
Ultraschnelle Metabolisierer für CYP 2C19	• Prüfung von Alternativtherapien, die nicht über CYP 2C19 metabolisiert werden
Langsame Metabolisierer für CYP 2C19	• Die empfohlene Maximaldosis liegt bei 20 mg täglich, da von einem erhöhten Citalopramserumspiegel auszugehen ist. Dieser kann das Risiko einer QTc-Zeit-Verlängerung und damit von potenziell letalen Torsade-des-pointes-Arrhythmien erhöhen
Gleichzeitige Anwendung von Inhibitoren von CYP 2C19	• Die empfohlene Maximaldosis liegt bei 20 mg täglich, da von einem erhöhten Citalopramserumspiegel auszugehen ist. Dieser kann das Risiko einer QTc-Zeit-Verlängerung und damit von potenziell letalen Toursade-des-pointes-Arrhythmien erhöhen
Langsame Metabolisierer für CYP 2D6	• Kein klinisch relevanter Effekt auf die Citaloprammetabolisierung
Clozapin	
Langsame Metabolisierer für CYP 2D6	• Eine Dosisanpassung könnte erforderlich werden, Indikation zur Serumspiegelbestimmung niedrigschwellig stellen
Gleichzeitige Verwendung von Induktoren oder Inhibitoren von CYP 1A2, CYP 3A4 und CYP 2D6	• Vorsicht bei Kombination mit Substanzen, die CYP 1A2, CYP 2D6 oder CYP 3A4 hemmen: Der Clozapinspiegel kann dadurch z.T. erheblich steigen. Eine Induktion von CYP 1A2 oder CYP 3A4 kann zum Wirkungsverlust führen, Indikation zur Serumspiegelbestimmung niedrigschwellig stellen, eine Dosisanpassung kann erforderlich werden

Tabelle 81. Empfehlungen und Leitlinen zur pharmakogenomisch begründeten Dosisanpassung (Fortsetzung)

Pharmaka und Genotypen mit Einfluss auf ihren Metabolismus	Empfehlungen
Codein	
Ultraschnelle Metabolisierer für CYP 2D6	• Schnellere Metabolisierung zu Morphin mit höherer Toxizität bis zu Todesfällen durch Atemdepression, daher Codein vermeiden. Alternativen sind Opioide, die nicht durch CYP-2D6-abhängige Metabolisierung aktiviert werden, wie Buprenorphin, Fentanyl, Hydromorphon, Methadon, Morphin sowie neben den Opioide auch NSAID
Extensive Metabolisierer für CYP 2D6	• Normale Kinetik der Metabolisierung zu Morphin
Intermediäre Metabolisierer für CYP 2D6	• Verlangsamte Kinetik der Metabolisierung zu Morphin. Bei unzureichender Wirkung Wechsel auf Opioide, die nicht durch CYP-2D6-abhängige Metabolisierung aktiviert werden. Keine hinreichende Tramadolwirkung zu erwarten
Langsame Metabolisierer für CYP 2D6	• Erheblich verlangsamte Kinetik der Metabolisierung zu Morphin. Unzureichende Wirkung erwartbar, Codeineinsatz nicht sinnvoll. Alternativen sind Opioide, die nicht durch CYP-2D6-abhängige Metabolisierung aktiviert werden, wie Buprenorphin, Fentanyl, Hydromorphon, Methadon, Morphin sowie neben den Opioiden auch NSAID. Auch Tramadol und Oxycodon sind CYP-2D6-abhängig und sollten in diesem Falle nicht verwendet werden
Desvenlafaxin	
Langsame Metabolisierer für CYP 2D6	• Es sind keine klinisch relevanten Veränderungen der Pharmakokinetik im Vergleich zu extensiven Metabolisierern zu erwarten
Diazepam	
CYP 2C19, CYP 3A4	• Diazepam wird hauptsächlich über CYP 2C19 and CYP 3A4 metabolisiert zu lang wirksamen Metaboliten (Nordiazepam, Temazepam, Oxazepam). Eine genetische Varianz der Abbauenzyme kann die Wirkdauer beeinflussen
Valproat	
	• Kontraindiziert bei Patienten mit bekannter mitochondrialer Erkrankung durch Mutationen des POLG-Genes. Bei Frauen im gebärfähigen Alter ist Valproat nur zu verwenden, wenn eine Kontrazeption gesichert ist
Dronabinol	
Langsame Metabolisierer für CYP 2C9	• Es gibt Hinweise auf eine reduzierte Clearance von Dronabinol bei langsamen Metabolisierern für CYP 2C9. Bei Patienten mit bekannt reduzierter Aktivität von CYP 2C9 wird eine verstärkte Beobachtung auf UAW empfohlen
Duloxetin	
Langsame Metabolisierer für CYP 2D6	• Duloxetin wird von CYP 2D6 und CYP 1A2 metabolisiert. Eine Kombinationsbehandlung mit Fluvoxamin (als potentem CYP-1A2-Inhibitor) bei langsamen Metabolisierern für CYP 2D6 führte zu einer 6-fachen Erhöhung von AUC und C_{max}
Escitalopram	
Langsame Metabolisierer für CYP 2C19	• Unter 20 mg können bei langsamen Metabolisierern für CYP 2C19 Plasmaspiegel wie unter der supratherapeutischen Dosis von 30 mg bei extensiven Metabolisierern erwartet werden

Tabelle 81. Empfehlungen und Leitlinen zur pharmakogenomisch begründeten Dosisanpassung (Fortsetzung)

Pharmaka und Genotypen mit Einfluss auf ihren Metabolismus	Empfehlungen
Fluoxetin	
Langsame und intermediäre Metabolisierer für CYP 2D6 und/oder Kombinationsbehandlung mit Inhibitoren/Substraten von CYP 2D6	• Fluoxetin hemmt CYP 2D6, zuvor normal metabolisierende Patienten entsprechen darunter dem Phänotyp eines langsamen Metabolisierers („Phänokonversion") • Kombinationsbehandlung mit Fluoxetin und Substraten von CYP 2D6, wie einigen Antidepressiva (z.B. SSRI und Trizyklika), Antipsychotika (z.B. Phenothiazine und einige neuere Substanzen), und Antiarrhythmika (z.B. Flecainid und Propafenon) kann zu Wechselwirkungen führen und sollte vorsichtig gehandhabt werden • Bei Patienten, die Fluoxetin nehmen oder in den letzten fünf Wochen eingenommen haben, sollte bei einer über CYP 2D6 metabolisierten Substanz mit geringer therapeutischer Breite der niedrigste Dosisbereich gewählt werden • Thioridazin darf nicht bei Fluoxetintherapie oder in einem Zeitfenster von 5 Wochen danach gegeben werden, da die fluoxetinvermittelte Inhibition des Abbaus von Thioridazin dessen Serumspiegel erhöhen und dieser potenziell tödliche Rhythmusstörungen auslösen kann • Sollte Fluoxetin zu einer Medikation kombiniert werden, die über CYP 2D6 metabolisiert wird, sollte eine Dosisanpassung dieser Medikation erwogen werden. Dieses gilt insbesondere für Medikamente mit geringer therapeutischer Breite • Tamoxifen ist ein Prodrug und benötigt zur Überführung in die Wirkform Endoxifen eine Aktivierung durch CYP 2D6. Wenn diese durch einen Poor-metabolizer-Status für CYP 2D6 oder z.B. Fluoxetin vermindert erfolgt, ist ein Wirkungsverlust des Tamoxifens mit konsekutiv erhöhtem Rezidivrisiko des Mammakarzinomes zu erwarten
Fluvoxamin	
Langsame und intermediäre Metabolisierer von CYP 2D6 und Kombinationsbehandlung mit Inhibitoren von CYP 2D6	• Vorsicht bei der Behandlung von Patienten mit geringer CYP-2D6-Aktivität sowie bei Komedikation mit Inhibition von CYP 2D6
Galantamin	
Langsame Metabolisierer für CYP 2D6	• Der Serumspiegel kann ca. 50 % höher liegen als bei extensiven Metabolisierern
Mirtazapin	
Langsame Metabolisierer für CYP 2D6	• Der Serumspiegel kann ca. 35 % höher liegen als bei extensiven Metabolisierern, eine Dosisanpassung wird empfohlen
Modafinil	
CYP 2C19	• Modafinil und sein Metabolit Modafinilsulfon inhibieren CYP 2C19. Pharmaka mit Elimination über dieses Isoenzym wie Diazepam oder Propranolol können daher bei Kombinationstherapie mit Modafinil im Serumspiegel erhöht werden; mit einer erhöhten Toxizität muss gerechnet werden
Langsame Metabolisierer für CYP 2D6	• CYP 2C19 stellt einen zusätzlichen Abbauweg für einige trizyklische Antidepressiva dar, die primär über CYP 2D6 metabolisiert werden. Bei langsamen Metabolisierern für CYP 2D6 gewinnt dieser zusätzliche Abbauweg an Gewicht. In dieser Konstellation kann eine Kombination den Trizyklikaspiegel relevant erhöhen, eine Dosisreduktion kann erforderlich werden
Gleichzeitige Verwendung von Substraten von CYP 1A2, CYP 2B6 und CYP 3A4	• Modafinil induziert CYP 1A2, CYP 2B6 und CYP 3A4 dosisabhängig und kann daher bei Substanzen, die darüber eliminiert werden, zur Senkung des Serumspiegels und konsekutiv zum Wirkungsverlust führen

Tabelle 81. Empfehlungen und Leitlinen zur pharmakogenomisch begründeten Dosisanpassung (Fortsetzung)

Pharmaka und Genotypen mit Einfluss auf ihren Metabolismus	Empfehlungen
Nefazodon	
CYP 2D6	• Es ist keine Dosisanpassung bei unterschiedlichen Enzymaktivitäten von CYP 2D6 erforderlich
Gleichzeitige Verwendung von Substraten von CYP 3A4	• Nefazodon inhibiert CYP 3A4, Kombinationstherapien mit z. B. Cisaprid, Quetiapin oder Terfenadin sollten daher vermieden werden
Oxcarbazepin und Carbamazepin	
Träger des HLA-A*3101 Alleles	• Das Risiko dermatologischer UAW durch Oxcarbazepin bzw. Carbamazepin ist bei Trägern des HLA-A*3101-Allels erhöht. Das generelle Risiko wird auf ca. 5 % beziffert. Durch das Vorliegen des HLA-A*3101-Allels wird das Risiko auf 26 % erhöht. Ohne das HLA-A*3101-Allel sinkt das Risiko auf 2,6 %. Es kommt bei genetischen Europäern bei 2–5 % der Bevölkerung vor, bei Japanern bei 10 %
Träger des HLA-B*1502 Alleles	• Höheres Risiko für die Entwicklung eines Stevens-Johnson-Syndroms/Toxische epidermale Nekrolyse (SJS/TEN) unter Oxcarbazepin- bzw. Carbamazepin-Behandlung. Die Frequenz des HLA-B*1502 Alleles kommt vor bei: über 15 % der Personen auf den Philippinen und in Malaysia, etwa 2 % der thailändischen Bevölkerung, 2–12 % bei Han-Chinesen, etwa 6 % der indischen Bevölkerung und etwa 2 % der Koreaner Mit unter 1 % ist dieses Risiko vernachlässigbar bei Europäern, verschiedenen afrikanischen Populationen, amerikanischen Ureinwohnern und Japanern • Eine Testung für das HLA-B*1502 Allel sollte bei Risikopatienten vor der Behandlung erwogen werden. Die Therapie sollte bei bekannten HLA-B*1502-Trägern vermieden werden, bis Hinweise darauf bestehen, dass der Nutzen das Risiko überwiegt
Paroxetin	
Kombinationsbehandlung mit Inhibitoren oder Substraten von CYP 2D6	• Kombinationsbehandlungen von Paroxetin mit anderen Substraten von CYP 2D6, wie z. B. Trizyklika, Phenothiazinen, Risperidon, Tamoxifen oder Metoprolol sowie mit Inhibitoren von CYP 2D6 sollten mit Vorsicht erfolgen • Thioridazin darf nicht bei Paroxetintherapie gegeben werden, da die paroxetinvermittelte Inhibition des Abbaus von Thioridazin dessen Serumspiegel erhöhen und dieser potenziell tödliche Rhythmusstörungen auslösen kann • Tamoxifen ist ein Prodrug und benötigt zur Überführung in die Wirkform Endoxifen eine Aktivierung durch CYP 2D6. Wenn dieses durch Paroxetin inhibiert wird, ist ein Wirkungsverlust des Tamoxifens mit konsekutiv erhöhtem Rezidivrisiko des Mammakarzinomes zu erwarten
Ultraschnelle Metabolisierer für CYP 2D6	• Zu erwarten ist eine schnellere Elimination von Paroxetin mit Wirkungsverlust
Langsame Metabolisierer für CYP 2D6	• Erhöhte Paroxetinspiegel sind zu erwarten, daher mit halber Startdosis beginnen und langsam auftitrieren

Tabelle 81. Empfehlungen und Leitlinen zur pharmakogenomisch begründeten Dosisanpassung (Fortsetzung)

Pharmaka und Genotypen mit Einfluss auf ihren Metabolismus	Empfehlungen
Perphenazin	
Langsame Metabolisierer für CYP 2D6	• Erhöhte Perphenazinspiegel sind zu erwarten, konsekutiv besteht eine höhere Wahrscheinlichkeit für unerwünschte Wirkungen
Kombinationsbehandlung mit Inhibitoren von CYP 2D6	• Die Plasmaspiegel können durch Kombinationsbehandlung mit Hemmstoffen von CYP 2D6 wie z. B. Fluoxetin und Paroxetin deutlich erhöht werden. Ein engmaschiges Monitoring und ggf. eine Dosisreduktion sind erforderlich
Pimozid	
Langsame Metabolisierer für CYP 2D6	• Die Dosis sollte 0,05 mg/kg täglich bei Kindern bzw. 4 mg bei Erwachsenen nicht überschreiten. Dosiserhöhungen sollten frühestens nach 14 Tagen erfolgen • Falls höhere Dosierungen erforderlich werden, sollte zuvor eine Genotypisierung für CYP 2D6 erfolgen
Risperidon	
Kombinationsbehandlung mit Inhibitoren/Induktoren von CYP 2D6	• Risperidon wird von CYP 2D6 zu 9-Hydroxyrisperidon (Paliperidon) metabolisiert. Entsprechend können Inhibitoren und Induktoren von CYP 2D6 den Plasmaspiegel von Risperidon verändern, nicht jedoch relevant den Paliperidonspiegel
Sertralin	
Ultraschnelle Metabolisierer für CYP 2C19	• Therapiebeginn normal dosiert. Bei Nonresponse unter der Erhaltungsdosis: Prüfung von Behandlungsalternativen, die nicht relevant über CYP 2C19 verstoffwechselt werden
Langsame Metabolisierer für CYP 2C19	• Therapiebeginn mit halber Startdosis, Titration bis zur Response. Alternativ Auswahl einer Substanz, die nicht relevant über CYP 2C19 verstoffwechselt wird
Thioridazin	
Langsame Metabolisierer für CYP 2D6	• Nicht verwenden bei Patienten mit reduzierter CYP-2D6-Aktivität oder in Kombination mit Inhibitoren von CYP 2D6
Tramadol	
Ultraschnelle Metabolisierer für CYP 2D6	• Bei Kindern wurden lebensbedrohliche Atemdepression bis hin zu Todesfällen unter Tramadol beschrieben. Insbesondere bei Risikofaktoren für Atemdepression sollte Tramadol daher bei Kindern vermieden werden • Ultraschnelle Metabolisierer für CYP 2D6 bauen schneller und höhere Wirkspiegel des aktiven Metaboliten Desmethyltramadol auf. Dies kann zu Atemdepression, Übersedierung und Übelkeit auch unter üblichen, von extensiven Metabolisierern gut vertragenen Dosierungen führen. Daher sollte Tramadol nicht bei ultraschnellen Metabolisierer für CYP 2D6 verwendet werden
Trizyklische Antidepressiva (Amitriptylin, Clomipramin, Desipramin, Doxepin, Imipramin, Trimipramin)	
Langsame Metabolisierer für CYP 2D6	• Langsame Metabolisierer für CYP 2D6 können höhere Plasmaspiegel von trizyklischen Antidepressiva aufbauen, daher ist ein therapeutisches drug monitoring empfohlen
Kombinationsbehandlung mit Inhibitoren von CYP 2D6	• Therapeutisches drug monitoring empfohlen, da erhöhte Plasmaspiegel erwartet werden müssen

Tabelle 81. Empfehlungen und Leitlinen zur pharmakogenomisch begründeten Dosisanpassung (Fortsetzung)

Pharmaka und Genotypen mit Einfluss auf ihren Metabolismus	Empfehlungen
Valbenazin	
Langsame Metabolisierer für CYP 2D6	• Der Plasmaspiegel von Valbenazin kann erhöht, konsekutiv das QTc-Intervall verlängert sein. Eine Dosisreduktion kann daher unter Verträglichkeitsaspekten erforderlich werden
Kombinationsbehandlung mit Inhibitoren von CYP 2D6 und CYP 3A4	• Der Plasmaspiegel von Valbenazin kann erhöht, konsekutiv das QTc-Intervall verlängert sein. Eine Dosisreduktion kann daher unter Verträglichkeitsaspekten erforderlich werden
Venlafaxin	
Kombinationsbehandlung mit Inhibitoren von CYP 2D6 und CYP 3A4	• Keine Dosisanpassung erforderlich
Vortioxetin	
Langsame Metabolisierer für CYP 2D6	• Die empfohlene Höchstdosis liegt bei 10 mg täglich
Kombinationsbehandlung mit Inhibitoren/Induktoren von CYP 2D6	• Dosisreduktion bei Kombinationsbehandlung mit starken Inhibitoren von CYP 2D6 (z. B. Bupropion, Fluoxetin oder Paroxetin) • Eine Dosiserhöhung ist zu prüfen, wenn eine Kombinationsbehandlung mit potenten Induktoren von CYP-Isoenzymen (z. B. Carbamazepin, Phenytoin oder Rifampicin) erfolgt. Die angepasste Dosis sollte nicht höher liegen als die 3-fache Standarddosis

Tabelle 82. Effekte unterschiedlicher Genotypen auf die Pharmakokinetik von Psychopharmaka

Gene	Genotyp/Allel	Wirkstoff	Effekt	Quelle[a]
ANKK1 (DRD2)[b]	rs1800497 Allel A	Clozapin Olanzapin	Erhöhtes Risiko für Gewichtszunahme unter Olanzapin bzw. Clozapin	PMID: 20714340[13] PMID: 15146457[14]
	rs1800497 Genotypen AA und AG	Risperidon	Erhöhtes Risiko für die Entwicklung einer Hyperprolaktinämie (OR = 3,0)	PMID: 19339912[15]
	rs1800497 Allel A	Bromperidol Chlorpromazin Clozapin Haloperidol Olanzapin Risperidon	Keine Response bei Schizophreniebehandlung mit Antipsychotika	PMID: 20194480[16]

Tabelle 82. Effekte unterschiedlicher Genotypen auf die Pharmakokinetik von Psychopharmaka (Fortsetzung)

Gene	Genotyp/Allel	Wirkstoff	Effekt	Quelle[(a)]
COMT	rs4680 Allel G	Fluvoxamin	In der 4. Therapiewoche verschlechterte Response bei depressiven Störungen	PMID: 20619611[17]
	rs4680 Genotypen AA und AG	Überwiegende Anzahl der Antipsychotika	Geringeres Risiko der Entwicklung von Spätdyskinesien bei Behandlung mit Antipsychotika (OR = 0,66)	PMID: 18180754[18]
HTR1A	rs10042486 Genotyp CC rs1364043 Genotyp TT	Fluvoxamin Milnacipran Paroxetin	Verbesserte Response bei Depression	PMID: 18484082[19]
HTR2A	rs7997012 Allel G	Kombination von Antidepressiva, Antipsychotika und Stimmungsstabilisatoren	Geringere Wahrscheinlichkeit von Remission bei depressiven Erkrankungen	PMID: 19924111[20]
	rs17288723 Genotyp CC	Überwiegende Anzahl der Antidepressiva	Geringere Wahrscheinlichkeit von Remission bei depressiven Erkrankungen	PMID: 19924111[20]
	rs6314 Genotyp AG	Paroxetin	Geringere Wahrscheinlichkeit von Remission bei depressiven Erkrankungen	PMID: 18253134[21]
	rs7997012 Allel G	Venlafaxin	Bessere Response bei Generalisierter Angststörung nach sechsmonatiger Behandlung (OR = 4,72)	PMID: 22006095[22]
HTR2C	rs1414334 Allel C	Clozapin Risperidon	Erhöhtes Risiko für die Entwicklung eines metabolischen Syndroms unter Clozapin (OR = 9,2) oder Risperidon (OR = 5,35)	PMID: 20680028[23]
		Überwiegende Anzahl der Antipsychotika	Erhöhtes Risiko für die Entwicklung eines metabolischen Syndroms (OR = 3,73)	PMID: 17632216[24]
OPRM1	rs1799971 Genotypen GG und AG	Naltrexon	Erhöhte Response auf Naltrexon (OR = 5,75) bei Patienten mit alkoholbezogenen Störungen	PMID: 18250251[25]
TPH2	rs10897346 Allel C	Mirtazapin Venlafaxin	Bessere Response bei depressiven Erkrankungen (OR = 2,6)	PMID: 18496129[26]

(a) Quellenbezeichnung nachPubMed ID (PMID), (b) Auch bekannt als Taq1A Restriktionsfragmentlängenpolymorphismus [RFLP], der mit einer Reduktion der D_2-Rezeptordichte in Verbindung gebracht wurde. Taq1A RFLP liegt 10 kB stangabwärts von DRD2 und könnte daher in einer anderen kodierenden Region liegen als das DRD2-Gen. ANKK1 liegt in dieser kodierenden Region. The DRD2 Taq1A RFLP verursacht einen Aminosäurenaustausch im Genprodukt von ANKK1 (p.Glu713Lys), dieses könnte die Substratbindungsspezifität verändern

Weiterführende Literatur

1. Ravyn D, Ravyn V, Lowney R, et al. CYP 450 pharmacogenetic treatment strategies for antipsychotics: A review of the evidence. Schizophrenia Res. 2013.149(1–3): 1–14. doi:10.1016/j.schres.2013.06.0351
2. Shuldiner AR, Palmer K, Pakyz RE, et al. Implementation of pharmacogenetics: The University of Maryland personalized anti-platelet pharmacogenetics program. Am J Med Genet C Semin Med Genet. 2014;166(1):76–84. doi:10.1002/ajmg.c.31396
3. FDA. Table of pharmacogenomic biomarkers in drug labeling. Retrieved from: https://www.fda.gov/Drugs/ScienceResearch/ucm572698.htm
4. Relling MV, Klein TE. CPIC: Clinical Pharmacogenetics Implementation Consortium of the Pharmacogenomics Research Network. Clin Pharmacol Ther. 2011;89(3): 464–467. doi:10.1038/clpt.2010.279
5. Hicks JK, Bishop JR, Sangkuhl K, et al. Clinical Pharmacogenetics Implementation Consortium (CPIC) guideline for CYP 2D6 and CYP 2C19 genotypes and dosing of selective serotonin reuptake inhibitors. Clin Pharmacol Ther. 2015;98(2):127–134. doi:10.1002/cpt.147
6. Swen JJ, Nijenhuis M, de Boer A, et al. Pharmacogenetics: From bench to byte – an update of guidelines. Clin Pharmacol Ther. 2011;89(5):662–673. doi:10.1038/clpt.2011.34
7. Whirl-Carrillo M, McDonagh EM, Hebert JM, et al. Pharmacogenomics knowledge for personalized medicine. Clin Pharmacol Ther. 2012;92(4):414–417. doi:10.1038/clpt.2012.96
8. Teh LK, Bertilsson L. Pharmacogenomics of CYP 2D6: Molecular genetics, interethnic differences and clinical importance. Drug Metab Pharmacokinet. 2012;27(1): 55–67. doi:10.2133/dmpk.DMPK-11-RV-121
9. McGraw J, Waller D. Cytochrome P450 variations in different ethnic populations. Expert Opin Drug Metab Toxicol. 2012;8(3):371–382. doi:10.1517/17425255.2012.657626
10. Mrazek DA. Psychiatric pharmacogenomics. New York: Oxford University Press, 2010
11. Bernard S, Neville KA, Nguyen AT, et al. Interethnic differences in genetic polymorphisms of CYP 2D6 in the U.S. population: Clinical implications. Oncologist. 2006;11(2):126–135. doi:10.1634/theoncologist.11-2-126
12. Claudio-Campos K, Duconge J, Cadilla CL, et al. Pharmacogenetics of drug-metabolizing enzymes in US Hispanics. Drug Metab Pers Ther. 2015;30(2):87–105. doi:10.1515/dmdi-2014-0023
13. Müller DJ, Zai CC, Sicard M, et al. Systematic analysis of dopamine receptor genes (DRD1-DRD5) in antipsychotic-induced weight gain. Pharmacogenomics J. 2012;12(2):156–164. doi:10.1038/tpj.2010.65
14. Neville MJ, Johnstone EC, Walton RT. Identification and characterization of ANKK1: a novel kinase gene closely linked to DRD2 on chromosome band 11q23.1. Hum Mutat. 2004;23(6):540–545. doi:10.1002/humu.20039
15. Calarge CA, Ellingrod VL, Acion L, et al. Variants of the dopamine D_2 receptor gene and risperidone-induced hyperprolactinemia in children and adolescents. Pharmacogenet Genomics. 2009;19(5):373–382. doi:10.1097/FPC.0b013e328329a60f
16. Zhang JP, Lencz T, Malhotra AK. D_2 receptor genetic variation and clinical response to antipsychotic drug treatment: A meta-analysis. Am J Psychiatry. 2010;167(7):763–772. doi:10.1176/appi.ajp.2009.09040598
17. Benedetti F, Dallaspezia S, Colombo C, et al. Effect of catechol-O-methyltransferase Val(108/158)Met polymorphism on antidepressant efficacy of fluvoxamine. Eur Psychiatry. 2010;25(8):476–478. doi:10.1016/j.eurpsy.2009.12.007
18. Bakker PR, van Harten PN, van Os J. Antipsychotic-induced tardive dyskinesia and polymorphic variations in COMT, DRD2, CYP 1A2 and MnSOD genes: A meta-analysis of pharmacogenetic interactions. Mol Psychiatry. 2008;13(5):544–556. doi:10.1038/sj.mp.4002142
19. Kato M, Fukuda T, Wakeno M, et al. Effect of $5HT_{1A}$ gene polymorphisms on antidepressant response in major depressive disorder. Am J Med Genet B Neuropsychiatr Genet. 2009;150B(1):115–123. doi:10.1002/ajmg.b.30783
20. Horstmann S, Lucae S, Menke A, et al. Polymorphisms in GRIK4, HTR2A, and FKBP5 show interactive effects in predicting remission to antidepressant treatment. Neuropsychopharmacology. 2010;35(3):727–740. doi:10.1038/npp.2009.180
21. Wilkie MJ, Smith G, Day RK, et al. Polymorphisms in the SLC6A4 and HTR2A genes influence treatment outcome following antidepressant therapy. Pharmacogenomics J. 2009;9(1):61–70. doi:10.1038/sj.tpj.6500491
22. Lohoff FW, Aquino TD, Narasimhan S, et al. Serotonin receptor 2A (HTR2A) gene polymorphism predicts treatment response to venlafaxine XR in generalized anxiety disorder. Pharmacogenomics J. 2013;13(1):21–26. doi:10.1038/tpj.2011.47
23. Risselada AJ, Vehof J, Bruggeman R, et al. Association between HTR2C gene polymorphisms and the metabolic syndrome in patients using antipsychotics: a replication study. Pharmacogenomics J. 2012;12(1):62–67. doi:10.1038/tpj.2010.66

24. Mulder H, Franke B, van der Beek AA, et al. The association between HTR2C gene polymorphisms and the metabolic syndrome in patients with schizophrenia. J Clin Psychopharmacol. 2007;27(4):338–343. doi:10.1097/JCP.0b013e3180a76dc0
25. Anton RF, Oroszi G, O'Malley S, et al. An evaluation of mu-opioid receptor (OPRM1) as a predictor of naltrexone response in the treatment of alcohol dependence: Results from the Combined Pharmacotherapies and Behavioral Interventions for Alcohol Dependence (COMBINE) study. Arch Gen Psychiatry. 2008;65(2):135–144. doi:10.1001/archpsyc.65.2.135
26. Tzvetkov MV, Brockmöller J, Roots I, et al. Common genetic variations in human brain-specific tryptophan hydroxylase-2 and response to antidepressant treatment. Pharmacogenet Genomics. 2008;18(6):495–506. doi:10.1097/FPC.0b013e3282fb02cb

ANHANG

Glossar

5-HT 5-Hydroxytryptamin, Serotonin

ACE Angiotensin-Converting-Enzym

ADL Aktivitäten des täglichen Lebens (deutsch: ATL)

ADHS Aufmerksamkeitsdefizit-/Hyperaktivitätsstörung *(engl.:* Attention deficit hyperactivity disorder/ADHD)

Agranulozytose starke Abnahme der Granulozyten (<500/mm^3)

Akathisie Bewegungsunruhe, ständiger Positionswechsel, Unfähigkeit zum Entspannen (sog. Trippelmotorik)

Akinese Bewegungslosigkeit, Bewegungsstarre

Alopezie Haarausfall

Amenorrhö Ausbleiben der Regelblutung

ANC/ANZ Absolute Neutrophilenzahl

Anorexie Unterernährung durch mangelnden Appetit

Anterocollis Form der zervikalen Dystonie (nach vorne gebeugte Haltung)

anticholinerg Zentrale und periphere Symptome aufgrund Acetylcholinrezeptorblockade

Anti-Craving-Mittel Medikament, das das Verlangen nach Suchtmitteln abschwächen kann

Antiemetika Medikamente gegen Übelkeit und Erbrechen

Arrhythmie unregelmäßiger Herzschlag

Arteriosklerose Verkalkung, Verhärtung und Fibrosierung von arteriellen Blutgefäßen

Arthralgie Gelenkschmerzen

ASS Acetylsalicylsäure

Asterixis Flattertremor oder engl. flapping tremor, insbesondere bei metabolisch bedingten Enzephalopathien, z. B. ausgeprägte Leberschädigung

Asthenie Schwäche, Kraftlosigkeit

Ataxie Störung der Koordination von Bewegungsabläufen

Atherosklerose Einlagerung von Cholesterinestern und anderen Fetten in die innere Wandschicht von Arterien (auch Ateriosklerose)

Atypische Depression In der ICD-10 unter F32.8 unter „Sonstige depressive Episoden" gelistet (Merkmale: Appetit- und Gewichtszunahme, Hypersomnie, „bleierne Schwere" des Körpers, langanhaltende Überempfindlichkeit gegenüber subjektiv empfundenen persönlichen Zurückweisungen)

AUC Area under curve = Fläche unter der Kurve

Augmentation Kombination eines Antidepressivums mit einem anderen Psychopharmakon bei Nichtwirksamkeit der Monotherapie

BAD Bipolare affektive Störung

Ballismus Extrapyramidales Syndrom mit Hyperkinesien, die vorwiegend die proximale Extremitätenmuskulatur betreffen

Binge-eating Essanfälle im Rahmen einer Bulimie oder einer Binge-Eating-Störung (übermäßiges Essen)

Bioverfügbarkeit Anteil eines Wirkstoffes, der unverändert im systemischen Kreislauf zur Verfügung steht

Bipolar-I-Störung Manisch-depressive Erkrankung

Bipolar-II-Störung Affektive Störung mit rezidivierenden Depressionen und hypomanischen Episoden

Blepharospasmus Lidkrampf, Krampf des M. orbicularis oculi

BMI Body-Mass-Index, Gewicht in kg dividiert durch Körpergröße (in m^2)

BPH Benigne Prostatahyperplasie

BPRS Brief Psychiatric Rating Scale; Skala mit 18 Items zur Beurteilung psychopathologischer Symptome vorwiegend bei schizophrenen Erkrankungen

Bradykardie Pathologisch reduzierte Herzfrequenz

Bruxismus Zähneknirschen

BUN Blut-Harnstoff-Stickstoff

Carbohydrate craving Verlangen nach kohlehydratreicher Nahrung (z. B. Schokolade, Kuchen)

Chorea Extrapyramidales Syndrom mit Hyperkinesien und allgemeiner Hypotonie der Muskulatur

Choreoathetose Kombination von choreatischen und athetotischen Hyperkinesien

Clearance Maß für die Ausscheidungsrate und damit Funktion der Nieren

Compliance Befolgen therapeutischer Anweisungen durch den Patienten

COPD Chronisch-obstruktive Lungenerkrankung

Coryza Erkältung, Schnupfen

Craving Verlangen, Gier (z. B. nach Alkohol)

Cycloplegie Auch: Zykloplegie; pathologisch oder iatrogen induzierte Akkomodationsstörung des Auges durch Parese des Musculus ciliaris (Pupille wird ruhiggestellt)

Dermatitis Hautentzündung

Diaphorese Schwitzen, Schweißabsonderung

Diplopie Doppeltsehen

DLPFC Dorsolateraler präfrontaler Kortex

DRESS DRESS-Syndrom, Akronym für Drug Rush with Eosinophilia and Systemic Symptoms – Arzneimittelexanthem mit Eosinophilie und systemischen Manifestationen (Fieber, Hautausschlag, erhöhte Leberwerte, u. a.)

Dysarthrie Sprechstörung

Dysgeusie Geschmacksstörung

Dysmnesie Fehlerhafte bzw. verzerrte Erinnerung

Dyspesie Symptomkomplex aus Oberbauchbeschwerden, Völlegefühl, Sodbrennen, Übelkeit, Erbrechen

Dysphagie Schluckstörung

Dyskinesie Motorische Fehlfunktionen mit abnormen Bewegungen

Dystonie Muskelverkrampfungen

Ebstein-Syndrom Herzfehlbildung mit Deformierung und Insuffizienz der Trikuspidalklappe

EEG Elektroenzephalogramm

EKG Elektrokardiogramm

EKT Elektrokonvulsionstherapie

Emesis Erbrechen

endokrin in den Blutkreislauf Stoffe absondernd

Endogene Depression Älterer Ausdruck für „schwere Depression mit oder ohne psychotische Symptomatik“ bzw. „mittelgradige Depression mit somatischem Syndrom“ nach ICD-10

Enuresis Bettnässen

EMS Eosinophilia-Myalgie-Syndrom, Eosinophilie >1.000/mm^3 und Myalgien unklarer Ätiologie; wurde im Zusammenhang mit und nach der Einnahme L-Tryptophan-haltiger Wirkstoffe beobachtet

epigastrisch das obere Abdomen betreffend

Epistaxis Nasenbluten

EPS Extrapyramidalmotorische Symptome

ER extended release (verzögerte Freisetzung): Retard-Arzneimittelformulierung

Exazerbation Zunahme oder Wiederaufflammen von Krankheitssymptomen

extrapyramidal Betrifft Kerne des ZNS, die in der Nähe der Pyramidenbahn gelegen sind

extrapyramidalmotorische Nebenwirkungen neurologische Nebenwirkungen der Neuroleptika (z. B. Zittern, Starrheit, Zungenschlundkrämpfe)

FAS Fetales-Alkohol-Syndrom

Faszikulationen Unwillkürliche Muskelzuckungen

FGA First-generation Antipsychotics/Antipsychotika der 1. Generation (Typische Antipsychotika)

Fibrose Bindegewebsneu- und -mehrbildung

First-pass First-pass-Metabolismus

Flush Hautrötung mit Hitzegefühl, infolge erhöhter Serotonin-Ausschüttung oder bei Disulfiram-Alkohol-Reaktion

FSH Follikel-stimulierendes Hormon

GABA	Gammaaminobuttersäure (inhibitorischer Neurotransmitter)
Galaktorrhoe	Milchfluss
GERD	Gastroösophageale Refluxkrankeit
GGT, γ-GT	Gamma-Glutamyl-Transferase
GI	Gastrointestinal
Gilles-de-la-Tourette-Syndrom	Syndrom mit Tics (Schnaufen, Räuspern, Spucken, Schnalzen), unmotivierten Wutausbrüchen, Koprolalie und Echolalie
Glaukom	Grüner Star (Erhöhung des Augeninnendruckes)
glomerulär	betrifft kleine Blutgefäße der Niere, die als Filter bei der Urinausscheidung dienen
GnRH	Gonadotropin-Releasing Hormon
GOT/AST	Glutamat-Oxalacetat-Transaminase/Aspartat-Aminotransferase
GPT/ALT	Glutamat-Pyruvat-Transaminase/Alanin-Aminotransferase
Gynäkomastie	Brustschwellung/-wachstum
HAM-A	Hamilton Anxiety (Angst) Rating Skala
HAM-D	Hamilton Depression Rating Skala
HDL	High-density Lipoprotein
Histologie	Gewebekunde, mikroskopische Anatomie
HPA-Achse	*engl.* Hypothalamus-pituitary-adrenal axis = Hypothalamus-Hypophysen-Nebennierenrinden-Achse
Hyperkalzämie	Erhöhung des Kalziumspiegels im Blut
Hyperkinese	Steigerung der Bewegungsaktivität
Hyperparathyreodismus	Erhöhte Parathormonbildung
Hyperreflexie	Steigerung der Muskelreflexe
Hyperthyreose	Schilddrüsenüberfunktion
Hypertonie	Bluthochdruck
hypnotisch	Schlafinduzierend
Hypothyreose	Schilddrüsenunterfunktion
Hypotonie	Blutdrucksenkung
Induration	Gewebeverhärtung
INR	International Normalized Ratio (normal: <1.1)
Katalepsie	Verharren in einer bestimmten Körperhaltung
Kataplexie	Tonus-Verlust-Syndrom, affektiver Tonusverlust (z. B. bei Narkolepsie)
Katecholamine	Biogene Amine (z. B. Noradrenalin, Serotonin, Dopamin)
Kindling	Entwicklung einer Epilepsie durch adaptive Veränderungen der Neuronen aufgrund wiederholter elektrischer Entladungen
Kortex	Graue Substanz der Hirnrinde
LDH	Laktatdehydrogenase
LDL	Low-density Lipoprotein
LH	Luteinisierendes Hormon
LH-RH	Luteinisierendes Hormon-Releasing-Hormon
Libido	Sexualtrieb
Leukopenie	Erniedrigung der weißen Blutzellen
Leukozytose	Erhöhung der weißen Blutzellen
MADRS	Montgomery-Asberg-Depressions-Skala (Fremdbeurteilungsverfahren zur Schweregradbestimmung einer Depression)
Makrosomie	Neugeborenes mit Geburtsgewicht >4.5kg
MAOH	Monoaminooxidase-Hemmer
Mikrographie	Pathologische Verkleinerung des Schriftbildes (z. B. bei Akinesie, M. Parkinson)
Miosis	Pupillenverengung
NMDA	N-metyl-D-Aspartat-Rezeptor (glutamaterge Neurotransmission)
MMSE/MMST	Mini-Mental-Status-Test
MNS	Malignes neuroleptisches Syndrom
Myalgie	Muskelschmerzen
Mydriasis	Pupillenerweiterung
Narkolepsie	Syndrom mit imperativen Schlafanfällen
Negativsymptomatik	Symptome einer Schizophrenie wie Affektverflachung, Antriebsmangel, Leistungsminderung, sozialer Rückzug, Apathie, u. a.
Nephritis	Nierenentzündung
Non-response	Nichtansprechen auf eine Behandlung

Nystagmus Ruckartige Augenbewegungen

Ödem Gewebsschwellung durch Flüssigkeitsansammlung

okzipital den Hinterkopf betreffend

Ophthalmoplegie Lähmung des äußeren Augenmuskels

Opisthotonus Krampf vor allem der Streckmuskulatur des Rückens

orthostatische Dysregulation Blutdruckabfall beim Aufstehen

Osteomalazie Demineralisierung des Knochens („Knochenerweichung")

PANSS Skala zur Erfassung des Schweregrades von Positiv- und Negativsymptomen bei Schizophrenie

Papillenödem Schwellung/Ödem des N. opticus

Parästhesie Kribbeln, Missempfindungen besonders der distalen Extremitäten

Parkinsonismus Extrapyramidales Syndrom mit Tremor, Akinese und Rigor

perioral um den Mund herum

peripher die Nervenbahnen außerhalb des ZNS betreffend

Petechien Hautblutungen

P-gp P-Glykoprotein

Photophobie Lichtempfindlichkeit

Pisa-Syndrom Haltungsanomalie mit Schrägstellung des Rumpfes/Rückens (z.B. bei extrapyramidalmotorischen Bewegungsstörungen)

PMS Prämenstruelles Syndrom

Polydipsie gesteigerter Durst

Polyurie Harnausscheidung über 2000 ml pro Tag

Positivsymptomatik Symptome einer floriden Psychose wie Wahn, akustische Halluzinationen, Misstrauen, Aggressivität

Priapismus abnorme, schmerzhafte, kontinuierliche Peniserektion

Prostatahypertrophie Vergrößerung der Vorsteherdrüse

Pruritus Juckreiz

psychomotorische Erregung gesteigerte körperliche Aktivität oder Unruhe aufgrund einer seelischen Störung

Psychose Seelische Störung mit Wahn und anderen Symptomen

PTBS posttraumatische Belastungsstörung

PTSD *engl.* posttraumatic stress disorder – Posttraumatische Belastungsstörung

PTT partial thromboplastin time (partielle Thromboplastinzeit)

Pylorus Magenpförtner

Rabbit-Syndrom Periorale Zuckungen oder Zittern der Unterlippe, neuroleptikainduziert

RCT Randomisierte, kontrollierte Studie

Rebound Wiederkehren der Symptome nach Absetzen der Behandlung, wobei die Symptomatik stärker sein kann als vor der Behandlung

Response Ansprechen auf die Therapie

Retrocollis Rückwärtsbeugung des Kopfes, auch: Retrocollis spasmodicus

SAD *engl.* Seasonal Affective Disorder – jahreszeitlich bedingte affektive Störung, die mit Depressionsschüben, vor allem im Frühjahr und Herbst, einhergeht

Schizophrenie Psychische Störung, häufig mit Wahn, Halluzinationen und anderen Symptomen

SDAT Senile Demenz vom Alzheimer-Typ

Sedativa Beruhigungsmittel

Sedierung Beruhigung, Müdigkeit

Serotoninsyndrom Krankheitsbild, das durch einen erhöhten Serotoninstoffwechsel, z.B. nach einer Überdosis eines serotonergen Medikaments oder durch Kombination solcher Medikamente, entsteht; Symptome: Orientierungsstörungen, Verwirrtheit, Unruhe, Tremor, Myoklonien, Hyperreflexie, Muskelfaszikulationen, Schüttelfrost, Ataxie, Hyperaktivität

SGA Second-generation Antipsychotics/Antipsychotika der 2. Generation (Atypische Antipsychotika)

SIADH Syndrom der inadäquaten ADH-Sekretion (*engl.* syndrome of inappropriate secretion of anti-diuretic hormone, Schwartz-Bartter-Syndrom) mit Hyponatriämie, Hypokaliämie, Hypernatriurie, Hyperkaliurie, Ödemen, verminderter Aldosteron- und vermehrter 17-Ketosteroid-Ausscheidung

Sialorrhoe Verstärkter Speichelfluss

SIDS Sudden infant death syndrome („plötzlicher Kindstod")

SNRI Selektiver Serotonin-Noradrenalinwiederaufnahmehemmer (*engl.* selective serotonin noradrenaline reuptake inhibitor)

Somnambulismus Schlafwandeln

SSRI Selektiver Serotoninwiederaufnahmehemmer *(engl.* selective serotonin reuptake inhibitor)

Stevens-Johnson-Syndrom allergisch bedingter Hautausschlag mit hohem Fieber und Schleimhautveränderungen

Synkope plötzlich einsetzende Bewusstlosigkeit

Tachykardie Herzfrequenzanstieg über 100 Herzschläge pro Minute

Tachyphylaxie Toleranzentwicklung und Wirkabschwächung bei längerer Gabe eines Medikaments

Tardive Dyskinesie Persistierende Bewegungsstörung, z. B. als Langzeitfolge einer antipsychotischen Therapie

Therapeutischer Index Verhältnis der mittleren letalen zur mittleren wirksamen Dosis

TIA Transitorische ischämische Attacke

Tinnitus Ohrgeräusch

TGA Third-generation Antipsychotics/Antipsychotika der 3. Generation

Torsade de pointes Herzrhythmusstörung, evtl. lebensbedrohlich

Torticollis Spasmus der Hals-/Nackenmuskulatur, führt zum Schiefhalten des Kopfes

Tortipelvis Beckentorsion durch Muskelspasmen

Tourette-Syndrom siehe Gilles-de-la-Tourette-Syndrom

TRH *engl.* Thyreotropin-Releasing Hormone

Trismus Kiefersperre, tonischer Krampf der Kaumuskulatur

TSH *engl.* Thyroid stimulating hormone

TZA Trizyklisches Antidepressivum

UGT Uridindiphosphat-Glucuronosyltransferase

Ulzeration Vorstufe einer manifesten Ulcus-Bildung

Vasokonstriktion Gefäßverengung

Wernicke-Korsakow-Syndrom Syndrom mit Verwirrtheit, Ataxie, Ophthalmoplegie, Gedächtnisstörungen, Konfabulationen

ZNS Zentrales Nervensystem

Anwendung von Psychopharmaka in der Schwangerschaft und in der Stillzeit

- Es sind keine Psychopharmaka zur Anwendung während der Schwangerschaft und Stillzeit zugelassen; es bedarf daher immer einer sorgfältigen und individuellen Kosten-Nutzen-Abwägung, wenn solche Wirkstoffe während der Schwangerschaft/Stillzeit verabreicht werden soll
- In der Fachinformation sämtlicher psychopharmakologischer Wirkstoffe finden sich Hinweise zur Anwendung der jeweiligen Substanz während der Schwangerschaft und Stillzeit
  - *Schwangerschaft:* In dieser Unterrubrik finden Sie Informationen zur Anwendung des Wirkstoffes während der Schwangerschaft. Hierzu gehören unter anderem Dosierungshinweise wie auch potenzielle Risiken für das ungeborene Kind
  - *Stillzeit:* In dieser Unterrubrik finden Sie Informationen zur Anwendung des Wirkstoffes während der Stillzeit. Hierzu gehören unter anderem die Konzentration des Wirkstoffes in der Muttermilch sowie die zu erwartenden Wirkungen auf das stillende Kind
  - *Fertilität:* In der Fachinformation können weiterführende Hinweise über die Notwendigkeit der Durchführung von Schwangerschaftstests, der Sicherstellung einer sicheren Verhütungsmethode und Unfruchtbarkeit angegeben sein

Weiterführende Informationen über die Anwendung von Medikamenten während der Schwangerschaft und Stillzeit können unter folgendem Link gefunden werden:
- https://www.embryotox.de/

Liste von Registerstudien zur Schwangerschaftsexposition
- Die FDA führt ein Verzeichnis über Registerstudien zur Schwangerschaftsexposition mit hilfreichen Informationen über die verschiedenen Wirkstoffe: https://www.fda.gov/ScienceResearch/SpecialTopics/WomensHealthResearch/ucm134848.htm

Weiterführende Literatur

- American College of Obstetricians and Gynecologists (ACOG). Use of psychiatric medications during pregnancy and lactation. (ACOG practice bulletin no. 92). Obstet Gynecol. 2008;111(4):1001-1020. doi:10.1097/AOG.0b013e31816fd910
- Briggs GG, Freeman RK, Yaffe SJ. Drugs in pregnancy and lactation: A reference guide to fetal and neonatal risk. (9th ed.) Philadelphia, PA: Lippincott Williams & Wilkins, 2011
- Hale TW. Medications and mothers' milk. (15th ed.) Amarillo, TX: Pharmasoft Medical Publishing, 2012
- Motherisk [A Canadian clinical, research, and teaching program dedicated to antenatal drug, chemical, and disease risk counseling]. Retrieved from http://www.motherisk.org
- LactMed [A US National Library of Medicine database of drugs and other chemicals to which breastfeeding mothers may be exposed. Includes information on the levels of such substances in breast milk and infant blood, and the possible adverse effects in the nursing infant]. Retrieved from http://toxnet.nlm.nih.gov/cgi-bin/sis/htmlgen?LACT
- Exposure to psychotropic medications and other substances during pregnancy and lactation: A handbook for health care providers [A Canadian resource developed by the Centre for Addiction and Mental Health in Toronto and the Motherisk Program]. Retrieved from http://www.camhx.ca/Publications/Resources_for_Professionals/Pregnancy_Lactation/index.html
- REPROTOX [A database developed by the Reproductive Toxicology Center in Washington, DC, USA for its members, which contains summaries on the effects of medications, chemicals, infections, and physical agents on pregnancy, reproduction, and development]. Retrieved from http://www.reprotox.org
- TERIS – Teratogen Information System [Developed by the University of Washington, Seattle, WA, USA; provides current information on the teratogenic effects of drugs and environmental agents]. Retrieved from http://depts.washington.edu/terisweb/teris/index.html

Patienteninformationen

Zusätzlich zu diesem Handbuch werden Patienteninformationen über häufig angewendete Psychopharmaka zur Verfügung gestellt. Die Informationsblätter sind leicht verständlich und können Patientinnen und Patienten in kopierter Form mit nach Hause gegeben werden. Sie enthalten Informationen zur Anwendung und Wirkung des jeweiligen Medikaments und informieren darüber, welche Neben- und Wechselwirkungen auftreten können

Die Patienteninformationen können nicht das ärztliche Gespräch ersetzen, aber eventuell die Compliance und die Sicherheit der Behandlung verbessern helfen. Sie sind ebenfalls kein Ersatz für die Gebrauchsinformationen der jeweiligen Medikamente. Der Arzneimittelmarkt ist ständigen Veränderungen unterworfen. Dadurch können sich Änderungen bei den Patientenempfehlungen ergeben

Die Autorinnen und Autoren freuen sich auf Rückmeldungen und Verbesserungsvorschläge

Hinweise zu den Online-Materialien

Sie können die in diesem Buch erwähnten Patienteninformationen über unsere Internetseite abrufen und ausdrucken. Nutzen Sie dazu bitte den Link hgf.io/download und melden Sie sich nach den dort beschriebenen Schritten an. Wenn Sie nach der Registrierung den Code **B-USV3ED** unter „Mein Konto → Zusatzmaterialien" im Eingabefeld einfügen, werden Sie automatisch in den Downloadbereich weitergeleitet und können die Online-Materialien zum Buch ausdrucken bzw. herunterladen. Um die Materialien dauerhaft im direkten Zugriff zu haben, empfehlen wir Ihnen, sich die gesamten Materialien herunterzuladen und auf dem eigenen Rechner zu speichern

Folgende Patienteninformationen stehen zum Download bereit:

1. Acamprosat
2. Antidementiva
3. Antikonvulsiva, die phasenprophylaktisch wirken
4. Antiparkinsonmittel
5. Antipsychotika
6. Anxiolytika und Benzodiazepine
7. Atomoxetin
8. Buprenorphin
9. Bupropion
10. Buspiron
11. Clonidin und Guanfacin
12. Clozapin
13. Disulfiram
14. Elektrokonvulsionstherapie (EKT)
15. Esketamin
16. Hypnotika/Sedativa
17. Lichttherapie
18. Lithium
19. Irreversibler Monoaminooxidase-Hemmer (MAOH) Tranylcypromin
20. Methadon
21. Moclobemid
22. Naltrexon
23. Noradrenalin- und spezifischer Serotoninantagonist (NaSSA)
24. Pregabalin
25. Psychostimulanzien
26. Repetitive transkranielle Magnetstimulation (rTMS)
27. Selektive Serotonin- und Noradrenalin-Wiederaufnahmehemmer (SNRI)
28. Selektive Serotonin-Wiederaufnahmehemmer (SSRI)
29. Serotonin-Modulator und -Stimulator (Vortioxetin)
30. Trazodon
31. Triebdämpfende Arzneimittel
32. Trizyklische Antidepressiva

Neurowissenschaftlich basierte Nomenklatur (neuroscience-based Nomenclature, NbN)

Das European College of Neuropsychopharmacology (ECNP; https://www.ecnp.eu/) gründete 2010 eine Arbeitsgruppe zur Nomenklatur. Das Ziel war es, ein bereits sich lange entwickelndes Problem der Neuropsychopharmakologie zu lösen: Die bestehende Nomenklatur der psychotropen Medikamente basiert auf dem wissenschaftlichen Kenntnisstand der 1950er Jahre und bildet die aktuellen neurowissenschaftlichen Erkenntnisse nicht ab. Manche Medikamente wurden zum Beispiel als Antidepressiva entwickelt, wirken aber auch bei Angst- und Zwangsstörungen

Zwei Aspekte standen im Vordergrund: Die nicht mehr angemessene Nomenklatur erschwert die Suche und die Zulassung neuer Therapieansätze und führt zur Verwirrung der Patienten. Diese bekommen zum Beispiel ein Antidepressivum gegen eine Angststörung, was die Adhärenz erschweren kann. Beide Aspekte sind geeignet, die Behandlungsqualität zu vermindern

Die Arbeitsgruppe bestand aus Mitgliedern des American College of Neuropsychopharmacology (ACNP; https://acnp.org/), des Asian College of Neuropsychopharmacology (AsCNP; http://ascnp.org/), des International College of Neuropsychopharmacology (CINP; https://cinp.org/), ECNP (ECNP; https://www.ecnp.eu/) und der International Union of Basic and Clinical Pharmacology (IUPHAR; https://iuphar.org/). Sie stellte einen Vorschlag für eine neue neurowissenschaftlich basierte Nomenklatur auf dem 27. ECNP-Kongress 2014 in Berlin vor

Dieser neue, auf dem pharmakologischen Wirkprinzip basierende, multiaxiale Ansatz zur Klassifikation der Psychopharmaka ist in der Entwicklung und hat die Möglichkeit, flexibel erweitert zu werden. Für die Verordnungspraxis bietet er einen Anreiz, über die Wirkung die Indikation zu stellen

Zur Einführung in diese Nomenklatur führt die Tabelle häufig verordnete Psychopharmaka sowie ihre Wirkprinzipien und Wirkorte auf

Wirkstoff	Transmittersystem	Wirkweise
Acamprosat	Glutamat	Multimodal: NMDA-Rezeptor-Antagonist, GABA-Modulator
Agomelatin	Melatonin	Multimodal: Melatoninrezeptoragonist, Serotoninrezeptorantagonist
Alprazolam	GABA	Benzodiazepinrezeptoragonist (allosterischer Modulator des $GABA_A$-Rezeptors)
Amisulprid	Dopamin	Dopamin D_2-Rezeptorantagonist
Amitriptylin	Serotonin	Noradrenalin- und Serotoninwiederaufnahmehemmer
Amphetamin (D) und (D,L)	Dopamin	Multimodal: Dopamin- und Noradrenalinwiederaufnahmehemmer, Dopamin- und Noradrenalinfreisetzung
Aripiprazol	Dopamin	Dopamin- und Serotoninrezeptorpartialagonist
Asenapin	Dopamin	Dopamin- und Serotoninrezeptorantagonist
Atomoxetin	Noradrenalin	Noradrenalinwiederaufnahmehemmer
Brexiprazol	Dopamin	Dopamin- und Serotoninrezeptorpartialagonist
Buprenorphin	Opioid	Rezeptorpartialagonist (μ), Rezeptorantagonist (κ, δ)

Wirkstoff	Transmittersystem	Wirkweise
Bupropion	Dopamin	Multimodal: Dopaminwiederaufnahmehemmer, Dopamin- und Noradrenalinfreisetzung
Buspiron	Serotonin	5-HT_{1A}-Rezeptorpartialagonist
Carbamazepin	GABA	Spannungsabhängiger Natrium- und Kalziumkanal-Blocker
Cariprazin	Dopamin	Dopamin- und Serotoninrezeptorpartialagonist
Chlordiazepoxid	GABA	Benzodiazepinrezeptoragonist (allosterischer Modulator des $GABA_A$-Rezeptors)
Chlorpromazin	Dopamin	Dopaminrezeptorantagonist, Antagonist weiterer Rezeptoren
Citalopram	Serotonin	Serotoninwiederaufnahmehemmer
Clomipramin	Serotonin	Noradrenalin- und Serotoninwiederaufnahmehemmer
Clonazepam	GABA	Benzodiazepinrezeptoragonist (allosterischer Modulator des $GABA_A$-Rezeptors)
Clonidin	Noradrenalin	Noradrenalin α_2-Rezeptoragonist
Clorazepat	GABA	Benzodiazepinrezeptoragonist (allosterischer Modulator des $GABA_A$-Rezeptors)
Clozapin	Dopamin	Dopamin- und Serotoninrezeptorantagonist, Antagonist weiterer Rezeptoren
Desipramin	Noradrenalin	Noradrenalinwiederaufnahmehemmer
Desvenlafaxin	Serotonin	Noradrenalin- und Serotoninwiederaufnahmehemmer
Diazepam	GABA	Benzodiazepinrezeptoragonist (allosterischer Modulator des $GABA_A$-Rezeptors)
Donepezil	Acetylcholin	Acetylcholinesterasehemmer
Doxepin	Noradrenalin	Noradrenalin- und Serotoninwiederaufnahmehemmer
Duloxetin	Serotonin	Serotonin- und Noradrenalinwiederaufnahmehemmer
Escitalopram	Serotonin	Serotoninwiederaufnahmehemmer
Eszopiclon	GABA	Benzodiazepinrezeptoragonist (allosterischer Modulator des $GABA_A$-Rezeptors)
Flunitrazepam	GABA	Benzodiazepinrezeptoragonist (allosterischer Modulator des $GABA_A$-Rezeptors)
Fluoxetin	Serotonin	Serotoninwiederaufnahmehemmer
Flupenthixol	Dopamin	Dopamin D_2-Rezeptorantagonist
Fluphenazin	Dopamin	Dopamin D_2-Rezeptorantagonist
Flurazepam	GABA	Benzodiazepinrezeptoragonist (allosterischer Modulator des $GABA_A$-Rezeptors)
Fluvoxamin	Serotonin	Serotoninwiederaufnahmehemmer
Gabapentin	Glutamat	Spannungsabhängiger Kalziumkanal-Blocker

Wirkstoff	Transmittersystem	Wirkweise
Galantamin	Acetylcholin	Acetylcholinesterasehemmer
Haloperidol	Dopamin	Dopamin-D_2-Rezeptorantagonist
Imipramin	Serotonin	Noradrenalin- und Serotoninwiederaufnahmehemmer
Lamotrigin	Glutamat	Spannungsabhängiger Natriumkanal-Blocker
Levomilnacipran	Noradrenalin	Noradrenalin- und Serotoninwiederaufnahmehemmer
Lisdexamfetamin	Dopamin	Multimodal: Dopamin- und Noradrenalinwiederaufnahmehemmer, Dopaminfreisetzung
Lithium	Multimodal	U.a. Hemmung der Inositolphosphat-Phosphatase
Lorazepam	GABA	Benzodiazepinrezeptoragonist (allosterischer Modulator des $GABA_A$-Rezeptors)
Lormetazepam	GABA	Benzodiazepinrezeptoragonist (allosterischer Modulator des $GABA_A$-Rezeptors)
Loxapin	Dopamin	Dopamin- und Serotoninrezeptorantagonist
Lurasidon	Dopamin	Dopamin- und Serotoninrezeptorantagonist
Maprotilin	Noradrenalin	Noradrenalinwiederaufnahmehemmer
Melatonin	Melatonin	Melatonin M_1- und M_2-Rezeptoragonist
Memantine	Glutamat	NMDA-Rezeptorantagonist
Methylphenidat	Dopamin	Multimodal: Dopamin- und Noradrenalinwiederaufnahmehemmer, Dopaminfreisetzung
Mianserin	Noradrenalin	Multimodal: Noradrenalin α_2-Rezeptorantagonist und Noradrenalinwiederaufnahmehemmer
Midazolam	GABA	Benzodiazepinrezeptoragonist (allosterischer Modulator des $GABA_A$-Rezeptors)
Milnacipran	Noradrenalin	Noradrenalin- und Serotoninwiederaufnahmehemmer
Mirtazapin	Noradrenalin	Noradrenalin-α_2-, 5-HT_{2A}-, 5-HT_{2C}- und 5-HT_3-Rezeptorantagonist
Moclobemid	Serotonin	Reversibler Inhibitor der Monoaminoxidase Typ A
Modafinil	Dopamin	Dopaminwiederaufnahmehemmer
Nalmefen	Opioid	μ-, δ-Rezeptorantagonist und κ-Rezeptorpartialagonist
Naltrexon	Opioid	Opioidrezeptorantagonist
Nefazodon	Serotonin	5-HT_2- und 5-HT_{1A}-Rezeptorantagonist
Nortriptylin	Noradrenalin	Noradrenalin- und Serotoninwiederaufnahmehemmer
Olanzapin	Dopamin	Dopamin und Serotoninrezeptorantagonist, Antagonist weiterer Rezeptoren
Oxazepam	GABA	Benzodiazepinrezeptoragonist (allosterischer Modulator des $GABA_A$-Rezeptors)

Wirkstoff	Transmittersystem	Wirkweise
Oxcarbazepin	GABA	Spannungsabhängiger Kalzium- und Natriumkanal-Blocker
Paliperidon	Dopamin	Dopamin- und Serotoninrezeptorantagonist
Paroxetin	Serotonin	Serotoninwiederaufnahmehemmer
Perphenazin	Dopamin	Dopamin D_2-Rezeptorantagonist
Pimozid	Dopamin	Dopamin D_2-Rezeptorantagonist
Pregabalin	Glutamat	Spannungsabhängiger Kalziumkanal-Blocker
Quetiapin	Dopamin	Dopamin- und Serotoninrezeptorantagonist, Noradrenalinwiederaufnahmehemmer (aktiver Metabolit)
Reboxetin	Noradrenalin	Noradrenalinwiederaufnahmehemmer
Risperidon	Dopamin	Dopamin- und Serotoninrezeptorantagonist
Rivastigmin	Acetylcholin	Acetylcholinesterase- und Butyrylacetylcholinesterasehemmer
Selegilin	Noradrenalin	Monoaminooxidase A- und B-Hemmer
Sertindol	Dopamin	Dopamin- und Serotoninrezeptorantagonist
Sertralin	Serotonin	Serotoninwiederaufnahmehemmer
Gammahydroxybutyrat	GABA	$GABA_B$- und Gammahydroxybutyrat (GHB)-Rezeptoragonist
Sulpirid	Dopamin	Dopamin D_2-Rezeptorantagonist
Temazepam	GABA	Benzodiazepinrezeptoragonist (allosterischer Modulator des $GABA_A$-Rezeptors)
Thioridazin	Dopamin	Dopamin- und Serotoninrezeptorantagonist, Antagonist weiterer Rezeptoren
Tianeptin	Glutamat	noch ungeklärt
Tranylcypromin	Serotonin	Multimodal: Monoaminooxidase A- und B-Hemmer, Dopaminfreisetzung
Trazodon	Serotonin	Multimodal: $5\text{-}HT_2$-Rezeptorantagonist, $5\text{-}HT_{1A}$-Partialagonist
Triazolam	GABA	Benzodiazepinrezeptoragonist (allosterischer Modulator des $GABA_A$-Rezeptors)
Trimipramin	Serotonin	$5\text{-}HT_2$- und D_2-Rezeptorantagonist
Valproat	Glutamat, GABA	noch ungeklärt; Blockade der spannungsabhängigen Natrium- und Kalziumkanäle; Verstärkung der GABA-Wirkung durch Hemmung des Abbaus und Aktivierung der Synthese von GABA
Vareniclin	Acetylcholin	Acetylcholinrezeptorpartialagonist
Venlafaxin	Serotonin	Noradrenalin- und Serotoninwiederaufnahmehemmer
Vortioxetin	Serotonin	Multimodal: Serotoninwiederaufnahmehemmer, $5\text{-}HT_3$-, $5\text{-}HT_7$- und $5\text{-}HT_{1D}$-Rezeptorantagonist, $5\text{-}HT_{1A}$- und $5\text{-}HT_{1B}$-Rezeptorpartialagonist

Wirkstoff	Transmittersystem	Wirkweise
Zaleplon	GABA	Benzodiazepinrezeptoragonist (allosterischer Modulator des $GABA_A$-Rezeptors)
Ziprasidon	Dopamin	Dopamin- und Serotoninrezeptorantagonist
Zolpidem	GABA	Benzodiazepinrezeptoragonist (allosterischer Modulator des $GABA_A$-Rezeptors)
Zopiclon	GABA	Benzodiazepinrezeptoragonist (allosterischer Modulator des $GABA_A$-Rezeptors)
Zotepin	Dopamin	Dopamin- und Serotoninrezeptorantagonist
Zuclopenthixol	Dopamin	Dopamin D_2-Rezeptorantagonist

Weiterführende Literatur

- Zohar J, Nutt DJ, Kupfer DJ, et al. A proposal for an updated neuropsychopharmacological nomenclature. Eur Neuropsychopharmacology. 2014;24(7):1005–1014. doi:10.1016/j.euroneuro.2013.08.004

Index der Medikamente

Handelsnamen sind kursiv gesetzt und durch ® gekennzeichnet

C

D

N

O

P